ERGEBNISSE
DER
PHYSIOLOGIE
BIOLOGISCHEN CHEMIE
UND
EXPERIMENTELLEN PHARMAKOLOGIE

HERAUSGEGEBEN VON

O. KRAYER   E. LEHNARTZ   A. v. MURALT   F. H. REIN
BOSTON   MÜNSTER i. WESTF.   BERN   HEIDELBERG

SIEBENUNDVIERZIGSTER BAND

BEARBEITET VON

Z. M. BACQ · M. GOFFART · H. HENSEL · H. LULLIES
A. v. MURALT · H. PORTZEHL · H. REICHEL · A. ROSENBLUETH
R. STÄMPFLI · H. H. WEBER

MIT 277 ABBILDUNGEN UND 1 BILDNIS

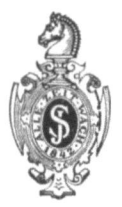

Springer-Verlag Berlin Heidelberg GmbH

ISBN 978-3-642-49435-2   ISBN 978-3-642-49714-8 (eBook)
DOI 10.1007/978-3-642-49714-8

ALLE RECHTE,
INSBESONDERE DAS DER ÜBERSETZUNG IN FREMDE SPRACHEN, VORBEHALTEN

Copyright 1952 by Springer-Verlag Berlin Heidelberg
Ursprünglich erschienen bei Springer Verlag OHG. in Berlin, Göttigen and Heidelberg 1952.

Inhaltsverzeichnis.

	Seite
Muralt, Professor Dr. A. v., Bern (Schweiz): Otto Meyerhof†. Mit 1 Bildnis	I
Lullies, Professor Dr. H., Homburg (Saar): Über „Reizgesetze" und unsere Vorstellungen von den Vorgängen bei der Erregung des Nerven. Mit 10 Abbildungen	1
Rosenblueth, Dr. A., Mexico: The local responses of axons. With 48 Figures	24
Stämpfli, Privatdozent Dr. R., Bern (Schweiz): Bau und Funktion isolierter markhaltiger Nervenfasern. Mit 29 Abbildungen	70
Hensel, Dozent Dr. H., Heidelberg: Physiologie der Thermoreception. Mit 120 Abbildungen	166
Weber, Professor Dr. H. H. und Dr. Hildegard **Portzehl,** Tübingen: Kontraktion, ATP-Cyclus und fibrilläre Proteine des Muskels. Mit 26 Abbildungen	369
Reichel, Professor Dr. H., München: Muskelelastizität. Mit 26 Abbildungen	469
Goffart, Dr. M. et Professeur Dr. Z. M. **Bacq,** Liège (Belgien): Les Sensibilisateurs au Potassium. Avec 18 figures	555
Namenverzeichnis	618
Sachverzeichnis	645

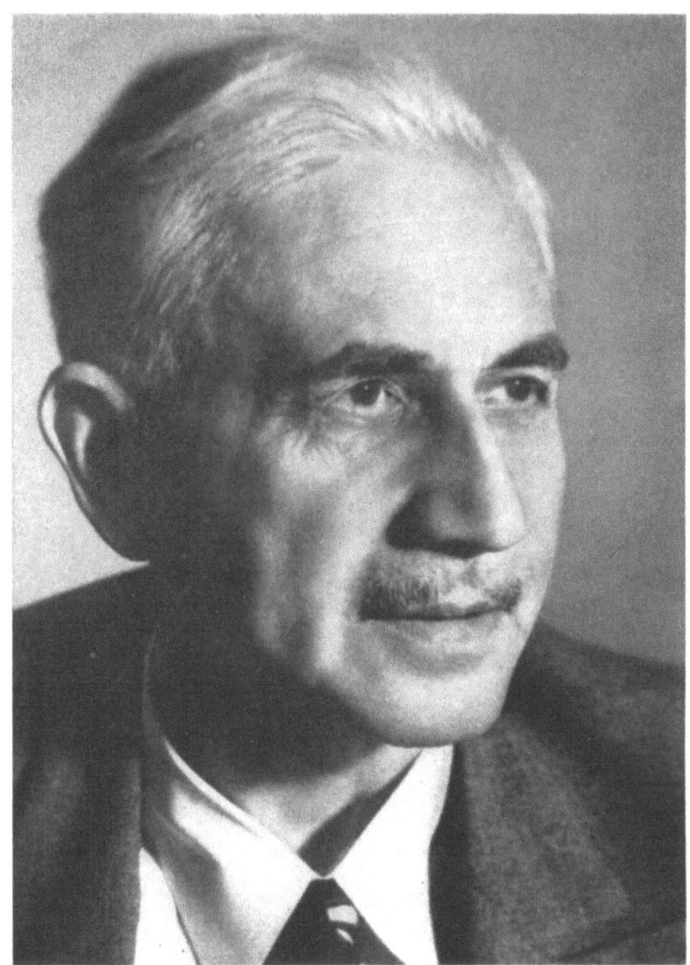

Otto Meyerhof †.

Von

Alexander von Muralt.

Mit dem leicht geneigten, intelligenten Kopf, in einem nicht ganz ordentlich geschlossenen Labormantel, mit der rechten Hand rhythmisch in weicher Bewegung auf den Tisch schlagend, ein amüsiertes Leuchten in den ausdrucksvollen Augen, lebhaft beim Sprechen den Körper zurückwerfend — so steht OTTO MEYERHOF in der Erinnerung vor uns. Für alle, die mit ihm arbeiten durften, sind die „Chef"-Gespräche am späteren Vormittag im Laboratorium, die pointierte Rede und Gegenrede, seine lebhaft zustimmenden oder kühl ablehnenden Bemerkungen, das Spiel seines Gesichtes, das zwischen Schalkhaftigkeit und ernstem Nachdenken alle Nuancen seiner schnell arbeitenden Gedanken ausdrücken konnte, unvergeßliche Erlebnisse des Gedankenaustausches mit einem großen Menschen. „Ach nein" war in der Regel der Auftakt zu einer eingehend begründeten und fast immer berechtigten Ablehnung und „Na!" das Vorspiel zu der stets kritischen und immer wieder mit bedenkenden Überlegungen gewürzten, nur zögernd gegebenen Zustimmung.

Seinen Mitarbeitern gab der starke Unterstrom menschlichen Wohlwollens die innere Sicherheit, auch längere streitbare Diskussionen durchzustehen und ihre Beharrlichkeit wurde nach messerscharfer Aussprache am Schluß immer durch ein schmunzelndes Lächeln beim Abschied versöhnt und belohnt.

OTTO MEYERHOF wurde am 12. April 1884 in Hannover als Sohn von Felix und Bettina Meyerhof, geb. May, geboren. In Heidelberg absolvierte er seine Studien und erwarb den Dr. med. im Jahre 1909. Anschließend war er unter LUDOLF KREHL zuerst in Heidelberg tätig, wo die Freundschaft mit OTTO WARBURG entstand, dann siedelte er nach Kiel über, wo er am Physiologischen Institut arbeitete und sich 1913 als Privatdozent habilitierte. Am 4. Juni 1914 heiratete er Hedwig Schallenberg. Im gleichen Jahr war er zum erstenmal in Cambridge und knüpfte die, in der Folgezeit so wichtigen Beziehungen zur englischen Physiologie an. Im folgenden Jahr wurde er 1. Assistent in Kiel und 1918 ernannte ihn die Universität zum Extraordinarius.

1919 begann er mit den grundlegenden Arbeiten über die Muskelchemie, während die Arbeiten bis zu diesem Jahr sich vor allem mit dem Stoffwechsel von Zellen, insbesondere von Bakterien und Hefe beschäftigt hatten. Als Folge des Krieges gelangten diese neuen muskelchemischen Arbeiten erst

Anfang 1921 nach England und lösten, besonders im Laboratorium von HOPKINS in Cambridge, größtes Interesse aus. 1922 lud HOPKINS MEYERHOF zum zweitenmal nach Cambridge ein und A. V. HILL, der damals schon eng mit MEYERHOF zusammenarbeitete, erklärte sich gern bereit, im Fall von etwaigen antideutschen Demonstrationen der Studenten mit kräftigem Arm einzugreifen und seinen Freund zu schützen. Es kam zu keinen Gewalttätigkeiten und HILLs Muskeln kamen nicht zum mechanischen Einsatz, während den beiden Kameraden schon im nächsten Jahr, 1923, der Nobelpreis für ihren gemeinsamen wissenschaftlichen Einsatz zur Abklärung der Energetik des isolierten Muskels von der thermischen (HILL) und der chemischen Seite (MEYERHOF) her zugesprochen wurde. In Deutschland war MEYERHOF damals wenig bekannt und es soll an verschiedenen Orten recht verdutzte Gesichter gegeben haben, daß ein so junger Mann, der nicht einmal Ordinarius war, mit dem Nobelpreis ausgezeichnet wurde. Die Kaiser Wilhelm-Gesellschaft reagierte aber sofort und berief MEYERHOF als wissenschaftliches Mitglied an das Dahlemer Institut und als 1929 das Heidelberger Institut geschaffen wurde, kam er als Direktor der Abteilung Physiologie, neben RICHARD KUHN (Chemie), K. W. HAUSSER (Physik) wieder zu seinem alten Lehrer LUDOLF KREHL, der nominell die Oberleitung hatte, in Wirklichkeit aber als väterlicher Freund diesen drei bedeutenden Forschern ganz freie Hand ließ und selbst die Realisation seiner eigenen ,,Versuchsklinik" nicht mehr erlebte. 1938 waren die Verhältnisse trotz allen Bemühungen der zentralen Verwaltung der Kaiser Wilhelm-Gesellschaft Berlin so geworden, daß MEYERHOF mit seiner Frau Deutschland verließ und nach Paris übersiedelte, wo er als Directeur de Recherche am Institut de Biologie Physico-Chimique weiter arbeiten konnte. 1940 mußte er wieder fliehen und gelangte mit der rührenden Unterstützung vieler guter Freunde nach sehr schweren Wochen über Südfrankreich, Spanien und Portugal nach den Vereinigten Staaten, wo die Universität Philadelphia eine Stelle als Research Professor für Physiologische Chemie für ihn schuf und ihm ein großes sonniges Laboratorium mit einem hübschen Blick ins Grüne zur freien Verfügung stellte. Im gleichen Haus war sein ehemaliger Kieler Kollege RUDOLF HÖBER untergebracht und bald fanden sich auch hier wieder neue Schüler und Mitarbeiter ein. Die Sammlung der großartigen Ausgrabungen von Ur, die in Philadelphia zu sehen sind, regten bei MEYERHOF das Interesse für die sumerische Kultur an und gaben ihm in der Freizeit ein neues Interesse, nachdem die drei Kinder inzwischen erwachsen geworden waren und in eigenen, erfreulichen Lebenskreisen in England und USA ihre Familien gegründet hatten. In philosophischer Gelassenheit umgab er sich in Philadelphia in seinem Heim mit schönen Büchern und anregenden neuen Liebhabereien, freute sich, die Sommermonate meist im weniger heißen Woodshole zu verbringen und starb mitten in neuen Plänen ganz unerwartet am 6. Oktober 1951 in Philadelphia.

MEYERHOFS Name wird immer mit der Entdeckung des chemischen Geschehens, das die freie Energie für die Muskelkontraktion liefert und der richtigen Zuordnung der einzelnen energieliefernden chemischen Prozesse verbunden bleiben. Er ist einer der Pioniere der Biochemie, dem es gelungen ist, auf seinem besonderen Gebiet einen Stollen zu den Elementarvorgängen vorzutreiben, dessen Tiefe einzigartig dasteht. Er ist den chemischen Vorgängen im lebenden Muskel am nächsten gekommen und hat damit den Weg aufgezeigt, auf dem die biologisch-chemischen Grundprozesse erforscht werden müssen.

Ausgangspunkt seiner klassischen Untersuchungen über den Muskel war die persönliche Anregung durch OTTO WARBURG, dem er die Einführung in die zellphysiologischen Probleme und Methoden verdankt und mit dem er in der Klinik von LUDOLF KREHL in Heidelberg vor dem 1. Weltkrieg zusammenkam. OTTO WARBURG hat er zeitlebens eine große Anhänglichkeit und Freundschaft bewahrt und immer mit besonderem Interesse und Stolz seinen Mitarbeitern sofort alle neuerschienenen Arbeiten von WARBURG referiert. Dann aber waren es vor allem die grundlegende Arbeit von FLETCHER und HOPKINS über die Milchsäurebildung im Amphibienmuskel (1907) und die bedeutende Arbeit von PARNAS über die Atmung und den Kohlenhydratumsatz im Froschmuskel (1914/15), die MEYERHOF auf das Gebiet geführt haben, dem er den Erfolg seines wissenschaftlichen Lebens verdankt.

In der Muskelchemie kann man verschiedene Zeitalter, ähnlich wie im großen in der Geologie, unterscheiden. Auf die „Vor-Milchsäure-Zeit" bis 1907, folgt die „Milchsäure-Zeit" bis zum Jahre 1930. Sie ist durch MEYERHOFS Arbeiten aus Kiel (1919—1924), aus Berlin-Dahlem (1924—1929) und aus dem Kaiser Wilhelm-Institut in Heidelberg (1929—1930) gekennzeichnet und hat in MEYERHOFS Buch „Die chemischen Vorgänge im Muskel" im Jahr 1930 ein unvergeßliches Denkmal erhalten. In die „Milchsäure-Zeit" fällt die erfolgreiche und für die Wissenschaft so fruchtbare Zeit der Zusammenarbeit mit A. V. HILL in Manchester und dann in London und die Ausarbeitung des theoretischen Gebäudes, das als HILL-MEYERHOFsche Theorie viele begeisterte Anhänger, neben einigen wenigen skeptischen Feinden, gewonnen hat.

Die HILL-MEYERHOFsche Theorie beruht auf einem umfangreichen Material von Beobachtungen, die den unmittelbaren Zusammenhang zwischen Muskelarbeit, Milchsäurebildung und Initialwärme qualitativ und quantitativ von allen Seiten immer besser stützten. Oberflächliche Beobachter haben daraus den voreiligen Schluß gezogen, HILL und MEYERHOF betrachten die Milchsäurebildung als den direkten energieliefernden Prozeß der Kontraktion. Diesen Skeptikern sind zwei Dinge entgangen: MEYERHOF verdanken wir den überaus wichtigen Begriff der „energetischen Kopplung", der die Energieübertragung von einer chemischen Reaktion auf die andere verständlich macht, und uns eine Vorstellung darüber gibt, wie die Energie der Milchsäurebildung bilanzmäßig (und das hat MEYERHOF immer betont) in die Kontraktionsenergie übergeführt wird. MEYERHOF selbst hat nicht angenommen, der Zusammenhang zwischen Milchsäurebildung und Kontraktion sei direkt, sondern war sich über die Möglichkeit des Bestehens von Zwischenstufen schon vor 1930 im klaren. Aber die quantitativen Daten waren bis zum Jahre 1930 so, daß MEYERHOF der Milchsäure eine so beherrschende Stellung zuwies, daß eine alaktazide Kontraktion unwahrscheinlich erschien, trotzdem es damals schon deutlich war, daß das von FISKE und SUBBAROW und den EGGLETONs 1927 entdeckte Phosphokreatin an den Vorgängen wesentlich beteiligt sein mußte.

Schon am Physiologenkongreß in Boston (1929) machten sich aber sehr ernst zu nehmende Bedenken geltend, denn G. EMBDEN hatte ein experimentelles Material angesammelt, das nicht mehr übersehen werden durfte. Aus diesen Beobachtungen ging hervor, daß die Milchsäurebildung nicht allein während der Kontraktion, sondern zu einem Teil auch *nach* der Kontraktion stattfindet. Man konnte diese Milchsäurebildung zwar durch Überreizung des Muskels erklären, aber ganz behaglich war die Situation doch nicht mehr.

Im Jahre 1930 trat nun das ein, was A. V. HILL als die Revolution in der Muskelchemie beschrieben hat und das Ende der „Milchsäure-Zeit" markiert. Interessanterweise kam die „Revolution" gerade in dem Augenblick, als MEYERHOFs Buch druckfertig vorlag, so daß er auf diese ganz neue Wendung der Ereignisse nur in einem kurzen Nachsatz bei der Korrektur hinweisen konnte. E. LUNDSGAARD fand, daß nach Monojodessigsäure-Vergiftung alaktazide Kontraktionen möglich waren und zu einer alaktaziden Starre des Muskels hinüberführten. Den Feinden schien es, als ob die HILL-MEYERHOFsche Theorie zusammenstürzen müsse und verstecktes und offenes Triumphgeschrei war da und dort zu hören. LUNDSGAARD hatte die Wahl, entweder in das Lager der Feinde zu gehen, oder sich zu MEYERHOF nach Heidelberg zu begeben, um die neue Situation mit ihm zusammen abzuklären. Dem ritterlichen Geist LUNDSGAARDs entsprach es, daß er zu MEYERHOF ging und dieser erfreulichen Zusammenarbeit verdankt die Muskelchemie wesentliche neue Fortschritte. Mit dem Jahr 1930 beginnt die „Zeit der Phosphat-Donatoren", die durch LUNDSGAARD und MEYERHOF eingeleitet wurde. Daß LUNDSGAARD dieser Zusammenarbeit Gedanken opferte, die er zum eigenen Ruhm hätte ausbeuten können, vermehrt bei allen denen, die diese Epoche miterlebt haben, die Achtung vor unserem dänischen Kollegen. MEYERHOF behielt auf dem Gebiet der Muskelchemie weiterhin die Führung und verstand es unter Heranziehung des Begriffes der energetischen Kopplung die Folge der Reaktionen, die Bedeutung der Phosphorylierungen für den Ablauf der Glykolyse und die Zusammenhänge zwischen ATP-Spaltung, Kreatinphosphorsäure-Spaltung und Glykolyse immer schärfer herauszuarbeiten. K. LOHMANN hat in dieser Zeit durch eigene Wege im MEYERHOFschen Laboratorium die

Breite des bearbeiteten Feldes wesentlich vertieft. Zusammen mit den treuen Helfern W. SCHULZ und W. MOEHLE hat MEYERHOF seine experimentelle Arbeit vervielfachen können und vor allem mit den Assistenten W. KISSLING und P. OHLMEYER das ganze Gebiet der Glykolyse und der dabei beteiligten Ferment- und Co-Fermentsysteme analytisch und synthetisch aufarbeiten können. Dabei hat er immer noch Zeit gefunden, um den vielen ausländischen Gästen im Institut mit Rat zur Seite zu stehen, so daß die meisten ihren Aufenthalt in MEYERHOFs Laboratorium mit einer bedeutenden und meist grundlegend neuen Arbeit abschließen konnten.

Für alle, die damals in Heidelberg waren, bleibt es unvergeßlich, wie MEYERHOF täglich ins Laboratorium kam, sich genau nach dem Ausgang der am Vortag besprochenen Versuche erkundigte, die Ergebnisse kritisch sichtete und den Plan für den nächsten Schritt entwarf. Ihm entging nichts und jede Lücke in der Beweisführung wurde von ihm sofort schonungslos aufgedeckt. Diese Klarheit, gepaart mit einem kritischen Sinn, zeichnet alle seine Arbeiten aus und macht ihre Lektüre auch heute noch, nach Jahrzehnten, zu einem besonderen Genuß.

Die PASTEUR-MEYERHOF-Reaktion trägt mit Recht seinen Namen und die Tatsache, daß die glykolytisch gebildete Milchsäure zu $^4/_5$ wieder zu Glykogen aufgebaut werden kann, ist nicht nur ein Bauprinzip für den Muskel, sondern hat z. B. im CORI-Cyclus den wichtigen Zusammenhang zwischen der Leber und der Muskulatur aufgedeckt. C. F. CORI hat selbst am 6. Dezember 1951 an einer Gedenkfeier in Philadelphia gesagt, daß MEYERHOFs wissenschaftlicher Arbeit die meisten Fortschritte der Biochemie in den letzten 30 Jahren zu verdanken seien.

Wie groß MEYERHOFs Einfluß auf die Entwicklung der Muskelchemie und der allgemeinen Biochemie der Lebensvorgänge war, ist eindrucksvoll durch den Gedenkband gezeigt worden, den ihm seine Schüler am 65. Geburtstag gewidmet haben[1]. Im Gegensatz zu vielen hervorragenden Forschern hat MEYERHOF einen überraschenden Reichtum des Überblicks für die einzuschlagenden Methoden gehabt. Besonders die Verbindung physikalischer Messungen mit chemisch bestimmbaren Quantitäten hat ihn immer sehr interessiert. Spektrographen, Thermoelemente, Calorimeter, Volumen-Registrierungen, Photometer und Galvanometer gehörten zu der normalen Ausrüstung seines schönen chemischen Laboratoriums.

Es gehört mit zu diesem großen Überblick, daß MEYERHOF zeit seines Lebens ein großes Interesse für philosophische Fragen gehabt hat. Noch im Jahre 1950 hat er ein Kabinettstück gepflegten Stiles und feiner Gedanken veröffentlicht: „Über Goethes Methode der Naturforschung". Er war auch ein feinsinniger Dichter und ein großer Freund der Malerei.

---

[1] Sammelband: Biochim. et Biophysica Acta **4**, 1 (1950).

Was ist Größe? Ist es die überragende Intelligenz, die Fähigkeit, ein riesiges Wissen zu sammeln und innerlich zu überblicken, die Stärke der Persönlichkeit oder die Gabe zu zäher, ausdauernder Arbeit? MEYERHOF hatte alle Merkmale und ist uns allen als ein großer Mensch unvergeßlich. Er war der Pionier der Muskelchemie und seine wissenschaftliche Lebensarbeit war schon im Entstehen „klassisch" und wird es auch immer bleiben!

Arbeiten von O. MEYERHOF und seinen Mitarbeitern.

Zusammengestellt von D. NACHMANSOHN, New York.
(College of Physicians and Surgeons. Columbia University.)

1. MEYERHOF, O.: Beiträge zur psychologischen Theorie der Geistesstörungen. Abhandlungen der FRIESschen Schule, Bd. 3, S. 99—332. Göttingen: Vandenhoeck & Ruprecht 1910.
2. — Über Goethes Methode der Naturforschung. Abhandlungen der FRIESschen Schule, Bd. 3, S. 383—437. Göttingen: Vandenhoeck & Ruprecht 1910.
3. — Über Wärmetönungen chemischer Prozesse in lebenden Zellen. (Versuche an Blutzellen.) Pflügers Arch. 146, 159 (1912).
4. WARBURG, O., u. O. MEYERHOF: Über Atmung in abgetöteten Zellen und in Zellfragmenten. Pflügers Arch. 148, 295 (1912).
5. MEYERHOF, O.: Über den Energiewechsel von Bakterien. Sitzgsber. Heidelberg. Akad. Wiss., Math.-naturwiss. Kl., 1. Abh. 1912.
6. — Über scheinbare Atmung abgetöteter Zellen durch Farbstoffreduktion. Pflügers Arch. 149, 250 (1912).
7. — Zur Energetik der Zellvorgänge. Vortrag. Göttingen: Vandenhoeck & Ruprecht 1913.
8. — Über Hemmung von Fermentreaktionen durch indifferente Narkotica. Pflügers Arch. 157, 251 (1914).
9. — Über Hemmung der Wasserstoffsuperoxydzersetzung des kolloidalen Platins durch indifferente Narkotica. Pflügers Arch. 157, 307 (1914).
10. — Untersuchungen über den Atmungsvorgang nitrifizierender Bakterien. II. Beeinflussungen der Atmung des Nitritbildners durch chemische Substanzen. Pflügers Arch. 165, 229 (1916).
11. — Untersuchungen über den Atmungsvorgang nitrifizierender Bakterien. III. Die Atmung des Nitritbildners und ihre Beeinflussung durch chemische Substanzen. Pflügers Arch. 166, 240 (1917).
12. — Untersuchungen zur Atmung getöteter Zellen. I. Die Wirkung des Methylenblaus auf die Atmung lebender und getöteter Staphylokokken nebst Bemerkungen über den Einfluß des Milieus, der Blausäure und Narkotica. Pflügers Arch. 169, 87 (1917).
13. — Neuere Untersuchungen über die Beziehungen zwischen Atmung und Gärung. Med. Klin. 18, 1 (1918).
14. — Untersuchungen zur Atmung getöteter Zellen. II. Der Oxydationsvorgang in getöteter Hefe und Hefeextrakt. Pflügers Arch. 170, 367 (1918).
15. — Untersuchungen zur Atmung getöteter Zellen. III. Die Atmungserregung in gewaschener Acetonhefe und dem Ultrafiltrationsrückstand von Hefemacerationssaft. Pflügers Arch. 170, 428 (1918).
16. — Über das Vorkommen des Coferments der alkoholischen Hefegärung im Muskelgewebe und seine mutmaßliche Bedeutung im Atmungsmechanismus. (Vorläufige Mitteilung.) Hoppe-Seylers Z. 101, 165 (1918).
17. — Über das Gärungscoferment im Tierkörper. 2. Mitt. Hoppe-Seylers Z. 102, 1 (1918).
18. — Zur Kinetik der zellfreien Gärung. Hoppe-Seylers Z. 102, 185 (1918).
19. — Über die Atmung der Froschmuskulatur. Pflügers Arch. 175, 20 (1919).
20. — Zur Verbrennung der Milchsäure in der Erholungsperiode des Muskels. Pflügers Arch. 175, 88 (1919).

21. MEYERHOF, O.: Über die Energieumwandlungen im arbeitenden Muskel. Med. Klin. **1920**, Nr 17.
22. — Über die Rolle der Milchsäure in der Energetik des Muskels. Naturwiss. **8**, 696 (1920).
23. — Die Energieumwandlungen im Muskel. I. Über die Beziehung der Milchsäure zur Wärmebildung und Arbeitsleistung des Muskels in der Anaerobiose. Pflügers Arch. **182**, 232 (1920).
24. — Die Energieumwandlungen im Muskel. II. Das Schicksal der Milchsäure in der Erholungsperiode des Muskels. Pflügers Arch. **182**, 284 (1920).
25. — Die Energieumwandlungen im Muskel. III. Kohlehydrat- und Milchsäureumsatz im Froschmuskel. Pflügers Arch. **185**, 11 (1920).
26. — Die Energieumwandlungen im Muskel. IV. Über die Milchsäurebildung in der zerschnittenen Muskulatur. Pflügers Arch. **188**, 114 (1921).
27. — Die Energieumwandlungen im Muskel. V. Milchsäurebildung und mechanische Arbeit. Pflügers Arch. **191**, 128 (1922).
28. — Die Energieumwandlungen im Muskel. VI. Über den Ursprung der Kontraktionswärme. Pflügers Arch. **195**, 22 (1922).
29. — Die Verbrennungswärme der Milchsäure. Biochem. Z. **129**, 594 (1922).
30. — Über ein neues autoxydables System der Zelle. (Die Rolle der Sulfhydrilgruppe als Sauerstoffüberträger.) Pflügers Arch. **199**, 531 (1923).
31. — Über Blausäurehemmung in autoxydablen Sulfhydrilsystemen. Pflügers Arch. **200**, 1 (1923).
32. —, u. H. WEBER: Beiträge zu den Oxydationsvorgängen am Kohlemodell. Biochem. Z. **135**, 558 (1923).
33. — Über die Vorgänge bei der Muskelkontraktion. Die chemischen und energetischen Verhältnisse bei der Muskelarbeit. Erg. Physiol. **22**, 328 (1923).
34. — Chemical Dynamics of Life Phenomena. Monographs Exper. Biol. Philadelphia u. London: Lippincott Company 1924.
35. MATSUOKA, K.: Über die anaerobe Ermüdung des Muskels. Pflügers Arch. **202**, 573 (1924).
36. — Über die Milchsäurebildung bei der chemischen Kontraktur des Muskels. Pflügers Arch. **204**, 51 (1924).
37. MEYERHOF, O.: Die Energieumwandlungen im Muskel. (Nobelvorlesung, Stockholm). Les Prix Nobel en 1923. Stockholm 1924. Naturwiss. **1924**, H. 10, 181.
38. —, u. K. MATSUOKA: Über den Mechanismus der Fruktoseoxydation in Phosphatlösungen. Biochem. Z. **150**, 1 (1924).
39. — Die Energieumwandlungen im Muskel. VII. Weitere Untersuchungen über den Ursprung der Kontraktionswärme. Pflügers Arch. **204**, 295 (1924).
40. —, u. R. MEIER: Über den Milchsäurereststoffwechsel im lebenden Tier. Pflügers Arch. **204**, 448 (1924).
41. — — Die Verbrennungswärme des Glykogens. Biochem. Z. **150**, 233 (1924).
42. —, u. H. E. HIMWICH: Beiträge zum Kohlehydratstoffwechsel des Warmblütermuskels, insbesondere nach einseitiger Fetternährung. Pflügers Arch. **205**, 415 (1924).
43. — Über die Milchsäurebildung bei Muskelkontrakturen. Klin. Wschr. **1924**, Nr 10, 392.
44. — Nochmals zur Milchsäurebildung bei der chemischen Kontraktur des Muskels. Klin. Wschr. **1924**, Nr 32, 1445.
45. — Probleme der Muskelphysiologie. Naturwiss. **12**, 1137 (1924).
46. — Über die Synthese des Kohlehydrats im Muskel. Klin. Wschr. **1925**, Nr 8, 341.
47. — Mikrokalorimetrie (Wärmebildung von Zellen, niederen Organismen und kleinen Organen). In Handbuch der biologischen Arbeitsmethoden, Abt. IV, Teil 10, S. 755. 1926.
48. —, u. P. FINKLE: Über die Beziehungen des Sauerstoffs zur bakteriellen Milchsäuregärung. Chem. Zelle **12**, 157 (1925).
49. — K. LOHMANN u. R. MEIER: Über die Synthese des Kohlehydrats im Muskel. Biochem. Z. **157**, 459 (1925).

50. MEYERHOF, O., Über die Energiequelle bei der Muskelarbeit. Biochem. Z. **158**, 218 (1925).
51. BLASCHKO, H.: Über die Verbrennungswärme der Brenztraubensäure und ihre physiologische Bedeutung. Biochem. Z. **158**, 428 (1925).
52. MEYERHOF, O.: Beobachtungen über die Methylglyoxalase. Biochem. Z. **159**, 432 (1925).
53. — Über den Zusammenhang der Spaltungsvorgänge mit der Atmung in der Zelle. Ber. dtsch. chem. Ges. **58**, 991 (1925).
54. — Atmung und Anaerobiose des Muskels. Thermodynamik des Muskels. Theorie der Muskelarbeit. In Handbuch der normalen und pathologischen Physiologie, Bd. 8/1, Teil 1, S. 476. 1924.
55. LOEBEL, R. O.: Beiträge zur Atmung und Glykolyse tierischer Gewebe. Biochem. Z. **161**, 219 (1925).
56. MEYERHOF, O.: Über den Einfluß des Sauerstoffs auf die alkoholische Gärung der Hefe. Biochem. Z. **162**, 43 (1924).
57. — Über den Einfluß des Sauerstoffs auf die alkoholische Gärung der Hefe. Naturwiss. **13**, 980 (1925).
58. —, u. K. LOHMANN: Über den zeitlichen Zusammenhang von Kontraktion und Milchsäurebildung im Muskel. Pflügers Arch. **210**, 790 (1925).
59. — — Über die Vorgänge bei der Muskelermüdung. Biochem. Z. **168**, 128 (1926).
60. — Über die Abtrennung des milchsäurebildenden Ferments vom Muskel und einige seiner Eigenschaften. Naturwiss. **14**, 197 (1926).
61. —, u. K. LOHMANN: Über Atmung und Kohlehydratumsatz tierischer Gewebe. I. Biochem. Z. **171**, 381 (1926).
62. TAKANE, R.: Über Atmung und Kohlehydratumsatz tierischer Gewebe. II. Atmung und Kohlehydratumsatz in Leber und Muskel des Warmblüters. Biochem. Z. **171**, 403 (1926).
63. MEYERHOF, O., u. K. LOHMANN: Über Atmung und Kohlehydratumsatz tierischer Gewebe. III. Über den Unterschied von d- und l-Milchsäure für Atmung und Kohlehydratsynthese im Organismus. Biochem. Z. **171**, 421 (1926).
64. — Thermodynamik des Lebensprozesses. In Handbuch der Physik, Bd. 11, S. 238. 1926.
65. — Über die enzymatische Spaltung des Traubenzuckers und anderer Hexosen im Muskelextrakt. I. Naturwiss. **14**, 756 (1926).
66. —, u. J. SURANYI: Über die Dissoziationskonstanten der Hexosediphosphorsäure und Glycerinphosphorsäure. Naturwiss. **14**, 757 (1926).
67. BLASCHKO, H.: Über den Mechanismus der Blausäurehemmung von Atmungsmodellen. Biochem. Z. **175**, 68 (1926).
68. SURANYI, J.: Über den Zusammenhang von Spannung und Milchsäurebildung bei der tetanischen Kontraktion des Muskels. Pflügers Arch. **214**, 228 (1926).
69. MEYERHOF, O.: Über die enzymatische Milchsäurebildung im Muskelextrakt. Biochem. Z. **178**, 395 (1926).
70. LOHMANN, K., u. L. JENDRASSIK: Kolorimetrische Phosphorsäurebestimmungen im Muskelextrakt. Biochem. Z. **178**, 419 (1926).
71. MEYERHOF, O., u. J. SURANYI: Über die Dissoziationskonstanten der Hexosediphosphorsäure und Glycerinphosphorsäure. Biochem. Z. **178**, 427 (1926).
72. LOHMANN, K.: Über die Hydrolyse des Glykogens durch das diastatische Ferment des Muskels. Biochem. Z. **178**, 444 (1926).
73. MEYERHOF, O.: Über die enzymatische Milchsäurebildung im Muskelextrakt. II. Die Spaltung der Polysaccharide und der Hexosediphosphorsäure. Biochem. Z. **178**, 462 (1926).
74. — Über die Isolierung des glykolytischen Ferments aus dem Muskel und den Mechanismus der Milchsäurebildung in Lösung. Naturwiss. **14**, 1175 (1926).
75. —, u. K. LOHMANN: Über die Charakterisierung der Hexosemonophosphorsäuren und ihr Verhalten bei der zellfreien Gärung. Naturwiss. **14**, 1277 (1926).

76. MEYERHOF, O.: Über die enzymatische Milchsäurebildung im Muskel. III. Die Milchsäurebildung aus den gärfähigen Hexosen. Biochem. Z. **183**, 176 (1927).
77. MEYER, K.: Über einige chemische Eigenschaften des Milchsäure bildenden Ferments im Muskel. Biochem. Z. **183**, 216 (1927).
78. MEYERHOF, O.: Recent investigations on the aerobic and anaerobic metabolism of carbohydrates. J. Gen. Physiol. **8**, 531 (1927).
79. —, u. K. LOHMANN: Über die enzymatische Milchsäurebildung im Muskelextrakt. IV. Die Spaltung der Hexosemonophosphorsäuren. Biochem. Z. **185**, 113 (1927).
80. — Über die Energetik der Muskelkontraktion. Klin. Wschr. **1927**, Nr 26.
81. —, u. R. W. GERARD: Über die mit der Nervenerregung verknüpften chemischen Vorgänge. Naturwiss. **15**, H. 26 (1927).
82. GENEVOIS, L.: Über Atmung und Gärung in grünen Pflanzen. Biochem. Z. **186**, 461 (1927).
83. MEYERHOF, O., u. K. LOHMANN: Über den Ursprung der Kontraktionswärme. Naturwiss. **15**, H. 32 (1927).
84. —, u. W. SCHULZ: Über das Verhältnis von Milchsäurebildung und Sauerstoffverbrauch bei der Muskelkontraktion. Pflügers Arch. **217**, 547 (1927).
85. —, u. K. MEYER: The purification of the lactic acid forming enzyme of muscle. Proc. Physiol. Soc., J. of Physiol. **63** (1927).
86. GERARD, R. W.: Studies on Nerve Metabolism. II. Respiration in Oxygen and Nitrogen. Amer. J. Physiol. **82**, 381 (1927).
87. MEYERHOF, O., u. J. SURANYI: Über die Wärmetönungen der chemischen Reaktionsphasen im Muskel. Biochem. Z. **191**, 106 (1927).
88. GERARD, R. W., u. O. MEYERHOF: Untersuchungen über den Stoffwechsel des Nerven. III. Chemismus und Intermediärprozesse. Biochem. Z. **191**, 125 (1927).
89. GENEVOIS, L.: Über Atmung und Gärung in grünen Pflanzen. II. Biochem. Z. **191**, 147 (1927).
90. MEYERHOF, O., u. K. LOHMANN: Über eine neue Aminophosphorsäure. Naturwiss. **16**, 47 (1927/28).
91. LIPMANN, F.: Kann Milchsäure anaerob aus der Muskulatur verschwinden? Biochem. Z. **191**, 442 (1927).
92. MEYER, K.: Über die Reinigung des milchsäurebildenden Ferments. Biochem. Z. **193**, 139 (1928).
93. LOHMANN, K.: Über das Vorkommen und den Umsatz von Pyrophosphat im Muskel. Naturwiss. **16**, 298 (1928).
94. — Über die Isolierung verschiedener natürlicher Phosphorsäureverbindungen und die Frage ihrer Einheitlichkeit. Biochem. Z. **194**, 306 (1928).
95. LIPMANN, F.: Versuche zum Mechanismus der Fluoridwirkung. Biochem. Z. **196**, 3 (1928).
96. MEYERHOF, O., u. K. LOHMANN: Über die natürlichen Guanidinophosphorsäuren (Phosphagene) in der quergestreiften Muskulatur. I. Das physiologische Verhalten der Phosphagene. Biochem. Z. **196**, 22 (1928).
97. — — Über die natürlichen Guanidinophosphorsäuren (Phosphagene) in der quergestreiften Muskulatur. II. Die physikalisch-chemischen Eigenschaften der Guanidinophosphorsäuren. Biochem. Z. **196**, 49 (1928).
98. NACHMANSOHN, D.: Über den Zerfall der Kreatinphosphorsäure in Zusammenhang mit der Tätigkeit des Muskels. I. Biochem. Z. **196**, 73 (1928).
99. MEYERHOF, O.: Über die Verbreitung der Argininphosphorsäure in der Muskulatur der Wirbellosen. Arch. di Sci. biol. **12**, 536 (1928).
100. —, u. D. NACHMANSOHN: Neue Beobachtungen über den Umsatz des „Phosphagens" im Muskel. Naturwiss. **16**, 726 (1928).
101. — Über den zeitlichen Verlauf der Milchsäurebildung bei der Muskelkontraktion. Hoppe-Seylers Z. **178**, 306 (1928).
102. — Sur la fermentation de la dioxyacetone. Communication presentee au Congr. Internation. de la Vigne et du Pin Maritime. Bordeaux 1928.

103. MEYERHOF, O., u. D. BURK: Über die Fixation des Luftstickstoffes durch Azotobakter. Z. physik. Chem. **139** (Haber-Band), 117 (1928).
104. LOHMANN, K.: Über das Vorkommen und den Umsatz von Pyrophosphat in Zellen. I. Nachweis und Isolierung des Pyrophosphats. Biochem. Z. **202**, 466 (1928).
105. — Über das Vorkommen und den Umsatz von Pyrophosphat in Zellen. II. Die Menge der leicht hydrolysierbaren P-Verbindung in tierischen und pflanzlichen Zellen. Biochem. Z. **203**, 164 (1928).
106. — Über das Vorkommen und den Umsatz von Pyrophosphat in Zellen. III. Das physiologische Verhalten des Pyrophosphats. Biochem. Z. **203**, 172 (1928).
107. MEYERHOF, O., u. K. LOHMANN: Notiz über die Extraktion von eisenhaltigem Pyrophosphat aus der Muskulatur. Biochem. Z. **203**, 208 (1928).
108. IWASAKI, K.: Über den Mechanismus der Vergärung des Diozyacetons. Biochem. Z. **203**, 237 (1928).
109. LOHMANN, K.: Chemische Bestimmungen der Glykolyse und der Resynthese der Kohlehydrate. In OPPENHEIMER-PINCUSSEN, Die Fermente und ihre Wirkungen, Bd. 3. Die Methodik der Fermente, S. 1236. 1928.
110. BLASCHKO, H.: Mikrocalorimetrie. In OPPENHEIMER-PINCUSSEN, Die Fermente und ihre Wirkungen, Bd. 3. Die Methodik der Fermente, S. 688. 1928.
111. MEYERHOF, O.: Über den Tätigkeitsstoffwechsel des Nerven. Klin. Wschr. **1929**, 6.
112. —, u. W. SCHULZ: Über die Atmung des marklosen Nerven. Biochem. Z. **206**, 158 (1929).
113. LIPMANN, F.: Weitere Versuche über den Mechanismus der Fluoridhemmung und die Dissoziationskurve des Fluor-Methämoglobins. Biochem. Z. **206**, 171 (1929).
114. ROTHSCHILD, P.: Über spezifische Hemmungen der Lipase, insbesondere durch Fluorid. Biochem. Z. **206**, 186 (1929).
115. MEYERHOF, O.: Über die Bedeutung der Guanidinophosphorsäuren („Phosphagene") für die Muskelfunktion. Naturwiss. **17**, 283 (1929).
116. NACHMANSOHN, D.: Über den Zerfall der Kreatinphosphorsäure im Zusammenhang mit der Tätigkeit des Muskels. II. Biochem. Z. **208**, 237 (1929).
117. MEYERHOF, O., u. F. O. SCHMITT: Über den respiratorischen Quotienten des Nerven bei Ruhe und Tätigkeit. Biochem. Z. **208**, 445 (1929).
118. LOHMANN, K.: Über die Pyrophosphatfraktion im Muskel. Naturwiss. **17**, 624 (1929).
119. NACHMANSOHN, D.: Über den Zusammenhang des Kreatinphosphorsäurezerfalls mit Muskelchronaxie und Kontraktionsgeschwindigkeit. Med. Klin. **1929**, Nr 42.
120. ROTHSCHILD, P.: Diffusionsversuche an den phosphorsäurehaltigen Verbindungen des Muskels. Biochem. Z. **213**, 251 (1929).
121. NACHMANSOHN, D.: Über den Zerfall der Kreatinphosphorsäure im Zusammenhang mit der Tätigkeit des Muskels. III. Biochem. Z. **213**, 262 (1929).
122. SCHMITT, F. O.: Gaswechsel des Nerven während und nach der Anaerobiose. Biochem. Z. **213**, 443 (1929).
123. ROTHSCHILD, P.: Notiz über Atmung von Kaltblütermuskulatur in Gegenwart von Zucker und Hormonen. Biochem. Z. **217**, 365 (1930).
124. MEYERHOF, O., MCCULLAGH u. W. SCHULZ: Neue Versuche über den kalorischen Quotienten der Milchsäure. Pflügers Arch. **224** (1930).
125. LOHMANN, K.: Die Zuckerphosphorsäureester und ihre Bedeutung für den Stoffwechsel der Hefe und des Muskels. In OPPENHEIMERs Handbuch, Erg.-Bd. X. 1930.
126. — Über die fermentative Kohlehydrat-Phosphorsäureveresterung in Gegenwart von Fluorid, Oxalat und Zitrat. Klin. Wschr. **1929**, Nr 43, 2009.
127. MEYERHOF, O., K. LOHMANN u. K. MEYER: Über die Komplettierung der Kozymase durch Adenylpyrophosphorsäure bei der Milchsäurebildung und Gärung. Biochem. Z. (in Vorbereitung).
128. —, u. F. LIPMANN: Über die Reaktionsänderung des tätigen Muskels im Zusammenhang mit dem Umsatz der Kreatinphosphorsäure („Phosphagen"). Naturwiss. **18**, 330 (1930).
129. ROTHSCHILD, P.: Gilt das Alles-oder-nichts-Gesetz für den Tätigkeitsstoffwechsel von Einzelzuckungen des Muskels? Biochem. Z. **222**, 1 (1930).

130. MEYERHOF, O., u. D. NACHMANSOHN: Über die Synthese der Kreatinphosphorsäure im lebenden Muskel. Biochem. Z. **222**, 1 (1930).
131. —, and F. LIPMANN: Changes of p_H during activity of muscle. Proc. Physiol. Soc., J. of Physiol. **69**, XXI (1930).
132. LOHMANN, K.: Über die Bildung und Aufspaltung von Phosphorsäureestern in der Muskulatur, in Gegenwart von Fluorid, Oxalat, Citrat und Arseniat. I. Biochem. Z. **222**, 324 (1930).
133. LIPMANN, F., u. K. LOHMANN: Über die Umwandlung der HARDEN-YOUNGschen Hexosediphosphorsäure und die Bildung von Kohlenhydratphosphorsäureestern im Froschmuskelextrakt. Biochem. Z. **222**, 389 (1930).
134. MEYERHOF, O., E. LUNDSGAARD u. H. BLASCHKO: Über die Energetik der Muskelkontraktion bei aufgehobener Milchsäurebildung. Naturwiss. **18**, 787 (1930).
135. — Die Ausnutzung der chemischen Energie für die Arbeit des Muskels. Forschgn u. Fortschr. **6**, 239 (1930).
136. — (unter Mitwirkung von E. J. WARBURG): Über die Änderung des osmotischen Drucks des Muskels bei Ermüdung und Starre. Biochem. Z. **226**, 1 (1930).
137. —, u. KEN IWASAKI: Über Beeinflussung der Gärungsgröße und des Oxydationsquotienten der Hefe. Biochem. Z. **226**, 16 (1930).
138. IWASAKI, KEN: Weitere Untersuchungen zur Fixation des Luftstickstoffs durch Azotobakter. Biochem. Z. **226**, 32 (1930).
139. LOHMANN, K.: Zerfällt Lactacidogen (Hexosemonophosphorsäure) bei der Muskelkontraktion? Biochem. Z. **227**, 39 (1930).
140. LUNDSGAARD, E.: Weitere Untersuchungen über Muskelkontraktionen ohne Milchsäurebildung. Biochem. Z. **227**, 51 (1930).
141. LIPMANN, F., u. O. MEYERHOF: Über die Reaktionsänderung des tätigen Muskels. Biochem. Z. **227**, 84 (1930).
142. — Über den Tätigkeitsstoffwechsel des fluoridvergifteten Muskels. Biochem. Z. **227**, 110 (1930).
143. OCHOA, S.: Über den Tätigkeitsstoffwechsel kohlehydratarmer Kaltblütermuskeln. Biochem. Z. **227**, 116 (1930).
144. MEYERHOF, O., u. W. SCHULZ: Über Reiz- und Erregungsstoffwechsel des Nerven. Biochem. Z. **228**, 1 (1930).
145. — The Chemistry of Muscular Contraction. Lancet **1930**, 1415.
146. — Der zeitliche Verlauf der Milchsäurebildung bei der Muskelkontraktion. Klin. Wschr. **1931**, 214.
147. LOHMANN, K.: Über das Koferment der Milchsäurebildung des Muskels. Naturwiss. **19**, 180 (1931).
148. — Darstellung der Adenylpyrophosphorsäure aus Muskulatur. Biochem. Z. **233**, 460 (1931).
149. MEYERHOF, O., u. K. LOHMANN: Über die Energetik der anaeroben Phosphagensynthese („Kreatinphosphorsäure") im Muskelextrakt. Naturwiss. **19**, 575 (1931).
150. —, u. W. SCHULZ: Über das Verhältnis von Milchsäurebildung und Kreatinphosphorsäurespaltung bei der anaeroben Tätigkeit des Muskels. Biochem. Z. **236**, 54 (1931).
151. LOHMANN, K.: Untersuchungen über die Vergiftung von Froschmuskelextrakt mit Monojodacetat. Biochem. Z. **236**, 444 (1931).
152. MEYERHOF, O., u. E. BOYLAND: Über den Atmungsvorgang jodessigsäurevergifteter Muskeln. Biochem. Z. **237**, 406 (1931).
153. BOYLAND, E.: Über den Oxydationsquotienten der Milchsäure im Muskelgewebe des Warmblüters. Biochem. Z. **237**, 418 (1931).
154. MEYERHOF, O.: Über den Kohlenhydratverbrauch bei der aeroben Tätigkeit des Kaltblütermuskels. Biochem. Z. **237**, 427 (1931).
155. —, K. LOHMANN u. K. MEYER: Über das Koferment der Milchsäurebildung im Muskel. Biochem. Z. **237**, 437 (1931).

156. LOHMANN, K.: Untersuchungen über die chemische Natur des Koferments der Milchsäurebildung. Biochem. Z. **237**, 445 (1931).
157. GROLLMAN, A.: Über das osmotische Gleichgewicht zwischen Dotter und Eiklar im Hühnerei. Biochem. Z. **238**, 408 (1931).
158. LASER, H.: Über den Stoffwechsel pankreasdiabetischer Gewebe und seine Beeinflussung durch Insulin. Biochem. Z. **241**, 36 (1931).
159. LOHMANN, K.: Der Einfluß des Coferments der Milchsäurebildung auf die Aufspaltung von Kohlenhydratphosphorsäureestern im Muskelextrakt. Biochem. Z. **241**, 50 (1931).
160. — Vergleichende Untersuchungen über das Coferment der Milchsäurebildung und der alkoholischen Gärung. Biochem. Z. **241**, 67 (1931).
161. MEYERHOF, O., u. A. GROLLMAN: Weitere Versuche über den Zusammenhang zwischen chemischem Umsatz und osmotischer Druckzunahme im Muskel. Biochem. Z. **241**, 23 (1931).
162. — Neuere Versuche zur Energetik der Muskelkontraktion. Naturwiss. **19**, 923 (1931).
163. — Über das osmotische Gleichgewicht zwischen Dotter und Eiklar im Hühnerei. Biochem. Z. **242**, 244 (1931).
164. — Über die Abtrennung des milchsäurebildenden Ferments aus Erythrocyten. Biochem. Z. **246**, 249 (1932).
165. — W. MOEHLE u. W. SCHULZ: Über die Reaktionsänderung des Muskels im Zusammenhang mit Spannungsentwicklung und chemischem Umsatz. Biochem. Z. **246**, 285 (1932).
166. GEMMILL, CH. L.: Über den Tätigkeits-Stoffwechsel in kohlehydratarmen Kaltblütermuskeln. Biochem. Z. **246**, 319 (1932).
167. LASER, H.: Manometrische Atmungsmessungen an der intakten Warmblüterlunge. Biochem. Z. **248**, 9 (1932).
168. MEYERHOF, O., u. K. LOHMANN: Über das Co-Fermentsystem der Milchsäurebildung. Naturwiss. **20**, 387 (1932).
169. MURALT, A. v.: Über das Verhalten der Doppelbrechung des quergestreiften Muskels während der Kontraktion. Pflügers Arch. **230**, 299 (1932).
170. MEYERHOF, O., u. W. SCHULZ: Über die Abhängigkeit der Atmung des Azotobakter vom Sauerstoffdruck. Biochem. Z. **250**, 32 (1932).
171. LASER, H.: Eine Methode zur manometrischen Messung des Stoffwechsels von Gewebekulturen während des Wachstums. Biochem. Z. **251**, 2 (1932).
172. MEYERHOF, O., u. K. LOHMANN: Über energetische Wechselbeziehungen zwischen dem Umsatz der Phosphorsäureester im Muskelextrakt. Biochem. Z. **253**, 431 (1932).
173. LOHMANN, K.: Beitrag zur enzymatischen Umwandlung von synthetischem Methylglyoxal in Milchsäure. Biochem. Z. **254**, 332 (1932).
174. — Untersuchungen zur Konstitution der Adenylpyrophosphorsäure. Biochem. Z. **254**, 381 (1932).
175. MEYERHOF, O.: Über die Volumenschwankung bei der Muskelkontraktion. Naturwiss. **20**, 977 (1932).
176. JACOBSON, E.: Untersuchungen über den Umsatz des Adenylpyrophosphats in vitro. Biochem. Z. **257**, 221 (1933).
177. REDENZ, E.: Über den Spaltungsstoffwechsel der Säugetierspermatozoen im Zusammenhang mit der Beweglichkeit. Biochem. Z. **257**, 234 (1933).
178. MEYERHOF, O., CH. L. GEMMILL u. G. BENETATO: Über den isometrischen Koeffizienten des Sauerstoffs normaler und jodessigsäurevergifteter Muskeln. Biochem. Z. **258**, 371 (1933).
179. —, u. W. KIESSLING: Zwischenprodukte des Kohlenhydratumsatzes im Muskelextrakt. Naturwiss. **31**, 223 (1933).
180. MURALT, A. L. v.: Kontraktionshypothesen und Feinstruktur des Muskels. Kolloid-Z. **63**, 228 (1933).

181. MEYERHOF, O.: Über die neuesten Fortschritte der Lehre von der Muskelkontraktion. Scientia (Milano) **1933**, 321.
182. —, u. D. MCEACHERN: Über anaerobe Bildung und Schwund von Brenztraubensäure in der Muskulatur. Biochem. Z. **260**, 417 (1933).
183. BROOKENS, N.: Eine neue Bestimmung der Verbrennungswärme des Glykogens. Biochem. Z. **260**, 446 (1933).
184. MEYERHOF, O., u. W. MOEHLE: Über die Volumenschwankung des Muskels im Zusammenhang mit dem Chemismus der Kontraktion. I. Methoden. Biochem. Z. **260**, 454 (1933).
185. — — Über die Volumenschwankung des Muskels im Zusammenhang mit dem Chemismus der Kontraktion. II. Die Volumenschwankung bei verschiedenen Kontraktionsformen. Biochem. Z. **260**, 469 (1933).
186. LASER, H.: Über das Verhalten von Gewebekulturen in der Anaerobiose. Klin. Wschr. **1933**, 754.
187. MEYERHOF, O., u. W. MOEHLE: Über die Volumenschwankung des Muskels im Zusammenhang mit dem Chemismus der Kontraktion. III. Über die Volumenänderung bei chemischen Vorgängen im Muskel. Biochem. Z. **261**, 252 (1933).
188. LWOFF, A.: La fonction du sang dans les cultures des Trypanosomides. C. r. Soc. Biol. Paris **113**, 231 (1933).
189. LOHMANN, K.: Über Phosphorylierung und Dephosphorylierung. Bildung der natürlichen Hexosemonophosphorsäure aus ihren Komponenten. Biochem. Z. **262**, 137 (1933).
190. — Über Monojodessigsäurevergiftung des Milchsäure bildenden Ferments und der Methylglyoxalase. Biochem. Z. **262**, 152 (1933).
191. — Notiz über das Verhalten der Phosphatase in Gegenwart von Glutathion und Monojodessigsäure. Biochem. Z. **262**, 157 (1933).
192. LASER, H.: Flächengröße und Wachstum von Gewebekulturen. Z. Krebsforsch **39**, 384 (1933).
193. MEYERHOF, O., u. H. HARTMANN: Die Volumenschwankung des Muskels in Parallelismus mit den chemischen Vorgängen der Kontraktion. Naturwiss. **21**, 661 (1933).
194. —, u. W. KIESSLING: Über das Auftreten und den Umsatz der a-Glycerin-Phosphorsäure bei der enzymatischen Kohlenhydratspaltung. Biochem. Z. **264**, 40 (1933).
195. LASER, H.: Der Stoffwechsel von Gewebekulturen und ihr Verhalten in der Anaerobiose. Biochem. Z. **264**, 72 (1933).
196. BAEYER, E. v.: Lichtdurchlässigkeit und Tätigkeitsstoffwechsel des Muskels. Klin. Wschr. **12**, 1278 (1933).
197. LOHMANN, K.: Die PASTEUR-MEYERHOFsche Reaktion. In OPPENHEIMERs Handbuch der Biochemie, Erg.-Bd. I, S. 851. 1933.
198. — Abbau und Aufbau der Phosphate. In OPPENHEIMERs Handbuch der Biochemie, Erg.-Bd. I, S. 899. 1933.
199. — Zuckerabbau in der tierischen Zelle. In OPPENHEIMERs Handbuch der Biochemie, Erg.-Bd. I, S. 914. 1933.
200. MEYERHOF, O.: Betrachtungen über die naturphilosophischen Grundlagen der Physiologie. Abhandlungen der FRIESschen Schule, N. F. Bd. VI, S. 36. 1933.
201. — Intermediate products and the last stages of carbohydrate breakdown in the metabolism of muscle and in alcoholic fermentation. Nature (Lond.) **132**, 337, 373 (1933).
202. DAVIS, J. C.: Über Atmung und Gärung von Milchsäurebakterien. Biochem. Z. **265**, 90 (1933).
203. MEYERHOF, O., u. W. KIESSLING: Über die phosphorylierten Zwischenprodukte und die letzten Phasen der alkoholischen Gärung. Biochem. Z. **267**, 313 (1933).
204. DAVIS, J. G.: Über Atmung und Gärung von Milchsäurebakterien. II. Biochem. Z. **267**, 357 (1933).
205. BROOKENS, N.: Über den Bicarbonatgehalt des lebenden Muskels. Biochem. Z. **267**, 349 (1933).

206. PAAL, J.: Über die hormonale Beeinflussung des Stoffwechsels von überlebendem Schilddrüsengewebe. Arch. exper. Path. u. Pharmakol. **173**, 513 (1933).
207. LWOFF, A.: Die Bedeutung des Blutfarbstoffes für die parasitischen Flagellaten. Zbl. Bakter. I Orig. **130**, 498 (1934).
208. WEICKER, B.: Über den Chemismus des tätigen Herzens. Arch. exper. Path. u. Pharmakol. **174**, 383 (1934).
209. PAAL, H.: Die Bedeutung der Schilddrüse für die Atmung von Warmblütergewebsschnitten. Klin. Wschr. **13**, 207 (1934).
210. LWOFF, M.: Sur la respiration du Cilie Glaucoma piriformis. C. r. Soc. Biol. Paris **115**, 237 (1934).
211. MEYERHOF, O., u. K. LOHMANN: Über den Nachweis von Triosephosphorsäure als Zwischenprodukt bei der enzymatischen Kohlehydratspaltung. Naturwiss. **22**, 134 (1934).
212. SMAKULA, A., u. H. LASER: Optische Untersuchungen an Gewebszellen. Strahlenther. **49**, 489 (1934).
213. LASER, H.: Weitere Untersuchungen über Stoffwechsel und Anaerobiose von Gewebe-Kulturen. Biochem. Z. **268**, 451 (1934).
214. MEYERHOF, O., u. K. LOHMANN: Über die enzymatische Gleichgewichtsreaktion zwischen Hexosediphosphorsäure und Dioxyacetonphosphorsäure. Naturwiss. **22**, 220 (1934).
215. BAEYER, E. v., u. A. v. MURALT: Lichtdurchlässigkeit und Tätigkeitsstoffwechsel des Muskels. Pflügers Arch. **234**, 233 (1934).
216. HARTMANN, H.: Die Änderungen des Muskelvolumens bei der tetanischen Kontraktion als Ausdruck der chemischen Vorgänge im Muskel. Biochem. Z. **270**, 164 (1934).
217. KIESSLING, W.: Über die Synthese der Diozyaceton-Phosphorsäure. Ber. dtsch. chem. Ges. **67**, 869 (1934).
218. MEYERHOF, O.: Betrachtungen über die naturphilosophischen Grundlagen der Physiologie. Naturwiss. **22**, 311 (1934).
219. LOHMANN, K.: Über den Chemismus der Muskelkontraktion. Naturwiss. **22**, 409 (1934).
220. HARTMANN, H., u. A. v. MURALT: Blutmilchsäure und Höhenklimawirkung. Biochem. Z. **271**, 74 (1934).
221. MEYERHOF, O., u. K. LOHMANN: Über die enzymatische Gleichgewichtsreaktion zwischen Hexosediphosphorsäure und Dioxyacetonphosphorsäure. Biochem. Z. **271**, 89 (1934).
222. — — Über eine freiwillige enzymatische Spaltung mit negativer Wärmetönung. Naturwiss. **22**, 452 (1934).
223. WALD, C.: Carotenoide and the Vitamin A Cycle in vision. Nature (Lond.) **134**, 65 (1934).
224. LOHMANN, K.: Über die enzymatische Aufspaltung der Kreatinphosphorsäure; zugleich ein Beitrag zum Chemismus der Muskelkontraktion. Biochem. Z. **271**, 264 (1934).
225. — Weitere Untersuchungen über das Co-Ferment der Milchsäurebildung. Biochem. Z. **271**, 278 (1934).
226. —, u. PH. SCHUSTER: Über das Vorkommen der Adenin-Nukleotide in den Geweben. I. Biochem. Z. **272**, 24 (1934).
227. — Fette, Lipoide und Kohlehydrate. In OPPENHEIMERs Handbuch der Biochemie, Erg.-Bd. II, S. 216. 1934.
228. —, u. B. WEICKER: Kreislaufs- und Respirationsapparat. In OPPENHEIMERs Handbuch der Biochemie, Erg.-Bd. II, S. 245. 1934.
229. —, u. O. MEYERHOF: Über die enzymatische Umwandlung von Phosphoglycerinsäure in Brenztraubensäure und Phosphorsäure. Biochem. Z. **273**, 60 (1934).
230. MEYERHOF, O., u. K. LOHMANN: Über die enzymatische Gleichgewichtsreaktion zwischen Hexosediphosphorsäure und Dioxyacetonphosphorsäure. II. Biochem. Z. **273**, 73 (1934).
231. — Beobachtungen zur Kinetik der zellfreien Gärung. Biochem. Z. **273**, 80 (1934).

232. KIESSLING, W.: Über die Titrationskurven einiger 3-Kohlenstoff-Phosphorsäureester und der Inosinpyrophosphorsäure. Biochem. Z. **273**, 103 (1934).
233. MEYERHOF, O., u. H. HARTMANN: Über die Volumenschwankung bei der Muskelkontraktion. Pflügers Arch. **234**, 722 (1934).
234. —, u. K. LOHMANN: Über die enzymatische Gleichgewichtsreaktion zwischen Hexosediphosphorsäure und Dioxyacetonphosphorsäure. III. Biochem. Z. **273**, 413 (1934).
235. MARGARIA, R., u. A. v. MURALT: Photoelektrische Messung der p_H-Änderung im Muskel während der Kontraktion. Naturwiss. **22**, 634 (1934).
236. MURALT, A. v.: Lichtdurchlässigkeit und Tätigkeitsstoffwechsel des Muskels. II. Pflügers Arch. **234**, 653 (1934).
237. MEYERHOF, O.: Sur les processus intermediaires dans la degradation des glucides (Formation d'acide lactique et fermentation alcoolique). Ann. Inst. Pasteur **53**, 221 (1934).
238. — Sur les rapports entre les processus chimiques et physiques dans la contraction musculaire. Ann. Inst. Pasteur **53**, 565 (1934).
239. —, u. W. KIESSLING: Über ein neues phosphoryliertes Intermediärprodukt der Kohlehydratspaltung und sein enzymatisches Gleichgewicht. Naturwiss. **22**, 838 (1934).
240. —, u. W. SCHULZ: Über die Reduktion von Stickoxyd durch Oxydationsfermente. Biochem. Z. **275**, 147 (1934/35).
241. MARGARIA, R.: An apparent change of p_H on stretching a muscle. J. of Physiol. **82**, 496 (1934).
242. MEYERHOF, O., u. K. LOHMANN: Über die enzymatische Gleichgewichtsreaktion zwischen Hexosediphosphorsäure und Dioxyacetonphosphorsäure. IV. Biochem. Z. **275**, 430 (1934/35).
243. PAAL, H.: Über die Wirkung der Schilddrüsenaktivierung auf den Jodhaushalt des Drüsengewebes. Arch. exper. Path. u. Pharmakol. **177**, 367 (1935).
244. KIESSLING, W.: Die Synthese der isomeren Glycerinsäure-Phosphorsäuren („Phosphorglycerinsäure"). Ber. dtsch. chem. Ges. **68**, 243 (1935).
245. MEYERHOF, O., u. W. KIESSLING: Über die Isolierung der isomeren Phosphorglycerinsäuren (Glycerinsäure-2-Phosphorsäure und Glycerinsäure-3-Phosphorsäure) aus Gäransätzen und ihr enzymatisches Gleichgewicht. Biochem. Z. **276**, 239 (1935).
246. SCHÜLER, H.: Stoffwechsel- und Fermentuntersuchungen an Bakteriophagen. Biochem. Z. **276**, 254 (1935).
247. MEYERHOF, O.: Über die Kinetik der umkehrbaren Reaktion zwischen Hexosediphosphorsäure und Dioxyacetonphosphorsäure. Biochem. Z. **277**, 77 (1935).
248. KIESSLING, W.: Die Synthese der (Enol-)Brenztraubensäure-Phosphorsäure. Ber. dtsch. chem. Ges. **68**, 597 (1935).
249. LEHMANN, H.: Über den Mechanismus der Vergärung des Dioxyacetons. Biochem. Z. **277**, 261 (1935).
250. MEYERHOF, O.: Über die Intermediärvorgänge bei der biologischen Kohlehydratspaltung. Erg. Enzymforsch. **4**, 207 (1935).
251. MURALT, A. v.: Untersuchungen des Tätigkeitsstoffwechsels eines Muskels in situ, auf lichtelektrischer Grundlage. Schweiz. med. Wschr. **1935**, 362.
252. MEYERHOF, O., u. H. LEHMANN: Über die Synthese der Kreatinphosphorsäure durch Umesterung der Phosphorbrenztraubensäure. Naturwiss. **23**, 337 (1935).
253. MURALT, A. v.: Zur Frage der Blutregulation im Höhenklima. Schweiz. med. Wschr. **1935**, 461.
254. MEYERHOF, O.: Über umkehrbare Reaktionen im Verlauf der biologischen Zuckerspaltung. Naturwiss. **23**, 490 (1935).
255. —, u. W. KIESSLING: Über die Geschwindigkeit der zymatischen Zuckergärung und den Ursprung der 1. HARDEN-YOUNGschen Gärungsgleichung. Naturwiss. **23**, 501 (1935).
256. — — Über die enzymatische Umwandlung der Glycerinaldehydphosphorsäure in Dioxyacetonphosphorsäure. Biochem. Z. **279**, 40 (1935).

257. Meyerhof, O., u. W. Kiessling: Über den enzymatischen Umsatz der synthetischen Phosphorbrenztraubensäure (enol-Brenztraubensäure-Phosphorsäure). Biochem. Z. **280**, 99 (1935).
258. Rokuro, Akano: Versuche zur Trennung der „Enolase" und „Phosphoglyceromutase". Biochem. Z. **280**, 110 (1935).
259. Torres, I.: Über die Restatmung von Säugetiergeweben in Blausäure. Biochem. Z. **280**, 114 (1935).
260. Meyerhof, O.: Neuere Untersuchungen über die Reaktionskette der alkoholischen Gärung. Helvet. chim. Acta **18**, 1030 (1935).
261. Muralt, A. v.: Zur Energetik der Muskelkontraktion. Verh. der Freien Ver.igg schweiz. Physiologen, Juni 1935.
262. Meyerhof, O., u. W. Kiessling: Die Umesterungsreaktion der Phosphorbrenztraubensäure bei der alkoholischen Zuckergärung. Biochem. Z. **281**, 249 (1935).
263. Lehmann, H.: Über die enzymatische Synthese der Kreatinphosphorsäure durch Umesterung der Phosphorbrenztraubensäure. Biochem. Z. **281**, 271 (1935).
264. Meyerhof, O., u. W. Schulz: Über die Energieverhältnisse bei der enzymatischen Milchsäurebildung und der Synthese der Phosphagene. Biochem. Z. **281**, 292 (1935).
265. Lohmann, K., u. Ph. Schuster: Über das Vorkommen der Adenin-Nucleotide in den Geweben. II. Herzmuskulatur. Biochem. Z. **282**, 194 (1935).
266. — Über die Aufspaltung der Adenylpyrophosphorsäure und Argininphosphorsäure in Krebsmuskulatur. Biochem. Z. **282**, 109 (1935).
267. — Konstitution der Adenylpyrophosphorsäure und Adenosindiphosphorsäure. Biochem. Z. **282**, 120 (1935).
268. Meyerhof, O.: Über die Wirkungsweise der Hexokinase. Naturwiss. **23**, 850 (1935).
269. —, u. W. Moehle: Über den reversiblen Anteil der Volumenkonstriktion des Muskels. Pflügers Arch. **236**, 533 (1935).
270. —, u. W. Kiessling: Über den Hauptweg der Milchsäurebildung in der Muskulatur. Biochem. Z. **283**, 83 (1935).
271. Ohlmeyer, P.: Über die Gärgeschwindigkeit der Hexosediphosphorsäure und ihre Umesterung mit Adenylsäure. Biochem. Z. **283**, 114 (1935).
272. Torres, I.: Über Kreatinphosphorsäuresynthese in Organextrakten und in lebenden Speratozoen. Biochem. Z. **283**, 128 (1935).
273. Lohmann, K.: Der Stoffwechsel des Muskels. In Handbuch der Biochemie, Erg.-Bd. III, S. 351. 1935.
274. —, u. B. Weicker: Stoffwechsel des Herzens. In Handbuch der Biochemie, Erg.-Bd. III, S. 414. 1935.
275. — Stoffwechsel der drüsigen und endokrinen Organe (außer Leber). In Handbuch der Biochemie, Erg.-Bd. III, S. 431. 1935.
276. Muralt, A. v.: Zusammenhänge zwischen physikalischen und chemischen Vorgängen bei der Muskelkontraktion. Erg. Physiol. **37**, 406 (1935).
277. Wald, G.: Carotenoids and the visual cycle. J. Gen. Physiol. **19**, 351 (1935).
278. Meyerhof, O.: 25 Jahre Kaiser-Wilhelm-Gesellschaft zur Förderung der Wissenschaften, Bd. II, Die Naturwissenschaften. Institut für Physiologie, S. 373. Berlin: Springer 1936.
279. —, u. W. Moehle: Über die Volumenschwankung des Muskels als Ausdruck der chemischen Vorgänge. Biochem. Z. **284**, 1 (1936).
280. — Neue Versuche über den Mechanismus der enzymatischen Kohlehydratspaltung (Milchsäurebildung und alkoholische Gärung). Curr. Science **4**, 669 (1936).
281. — Über die Dioxyacetonphosphorsäure als Zwischenprodukt bei der Aufspaltung des phosphorylierten Zuckers. IX. Internat. Chemie-Kongr., Madrid **5**, 374 (1934).
282. —, u. W. Kiessling: Über die Wirkung des Arseniats auf die Gärung. Naturwiss. **24**, 361 (1936).
283. Lohmann, K.: Untersuchungen an Oktopusmuskulatur. Isolierung und enzymatisches Verhalten von Adenylpyrophosphorsäure und Argininphosphorsäure. Biochem. Z. **286**, 28 (1936).

284. MEYERHOF, O., K. LOHMANN u. PH. SCHUSTER: Über die Aldolase, ein kohlenstoffverknüpfendes Ferment. I. Aldolkondensation von Dioxyacetonphosphorsäure mit Acetaldehyd. Biochem. Z. **286**, 301 (1936).
285. — — — Über die Aldolase, ein kohlenstoffverknüpfendes Ferment. II. Aldolkondensation von Dioxyacetonphosphorsäure mit Glycerinaldehyd. Biochem. Z. **286**, 319 (1936).
286. LEHMANN, H.: Über die Umesterung des Adenylsäuresystems mit Phosphagenen. Biochem. Z. **286**, 336 (1936).
287. MEYERHOF, O., u. W. KIESSLING: Über Cozymasepyrophosphat. Naturwiss. **24**, 557 (1936).
288. —, u. W. SCHULZ: Über die quantitative Bestimmung der Hexosen durch Gärung. Biochem. Z. **287**, 206 (1936).
289. OHLMEYER, P.: Über die Beteiligung des Adenylsäuresystems und der Co-Zymase an der alkoholischen Gärung. Biochem. Z. **287**, 212 (1936).
290. KIESSLING, W.: Verbesserungen in der Darstellung der (Enol-)Brenztraubensäure-Phosphorsäure. Ber. dtsch. chem. Ges. **69**, 2331 (1936).
291. MEYERHOF, O.: Neuere Versuche über zellfreie alkoholische Gärung. Naturwiss. **24**, 689 (1936).
292. —, u. P. OHLMEYER: Über die Unersetzbarkeit der Cozymase für die enzymatische Milchsäurebildung. Naturwiss. **24**, 741 (1936).
293. —, u. W. SCHULZ: Über die Wärmetönung der Aldolkondensation der Hexose-1-Phosphorsäure. Biochem. Z. **289**, 87 (1936).
294. LOHMANN, K., u. PH. SCHUSTER: Über die Co-Carboxylase. Naturwiss. **25**, 26 (1937).
295. — Chemische Vorgänge bei der Muskelkontraktion. Angew. Chem. **50**, 97 (1937).
296. MEYERHOF, O., P. OHLMEYER u. W. MOEHLE: Die Cozymase als Ampholyt. Naturwiss. **25**, 172 (1937).
297. OCHOA, SEVERO: Enzymatische Milchsäurebildung in der Herzmuskulatur. Biochem. Z. **290**, 62 (1937).
298. OHLMEYER, P., u. SEVERO OCHOA: Über die Rolle des Mangans für die Phosphat übertragende Funktion der Cozymase. Naturwiss. **25**, 253 (1937).
299. MEYERHOF, O., u. P. OHLMEYER: Über die Rolle der Co-Zymase bei der Milchsäurebildung im Muskelextrakt. Biochem. Z. **290**, 334 (1937).
300. — Über die Synthese der Kreatinphosphorsäure im Muskel und die „Reaktionsform" des Zuckers. Naturwiss. **25**, 443 (1937).
301. —, W. KIESSLING u. W. SCHULZ: Über die Reaktionsgleichungen der alkoholischen Gärung. Biochem. Z. **292**, 25 (1937).
302. OCHOA, SEVERO: Darstellung reiner Cozymase aus Warmblütermuskulatur. Biochem. Z. **292**, 68 (1937).
303. MEYERHOF, O., W. SCHULZ u. PH. SCHUSTER: Über die enzymatische Synthese der Kreatinphosphorsäure und die biologische „Reaktionsform" des Zuckers. Biochem. Z. **293**, 309 (1937).
304. OHLMEYER, P., u. SEVERO OCHOA: Über die Rolle der Cozymase bei der Phosphatübertragung. Biochem. Z. **293**, 338 (1937).
305. DUBUISSON, M.: Untersuchungen über die Reaktionsänderung des Muskels im Verlauf der Tätigkeit. Pflügers Arch. **239**, 314 (1937).
306. MEYERHOF, O., u. W. MOEHLE: Katophoretische Studien am Enzymsystem des Kohlehydratabbaus. Biochem. Z. **294**, 249 (1937).
307. GODA, TOKUSUKE: Über die Umwandlung von Fructose in Glucose in der Leber. Biochem. Z. **294**, 259 (1937).
308. LOHMANN, K., u. PH. SCHUSTER: Über das Vorkommen der Adeninnucleotide in den Geweben. III. Biochem. Z. **294**, 183 (1937).
309. — — Übersuchungen über die Cocarboxylase. Biochem. Z. **294**, 188 (1937).
310. IMANAGA, HAJIME: Über die Kondensation von Triosen zu Hexosen in der Leber. Biochem. Z. **294**, 342 (1937).

311. MEYERHOF, O.: Über die Intermediärvorgänge der enzymatischen Kohlehydratspaltung. Erg. Physiol. **39**, 10 (1937).
312. KIESSLING, W., u. O. MEYERHOF: Über eine Dinucleotidpyrophosphorsäure der Hefe. Naturwiss. **26**, 13 (1938).
313. —, u. PH. SCHUSTER: Über die sterische Zugehörigkeit der biologischen Glycerin-a-Phosphorsäure und Glycerinsäure-3-Phosphorsäure. Ber. dtsch. chem. Ges. **71**, 123 (1938).
314. DUBUISSON, M., u. W. SCHULZ: Untersuchungen über die Reaktionsänderungen des Muskels im Verlauf der Tätigkeit im Zusammenhang mit den chemischen Vorgängen. Pflügers Arch. **239**, 776 (1938).
315. ENDO, SHOZO: Über die Zwischenreaktionen der Gärung von Bacterium coli. Biochem. Z. **296**, 56 (1938).
316. MEYERHOF, O.: The Intermediary Reactions of Fermentation. Nature (Lond.) **141**, 855 (1938).
317. KIESSLING, W., u. O. MEYERHOF: Über ein Adenindinucleotid der Hefe: Di-(Adenosin-5'-Phosphorsäure). Biochem. Z. **296**, 410 (1938).
318. MEYERHOF, O.: Bemerkungen zu der Arbeit von ERNST und KOCZKAS: „Eigenfrequenz und Reversibilität der Volumverminderung des Muskels." Pflügers Arch. **240**, 386 (1938).
319. —, u. W. SCHULZ: Eine neue Bestimmungsmethode der Phosphorglycerinsäure. Biochem. Z. **297**, 60 (1938).
320. OHLMEYER, P.: Darstellung von reiner Dihydrocozymase in Substanz. Biochem. Z. **297**, 66 (1938).
321. MEYERHOF, O., P. OHLMEYER u. W. MOEHLE: Über die Koppelung zwischen Oxydoreduktion und Phosphatveresterung bei der anaeroben Kohlehydratspaltung. I. Die Reaktionsgleichungen der Koppelung. Biochem. Z. **297**, 90 (1938).
322. — — — Über die Koppelung zwischen Oxydoreduktion und Phosphatveresterung bei der anaeroben Kohlehydratspaltung. II. Die Koppelung als Gleichgewichtsreaktion. Biochem. Z. **297**, 113 (1938).
323. GODA, TOKUSUKE: Notiz über die Umwandlung von Fructose in Glucose in der Niere. Biochem. Z. **298**, 134 (1938).
324. — Beitrag zur enzymatischen Oxydoreduktion zwischen Glycerinphosphorsäure und Brenztraubensäure. Biochem. Z. **297**, 347 (1938).
325. MEYERHOF, O., P. OHLMEYER, W. GENTNER u. H. MEIER-LEIBNITZ: Studium der Zwischenreaktionen der Glykolyse mit Hilfe von radioaktivem Phosphor. Biochem. Z. **298**. 396 (1938).
326. CURTIUS, L., u. P. OHLMEYER: Kochbeständige Enzymreaktionen im Verlauf der anaeroben Kohlehydratspaltung. Biochem. Z. **298**, 412 (1938).
327. KIESSLING, W.: Über die Reindarstellung von Glucose-l-Phosphorsäure (Cori-Ester). Biochem. Z. **298**, 421 (1938).
328. GODA, TOKUSUKE: Kann lebende Hefe Hexosen direkt vergären? Biochem. Z. **298**, 431 (1938).
329. MEYERHOF, O.: Sur l'isolement de l'acide 3-glyceroaldehyde phosphorique biologique au cours de la degradation enzymatique de l'acide hexose diphosphorique. Bull. Soc. Chim. biol. Paris **29**, 1035 (1938).
330. KIESSLING, W.: Über ein neues Fermentprotein der Hefe und eine reversible enzymatische Synthese des Glykogens. Naturwiss. **27**, 129 (1939).
331. MEYERHOF, O.: Les methodes employees par Goethe dans ses etudes scientifiques. Bull. Soc. philom. Paris **122**, 43 (1939).
332. — Sur l'isolement de l'acide 3-glyceroaldehydephosphorique biologique au cours de la degradation enzymatique de l'acide hexose diphosphorique. Bull. Soc. chim. biol. Paris **21**, 965 (1939).
333. — L'emploi du phosphore radioactif dans la glycolyse et la fermentation. Bull. Soc. Chim. biol. Paris **21**, 1096 (1939).

334. MEYERHOF, O., et E. PERDIGON: Sur la Glycolyse Phosphorylante dans les extraits embryonnaires. Seances Soc. Biol. **132**, 186 (1939).
335. — — Sur la glycolyse phosphorylante des tissus animaux. Enzymologia **8**, 23 (1940).
336. — The significance of Oxidation for Muscular Contractions. Biol. Symposia **3**, 239 (1941).
337. — Oxidoreductions in Carbohydrate Breakdown. Biol. Symposia **5** (1941).
338. — Nature, Function and Distribution of the Phosphagens in the Animal Kingdom. Collecting Net **16**, No 10 (1941).
339. — Intermediate Carbohydrate Metabolism. A Symposium on Respiratory Enzymes, S. 3, University of Wisconsin Press 1941.
340. —, and R. JUNOWICZ-KOCHOLATY: The Two-fold Activation of Carbohydrate Breakdown by Arsenate and the Dephosphorylation of Phosphopyruvic Acid. J. of Biol. Chem. **145**, 443 (1942).
341. — Enzymatic Mechanisms of Fermentation. Amer. Brewer **1943**.
342. — — The Equilibria of Isomerase and Aldolase, and the Problem of the Phosphorylation of Glyceraldehyde Phosphate. J. of Biol. Chem. **149**, 71 (1943).
343. — Energy Relationships in Glycolysis and Phosphorylation. Ann. New York Acad. Sci. **45**, Art. 9, 377 (1944).
344. —, and L. V. BECK: Triose Phosphate Isomerase. J. of Biol. Chem. **156**, No 109 (1944).
345. — The Origin of the Reaction of HARDEN and YOUNG in Cell-free Alcoholic Fermentation. J. of Biol. Chem. **157**, 195 (1945).
346. — and B. D. POLIS: Partial Separation of Adenosinetriphosphatase from Myosin. J. of Biol. Chem. **163**, 339 (1946).
347. — Physical Changes of Muscle Related to Activity. Colloid Chemistry **1946**.
348. — New Investigations in the Kinetics of Cell-free Alcoholic Fermentation. Antonie van Leeuwenhoek 12. Jubilee Vol. 1947.
349. —, and NEVENA GLIAZKOWA: The Rate of Anaerobic Glycolysis of various Hexoses in Mammalian Tissues. Arch. of Biochem. **12**, 405 (1947).
350. — The Main Chemical Phases of the Recovery of Muscle. Ann. New York Acad. Sci. **47**, Art. 6, 815 (1947).
351. — The Rates of Glycolysis of Glucose and Fructose in Extracts of Brain. Arch. of Biochem. **13**, 485 (1947).
352. —, and J. R. WILSON: The Rate of Turnover of Hexosediphosphate in Brain Preparations. Arch. of Biochem. **14**, 71 (1947).
353. —, and B. D. POLIS: Studied on Adenosinetriphosphate in Muscle. I. Concentration of the Enzyme on Myosin. J. of Biol. Chem. **169**, 389 (1947).
354. —, and P. OESPER: The Mechanism of the Oxidative Reaction in Fermentation. J. of Biol. Chem. **170**, 1 (1947).
355. —, and J. R. WILSON: Studies on Glycolysis of Brain Preparations, IV. Arch. of Biochem. **17**, 153 (1948).
356. —, and L. O. RANDALL: Inhibitory Effects of Adrenochrome on Cell Metabolism. Arch. of Biochem. **17**, 171 (1948).
357. —, and W. W. KIELLEY: Studies on Adenosinetriphosphate in Muscle. II. A New Magnesium-Activated ATP-ase. J. of Biol. Chem. **176**, 591 (1948).
358. —, and J. R. WILSON: Studies on Glycolysis of Brain Preparations. V. Affinity of Hexokinase for Glucose and Fructose. Arch. of Biochem. **19**, 502 (1948).
359. — New Investigations on Enzymatic Glycolysis and Phosphorylation. Experientia (Basel) **4**, 169 (1948).
360. — A Mg-activated ATP-ase from Muscle. J. of Biol. Chem. **174**, 387 (1948).
361. —, and J. R. WILSON: Studies on the Enzymatic System of Tumor Glycolysis. I. Glycolysis of Free Sugar in Homogenates and Extracts of Transplanted Rat Sarcoma. Arch. of Biochem. **21**, 1 (1949).
362. — — Studies on the Enzymatic System of Tumor Glycolysis. II. Comparative Study of Rat and Mouse Tumor Homogenates. Arch. of Biochem. **21**, 21 (1949).

363. Meyerhof, O., and H. Green: Synthetic Action of Phosphatase. I. Equilibria of Biological Esters. J. of Biol. Chem. **178**, 655 (1949).
364. —, and P. Oesper: The Enzymatic Equilibria of Phospho(enol)pruvate. J. of Biol. Chem. **179**, 1371 (1949).
365. —, and J. R. Wilson: Comparative Study of the Glycolysis and ATP-ase Activity in Tissue Homogenates. Arch. of Biochem. **23**, 246 (1949).
366. — Glycolysis of Animal Tissue Extracts Compared with the Cell-free Fermentation of Yeast. Wallerstein Labor. Communications **12**, 255 (1949).
367. — Further Studies of the Harden-Young Effect in Alcoholic Fermentation of Yeast Preparations. J. of Biol. Chem. **180**, 575 (1949).
368. —, and Harry Green: Transphosphorylation by Alkaline Phosphatase in the Absence of Nucleotide. Science (Lancaster, Pa.) **110**, 503 (1949).
369. —, and S. Fiala: Pasteur Effect in dead Yeast. Federat. Proc. **9**, 179 (1950).
370. Kielley, W. W., and O. Meyerhof: Studies on Adenosinetriphosphatase of Muscle. III. The Lipoprotein Nature of the Magnesium-activated Adenosinetriphosphatase. J. of Biol. Chem. **183**, 391 (1950).
371. Meyerhof, O., and H. Green: Synthetic Action of Phosphatase. II. Transphosphorylation by Alkaline Phosphatase in the Absence of Nucleotides. J. of Biol. Chem. **183**, 377 (1950).
372. — Über Goethes Methode der Naturforschung. Proc. Rud. Virchow Med. Soc. **8**, 3 (1950).
373. —, and P. Oesper: The Determination of Triose Phosphate Isomerase. Arch. of Biochem. **27**, 223 (1950).
374. —, and A. Kaplan: A Derivative of Cozymase as Activator of Fermentation. Arch. of Biochem. **28**, 147 (1950).
375. —, and S. Fiala: Pasteur Effect in Dead Yeast. Biochim. et Biophysica Acta **6**, 1 (1950).
376. — Biochemistry. Scient. Amer. **183**, 62 (1950).
377. — Mechanism of Glycolysis and Fermentation. Canad. J. Med. Sci. **29**, 63 (1951).
378. — Enolase. „The Enzymes", Bd. I, Teil II, Kap. 39, S. 1207. New York: Academic Press 1951.
379. — Aldolase and Isomerase. „The Enzymes", Bd. II, Teil I, Kap. 48, S. 163. New York: Academic Press 1951.
380. —, and A. Kaplan: The Speed-Controlling Reactions in Fermentation of Quickly Dried Yeast. Arch. of Biochem. a. Biophysics **33**, 282 (1951).
381. — Phosphorus Metabolism. Amer. Scientist **39**, 682 (1951). Also appeared in „Phosphorus Metabolism", Bd. I, herausgeg. von W. D. McElroy u. B. H. Glass. Baltimore: Johns Hopkins University Press.
382. —, and P. Ohlmeyer: Purification of Adenosine Triphosphatase of Yeast. J. of Biol. Chem. **195**, 11 (1952).
383. —, and A. Kaplan: The Mechanism of Cyanide Inhibition of Fermentation. Arch. of Biochem. a. Biophysics (im Druck).
384. — Carbohydrate Metabolism in Brain Tissue. Symposium on the Biological Aspects of Mental Health and Disease. New York: Paul B. Hoeber (im Druck).
385. —, and P. Oesper: Notes on the Enzymatic Equilibrium between Inorganic, Pyrophosphate and Orthophosphate. Arch. of Biochem. (im Druck).
386. — Recent Advances in the Study of Metabolic Reactions of Yeast Preparations. Amer. Scientist (im Druck).
387. —, and H. Green: Synthetic Action of Phosphatase. III. Rates of Transphosphorylation with Alkaline and Acid Phosphatase. J. of Biol. Chem. (im Druck).
388. — — Synthetic Action of Phosphatase. IV. Equilibrium by Transphosphorylation in the Presence of Acid Phosphatase. J. of Biol. Chem. (im Druck).

Über „Reizgesetze" und unsere Vorstellungen von den Vorgängen bei der Erregung des Nerven[1].

Von

Hans Lullies.

Mit 10 Textabbildungen.

Inhaltsverzeichnis.

	Seite
Der formale Gehalt der verschiedenen Reizgesetze	2
Die Bedeutung der passiven Gewebspolarisation. „Auslösungshypothese" und „dynamische Theorie" der Schwelle (EICHLER)	4
Die aktive Mitwirkung des Gewebes und die Formulierungen von BONHOEFFER für den passiven Eisendraht	7
Ein mechanisches Modell (GERSTNER)	11
Die Gewebsprozesse. Membranpotential, Aktionspotential und Na-Ionen	13
Atmungskatalytische Prozesse, Membranpotential und Erregbarkeit	15
Literatur	22

Seit MATTEUCCI und DU BOIS-REYMOND, also seit über 100 Jahren, bemüht man sich, „*Reizgesetze*" zu formulieren, d. h. Beziehungen aufzustellen zwischen den physikalischen Konstanten eines elektrischen Stromes und seiner Reizwirkung (s. DU BOIS-REYMOND, CREMER [1, 2], SCHAEFER). Das Endziel dieser Bemühungen wird aber offenbar nicht nur die Ableitung einer Formel sein, die den Zusammenhang möglichst gut beschreibt, sondern man wird mit Hilfe solcher Formulierungen letzten Endes auch etwas über die Prozesse aussagen wollen, die dem Geschehen bei der Reizung und Erregung zugrunde liegen, d. h. man wird versuchen, zu einer Deutung der Parameter eines Reizgesetzes zu gelangen.

Im letzten Jahrzehnt sind nun am Nerven mit Hilfe neuartiger und sehr verfeinerter Methoden zahlreiche Tatsachen entdeckt, die vieles in einem neuen Lichte sehen lassen und uns zwingen, mit manchen älteren eingewurzelten Vorstellungen zu brechen. Diese Entwicklung begann schon vor 1940, sie hat sich aber im wesentlichen während des Krieges und nach dem Kriege in den verschiedenen Ländern der Welt vollzogen, in einer Zeit, in

---

[1] Nach einem Vortrag auf der Tagung der Deutschen Physiologischen Gesellschaft in Mainz, 27.—29. August 1951. Das Referat sollte einem weiteren Kreis von Physiologen einen allgemeinen Überblick über den Stand der Frage geben. Dementsprechend geben die Literaturangaben nur eine Auswahl der für die behandelten Probleme wesentlichen Arbeiten.

der in Deutschland die Arbeit und sogar die bloße Kenntnisnahme von dieser Entwicklung sehr erschwert oder ganz unmöglich war. So erscheint es angebracht den Versuch zu machen, die heutige im Fluß befindliche Situation mit ihren offenen Fragen unter etwas allgemeineren Gesichtspunkten möglichst übersichtlich zu schildern, um diese Lücke auszufüllen, dabei aber auch den Anschluß herzustellen an die Arbeiten deutscher Forscher.

Es handelt sich kurz gesagt um die Erkenntnis, daß in den Zeitparametern unserer Reizgesetze die Geschwindigkeit von Gewebsprozessen sehr wesentlich mit zum Ausdruck kommt, die man zunächst zugunsten scheinbar einfacherer physikalischer Deutungsversuche in den Hintergrund treten ließ, während man jetzt mit Erfolg dabei ist, die beteiligten Prozesse im Gewebe schon in manchen Einzelheiten zu erfassen.

Der formale Gehalt der verschiedenen Reizgesetze. Der erste Versuch, die Schwellengesetze des elektrischen Reizes, wie sie um die Jahrhundertwende besonders von HOORWEG, G. WEISS, GILDEMEISTER und LAPICQUE formuliert wurden (s. CREMER [1]), physikalisch-chemisch zu verstehen, wurde bekanntlich von NERNST (1908) gemacht. NERNST nahm an, daß die Wirkungen, die ein elektrischer Strom im Gewebe entfaltet, letzten Endes auf Konzentrationsänderungen zurückgeführt werden müssen, die der Strom an Grenzflächen bewirkt, wobei die Diffusion diesen Änderungen entgegenwirkt. Diese Annahme muß auch heute — indem man etwas allgemeiner nicht nur Ionenverschiebungen, sondern auch Ladungsänderungen in Betracht zieht — die Grundlage eines jeden Deutungsversuchs der elektrischen Reizwirkung bleiben. Die quantitativen Aussagen, die auf Grund der Berechnung der Konzentrationsänderungen von NERNST gemacht wurden, trafen jedoch nur in einem relativ kleinen Bereich zu. Gewisse Grundeigenschaften der elektrischen Reizschwelle erforderten von vornherein besondere ergänzende Annahmen, z. B. schon die Tatsache des Vorhandenseins einer Schwellenstromstärke, vor allem aber die Möglichkeit des „Einschleichens", d. h. die Feststellung, daß ein genügend langsam ansteigender Strom bei noch so großer Stärke keine Erregung auslöst. Schon NERNST führte, um dieses Verhalten zu berücksichtigen, den wichtigen Begriff der „Akkommodation" ein: Unter der Einwirkung des Stromes müßten gleichzeitig mit dem Vorgang, der zur Erregung führt, Veränderungen im Gewebe eintreten, die das Einsetzen der Erregung erschweren.

Die Entwicklung ging nun so weiter, daß man zunächst versuchte, in mehr oder weniger formaler Weise Beziehungen abzuleiten, die die tatsächlichen Verhältnisse in einem größeren Bereich richtig wiedergeben. Das ist insbesondere durch die Formulierungen von MONNIER [1], von RASHEVSKY und von HILL gelungen, die sich grundsätzlich sehr ähnlich sind (s. SCHAEFER, S. 135). Diese Formeln enthalten zwei Parameter, zwei Zeitkonstanten, von denen die eine die Geschwindigkeit der Entwicklung des erregenden Vorganges, die andere die Geschwindigkeit eines Prozesses festlegt, der dieser Entwicklung entgegenwirkt. So ergibt sich für den Prozeß, der sich beim Einschalten eines Stromes abspielt und der die eigentliche Erregung auslösen soll, wenn er ein gewisses Ausmaß erreicht hat, als einfachster Ausdruck die Differenz zweier Exponentialfunktionen, also etwa

$$V = a \cdot i \cdot \left(e^{-\frac{t}{\tau_1}} - e^{-\frac{t}{\tau_2}}\right), \tag{1}$$

wenn man die Bezeichnungen von MONNIER [2] gebraucht. V wäre sein „état d'excitation", oder das „local potential" von HILL, also die Bedingung im Gewebe, die eine bestimmte Veränderung erfahren muß, damit es zu einer Erregung kommt, a eine Größe, die vom Verlauf des Stromes abhängt, i die Stromstärke. τ_1 bedeutet die Zeitkonstante der Erregung. Mit dieser Zeitkonstanten, die von HILL mit k bezeichnet ist, würde nach HILL der sich selbst überlassene Erregungszustand exponentiell abklingen. Die Konstante τ_2, von HILL mit λ, als Konstante der Akkommodation, bezeichnet, würde entsprechend die Geschwindigkeit bestimmen, mit der der Gegenvorgang abklingt.

Diese Formulierungen beschreiben das Verhalten des Nerven gegenüber elektrischen Reizen von verschiedenem zeitlichen Verlauf in sehr vielen Fällen tatsächlich überraschend gut, und die beiden Parameter können verhältnismäßig einfach bestimmt werden. So konnten wir kürzlich mit HENSEL am Schildkrötenvagus wieder zeigen, daß mit Hilfe dieser Gleichungen das Verhalten dieses Nerven nicht nur gegenüber sinusförmigen Wechselströmen, sondern auch gegenüber Einzelreizen von der Form einer ganzen oder einer halben Periode des Sinusstromes, die wir benutzen, um die Summationsvorgänge im Erfolgsorgan zu studieren, bis in viele Einzelheiten befriedigend dargestellt werden kann. Die Gleichung verliert aber offenbar viel von ihrem ursprünglichen Sinn, wenn der Nerv unter besonderen Bedingungen auf einen elektrischen Strom nicht mit *einer* Erregung, sondern mit *rhythmischen* Erregungen antwortet. Dies ist von MONNIER besonders betont und auch von SCHRIEVER hervorgehoben.

Die Gl. (1) mit der Differenz der beiden Exponentialfunktionen kann offensichtlich als eine Lösung der klassischen linearen Differentialgleichung aufgefaßt werden, die das Verhalten eines schwingungsfähigen Systems charakterisiert, und zwar für den Fall der überaperiodischen Dämpfung. Man könnte sie in einer passenden Form nach MONNIER schreiben:

$$\frac{d^2 V}{d t^2} + \frac{\tau_1 + \tau_2}{\tau_1 \cdot \tau_2} \cdot \frac{dV}{dt} + \frac{V}{\tau_1 \cdot \tau_2} = a \cdot \frac{di}{dt}. \tag{2}$$

Für ein unterkritisch gedämpftes System, welches Schwingungen zeigt, wird man unter diesem Gesichtspunkt eine Lösung verwenden müssen, die diese Tatsache berücksichtigt. Dabei würde auch eine gewisse gegenseitige Abhängigkeit der beiden Parameter zum Ausdruck kommen, die vielfach behauptet wird. Tatsächlich kehrt der primäre Prozeß, der die Erregung bewirken soll, also der aus der Gleichgewichtslage gebrachte „état d'excitation", wenn die Anregung durch einen kurzen Stromstoß erfolgt, unter bestimmten Bedingungen — z. B. bei verringerter Ca-Ionenkonzentration — wie ein unterkritisch gedämpftes schwingungsfähiges System in seine Ruhelage zurück (MONNIER [2]). Auch die Kurven der Frequenzabhängigkeit der Reizwirkung von Wechselströmen nehmen einen Verlauf, der in einem recht großen Bereich den Resonanzkurven schwingungsfähiger Systeme auffällig entspricht („Pararesonanz", MONNIER [1], COPPÉE). In diesem Fall wird dann das Verhalten des Nerven zweckmäßiger durch zwei andere Parameter, die der Messung zugänglich sind, beschrieben, nämlich durch die Periodendauer der freien Schwingungen des Systems (T) und durch einen Dämpfungsfaktor.

Wenn man nach MONNIER die Differentialgleichung (2) in der Form

$$\frac{d^2V}{dt^2} + 2\frac{B_0}{T} \cdot \frac{dV}{dt} + \frac{V}{T^2} = a \cdot \frac{di}{dt} \tag{3}$$

ansetzt, so wären ihre Lösungen für einen sehr kurzen Stromstoß, der die Elektrizitätsmenge q führt, dessen Dauer jedoch vernachlässigt werden kann,
für den Fall *unter*aperiodischer Dämpfung ($B_0 < 1$)

$$v = a \cdot q \cdot e^{-\frac{B_0 t}{T}} \left[\frac{\sqrt{1 - B_0^2}}{T} \cos \frac{t}{T} - \frac{B_0}{T} \sin \frac{t}{T} \right] \tag{4}$$

für *über*aperiodische Dämpfung $B_0 > 1$

$$v = a \cdot q \cdot e^{-\frac{B_0 t}{T}} \left[\frac{\sqrt{B_0^2 - 1}}{T} \mathfrak{Cof} \frac{t}{T} - \frac{B_0}{T} \mathfrak{Sin} \frac{t}{T} \right]. \tag{5}$$

Dabei ist in Gl. (5), um den ähnlichen Charakter der Lösungen für unter- und überaperiodische Dämpfung zu betonen, von der Möglichkeit Gebrauch gemacht, die Exponentialfunktionen durch Hyperbelfunktionen zu ersetzen.

Aus den experimentell gefundenen Parametern würde man auch die konstanten Koeffizienten der zugrunde liegenden Differentialgleichung ableiten können und hätte dann den Vorgang, soweit er durch die klassische Schwingungsgleichung beschrieben werden kann, auch für eine Deutung der Prozesse so weit analysiert, wie es überhaupt möglich wäre. Auch die meisten früheren „Reizgesetze" können grundsätzlich durch Vereinfachung der Annahmen auf diesen Ansatz zurückgeführt und mit ihren Parametern aus ihm abgeleitet werden.

Die Bedeutung der „passiven" Gewebspolarisation. „Auslösungshypothese" und „dynamische Theorie" der Schwelle (EICHLER). Zunächst haben diese Betrachtungen aber einen rein formalen Charakter. HILL und auch MONNIER betonen das ausdrücklich. Wenn man sich jedoch nicht damit begnügt, sondern fragt, welche physikalische oder biologische Bedeutung die verschiedenen Parameter haben, so wäre zunächst die Frage zu beantworten, ob es möglich ist, die Schwelle direkt mit der Polarisation des Nerven in Zusammenhang zu bringen, und ob vielleicht der rückläufige Prozeß mit dem Abklingen der Polarisation identifiziert werden kann. Tatsächlich folgt ja die Entwicklung der Gegenspannung an polarisierbaren Grenzflächen ähnlichen Gesetzen, wie die Aufladung eines Kondensators. Man spricht von einer Polarisationskapazität, und die Gleichung mit der Differenz der beiden Exponentialfunktionen beschreibt korrekt den Verlauf der Spannung an einem Kondensator mit Nebenschluß, über den sich eine andere Kapazität entladet, eine Anordnung, die dem Physiologen als Doppelkondensatorentladung zur Erzeugung einer Reizspannung mit bestimmtem zeitlichen Anstieg und Abfall wohlbekannt ist. Man kann tatsächlich alles, was diese Formulierung als Reizgesetz enthält, mit einem solchen Kondensatormodell sehr schön demonstrieren, und eine Ladetheorie der elektrischen Reizung auf dieser Grundlage könnte eine ganze Reihe von Tatsachen verständlich machen, wie das besonders EBBECKE [1] und SCHAEFER gezeigt haben.

Genauere Messungen der Polarisation des Nerven und des Einsetzens der Erregung, besonders die Untersuchung der zeitlichen Verhältnisse, haben jedoch gezeigt, daß kein derartig einfacher Zusammenhang zwischen den Größen besteht. Wir haben auf der Suche nach einem solchen Zusammenhang schon vor längerer Zeit an markhaltigen und marklosen Nerven zahlreiche Messungen mit sinusförmigen Wechselströmen über einen großen Frequenzbereich durchgeführt. Dabei ergab sich einmal, daß es unmöglich ist, den Zeitfaktor der Akkomodation, der sich bei niederen Frequenzen zunehmend bemerkbar macht, aus den elektrischen Parametern des Nerven abzuleiten, was übrigens von vornherein zu erwarten war. Es war aber auch nicht möglich, eine Zeitkonstante, die die Reizwirkung im Bereich mittlerer und höherer Frequenzen beschreibt, bei denen die Akkomodation zurücktritt, ohne besondere Hilfsannahmen mit den direkt gemessenen Polarisationsgrößen in Beziehung zu setzen. Von solchen Annahmen kam außer mehr oder weniger willkürlichen Hypothesen über das Vorhandensein und die Anordnung von Grenzflächen verschiedener Eigenschaften nur die endliche Geschwindigkeit gewisser Gewebsprozesse in Frage, die im Anschluß an die primäre Wirkung der Elektrizität ablaufen und die Frequenzabhängigkeit der Reizwirkung mit bestimmen (LULLIES [1, 2]).

Noch eindeutiger aber und anschaulich geht die Bedeutung von zeitabhängigen Gewebsprozessen bei den entscheidenden Vorgängen aus den letzten Arbeiten von EICHLER [1, 2] hervor, die seitdem in verschiedenster Weise bestätigt und ergänzt sind. EICHLER registrierte am Froschischiadicus oszillographisch die Entwicklung der Polarisation am Reizort beim Einschalten eines konstanten Stromes und das Einsetzen der Erregung. Er kam zu dem Ergebnis, daß die Erregung keineswegs beim Erreichen eines bestimmten Wertes der Polarisationsspannung einsetzt, sondern daß die Polarisation um so größer sein muß, je kürzer der Stromstoß ist, durch den sie erzeugt wird. Ferner zeigte sich, daß die Erregung nicht im Augenblick des Erreichens der maximalen Polarisation, sondern mit einer mehr oder weniger großen Latenz einsetzt. Eine Kurve von EICHLER soll diese wichtige

Feststellung veranschaulichen (Abb. 1). Man sieht in den Kurven α und β, daß der Aktionsstrom der einzelnen Nervenfasern nicht im Augenblick des Erreichens einer bestimmten katelektronischen Polarisation, die in etwa 0,8 msec mit exponentiellem Anstieg ihr Maximum erreicht hat, einsetzt, sondern daß eine gewisse Zeit verstreicht. Diese Zeit beträgt bei der eben überschwelligen Reizspannung von 32 mV in der Kurve α etwa 6 msec. Sie ist deutlich länger als bei der etwas höheren Reizspannung von 34 mV in der Kurve β, in der sie nur rund 4 msec beträgt.

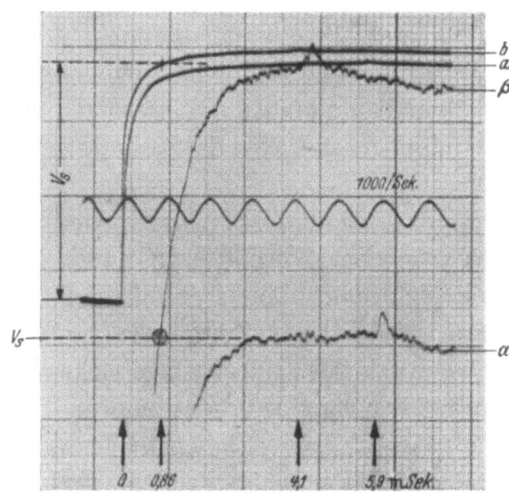

Abb. 1. Die zeitliche Entwicklung der katelektronischen Polarisation und das Einsetzen der Aktion bei schwellennaher Reizspannung (32 bzw. 34 mV) am N. ischiadicus von R. temporaria bei 14°. — Gleichspannungsverstärker, tripolare Anordnung: Kathode des Reizstromes und die eine Ableitelektrode liegen in der Mitte und fallen zusammen. Die Kurven a und b wurden bei geringer Verstärkung (1 mm = 240 μV), die Kurven α und β bei hoher Verstärkung 1 mm = 12 μV aufgenommen. Die Nullzeit-Koordinate ist für alle Kurven die gleiche (bei „0"). Die Kurven α und β haben einen gemeinsamen Fußpunkt weit unterhalb der Abbildung. Die Kurven b und β erreichen die Maximalhöhe der Kurven a und α zur Zeit $t = 0{,}86$ msec Das Aktionspotential (etwa 40 μV) gehört einer einzelnen Faser an. Seine „Latenzzeit" beträgt für die beiden Reizspannungen 5,9 bzw. 4,1 msec.
Zeitschreibung 1000/sec.
(Nach EICHLER [1].)

Die „Aktionslatenz" ist also um so länger, je weniger die Reizströme den Schwellenwert überschreiten. Von entscheidender Bedeutung ist ferner, daß sie stark *temperaturabhängig* ist, im Gegensatz zu dem Verhalten der Polarisation, die im untersuchten Bereich praktisch unabhängig ist von der Temperatur. Daher kann das verzögerte Einsetzen der Aktion nicht nur durch einen, gegenüber dem am Gesamtnerven registrierten, verzögerten Anstieg der passiven Polarisation an den entscheidenden Orten der Nervenfaser bedingt sein, was durch die besondere Anordnung oder durch besondere Eigenschaften der beteiligten Grenzflächen denkbar wäre. Man muß vielmehr mit EICHLER annehmen, daß nicht das Erreichen einer bestimmten passiven Gewebspolarisation durch den Reizstrom den Erregungsvorgang auslöst, wie der abgezogene Hahn einer Pistole den Schuß, sondern daß ein Vorgang im Gewebe entscheidend mitwirkt. Der Reizerfolg hängt nicht nur von der *Größe* der passiven Polarisation ab, sondern auch von der *Dauer* ihrer Anwesenheit. Danach löst die Polarisation nicht die Erregung aus, sondern sie beschleunigt wie ein Katalysator den entscheidenden Prozeß stetig.

Dieser mit der Polarisation stetig gekoppelte Prozeß wäre nach EICHLER ein Vorgang, der zusätzlich elektrische Energie liefern müßte, die schließlich als Aktionspotential in Erscheinung tritt. Danach müßte auch bei unterschwelliger Reizung ein „lokales Aktionspotential" nachweisbar sein. EICHLER konnte damals noch auf die gerade erschienene Mitteilung von HODGKIN [1] hinweisen, in der dieser über den Nachweis einer „local response", einer lokalen Antwort, bei unterschwelliger Reizung von marklosen Nervenfasern von Krebsen berichtete, die inzwischen allen geläufig geworden und neuerdings auch in markhaltigen Nerven (KATZ [2], ROSENBLUETH und LUCO) direkt nachgewiesen ist.

Die katalytische Wirksamkeit der Polarisation unter der *Kathode* würde nach EICHLER mit dieser stetig zunehmen, aber nicht linear, sondern mit zunehmender Geschwindigkeit, die Polarisation unter der *Anode* würde jedoch die Geschwindigkeit der entscheidenden Prozesse nicht negativ machen, sondern höchstens auf nahezu Null reduzieren können. Auf Grund dieser Asymmetrie wäre innerhalb dieser „physiologischen" oder „aktiven" Polarisation eine Gleichrichterwirkung des Nerven zu erwarten, wie sie auch GILDEMEISTER forderte, um die Ergebnisse von Reizversuchen mit höherfrequenten Wechselströmen deuten zu können. GILDEMEISTER fand, daß die Reizwirkung genügend starker Wechselströme von einigen 10 000 Hertz erst nach Ablauf einer ganzen Anzahl von Wechselstromperioden einsetzt und dann sehr bald von einem Block gefolgt ist, wie wenn die eigentliche Reizung durch eine überlagerte anschwellende Gleichspannung erfolgte. Er sprach von einer „physiologischen Gleichrichterwirkung" des Nerven. In der Tat war eine solche Gleichrichterwirkung für unterschwellige Ströme schon von KATZ [1] unter geeigneten Bedingungen auch am Froschnerven nachgewiesen worden.

Die aktive Mitwirkung des Gewebes und die Formulierungen von BONHOEFFER für den passiven Eisendraht. — Inzwischen ist ein reiches experimentelles Material herbeigeschafft, durch das diese Grundgedanken, die auch vor 10 Jahren vielleicht schon weiter verbreitet waren, die aber von EICHLER besonders klar und lebendig ausgesprochen sind, fest unterbaut und weiter ausgestaltet sind: Man hat einmal mit verfeinerten Methoden besonders in England und Amerika das Verhalten der „lokalen Antwort" und des Aktionsstromes unter den verschiedensten äußeren Einflüssen immer genauer untersucht. Von den Ergebnissen wird für uns von besonderer Bedeutung sein, daß das Membranpotential des Nerven und damit auch der Ablauf aller anderen Vorgänge im Nerven sehr wesentlich von aktiven mit Sauerstoffverbrauch verbundenen Stoffwechselvorgängen abhängt, ferner, daß bei den entscheidenden Vorgängen ein aktiver Transport von Na-Ionen — also nicht nur die Verteilung der K-Ionen — eine wichtige Rolle spielt. Andererseits gelangte BONHOEFFER auf Grund von Untersuchungen an passiven Eisendrähten in Salpetersäure zu Ergebnissen und Formulierungen, die auch für unsere Fragen von grundsätzlicher Bedeutung sind.

Der von OSTWALD um 1900 in diesem Zusammenhang zum erstenmal genannte „passive" Eisendraht in Salpetersäure ist seit den Untersuchungen von LILLIE (s. EBBECKE [2]) wohl allen Physiologen als Modell für die

Fortpflanzung der Erregung im Nerven gut bekannt. Die Oxydschicht des passiven Eisens kann durch kathodische Polarisation reduziert, das Eisen aktiviert werden. Diese Aktivierung geht mit einer Abnahme des Potentials, mit einem „Aktionsstrom" einher und kann sich über einen Draht fortpflanzen, während die aktivierte Stelle unter dem oxydierenden Einfluß der Salpetersäure wieder in den passiven Zustand zurückversetzt wird.

BONHOEFFER und seine Mitarbeiter haben die Spannungsänderungen an passiven Eisendrähten in Salpetersäure, die durch verschieden starke und verschieden lang dauernde „Reizströme" kathodisch polarisiert wurden, oszillographisch registriert. Die Abb. 2 und 3 zeigen Beispiele solcher Oszillogramme. Die Ergebnisse entsprechen durchaus den Schlußfolgerungen, die wir aus den Versuchen von EICHLER für den Nerven zogen: Man findet nach BEINERT und BONHOEFFER auch beim Eisendraht eine mehr oder weniger große Latenz der Aktion (Abb. 2). Der Aktivierungsvorgang wird durch den „Reizstrom" nicht vollzogen, sondern läuft unter dem Einfluß sich ausbildender Lokalströme spontan ab, sobald die Aktivierung durch den Strom einen gewissen Grad erreicht hat. Auch dabei kommt es, wie beim Nerven, nicht darauf an, daß ein Stromstoß ein bestimmtes kritisches Potential erzeugt, sondern daß das Potential eine gewisse *Zeit* anwesend ist und ein bestimmter *Umsatz* erzielt wird. Dieser spontane Prozeß läuft auch nach Aufhören eines Stromstoßes weiter, wenn die nötige Elektrizitätsmenge ins Feld geführt wurde und kann sich mit einer gewissen Geschwindigkeit als Welle fortpflanzen (BONHOEFFER und RENNEBERG). Bei unterschwelligen Stromstößen kommt es, wie beim Nerven, nur zu einer „lokalen Antwort". Bei einem nur wenig überschwelligen *Dauerstrom* kann das Potential durch Repassivierung des Eisens, noch während der Strom fließt, wieder auf seinen ursprünglichen Wert ansteigen, so daß sich der Vorgang unter geeigneten Bedingungen wiederholen und eine rhythmische Aktivierung zustande kommen kann (Abb. 3) (BONHOEFFER und VETTER).

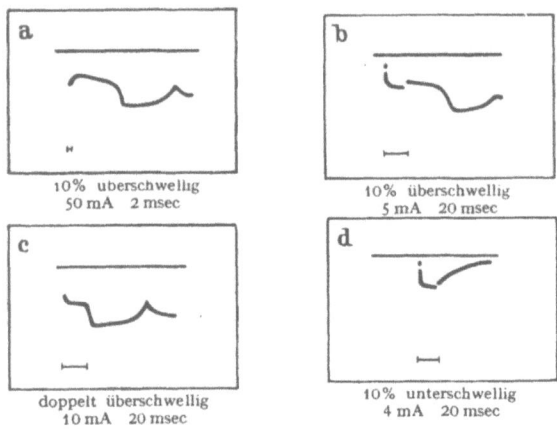

Abb. 2. Potentialverlauf bei kathodischer Polarisation eines passiven Eisendrahtes in Salpetersäure mit kurzen *Stromstößen* verschiedener Dauer und verschiedener Stromstärke. — Die Zeit, während der der Reizstrom fließt, ist durch die Lage und Länge der Strecken unter den Kurven markiert. Beim Einschalten des Stromes sinkt das Potential von seinem Ruhewert (obere waagerechte Linie) steil auf einen kritischen Wert ab. Wenn die Elektrizitätsmenge groß genug war („Schwellenmenge"), erfolgt auch nach Aufhören des Stromstoßes eine weitere Abnahme des Potentials, die nach kurzer Zeit wieder zurückgeht. Der steile Anstieg dieses „Aktionspotentials" erscheint bei wenig überschwelligen „Reizen" mit einer beträchtlichen Verzögerung (a und b), bei stärker überschwelligen Stromstößen wird die Verzögerung zunehmend geringer (c). Bei unterschwelligen Reizen (d) kehrt das Potential, ohne daß es zu einem Aktionspotential kommt, auf den Ruhewert des passiven Eisens zurück. (Nach BEINERT und BONHOEFFER.)

Die Betrachtungen, die BONHOEFFER [1, 2, 3] an diese Befunde anknüpft, decken sich weitgehend mit den grundsätzlichen Erwägungen, die wir soeben für den Nerven angestellt haben, und die allgemeine Theorie, die er entwickelt, um die Beziehungen zwischen Strom und Schwelle, Refraktarität, Akkommodation und rhythmischer Tätigkeit des Modells zu formulieren, muß gleichzeitig auch für die entsprechenden Vorgänge am Nerven Geltung haben. Der Hauptunterschied und der Fortschritt gegenüber den früheren Formulierungen unserer Reizgesetze besteht darin, daß die Theorie die autokatalytisch sich beschleunigenden Prozesse berücksichtigt, und daß sie damit auch das Auftreten autorhythmischer Erregungen umfaßt, die je nach den Bedingungen als gewöhnliche Schwingungen oder als Kippschwingungen auftreten.

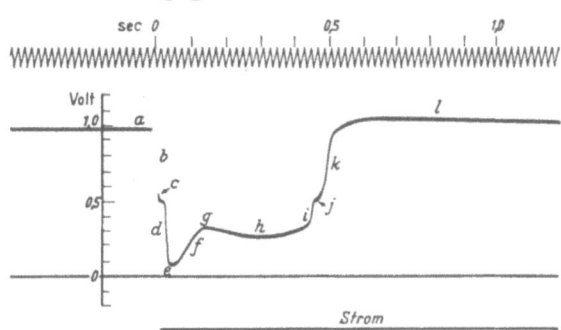

Abb. 3. Typisches Potential-Zeit-Oszillogramm einer Stromaktivierung von passivem Eisen in 12 m Salpetersäure mit folgender Repassivierung bei schwach überrheobasischem *Dauerstrom.* a Ruhepotential, b—c steiles Absinken des Potentials beim Einschalten des Stromes (Aufladung der Doppelschichtenkapazität der Grenzflächen), c Beginn der zuerst passiven Reduktion des Oberflächenoxyds, worauf aber sehr bald die spontane weitere Reduktion und das weitere Absinken des Potentials (d) einsetzt. Dieses „Aktionspotential" geht, *während der Strom weiterfließt,* unter Durchlaufen charakteristischer Maxima oder Haltepunkte („Nachpotentiale" g, h, j), die von BONHOEFFER bestimmten Reaktionen in dem System zugeordnet werden können, wieder auf das Ruhepotential zurück. Danach kann sich der Vorgang, wenn gewisse Voraussetzungen gegeben sind, wiederholen, also eine rhythmische Aktion zustande kommen. (Nach BONHOEFFER und VETTER.)

Nach den Voraussetzungen der vorher berührten Reiztheorien nach MONNIER, HILL usw. sollte der unter dem Einfluß des Reizstromes sich entwickelnde „état d'excitation" oder das „local potential" mit einer Geschwindigkeit auf seinen Ruhewert zurückgehen, die proportional seiner Abweichung von der Ruhelage ist, d. h. wenn x diese von BONHOEFFER als *„Aktivitätsgrad"* bezeichnete Abweichung ist,

$$dx/dt = - k \cdot x.$$

Dieser Ansatz führt zu der bekannten exponentiellen Form. Bei BONHOEFFER ist dagegen

$$dx/dt = f(x),$$

wobei dx/dt eine kompliziertere *Funktion* von x ist. Diese Funktion hätte zuerst auch negative Werte, sie würde aber mit Zunahme von x durch den aktiven zusätzlichen Vorgang immer weniger negativ werden, durch Null gehen und dann positive Werte annehmen müssen. Sie hätte demnach etwa den in Abb. 4 dargestellten Verlauf, während nach der ersten Annahme dx/dt mit Zunahme von x geradlinig abfallen würde.

Die Bedeutung dieser Funktion und gleichzeitig den Unterschied dieser Vorstellung gegenüber den früheren macht man sich am besten mit BONHOEFFER am Bilde der Entzündung eines Gasgemisches klar, das bei einer bestimmten Temperatur explodiert. Die Zündtemperatur würde der Schwelle zu vergleichen sein. Unterhalb dieser Temperatur scheint nichts vorzugehen, oberhalb findet Explosion statt. Diese Auffassung würde der alten „Auslösungs"-Vorstellung der Nervenerregung entsprechen. In Wirklichkeit findet aber schon unterhalb der Schwelle eine Reaktion statt, die Wärme produziert. Die Zündtemperatur wäre dadurch charakterisiert, daß bei ihr die Wärmeproduktion gleich der Wärmeabgabe an die kühlere Umgebung ist. Der Durchgang der Kurve durch Null bedeutet also die Zündtemperatur oder für uns die Schwelle. Es ist *der* Wert von x, des „Aktivitätsgrades" oder des „état d'excitation", bei dem der Zustand labil wird und bei dessen Überschreiten, wenn dx/dt positiv wird, der Prozeß lawinenartig anwächst. Da x aber auch im Eisendraht oder im Nerven nicht beliebig groß werden kann, muß die Kurve notwendigerweise wieder nach unten umbiegen, also einen S-förmigen Verlauf haben, wie das in Abb. 4 angedeutet ist. Unter der Einwirkung von Reizströmen, die die Geschwindigkeit der Aktivierung erhöhen, würde sich die Kurve nach *oben* verlagern. Die „Rheobase" wäre definiert durch eine Kurve, deren Minimum die Abszisse gerade berührt. Verlagerung der Kurve nach *unten* würde zunehmende „Refraktarität" bedeuten.

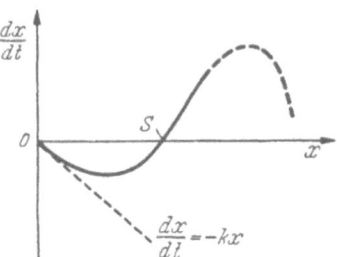

Abb. 4. Die Änderungsgeschwindigkeit dx/dt des „Aktivitätsgrades" in Abhängigkeit von diesem. Mit Zunahme von x wäre dx/dt zunächst negativ. Die Kurve biegt jedoch alsbald als Ausdruck der Wirkung des aktiven zusätzlichen Vorganges nach oben um, und dx/dt wird oberhalb von S (der „Schwelle") positiv, d. h. die Änderung wächst beim Überschreiten dieses Wertes von x spontan „lawinenartig" an. Da die Änderung nicht beliebig groß werden kann, muß die Kurve jedoch offenbar nach Erreichen eines Maximums wieder fallen. Die Beziehung $dx/dt = -kx$, die zu der exponentiellen Form der „statischen" Reizgesetze führt (MONNIER, HILL u. a.), ist durch die gestrichelte Gerade angedeutet. (Nach BONHOEFFER [1, 2, 3].)

Wie BONHOEFFER das Problem weiter behandelt, unter Einführung des „Refraktaritätsgrades" y als zweiter Variable, der ein Maß für das Bestreben des Systems ist, in seinen ursprünglichen Zustand zurückzukehren und auch die Akkommodation mit einschließt, kann hier kaum angedeutet werden, obwohl gerade dieser Teil der Theorie bedeutsam ist und erst das Verständnis des Zustandekommens rhythmischer spontaner Reaktionen in einem solchen System ermöglicht.

Die Zustandsänderungen des Systems würden unter Berücksichtigung des Aktivitätsgrades x und des Refraktaritätsgrades y durch die beiden Angaben $dx/dt = f(x, y)$ und $dy/dt = g(x, y)$ beschrieben werden. BONHOEFFER untersucht an Hand dieser Ansätze vor allem, unter welchen Bedingungen die Möglichkeit von periodischen Zustandsänderungen gegeben ist.

„Reizgesetze" und unsere Vorstellungen von den Vorgängen bei der Erregung des Nerven. 11

Um dies zu erkennen, muß man sich ein Bild vom Verlauf der Funktionen f und g zu machen versuchen. Der Verlauf von $f(x, y)$ für $y = 0$ wäre in dem interessierenden Bereich unmittelbar der Abb. 4 zu entnehmen. Für y = const als Parameter würde sich eine Kurvenschar ergeben, die das gesuchte Bild von $f(x, y)$ liefert. Für die Änderungsgeschwindigkeit des Refraktaritätsgrades dy/dt in Abhängigkeit von y liefert eine ähnliche Betrachtung — indem zunächst für $x = 0$ ein den tatsächlichen Befunden am passiven Eisen etwa entsprechender Kurvenverlauf angenommen wird — für x = const als Parameter, zunächst allerdings nur qualitativ, eine andere Kurvenschar, die das Verhalten von $g(x, y)$ überblicken läßt. Die Diskussion der Beziehungen beider Kurvenscharen in einem x, y-Diagramm führt zu Ergebnissen, die die Möglichkeit von Schwingungen, insbesondere auch von Kippschwingungen, absehen lassen.

Das Problem kann ähnlich behandelt werden, wie das des Zustandekommens von Schwingungen in Blinkschaltungen mit Glimmröhre und Kapazität. Der „Aktivitätsgrad" würde der Stromstärke, der „Refraktaritätsgrad" der negativen Spannung bei der Erregung von Kippschwingungen in einer solchen Schaltung entsprechen. Die „Akkommodation" wäre bei dieser Darstellung nichts anderes als die Refraktarität, die als Folge einer unterschwelligen („lokalen") Erregung auftritt.

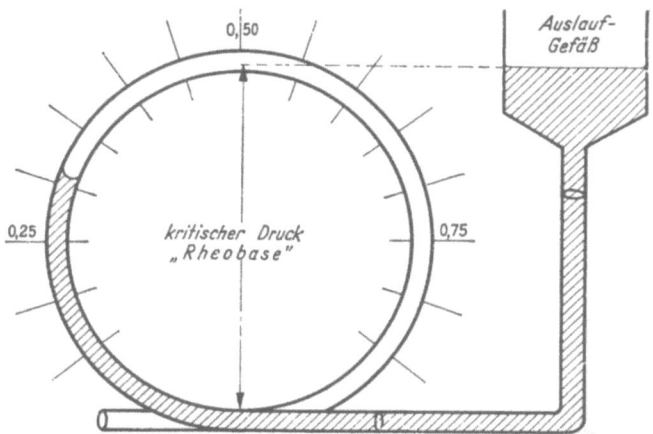

Abb. 5. Der „Kreis-Saugheber" als Modell zur Veranschaulichung und Untersuchung der Ausbildung der lokalen Erregung des Nerven. — Beim Hineindrücken einer Flüssigkeit in den linken Schenkel kehrt diese, wenn der Druck aufhört, ehe der höchste Punkt ($x = 0,5$) erreicht ist, unter dem Einfluß der Schwerkraft wieder in ihre Ruhelage zurück. Nach Überschreiten des Scheitelpunktes wirkt die Schwerkraft *gleichsinnig* mit dem Druck und erteilt der Flüssigkeit eine zusätzliche Beschleunigung, bis beim Überschreiten einer „Schwelle" die Heberwirkung, die „Aktion", einsetzt. In dem dargestellten Fall befindet sich das „Auslaufgefäß" gerade auf „Rheobasenhöhe". (Nach GERSTNER.)

Ein mechanisches Modell (GERSTNER). — Der Inhalt des ersten Teils dieser Betrachtungen, soweit er in dem Verlauf der Kurve in Abb. 4 zum Ausdruck kommt, kann durch ein mechanisches Modell gut veranschaulicht werden, das kürzlich von GERSTNER angegeben ist. GERSTNER [3] beschreibt die Bedeutung und das Verhalten der lokalen Erregung unter dem Bilde eines „Kreis-Saughebers", wie er in der Abb. 5 schematisch dargestellt ist. Ein Blick auf das Modell zeigt, daß eine viscöse Flüssigkeit, die durch eine kürzer oder länger dauernde Drucksteigerung, z. B. durch Anheben des „Auslaufgefäßes" in den Heber gedrückt wird und diesem „Stoß" mit einer gewissen Verzögerung folgt, zunächst — solange die Flüssigkeit nicht den höchsten Punkt des Hebers erreicht — unter dem Einfluß der Schwerkraft einfach in ihre Ausgangslage zurückkehren wird. Wird dagegen der Scheitelpunkt des Hebers, der in der Abb. 5 mit 0,5 bezeichnet ist, überschritten, so wirkt die Schwerkraft, die bis dahin der aufgezwungenen Änderung entgegenwirkte, *gleichsinnig* mit ihr. Die Bewegung der Flüssigkeit erfährt eine zusätzliche Beschleunigung, und beim Überschreiten eines Punktes, der durch die Höhe des Niveaus des Auslaufgefäßes im Ruhe- oder im stationären Zustand gegeben ist, der „Schwelle", setzt die Heberwirkung, die „Aktion", ein, die im gegebenen Falle das Gefäß leer hebert, worauf das Modell „refraktär" wäre, bis es wieder neu gefüllt wird. In der Situation der Abb. 5 befindet sich das Auslaufgefäß gerade auf „Rheobasenhöhe". Die Größe x, die Füllung des kreisförmigen Heberrohres im Winkelmaß, würde dem „Aktivitätsgrad" bzw. dem „état d'excitation" usw. entsprechen.

Die Beziehungen des Modells zu dem eben Besprochenen sind tatsächlich enger, als es auf den ersten Blick aussieht, und sind von GERSTNER schon sorgfältig untersucht. Das Verhalten des Modells wird durch die Pendelgleichung — nur mit umgekehrten Vorzeichen — beschrieben, also

$$\frac{d^2 x}{d t^2} = k \cdot \sin(2\pi x). \tag{6}$$

Die Integration dieser Gleichung liefert einen Ausdruck, durch den mit Hilfe einer einzigen Konstanten die Kurven, die von KATZ [1] und von HODGKIN [1] für die Abhängigkeit des Verlaufs der lokalen Erregung verschiedener Nerven von der Stärke unterschwelliger Reize angegeben wurden, überraschend genau dargestellt werden. Das gleiche leistet bei der quantitativen Untersuchung das Modell. Die Übereinstimmung im Verlauf der eigentümlichen und charakteristischen Kurven ist ausgezeichnet, nach dem oben Gesagten aber auch durchaus verständlich. Denn die Ausgangsgleichung (6), die GERSTNER übrigens nicht etwa zufällig gefunden, sondern systematisch rückwärts aus den Kurven von KATZ abgeleitet hat (GERSTNER [1, 2]), würde tatsächlich auch den Verlauf des entscheidenden Teils der S-förmigen Kurve für dx/dt, wie man ihn sich nach BONHOEFFER (s. Abb. 4) etwa vorstellen müßte, beschreiben lassen. Die S-Form muß offenbar im Prinzip in dem in Frage kommenden Bereich mit Hilfe einer Kreisfunktion dargestellt werden können.

Refraktarität, Akkommodation und rhythmische Tätigkeit nach Art von Kippschwingungen zeigt das Modell in dieser Form selbstverständlich nicht. Es kann aber trotzdem unterhalb der Schwelle mehr oder weniger gedämpfte Sinusschwingungen vollführen, wenn es durch einen unterschwelligen Stoß angeregt wird, ähnlich wie unter bestimmten Bedingungen die lokale Antwort oder der „état d'excitation" (s. S. 4). Jedenfalls kann es, abgesehen von der Veranschaulichung der grundsätzlichen Tatsachen, auch für die Behandlung mancher weiterer Fragen wertvolle Anregungen geben.

Andererseits ist der Nerv weder ein Saugheber noch ein Eisendraht. Wenn wir jetzt die Frage aufwerfen, welche Prozesse denn im *Nerven* für den zu fordernden Ablauf der Vorgänge in Frage kommen, so sind es, wie schon angedeutet wurde, vor allem zwei wesentliche neue Erkenntnisse, die uns Hinweise geben.

1. Die maßgebliche Beteiligung der Na-Ionen an den entscheidenden Vorgängen und

2. die große Bedeutung von Stoffwechselprozessen, die an die Anwesenheit von Sauerstoff gebunden sind

Die Gewebsprozesse. Membranpotential, Aktionspotential und Natriumionen.
In Messungen an einzelnen Nervenfasern, besonders an Riesenfasern von Cephalopoden (CURTIS und COLE, HODGKIN und HUXLEY), aber auch an einzelnen markhaltigen Fasern des Froschischiadicus (HUXLEY und STÄMPFLI) ergab sich, daß das Aktionspotential dieser Fasern quer zur Membran beträchtlich höher ist als das Ruhepotential. Das Aktionspotential kann danach nicht einfach als Ausdruck des Zusammenbrechens des Ruhepotentials an der Membran des Axons angesehen werden, wie dies seit BERNSTEIN wohl die allgemeine Auffassung war. Das Innere der Faser, das in der Ruhe 45 bis 90 mV negativ gegenüber dem Äußeren ist, wird tatsächlich während der Aktion 30—50 mV *positiv*, entsprechend einem Gesamtaktionspotential von 80—130 mV. Durch Messungen am Riesenaxon von Tintenfischen konnten HODGKIN und KATZ es sehr wahrscheinlich machen, daß diese zusätzliche Potentialänderung auf den vorübergehenden Eintritt von Na-Ionen in das Innere der Faser zurückzuführen ist. Diese sind in der Ruhe außen in 10fach höherer Konzentration vorhanden als innen, während die Verhältnisse beim Kalium bekanntlich umgekehrt liegen. KEYNES, und KEYNES und LEWIS haben durch direkte Messung des Ein- und Austritts mit radioaktivem Na^{24} und K^{42} diese Schlußfolgerung bestätigt und auch quantitative Angaben über diesen Transport machen können. In die Cephalopodennervenfaser treten bei Reizung mit 200 Reizen/sec je Nervenimpuls und Quadratzentimeter Oberfläche etwa $3,5 \cdot 10^{-1}$ mol Na ein und $3,0 \cdot 10^{-12}$ mol K aus.

Damit durch diese Vorgänge der typische Aktionsstrom zustande kommt, muß offenbar die Na- und K-Bewegung zeitlich verschoben vor sich gehen. Der geforderte Cyclus von Permeabilitätsänderungen konnte von HODGKIN, HUXLEY und KATZ tatsächlich nachgewiesen und schon recht weitgehend aufgeklärt werden. Bei diesen Versuchen wurde die Membran des Axons plötzlich um einen gewissen Betrag, z. B. 40 mV, depolarisiert und diese *Spannung* durch eine besondere Anordnung, durch einen „Feed-back-Verstärker", am Ort der Reizung festgehalten, während gleichzeitig die auftretenden einwärts oder auswärts gerichteten *Ströme* bei verschiedenen äußeren Na- und K-Konzentrationen registriert wurden.

Die benutzte Versuchsanordnung ist im Prinzip von CURTIS und COLE angegeben und neuerdings von MARMONT weiter vervollkommnet. Einen Eindruck von dieser interessanten Anordnung gibt Abb. 6. Man sieht die dreiteilige Meßkammer mit der 500—700 μ dicken Nervenfaser, die in das Innere der Faser eingeführte Nadelelektrode von 100 μ Durchmesser und die 3 äußeren konzentrischen Elektroden. Von diesen ist die mittlere die eigentliche Reiz- und Meßelektrode, während die beiden äußeren als „Schirmelektroden" wirken und das Fließen von Membranströmen völlig verhindern, indem sie automatisch stets auf gleichem Potential mit der mittleren Elektrode gehalten werden: Eine Potentialdifferenz, die beim Fließen eines Stromes durch die Membran zwischen der mittleren Meßelektrode und den beiden seitlichen Schirmelektroden aufträte, wird — wieder durch einen rückgekoppelten Verstärker — derart auf die Nadelelektrode übertragen, daß der gesamte Membran*strom* nicht nur in der Ruhe, sondern auch bei beliebigen raschen Änderungen des Membranpotentials stets auf Null gehalten wird. So wird es möglich, den tatsächlichen Verlauf des Aktions*potentials* des Axons zu registrieren, *ohne* daß das Fließen eines Membranstromes die Verhältnisse verändert und kompliziert.

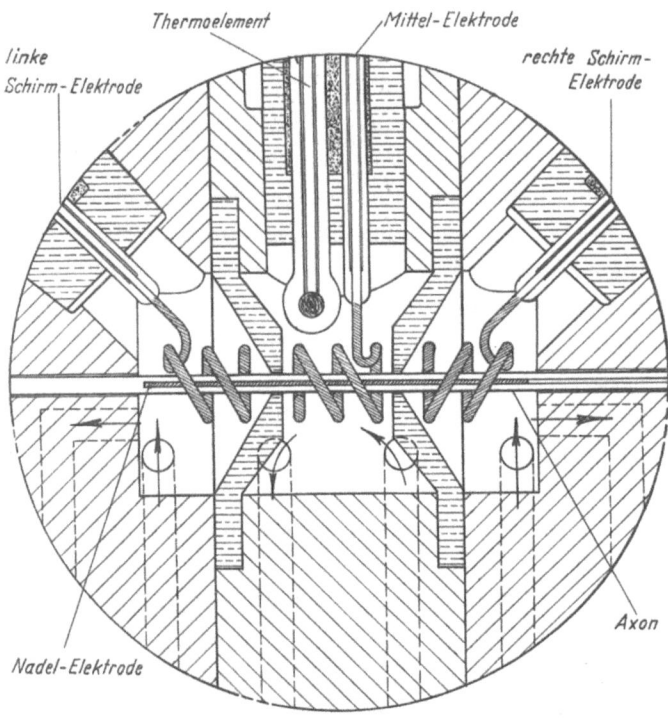

Abb. 6. Horizontaler Schnitt durch die Versuchsanordnung von MARMONT zur gleichzeitigen Registrierung des Strom- und Spannungsverlaufes quer zur Axonmembran einer Cephalopoden-Riesennervenfaser. — Durch die 3teilige Kammer aus Plexiglas zieht die 500—700 μ dicke Nervenfaser. Die in der Mittelkammer befindliche Nervenstrecke ist 3,9 mm lang. Durch die getrennten Kammerteile können Lösungen in Richtung der kurzen Pfeile zirkulieren. Es werden insgesamt 4 Elektroden benutzt: Eine innere Nadelelektrode von etwa 100 μ Durchmesser und eine äußere konzentrische mittlere Elektrode, als eigentliche Reiz- und Ableitungselektroden. Zwei weitere äußere „Schirmelektroden" werden durch eine besondere Differentialverstärker-Anordnung, den „Monitor", durch automatische Regelung des Potentials der Nadelelektrode auf dem gleichen Potential gehalten wie die mittlere Elektrode. So kann das die Analyse erschwerende Fließen von Strömen in der Längsrichtung des Axons völlig verhindert werden.
(Nach MARMONT.)

Bei den Messungen von HODGKIN, HUXLEY und KATZ ergab sich für den Membranstrom — bei festgehaltenem Potential — kurz folgendes: Nach einem momentanen Ladestrom der Membrankapazität kommt es zunächst zu einem kurz vorübergehenden *einwärts* fließenden Strom durch die Membran. Dieser dauert nur den Bruchteil einer Millisekunde und ist gefolgt von einer länger dauernden Phase eines *auswärts* gerichteten Stromes. Der Einwärtsstrom hängt von der Na-Konzentration im Außenmedium ab. Er verschwindet bei völligem Fehlen von Na-Ionen in der Außenflüssigkeit und ist offenbar auf einen plötzlichen Eintransport von Na-Ionen zurückzuführen. Der Auswärtsstrom ist von der K-Ionenkonzentration abhängig. Es kommt also

1. zu einer schnellen rasch vorübergehenden Zunahme der Na-Permeabilität und

2. zu einem verzögerten Anstieg der K-Permeabilität, die so lange andauert, wie die Membran im depolarisierten Zustand gehalten wird.

Auf Grund dieser Feststellungen können HODGKIN, HUXLEY und KATZ den Anstieg und den Abfall des Aktionspotentials, die Refraktärperiode und zahlreiche andere Phänomene befriedigend deuten. Während der Erholungsphase müßte offenbar das in die Nervenfaser eingetretene Na wieder herausgepumpt werden, und zwar gegen ein elektrochemisches Potentialgefälle von etwa 120 mV. Höchstwahrscheinlich muß dieser Mechanismus aber auch in der ruhenden Nervenfaser schon dauernd in Tätigkeit sein, da die Zellmembranen offenbar nicht völlig impermeabel für Na-Ionen sind. Dieser Vorgang wäre es also letzten Endes, für den die Stoffwechselprozesse auch schon in der Ruhe Energie zur Verfügung stellen müssen, und damit kommen wir zu dem letzten wichtigen Punkt unserer Übersicht.

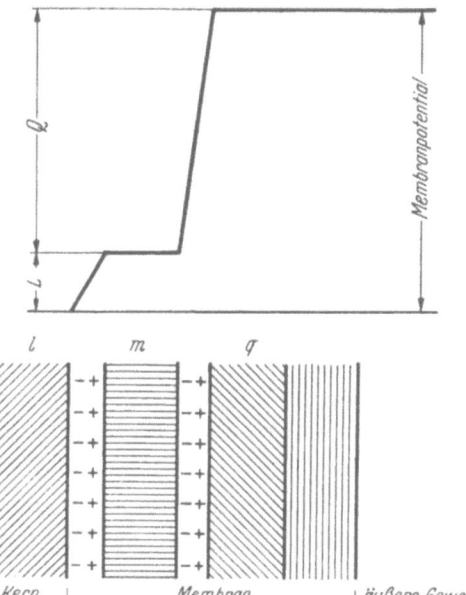

Abb. 7. Schema der nach LORENTE DE Nó innerhalb des Membranpotentials des Nerven durch ihr verschiedenes Verhalten bei Reizung und bei äußeren Einwirkungen zu unterscheidenden Hauptanteile: L „labile"-Potential, Q „quick"-Potential. Die Änderungen von „L" (Abnahme durch die Kathode, K-Ionen, O_2-Mangel oder wiederholte Reize, Zunahme durch die Anode oder CO_2) erfolgen langsamer als die Änderungen von „Q". Ein gewisses L-Potential wäre jedoch Voraussetzung für den Aufbau des Q-Potentials. l, m, q Schichten der Membran, in denen sich die Prozesse abspielen, die für die Aufrechterhaltung der betreffenden Potentialstufen notwendig wären. Das „M"-Potential wurde hier nicht erwähnt. (Nach LORENTE DE Nó.)

Atmungskatalytische Prozesse, Membranpotential und Erregbarkeit. Man hat in den letzten Jahren die Wirkung der verschiedensten Eingriffe, mit denen Stoffwechselvorgänge beeinflußt werden können, auf die bekannten Teilprozesse im Nerven sorgfältig untersucht, also vor allem die Wirkung auf das Membranpotential, auf die „lokale Antwort" und auf die „Spike", das eigentliche Aktionspotential. Ein kaum übersehbares Material ist besonders von LORENTE DE Nó beigebracht.

Nach LORENTE DE Nó [1, 2] kann man in dem gesamten Membranpotential des Nerven mehrere Anteile unterscheiden, die sich äußeren Veränderungen gegenüber verschieden verhalten und auch bei der Entstehung der „lokalen Antwort" und dem eigentlichen Aktionspotential in verschiedenem Maße beteiligt sind. Er bezeichnet diese Anteile innerhalb des Membranpotentials, die gewissermaßen übereinandergeschichtet sind, mit L, M und Q (Abb. 7). Von besonderer Bedeutung wären die Anteile L (labile) und Q (quick). Das labilere L-Potential wird z. B. durch kathodische Polarisation, durch Behandlung des Nerven mit K-Ionen und durch O_2-Mangel stark vermindert. Es sinkt auch bei rasch wiederholten Reizen ab, und wird nur langsam wieder aufgebaut, was im negativen Nachpotential zum Ausdruck kommt. Demgegenüber wird das Q-Potential, das für die Entstehung des eigentlichen Aktionspotentials wesentlich ist, sehr rasch, schon während des Abfalls des Aktionsstromes, wiederhergestellt, wenn ein genügendes L-Potential vorhanden ist. Der L-Anteil nimmt durch anodische Polarisation und bemerkenswerterweise auch unter dem Einfluß von CO_2 zu. Schon der herausgeschnittene Nerv in Luft befindet sich in einem unnormalen Zustand mit vermindertem L-Potential und damit in einem Zustand erhöhter Erregbarkeit und Neigung zu rhythmischer Beantwortung von Reizen. Wie MONNIER und besonders LAGET nachgewiesen haben, zeigt der Nerv unter diesen Umständen auch eine Verminderung des oben (S. 4) bei den Formulierungen von MONNIER erwähnten „Dämpfungsfaktors". Da O_2-Mangel ebenfalls zu Depolarisation mit zunächst gesteigerter Erregbarkeit führt, wäre ein herausgeschnittener Nerv überhaupt nur in einer Atmosphäre von 95% O_2 und 5% CO_2 als normal zu betrachten!

Von besonderem Interesse im Zusammenhang mit unseren Fragen ist noch eine andere Tatsache, die auch von LORENTE DE NÓ [3] genauer untersucht wurde. Ein Nerv wird in Lösungen, die keine Na-Ionen enthalten, bekanntlich nach einiger Zeit unerregbar, und zwar dadurch, wie man jetzt wohl sagen würde, daß die entscheidende erste Phase des Aktionspotentials mit ihrem Einwärtsstrom von Na-Ionen nicht zustande kommen kann. Es zeigt sich, daß die Erregbarkeit in solchen Fällen oft durch gewisse quaternäre Ammoniumionen wiederhergestellt werden kann, und zwar am besten durch Tetraäthylammoniumchlorid. Andere derartige Ionen, z. B. Tetramethylammoniumchlorid, vermögen in isotonischer Lösung zwar das Absinken des Membranpotentials zu verhindern, wie es in Na-freien isotonischen Lösungen mit anderen „indifferenten" Stoffen, etwa Zucker, erfolgt, sie können aber nicht die Erregbarkeit wiederherstellen. Andere wieder wirken selbst depolarisierend, wie z. B. das Acetylcholin. Auch das Tetraäthylammoniumion (restituierend wirken schon die Di- und Triäthylverbindungen) bewirkt keine völlige Wiederherstellung. Die Nervenaktion spielt sich erheblich langsamer ab als die normale und kommt überhaupt nur in den langsamen B- und C-Fasern zustande, während sie in den schnellen A-Fasern nach wie vor ausbleibt. Man kommt aber zu der Auffassung, daß diese organischen Ionen mit fünfwertigem Stickstoff und mehr als 2 Äthylgruppen die Na-Ionen bei einem bestimmten wichtigen Schritt in der Kette der Vorgänge teilweise ersetzen können. Vielleicht ist es der Bereich des labilen L-Potentials, in dem diese Vorgänge zu suchen sind, in dem sich auch die Wirkung veränderter Sauerstoff- und Kohlensäurespannung besonders bemerkbar macht.

Über die Art und Weise, wie atmungskatalytische Vorgänge mit den Membranpotentialen im Nerven verknüpft sein können, versucht man sich auch schon gewisse konkretere Vorstellungen zu machen. ARVANITAKI und CHALAZONITIS erörtern die Möglichkeit der Erzeugung eines Potentialgefälles in der Membran des Axons durch eine Kette von Oxydo-reduktionen, bei denen im Endeffekt Elektronen von innen nach außen transportiert werden. Diesem auswärts gerichteten Elektronentransport würde ein Ionenstrom entsprechender Richtung parallellaufen. Der O_2-Verbrauch eines Axons des Tintenfisches würde energetisch einen Strom von der Größenordnung von 1 mA/cm² , wie er während des Aktionspotentials gemessen wird, durch einen solchen Mechanismus in der Tat decken können.

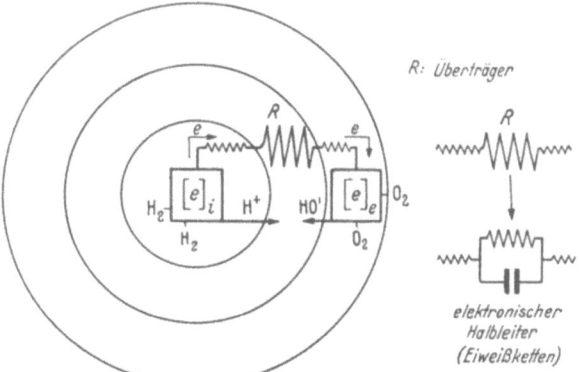

Abb. 8. Schema der radialen Anordnung einer Katalysatorenkette, die unter O_2-Aufnahme eine Potentialdifferenz zwischen dem Inneren und der Oberfläche einer Zelle oder eines Axons aufrechterhält. Innen liegt die Schicht der Dehydrogenasen mit negativem Potential gegenüber der äußeren positiven Schicht der Oxydasen, dazwischen als „Überträger" mit Halbleitereigenschaften weitere Proteinketten, die für Polarisationserscheinungen, Impedanz, Gleichrichterwirkungen in der Membran verantwortlich zu machen wären (s. Abb. 9).
(Nach ARVANITAKI und CHALAZONITIS.)

Wie solche Vorstellungen anschaulich aussehen könnten, zeigen die Abb. 8 und 9. Abb. 8 soll die radial in der Axonmembran angeordnete Verkettung der spezifischen Fermentsysteme veranschaulichen. Der mögliche Aufbau einer solchen Kette ist in dem Schema der Abb. 9 noch näher ausgeführt. Von außen nach innen ginge es mit fallendem Redoxpotential von der Schicht der Oxydasen über die „Überträger", Cytochrome und Flavoproteine, zu den Dehydrasen im Inneren.

Ebenso wie diese katalytischen Prozesse in einem solchen System zum Auftreten von Potentialdifferenzen führen, werden sie selbst und ihr Ablauf umgekehrt vom Potential an den entscheidenden Schichten oder Grenzflächen abhängen. Tatsächlich kann ein durch O_2-Mangel depolarisierter und unerregbar gewordener Nerv durch Polarisation unter der Anode, die das notwendige Potential wiederherstellt oder auch direkt den sonst vom Stoffwechsel geleisteten Ionentransport übernimmt, wieder erregbar werden.

Ein praktisches Beispiel hierzu geben neuere Untersuchungen von FLECKENSTEIN [1, 2] über das unterschiedliche Verhalten des Nervenblocks durch Schmerzstoffe und des Blocks durch Narkotica. Die Stoffe beider Gruppen blockieren nach einiger Zeit die Nervenleitung, aber offenbar durch ganz verschiedene Mechanismen. Der *Schmerzstoffblock* läßt sich durch anodische Polarisation aufheben, der Narkoticumblock nicht. Die von FLECKENSTEIN untersuchten Schmerzstoffe, wie Allylsenföl, Chloracetophenon, Bromcyan, die zunächst erregen und dann blockieren, verhindern das Zustandekommen der Erregung durch *übermäßige Depolarisation*, und zwar greifen sie höchstwahrscheinlich an dem wasserstoffaktivierenden Anteil des oxydativen Zellstoffwechsels an. Die Dehydrierung von Milchsäure, Brenztraubensäure usw. im Muskelbrei wird durch diese Stoffe schon in geringsten Konzentrationen gehemmt. Die Kette der katalytischen Prozesse im Schema der Abb. 9 wäre

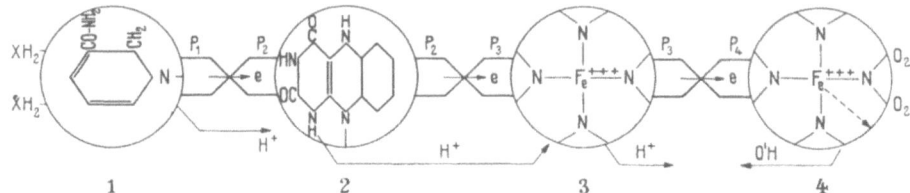

Abb. 9. Schematische Darstellung der Verkettung eines vollständigen Systems von Atmungskatalysatoren in einem radialen Zellelement. 1, 2, 3, 4 wären nacheinander die aufgereihten Dehydrogenasen, Flavoproteine, Cytochrome und Oxydasen, P_1, P_2, P_3, P_4 die für jeden Katalysator spezifischen (oder auch nicht spezifischen) Proteinketten, die die Verknüpfung herstellen. Die kurzen Pfeile im Inneren sollen den Weg der Elektronen, die langen äußeren Pfeile den entsprechenden kompensatorischen Ionenstrom versinnbildlichen. Rechts wird O_2 an die Oxydasen angelagert, XH_2 (in der Abbildung links) wäre das Substrat, mit dem im Inneren der Zellmembran die Dehydrogenasen reagieren.
(Nach ARVANITAKI und CHALAZONITIS.)

also an dieser Stelle unterbrochen, das Membranpotential sinkt ab und K-Ionen treten aus. Es entwickelt sich im Endeffekt der gleiche Zustand, wie bei völligem O_2-Mangel, bei Überschuß von K-Ionen außen oder bei starker Depolarisation unter der Kathode. Diese Art des Blocks kann tatsächlich momentan durch die polarisierende Anode, die das Membranpotential offenbar wiederherstellt, durchbrochen werden.

Ganz anders verhält sich die Aufhebung der Erregbarkeit durch *Narkotica* bzw. Lokalanaesthetica. In diesem Zustand ist der Nerv nicht depolarisiert, sondern das Membranpotential kann seinen normalen Wert haben, die *Depolarisation* ist vielmehr *erschwert*, jedenfalls durch den normalen, die Erregung auslösenden Vorgang unmöglich. Dieser Zustand kann nicht durch anodische Polarisation beseitigt werden, er ist vielmehr im Gegenteil dem anodischen Block ähnlich und würde durch die Anode verstärkt werden. Er gleicht in dieser Beziehung auch der Wirkung der Ca-Ionen. Alle diese Maßnahmen erhöhen nach LORENTE DE NÓ das *L*-Potential, sie fixieren es anscheinend auf seinen Wert oder erschweren seine Änderung. Auch beim Fehlen von Na-Ionen ist der Nerv unerregbar, obwohl das Membranpotential fast normal sein kann. Das könnte Anlaß geben, die Wirkung der Narkotica in den Mechanismus des die Aktion einleitenden Einwärtstransportes von Na^+ zu verlegen, in dem die Lokalanaesthetica ein Glied der Kette blockieren würden. Die Tatsache, daß in dieser Kette bestimmte quaternäre Ammoniumverbindungen eine Rolle übernehmen können, weist auch darauf hin, daß hier ein zweiter besonderer Mechanismus vorliegt, in den die Lokalanaesthetica, ebenso wie übrigens auch die CO_2 und, vielleicht auf direktem Wege, die Polarisation durch die Anode hemmend eingreifen müßten.

Diese notwendige Aufgliederung der Vorgänge bei der Erregung in vorläufig zwei definierte, zeitlich gegeneinander verschobene, miteinander gekoppelte Prozesse läßt uns noch einmal zum Anfang unserer Betrachtungen und zu unseren Reizgesetzen zurückkehren. Dort war die Rede von einem Prozeß, der die Erregung repräsentiert, der sich im Grunde schon in der Ruhe abspielt, und dann durch den elektrischen Reiz, durch die Potentialänderung,

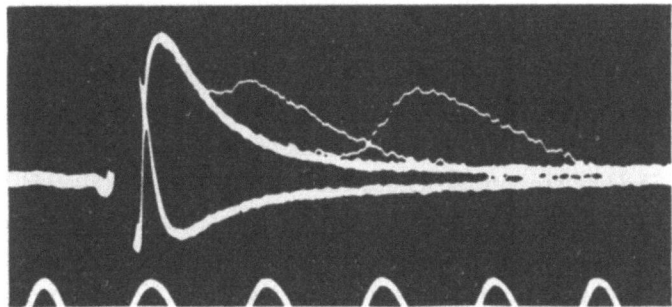

Abb. 10. Registrierung des Potentialverlaufs an einer isolierten dorsalen Rückenmarkswurzel der Katze bei Reizung mit eben überschwelligen kurzen kathodischen (obere Kurve) oder anodischen (untere Kurve) Stromstößen. — Tripolare Anordnung der Elektroden. Die mittelste geerdete Elektrode ist gleichzeitig die eine Reiz- und Ableitungselektrode, die andere Ableitungselektrode liegt am Querschnitt. Gleichspannungsverstärkung. Die Dauer des Reizstromes ist durch die Dauer der Unterbrechung der Kurve im Anfang gegeben. Zeitmarken 0,5 msec. Gereizt wurde mit einer Frequenz von 50/sec, jede Kurve umfaßt den Ablauf von 8 Reizen. Bei der *oberen* Kurve liegt die *Kathode* am Ableitungspunkt, bei der *unteren* die *Anode*. Die *Differenz* der beiden starken Kurven würde definitionsgemäß die *„kathodische lokale Antwort"* darstellen. Man sieht, wie eine gewisse Zeit, nachdem die lokale Antwort ihren Gipfel bereits überschritten hat, sich zwei Aktionspotentiale abheben, das erste von einer einzigen Faser nach etwa 0,4 msec, das zweite, von ein oder zwei Fasern mit etwas höherer Schwelle herrührend, nach 0,9 msec. Nur 2 der 8 registrierten aufeinanderfolgenden Reizabläufe waren von einer fortgeleiteten Aktion gefolgt. (Nach ROSENBLUETH und LUCO.)

beschleunigt wird. Unterhalb der Schwelle fände der Vorgang seinen elektrischen Ausdruck in der lokalen Antwort, oberhalb der Schwelle in dem Aktionsstrom. Es würde sich jedoch nur um verschiedene Stufen des gleichen Prozesses handeln (HODGKIN [2]).

Neuerdings scheint sich jedoch aus den schon erwähnten Arbeiten von ROSENBLUETH und von LUCO, jedenfalls für die von ihnen registrierte lokale Antwort der markhaltigen Fasern des Warmblüternerven, zu ergeben, daß die „Spike", das Aktionspotential, nicht einfach die Fortsetzung oder die Steigerung des Prozesses ist, der in der lokalen Antwort zum Ausdruck kommt, sondern daß es sich um zwei verschiedene Prozesse handelt. Die „Spike" scheint insbesondere nicht auf der Höhe der lokalen Antwort einzusetzen, sondern erst eine gewisse Zeit nach ihrem Gipfel.

Dies geht aus der Abb. 10 hervor, die gewissermaßen das Gegenstück zu der in Abb. 1 wiedergegebenen Kurve von EICHLER darstellt. Dort sah man, wie sich das Aktionspotential mit einer gewissen Latenz von der passiven physikalischen Polarisation erhob. ROSENBLUETH und LUCO konnten an den hinteren Wurzeln der Katze die „lokale Antwort" auf einen Reiz direkt registrieren, und wir sehen, wie auf einen kurzen, eben überschwelligen kathodischen Stromstoß sich zunächst die „lokale Antwort" entwickelt, und dann, erst einige Zeit nach dem Gipfel der lokalen Antwort, also mit einer gewissen Latenz gegenüber dieser, die fortgeleitete Aktion zweier einzelner Fasern — offenbar der beiden empfindlichsten der ganzen Wurzel — einsetzt.

Es ergibt sich jetzt also bei der genaueren Analyse der lokalen Antwort die gleiche Situation wie früher auf der niedrigeren Stufe der zunächst als auslösende Ursache der Erregung angenommenen physikalischen Polarisation. ROSENBLUETH kommt zu dem Schluß, daß das Einsetzen des eigentlichen Nervenimpulses nicht davon abhängt, daß die lokale Antwort eine bestimmte Amplitude erreicht, sondern daß sie auch eine ausreichende Zeit hindurch bestanden hat, daß also gewissermaßen eine bestimmte Quantität der lokalen Antwort vorhanden sein muß. Diese Aufteilung würde das Bild gar nicht einmal so sehr komplizieren, sondern wieder nur einer Vorstellung von zwei gekoppelten Vorgängen mit zeitlich verschobener Phase entsprechen.

Auch nach Versuchen von TASAKI an einzelnen isolierten Nervenfasern des Froschischiadicus würde es sich bei der „lokalen Erregung" — oder dem „excitation state" — der markhaltigen Faser um einen anderen Vorgang handeln als bei dem Prozeß, der dem Aktionsstrom oder der „Spike" zugrunde liegt. Die lokale Erregung wäre aber nach TASAKI nichts anderes als die durch den Reizstrom erzeugte Potentialdifferenz quer zur Oberfläche der Membran des RANVIERschen Knotens. Diese entwickelte sich, wenn mit einer Mikroelektrode die Reizspannung nicht direkt an den Knoten, sondern in einiger Entfernung von ihm an die Faser angelegt wird, mit einer gewissen Verzögerung, die durch die elektrotonische Ausbreitung des Stromes längs der Faser mit ihrer Markscheide bestimmt wird, und völlig der zeitlichen Entwicklung des „excitation state" oder der lokalen Erregung entspräche.

Diese Feststellungen würden wieder zeigen, wie die räumliche Anordnung polarisierbarer Grenzflächen die zeitlichen Verhältnisse bei Reizung und Ableitung wesentlich verändern kann, und daß bei der *markhaltigen* Nervenfaser solche „passiven" physikalischen Vorgänge das Bild in höherem Maße beherrschen könnten als bei den marklosen Fasern. Das Grundsätzliche unserer Betrachtungen, die sich unter diesem Gesichtspunkt auf die im RANVIER-Knoten räumlich und zeitlich zusammengedrängten Vorgänge beziehen müßten, würde davon nicht berührt werden.

Der Unterschied in der Funktion der markhaltigen Nervenfasern mit ihren RANVIER-Knoten und der marklosen Faser mit ihrer kontinuierlichen Struktur zeigt sich am deutlichsten in dem Mechanismus der *Fortleitung* der Erregung, von dem hier nicht die Rede sein sollte. Die Fähigkeit, die Erregung fortzuleiten, folgt, wie BONHOEFFER besonders klar gezeigt hat, bei einem einheitlichen Gebilde von Kernleiterstruktur, wie es der passive Eisendraht und der marklose Nerv ist, zwangsläufig aus der Fähigkeit einer gereizten Stelle zu autorhythmischer Tätigkeit. Diese Fähigkeit scheint der markhaltige Nerv, wenigstens unter normalen Bedingungen, nicht in dem Maße zu besitzen wie der marklose. Tatsächlich zeigt die markhaltige Faser, ganz abgesehen von ihrem Bau, auch stoffwechselmäßig erhebliche Unterschiede gegenüber der marklosen. In die Fortleitung des „aktiven" Vorganges von RANVIER-Knoten zu RANVIER-Knoten ist ein zeit- und energiesparender „passiver" physikalischer Vorgang eingeschaltet, der in der Aufladung der zwischen den RANVIER-Knoten eingeschalteten Membrankapazität der Faser bestehen würde, so daß man von einer „saltatorischen" Fortleitung des Vorganges spricht (s. v. MURALT). Die Barriere oder den Graben dieser Kapazität müßte offenbar auch jeder von außen zugeleitete Reiz „überspringen", ehe er am RANVIER-Knoten wirksam werden kann, ebenso wie auch jedes am RANVIER-Knoten entstehende Potential dieses „Hindernis" passieren muß, ehe es zu einer äußeren Ableitungselektrode gelangt. Es wird sich herausstellen müssen, wieweit diese Vorgänge im Bild der „lokalen Antwort" und der „Spike" des markhaltigen Nerven tatsächlich mit enthalten sind oder es sogar wesentlich bestimmen.

In der Tat sind auch manche andere Fragen, die nur kurz berührt werden konnten, durchaus im Fluß. Hier konnte und sollte nur gezeigt werden, in welcher Richtung sich unsere allgemeinen Vorstellungen von den Vorgängen bei der Nervenerregung in der letzten Zeit entwickelt haben und sich voraussichtlich weiter werden entwickeln müssen. Man ist sich klar darüber geworden, daß ein Reizgesetz auf der Grundlage der Vorstellung von der einfachen *„Auslösung"* der Erregung durch einen elektrischen Strom nur eine notwendigerweise unvollkommene formale Beschreibung der Verhältnisse geben kann, die immerhin für viele praktische Zwecke, etwa die Charakterisierung des Gesamtverhaltens eines erregbaren Gebildes durch leicht meßbare Konstanten ihren Wert behalten wird. Wenn man weiter in die Tiefe geht, so muß man zu einer *dynamischen Theorie* im Sinne EICHLERs und BONHOEFFERs gelangen, die übrigens vor einiger Zeit auch von KATZ [2] aufgenommen ist.

Durch diese Theorie wissen wir, wie das zukünftige Reizgesetz aussehen muß, ohne daß es vorläufig möglich ist, aber auch ohne daß es überhaupt zweckmäßig oder wünschenswert wäre, die Summe aller unserer Kenntnisse von den Einzelvorgängen in eine komplizierte Gleichung zusammenzufassen. Man wird aber die Kette der elektrochemischen und katalytischen Prozesse weiter analysieren und die Kinetik der Vorgänge auch formal durch Gleichungen beschreiben, wie das BONHOEFFER und VETTER schon für gewisse Teilprozesse bei der Aktivierung des passiven Eisendrahtes und HODGKIN, HUXLEY und Katz für die anteilsmäßige Beteiligung der Na- und K-Ionen beim Zustandekommen des Aktionspotentials der marklosen Nervenfaser durchführen konnten. Solche Untersuchungen mit immer weiter verfeinerten Methoden werden ein immer vollständigeres Bild der Vorgänge bei der Erregung des Nerven ergeben, in dem dann die Gesetzmäßigkeiten der Reizwirkung elektrischer Ströme nur einen Ausschnitt darstellen, oder Schlußfolgerungen, die sich von selbst verstehen.

Literatur.

Arvanitaki, A., and N. Chalazonitis: Catalyse respiratoire et potentiels bioélectriques. Arch. Sci. Physiol. **3**, 303 (1949).

Beinert, H., u. K. F. Bonhoeffer: Passivität des Eisens und das Ostwald-Lilliesche Modell der Nervenleitung. III. Oscillographische Untersuchungen über das kathodische Verhalten von passivem Eisen und von Platin in Salpetersäure. Z. Elektrochem. **47**, 536 (1941).

du Bois-Reymond, E.: Untersuchungen über thierische Elektrizität, Bd. 1, S. 258 ff. Berlin 1848.

Bonhoeffer, K. F.: [1] Zur Theorie des elektrischen Reizes. In Nernst-Gedächtnis-Heft. Naturwiss. **31**, 270 (1943).

— [2] Zur Theorie der periodischen chemischen Reaktionen in erregbaren Systemen. Ber. sächs. Akad. Wiss. Math.-naturwiss. Kl., Leipzig **95**, 57 (1943).

— [3] Activation of passive iron as a model for the excitation of nerve. J. Gen. Physiol. **32**, 69 (1948).

—, u. W. Renneberg: Über Aktivitätswellen auf passiven Eisendrähten. Z. Physik **118**, 389 (1941).

—, u. K. J. Vetter: Zur Aktivierung und Repassivierung von passivem Eisen in Salpetersäure. Z. physik. Chem. **196**, 127 (1950).

Coppeé, G.: La pararésonance dans l'excitation par les courants alternatifs sinusoidaux. Arch. internat. Physiol. **40**, 1 (1934).

Cremer, M.: [1] Die allgemeine Physiologie des Nerven. In Nagels Handbuch der Physiologie des Menschen, Bd. 4/II, S. 828. Braunschweig 1909.

— [2] Erregungsgesetze des Nerven. In Handbuch der normalen und pathologischen Physiologie, Bd. 9, S. 244. Berlin 1929.

Curtis, H. J., and K. S. Cole: Membrane resting and action potentials from the squid axon. J. Cellul. a. Comp. Physiol. **19**, 135 (1942).

Ebbecke, U.: [1] Über das Gesetz der elektrischen Reizung und über die physikalische Bedeutung des Hoorwegschen Gesetzes und der Zeitkonstante. Pflügers Arch. **216**, 448 (1927).

— [2] Zur Lehre vom Elektrotonus. Erg. Physiol. **35**, 756 (806) (1933).

Eichler, W.: [1] Über die Entwicklung der Nervenerregung am Reizorte. Pflügers Arch. **242**, 468 (1939).

— [2] Der Einfluß der stationären elektrotonischen Polarisation auf die Entwicklung der Nervenerregung am Reizort. Pflügers Arch. **242**, 557 (1939).

Fleckenstein, A.: [1] Kaliumsensibilatoren. Arch. exper. Path. u. Pharmakol. **212**, 54 (1950).

— [2] Elektrophysiologische Studien zum Mechanismus des Nerven-Blocks durch Schmerzstoffe und Lokalanaesthetica. Arch. exper. Path. u. Pharmakol. **212**, 416 (1951).

Gerstner, H.: [1] Zur Theorie der lokalen Erregung. Pflügers Arch. **251**, 672 (1949).

— [2] Die Differentialgleichung der lokalen Erregung. Pflügers Arch. **252**, 123 (1949).

— [3] Modellversuche zur Theorie der lokalen Erregung. Pflügers Arch. **252**, 350 (1950).

GILDEMEISTER, M.: Untersuchungen über die Wirkung der Mittelfrequenzströme auf den Menschen. Pflügers Arch. **247**, 366 (1944).
HILL, A. V.: Excitation and accomodation in nerve. Proc. Roy. Soc. Lond. B **119**, 305 (1936).
HODGKIN, A. L.: [1] A local electrical response in crustacean nerve. J. of Physiol. **91**, 5 P (1937).
— [2] The subthreshold potentials in a crustacean nerve fibre. Proc. Roy. Soc. Lond. B. **126**, 87 (1938).
—, and A. F. HUXLEY: Resting and action potentials in single nerve fibres. J. of Physiol. **104**, 176 (1945).
— — and B. KATZ: Jonic currents underlying activity in the giant axon of the squid. Arch. Sci. Physiol. **3**, 129 (1949).
—, and B. KATZ: The effect of sodium ions on the electrical activity of the giant axon of the squid. J. of Physiol. **108**, 37 (1949).
HUXLEY, A. F., and R. STÄMPFLI: Direct determination of membrane resting potential and action potential in single myelinated nerve fibres. J. of Physiol. **112**, 476 (1951).
KATZ, B.: [1] Experimental evidence for a non-conducted response of nerve to subthreshold stimulation. Proc. Roy. Soc. Lond. B **124**, 244 (1937).
— [2] Subthreshold potentials in medullated nerve. J. of Physiol. **106**, 66 (1947).
KEYNES, R. D.: The ionic movements during nervous activity. J. of Physiol. **114**, 119 (1951).
—, and P. R. LEWIS: The sodium and potassium content of cephalopod nerve fibres. J. of Physiol. **114**, 151 (1951).
LAGET, P.: Potentiel de membrane et amortissement de la fibre nerveuse. Arch. Sci. Physiol. **3**, 397 (1949).
LORENTE DE NÓ, R.: [1] Correlation of nerve activity with polarisation phenomena. Harvey Lect. **42**, 43 (1946/47).
— [2] A study of nerve physiology. Stud. Rockefeller Inst. Med. Res. **131** u. **132** (1947).
— [3] On the effect of certain quaternary ammonium ions upon frog nerve. J. Cellul. a. Comp. Physiol. Suppl. **33** (1949).
LULLIES, H.: [1] Die Messung und Bedeutung der elektrolytischen Polarisation im Nerven. Biol. Rev. Cambridge Philos. Soc. **12**, 338 (1937).
— [2] Die elektrischen Zellparameter und die Reizgesetze. Kongreßbericht 14. internat. Physiologen-Kongr., Zürich 1938, S. 27.
—, u. H. HENSEL: Über Summationsvorgänge bei der Reizung vegetativer Nerven nach Reizversuchen mit sinusförmigen Wechselströmen und sinusförmigen Einzelreizen am N. vagus der Schildkröte. Z. Biol. **104**, 1 (1951).
MARMONT, G.: Studies on the axon membrane. I. A new method. J. Cellul. a. Comp. Physiol. **34**, 351 (1949).
MONNIER, A. M.: [1] L'excitation électrique des tissus. Paris 1934.
— [2] Le facteur d'amortissement des processus d'excitation, sa mesure — sa signification fonctionelle. Arch. Sci. Physiol. **3**, 371 (1949).
MURALT, A. v.: Die Signalübermittlung im Nerven. Basel 1946.
NERNST, W.: Zur Theorie des elektrischen Reizes. Pflügers Arch. **122**, 275 (1908).
RASHEVSKY, N.: Mathematical Biophysics, S. 340ff. Chicago 1948.
ROSENBLUETH, A., and J. v. LUCO: The local responses of myelinated mammalian axons. J. Cellul. a. Comp. Physiol. **36**, 289 (1950).
SCHAEFER, H.: Elektrophysiologie, Bd. 1, S. 102ff. Wien 1940.
SCHRIEVER, H., u. R. CEBULLA: Über die Erregbarkeitsänderungen des Nerven beim Übergang von nicht-rhythmischer zu rhythmischer Reizbeantwortung. Pflügers Arch. **241**, 1 (1938).
TASAKI, J.: Nature of the local excitatory state in the nerve fiber. Jap. J. of Physiol. **1**, 75 (1950).

The local responses of axons.

By

Arturo Rosenblueth[1].

With 48 Figures.

Table of Contents.
	Page
1. Introduction	25
2. The cathodal local response	26
a) Brief stimuli	26
b) Long pulses	30
c) Influence of the intensity of the pulses	32
d) Changes during the refractory period	32
e) The fibers that contribute to the cathodal local responses in multifibered trunks	33
f) Responses to pairs of pulses	35
g) Responses to trains of pulses	37
3. The anodal local responses	37
a) General description	37
b) Influence of the intensity of the pulses	37
c) Influence of the duration of the pulses	38
d) Changes during the refractory period	39
e) The fibers that contribute to the responses	39
f) The responses to trains of pulses	39
g) Responses to strong anodal pulses applied during the refractory period	39
h) Responses that outlast spike discharge	40
4. The positive swings	40
5. The local responses to alternating rectangular currents	42
6. The local responses to alternating sinusoidal currents	42
a) General description	42
b) The measurement of the responses	43
c) Changes during the refractory period	43
d) Cancellation of the responses by blocking agents	43
e) Influence of the intensity of the currents	44
f) Influence of the frequency	44
g) The time course of the responses	44
h) The initial responses to a.c.	46
7. The distribution of the local responses along the nerves	47
8. The measurement of the local responses and swings	48
9. The interaction of the local responses and swings	50
a) Anodal conditioning pulses preceding cathodal test pulses	50
b) A cathodal pulse followed by an anodal one	51
c) The influence of long rectangular pulses on the responses to brief test shocks	51
d) The influence of long rectangular pulses on the responses to a.c.	51

[1] Head of the Department of Physiology and Pharmacology. National Institute of Cardiology of Mexico.

		Page
10.	The similarity between the local responses to cathodal and anodal rectangular pulses and to sinusoidal a.c.	51
11.	The similarity between the anodal and the postcathodal positive swings	52
12.	The role of rectification	52
13.	The relations between the local responses and swings and the E_1 electrotonic components of Lorente de Nó.	53
14.	The active character of the responses and swings	54
15.	The dual effects, excitatory and depressing ot the cathode and anode	54
16.	The cocmponents of the membrane potential changes	55
17.	The oscillatory character of the local responses.	55
18.	The relations between local responses and the spike potential	56
19.	The initiation of nerve impulses	57
20.	The propagation of nerve impulses	60
21.	The initiation of nerve impulses at receptors.	60
22.	Electrical stimulation of nerves.	61
	a) The threshold	61
	b) The rheobase	62
	c) Accommodation	62
	d) Cathodal and anodal stimulation	62
	e) Stimulation by a.c.	63
	f) Theories of electrical excitation	64
23.	The refractory period	65
24.	The local responses of other excitable elements	66
	a) Striated muscle	66
	b) Sympathetic ganglia	66
	c) The heart	66
References	67

1. Introduction.

The local effects considered in this review are responses, that is, active processes elicited by electric stimuli, which, unlike nerve impulses, do not propagate along a fiber, but remain relatively localized at the regions in the immediate neighborhood of the electrodes through which the stimuli are delivered. These responses diffuse electrotonically, hence the statement that they are only relatively local.

RUSHTONs (1937) theory of the initiation of nerve impulses postulates that propagation cannot occur unless a minimal length of a fiber is excited. This postulate implies that a slightly subthreshold stimulus activates a region of the fiber, but not a sufficiently long region for propagation to ensue. It thus implies the existence of a local response. KATZ (1937) sought experimental evidence for this response in two ways: indirectly, by determining the time course of the local excitatory process at the cathode, and directly, by means of electrical records. Neither of these methods yielded unequivocal evidence; the first, because the interpretation of the results depended on a set of unproved assumptions, and the second, because it involved the use of high-frequency alternating currents and the time course and other features of the local responses could not be determined.

2. The cathodal local response.

a) Brief stimuli. The first convincing evidence for the development of a local response at the cathode of subthreshold brief stimuli was given by HODGKIN in 1938. He showed that, in isolated single fibers from *Carcinus maenas*, if such shocks are applied, the records from the cathode to a distant point in the fiber differ significantly from the records from the anode, obtained upon reversal of the polarity of the stimuli. As shown in fig. 1, the two records are not mirror images; the negativity at the cathode may exceed importantly the positivity that develops at the anode.

HODGKIN interpreted the cathodal potential changes as including two components: a passive polarization potential and an active change, which behaves like a subliminal response.

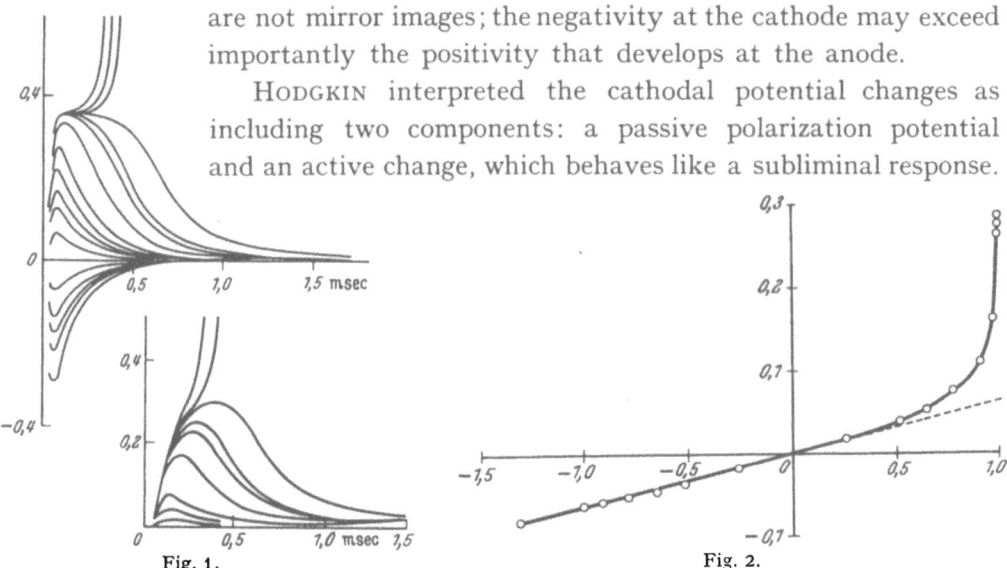

Fig. 1. Cathodal local responses of limb nerve of *Carcinus maenas*. Electrical changes at stimulating electrode produced by shocks with relative strengths, successively from above, 1.00 (upper 6 curves), 0.96, 0.85, 0.71, 0.57, 0.43, 0.21, —0.21, —0.43, —0.57, —0.71, —1.00. The ordinate scale gives the potential as a fraction of the propagated spike, which was about 40 mV in amplitude. The 0.96 curve is thicker than the others, because the local response had begun to fluctuate very slightly at this strength. The width of the line indicates the extent of fluctuation. Inset. Responses produced by shocks with strengths, successively from above, 1.00 (upper 5 curves), 0.96, 0.85, 0.71, 0.57; obtained from the curves in the figure by subtracting anodic changes from corresponding cathodic curves. Two of the anodic curves necessary for this analysis were recorded, but are not shown. Ordinate, as above. (HODGKIN, 1938.)

Fig. 2. Relation between potential at 0.29 msec. after application of shock, and strength of shock. Ordinate, potential as fraction of spike potential. Abscissae, strength of shock as fraction of threshold. (HODGKIN, 1938.)

Since the asymmetry between the cathodal and the anodal effects decreased as the stimuli were weakened and practically disappeared when the shocks were about 0.5 threshold, and since the polarization at the anode varied linearly with the intensity of the stimuli (fig. 2), he suggested (*a*) that the anodal polarization is purely passive, (*b*) that the cathodal passive polarization is equal to the anodal, but of opposite sign, and, hence, (*c*) that the active component in the cathodal records, i.e., the cathodal local response, can be measured by summing the two records algebraically, that is, by subtracting from the cathodal record the anodal tracing with its sign reversed. The inset in fig. 1 shows the results of this subtraction for shocks of various intensities.

The development of a cathodal local response, defined as an asymmetry between the polarization at the cathode and anode, was confirmed in the giant axon of the squid (*Loligo forbesi*) by PUMPHREY, SCHMITT and YOUNG (1940), and by HODGKIN and RUSHTON (1946) in fibers dissected from the walking legs of the lobster (*Homarus vulgaris*). It thus appears to be a common phenomenon in unmyelinated invertebrate nerves.

Working on frog nerves, BLAIR and ERLANGER (1936) could find no evidence in support of the view that subthreshold shocks elicit localized responses. They concluded that if there is such a response no associated electrical change can be demonstrated by a method which would show a potential as small as 2% of a spike. BLAIR, in 1938 also failed to detect any local responses in frog nerves. He compared records taken from the cathode of brief shocks, of an intensity such that the nerve responded only occasionally with propagated

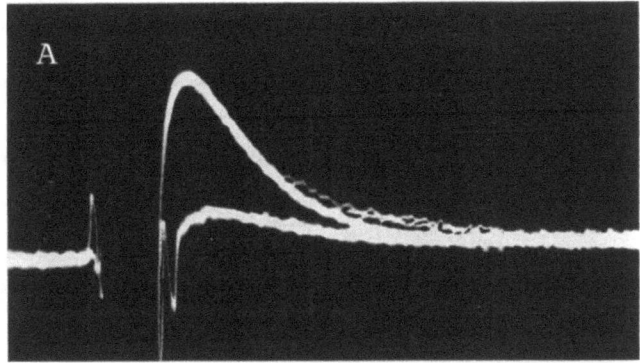

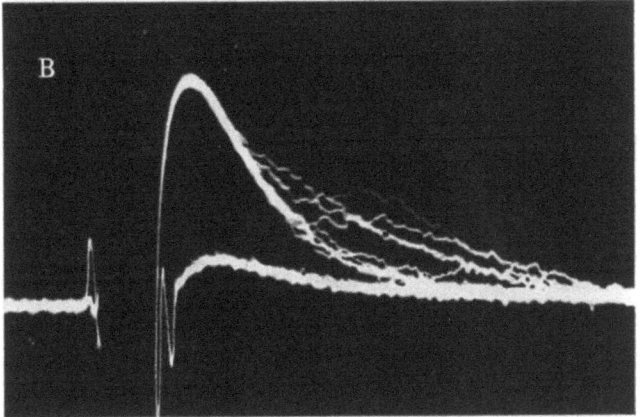

Fig. 3. Cathodal local responses of cat spinal roots. Upper tracings, records from the cathode; lower tracings, records from the anode after reversing the polarity of the stimuli and that of the input to the amplifier. Each tracing includes about 8 sweeps. Stimulation rate: 50 per sec. The stimuli were slightly stronger in B than in A. Time calibration: 0.2 msec. (ROSENBLUETH and LUCO, 1950; unpublished.)

spikes, with the records obtained after reducing the intensity of the stimuli to one-half and doubling the amplification. He found these records approximately equal. He reasoned that if the stronger shocks elicit a local response, and if this response is minimal or absent with the weaker stimuli, then the records obtained in the first instance should show more ample local changes that those obtained with the weak shocks. Since this difference did not appear in his observations he inferred that frog myelinated fibers do not exhibit cathodal local responses, and that the only observable negativity produced

28 ARTURO ROSENBLUETH: The local responses of axons.

by a subthreshold shock in these fibers varies directly as the applied voltage.

LORENTE DE NÓ (1947) also stressed that frog nerves do not develop local responses like those described by HODGKIN. Except for negligible occasional overshootings, he found that the potential changes produced at either of the polarizing electrodes by brief rectangular pulses were precisely those that

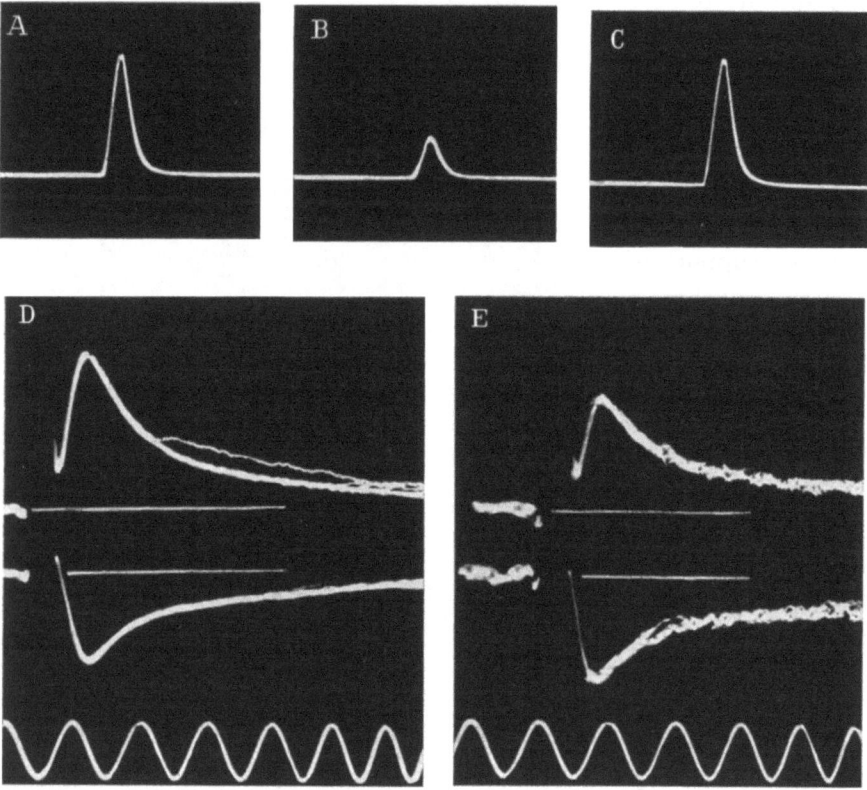

Fig. 4. Proof that a just-threshold cathodal shock develops a local response (D), whereas a weak stimulus does not (E). Spinal roots; records from the pole; time calibration: 5000 cycles per sec. For explanation see text. (ROSENBLUETH and LUCO, 1950; unpublished.)

should be expected if the nerves behave like passive core-conductors, and that the cathodal and anodal records were almost exactly symmetrical, even with currents several times greater than the rheobase. With regard to the evidence presented by HODGKIN, he concluded that either crab nerve is essentially different from vertebrate nerves in general, and frog nerve in particular, or else crab nerve is comparable with frog nerve, in which case HODGKINs interpretation of his observations was incorrect. He stated further that if the second alternative should apply, the potential change recorded by HODGKIN would not be a response, but would be similar to the E_1 potential of frog nerve. Data acquired more recently indicate that LORENTE DE NÓs conclusions were erroneous: crab and other crustacean nerves do not differ from frog and other vertebrate nerves from the present standpoint, and the effects observed by HODGKIN are local responses.

KATZ (1947) found that frog sciatic nerves exhibit typical cathodal local responses if the passive polarization caused by the stimuli is properly balanced. These responses behaved like those studied by HODGKIN in crab nerves. They disappeared when he killed or deeply anesthetized the nerves. The results were less clear-cut in the peroneal and pha-

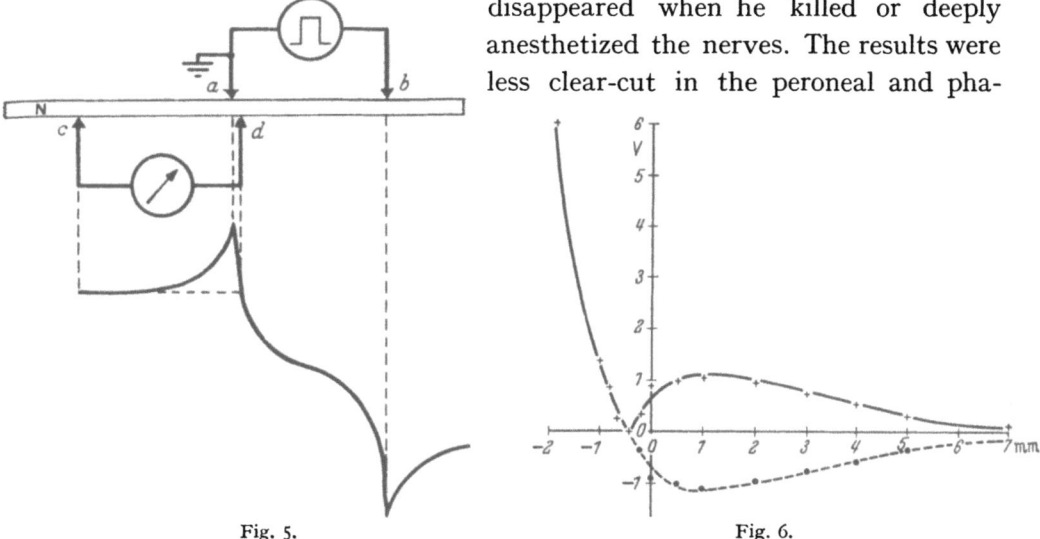

Fig. 5.   Fig. 6.

Fig. 5. Diagram of the method employed by ROSENBLUETH and GARCIA RAMOS (1951a) to minimize the passive electrotonic potentials set up by currents applied to nerves. At the steady state of the passage of a rectangular pulse applied to the nerve N through the electrodes a and b the approximate distribution of potential will be as shown by the curve at the bottom of the diagram. By moving the recording electrode d along the nerve it is possible to find a position that will make it isopotential with electrode c. In practice both electrodes b and c were at the crushed ends of the excised spinal roots. When describing the position of the electrodes in other experiments, reference will be made to the letters in this diagram.

Fig. 6. Electrotonic distribution of a weak pulse along the lower edge of a nerve in the vicinity of the overlying cathode. A 5 msec. pulse with strength 0.20 threshold was applied at the rate of 10 per sec., first with the cathode at electrode a (see fig. 5), and then with the reversed polarity. The recording electrode d, was moved to the positions indicated by the abscissae; the point opposite electrode a is taken as O, and positive distances correspond to the extrapolar stretch. The ordinates show the maximum amplitude (in conventional units) of the potential changes in the records of the cathodal pulses. The solid line shows the absolute value of this amplitude, with no consideration of the polarity. The dotted line shows the reversal of sign which actually took place. The curve corresponding to the anodal pulses was similar to that illustrated here. (ROSENBLUETH and GARCÍA RAMOS, 1952.)

langeal branches of the sciatic. In the latter, precisely the nerve used by BLAIR in his experiments, in only two out of six observations did KATZ find clear local responses. Later we shall suggest possible reasons for these differences. It is clear, however, that frog nerves may exhibit local responses.

ROSENBLUETH and LUCO (1950) studied still another type of vertebrate nerves, namely, the spinal roots of the cat. This selection was based on the consideration that the connective tissue sheath of somatic trunks not only shunts the stimuli, thus requiring the use of relatively strong shocks, but also shunts the responses, thus tending to mask small electrical changes. As is well known, spinal roots include very little connective tissue. It was therefore expected that the local responses, if present, should be readily demonstrable in the roots. This expectation was confirmed.

Fig. 3 shows the marked asymmetry in the cathodal and anodal polarizations consecutive to the application of brief shocks to a small strand dissected from a dorsal root. The record from the cathode was first obtained (upper tracing). The stimuli were then reversed in polarity, and the input to the amplifier was also reversed. The record from the anode (lower tracing) appears thus as an upward, instead of downward, excursion. The difference between the two tracings shows the amplitude and time course of the local response. In A the cathodal shocks were just threshold: a few of the stimuli elicited the spike potentials that appear in the record. These spikes propagated along the nerve, as shown by records from other electrodes. These records are not included in the figure. The local response, on the other hand, was considerably reduced in amplitude 3.5 mm. away in either direction from the cathode. In B slightly stronger stimuli elicited more ample local responses and more spikes.

The time course of the local responses may be followed by plotting the differences between the curves in fig. 3 against the corresponding times (see figs. 9 and 13). Such plots show that the responses outlast the brief stimuli and that their peak occurs well after the end of these stimuli (30, 39, 35, 47).

Using BLAIRs (1938) method, mentioned above, ROSENBLUETH and LUCO (1950) readily demonstrated the existence of the local responses. Fig. 4 illustrates a typical observation. The records in D were obtained with stimuli of the amplitude shown in A. These stimuli were then reduced to about 25 % (B). The amplification of the power amplifier was then increased in the same proportion (C) and the records shown in E were obtained with the weaker stimuli and the higher amplification. It is clear that while the anodal records (lower tracings) are approximately equal in D and E, the cathodal record in D is significantly larger than in E; this excess is due to the local response elicited by the stronger pulse.

b) Long pulses. ROSENBLUETH and LUCO (1950) made a preliminary survey of the responses to relatively long rectangular pulses. As in the study of HODGKIN (1938), the records were taken from one of the poles to a distant point. This method of recording has the disadvantage that the responses are superimposed on a large passive component, which corresponds to the electrotonic diffusion of the e.m.f. impressed. ROSENBLUETH and GARCÍA RAMOS (1952) circumvented this disadvantage by the use of a method of recording that cancels this passive component.

Fig. 5 (lower curve) shows the approximate distribution of potential along a nerve during the passage of a rectangular pulse, after equilibrium has been attained. It is clear that by moving the recording electrode d it should be possible to find a position that will made it isopotential with electrode c.

The passive effects of the currents will thus be balanced out of the records. Any changes of the membrane potential near the pole, on the other hand, will not be balanced if their time course and electrotonic distribution along the nerve differs from that of the applied currents.

Fig. 6 illustrates the electrotonic distribution of the potential changes due to the application of 5 msec. pulses in the vicinity of the cathode. As electrode d passes from one to the other side of the position of balance the main component of the records reverses its sign. The lower curve in fig. 5

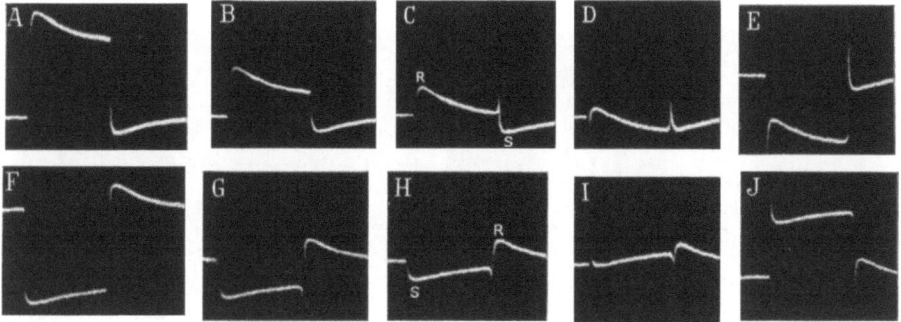

Fig. 7. Changes in the records of the effects of cathodal and anodal pulses due to shifts of electrode d (fig. 5). The observations were carried out as in fig. 6. The pulses had a duration of 10 msec. and their intensity was just below the threshold of the most excitable fibers when the cathode was at a. Upper records: cathode at a; lower records: anode at a. The successive pairs of records correspond to equidistant shifts of electrode d beginning just below the pole (A and F) and ending at a point about 0.5 mm. away in the interpolar region (E and J). Note that while the quasirectangular main component in records A and F gradually decreases and then reverses its sign, the waves labeled R and S in records C and H do not reverse. (ROSENBLUETH and GARCÍA RAMOS, 1952.)

is in accord with this reversal. The pulses used in fig. 6 were well below threshold, hence the local responses were minimal.

In fig. 7 is illustrated an experiment similar to that in fig. 6, but with pulses that were just threshold when cathodal. Whereas the main quasi-rectangular component of the records reverses as in the earlier instance, some waves maintain their polarity when electrode d crosses the position of balance. These waves reveal the local changes of the membrane potential elicited by the pulses. The negative wave labeled R in the cathodal records is the local response.

The distinction made between very brief (e.g., 0.1 msec.) and relatively long (e.g., 50 msec.) pulses in this and the previous section is arbitrary. It is used to emphasize the fact that while the responses to the brief pulses outlast the stimuli those to the long ones subside while the current is still flowing. With pulses of intermediate duration (e.g., 0.5 to 2.0 msec.) the responses cease at the end of the shocks and are promptly followed by a positive swing (see below), usually of small amplitude. The importance of the duration of the pulses is also seen if the intensity of the shocks is fixed at threshold for the long ones and the duration is then gradually shortened; the responses decrease, to become negligible for the brief pulses.

c) **Influence of the intensity of the pulses.** In the mammalian spinal, roots as in invertebrate nerves (see fig. 1), the amplitude of the local responses varies with the intensity of the stimuli. Fig. 8 illustrates a typical set of observations with brief pulses of different intensities. In A a weak pulse elicits practically no local response; in B a stronger pulse yields a measurable response; and in C an even stronger pulse leads to a large local response and to spike discharge of some of the fibers in the strand.

Fig. 9 shows a more complete set of observations. The responses were reconstructed by the procedure mentioned in section 2a. The curve inset in

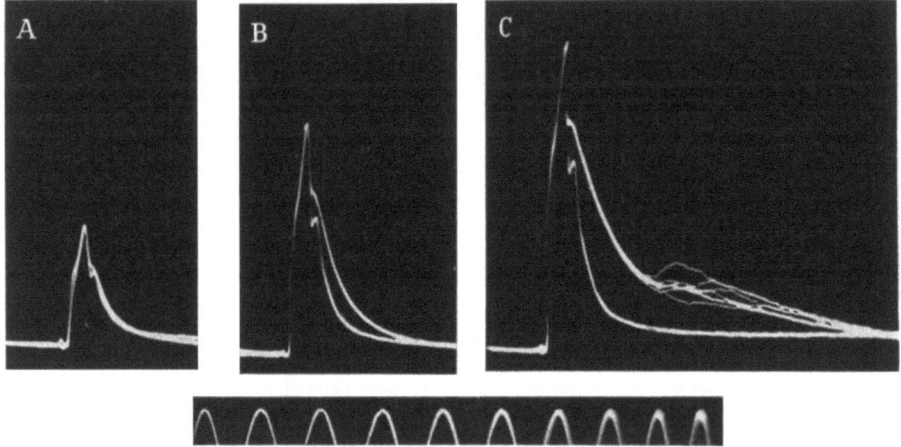

Fig. 8. Local responses to brief (0.1 msec.) cathodal pulses of three intensities. Records as in fig. 3. Time calibration: 0.2 msec. (ROSENBLUETH and LUCO, 1950; unpublished.)

the figure shows the changes in the peak amplitude of the responses as a function of the intensity of the stimuli. This curve starts tangentially to the intensity axis at the origin and does not suggest, therefore, the existence of a threshold intensity for the development of a local response. A similar law holds for the responses to long cathodal pulses (45).

As shown in figs. 1 and 9, the intensity of the stimuli influences not only the amplitude, but also the time course and duration of the local responses to brief pulses. The peak occurs later and the duration is longer for the stronger pulses. The decay of the local responses, after the inflection point in the descending branch, is reasonably described by an exponential of the form $y = a^{-t/b}$; when the logarithm of the amplitudes is plotted against time, the plots approach straight lines. The time-constant b of this decay is not fixed for different responses, but varies systematically if the intensity of the stimuli varies. Thus, in fig. 8 B varied from 0.12 msec. for the response to the strongest, just threshold shock, to 0.07 msec. for the response to the shock of strength 0.73 threshold.

d) **Changes during the refractory period.** In the single axons from the crab, studied by HODGKIN (1938), the local responses were greatly reduced or abolished when the nerve was made refractory by the application, at the appropriate time, of a threshold conditioning stimulus. ROSENBLUETH and LUCO (1950), and ROSENBLUETH and GARCÍA RAMOS (1952) found a similar reduction in the mammalian spinal roots. Fig. 10 illustrates the decrease of the local response to a brief cathodal test pulse applied progressively earlier after a conditioning maximal stimulus; and fig. 11 F shows the almost total disappearance of the local response to a long test pulse when this pulse is applied shortly after a maximal spike discharge.

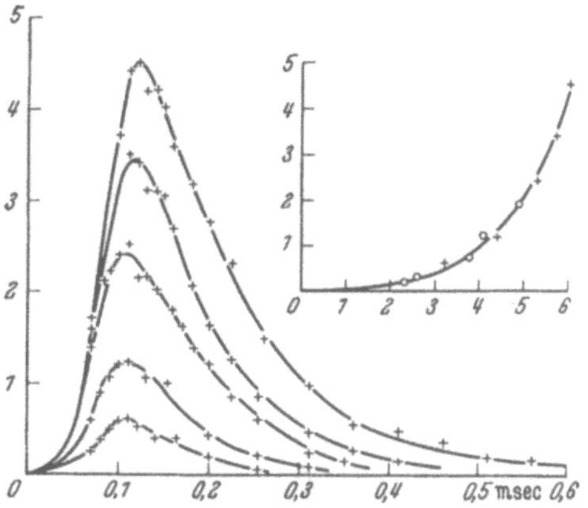

When the interval between the maximal conditioning stimulus and the subliminal test pulse is gradually decreased, the decline of the responses to the test pulse is also gradual. If the responses are reconstructed, a family of curves ensues similar to that in fig. 9. It is thus clear that the responses to relatively strong shocks applied during the refractory period are similar to those elicited by weak shocks applied to the resting nerve.

Fig. 12 A illustrates the changes in the peak amplitude of the responses to constant test pulses applied at different times in the refractory period. Similar results were obtained

Fig. 9. Changes in the time course and amplitude of the cathodal local response as a function of the intensity of brief rectangular pulses. Records from the pole. Five local responses are plotted. The arrow indicates the end of the stimuli. The strongest shocks (upper curve) occasionally elicited spike discharge in some fibers. Inset: ordinates, peak amplitude of the responses; abscissae, strength of the shocks; both in conventional units. The 3 circles are responses that do not appear in the lower graphs. (ROSENBLUETH and LUCO, 1950.)

by ROSENBLUETH and LUCO (1950). It is not clear whether there exists an "absolutely refractory period" during which no cathodal local responses may be obtained, but since the anodal responses may outlast the discharge of spikes (see section 3 h), it is likely that no such period exists.

e) The fibers that contribute to the cathodal local responses in multifibered trunks. The fact that the local responses are diminished during the refractory period allowed ROSENBLUETH and LUCO (1950) to study the relative contribution of the several fibers in the spinal roots to the local responses recorded in these roots, as follows.

Two pairs of stimulating electrodes were applied, one for the conditioning, the other for the test stimuli. The records were led from one of the test electrodes and from another on a crushed end. The test shocks were adjusted to a just-threshold or subthreshold fixed strength. The conditioning stimuli were applied 2 to 4 msec. before the test shocks and their intensity was gradualy increased. The test stimuli were thus delivered during the relatively refractory period of an increasingly larger number of the fibers in the trunk, beginning

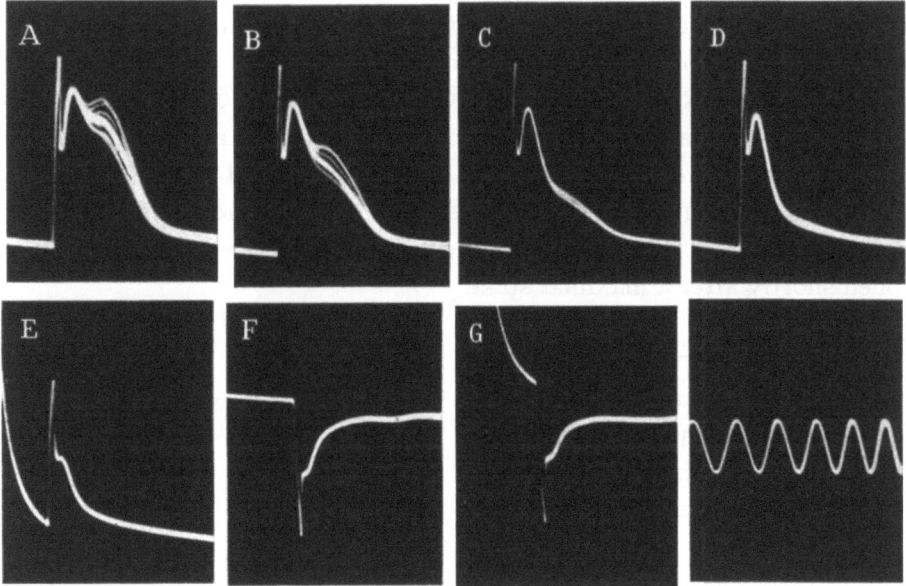

Fig. 10. Decrease of the local response to brief shocks during the refractory period. Pairs of shocks with variable interval applied at the rate of 50 per sec. Only the responses to the second, test shocks, are shown. A to E, records from the cathode; F and G, records from the anode. The intensity of both shocks did not change; the first was maximal and the second threshold for about 5% of the fibers. The intervals between the shocks were: A, 2.9; B, 2.8; C, 2.7; D, 2.6; E, 1.4; F, 3.2 and G, 1.4 msec. Time calibration: 2,000 cycles. (ROSENBLUETH and LUCO, 1950.)

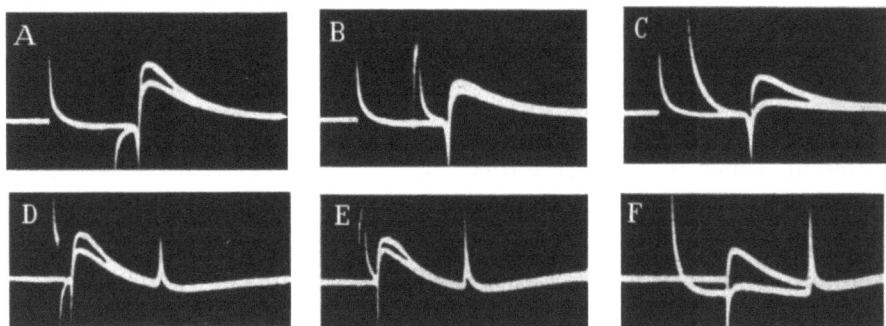

Fig. 11. Similarity of the changes in the anodal and cathodal local responses when conditioned by subthreshold anodal or cathodal pulses or by spike discharge. Test 10 msec. pulses were delivered through electrodes *a* and *b* (fig. 5), with the anode (A, B and C) or the cathode (D, E and F) at *a*. The effects of an additional 1 msec. conditioning pulse delivered through the same electrodes on the local responses to the test shocks were recorded by superimposing the pictures of the unconditioned and conditioned responses. A and D. A subthreshold anodal pulse applied shortly before the development of the local responses results in their increase. B and E. A subthreshold cathodal pulse results in a decrease of the responses. C and F. During the refractory period consequent to the application of a conditioning shock that elicited spike discharge of about 50% of the fibers the local responses are practically abolished. (ROSENBLUETH and GARCÍA RAMOS, 1952.)

with the largest, most excitable, myelinated axons, and adding progressively smaller, less excitable elements.

The local responses to the test stimuli did not change until the conditioning shocks reached threshold strength for some fibers. They then decreased, first more markedly and later more gradually, and practically disappeared when the conditioning volley included about 50 to 80% of the A fibers. In a typical observation the cathodal local response decreased to about 50% of its initial peak amplitude when only about 10% of the A axons were conditioned, and it decreased to about 10% when the conditioning stimuli fired approximately 50% of the A fibers.

From these observations ROSENBLUETH and LUCO concluded (a) that the local responses of the spinal roots include contributions of many fibers; (b) that the test shocks of just-threshold strength do not elicit measurable local responses in the unmyelinated fibers in

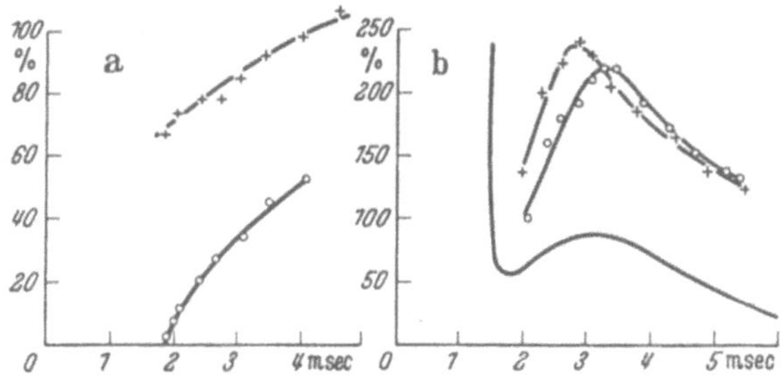

Fig. 12.

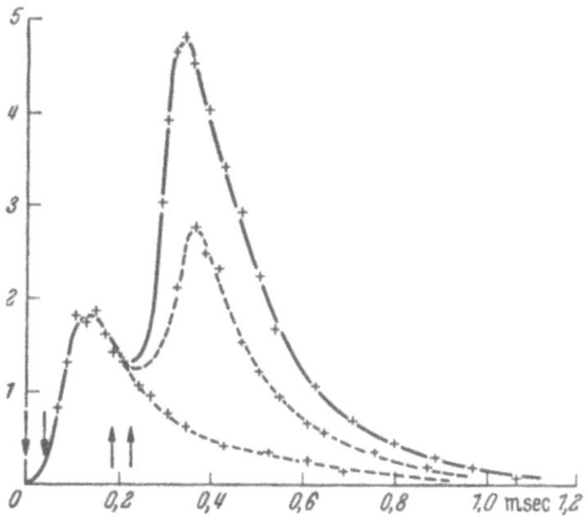

Fig. 13.

Fig. 12. A. Changes in the amplitude of the local responses during the refractory period. Ordinates: amplitudes measured as percent of the control. Abscissae: interval between the time of application of the brief maximal conditioning stimuli and that at which the peak of the local responses to 1 msec. test pulses took place. Upper curve: (crosses), anodal, and lower curve (circles) cathodal local responses. B. Increase of test local responses during the development of an anodal local response that outlasts the spike potential. Conditioning and test shocks applied through electrodes a and b (fig. 5). The conditioning stimuli were anodal and supramaximal for the A fibers of the nerve. The lower curve shows the descending branch of the maximal spike and the subsequent potential changes elicited by the conditioning stimuli; the resting potential level is the axis of the abscissae. Ordinates, abscissae, crosses and circles as in A. (ROSENBLUETH and CARCÍA RAMOS, 1952.)

Fig. 13. Greater than linear summation of the cathodal local responses to subthreshold shoks. Records from the pole. Ordinates: amplitude of the local responses. Abscissae: time in msec. The two pairs of arrows indicate the application of the two stimuli. The local response that developed when the first stimulus was applied alone is shown by the initial part of the graph and the lower dotted line. Linear summation of the two responses would have yielded the tracing corresponding to the middle curve. The solid line shows the combined local response that was obtained in fact. (ROSENBLUETH and LUCO, 1950.)

the roots; and (c), that the most excitable, largest myelinated axons develop a more ample response to a given test shock than do smaller fibers of higher threshold.

It is clear, therefore, that the composite local responses from multifibered trunks give reliable information on the relative amplitude and on the time course of the local responses of the elements that discharge first when threshold is reached. We shall make use of this information when we discuss the mechanism of initiation of nerve impulses at the cathode.

f) Responses to pairs of pulses. The local response to a test shock may be importantly modified by the earlier application of another cathodal subthreshold pulse. In order to detect these modifications it is necessary to apply both pulses with a common cathode; distant local effects interact minimally or not at all.

If two subthreshold cathodal shocks are delivered in succession, the influence of the first on the local response to the second depends not only on

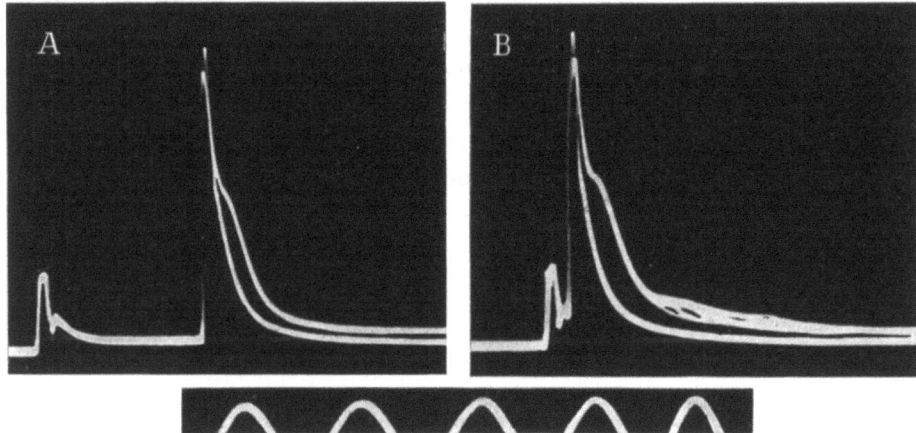

Fig. 14. Summation of the local responses to subthreshold cathodal pulses. Records as in fig. 3. The very weak first pulse shown in A greatly increases the local response to the second pulse when the two are applied in quick succession in B. Time calibration: 0.5 msec. (ROSENBLUETH and LUCO, 1950; unpublished.)

the intensity of the former, but even more importantly on the interval between the two. The intensity factor determines quantitative differences whereas the time factor may have a qualitative significance.

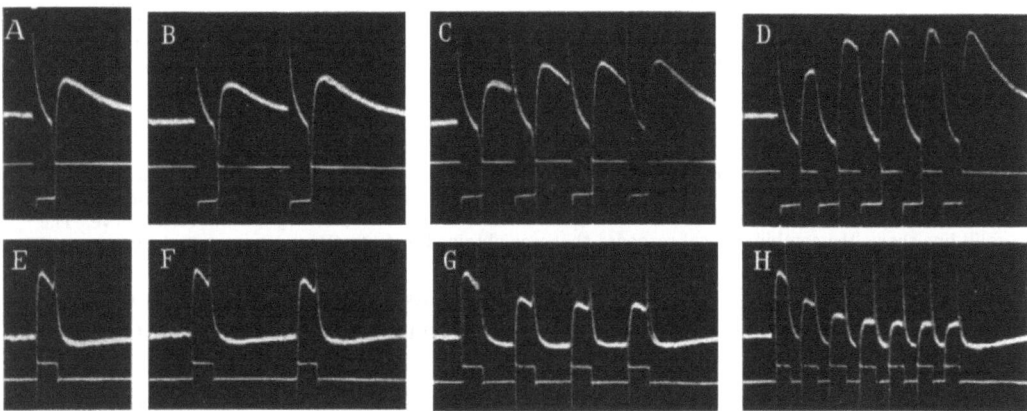

Fig. 15. Responses to trains of pulses. Electrode d (fig. 5) near the position of optimum balance. Upper tracings, electrograms, and lower tracings, records of the pulses. A to D, trains of anodal pulses (2 msec.) with increasing frequency. E to H, cathodal pulses of the same duration. (ROSENBLUETH and GARCÍA RAMOS, 1952.)

If the interval between the two shocks is sufficiently long, no changes are detected. As the interval is decreased the response to the second diminishes at first (39, 47, 46). It reaches a minimum when the second shock is applied shortly after the end of the local response to the first. It then begins to grow, and for very short intervals it becomes much more ample than the unconditioned control (see fig. 13). In other words, the summation of the local responses to two subthreshold shocks applied in quick succession is greater than linear. The effect is very striking when, as in fig. 14, the first shock is so weak that it fails to elicit any measurable local response, yet is capable of increasing importantly the response to a test shock applied shortly afterward.

g) Responses to trains of pulses. The successive responses to a train of cathodal pulses may not be invariant. The changes depend on the intensity and duration of the pulses and on their frequency, that is, on the duration

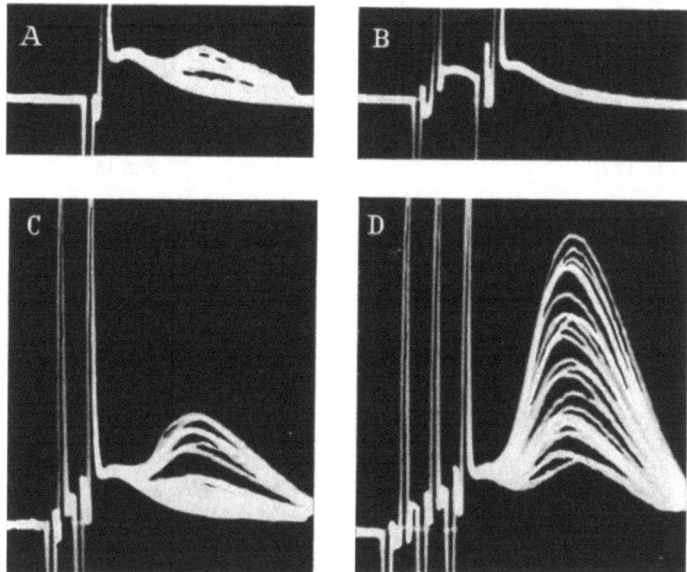

Fig. 16. Summation of the local responses to succesive brief (0.1 msec.) cathodal pulses. A, 1st pulse; B, 1st and 3rd; C, 1st and 2nd; D, the three pulses. (ROSENBLUETH and GARCÍA RAMOS, 1951; unpublished.)

of the intervals between them. With moderate frequencies (i.e., 50 to 500 per sec.) the successive responses usually decrease until they reach an equilibrium (see fig. 15). With high frequencies (e.g., 0.2 msec. pulses, separated by 0.1 to 0.2 msec. intervals) the responses to several pulses are seen to increase and sum, and, if the intensity is appropriate, spike discharge may occur only if several shock are delivered (fig. 16).

3. The anodal local responses.

a) General description. As shown by ARVANITAKI (1939, 1943a) and by ROSENBLUETH and GARCÍA RAMOS (1952), subthreshold anodal pulses are followed by the development of a local depolarization which constitutes a local response (see figs. 7 and 11). The time course of these responses is similar to that of those elicited by long cathodal pulses.

b) Influence of the intensity of the pulses. Fig. 17 shows the changes in the amplitude of the local responses to anodal pulses of three different durations, when their intensity varied through the subthreshold range. The curves are of the same type as the corresponding curve for cathodal pulses, illustrated in fig. 9.

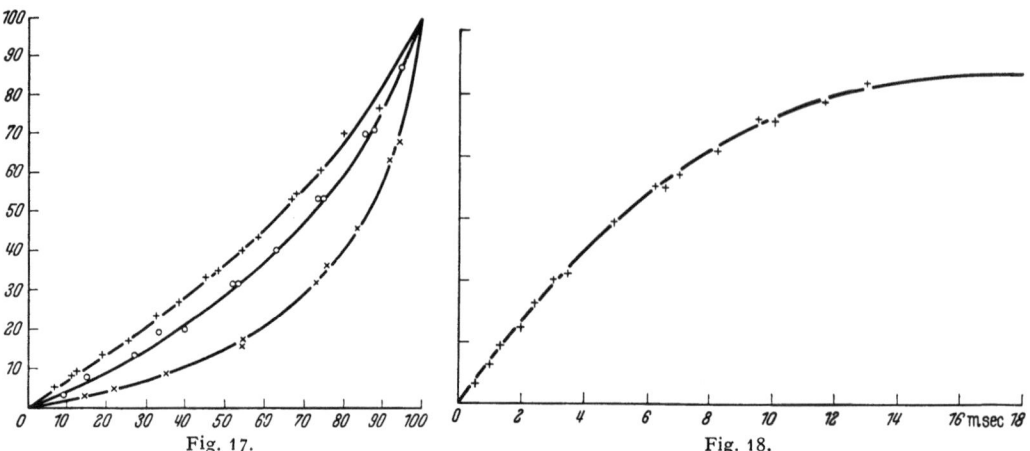

Fig. 17. Amplitude of the anodal local responses as a function of the intensity of the pulses. Abscissae: intensity, with threshold taken as 100 units. Ordinates: amplitude of the responses, with that corresponding to a just threshold shock taken as 100 units. Upper curve: 20 msec. pulses; middle curve: 2 msec. pulses; and lower curve 0.5 msec. pulses. (ROSENBLUETH and GARCÍA RAMOS, 1952.)

Fig. 18. Amplitude of the anodal local responses as a function of the duration of pulses of fixed intensity. The intensity was adjusted so that it was just threshold with a 20 msec. pulse. Abscissae: durations in msec. Ordinates: amplitudes in conventional units. (ROSENBLUETH and GARCÍA RAMOS, 1952.)

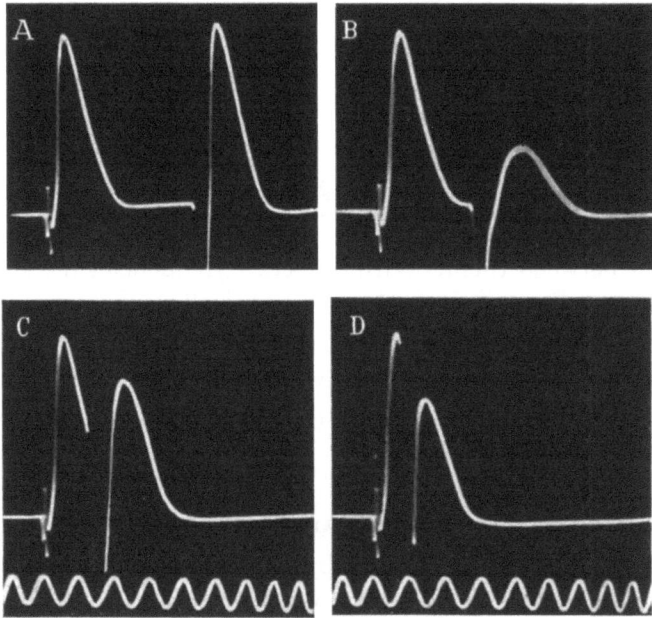

Fig. 19. Anodal local responses to strong test pulses applied during the refractory period consequent to a maximal spike discharge elicited by conditioning cathodal stimuli. Records from the anode of the test pulses, the sharp downward excursion indicates the time of application of these pulses. A to D, increasingly shorter intervals between the conditioning and the test pulses. The anodal responses did not propagate in either direction. Time calibration: 2,000 cycles. (ROSENBLUETH and LUCO, 1950.)

c) **Influence of the duration of the pulses.** The amplitude of the anodal local responses increases when pulses of constant voltage are applied with increasingly longer durations. Fig. 18 illustrates a typical series of observations.

d) **Changes during the refractory period.** As shown in figs. 11 and 12, the anodal local responses, like the cathodal, decrease in amplitude when the nerve has become refractory after a propagated impulse. It is interesting to note that the anodal responses decrease less than the cathodal at any given moment after the conditioning spike discharge. The explanation of this difference is that anodal polarization opposes the refractory state (ROSENBLUETH and GARCÍA RAMOS, unpublished obervations) and thus favors the development of the local response that follows.

e) **The fibers that contribute to the responses.** Using tests similar to those described in section 2e, ROSENBLUETH and GARCÍA RAMOS (1952) showed

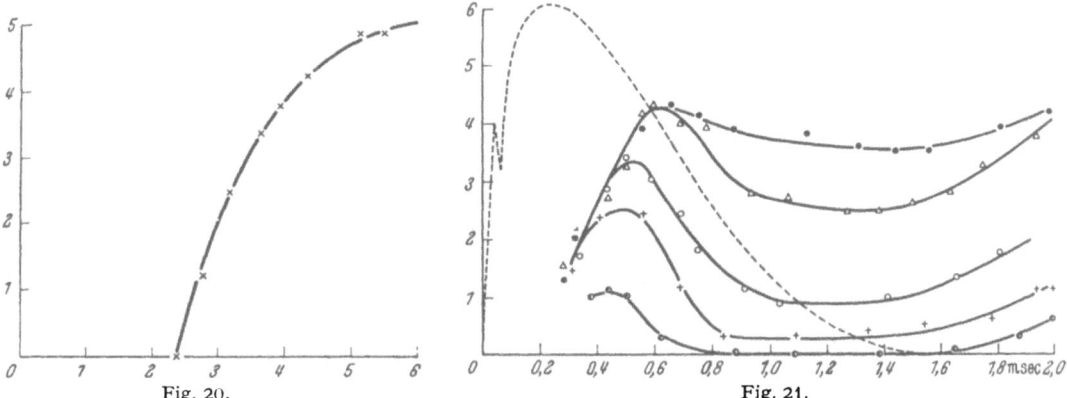

Fig. 20.   Fig. 21.

Fig. 20. Amplitude of the anodal local response as a function of the intensity of the stimuli. Records and experimental procedure as in fig. 19. Interval between the two stimuli: 0.56 msec. Ordinates: peak amplitude of the anodal responses, measured from the base line corresponding to the maximal spike elicited by the conditioning shock when applied alone. Abscissae: intensity of the test stimuli (with constant brief duration). The two scales are in conventional units. (ROSENBLUETH and LUCO, 1950.)

Fig. 21. Changes in the amplitude of the anodal local responses to constant test shocks applied at different times during the refractory period. Electrodes placed as in fig. 19. The anodal responses were not attended by propagated spike potentials. Ordinates: peak amplitude of the anodal responses, measured as in fig. 20. Abscissae: interval between the two stimuli, in msec.; the peak of the anodal responses occurred with a delay of approximately 0.8 msec. Relative intensity of the shocks for the successive curves from below upwards: 2.9; 3.7; 4.3; 5.1; 5.4. The fine line gives the time course of the conditioning maximal spike; its amplitude is on the same scale as that used for the local responses. (ROSENBLUETH and LUCO, 1950.)

that, as in the case of the cathodal local responses, the fibers that give the largest contribution to the anodal local responses to subthreshold pulses are the large, most excitable, myelinated fibers in the spinal roots.

f) **The responses to trains of pulses.** When a series of brief anodal pulses is applied with relatively short time-intervals between them, the successive responses usually increase in amplitude. Spike initiation may take place only after several pulses have been delivered. Fig. 15 shows a characteristic observation.

g) **Responses to strong anodal pulses applied during the refractory period.** ROSENBLUETH and LUCO (1950) showed that if a strong anodal pulse is delivered to a spinal root shortly after a conditioning maximal stimulus has elicited spike discharge, a local response develops (see fig. 19), which differs in several of its properties from the anodal local responses described so far, as follows.

The responses in question require quite strong pulses (e.g., 3 to 6 times threshold) for their development. They increase when the intensity of the pulses increases, and the curve that correlates their amplitude with that intensity suggests that they have a threshold (fig. 20).

The amplitude of these responses varies in a complex fashion when the intensity of the anodal pulses is maintained constant and the interval between these pulses and the conditioning maximal stimuli is varied. As shown in figs. 19 and 21, as this interval decreases the responses first decrease, but then increase, and finally they decrease again, when the test pulses fall well within the so-called absolutely refractory period.

ROSENBLUETH and LUCO suggested that there might exist more than one type of anodal local response. The later study of ROSENBLUETH and GARCÍA

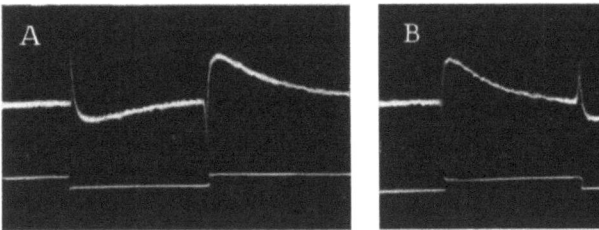

Fig. 22. Anodal (A) and postcathodal (B) positive swings. Records with electrode d (fig. 5) in the position of optimum balance. Upper tracings, electrograms, and lower tracings, rectangular pulses delivered. Duration of the pulses, 20 msec. (ROSENBLUETH and GARCÍA RAMOS, 1951; unpublished.)

RAMOS (1952) confirms this suggestion. As will be shown below (section 10) the responses described in the preceding sections are akin to the cathodal local responses. Those with which we are now concerned have different properties. It is likely that they reveal the development of a spike potential. This development is possible, even early during the refractory period, because anodal polarization opposes the refractory state (ROSENBLUETH and GARCÍA RAMOS, unpublished observations). The spike remains localized—i. e., it does not propagate—because the nerve is in the functional refractory condition (see 43).

h) **Responses that outlast spike discharge.** If a strong, supramaximal anodal pulse is delivered, and records are taken directly from the anode or from points close by, the spike potential is followed first by a positive deflection (the R_1 potential of LORENTE DE NÓ, 1947), and later by a slow negative wave (fig. 12 B). This wave is not merely the well-known negative afterpotential (see 24). It includes a local response that outlasts the development of the spike (46).

4. The positive swings.

As shown in fig. 22 (see also figs. 7 and 11) the local changes of the membrane potential that ensue when d.c. pulses are applied include not only the local responses but also positive deflections, that is, an increase of the polarization. These deflections were observed by ARVANITAKI (1939a, 1943a) and by LORENTE DE NÓ (1947). ROSENBLUETH and GARCÍA RAMOS (1952) designated them as the positive swings. There are two positive swings, one anodal the other postcathodal.

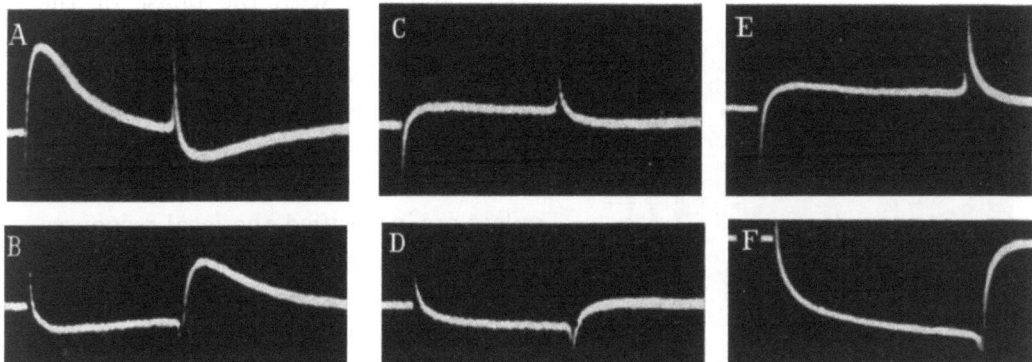

Fig. 23. Depression of the local responses and positive swings by cocaine. Records as in fig. 22. Upper records, cathodal, and lower records, anodal pulses. A and B, controls (10 msec. pulses). C and D, after the local application of cocaine to a segment of the nerve including the electrodes *a* and *d* (fig. 5). E and F, as in C and D, but with stronger and longer (20 msec.) pulses. (ROSENBLUETH and GARCÍA RAMOS, 1952.)

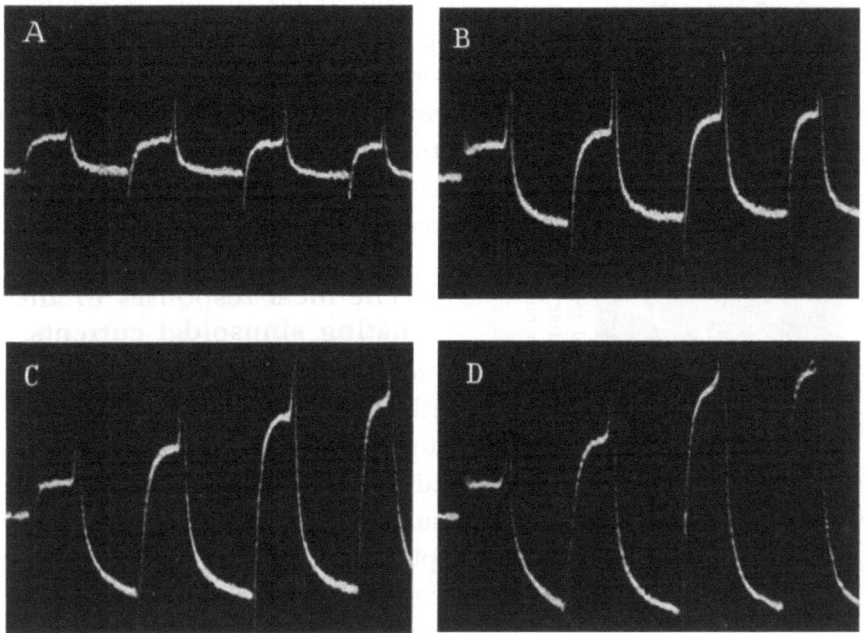

Fig. 24. Influence of the intensity of the anodal half-cycle on the responses to alternating rectangular currents. A: train of cathodal pulses. B to D increasing positivity applied between the same cathodal pulses. (ROSENBLUETH and GARCÍA RAMOS, 1952.)

Like the local responses, the positive swings decrease during the refractory period, or when the tested region of the nerves is damaged by local applications of cocaine (fig. 23) or by the passage of strong d.c. or a.c. Their amplitude depends on the intensity and duration of the pulses applied.

5. The local responses to alternating rectangular currents.

The local effects that ensue when cathodal and anodal pulses are applied alternatively vary with the intensity and duration of the two pulses in each cycle, and also with the phase of the cycle at which the alternating current is applied initially.

Fig. 24 illustrates the influence of anodal polarization interposed between constant cathodal pulses. As the anodal pulses are intensified the local responses grow increasingly. In D they attain at the 4th cathodal half-cycle the magnitude necessary to elicit spike discharge.

In fig. 25 the influence of the starting phase is illustrated. The greater the fraction of the anodal half-cycle with which the train of pulses begins, the more ample the first response. It is important to emphasize that whenever alternating pulses are applied it is not possible to distinguish the anodal and the cathodal local responses; the two merge and sum, yielding a single negative wave.

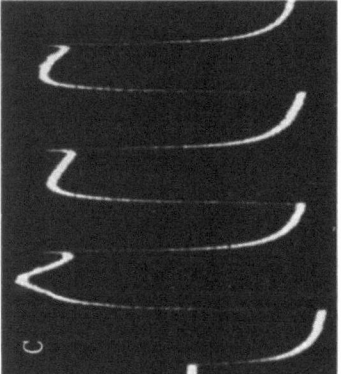
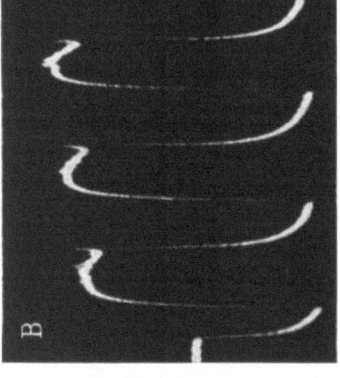
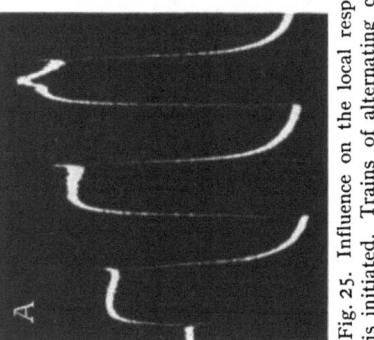

Fig. 25. Influence on the local responses of the moment in the cycle at which a train of alternating rectangular current is initiated. Trains of alternating cathodal and anodal pulses of equal intensity and duration (5 msec.). A begins with a cathodal half-cycle; B with one half of an anodal half-cycle; and C with the beginning of an anodal half-cycle. (ROSENBLUETH and GARCÍA RAMOS, 1952.)

6. The local responses to alternating sinusoidal currents.

a) **General description.** Using the method detailed in section 2 b, ROSENBLUETH and GARCÍA RAMOS (1951) studied these responses, with the following results. If a.c. of a given frequency is applied with increasing intensity and records are taken with electrode d (fig. 5) near the position of optimum balance, at first an almost pure sinusoidal tracing is recorded (fig. 26, A and B) which is out of phase with the impressed e.m.f. (cf. fig. 26 H). As the intensity increases this sine wave becomes more and more distorted by the superposition of an additional deflection, which grows until the threshold for spike discharge is attained (fig. 26 C to G). This additional deflection is a local phenomenon; it is not seen in records taken about 1 cm. away from the pole, in the extrapolar region.

The local responses to alternating sinusoidal currents. 43

b) **The measurement of the responses.** If records such as those in fig. 26 are interpreted as including a passive sinusoidal component and an active

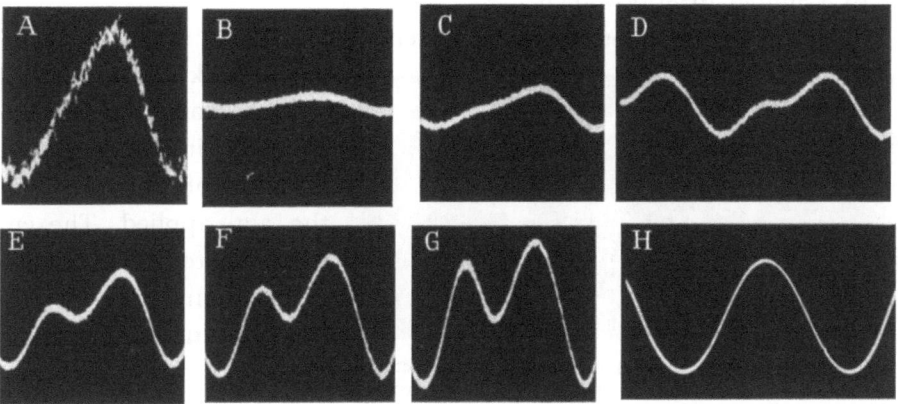

Fig. 26. Local responses to sinusoidal alternating current (a.c.). Changes in the records when the intensity of the a. c. is varied. Electrode *d* (fig. 5) at the position of optimum balance. B to G: a.c. (100 cycles per sec.) applied with gradually greater intensity; in G it was just below threshold. A: as in B but with 10 times greater amplification. H: record from the pole, to show the phase relations (cf. with D). (ROSEN-BLUETH and GARCÍA RAMOS, 1951.)

response it is easy to measure this response by adjusting a sinusoidal tracing with the proper amplitude, frequency and phase to the part of the records that exhibits the passive component. The method is illustrated in fig. 27. The difference between the records from the nerve and the sinusoidals gives the time course and amplitude of the local responses. The validity of this method will be discussed in section 8.

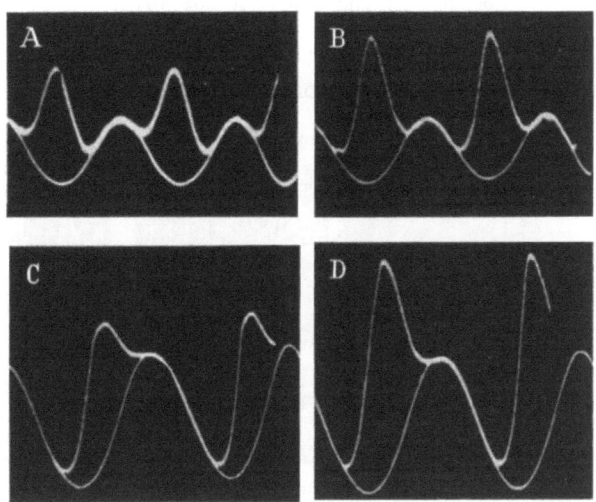

Fig. 27. Measurement of the local responses to a. c. by the adjustment of a sinusoidal curve to the passive component of the records. A two-beam oscillograph was used; one beam recorded the responses, with electrode *d* (fig. 5) slightly off balance; the other beam traced a sinusoidal curve which was adjusted in amplitude and phase to the passive component of the records. A to D: 20, 50, 100 and 150 cycles per sec. (ROSENBLUETH and GARCÍA RAMOS, 1951.)

c) **Changes during the refractory period.** As shown in fig. 28, if the nerve is rendered refractory by the spike discharge consequent to the application of a brief maximal stimulus, the responses to a.c. decrease in amplitude and recover only gradually.

d) **Cancellation of the responses by blocking agents.** The responses disappear if the tested region of the nerves in reversibly or irreversibly damaged or blocked by an appropriate experimental procedure. Thus, local applications of cocaine result in their disappearance. Again, applications of strong d.c. or a.c. (fig.29) lead to a similar disappearance.

e) Influence of the intensity of the currents. In fig. 30 are shown the changes in the peak amplitude of the local responses, measured as explained in section 6b, as a function of the intensity of the a.c. applied. The curve is similar to those illustrated in figs. 9 and 17.

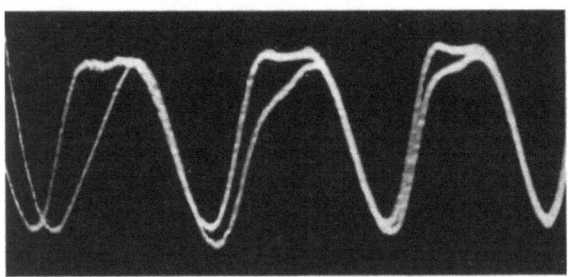

Fig. 28. Decrease of the local responses during the refractory period. A. c. (300 cycles per sec.) was applied to electrodes *a* and *b* (fig. 5). Through the same electrodes a brief maximal d. c. pulse was delivered about 30 times per sec. The figure shows 2 sweeps. One is a control, with uniform local responses. The other begins with the end of the maximal spike elicited by a brief pulse; the local response is almost absent in the following cycle and recovers gradually thereafter.
(ROSENBLUETH and GARCÍA RAMOS, 1951.)

f) Influence of the frequency. Both the amplitude and the phase of the local responses to a.c. vary when different frequencies are applied and the intensity is kept constant. As shown in fig. 31, the amplitude first increases with the frequency; indeed, up to 90 cycles per sec. the amplitude is approximately proportional to the logarithm

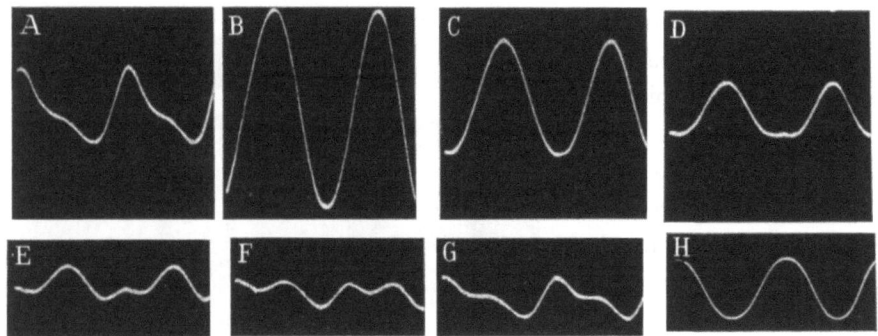

Fig. 29. Reversible disappearance of the local responses after blocking the nerve with strong a.c. A, control, with electrode *d* (fig. 5) near the position of optimum balance; responses to a.c. (100 cycles per sec.). B to G, as in A, at approximately 1 min. intervals after the application of strong, high frequency (10,000 cycles per sec.) a.c. for 30 sec. This application resulted in the transient unbalance of the records. The local responses, which had disappeared (B and C), gradually reappear. H, record from the pole, with less amplification. (ROSENBLUETH and GARCÍA RAMOS, 1951.)

of the frequency. Higher frequencies result in a decrease of the amplitude of the responses. This decline is reasonably explained on the basis of the effect mentioned in sections 2f and 2g.

g) The time course of the responses. In fig. 32 are plotted the times for the beginning, peak and end of the local responses to different frequencies of a.c., measured from the beginning of the cathodal half-cycle and with the duration of each cycle as unit of time for each frequency. It is clear that the duration and time course remain approximately constant with these units, but that there is a gradual shift of phase, the responses occurring later in the cycle as the frequency increases.

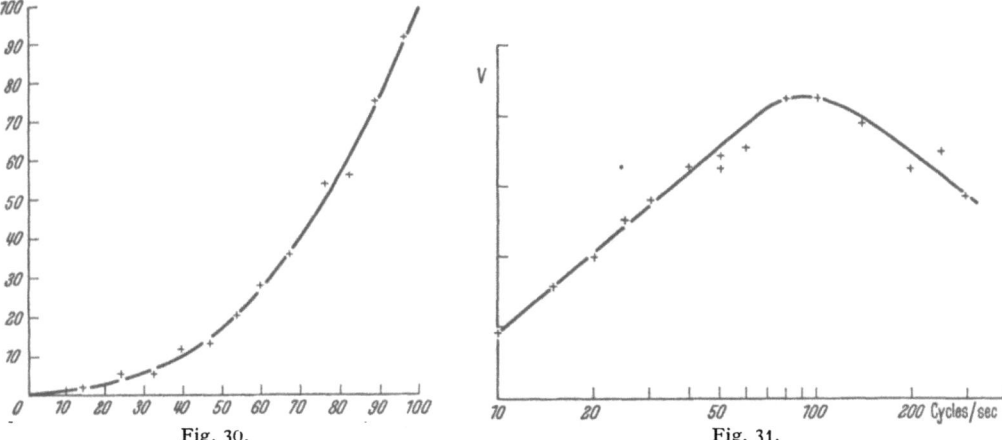

Fig. 30. Influence of the intensity of the a. c. on the amplitude of the local responses, at equilibrium. Abscissae: intensity of the a. c. (150 cycles per sec.); 100 units was the just-threshold intensity. Ordinates: peak amplitude of the local responses (in arbitrary units). (ROSENBLUETH and GARCÍA RAMOS, 1951.)

Fig. 31. Influence of the frequency of the a. c. on the amplitude of the local responses. Abscissae: frequency per sec. (logarithmic scale). Ordinates: peak amplitude of the responses. The intensity was maintained constant, and was just threshold at 90 cycles per sec. (ROSENBLUETH and GARCÍA RAMOS, 1951.)

A more detailed description of the time course was obtained by ROSENBLUETH and GARCÍA RAMOS (1951) by measuring the amplitude of the responses at each 12° of the cycles. If the peak amplitude is taken as unit for each response and these peaks are made to coincide in time, all the responses yield approximately the same values. This is true if different intensities of a.c. with fixed frequency are applied to a given nerve, or if different frequencies are employed, and, finally, if the results obtained from different nerves are compared.

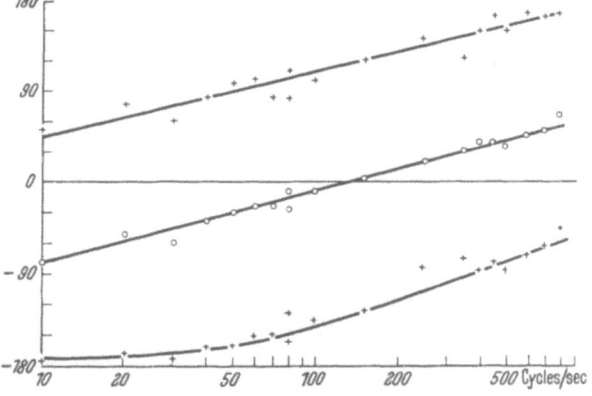

Fig. 32. Time course of the local responses to a. c. of different frequencies. Abscissae: frequency per sec. (logarithmic scale). Ordinates: time, measured in degrees per cycle, with the beginning of the cathodal half-cycle as zero. Lower, middle, and upper curves: beginning, peak, and end of the local responses, respectively. (ROSENBLUETH and GARCÍA RAMOS, 1951.)

It is thus clear that a single equation can describe all the responses. This equation is

$$R = 13.91\ [e^{2\cos(2\pi F t + q - \Theta)} - 0.2],$$

where R is the amplitude measured as percent of the peak, F is the frequency,

t the time in seconds, φ is the phase angle (in radians) of the starting time, and $\Theta = 0.49 \log_e (F/20)$ is the phase shift (in radians).

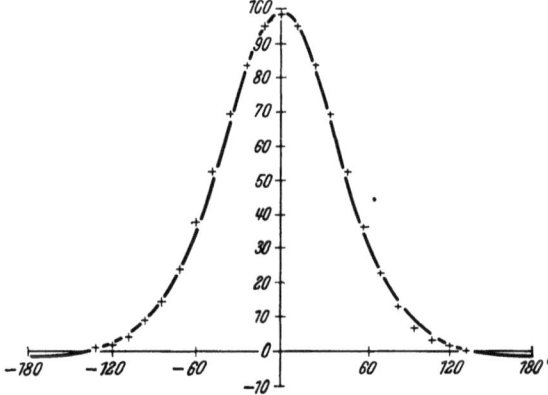

Fig. 33. Average local response. Abscissae: time in degrees, as in the ordinates of fig. 32; the peak of each response was taken as 0°. Ordinates: amplitude of the response. The crosses are the average of 25 responses. The curve is the locus of an equation given in the text. (ROSENBLUETH and GARCÍA RAMOS, 1951.)

The crosses in fig. 33 are the average amplitude of 25 local responses measured by ROSENBLUETH and GARCÍA RAMOS (1951). The curve was not drawn through the experimental data, but represents the locus of the equation given above. The fit is quite satisfactory.

h) **The initial responses to a.c.** So far we have considered only the responses to a.c. at equilibrium, that is, after it has been applied for some time. This description does not cover the initial effects, at the start of the passage of the currents.

As shown in fig. 34 the phase of starting is important for these initial effects. If the current begins with the anodal half-cycle (fig. 34 A) the first response is far more ample than if it begins with the cathodal half-cycle (fig. 34 B).

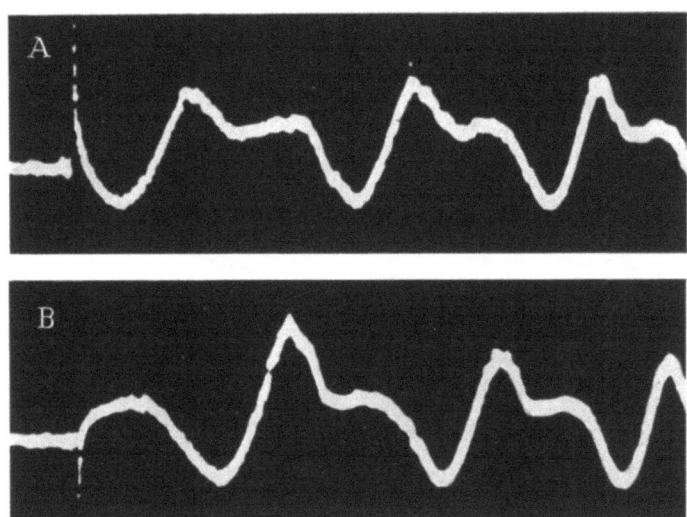

Fig. 34. Influence of the phase of starting on the amplitude of the local response to the first cycle. The records show the effects of the beginning (sharp artifact) of periods of application of a.c. (70 cycles per sec.). In A the current began at the start of the anodal half-cycle; a local response begins to develop at the trough of his half-cycle. In B the current began at the start of the cathodal half-cycle; a striking local response is seen only after the following anodal half-cycle. (ROSENBLUETH and GARCÍA RAMOS, 1951.)

With frequencies higher than about 100 cycles per sec. the initial responses are larger than later ones, an effect probably due to the fact that each is preceded by another at a moderate time interval (see sections 2f and 2g). With quite high frequencies (over 2,000 cycles per sec.) the responses usually grow over several cycles so that, if the intensity is adequate, spike discharge may occur only after the 3rd or 4th local response has developed. This fact is in accord with the summation of responses to brief shocks applied in rapid succession illustrated in figs. 13, 14 and 16.

7. The distribution of the local responses along the nerves.

HODGKIN (1938) found that the cathodal local responses spread in the unmyelinated fibers further along the nerve than the physical polarization, i.e.,

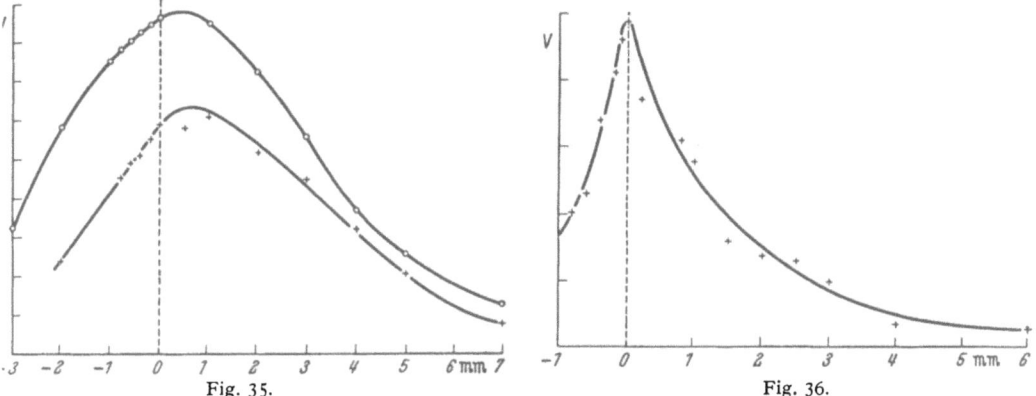

Fig. 35. Distribution of the local responses to d.c. pulses along the nerve. Abscissae: position of electrode d (fig. 5) measured as in fig. 6. Ordinates: amplitude of the local responses, in conventional untis, with the same scale for both curves. Lower curve: cathodal local responses. Upper curve: anodal local responses. Both pulses were just threshold for the most excitable fibers; the durations were 5.0 msec. for the anodal and 20.0 msec. for the cathodal. (ROSENBLUETH and GARCÍA RAMOS, 1952.)

Fig. 36. Distribution of the local responses to a.c. along the nerve in the vicinity of the pole. Abscissae as in fig. 6. Ordinates: peak amplitude of the local responses to a.c. (80 cycles per sec.) at the corresponding positions of electrode d (fig. 5). (ROSENBLUETH and GARCÍA RAMOS, 1951.)

than the passive electrotonic istribution of the pulses applied. Thus, in one of his observations the anodic potential (passive) fell to $1/3$ in 0.5 mm. whereas the response declined to only $2/3$ in that distance.

In the studies of ROSENBLUETH and GARCÍA RAMOS (1951, 1952) the spread of the cathodal and anodal local responses to rectangular pulses (see fig. 35), and of the responses to sinusoidal a.c. (see fig. 36) was approximately like that of the passive electrotonus.

HODGKIN suggested two possible explanations for his observations. First, the greater spread of the response could be due to the fact that it lasts longer than the anodic polarization. Second, it could be due to an increase in the length of the active region, because of a process allied to the propagation of the spike. Neither of these explanations appears satisfactory; the first is inapplicable to the responses to long cathodal pulses; and the second violates the local character of the responses in question.

An adequate explanation is not available. The phenomenon is particularly puzzling because the law that correlates the amplitude of the responses with the intensity of the currents (figs. 9, 17 and 30) suggests that the responses should spread less than the passive electrotonus. Thus, at a point where the electrotonic potential has dropped to $1/_2$ of its value at the pole, the curves in the figures mentioned show that the responses should have an amplitude of less than $1/_2$ that at the pole.

8. The measurement of the local responses and swings.

In the studies of HODGKIN (1938), PUMPHREY, SCHMITT and YOUNG (1940), KATZ (1947), and ROSENBLUETH and LUCO (1950), the cathodal responses were

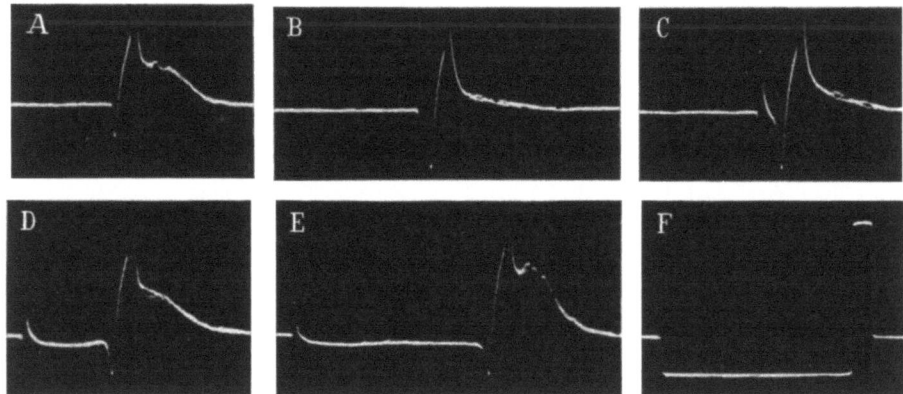

Fig. 37. Influence of an anodal pulse on the effects of an immediately following cathodal pulse. Records with electrode d (fig. 5) in the position of optimum balance. The test cathodal pulse had a constant duration of 0.5 msec.; A shows its effects when delivered singly, and B to E the changes produced when it followed anodal pulses with durations 0.2, 0.5, 2.0 and 5.0 msec., respectively. F, the pulses applied in E. (ROSENBLUETH and GARCÍA RAMOS, 1951; unpublished.)

measured by the algebraic summation of the anodal and the cathodal records (see figs. 1 and 3). As pointed out by LORENTE DE NÓ (1947), this method assumes that the anodal records include exclusively passive polarization; in addition the method assumes also that the passive effects of the cathodal and the anodal pulses are symmetrical, i.e., that there is no rectification.

The anodal records were interpreted by HODGKIN to represent merely passive effects because they varied linearly with the intensity of the pulses (see fig. 2). Although this argument is not decisive, it is supported by the fact that during the refractory period, when the cathodal response is abolished, the anodal records do not change significantly, and the cathodal effects become approximately symmetrical to the anodal (fig. 10).

Since anodal pulses elicit a positive swing, and since this swing represents an active process (see section 14), it is true that their effects are not purely passive. On the other hand, the swings elicited by relatively weak anodal pulses are much smaller than the local responses that develop when cathodal pulses of the same intensity are applied. It may be concluded, therefore, that while the method of algebraic summation is not accurate, the error it introduces is quite small and does not invalidate the inferences drawn from its application.

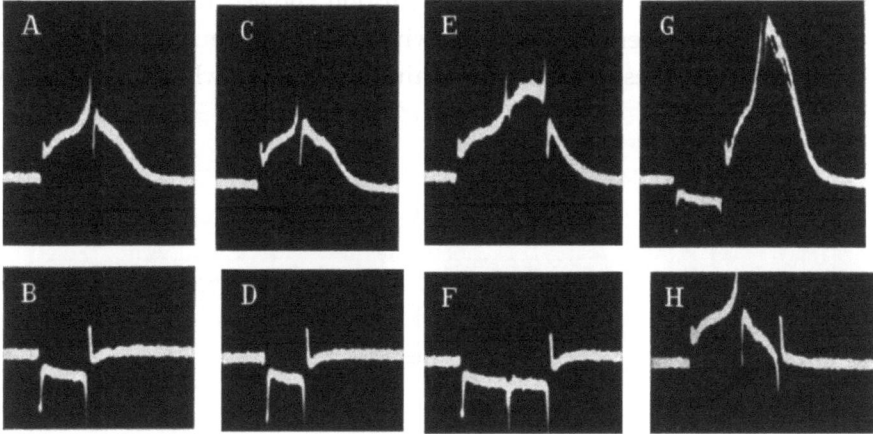

Fig. 38. Interaction of the effects of two brief pulses. Pairs of successive shocks, with durations of 0.4 and 0.3 msec., delivered through the same electrodes. A and B: first pulse delivered alone, cathodal and anodal, respectively. C and D: as in A and B, but second pulse. E: both cathodal. F: both anodal. G: first anodal and second cathodal. H: first cathodal and second anodal. (ROSENBLUETH and GARCÍA RAMOS, 1951; unpublished.)

In the study of ROSENBLUETH and GARCÍA RAMOS (1951a) the local responses and swings were measured from the resting base line, after adjusting the position of electrode d (fig. 5) so that the part of the records

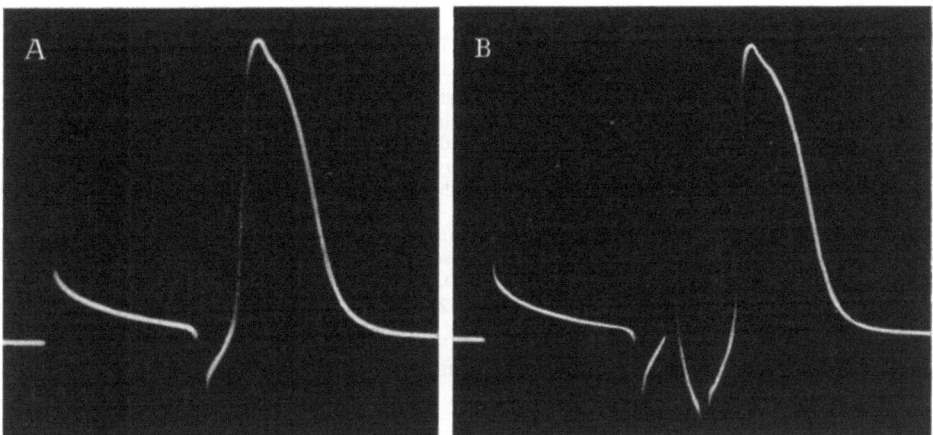

Fig. 39. Delay of the initiation of the spike potential by the application of an anodal pulse. Records with electrode d (fig. 5) near the position of balance. A, an anodal pulse with duration of 2 msec. elicits a maximal spike. B, the application 0.5 msec. after the end of this pulse of an additional anodal pulse lasting 0.5 msec. delays the initiation of the spike. (ROSENBLUETH and GARCÍA RAMOS, 1951; unpublished.)

corresponding to the end of the application of long anodal pulses coincided with that base line. The discussion of this method will be found in the paper referred to.

In their study of the local responses to a.c., ROSENBLUETH and GARCÍA RAMOS (1951) measured these responses by adjusting a sinusoidal to the part of the records that does not include the negative wave (see section 6b and fig. 27). This method assumes that a.c. does not elicit positive swings. Experiments carried out to test this assumption showed that a.c. does indeed result in the development of positive swings, which alternate with the local responses, but that these swings are again quite small when compared with

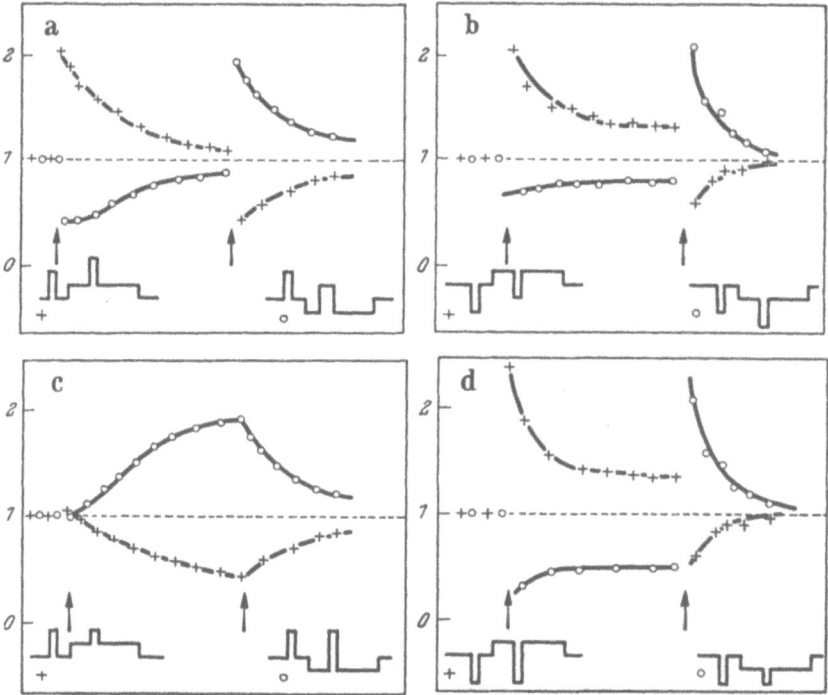

Fig. 40. Changes of the local responses to brief test shocks when they develop in the course of or after the application of long pulses (10 msec.). All the pulses were delivered through the same pair of electrodes. Abscissae: time; the arrows indicate the on and the off of the long pulses. Ordinates: amplitude of the responses measured from the base line imposed by the passage of the long pulses; the amplitude of the control responses is taken as unit. Crosses: long cathodal pulses; circles: long anodal pulses. A and B. The intensity of the brief pulses was not changed when they were superimposed on the long ones, so that the two summed algebraically (see lower diagrams). In A the test pulses were cathodal and in B they were anodal. C and D. The intensity of the brief pulses was adjusted so that their absolute intensity remained constant (see diagrams). C, cathodal, and D, anodal test pulses. (ROSENBLUETH and GARCÍA RAMOS, 1952.)

the corresponding responses. The error made in these measurements, therefore, is again quite small.

9. The interaction of the local responses and swings.

Under this heading will be summarized the changes of the local effects that are due to the previous or concurrent application of conditioning rectangular pulses.

a) Anodal conditioning pulses preceding cathodal test pulses. A conditioning anodal pulse may decrease or increase the local response to a subsequent cathodal pulse. The depressing effect is best seen with a brief anodal shock applied immediately before the cathodal pulse. As the conditioning shock is gradually intensified the test response decreases at first to reach a minimum, it then begins to increase, and eventually the depressing influence is replaced by an enhancing effect, that is, the test response becomes larger than the control. A similar transition from depression to enhancement is observed if the duration of anodal pulse with the appropriate constant intensity is gradually lengthened (fig. 37). Indeed, with conditioning pulses longer than about 1 msec. no depressing influence may be seen, but only an enhancing effect, the more marked the greater their intensity.

b) A cathodal pulse followed by an anodal one. The interaction here is mutual, i.e., each pulse influences the response to the other. The effect is one of depression; the responses to the two are diminished (see fig. 38 H). If the first shock is liminal the second may delay or abolish the initiation of the impulses. An easy way to show the delay is to apply two anodal pulses in rapid succession, the first being maximal. In this case the anodal responses sum, but the impulses are not initiated until some time after the end of the second pulse (fig. 39).

c) The influence of long rectangular pulses on the responses to brief test shocks. In these observations ROSENBLUETH and GARCÍA RAMOS (1952) applied the brief, relatively strong test shocks, cathodal or anodal, at different times before, during and after the passage of the long weak conditioning pulses, in turn cathodal or anodal. Since both pulses were delivered through the same pair of electrodes, the two summed algebraically when applied simultaneously, thus changing the total degree of negativity or positivity developed by the test shocks. In some experiments this change was avoided by modifying the intensity of these shocks when the summation took place.

Fig. 40 illustrates the results. The local responses to the brief shocks increase when they develop in the course of the responses to the long pulses, and they decrease during the development of the conditioning positive swings.

d) The influence of long rectangular pulses on the responses to a.c. The changes of these responses are parallel to those described in the previous section.

10. The similarity between the local responses to cathodal and anodal rectangular pulses and to sinusoidal a.c.

If we exclude the responses to strong anodal pulses applied early during the refractory period (47; see section 3 g), all the responses described in previous sections have many common features. Thus, they appear when the axon membrane becomes depolarized, that is, when there is an outward flow of current. They may sum with each other. They lead to spike discharge if they attain a sufficient amplitude or duration. They increase or decrease in a parallel fashion when the nerves are polarized cathodally or anodally. They decrease during the refractory period.

There are only minor differences between the cathodal and the anodal local responses. These differences are readily explained by the fact that they develop in regions of the nerves that are in different conditions; the cathodal response develops at a region that is depolarized, whereas the anodal response appears in a region that is more polarized than normally. In accord with ARVANITAKI (1939a), ROSENBLUETH and GARCÍA RAMOS (1952) concluded, therefore, that the two responses are alike, that they are evidence of the occurrence of the same process.

The responses to a.c., in turn, may be interpreted as the sum of an anodal and a cathodal response (45). They thus do not differ from the responses to rectangular alternating currents, or from those to d.c. pulses.

11. The similarity between the anodal and the postcathodal positive wings.

Like the two local responses, cathodal and anodal, the two positive swings have many features in common. They both develop when current flows inward across the axon membrane. They may sum. Their time course is approximately the same. They both depress the local responses to cathodal or anodal test pulses. It is likely, therefore, that they both reveal the development of the same process (1, 3, 46).

12. The role of rectification.

COLE and CURTIS (1941) and also COLE and BAKER (1941) have shown that the axon membrane has rectifying properties: the impedance of the membrane is greater for the inward than for the outward flow of current. It might be supposed that this rectification sould lead to an asymmetry between the cathodal and the anodal records, and that this asymmetry could account for some of the phenomena that have been interpreted as local responses.

The asymmetry in question, however, would yield larger excursions at the anode than at the cathode. This is precisely what COLE and CURTIS found. But the observations that have been reported in the previous sections give the opposite relations: the cathodal record is more ample than the anodal one (see figs. 1 and 3). A rectification of the type described by COLE and CURTIS was seen by ROSENBLUETH and GARCÍA RAMOS (1952) only in nerves that had been treated with cocaine (fig. 23), that is, after the cancellation of the local responses.

It is thus clear that the local responses are not the passive manifestation of the rectifying properties of the axon membrane. Indeed, since the position of balance of electrode d (fig. 5) is the same for subthreshold long (10 msec. or longer) pulses, whether they be cathodal or anodal, it may be inferred that these rectifying properties do not play a significant part in the electrotonic distribution of the field established by such pulses in the spinal roots.

13. The relations between the local responses and swings and the E_1 electrotonic components of Lorente de Nó.

LORENTE DE NÓ (1947) applied d.c. pulses to frog nerves and recorded from the cathode or anode or from neighboring extrapolar regions. He observed potential fluctuations similar to the local responses and positive swings, that were superimposed on the main, quasirectangular passive component. He assumed that these fluctuations were all equivalent, although of opposite sign,

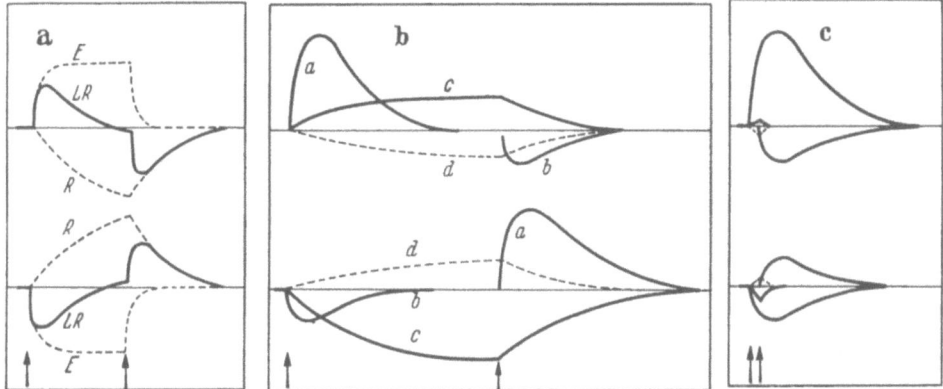

Fig. 41. Diagrammatic representation of some of the processes that develop at the cathode (upper diagrams) and anode (lower diagrams) when d.c. pulses are applied. The arrows denote the beginning and end of the pulses. Upward excursions denote a decrease and lower excursions and increase of the membrane potential. A. Diagram that illustrates LORENTE DE NÓs (1947) suggestions. E: E_1 electrotonic component; R: reaction of the axon membrane; LR: resultant. B. Diagram showing some of the components encountered in the present study. For explanation see text. C. As in B, but for brief pulses.
(ROSENBLUETH and GARCÍA RAMOS, 1952.)

and, therefore, he designated the four waves with the single expression E_1 components of the electrotonic potential.

According to LORENTE DE NÓ the fundamental response of the axon membrane to the passage of current is a "reaction" that opposes this passage, that is, the response is the development of a counter e.m.f. Both at the cathode and the anode the current would "create" an E_1 potential. The reactions would at first oppose the development of this potential and later they would remove it. Although LORENTE DE NÓ does not state explicitly whether or not the E_1 potential is to be considered an active or a passive effect, the second alternative appears more reasonable, since he stresses that this potential is not a response. At the end of the pulse the E_1 potential would promptly disappear, and the reaction would become manifest as a rebound of the membrane potential in the opposite direction.

As shown in the diagram in fig. 41 A, which embodies our interpretation of LORENTE DE NÓs views, what we, following HODGKIN (1938) have called a local response (LR), would be the resultant of two potential changes, one passive, the E_1 potential (e), and the other active, the nerve reaction (R).

The data do not support LORENTE DE NÓs interpretation. Thus, if the nerve is non-responsive, either because it is in the refractory state or because it has been blocked by the application of strong currents or of cocaine, we do not see a cancellation of the reaction, since this would become manifest by a persistent E_1 potential. What is found is a cancellation of the wave which LORENTE DE NÓ considers passive (see figs. 11 and 23).

Again, LORENTE DE NÓ stresses that the E_1 potential does not outlast the pulses. But many observations (30, 39, 35, 46) indicate that the local response to brief cathodal pulses outlasts them, and indeed, that its peak may be reached some time after the current ceases flowing (see figs. 1, 3 and 8). The greater-than-linear summation of the response to two brief cathodal shocks (figs. 13 and 14), in turn does not support the view that the local responses are E_1 potentials.

According to LORENTE DE NÓs views, anodal pulses should always be followed by an enhancing effect. But brief anodal pulses may decrease or cancel the responses, local or propagated, to cathodal shocks applied immediately afterward (fig. 37). Finally, as shown by ROSENBLUETH and GARCIA RAMOS (1951), LORENTE DE NÓs interpretation does not explain adequately the local responses to a.c.

14. The active character of the responses and swings.

The arguments adduced in the previous section against LORENTE DE NÓs suggestion that the local responses are not active processes support the opposite view, namely, that they denote the development of active processes. And these arguments are applicable also to the positive swings.

15. The dual effects, excitatory and depressing, of the cathode and anode.

The most striking effects of the applications of d.c. to nerves are the well known cathodal stimulation, postcathodal depression, anodal depression, and postanodal anhancement. It is important to emphasize, however, that during these four periods the influence of the currents is complex, and that all four include excitatory and depressing effects.

Cathodal depression is an accepted phenomenon. It is usually attributed only to very strong or very prolonged currents. But evidence of depression following the enhancement that attends the development of the local response may be seen with relatively brief (e.g., 20 to 50 msec.) pulses that are below the threshold of spike discharge. Thus, as shown in fig. 40, the local responses to test pulses applied during the passage of a long pulse first increase, but they later decrease, and in some of the experiments of ROSENBLUETH and GARCÍA RAMOS (1952) they became smaller than the controls.

Postcathodal excitatory effects are always seen if brief subthreshold pulses are applied. The summation of subliminal stimuli is an example of these effects. In addition, nerve impulses may be initiated at the cathode at the end of a pulse (see 41).

Anodal excitatory effects are revealed by the increase of the responses to brief test shocks applied in the course of the passage of a long pulse (fig. 40); in these observations the responses may become larger than the controls (46). Again, if an anodal pulse is applied during the development of a local response, this response subsides, but it promptly manifests itself again, larger than before, as soon as the pulse ends. Finally, nerve impulses may be initiated at the anode soon after d.c. is delivered to a nerve (see 41).

Postanodal depression is evident when a brief anodal pulse of moderate intensity decreases or abolishes the local propagated response to a subsequent cathodal stimulus (fig. 37).

In accord with LORENTE DE NÓ (1947), ROSENBLUETH and GARCÍA RAMOS (1952) found a broad correlation between the preponderant influence, excitatory or depressing at a given time, and the sign of the membrane potential change. In general, depolarization is attended by excitatory effects and increased polarization by depression.

The correlation is not strict, however. Thus, toward the end of a long cathodal pulse the active change may be one of increased polarization, yet the responses to brief test shocks may be greater than the controls. And if a long anodal pulse is delivered, during the period of isopotentiality that follows the subsidence of the positive swing the responses to brief test shocks increase as a rule gradually.

16. The components of the membrane potential changes.

The dual effects of the cathode and anode discussed above suggest the simultaneous development of opposite processes, and the correlation just mentioned suggests that these processes have opposite electrical signs.

In accord with these suggestions ROSENBLUETH and GARCIA RAMOS (1952) proposed tentatively the hypothesis illustrated in the diagrams in fig. 41 B and C. The upward excursions denote a decrease, and the downward excursions an increase of the membrane potential. The deflections a and b are the local responses and the positive swings, respectively. Component c may be one of the slow components (E_2 or E_3) of LORENTE DE NÓ (1947). It was encountered only occasionally in the study of ROSENBLUETH and GARCÍA RAMOS; it is not ostensible in the records reproduced by ARVANITAKI (1939a, 1943), by HODGKIN and RUSHTON (1946) and by HODGKIN (1948). Component d is formally equivalent to LORENTE DE NÓs reaction. It meets the demand that two processes of opposite sign develop simultaneously.

17. The oscillatory character of the local responses.

The local responses and the positive swings have been considered in previous sections as consisting of a single negative or positive wave. This is their usual behavior in nerves that are in relatively normal conditions, although, as observed by ARVANITAKI (1939a) and by ROSENBLUETH and GARCÍA RAMOS (1952), they are often followed by a slight potential change in the opposite direction.

ARVANITAKI (1939b) has shown that in decalcified nerves the responses may acquire an oscillatory character. At the cathode at the make, and at the anode at the break of d.c. pulses the initial excursion is negative, and it is positive at the make and break at the anode and cathode, respectively. The degree of damping of the oscillations varies with the degree of decalcification, and the mainly monophasic responses may be considered due to a high degree of damping. The oscillatory character of the response to electric stimuli in the appropriate experimental conditions has been confirmed by LORENTE DE NÓ (1947) and by HODGKIN (1948). Oscillatory local responses were also found by BRINK, BRONK and LARRABEE (1946) when they stimulated squid giant axons chemically.

The relations between the negative and positive phase in these oscillatory responses remains obscure. LORENTE DE NÓ has suggested that each phase stimulates the following one. If a local response can evoke a positive swing and vice versa, oscillations would follow. That the two phases may represent different processes is likely from the study of CARDOT and ARVANITAKI (1943), who showed, that they have different temperature coefficients.

18. The relations between the local responses and the spike potential.

HODGKIN (1938) stressed the similarity between the local responses and the spike potential. The subthreshold effects would be like the threshold propagated process, except that they would not attain the amplitude necessary for propagation. PUMPHREY, SCHMITT and YOUNG (1940) adopted the same view. HODGKIN and RUSHTON (1946) showed examples of cathodal local responses that developed into small spikes, which did not propagate. And more recently AVERBACH and NASONOW (1950) have also insisted on the identity between the non-propagated and the propagated responses.

The studies of ROSENBLUETH and LUCO (1950) and of ROSENBLUETH and GARCÍA RAMOS (1952) led to the opposite conclusion, namely, that the local response and the spike potential are different in nature and in properties, as follows. There is general agreement that the local responses are graded, and, although AVERBACH and NASONOW deny the applicability of the all-or-nothing principle to the spike potential, we may consider this applicability as one of the best established theoretical acquisitions of neurophysiology. Unlike the spikes the local responses have no threshold, and two responses may sum.

When a local response is followed by the development of a spike the two phenomena may be readily separated in the records; indeed the spike may not begin until the local response has begun to subside (see figs. 3 and 42).

Finally, there are conditions in which the local responses and the spikes are seen to vary idependently. Thus, while anodal polarization increases the amplitude of the spike potential (see for references 37), the local responses decrease in amplitude (47, 46).

19. The initiation of nerve impulses.

It has often been assumed that the necessary condition for the initiation of propagated impulses is the attainment of a critical electrotonic potential or membrane voltage (see for references 37). Although this assumption was shown to be incompatible with the facts by LORENTE DE NÓ (1947), SCHOEPFLE (1950) has recently adduced in its support the observation that the electrotonic potentials induced by threshold rectangular pulses of various durations subside along a common curve. The data presented in this review are not in harmony with SCHOEPFLEs observations and do not agree with the assumption in question.

The most important

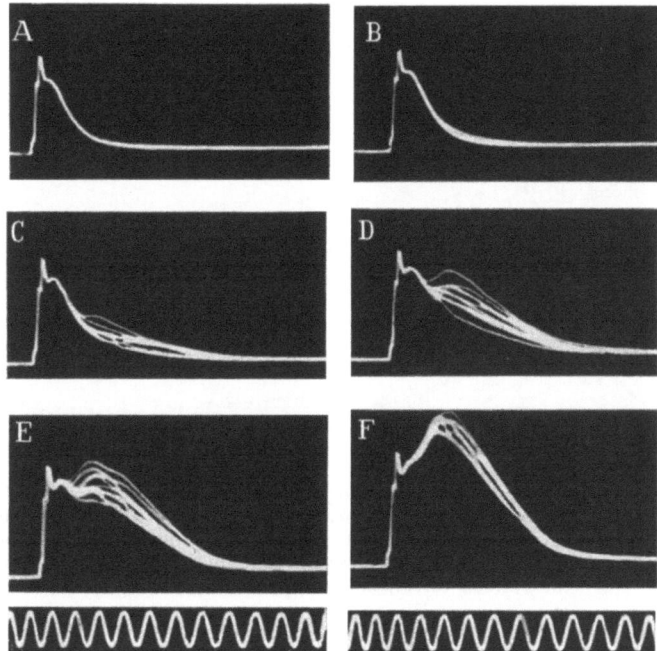

Fig. 42. Gradual decrease of the latency of the initiation of spike potentials at the cathode as the stimuli are progressively intensified. Records from the cathode. The sharp upward excursion at the peak of the records indicates the end of the shocks. Time calibration: 5,000 cycles. (ROSENBLUETH and LUCO, 1950.)

consequence of the study of the local responses is the knowledge that electrical stimuli do not initiate nerve impulses directly. They cause the development of a local response, and if this response attains a threshold value it initiates a spike potential that will then propagate if propagation is possible in the nerve.

This inference is based on the following facts. a) Spike potentials do not start without the previous development of a local response. Thus, whether cathodal or anodal liminal d.c. stimuli be applied (30, 39, 1, 3, 47, 46), or a.c. be delivered (45), the spikes are preceded by local responses. b) In single fibers, stimuli that are liminal set up a relatively ample local response; if this response decreases, spikes will not be initiated (30, 1, 39, 3). c) In multifibered trunks, if the local responses to submaximal stimuli increase in amplitude the number

of fibers that discharge increases and the latency of this initiation becomes shorter; the opposite effects occur if the local responses decrease (47, 46).
d) When two or more subliminal stimuli sum their action to elicit spike discharge, the effective summation is that of the local responses (39, 47, 45, 46).
e) When the discharge consequent to the application of a liminal cathodal stimulus is cancelled by the previous or subsequent application of an anodal pulse (7), this cancellation is consequent to the decrease of the local response to the cathodal stimulus (47, 46). It is interesting to note that the subsequent

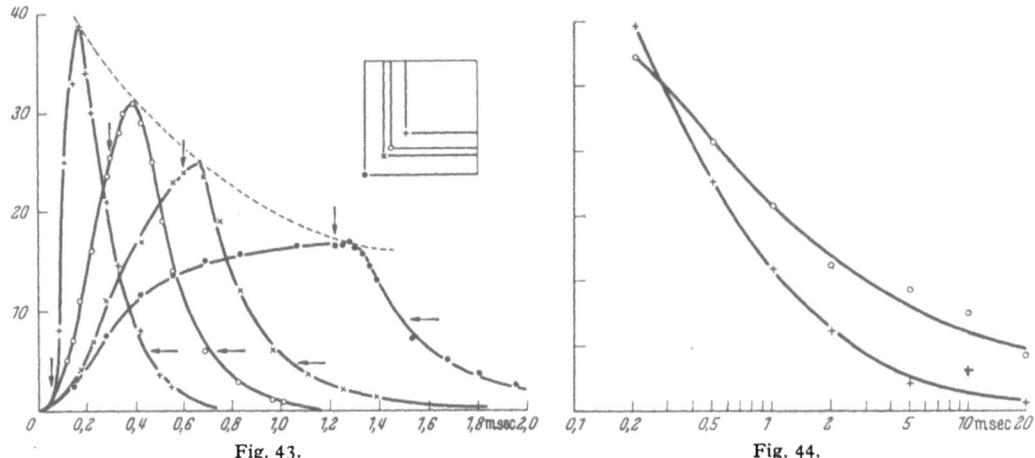

Fig. 43. Cathodal local responses to just-threshold rectangular pulses of various durations. Records from the pole. The vertical arrows indicate the durations of the pulses. The horizontal arrows indicate the mean level at which the occasional spikes started. The dotted line emphasizes the gradual decline in the amplitude of the threshold responses as the stimuli become longer. Inset: relative areas of the response; the symbols correspond to those in the graphs. (ROSENBLUETH and LUCO, 1950.)

Fig. 44. Local responses to just-threshold anodal stimuli of various durations. The stimuli were adjusted so that about 1% of the A fibers discharged. Abscissae: durations of the pulses in msec. (logarithmic scale). Ordinates: amplitude (crosses) and area (circles) of the responses. (ROSENBLUETH and GARCÍA RAMOS, 1952.)

anodal pulses are effective only if they precede the initiation of the spikes. Once the spike potential is started even very strong anodal pulses fail to prevent its development.

It is thus clear that the necessary and sufficient condition for the initiation of spikes is the development of a local response that attains threshold.

HODGKIN (1938) suggested that the threshold in question is reached when the local response reaches a critical amplitude. This suggestion was based on observations in which the spike always started at the peak of the local responses or earlier. HODGKINs suggestion was adopted by PUMPHREY, SCHMITT and YOUNG (1940), by KATZ (1947), and by ARVANITAKI (1939a and b; 1943). LORENTE DE NÓs (1947) hypothesis that spike discharge occurs when the E_1 potential reaches a critical level is similar, since it is now clear that the E_1 potential is a local response (see section 13).

The observations of ROSENBLUETH and LUCO (1950) and of ROSENBLUETH and GARCIA RAMOS (1951, 1952) show, however, that the attainment of a critical amplitude or level is not the condition necessary for propagation. The amplitude of the just-threshold local responses to cathodal (fig. 43) or anodal pulses (fig. 44), or to a.c. of different frequencies (fig. 45) varies importantly. In addition, the spikes need not begin at the peak of the local responses or earlier, but may start only after the response has subsided significantly (fig. 42).

As shown by BLAIR and ERLANGER (1933, 1936), as a rule, if just-threshold brief pulses are applied, there is a relatively long latency between the end of the pulses and the beginning of the propagated impulses (see also 37). This delay is due to the fact that the spikes start late in the descending phase of the local response. If the stimuli are gradually intensified, the propagated responses begin progressively earlier. Fig. 42 shows typical examples.

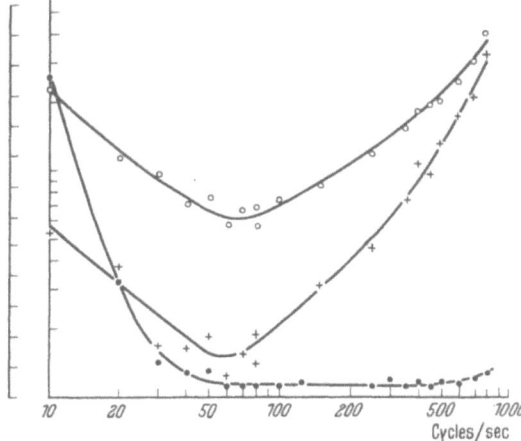

Fig. 45. Influence of the frequency of the a.c. on the characteristics of the just-threshold local responses. Abscissae: frequency per sec. (logarithmic scale). Right hand logarithmic scale of the ordinates: upper curve (circles), intensity of the threshold currents; middle curve (crosses), peak amplitude of the corresponding threshold local responses. Left hand arithmetic scale of the ordinates: lower curve (dots), areas of the same responses. (ROSENBLUETH and GARCÍA RAMOS, 1951.)

The opposite effect, namely a gradual lengthening of the latency of spike initiation, is readily demonstrable if liminal stimuli are applied increasingly earlier in the refractory period. In those circumstances the spikes may again start only after the local response has largely subsided (47).

These data oppose the view that a critical amplitude of the local response is necessary for the initiation of spikes. The decisive factor appears to be a critical area, or quantity. ROSENBLUETH and LUCO (1950) considered this possibility, and dismissed it because the areas of the just-threshold responses to cathodal pulses of different durations are not constant (fig. 43). The areas for just-threshold responses to anodal pulses of different durations are, in turn, not constant (fig. 44). But while the threshold responses to cathodal shocks increase in area when the pulses are lengthened, those to anodal shocks decrease. This opposite variation suggests an opposite effect on the threshold.

The threshold responses to a.c. show a remarkable constancy of area for frequencies ranging from 50 to 600 cycles per sec. (fig. 45). This is the basis for the suggestion made above. With lower frequencies of a.c. the threshold areas increase, but this effect is probably due to accommodation (see section 22c).

20. The propagation of nerve impulses.

Should spike potentials be initiated if, and only if a critical quantity of local response develops, the question arises whether during the propagation of the spikes each segment becomes active only after a similar local development of a response, stimulated by the spike from the neighboring active region.

ROSENBLUETH and LUCO (1950) answered this question negatively on the basis of the following argument. The propagated discharge begins suddenly at the inflection point of the ascending branch of the spike (15, 34, 48). A local response, if it existed, would be included in the early portion of the spike. In resting nerve the margin of safety is large: 6—10 (28); 3 (49); 6—8 (43). During the refractory period, on the other hand, the threshold rises and the spike amplitude declines; the safety margin thus decreases. One would expect, therefore, that the records of propagated spikes during the refractory period should show a break before the inflection point, if they include a local response; but the mathematical analysis of the spike potential made by ROSENBLUETH, WIENER, PITTS and GARCIA RAMOS (1948) showed no such break.

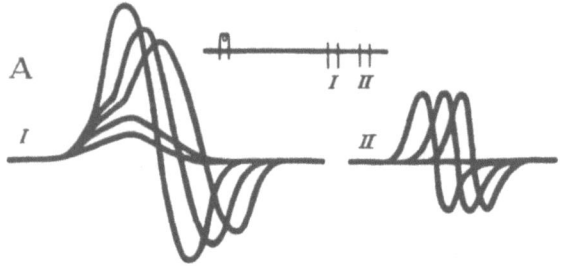

Fig. 46. Common forms of failure of conduction in single fibers. Diagrams representing the usual behavior of *Lumbricus*, *Panulirus* and *Marphysa* fibers. Failure is usually very local. In these records the locus of failure was under the proximal electrode of the proximal pair of recording electrodes (I). All grades of amplitude occurred from normal (maximum) down to the level of the third tracing. Normal spike amplitude was recorded at the distal pair. Further decline led to an abrupt all-or-none drop to the next level shown, and to failure of propagation to the distant pair. Later there was a graded decline of the remaining local potential. (BULLOCK and TURNER, 1950.)

A recent study of BULLOCK and TURNER (1950) throws doubt on the validity of this argument. They found (see fig. 46) that when an impulse is gradually blocked at a region in a single fiber (proximal electrode I in the diagram in fig. 46) there may be 3 stages: a progressive fall of amplitude of the spike potential (up to 75%) is followed by sudden loss of the all-or-none propagated spike, leaving a residual monophasic local response which in turn decreases. It thus appears likely that the initiation of the propagated spike at any point is preceded by the development of a local response.

21. The initiation of nerve impulses at receptors.

If nerve impulses are always initiated by local responses, it appears plausible that the mechanism whereby the sensory impulses in the afferent nerves arise might also consist in the development of a local response at the nerve endings connected with the receptors.

The knowledge of this mechanisms is quite incomplete. There is one set of receptors, however, where the data acquired suggest so strongly that the afferent impulses do arise as a consequence of the appearance of local responses that it is pertinent to consider them in this review. These receptors are the hair cells in the organ of Corti (see 51).

The records of the microphonic action of the cochlea, when pure sound waves are used as stimuli, show a more or less distorted sinusoidal tracing. The distortions have been interpreted as due to spike potentials from the fibers in the auditory nerve, but the possibility that they denote the development of local responses has not been considered or excluded. Indeed, when the sinusoidal component is eliminated (16), the tracings are quite complex and show several waves per cycle.

DERBYSHIRE and DAVIS (1935) considered the possibility that the cochlear microphonics might be the stimulus for the initiation of the auditory sensory impulses. They discarded it, and adopted instead the view of a chemical transmission, because they found a minimal latency of about 0.6 msec. for the initiation of the nerve impulses in responses to brief clicks. They argued that if the initiation were due to electrical stimulation this latency must be due to the utilization time of the stimulus and the time for the conduction of the impulses to the site of the recording electrodes. This argument neglects the now well established fact that impulses may not start until well after the stimulus is over, since they do not begin until the local response of the axons has developed to a threshold value.

It is thus not unlikely that stimulation of the auditory nerve endings is electrical, the stimuli being the cochlear microphonics, and that the delay in the initiation of the impulses reveals the time necessary for the development of a local response at the nerve endings. It is interesting to note that GRAY and MALCOLM (1950) found a similar minimal delay of about 0.5 msec. for the initiation of nerve impulses in the afferent fibers connected with the Pacinian corpuscles.

22. Electrical stimulation of nerves.

The knowledge that electrical stimuli do not iniatiate propagated impulses directly, but that they set up local responses which initiate the impulses has many implications bearing on the theory of electrical stimulation. Some of these implications are briefly considered in this section.

a) The threshold. The responses to the stimuli are the local changes, and they are graded, they have no threshold. The initiation of the spike, on the other hand, is quantal, it follows the all-or-nothing principle. The denial of this principle by AVERBACH and NASONOW (1950) is not based on adequate data and neglects an overwhelming body of evidence.

It is not the stimuli, therefore, that have to attain a threshold, but the local responses. When a previously liminal stimulus fails to evoke propagated impulses after an experimental procedure there are two possible mechanisms for the failure: (1) the local responses may be attenuated, or (2) the threshold may have become higher than normal. It is important to distinguish these two independent possibilites.

b) **The rheobase.** The supposition that an increase of the duration of cathodal d.c. pulses leads to an indefinite increase of their stimulating power is based on an unjustified extrapolation of the strength-duration curve. The local responses to long cathodal pulses have a finite duration (see figs. 7, 11 and 22). Once the responses have declined, further prolongation of the currents applied has mainly a depressing and no stimulating action (fig. 40).

It is thus clear that if a pulse that is long enough to cover the full development of the local responses (e.g., 10—15 msec. for the spinal roots) does not stimulate, longer pulses of the same intensity cannot stimulate. The prolongation of the strength-duration curve beyond that point is physiologically meaningless, as is also the postulation of a parameter which indicates the intensity of a current of indefinite duration that will just reach threshold.

c) **Accommodation.** This term is used to indicate that the threshold of a nerve rises under the influence of the passage of current. In view of the discussion in section 22a, if the threshold in question is a critical intensity of stimuli of a given duration the term is ambiguous. A definite meaning can be assigned to it if the suggestion of ROSENBLUETH and GARCÍA RAMOS (1952) is adopted, namely, if it is used to indicate an increase (positive accommodation) or a decrease (negative accommodation) of the critical amount of local response necessary for the initiation of a spike potential in a given fiber, consequent to the flow of current.

The data indicate that accommodation. in this restricted sense, does occur in axons. Slowly rising (cathodal) and falling (anodal) currents require the development of larger local responses for spike initiation than do those that change more rapidly. Thus, the threshold local responses are more ample and have a larger area for slow frequencies of a.c. than for faster frequencies (fig. 45).

d) **Cathodal and anodal stimulation.** The data discussed in sections 10 and 19 lead to the conclusion than stimulation at the anode and at the cathode follows the same mechanism. A local response, which is alike in both instances, has to reach a sufficient amplitude or duration for spike discharge to ensue.

The quantitative differences between cathodal and anodal stimulation are readily explicable by the differences of the conditions in which the local response appears. At the cathode it develops in a region that is being passively depolarized by the impressed e.m.f. At the anode, on the contrary, it starts after the corresponding region has had its demarcation potential increased during the flow of the current.

The end of the pulses sets up a counter-current, both at the cathode and the anode; it is thus qualitatively equivalent to the application of a pulse of the opposite polarity. With long pulses the local response evolves fully at the cathode; its amplitude need not be very large. With cathodal pulses of intermediate duration e.g., 1—5 msec., the anodal effect at the end of the pulses tends to abolish the local responses; the amplitude of the responses, and of the pulses, thus has to be higher in order to reach threshold. With brief pulses this effect is exaggerated; only very strong stimuli, which initiate responses ample enough so that they are not canceled by the counter-current, succeed in initiating spikes.

At the anode the response to the counter-current has to be large enough to overcome the depression consequent to the initial swing. In addition, the counter-current probably increases with the duration of the pulses. Thus long pulses may stimulate with weak intensities, because the counter-current reaches its maximum and because the swing has largely or entirely subsided. As the pulses become briefer the two factors mentioned combine to increase the intensity of the stimuli that will yield liminal local responses.

e) Stimulation by a.c. In this form of stimulation, as already stated, the local responses are due to both the anodal and the cathodal half-cycles and there is no reason to distinguish the two components.

For slow frequencies (see fig. 32) the responses begin to develop shortly after the anodal peak is past, that is, shortly after the potential drop across the axon membrane begins to decrease. They reach their maximum shortly after the transition from the anodal to the cathodal half-cycles, that is, after the rate of decrease reaches its maximum. They then subside, and end soon after the cathodal peak, that is, after the potential drop of the membrane has reached its minimum and begins to increase. This time course strongly suggests that the important factor for the development of the local responses is the decrease of the membrane potential, and that the amplitude of the responses is a function of the rate of this decrease (45).

The symmetry of the responses (fig. 33) shows, in turn, that the development of the local responses is not importantly modified by the magnitude of the membrane-potential drop at any given moment. Thus, the ascending branch of the responses occurs mainly in a membrane that has a large potential drop because it is being polarized anodally, and the descending branch in a membrane depolarized by the cathodal half-cycle, yet the two branches are symmetrical.

The existence of an optimum frequency at which the threshold for a.c. stimulation is lowest is readily explained by the data presented in fig. 31 and 45. At the optimum frequency (80—100 cycles per sec. for the spinal roots) the responses to any given intensity of a.c. are large (fig. 31) and the threshold amplitude or area is low (fig. 45). With lower frequencies the amplitude of the responses drops while the threshold rises, because of accommodation. With higher frequencies, although the threshold quantity of response necessary for discharge remain approximately constant (fig. 45), the amplitude of the responses falls (fig. 13).

f) Theories of electrical excitation. The current theories of electrical stimulation are largely empirical. They were elaborated so as to fit some of the data, and this fit is often very satisfactory, but the assumptions made are mainly formal and have no precise physiological correlate. A detailed discussion of these theories is beyond the scope of this review. We shall consider exclusively HILLs (1936) theory as an example; in so doing the argument will not lose its generality for there are only minor differences between this theory and those of BLAIR (1932), RASHEVSKY (1933) and MONNIER (1934).

It is tempting to assign a physiological meaning to HILLs formal assumptions in terms of the actual changes of the membrane potential. To a large extent this was done by LORENTE DE NÓ (1947) when he stated that the E_1 potential is the factor by which the cathodal current initiates the nerve impulse and that the removal of the E_1 potential by the reaction of the nerve fibers is the mechanism underlying the accommodation to the applied current (vol. I, p. 323). If we equate the E_1 potential and the reaction with HILLs local potential V and his accommodation U, HILLs theory will follow, if his laws for the establishment and decay of these parameters are adopted. And, of course, the situation will not be altered if we replace E_1 by the local response.

But the local responses do not follow some of the laws assumed by HILL for the local potential V. Thus, HILLs equation (12) for constant currents is

$$V = V_0 + b k I (1 - e^{-t/k}).$$

This equation states that for long pulses V should approach asymptotically the value $V_0 + bkI$. But the local response does not increase indefinitely with long cathodal pulses; it waxes and then wanes.

HILLs assumptions do not cover the fact that a spike may not be imitated until well after the peak of the local responses. They do not explain the delayed initiation that is found with brief pulses (fig. 42). The hypothesis of LORENTE DE NÓ (1947), that a delayed initiation is *sui generis* and requires a theoretical analysis of its own is not satisfactory and is not supported by the data.

The equation reproduced above also implies that the amplitude of the local potential developed by long pulses should be linearly proportional to the intensity of the stimuli. But, as shown in fig. 9, the amplitude of the local responses does not vary in this manner; it grows along a curve that approaches a hyperbolic cosine function, not a straight line.

There are other facts not accounted for by HILLs theory. Thus, as pointed out by ROSENBLUETH and GARCÍA RAMOS (1952), HILL failed to consider that in stimulation by a.c. it is not only the cathodal half-cycle that excites, the anodal one is equally important. HILL concluded that when high-frequency a.c. is applied the response to the first cycle will be greater if the current begins at the start of the cathodal half-cycle, and when the frequency is low the response is greater if the current begins at the peak of this half-cycle. In fact, the first response is greatest at all frequencies if the current begins at the start of the anodal half-cycle (see fig. 34).

An adequate theory of the electrical stimulation of axons will require the knowledge of the relations between the intensity and the form of the currents applied and the corresponding local responses, of the amplitude and form of these responses that allow the attainment of the threshold of spike initiation, and of the changes of this threshold brought about by the currents. More data than those available will be necessary for the elaboration of such a theory.

23. The refractory period.

A consideration of the changes that follow spike discharge is pertinent to the present discussion. The classical description systematizes these changes into two main phases: the absolutely refractory period, during which the nerve is supposed inexcitable; and the relatively refractory period, during which the excitability gradually recovers; the latter may be followed by a period of supernormal excitability. This systematization is based on measurements of threshold electrical stimuli, and neglects the existence of local responses.

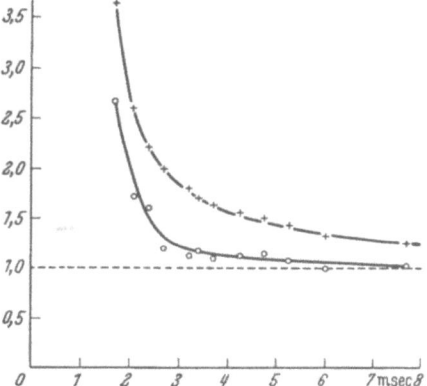

Fig. 47. Lack of parallelism in the changes in the amplitude of the electrical thresholds and in that of the corresponding cathodal local responses during the refractory period. Ordinates: intensity of brief, threshold, test shocks, and peak amplitude of the corresponding cathodal local responses; the units are those that obtained in the resting nerve. Abscissae: interval, in msec., between the test shocks and a conditioning maximal brief pulse. (ROSENBLUETH and LUCO, 1950.)

As pointed out by FORBES, RAY and GRIFFITH (1923), and by ROSENBLUETH, ALANIS and MANDOKI (1949), the assumption of an absolutely refractory period is not satisfactory, for it cannot be defined adequately. The duration of this period is usually obtained by the extrapolation of the threshold-interval curve to infinity (see e.g., 10, 25). This extrapolation is arbitrary and misleading (see 43). The theory of electrical propagation of nerve impulses (see 28, 29) in conjunction with the rise of threshold consequent to a discharge implies the existence of a critical period during which no propagation can take place; this is the functional refractory period of ROSENBLUETH, ALANÍS and MANDOKI (1949). Stimuli applied before this period has elapsed may however initiate impulses, or elicit local responses. The local responses to strong anodal pulses described in section 3g can be obtained well within the limits of the classical absolutely refractory period.

The rise of threshold referred to above requires again a clarification. The observations of Rosenblueth and Luco (1950) show that as a test pulse is applied at increasingly shorter intervals after a conditioning maximal stimulus the amplitude of the local responses necessary for the initiation of impulses also increases (fig. 47). The two effects add, so that much stronger test stimuli are required to initiate nerve impulses.

24. The local responses of other excitable elements.

Even though this review is primarily concerned with the local responses of axons, a brief survey of the corresponding events in other excitable structures is not out of place, since it reveals the generality of the phenomenon.

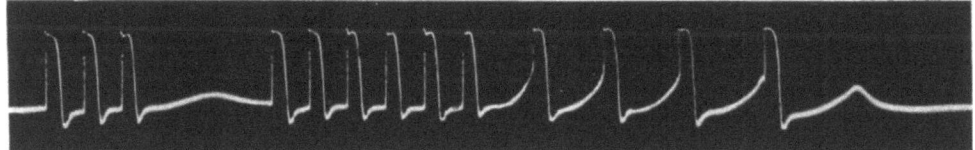

Fig. 48. Local potential drops associated with the selfsustained activity of an ,,isolated" dog auricle. Monophasic records through a direct-coupled amplifier. The lead on intact tissue was at a region where adrenaline (1:1,000) had been locally applied. The first three responses were stimulated at the rate of 2.5 per sec.; they were followed by a slow local wave. Six more stimuli were then applied. The last four discharges indicate the development of selfsustained activity. They are preceded by slow local waves. The last local potential drop did not lead to the initiation of a propagated impulse. (García Ramos and Rosenblueth, 1947.)

a) Striated muscle. Katz (1948) has shown that cathodal pulses applied to frog muscles develop local responses quite similar to those obtained in nerves.

At the neuromuscular junctions the initiation of muscle impulses is preceded by the development of an endplate potential (see for references 42). This local effect has many of the properties of the local responses: it does not follow the all-or-nothing principle (20, 21); it is not followed by a refractory state (20).

Whether the factor that determines the development of the endplate potential be chemical (see 42) or electrical (see 19), if this potential is the necessary intermediate step for the initiation of muscle impulses, and if future studies indicate that it has the properties of the local responses, the generality of the law stated in section 19 will be reinforced and extended.

b) Sympathetic ganglia. The synaptic potential, described by Eccles in 1943, develops in sympathetic ganglia upon the arrival of the presynaptic impulses, and precedes the discharge of the postsynaptic elements. It shares many of the properties of the endplate potential. The comments made above are thus also applicable in this instance.

c) The heart. Cardiac muscle like striated muscle, develops local responses when stimulated by electric pulses (44). This observation has been confirmed in an as yet unpublished study of Rosenblueth and García Ramos.

It is also interesting to note that Bozler (1943) found that the automatic discharges of strips of auricular or ventricular muscles were preceded, at the site of initiation, by the development of negative oscillations. These observations were confirmed in mammalian auricular muscle by GARCÍA RAMOS and ROSENBLUETH (1947; see fig. 48). Here, again, it appears, therefore, that the initiation of propagated impulses requires a local response.

The author is grateful to the Royal Society for permission to reproduce figures 1 and 2, and to the Editors of the Journal of Cellular and Comparative Physiology for their permission to reproduce figures 5, 6, 7, 9, 10, 11, 12, 13, 15, 17, 18, 19, 20, 21, 23—36, 40—47.

References.

1. ARVANITAKI, A.: L'activité électrique sous-liminaire locale de l'axone normal isolé de *Sepia*. J. Physiol. et Path. gén. **37**, 895—912 (1939a).
2. — Recherches sur la réponse oscillatoire locale de l'axone géant isolé de "sepia". Arch. internat. Physiol. **49**, 209—25; (1939b).
3. — Réactions au stimulus anodique. Etude de la réponse électrique locale de signe positif. Observations sur l'axone isolé de *Sepia*. J. Physiol. et Path. gén. **38**, 147—170 (1943).
4. AVERBACH, M. S., and D. N. NASONOW: The law of the autoregulation of the propagated response (all-or-nothing). (In Russian.) Physiol. J. SSSR **36**, 46—63 (1950).
5. BLAIR, E. A.: The effect of brief currents on axons, especially in relation to the postulated nonconducted response. Amer. J. Physiol. **123**, 455—470 (1938).
6. —, and J. ERLANGER: A comparison of the characteristics of axons through their individual electrical responses. Amer. J. Physiol. **106**, 524—564 (1933).
7. — — On the process of excitation by brief shocks in axons. Amer. J. Physiol. **144**, 309—316 (1936).
8. BLAIR, H. A.: On the intensity-time relations for stimulation by electric currents. J. Gen. Physiol. **15**, 709—729 (1932).
9. BOZLER, E.: The initiation of impulses in cardiac muscle. Amer. J. Physiol. **138**, 273—282 (1943).
10. BREMER, F., et J. TITECA: La stimulation prolongée du nerf augmente-t-elle la durée de sa période réfractaire? Arch. internat. Physiol. **41**, 474—489 (1935).
11. BRINK, F., D. W. BRONK and M. G. LARRABEE: Chemical excitation of nerve. Ann. N. Y. Acad. Sci. **47**, 457—485 (1946).
12. BULLOCK, T. H., and R. S. TURNER: Events associated with conduction failure in nerve fibers. J. Cellul. a. Comp. Physiol. **36**, 59—82 (1950).
13. CARDOT, H., et A. ARVANITAKI: Les incréments thermiques critiques relatifs aux phases composantes de la réponse électrique oscillatoire locale. Axone isolé de *Sepia*. J. Physiol. et Path. gén. **38**, 9—16 (1943).
14. COLE, K. S., and R. F. BAKER: Transverse impedance of the squid giant axon during current flow. J. Gen. Physiol. **24**, 535—549 (1941).
15. —, and H. J. CURTIS: Membrane potential of the squid giant axon during current flow. J. Gen. Physiol. **24**, 551—563 (1941).
16. DAVIS, H., B. E. GERNANDT and J. S. RIESCO-MACCLURE: Threshold of action potentials in ear of guinea pig. J. of Neurophysiol. **13**, 73—88 (1950).
17. DERBYSHIRE, A. J., and H. DAVIS: The action potentials of the auditory nerve. Amer. J. Physiol. **113**, 476—504 (1935).
18. ECCLES, J. C.: Synaptic potentials and transmission in a sympathetic ganglion. J. of Physiol. **101**, 465—483 (1943).

19. Eccles, J. C.: An electrical hypothesis of synaptic and neuro-mucular transmission. Ann. N. Y. Acad. Sci. **47**, 429—456 (1946).
20. —, and W. J. O'Connor: Responses which nerve impulses evoke in mammalian striated muscles. J. of Physiol. **97**, 44—102 (1939).
21. Feng, T. P.: The local activity around the skeletal N-M junctions produced by nerve impulses. Biol. Symposia **3**, 121—152 (1941).
22. Forbes, A., L. H. Ray and F. R. Griffith jr.: The nature of the delay in the second of two stimuli in nerve and in the nerve-muscle preparation. Amer. J. Physiol. **66**, 553—617 (1923).
23. García Ramos, J., y A. Rosenblueth: Estudios sobre el flutter y la fibrilación. III. La actividad autosostenida en el músculo auricular aislado del mamífero. Arch. Inst. Cardiol. Méx. **17**, 302—336 (1947).
24. Gasser, H. S.: In J. Erlanger and H. S. Gasser, Electrical signs of nervous activity. Philadelphia: University of Pennsylvania Press 1937.
25. —, and H. Grundfest: Action and excitability in mammalian A fibers. Amer. J. Physiol. **117**, 113—133 (1936).
26. Gray, J. A. B., and J. L. Malcolm: The initiation of nerve impulses by mesenteric Pacinian corpuscles. Proc. Roy. Soc. Lond. B **137**, 96—114 (1950).
27. Hill, A. V.: Excitation and accommodation in nerve. Proc. Roy. Soc. Lond. B **119**, 305—355 (1936).
28. Hodgkin, A. L.: Evidence for electrical transmission in nerve. Part. I. J. of Physiol. **90**, 183—210 (1937a).
29. — Evidence for electrical transmission in nerve. Part II. J. of Physiol. **90**, 211—232 (1937b).
30. — The subthreshold potentials in a crustacean nerve fibre. Proc. Roy. Soc. Lond. B **126**, 87—121 (1938).
31. — The local electric changes associated with repetitive action in a non-medullated axon. J. of Physiol. **107**, 165—181 (1948).
32. —, and W. A. H. Rushton: The electrical constants of a crustacean nerve fibre. Proc. Roy. Soc. Lond. B **133**, 444—479 (1946).
33. Katz, B.: Experimental evidence for a non-conducted response of nerve to subthreshold stimulation. Proc. Roy. Soc. Lond. B **124**, 244—276 (1937).
34. — Electric excitation of nerve. London 1939.
35. — Subthreshold potentials in medullated nerve. J. of Physiol. **106**, 66—79 (1947).
36. — The electrical properties of the muscle fibre membrane. Proc. Roy. Soc. Lond. B **135**, 506—534 (1948).
37. Lorente de Nó, R.: A study of nerve physiology. Studies from the Rockefeller Institute. Vols. 131 and 132. New York 1947.
38. Monnier, A.: L'Excitation électrique des tissus. Paris 1934.
39. Pumphrey, R. J., O. H. Schmitt and J. Z. Young: Correlation of local excitability with local physiological responses in the giant axon of the squid (*Loligo*). J. of Physiol. **98**, 47—72 (1940).
40. Rashevsky, N.: Outline of a physico-mathematical theory of excitation and inhibition. Protoplasma (Berl.) **20**, 42—56 (1933).
41. Rosenblueth, A.: Stimulation of nerves by direct currents. Amer. J. Physiol. **132**, 99—118 (1941).
42. — The transmission of nerve impulses at neuroeffector junctions and peripheral synapses. New York: Technology Press & Wiley 1950.
43. — J. Alanís and J. Mandoki: The functional refractory period of axons. J. Cellul. a. Comp. Physiol. **33**, 405—439 (1949).
44. — W. Daughaday and D. D. Bond: The action of electrical stimuli on the turtle's ventricle. Amer. J. Physiol. **138**, 50—64 (1942).

45. ROSENBLUETH, A., and J. GARCÍA RAMOS: The local responses of mammalian spinal roots to alternating sinusoidal currents. J. Cellul. a. Comp. Physiol. **38**, 321—345 (1951).
46. — — A further study of the local responses of axons. J. Cellul. a. Comp. Physiol. **39**, 109—146 1952.
47. —, and J. V. LUCO: The local responses of myelinated mammalian axons. J. Cellul. a. Comp. Physiol. **36**, 289—332 (1950).
48. — N. WIENER, W. PITTS and J. GARCÍA RAMOS (with the assistance of F. WEBSTER): An account of the spike potential of axons. J. Cellul. a. Comp. Physiol. **32**, 275—317 (1948).
49. RUSHTON, W. A. H.: Initiation of the propagated disturbance. Proc. Roy. Soc. Lond., B **124**, 210—243 (1937).
50. SCHOEPFLE, G. M.: Electrotonic potentials elicited by threshold stimuli from sheath-free nerve at different temperatures. Amer. J. Physiol. **163**, 229—235 (1950).
51. STEVENS, S. S., and H. DAVIS: Hearing. Its Psychology and Physiology. New York: John Wiley & Sons 1938.

Bau und Funktion
isolierter markhaltiger Nervenfasern[1].

Von

Robert Stämpfli.

Mit 29 Textabbildungen.

Inhaltsverzeichnis.

	Seite
Einleitung	71
A. Isolierte markhaltige Nervenfasern	72
I. Bauplan der markhaltigen Nervenfaser	73
a) Die bindegewebigen Elemente des markhaltigen Nerven	74
Argumente gegen LORENTE DE Nó	75
1. Die Einwirkungszeit	75
2. Die elektrischen Argumente	76
b) Anordnung der Nervenfasern im Gesamtnerven	77
1. Verzweigungen markhaltiger Nervenfasern	79
2. Das Faserspektrum	79
c) Die Markscheide	81
1. Mikroskopischer Aspekt der Markscheide vitaler Fasern	81
2. Die Ultrastruktur	83
3. Elektrische Betrachtungen zur Markscheide	85
d) Der Achsenzylinder	88
1. Mikroskopischer Feinbau	88
2. Die Ultrastruktur	88
e) Schnürringe	91
1. Mikroskopischer Aspekt	91
2. Die Ultrastruktur	93
3. Schnürringe im Zentralnervensystem	94
f) Die Länge der Internodien	95
II. Optische Eigenschaften markhaltiger Nervenfasern	97
III. Die Technik der Isolation der einzelnen Nervenfasern	98
IV. Reiz- und Ableitmethoden	101
Elektroden	101
1. Metallelektroden für die direkte Reizung und Ableitung	102
2. Die Arbeit mit Flüssigkeitselektroden	102
aa) Die Brückenisolatormethode	104
bb) Die Luftspaltmethode	104
cc) Die Trennwandmethoden	105
B. Das Funktionsprinzip	107
I. Die saltatorische Erregungsleitung	107
a) Historisches	107
b) Die Theorie der saltatorischen Erregungsleitung	108
c) Das Beweismaterial	109

---

[1] Physiologisches Institut der Universität (Hallerianum) Bern.

Einleitung. 71

		Seite
	1. Die Erregung entsteht an den Schnürringen	109
	aa) Reizversuche	109
	bb) Ableitversuche	111
	cc) Einwirkung von chemisch und physikalisch aktiven Agentien am Knoten	115
	2. Beweis der Kabelfunktion des Internodiums	117
	3. Beweis der Erregungsleitung durch lokale Stromkreise	119
II.	Die Beziehungen zwischen Aktionsstrom und Aktionspotential	122
	1. Allgemeines	122
	2. Aktionsströme	123
	3. Das Aktionspotential	127
	a) Die Latenz-Spannungskurve	129
	b) Die Beziehungen zwischen Strom und Spannung	131
	c) Das Membranpotential der markhaltigen Nervenfaser	134
III.	Die elektrischen Konstanten der markhaltigen Nervenfaser	136
IV.	Die Ionentheorie der Erregung	138
	a) Der Ionengehalt der markhaltigen Nervenfaser	138
	b) Die Ursache der Membranpotentiale	139
	c) Die Theorie	141
V.	Die charakteristischen Größen für die Erregbarkeit der markhaltigen Nervenfasern	144
	a) Die Reizzeit-Spannungskurve	144
	b) Unterschwellige Erregung	147
	c) Die Anodenöffnungserregung	149
	d) Impedanzänderungen	151
	e) Akkommodation	152
	f) Die repetitive Erregung	154
VI.	Gegenargumente zur saltatorischen Erregungsleitung	155
Literatur		157

Einleitung.

Die Erregungsleitung markloser Nervenfasern ist heute sehr weitgehend erforscht. Die einfache Bauart und die Tatsache, daß solche Fasern von der Natur bei gewissen Cephalopoden und Crustaceen in erstaunlicher Dicke ausgebildet werden, haben viel dazu beigetragen, daß man heute nahezu lückenlos über ihre elektrischen Konstanten und die physikalischen Aspekte ihrer Erregungsleitung orientiert ist, und daß man sich jetzt den sekundären, vorwiegend chemischen Prozessen zuwenden kann, die letzten Endes für die Erhaltung der Erregbarkeit maßgebend sind.

Bei den markhaltigen Nervenfasern liegen die Verhältnisse anders. Einfache Analogieschlüsse zur marklosen Faser können deshalb nicht gezogen werden, weil die strukturellen Gegebenheiten ganz andere sind. Auch sind die Fasern wegen ihres geringen Durchmessers und hohen elektrischen Widerstandes nicht gleich gut für elektrische Messungen geeignet, um so mehr als ihr Bauprinzip nicht ohne weiteres die Anwendung bestehender Methoden zuläßt.

Das Ziel der vorliegenden Arbeit muß deshalb sein:

a) Die strukturellen Grundlagen für die elektrische Betrachtungsweise der markhaltigen Einzelfaser zu geben.

b) Den besonderen von demjenigen der marklosen Nervenfaser verschiedenen Erregungsleitungsmodus der markhaltigen Faser zu definieren und auf Grund einer möglichst vollständigen Übersicht über die bis heute erschienenen Arbeiten zu beweisen.

c) Darzulegen, daß Unterschiede im Verhalten von Einzelfasern und von Gesamtnerven nicht präparationsbedingte Artefakte sind, sondern reelle Verschiedenheiten, deren Ursache in der bindegewebigen Bündelung von einzelnen Nervenfasern zu ganzen Nerven gesucht werden muß.

Die vorliegende Arbeit wird chemische Gebiete nicht berühren, soweit sie nicht direkt für die Erklärung des Funktionsprinzips der markhaltigen Nervenfaser herangezogen werden müssen. Vor allem wird ausdrücklich auf eine Behandlung der Gebiete der Narkose, des Sauerstoffmangels, der Kohlensäureeinwirkung, der Wirkung von Pharmaka, der Aktionssubstanzen und der Wärmebildung verzichtet, da eine besondere Übersicht über diese Fragen geplant ist. Es wird auch nicht versucht werden, vom Gesichtspunkt der Einzelfaser aus gesehen die bis heute am Gesamtnerven gewonnenen Resultate zu sichten, zu erklären und zu kritisieren. Dies wäre schon im Hinblick auf die vorhandene Menge von Literatur ganz ausgeschlossen, ganz abgesehen davon, daß auch heute noch einige grundlegende Fragen über die bindegewebigen Elemente des Gesamtnerven nicht abgeklärt sind, so daß auch deshalb ein solcher Versuch zum Mißlingen verurteilt wäre. Jedoch soll das Schrifttum über die isolierte markhaltige Nervenfaser möglichst umfassend, und wo es nützlich erscheint, auch kritisch dargestellt werden. Im Hinblick auf die Tatsache, daß der Kreis der Physiologen, die sich auf diesem Gebiet bis jetzt betätigt haben, relativ klein ist, werden sehr häufig die gleichen Autoren und zum Teil auch eigene[1] noch nicht veröffentlichte Arbeiten zitiert werden. Ich bitte zum voraus, diesen Umstand und auch meine Stellungnahme für oder gegen einzelne Ansichten zu verzeihen. Es ist mein Wunsch, daß diese Übersicht weitere Arbeiten anrege. Deshalb finden auch methodische Besonderheiten teilweise Erwähnung, damit die neu in dieses interessante Arbeitsgebiet Eintretenden dort weiterfahren können, wo wir heute stehen.

A. Isolierte markhaltige Nervenfasern.

Die Zeiten der genialen Analysen des elektrischen Verhaltens einzelner Nervenfasern aus Untersuchungen am Gesamtnerven, wie sie ihren Höhepunkt in den Arbeiten von ERLANGER und GASSER (1937) gefunden hatten, sind vorbei. Ermutigt von den großen Erfolgen, die mit marklosen Einzelfasern von Avertebraten gewonnen wurden, kam bald auch die von der

---

[1] Der größere Teil der in dieser Arbeit zitierten eigenen experimentellen Untersuchungen wurde in äußerst dankenswerter Weise durch einen Beitrag der „EMIL BARELL-Stiftung zur Förderung der medizinisch-wissenschaftlichen Forschung" unterstützt.

Schule KATOs entwickelte Präparationstechnik von einzelnen markhaltigen Nervenfasern zu Ehren, so daß heute genügend Arbeiten vorliegen, um die Physiologie des markhaltigen Nerven unter spezieller Berücksichtigung seines elektrischen Verhaltens ganz und gar vom Gesichtspunkt der Einzelfaseruntersuchungen darzustellen.

ADRIAN (1928, 1931) war es, der zuerst auf die Notwendigkeit hinwies, Untersuchungen am einzelnen, die Erregung leitenden Element, am Neuriten selbst durchzuführen, und er war es auch, der mit BRONK zusammen die erste Präparation funktionstüchtiger Einzelfasern praktisch durchführte(1927). Obschon das Gelingen dieser ersten Präparationen mehr eine Sache des guten Glücks war, da noch jede Erfahrung fehlte und auch die elektrischen Hilfsmittel noch nicht an die heute zur Verfügung stehenden Methoden heranreichten, war der Weg doch gezeigt. KATO (1934) publizierte eine Weiterentwicklung der Präparationsmethode von ADRIAN und BRONK, die in verbesserter Form von TASAKI (1939b) wiedergegeben wurde. TASAKI beschrieb hauptsächlich die Präparation von Einzelfasern der japanischen Kröte. KATO (1941) hat zusätzlich die Isolierung von efferenten und afferenten Fasern bei der Katze geschildert. v. MURALT führte die neue Methode 1942 in seinem Institut ein und zeigte damit, daß die Einzelfaserpräparation nicht nur von den überaus geschickten Japanern, sondern auch von ungeschickteren Europäern ausgeführt werden kann. Durch sein Buch, in dem die Arbeiten TASAKIs weitgehende Berücksichtigung finden, gelang es ihm (v. MURALT 1946), das Interesse der Elektrophysiologen, die sich immer noch mit ganzen Nerven oder mit marklosen Einzelfasern von Cephalopoden beschäftigten, für dieses sehr wichtige Gebiet zu wecken. Seiner Anregung ist es zu verdanken, wenn heute doch die Mehrzahl der Physiologen vom Nutzen der Einzelfasertechnik am markhaltigen Nerven überzeugt ist und wenn Wissenschafter aus verschiedenen Ländern sich gemeinsam mit markhaltigen Nervenfasern abgeben konnten. Diese Feststellung schmälert das große Verdienst, das den Japanern, vor allem aber ICHYI TASAKI, für ihre Pioniertaten im Gebiet der Physiologie der markhaltigen Nervenfaser zukommt, in keiner Weise. Die meisten Erkenntnisse, die in der Folge dargestellt werden, sind irgendwo mit dem Namen TASAKIs verknüpft. Er hat schon 1939 vieles vorausgesagt und indirekt bewiesen, was heute durch den direkten experimentellen Beweis gesichert ist.

I. Bauplan der markhaltigen Nervenfaser.

Im Gegensatz zur kontinuierlich verlaufenden marklosen oder markarmen (v. MURALT 1946) Nervenfaser, weist die markhaltige eine Unterteilung in Längssegmente auf. In regelmäßigen Abständen sind Einschnürungen vorhanden, die Schnürringe oder Knoten. Die zwischen den Knoten gelegenen Faserabschnitte sind die Internodien oder Marksegmente. Wie schon der Name sagt, besteht ein wesentlicher Unterschied zwischen marklosen und markhaltigen Nervenfasern, auch im Mark- oder Myelingehalt. Die Internodien sind mit Mark bedeckt und so mit einer relativ dicken, den elektrischen Strom schlecht leitenden Schicht überzogen, die an den Knoten fehlt. Auch der markhaltige Nerv hat also Kernleiterstruktur, jedoch ist die Isolationshülle stärker ausgebildet als bei der marklosen Nervenfaser und periodisch unterbrochen.

a) Die bindegewebigen Elemente des markhaltigen Nerven.

Einzelfasern werden erst zugänglich, wenn die Bindegewebshüllen des Nerven durchtrennt sind. Das Bindegewebe kommt im Nerven in zwei wesentlichen Formen vor (RANVIER 1875, KEY und RETZIUS 1876):

1. als lamelläres Bindegewebe (entsprechend der „gaine lamelleuse" von RANVIER 1875), das membranähnlich den Gesamtnerven als Epineurium umgibt (bei sehr dicken Nerven zuweilen auch als Perineurium die einzelnen in ihnen laufenden größeren Äste);

2. als grobes Faserwerk aus Kollagenfasern, das meist als Perineurium die einzelnen Nervenfaserbündel umgibt und dessen Ausläufer als feine Kollagenfibrillen (Fibrillenscheide von KEY und RETZIUS) in der Form des Endoneuriums zwischen den einzelnen Fasern verlaufen, die Fasern umhüllen und untereinander fixieren. Die Fibrillen sind stets längs oder diagonal angeordnet. Bei sehr dicken Nerven, besonders beim Warmblüter, können auch die äußeren Teile des Epineuriums aus einem groben Bindegewebsfaserwerk bestehen.

Für die vorliegende Arbeit ist ein wesentlicher Punkt darin zu sehen, daß die Nervenfasern, gleichgültig ob sie im sehr dicken oder im dünneren Nervenast verlaufen, nicht nur von einem groben Maschenwerk aus Bindegewebe, sondern von einem lamellären Bindegewebszylinder umhüllt sind, dessen Durchlässigkeit für gelöste Stoffe und Ionen berücksichtigt werden muß, falls am Gesamtnerven gearbeitet wird. Es ist allen Anatomen bekannt, daß Nerven durch Injektion von Farbstoffen unter die Nervenscheide dargestellt werden können, ohne daß die Farbe in die Umgebung diffundiert. Andererseits besteht die Auffassung, daß die Ausbreitung des Tetanustoxins, des Polyomyelitisvirus und anderer Nervengifte innerhalb der Nervenscheide stattfindet. Es muß sich also um die einzelnen leitenden Elemente herum noch ein Spaltraum befinden, der in sich auch wieder geschlossen, die in der Folge als Außenmedium bezeichnete Intercellulärflüssigkeit enthält.

LORENTE DE NÓ (1947) hat sein zweibändiges Werk unter der Annahme geschrieben, „daß die bindegewebige Hülle (des Nerven) für gelöste Stoffe frei durchlässig sei, gleichgültig ob sie ionisiert seien oder nicht" (S. 23, 1. Bd.). Wäre dies tatsächlich der Fall, so hätte ein Artikel wie der vorliegende keinen Sinn, da die von LORENTE DE NÓ u. a. aus Beobachtungen am Gesamtnerven gezogenen Schlüsse auch ohne weiteres auf Einzelfasern angewendet werden könnten. Es gehört mit zu den Aufgaben des vorliegenden Aufsatzes, die Argumente anzuführen, die eindeutig gegen die Auffassung LORENTE DE NÓs sprechen und die damit die Abfassung einer Übersicht über das Gebiet der isolierten markhaltigen Nervenfaser rechtfertigen.

Argumente gegen LORENTE DE Nó.

1. Die Einwirkungszeit.

RICE und DAVIS (1928) zeigten, daß die Narkose des Ischiadicusnerven des Ochsenfrosches durch 3% Chloralhydrat um 40% schneller eintritt, wenn das Epineurium entfernt wird. FENG und GERARD (1930) stellten eine raschere Wirkung von isotonischen Glucose-, KCl- und $CaCl_2$-Lösungen nach Entfernung der Nervenscheide fest. Methylenblau drang nach Aufschlitzen der Nervenscheide viel schneller in den Nerven ein. FENG und LIU (1949) kamen zu ähnlichen Resultaten mit Lösungen von KCl, Rb^+, Ba^{++}, Ca^{++}, Cocain, Veratrin. HERTZ (1947) fand, daß an einzelnen markhaltigen Nervenfasern des Frosches bei KCl-Anwendung innerhalb von $1/2$—1 sec Veränderungen des Aktionspotentials auftraten und HUXLEY und STÄMPFLI (1949a und b) beobachteten am gleichen Objekt Blockierung der Erregungsleitung durch isotonische Glucose in etwa 1 sec und eine Einstellung des Ruhepotentials in Abhängigkeit von der K-Konzentration der Außenlösung innerhalb von weniger als 1 sec (1951b). Radioaktive Isotopen, z. B. $^{32}PO_4$ (MULLINS 1950) oder ^{24}Na (KEYNES unveröffentlicht) dringen in Nerven ohne Epineurium schneller ein. Da das Epineurium beim Froschischiadicus leicht abgestreift werden kann, gelingt es auch ^{42}K-Ionen in die leere Hülle zu bringen und durch beidseitiges Abbinden ein radioaktives Bindegewebswürstchen herzustellen (KEYNES und STÄMPFLI 1949 unveröffentlicht). Die Radioaktivität dieses Würstchens kann über einen längeren Zeitraum gemessen werden, während man es mit normaler Ringerlösung bespült. Die ^{42}K-Ionen kommen nur sehr langsam heraus, wenn nicht als Spülflüssigkeit mit Chloroform gesättigte Ringerlösung verwendet wird. Tut man dies, so fällt die Radioaktivität sehr rasch ab. Auch dieser Versuch spricht wie die anderen dafür, daß die Nervenscheide ein bemerkenswertes Diffusionshindernis darstellt, das sich durch Chloroform beseitigen läßt.

Auch CRESCITELLI und GEISSMAN (1951) und CRESCITELLI (1951) haben eine raschere Wirkung von pharmakologisch aktiven Substanzen an Nerven gefunden, bei denen die Nervenscheide entfernt wurde. CRESCITELLI hat eine Methode publiziert, die auch den Einwand LORENTE DE NÓs entkräftet, wonach bei Entfernung des Epineuriums durch Zug an den Bindegewebsfasern des Peri- und Endoneuriums eine Schädigung des Nerven entstehe, die als Ursache für die raschere Wirkung dieser Stoffe am „enthüllten" Nerven angesehen werden müsse. CRESCITELLI mißt zuerst die Blockwirkung durch verschiedene Antihistaminica und Narkotica am normalen Nerven, eröffnet anschließend das Epineurium zirkulär und schiebt es wie einen Strumpf auf eine Seite, so daß dieselben Stoffe jetzt am epineuriumfreien Nerven untersucht werden können. Die Wirkung ist, wie zu erwarten, viel ausgeprägter und rascher. Nach Auswaschen des Effekts mit Ringerlösung wird das Epineurium wieder über den Nerven gezogen und erneut die Wirksamkeit der gleichen Stoffe untersucht, wobei vermieden wird, daß die Schnittstelle des Epineuriums in Kontakt mit den Versuchslösungen kommt. Unter diesen Umständen verhält sich der Nerv genau wie zuvor bei intakter Nervenscheide. Die gleichen Feststellungen ergaben sich auch für die depolarisierende Wirkung von Antihistaminica, jedoch nicht für n-Amyl-Carbamat, dessen Wirkungsgeschwindigkeit mit und ohne Nervenscheide keinen signifikanten Unterschied zeigte. Vermutlich wirkt n-Amyl-Carbamat ähnlich wie das Chloroform im Versuch von KEYNES und STÄMPFLI und hebt die diffusionshemmenden Eigenschaften des Epineuriums auf. Auch FENG und LIU (1949) fanden für organische Lösungsmittel, wie Äthylalkohol und Aceton, nur sehr geringe Unterschiede in der Wirkungsgeschwindigkeit. Das gleiche gilt für fermenthemmende Substanzen wie NaCn und Monojodessigsäure, allerdings aus einem anderen Grund. Ihre Wirkgeschwindigkeit auf die Nervenfasern ist so gering, daß die Diffusionszeit durch die lamelläre Struktur des Epineuriums keine Rolle mehr spielt.

2. Die elektrischen Argumente.

BISHOP und ERLANGER und GASSER (1926) entfernten die Nervenscheide und bekamen eine Abnahme der Polarisierbarkeit. Dieser Befund wurde von SCHMITZ und SCHÄFER (1933) bestätigt. Auch der Querwiderstand des Froschischiadicusnerven wird durch Entfernung der Nervenscheide 5mal kleiner, wie COLE und CURTIS (1936) zeigen konnten. Die Gesamtpolarisation des gleichen Nerven nach Abstreifen des Epineuriums nahm in den Versuchen von RÖSSEL (1943) stark ab, der Blindwiderstand auf $1/3$—$1/10$, der Wirkwiderstand $2/3$ des ursprünglichen Wertes (über Meßverfahren und Theorie für Blind- und Wirkwiderstand siehe v. MURALT 1935). Der Phasenwinkel betrug am normalen Nerven 54°, am „enthüllten" 33°, im Vergleich dazu bei COLE und CURTIS (1936) 49—60 bzw. 33°. RASHBASS und RUSHTON (1949) maßen mit einer ins Nerveninnere vorgeschobenen Elektrode einen beträchtlichen Spannungsabfall zwischen Pericellulärraum des Nerven und Außenflüssigkeit. Das Vorhandensein der Nervenscheide beeinflußte die Stromverteilung im Nerven und damit seine Erregbarkeit. Die bindegewebige Hülle mußte also in all diesen Versuchen die Ionenverschiebungen erschwert haben und deshalb einen beträchtlichen Widerstand für den elektrischen Strom darstellen.

Auch die Reizzeit-Spannungskurven „enthüllter" Nervenstämme unterscheiden sich wesentlich von am intakten Nerven gewonnenen Kurven (TASAKI 1939b). Die Bedeckung eines Nerven durch die Nervenscheide bewirkt eine Verlängerung der Chronaxie, eine Erhöhung der Rheobase und eine Abnahme der Konkavität der Kurve. TASAKI (1942) hat auch zusammen mit TSUNEMATSU die epineurale Scheide eines Nervenstammes entfernt und eine Kurve für das „Schwellenabsinken" beobachtet (s. S. 146), wie sie an einzelnen Nervenfasern von ihm immer gemessen worden war. Mit dem Epineurium entstand dagegen nicht ein Rückgang der Kurven auf Null, sondern ein Überschießen auf die positive Seite (d. h. eine Schwellenerhöhung), wie sie von zahlreichen Autoren beobachtet worden war (s. z. B. MONNIER und COPPÉE 1948). TASAKI glaubte, aus diesem Verhalten das Vorhandensein eines „Aktionsstroms des Bindegewebes" annehmen zu dürfen, für den bis jetzt allerdings Beweise nicht vorliegen.

Trotz dieser Versuche, die alle gegen seine Auffassung sprechen, hat LORENTE DE NÓ (1950) nochmals versucht, seine Theorie zu retten. Messungen der Dicke des Epineuriums des N. peronaeus des Ochsenfrosches ergaben 40 μ im Gegensatz zu 110 μ Bindegewebe an der Riesenfaser des Tintenfisches. Diese Feststellung benutzt LORENTE DE NÓ als Beweis, daß die zahlreichen Untersuchungen seiner Gegner an einzelnen Riesennervenfasern mindestens ebensoviel, wenn nicht mehr durch die Polarisierbarkeit der Bindegewebshülle gestört worden wären wie seine eigenen am Gesamtischiadicus. Leider kommt LORENTE DE NÓ gar nicht auf die Struktur des Bindegewebes zu sprechen. Lamelläres Bindegewebe, aus dem das Epineurium ja besteht, von 40 μ Dicke wird ein ungleich größeres Diffusionshindernis bilden als ein faseriges Bindegewebe von 110 μ Dicke, das ähnlich der Fibrillenscheide marklose Fasern umgibt. Es erübrigt sich hier auf weitere Argumente LORENTE DE NÓs einzugehen. Sowohl RASHBASS und RUSHTON (1949), wie neuerdings auch HODGKIN (1951) haben sich eingehend damit beschäftigt. Ein Punkt, wo ich voll LORENTE DE NÓs Meinung teile, ist, daß weitere Untersuchungen des Epineuriums notwendig sind. Die lamelläre Struktur bietet ein gutes Objekt für die Abklärung von Permeabilitätsfragen und es ist sehr wahrscheinlich, daß auch Stoffwechselprozesse im Epineurium die Durchlässigkeit für Ionen und gelöste Stoffe im allgemeinen beeinflussen. Es scheint nicht abwegig, anzunehmen, daß Narkotica, O_2-Mangel, CO_2 usw. außer auf die Nervenfasern auch auf das Epineurium wirken. Solche Feststellungen sollten analog zur isolierten Nervenfaser am isolierten Epineurium gemacht werden.

b) Anordnung der Nervenfasern im Gesamtnerven.

Lebende markhaltige Nervenfasern sind im Gesamtnerven locker und leicht geschlängelt aneinandergelagert, so daß auch eine Dehnung des Nerven ohne Zug an den Nervenfasern erfolgen kann (NAUCK 1931, SCHNEIDER 1952). Die Schlängelung der Fasern scheint mit den bindegewebigen Fibrillen des Endo- und Perineuriums zu tun zu haben, durch welche sie untereinander verbunden sind. Auch die Kollagenfasern des Epineuriums zeigen eine

Schlängelung, deren Ursache die zahlreichen elastischen Fasern sein dürften, die in ungedehntem Zustand ständig das Epineurium leicht zusammenziehen. Deshalb weichen auch beim Durchschneiden von Nerven die Stümpfe von der Schnittstelle zurück.

Obschon die Nervenfasern dicht aneinander liegen, scheinen sie nie durch bindegewebige Elemente quer miteinander verbunden zu sein. Die meist

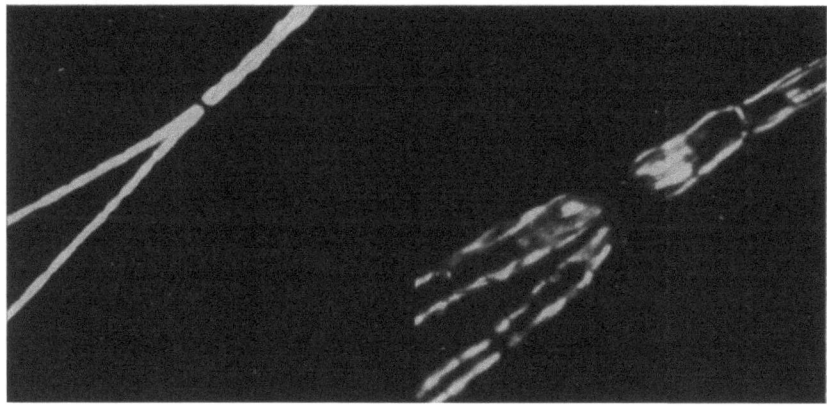

Abb. 1 a.

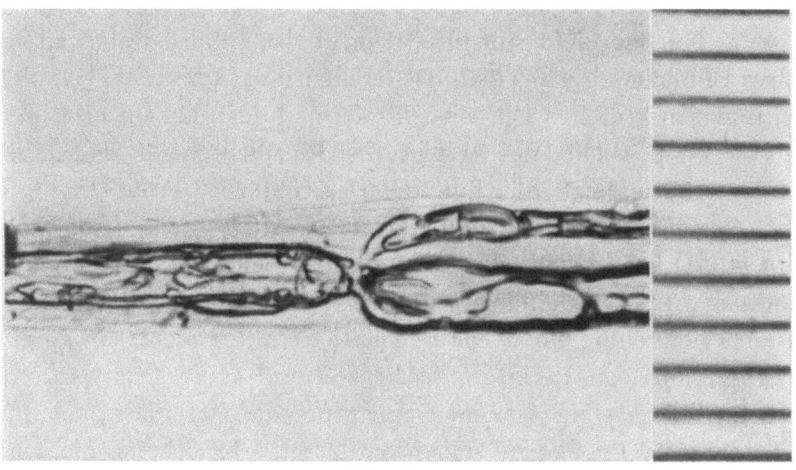

Abb. 1 b.

Abb. 1 a u. b. a Verzweigung einer einzelnen motorischen Nervenfaser des Frosches in etwa 2 mm Entfernung vom M. gastrocnemius (Polarisationsmikroskop 60 und 600fach). Präparation und Aufnahme STÄMPFLI 1950. b Eine andere Verzweigung (normales Lichtmikroskop) ein Teilstrich = 10 μ. Präparation STÄMPFLI, Aufnahme HUXLEY 1948.

weniger als 1 μ dicken Fibrillen laufen längs oder diagonal und heften sich an der Fibrillenscheide der Fasern an. Sie müssen bei der Präparation einzeln durchtrennt werden, da sie bei Zug leicht Einschnürungen der Fasern bewirken.

In motorischen und sensibeln Faserbündeln fällt häufig auf, daß gleichdicke Nervenfasern ihre Schnürringe auf gleicher Höhe haben. Es ist nicht bekannt, ob diese Anordnung bei der gegenseitigen Beeinflussung von Nervenfasern eine Rolle spielt.

1. Verzweigungen markhaltiger Nervenfasern.

Da jede motorische Nervenfaser bis zu etwa 100 Muskelfasern innerviert, muß sie sich in eine entsprechende Zahl von Endästen aufzweigen. Die meisten Verzweigungen liegen im Muskel selbst. Jedoch findet man häufig schon einige Millimeter vor dem Erreichen des Muskels Aufzweigungen, die *immer* an Schnürringen auftreten. Der Durchmesser der Abzweigungen ist oft nicht sehr verschieden vom Durchmesser der unverzweigten Faser (Abb. 1). Vielfach findet man bei Aufzweigungen einen dicken und einen dünneren Zweig. Ein einziges Mal habe ich eine Verzweigung in drei Äste an einem Schnürring gesehen. Falls ein Muskel wie z. B. der M. gastrocnemius des Frosches durch mehrere motorische Nervenäste innerviert wird, kann häufig beobachtet

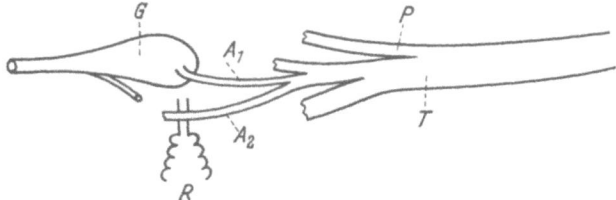

Abb. 2. Nachweis hoher Verzweigungen motorischer Nervenfasern. G = M. gastrocnemius; P = N. peronaeus; T = N. tibialis; A_1 und A_2 = motorische Äste für den Kopf und Bauch des M. gastrocnemius; R = Reizelektroden. Bei Reizung des Astes A_2 (proximaler Stumpf) entsteht über die hohe Verzweigung eine Muskelkontraktion.

werden, daß einzelne motorische Fasern sich schon vor der Abgangsstelle der Äste verzweigt haben und daß sie sowohl in den einen wie in den anderen Ast motorische Zweige abgeben. Da ein Ast das Caput m. gastrocnemii und der andere den caudalen Teil des Muskels innerviert, kann also die Erregung einer solchen motorischen Faser eine Kontraktion von Fasern im Gesamtmuskel auslösen, was bei Fasern, die sich nur innerhalb des Versorgungsgebietes eines Astes verzweigen, nicht zutrifft. Die frühen Verzweigungen können auch experimentell durch Reizung des proximalen Stumpfes eines motorischen Astes und Beobachtung der Muskelzuckung nachgewiesen werden (Abb. 2).

2. Das Faserspektrum.

Seit den Arbeiten von ERLANGER und GASSER (1937) und von GASSER und GRUNDFEST (1939) ist die Beziehung zwischen Faserdurchmesser und Aktionspotential eindeutig erkannt worden. KANO und TASAKI (1942) haben ein „funktionelles" Faserspektrum von Haut und Muskelafferenzen durch Isolierung von Einzelfasern der Kröte und Beobachtung des Aktionsstroms nach verschiedenartigen Reizen aufgestellt.

Beim Hautnerven fanden sich Berührungsfasern niedrigster Schwelle, die auf Berührung mit einer Feder oder Anblasen mit einem Luftstrom Aktionsströme lieferten, in einer Gruppe zwischen 9,8—14 μ. Reiz mit Säuren, Berührung mit Haar gab 8,7 bis 9,5 μ. Wärmestrahlung, Berührung mit Feder und Säure wirkten auch bei zwei Fasern von 5,3 bzw. 4,9 μ. Druck wirkte bei zwei Fasern mit 4,5 und 9,4 μ. Temperaturfasern waren dünner als 4 μ, konnten aber aus technischen Gründen nicht isoliert und gemessen werden. Die Muskelafferenzen, die auf Dehnung und Druck ansprachen, lagen zwischen 7,9 und 11,4 μ.

In der Katze sind Faserspektren von verschiedenen Autoren aufgenommen worden. Es seien hier der Vollständigkeit halber die letzten Arbeiten von REXED und THERMAN (1948) und LLOYD und HSIANG-TUNG CHANG (1948) erwähnt. Durch Degeneration des efferenten oder afferenten Faseranteils kann festgestellt werden, daß im gemischten Nerven, z. B. im Tibialisnerven, das Verhältnis zwischen motorischen und sensibeln Fasern zwischen 65/35 bis 50/50% schwankt, wobei im motorischen Anteil zwei Faserpopulationen mit Maxima bei 5—6 und 12—14 μ gefunden werden, während sensible Fasern sogar drei Populationen mit Maxima von 2—4, 7—9 und 15—18 μ aufweisen. Es werden keine sicheren Unterschiede zwischen motorischen Anteilen für Flexoren und Extensoren gefunden. Dagegen sind die proximalen Muskelgruppen mit dickeren afferenten Fasern als die distaleren Muskeln versorgt und die Extensoren erhalten dickere afferente Fasern als ihre Antagonisten. Auch erhält der weiße Anteil eines Muskels dickere afferente Fasern als der rote. Dies erklärt sich offenbar durch die raschere phasische Aktivität der weißen Muskeln und die Notwendigkeit, die propriozeptiven Reflexe schneller ablaufen zu lassen, als bei den langsamer arbeitenden roten Muskeln.

Die funktionelle Zuordnung der motorischen Faserpopulationen macht noch einige Schwierigkeiten. TASAKI und KANO (1942) haben bei Krötennerven zwei Arten von motorischen Nervenfasern isoliert, die den oben erwähnten zwei Populationen an der Katze entsprechen könnten. Die eine Gruppe mit Maximum des Durchmessers bei 11 μ ± 1,6 μ bewirkt bei Reizung eine phasische Muskelkontraktion, bei repetitiver Reizung einen Tetanus. Werden dagegen die dünneren Fasern mit Durchmessern zwischen 4 und 8 μ gereizt, so findet man bei Einzelreizung keine sichtbare, bei repetitiver Reizung aber eine langsame und schwache Kontraktion. Das Maximum der tonusartigen, langsamen Kontraktion entsteht bei 25 Reizen je Sekunde. Größere Reizfrequenzen geben keine Kontraktionszunahme. Bei Frequenzen über 100 je Sekunde entsteht eine Ermüdung (TASAKI und MIZUTANI 1944). In einer weiteren Arbeit haben TASAKI und TSUKAGOSHI (1944) das Elektromyogramm bei Innervation durch langsame Nervenfasern registriert und ähnliche Untersuchungen auch an der Katze vorgenommen, wobei sie angeblich gleichwirkende, langsam leitende, motorische Fasern fanden. Die Vorstellung TASAKIs, daß die langsam leitenden motorischen Fasern für die Erhaltung des Muskeltonus notwendig sind, dürfte jedenfalls für die Amphibienmuskeln zutreffen, da auch KUFFLER und Mitarbeiter (1946, 1947a, b, c) seine Befunde bestätigen konnten. Für die Warmblüter dagegen scheint die direkte Tonusfunktion nicht mehr im Vordergrund zu stehen. Die dünnen, langsam leitenden motorischen Fasern scheinen auch dort noch eine Kontraktion hervorzurufen, die aber nur die in den Muskelspindeln liegenden Muskelfasern betrifft, welche eine Verkürzung des Gesamtmuskels nicht mehr zu erzeugen imstande sind. Diese intrafusale Kontraktion verändert die Erregbarkeit der Muskelspindeln. Obschon es sich wohl entwicklungsgeschichtlich um das gleiche System handeln dürfte, sind die Auswirkungen dieser dünnen Nervenfasern bei Amphibien und Warmblütern offenbar verschieden. Der Frosch- und Krötenmuskel erhöht bei Reizung der dünnen motorischen Fasern direkt seinen Tonus, vermutlich durch lokale, nicht fortgeleitete Kontraktionen. Vielleicht werden die gleichen Muskelfasern für die phasische und die tonische Funktion verwendet und von einer dicken und einer oder mehreren dünnen Nervenfasern innerviert[1]. Beim Warmblüter dagegen, scheint die Innervation durch dünne Fasern sich nur noch auf die intrafusalen Muskelfasern der Muskelspindeln zu beschränken und nur der Regulation der Propriozeptivität zu dienen. Allerdings dürfte auch hier eine Tonusänderung durch Änderung des myostatischen Reflextonus das Endresultat ihrer Erregung bilden.

c) Die Markscheide.

1. Mikroskopischer Aspekt der Markscheide vitaler Fasern.

Die Markscheide isolierter Nervenfasern ist im weißen Licht mit gewöhnlichem Mikroskop gut zu sehen. Bei ganz frischen Fasern verläuft sie ziemlich regelmäßig, zeigt hie und da Eindellungen, die je nach Einstellhöhe des Mikroskoptubus als ovale Begrenzungslinien zu sehen sind. Die SCHWANNschen Kerne sind unter diesen Bedingungen unsichtbar.

Jedoch hat SCHNEIDER (1952) gezeigt, daß an der Stelle des SCHWANNschen Kerns eine einseitige Eindellung entsteht, die durch den Kern und das ihn umgebende Zellplasma entsteht. Je nach der Lage der Faser bleibt die Eindellung unsichtbar.

HUXLEY und STÄMPFLI (1949a) haben öfters eine kleine Schwankung der Amplitude des Aktionsstroms in der Mitte des Internodiums gefunden, die sich sehr wohl durch die Querschnittsänderung der Faser an der Stelle

---

[1] HUXLEY und TASAKI (1951) haben nach unveröffentlichten Versuchen (briefliche Mitteilung) allerdings fünf langsam leitende motorische Fasern isoliert, deren Erregungswirkung sie durch Einstechen einer Mikroelektrode nach LING in einer Muskelfaser in Form eines „kleinen Endplattenpotentials" (KUFFLER und Mitarbeiter 1947 = small junction potential, abgekürzt s. j. p.) beobachten konnten. Anschließend wurde der ganze Muskel vom distal der Isolierungsstelle befindlichen Nervenast aus gereizt. Bei allen fünf Fasern mit s. j. p. wurde kein normales fortgeleitetes Aktionspotential gefunden. Obschon die Zahl der Versuche zu gering ist, um definitive Aussagen zu machen, scheint es zum mindesten festzustehen, daß beim Frosch Muskelfasern existieren, die *nur* von langsam leitenden motorischen Fasern innerviert werden, und die demnach keine phasischen Kontraktionen ausführen. Es ist aber nicht ausgeschlossen, daß es auch Fasern gibt, die beide Innervations- und Kontraktionsmechanismen besitzen.

des SCHWANNschen Kerns und die damit verbundene Abnahme des Längswiderstands in der Ableitstrecke deuten läßt. Jedoch wurde nicht versucht, diese Deutung durch mikroskopische Kontrolle zu beweisen.

Sowohl die Faserdicke wie die Dicke des Myelins schwankt um 5—10% im gleichen Internodium und um größere Beträge zwischen verschiedenen Internodien der gleichen Faser. Der Markzylinder ist besonders in der Umgebung der Schnürringe oft leicht gefaltet oder er zeigt auch echte, wulstartige Vorwölbungen. Diese Feststellung wurde an fixierten Präparaten von YOUNG (1949) gemacht, der bei Kaninchennerven auf beiden Seiten des Schnürrings eine Zunahme der Myelindicke von 2,5 μ auf 7,5 μ fand, wobei der Achsenzylinder bis auf $1/4$ seines internodalen Durchmessers verengt wurde. Die Länge der verengten Stelle wurde mit 25 μ angegeben, die Dicke des Achsenzylinders noch mit 5 μ bei den dicksten Fasern von 20 μ Durchmesser. Auch bei motorischen Fasern des Frosches findet sich beidseitig der Knoten eine Zunahme der Markscheide und eine Einengung des Achsenzylinders, die, obschon etwas geringer als die von YOUNG angegebenen Werte, immer noch 50% und mehr des internodalen Durchmessers des Achsenzylinders ausmacht.

Die SCHMIDT-LANTERMANNschen Einkerbungen sind an frischen Präparaten seltener zu beobachten als an Fasern, die schon während längerer Zeit im Versuch stehen. Es kann nicht mit Sicherheit gesagt werden, ob sie auch in vivo vorhanden sind. Auf alle Fälle bringt ihr Erscheinen und die Vermehrung ihrer Zahl im Laufe eines Versuches keine wesentliche Änderung der Fasereigenschaften mit sich. Alle Nervenfasern (auch markarme) verlieren in vitro mit der Zeit Kalium und gewinnen Natrium (s. S. 136). Dementsprechend kommt es auch zu einem Absinken des Ruhepotentials und des Aktionspotentials. Nichts weist aber darauf hin, daß diese Veränderungen, die übrigens bei der markhaltigen Faser wesentlich geringer sind als bei den Riesenfasern von LOLIGO, in irgendeinem Zusammenhang mit den Einkerbungen stehen.

Bei Verletzungen von Fasern, bei Aufenthalt in anisotonischen Lösungen, bei langsamem Absterben, Austrocknen usw. findet man öfters einen scholligen Zerfall des Myelins und Veränderungen des Faserdurchmessers. Es kann auch vorkommen, daß die Markscheide bei gezerrten Präparaten sich von den Schnürringen ablöst und von ihnen wegrückt oder bei anderen Fasern über den Schnürring hinweggeschoben wird. Obschon diese Veränderungen und die Ultrazentrifugierungsversuche von FERNÁNDEZ-MORÁN (1952) beweisen, daß die Markscheide auf dem Achsenzylinder verschieblich ist, sind sie doch immer Zeichen der Schädigung. Fasern, die solche mikroskopisch sichtbare Schäden tragen, sollten nie zu Versuchen benützt werden.

Beobachtungen im polarisierten Licht geben eine sehr lichtstarke Darstellung der Markscheide, aber nicht mehr Einzelheiten als weißes Licht.

Bei geringer Vergrößerung, besonders für die Präparation, ist die Dunkelfeldbeleuchtung bei weitem vorzuziehen, weil sie ein prächtig helles und plastisches Bild der Fasern auf dunklem Grund gibt und weil die Faserhelligkeit in allen Lagen des Objektes gleich ist.

Das Phasenkontrastverfahren liefert besonders bezüglich des Endoneuriums und der SCHWANNschen Scheide gute Bilder. Auch zeigt es besonders deutlich, wie stark das Myelin in der Nähe der Schnürringe gewellt ist.

Man sollte sich aber bei allen mikroskopischen Untersuchungen von einzelnen markhaltigen Fasern daran erinnern, daß eine befriedigende optische Darstellung eines Hohlzylinders aus stark lichtbrechendem, inhomogenem Material, dessen Oberflächen nicht glatt sind, äußerst schwierig ist. Deshalb sind die Bilder des „Neurokeratingerüstes" der Markscheide in vivo, wie sie mit Ultraviolettlicht-Mikrophotographien gewonnen wurden, mit größter Vorsicht zu bewerten. Dunkle Konturen könnten zu leicht auch durch optische Randphänomene an stark lichtbrechenden Medien erzeugt werden, und Absorption allein darf sicher nicht für die Kontraste, die im Bild einer solchen Struktur entstehen, als Erklärung verwendet werden. Vermutlich dürften hier Untersuchungen mit Immersionen von Fasern in isotonischen Flüssigkeiten von hoher Brechkraft zur weiteren Erkennung des mikroskopischen Feinbaues beitragen.

2. Die Ultrastruktur.

Der Stand des Wissens über die Ultrastruktur der Markscheide ist durch v. MURALT (1946, 1947), SCHMITT (1950a) und FERNÁNDEZ-MORÁN (1952) dargestellt worden. Die elektronenmikroskopischen Untersuchungen von FERNÁNDEZ-MORÁN (1950a, b, 1951 und 1952) und von SJÖSTRAND (1949, 1950, 1951) haben die auf polarisationsoptischen und röntgendiffraktometrischen Untersuchungen beruhenden Auffassungen über die Ultrastruktur bestätigt. Das Myelin der Markscheide füllt radiär die feinen Crafträume zwischen konzentrischen Proteinschichten aus, deren Abstand entweder 80 oder 160 Å, d.h. etwas mehr als 1 oder 2 Lipoidmoleküle beträgt. Diese membranartigen Strukturen lassen sich bei geeigneter Vorbehandlung der Nervenfasern im Elektronenmikroskop sehen. Die Markscheide ist je nach ihrer Dicke aus mehr oder weniger Membranen aufgebaut, deren Zahl für größere markhaltige Fasern in der Größenordnung von 200 liegen dürfte. Sowohl die Lichtmikroskopie wie die Elektronenmikroskopie zeigt die SCHMIDT-LANTERMANNschen Einkerbungen und die von ihnen begrenzten zylindrokonischen Segmente. Es handelt sich um schräge Spalträume im Myelin, die in Gefrierschnitten meist leer sind oder eventuell ein granuläres oder fibröses Material enthalten, das vielleicht den von CAJAL mit der Silberimprägnation gezeigten komplizierten Gebilden entspricht (s. v. MURALT 1946, S. 34).

Die äußere Begrenzung der Markscheide wird durch das Neurilemm oder die SCHWANNsche Scheide gebildet, deren Anordnung offenbar eng mit der

Segmentierung der Nervenfaser zusammenhängt. Je Internodium ist ein Kern vorhanden, der gegen den Kern des vorhergehenden und nachfolgenden Internodiums um 180° verschoben ist. Das Neurilemm gehört zur Glia. Es ist eine Membran mit granulärer Struktur, etwa 200 Å dick und mit Kollagenfibrillen bedeckt, die zum Endoneurium gehören oder wenigstens mit ihm in Verbindung stehen.

Über die Grenzschicht zwischen Markscheide und Achsenzylinder, das Axolemm, herrschen noch verschiedene Ansichten. Während es ROZSA und Mitarbeiter (1950a und b) wahrscheinlich und BAUD (1952) mit Sicherheit in elektronenmikroskopischen Aufnahmen gesehen haben wollen, ist FERNÁNDEZ-MORÁN (1952) der Auffassung, es handle sich dabei um eine durch die Fixierung erzeugte Anhäufung von Fadenstrukturen des Achsenzylinders (s. S. 89), deren Aussehen dem dichten Netzwerk entspräche, das von anderen Autoren als Axolemm angesprochen wurde. Da BAUD eine wesentlich bessere Fixationsmethode als ROZSA und Mitarbeiter benutzte und gleichwohl ein Axolemm fand, bleibt der Einwand von FERNÁNDEZ-MORÁN fraglich.

Die Vorstellung eines Axolemms würde gestatten, die Entstehungsweise der Markscheide besser zu deuten. Man könnte das Neurilemm und das Axolemm zusammen als die Zellwände der Zelle betrachten, deren Kern der SCHWANNsche Kern wäre. Das Myelin und die Proteinschichten wären dann intracelluläre Bildungen, Schichtungen des Zellplasmas mit Lipoideinschlüssen. Dieser Auffassung könnte man aber auch entgegenhalten, daß Lipoidmembranen ganz allgemein als Zellbegrenzung bekannt sind, und daß es sich bei der Markscheide um eine besonders stark ausgebildete Lipoidmembran des Achsenzylinders handeln könnte, welche die Zellen des Neurilemms, die zylindrisch die primitive Nervenfaser umhüllten, vorwölbten. Da solche Lipoidanhäufungen an den Schnürringen, wo zwei Zellen des Neurilemms aneinandergrenzen, fehlen, könnte man sich fragen, ob nicht eine Wechselwirkung zwischen Achsenzylinder und Neurilemmzelle die schichtweise Ablagerung des Myelins bewirkt hat und ob nicht deshalb an der Berührungsstelle der Zellen, wo die Membranen zusammenkommen und das Zellplasma der Neurilemmzelle für ein kurzes Faserstück fehlt, auch die Ablagerung des Myelins nicht erfolgt ist.

Nach Röntgen-Absorptionsmessungen von ENGSTRÖM und LÜTHY (1950) hat die Markscheide ein Gewicht von $0{,}3$—$0{,}4 \cdot 10^{-12}$ g/μ^3, wobei Lipoide etwa 50% des Mittelteils der Markscheide aufbauen. Bei Annahme einer spezifischen Dichte von 1 in lebendem Zustand, enthält die Markscheide also 30—40% Trockensubstanz. ROZSA und Mitarbeiter (1950) glauben aus ihren elektronenmikroskopischen Befunden ebenfalls eine ungleichmäßige Verteilung des Myelins in der Markscheide herauslesen zu können. Immerhin geht aus den Präparaten von BAUD (1952), bei denen trotz der Fixation die Markscheide als homogene Struktur zu sehen ist, nichts Derartiges hervor.

3. Elektrische Betrachtungen zur Markscheide.

Das Myelin ist als Lipoidsubstanz ein guter Isolator. Es ist zu erwarten, daß die Markumhüllung der Nervenfasern ähnlich wie die Isolation eines elektrischen Kabels wirkt. Gleichzeitig bildet es das Dielektrikum eines zylindrischen Kondensators, dessen einer Belag durch den Achsenzylinder, der andere durch das Außenmedium gebildet wird.

HODGKIN (1951) hat über die Markscheidenstruktur nach FERNÁNDEZ-MORÁN (1950a und b) noch eine kleine Rechnung angestellt. Die Lamellen, die in der Zahl von etwa 250 eine Markscheide von 2 μ Dicke und einer Kapazität von 0,0025 μF/cm² aufbauen, müßten selbst eine Kapazität von 0,6 μF/cm² und einen Widerstand von 600 Ω/cm² besitzen, was durchaus normale Werte für die passiv elektrischen Eigenschaften einer typischen Zellmembran darstellt.

Der spezifische Widerstand des Außenmediums beträgt bei 20° 90 $\Omega \cdot$ cm, des Innenmediums 110 $\Omega \cdot$ cm und der Markscheide etwa 5—9 $\cdot 10^8$ $\Omega \cdot$ cm, also rund 10 000 000mal mehr (HUXLEY und STÄMPFLI 1949a und b), während die Kapazität 0,0025 μF/cm² ausmachen dürfte (s. S. 137). Bei Annahme eines Faserdurchmessers von 14 μ, einer Markscheidendicke von 2 μ, einer Internodallänge von 2 mm ergibt sich als Kapazität eines Internodiums etwa 2 $\mu\mu$F. Der Widerstand der Markscheide je Internodium betrüge in diesem Fall etwa 160 MΩ. Es ist aber zu bedenken, daß bei Anlegen einer Spannung an den Myelinkondensator an einem bestimmten Punkt diese Potentialdifferenz nicht gleichzeitig an allen Punkten des Kondensators vorhanden sein wird, da ja der eine Belag des Kondensators, nämlich das Axoplasma einen Längswiderstand von etwa 170 M$\Omega \cdot$ cm besitzt. Wäre das Myelin ein idealer Kondensator mit unendlich hohem Widerstand seines Dielektrikums, so müßte einige Zeit nach Einschalten der Spannung ein stationärer Zustand erreicht sein, wo auf der ganzen Länge des Kondensators die gleiche EMK herrscht.

Dies trifft aber nicht zu, wenn das Dielektrikum einen endlichen Widerstand besitzt. Unter diesen Umständen flösse durch das Dielektrikum auch im stationären Zustand Strom, die am Myelinkondensator liegende EMK wäre von der Distanz vom Punkt abhängig, an dem die Spannung angelegt wird, ferner vom Widerstand des Myelins und vom Längswiderstand des Achsenzylinders. Die am Myelin liegende Spannung müßte exponentiell nach der Formel

$$V = V_0 e^{-x\sqrt{r_i/r_m}}$$

absinken, wobei V = die im Punkte x vorhandene Spannung,
V_0 = die bei $x = 0$ angelegte Spannung,
x = die Distanz längs der Faser,
r_i = der Längswiderstand des Achsenzylinders je Längeneinheit,
r_m = der Querwiderstand einer den Achsenzylinder über die Längeneinheit umhüllenden Myelinschicht

darstellen. Der Widerstand des Außenmediums r_e wird nicht berücksichtigt, da er gegenüber r_i und r_m sehr klein ist. Über die Spannungsverteilung bei Berücksichtigung der kapazitiven Eigenschaften der Markscheide siehe später.

Aus den Befunden von HUXLEY und STÄMPFLI (1949) geht hervor, daß die Markscheide über die ganze Länge eines Internodiums einen recht konstanten Widerstand aufweist. Der Strom je Längeneinheit, der die Markscheide durchfließt, zeigt nahezu lineare Abhängigkeit von der Distanz vom Entstehungsort. Dieser Befund ist überraschend, weil die Incisuren von SCHMIDT-LANTERMANN, falls sie wirklich Spalträume sind, die das ganze Myelin durchsetzen, und falls sie mit einer leitenden Flüssigkeit gefüllt wären, beachtliche Kurzschlüsse zwischen dem Achsenzylinder und dem Außenmedium hervorrufen sollten. Falls tatsächlich Inhomogenitäten im Widerstand des Myelins durch die Incisuren erzeugt werden, sind sie gering genug, um keine nennenswerten Schwankungen der Stromkurven (s. S. 124) zu bewirken. Wird dagegen eine Faser auch nur leicht verletzt, so entstehen plötzliche Sprünge in der Intensität des Längsstromes, die auf eine Widerstandsabnahme zwischen Achsenzylinder und Außenmedium schließen lassen. Die Schlußfolgerung ist, daß die SCHMIDT-LANTERMANN-Einkerbungen in vivo nicht bis auf den Achsenzylinder durchgehen, so daß dieser doch noch durch eine isolierende Schicht umhüllt ist, oder daß sie ebenfalls mit einer isolierenden Masse gefüllt sind, die nicht die gleiche Struktur wie die Markscheide aufweist.

Es scheint gegeben zu sein, hier noch einige Worte über die Art des Stromflusses durch die Markscheide zu sagen. Der Nerv besteht zur Hauptsache aus Elektrolyten und jeder Längsstrom oder auch Quer-(Membran-) Strom muß ein Ionenstrom sein. Es muß also auch die komplizierte Markscheidenstruktur in sehr beschränktem Maße für Ionen durchlässig sein. VAN HARREVELD (1950) hat gezeigt, daß die Markscheide ein starkes Diffusionshindernis für das intracelluläre Kalium bildet. Markarme Nerven verlieren in einer 6stündigen Versuchsperiode den größten Teil des intracellulären K-Überschusses, wenn sie mit Formalinlösung abgetötet wurden. Markhaltige Nerven zeigen dagegen eine kaum gesteigerte K-Abgabe nach der gleichen Behandlung. Erst bei Zerstörung der Myelinkomponente durch kurzes Erhitzen tritt K aus. HUXLEY und STÄMPFLI (1951b) machten die Feststellung, daß isotonische KCl-Lösungen auch durch die Markscheide eine schwache Membranpotentialänderung erzeugen können. Entsprechend dem hohen Widerstand des Marks ist aber die Leistungsfähigkeit dieser Diffusionsstromquelle sehr gering, verglichen mit den Schnürringen. Wäre die Markscheide nicht ungefähr gleich polarisiert wie die Knoten, so würden sich diese in Ruhe ständig in das Internodium hinein entladen. Der so entstehende Stromfluß wäre in der Größenordnung von $5 \cdot 10^{-10}$ A, d. h. an der Grenze dessen, was HUXLEY und STÄMPFLI (1949) an Stromintensität überhaupt hätten konstatieren können. Zudem wäre diese nur in unmittelbarer Nachbarschaft des Knotens meßbar und nähme gegen die Mitte des Internodiums hin rasch ab. Sollte die Markscheidenisolation, wie das aus den Angaben YOUNGS und eigenen Beobachtungen gut denkbar wäre, in unmittelbarer

Nachbarschaft des Knotens dicker sein als in der Mitte des Internodiums, so würde diese Bauart den Stromfluß etwas vermindern, weil Stromschleifen durch die mittlere Region des Internodiums zusätzlich durch den nicht unbeträchtlichen Widerstand des Achsenzylinders zu fließen hätten, bevor sie die Markscheide durchqueren. Dieser Seriewiderstand würde auch durch die Verengung des Achsenzylinders in der Umgebung des Schnürringes erhöht.

Es läßt sich nicht mit Sicherheit entscheiden, ob an der Markscheide ein Diffusionspotential auftritt oder nicht. Nach dem soeben Gesagten wäre es auch denkbar, daß die Knoten sich unter ständigem Energieverbrauch in den hohen Membranwiderstand der Markscheide entladen. Vielleicht hätte diese Entladung sogar bei der Markscheidenbildung eine Rolle spielen können. Nähme man an, daß ein Querstrom durch das Myelin eine Ablagerung von weiterem Myelin fördert, so müßte in der Tat eine Markscheide entstehen, deren Dicke an den Knoten größer wäre als in der Mitte des Internodiums. Wahrscheinlicher ist aber, daß das Myelin, in Serie mit einer hypothetischen Membran an der Achsenzylinderoberfläche geschaltet, eine sehr wenig leistungsfähige Spannungsquelle darstellt, deren Potential durch den Konzentrationsunterschied von K zustande kommt und deshalb ungefähr gleich groß wie das Membranpotential am Schnürring ist. HUXLEY und TASAKI (1952) (unveröffentlichte Versuche, briefliche Mitteilung) versuchten eine Mikroelektrode nach LING in eine markhaltige Nervenfaser einzustechen. Die Elektrode stülpte das Myelin anfänglich ein. In diesem Zustand wurden Aktionspotentiale, aber kein Ruhepotential gemessen. Durch weiteres Vorschieben gelangte die Elektrode in den Achsenzylinder, und plötzlich wurde ein Ruhepotential von etwa 55 mV gemessen, das rasch absank. Innerhalb von ungefähr 1 min trat ein Block der Erregungsleitung auf, der aber einige Minuten nach dem Hinausziehen der Elektrode verschwand. Dieser Versuch bestätigt, daß der Einstich mit einer Mikroelektrode einen Verletzungsstrom erzeugt, der die benachbarten Knoten depolarisiert, also bei weitem die Kapazität der Membranbatterie am Schnürring übersteigt. Auch der niedrige Wert des Membranpotentials spricht dafür. Bemerkenswert ist die Beobachtung, weil der ganze Potentialsprung an der Begrenzung des Achsenzylinders gefunden wurde und nicht im Myelin. Nach diesem Befund müßte also die Markscheide als Ganzes nicht als Membran wirken, an der ein Potential liegt, sondern das Axolemm oder eine andere, submikroskopische Membranstruktur, falls FERNÁNDEZ-MORÁN (1952) recht haben sollte und kein Axolemm existiert. Flösse durch das Myelin tatsächlich ständig ein Strom, wie wir vorhin diskutierten, so müßte die Spannung kontinuierlich zunehmen. Es ist aber unsicher, ob HUXLEY und TASAKI tatsächlich das Neurilemm durchstochen hatten, bevor sie in den Achsenzylinder eindrangen. Nach den bisherigen Erfahrungen ist das Myelin flüssig und durch Druck leicht zu deformieren. Es scheint wahrscheinlicher, und die Einstülpung des Myelins bestätigt diese

Vermutung, daß die Marksubstanz durch die Elektrodenspitze beiseite geschoben wurde, und daß erst dann das Neurilemm zusammen mit dem „Axolemm" durchstochen wurde. Dieser Versuch gibt also noch keine sichere Antwort auf die Frage nach der Potentialverteilung in der Markscheide. Die Tatsache, daß Aktionspotentiale mit ins Myelin vorgestülpter Elektrode gut zu messen sind, mag einen Fingerzeig für die Untersuchung von Einzelfaserpotentialen ohne Isolierung einer einzelnen Faser geben. Durch das Einstülpen des Neurilemms bis zum Achsenzylinder unter Verdrängung des Myelins wird der Widerstand zwischen Elektrodenspitze und Außenflüssigkeit erhöht. Aktionsströme durch den Achsenzylinder könnten dann durch die Membrankapazität hindurch registriert werden.

d) Der Achsenzylinder.

1. Mikroskopischer Feinbau.

In den histologischen Präparaten findet man den Achsenzylinder entweder optisch leer, oder je nach der verwendeten Fixation und Imprägnierung, z. B. mit Ag, zeigt sich eine Längsstruktur, die Neurofibrillen. Über diese Fibrillenstruktur zu diskutieren, fiele aus dem Rahmen der vorliegenden Arbeit. Zweifellos handelt es sich bei den Fibrillen um einen Niederschlag bereits bestehender, submikroskopischer Elemente in ein mikroskopisch sichtbares Konglomerat, dessen Richtung eventuell auch die ursprüngliche Richtung der submikroskopischen Teilchen angibt. Lebende markhaltige Nervenfasern lassen keine Fibrillenstruktur erkennen.

Der Achsenzylinder ist besonders an den Schnürringen anfärbbar, d. h. auch die vitale Färbung von Schnürringen ist möglich, da Farbstoffe dort leichter in den Achsenzylinder eindringen als in den Internodien. Von dieser Möglichkeit haben besonders FEINDEL, WEDDELL und Mitarbeiter (1947, 1948 und 1949) ausgiebig Gebrauch gemacht und damit die Existenz von Schnürringen im Zentralnervensystem erneut nachgewiesen (s. S. 94).

2. Die Ultrastruktur.

Der Achsenzylinder enthält nach Röntgenabsorptionsmessungen von ENGSTRÖM und LÜTHY (1950) 8—9% Trockensubstanz (gegenüber 30—40% in der Markscheide). Das spezifische Gewicht ist demnach etwa 4mal kleiner als das der Markscheide und wurde mit $0{,}076$—$0{,}089 \cdot 10^{-12}$ g/μ^3 bestimmt. Diese Werte sind kleiner als bei markarmen Nervenfasern, ein Befund, der auch durch die elektronenmikroskopischen Befunde von BAUD (1952) gestützt wird.

Die Versuche von TASAKI und USHIYAMA (1950) machen ebenfalls wahrscheinlich, daß der Potentialsprung an der innersten Schicht des Myelins liegen muß. Mit Saponin läßt sich nämlich, falls es von außen an die Markscheide herangebracht wird, die elektrische Isolationswirkung sukzessive von außen nach innen beseitigen. Aus diesem Grunde steigt der Membran-(Aktions-) strom durch die ständig zunehmende Markscheidenkapazität der mit Saponin behandelten Stelle an, bis schließlich eine Blockierung der Erregungsleitung entsteht. Erst nach lang dauernder Saponinwirkung entsteht eine Depolarisation durch komplette Aufhebung der Isolationseigenschaften der Markscheide und eine rasche Amplitudenabnahme des Aktionsstroms des proximalen Schnürrings, da dessen Membranpotential in Gegenwart dieses Kurzschlusses nicht mehr gehalten werden kann. Merkwürdigerweise wirken organische Lösungsmittel wie Äther, Chloroform und Aceton ganz anders. Sie haben bei Applikation im Internodium entweder keine oder dann zerstörende Wirkung. Wahrscheinlich dringt das organische Lösungsmittel erst von einer bestimmten Konzentration an, bei der auch die Proteinkomponenten der Markscheide zerstört werden, zum Achsenzylinder vor. Das Saponin dagegen scheint kontinuierlich die Lipoid- und Proteinschichten zu durchdringen, bis schließlich eine letzte isolierende Schicht übrigbleibt, durch deren große Kapazität auch ein großer Membranstrom bei Aktivität eines benachbarten Schnürrings fließen wird. Hat das Saponin dann auch diese Schicht durchdrungen, folgt die Kurzschlußwirkung und Depolarisation des Schnürrings.

Der Vollständigkeit halber sei noch ein weiterer Befund von TASAKI und USHIYAMA erwähnt, wonach NH_3-Moleküle leicht durch die Markscheide in den Achsenzylinder eindringen und in ihm eine Erhöhung des Längswiderstandes, vermutlich durch Veränderung des kolloiden Zustandes, hervorrufen sollen.

Die Doppelbrechung des Achsenzylinders markhaltiger Fasern ist bis jetzt nicht genau gemessen worden. Er ist schwach positiv doppelbrechend bezüglich der Längsachse der Faser und dürfte, falls man in ihm gleiche Doppelbrechung wie im gut untersuchten Achsenzylinder des Tintenfisches voraussetzt, etwa 100mal weniger doppelbrechend als die Markscheide sein (V. MURALT 1946). Dieser Unterschied könnte aber leicht wesentlich größer ausfallen, da ja die Dichte des markhaltigen Achsenzylinders, wie oben erwähnt, geringer ist als beim Tintenfisch.

Die Elektronenmikroskopie hat in den letzten Jahren neue Angaben über die submikroskopische Struktur des Achsenzylinders geliefert. Die „Neurotubuli" von DE ROBERTIS und SCHMITT (1948) brauchen als Bestandteile des Achsenzylinders nicht mehr erwähnt zu werden, da heute feststeht, daß sie nicht aus ihm stammen (SCHMITT und GEREN 1950). Dagegen scheint eine Fadenstruktur von 100—200 Å Dicke und unbestimmter Länge (SCHMITT 1950b, SCHMITT und GEREN 1950, FERNÁNDEZ-MORÁN 1950b und BAUD 1950) die wesentliche Grundkomponente des Achsenzylinders zu bilden.

BAUD gibt einen etwas größeren Durchmesser von 200—300 Å und Zwischenräume von gleicher Größe an.

Die Zahl solcher Protofibrillen liegt für dickere markhaltige Fasern in der Größenordnung von mehreren Tausend. FERNÁNDEZ-MORÁN (1952) beschreibt aber auch submikroskopische Nervenfasern, die eine einzige Fibrille von 100 Å enthalten sollen. Diese submikroskopischen Fasern sollen bei Frosch und Ratte mit dickeren Fasern der Rückenmarksbahnen zusammenhängen und wie Miniaturen der großen, mikroskopisch sichtbaren Fasern aussehen. Sie sind in regelmäßigen Abständen spindelförmig aufgetrieben, so daß wenigstens grosso modo eine gewisse Analogie zu markhaltigen Fasern bestände. Diese interessanten Befunde von FERNÁNDEZ-MORÁN bedürfen der Nachprüfung. Vor allem sollte bewiesen werden, daß diesen Strukturen immer noch Leitungsfunktion zukommt. Auf alle Fälle verdient die Vermutung von FERNÁNDEZ-MORÁN (1952) Beachtung, daß von der submikroskopischen Faser über die marklose bis zur markhaltigen der Feinbau grundsätzlich gleich ist und daß nur quantitative Unterschiede im Gehalt an Strukturelementen die Verschiedenheiten der Fasern ausmachen.

Aus den Arbeiten von WEISS (1944), WEISS und HISCOE (1948), CAUSEY (1949), CAUSEY und PALMER (1950) geht hervor, daß das Axoplasma nicht flüssig, sondern höchstens zähflüssig oder gelartig sein kann, da bei Stauung von markhaltigen Nervenfasern eine Schlängelung des Achsenzylinders auftritt, die bei flüssigem Zustand des Axoplasmas nach WEISS und HISCOE nicht möglich sein sollte. Die Schlängelung soll der Ausdruck eines ständigen Axoplasmastroms sein, der mit einer Geschwindigkeit von etwa 1 mm/Tag als Säulenstruktur von der Nervenzelle durch den Neuriten in die Peripherie geschoben würde. Die Nervenzelle soll mit ihrem Kern Eiweiße aufbauen, während im Neuriten ein ständiger Eiweißabbau stattfände. Die von GERARD (1932) angegebenen Werte für die NH_3-Produktion des Nerven werden mit der berechneten Eiweißmenge verglichen, die je Zeiteinheit durch diesen Axoplasmastrom in die Peripherie verfrachtet wird, und festgestellt, daß die gleichen Proteinmengen herauskommen. Ohne Zweifel sind diese Überlegungen von WEISS sehr interessant und bedürfen weiterer experimenteller Prüfung. Die Constriction des Achsenzylinders am Schnürring kann unter diesen Umständen auch einen stoffwechselbedingten Grund haben, da der Diffusionsweg von der erregbaren Plasmamembran zur Mitte des plastischen Axoplasmastroms verkleinert und durch die der Verengung wegen erhöhte Flußgeschwindigkeit ein vermehrter Stoffaustausch denkbar wäre. So betrachtet, sollten also die Schnürringe Orte großer Stoffwechselaktivität sein. v. MURALT (1943, 1946) und WEIDMANN (1947) haben festgestellt, daß aus einem frisch angelegten Nervenquerschnitt Substanzen austreten, die sich optisch mit der Schlierenmethode und chemisch durch die Schnellpolarographie von WEIDMANN nachweisen lassen. Dieser Substanzaustritt soll sich nach v. MURALT an ganz frischen Querschnitten bei frequenter Reizung des Nerven schubweise gestalten lassen. WEIDMANN bestätigte diesen Befund polarographisch. Es fragt sich, wie auf Grund der WEISSschen Arbeiten, wonach das Axoplasma keinesfalls flüssig ist, wie auch nach den Zerreißversuchen von SCHNEIDER (1952), wo der nackte Achsenzylinder an der Rißstelle seine Form behielt, dieser Flüssigkeitsaustritt gedeutet werden soll. Vielleicht handelt es sich nur um einen löslichen Teil der Bestandteile des Achsenzylinders, der in die Flüssigkeit übertritt. Eine andere Möglichkeit wäre die Annahme, daß die Gelstruktur durch den Verletzungsstrom verflüssigt wird, da frische Schnitte auch ohne Reizung schon Substanzen in die Badeflüssigkeit abgeben. Im Fall der zerrissenen Faser ist die Kernleiterstruktur zerstört und der nackte Achsenzylinder könnte sich deshalb nicht verflüssigt haben, weil er nicht von Strom durchflossen wurde.

Hier sollte allerdings die Frage der Membranbildung an verletzten Nervenfasern, wie sie von ENGELMANN (1877) wahrscheinlich gemacht und durch GUTTMAN (1941) für den Muskel bewiesen wurde, erwähnt werden. HUXLEY und STÄMPFLI (1949) (unveröffentlichte Versuche) haben aber bei Verhinderung eines Verletzungsstroms durch Kompensation auch über längere Zeiträume nichts Derartiges feststellen können. Der Austritt von Substanz aus einem frischen Nervenquerschnitt nimmt schon nach 1 min ab (WEIDMANN 1947), was auch mit den Feststellungen von GUTTMAN (1941), wonach in diesem Zeitpunkt schon eine meßbare Kapazität am Muskelquerschnitt beobachtet werden kann, übereinstimmt. Man kann sich fragen, ob durch einen Nervenquerschnitt nicht zuerst eine Verflüssigung des Axoplasmas und anschließend eine Membran erzeugt wird, die im Verlaufe des Verletzungsstromflusses bessere dielektrische Eigenschaften erwirbt und damit nicht nur dem Substanzverlust, sondern auch dem Verletzungsstrom ein Ende setzt.

e) Schnürringe.

1. Mikroskopischer Aspekt.

Die nach RANVIER bezeichneten Schnürringe bilden den für die Funktion wichtigsten Anteil der markhaltigen Nervenfaser. Leider ist aber seit v. MURALT (1946) über sie nur wenig Neues publiziert worden. Die Einschnürung des Achsenzylinders am Schnürring und die Verdickung der Markscheide beidseitig davon wurde schon erwähnt. Die Fibrillenscheide läuft ohne Einbuchtung über die Einschnürung weg (Abb. 3). Nach SCHNEIDER (1952) ist die Fibrillenscheide wahrscheinlich mit dem Neurilemm an den Schnürringen sehr eng verbunden, so daß bei Dehnung der Faser die Internodien stark nachgeben, während die Region der Schnürringe nur sehr wenig gedehnt wird.

SCHNEIDER untersuchte unter anderem die Dehnbarkeit sowohl des Gesamtnerven wie einzelner Nervenfasern beim Frosch. Er stellte fest, daß die Gesamtnerven je nach ihrer Lage im Körper und nach der Beweglichkeit der von ihnen versorgten Organe verschieden dehnbar sind. Dabei zeigt sich, daß der Ischiadicus des Frosches noch bis zu einer Dehnung von etwa 30% Erregungsimpulse zu leiten vermag, die Rami cutanei dorsi mediales sogar bis zu 110%, dank der außerordentlich starken Schlängelung der Nervenfasern und der starken Ausbildung von elastischen Fasern im Epineurium. Nach FORBES (1936) sollen allerdings Katzennerven viel dehnungsempfindlicher sein und schon bei $1/4$ der von SCHNEIDER am N. ischiadicus ohne Einbuße der Erregungsleitung gefundenen Belastbarkeit Blockierungserscheinungen aufweisen.

Die einzelnen markhaltigen Nervenfasern des Frosches zerrissen bei Belastung von 25—45 mg immer in den Internodien und nie an den Schnürringen.

Querstrukturen am Schnürring sind öfters diskutiert worden. So glaubte v. MURALT (1946) aus Mikrophotographien mit polarisiertem Licht, ferner auch aus Phasenkontrast- und Ultraviolettaufnahmen das Vorhandensein der von BETHE beschriebenen Siebmembran bestätigen zu können. Das Kriterium dafür, daß eine Querstruktur tatsächlich vorhanden sei, bildete die Tatsache, daß bei jeder Einstellung des Mikroskoptubus innerhalb des Achsenzylinders

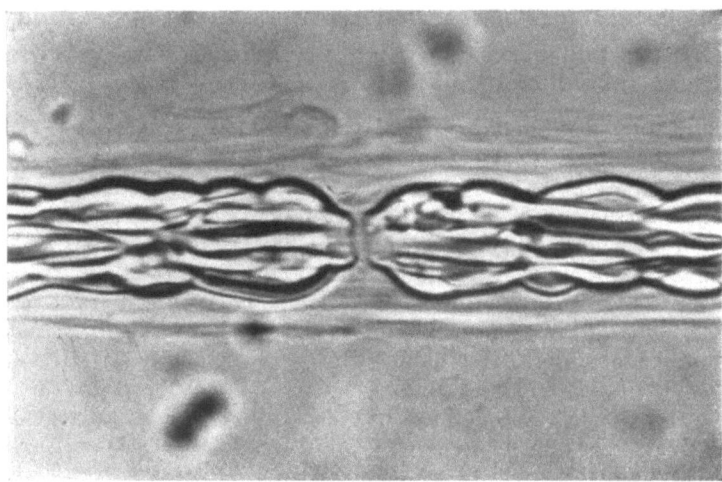

Abb. 3. Schnürring einer lebenden, motorischen Froschnervenfaser (Aufnahme Prof. E. HINTZSCHE): Die Fibrillenscheide von KEY und RETZIUS überbrückt die Einschnürung ohne Einbuchtung. Der Spaltraum zwischen den Markscheiden ist scharf begrenzt und gut sichtbar. Infolge des welligen Verlaufs der Markscheide am Knoten ist ihre Dicke schwer abschätzbar. Die große Tiefenschärfe der Aufnahme bewirkt, daß kein optischer Schnitt durch die Längsachse zur Darstellung gelangt, sondern daß Unebenheiten der Markscheide sich auch im Axonabschnitt abzeichnen. Gleichwohl kann aus dem Durchmesser der Einschnürung und unter Annahme eines ursprünglichen Achsenzylinderdurchmessers von $d = 0,6$ D (s. S. 96) geschlossen werden, daß der Achsenzylinder um mehr als 50% seines Durchmessers eingeschnürt sein muß.

noch eine mehr oder weniger scharfe Linie sichtbar ist. Wie LÜTHY (1950) hervorgehoben hat, ist aber dies kein Beweis für die tatsächliche Existenz einer Querstruktur im Achsenzylinder, weil durch Begrenzungslinien zwischen Medien stark verschiedener Brechungsindices durch Beugungs- und Brechungseffekte auch über und unter ihnen Linien entstehen, die optische Artefakte sind. Diese BECKESCHEN Linien sind der Grund für die Annahme einer den Achsenzylinder durchsetzenden Querstruktur. Sie werden hervorgerufen durch die beiden scharfen Begrenzungslinien des Myelins beidseitig des schmalen marklosen Abschnittes am Knoten. Aus diesem Grunde enthält auch die schematische Darstellung der Quermembran v. MURALTs zwei Querstrukturen oder Membranen, was nur bestätigt, daß es die Konturen des Myelins waren, welche dieser Interpretation zugrunde liegen. Übrigens hat v. MURALT (1947b) selbst Hinweise dafür gegeben, daß es sich um optische Artefakte handeln muß. Er beschreibt, daß, wenn Cedernöl mit der Faser in Kontakt kommt, die Quermembran vollständig verschwindet und der „durchlaufende Achsenzylinder" sichtbar wird.

Neuerdings ist auch bei den Schnittpräparaten von ROZSA und Mitarbeiter (1950) im Elektronenmikroskop keinerlei Diskontinuität im Achsenzylinder gefunden worden.

HUXLEY und STÄMPFLI (1949) haben die Möglichkeit einer Quermembran aus den elektrischen Befunden nicht mit Sicherheit ausschließen können. Dagegen besteht kein Grund dafür, aus dem elektrischen Verhalten der markhaltigen Nervenfaser das Vorhandensein einer Quermembran zu postulieren, da ein solches Postulat eine wesentliche Komplikation des Kernleitermechanismus mit sich brächte. v. MURALT (persönliche Mitteilung) hat sich durch die erwähnten Befunde ebenfalls davon überzeugt, daß eine Quermembran wahrscheinlich nicht existiert. Aus diesem Grunde dürfte sich eine eingehende Diskussion des elektrischen Verhaltens einer markhaltigen Nervenfaser mit Quermembranen erübrigen.

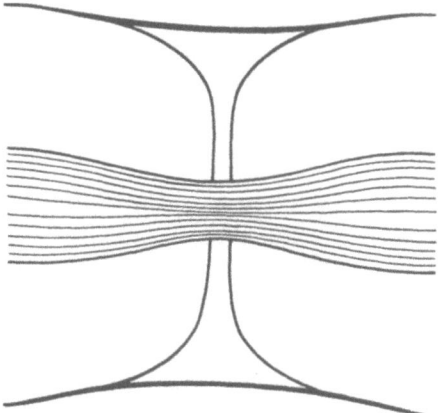

Abb. 4. Schematische Darstellung des Verlaufs der KEY-RETZIUSSchen Fibrillenscheide, der SCHWANNschen Scheide und des Achsenzylinders am Schnürring (nach elektronenoptischen Aufnahmen von Rozsa und Mitarbeitern 1951). Ein Übergang der SCHWANNschen Scheide in eine Axolemmstruktur ist bis jetzt nicht sicher erwiesen. Auch wurden die beiden SCHWANNschen Scheiden bis auf den Achsenzylinder herunter getrennt gezeichnet, entsprechend dem im mikroskopischen Bild immer sichtbaren Spaltraum, obschon sie im fixierten Präparat im Elektronenmikroskop verklebt sind. Leider fehlen bis jetzt Präparate, aus denen auch die Markscheidenstruktur an dieser wichtigen Stelle hervorginge.

2. Die Ultrastruktur.

Vorderhand ist die submikroskopische Struktur der Knoten nur aus der Arbeit von ROZSA und Mitarbeitern (1950) einigermaßen erkenntlich. Leider sind die Markscheiden durch die Fixation stark verändert, so daß nicht sicher ist, wieweit die Struktur des Neurilemms und der Fibrillenscheide den Verhältnissen in vivo entspricht. Immerhin scheint klar erkennbar, daß die Fibrillenscheide den Spaltraum überbrückt und daß sie mit dem Neurilemm zusammen einen im Schnitt ungefähr dreieckigen Raum begrenzt. Ob die Neurilemmstrukturen sich berühren, oder ob zwischen ihnen ein mit Kittsubstanz gefüllter Raum besteht, läßt sich aus den Aufnahmen nicht entscheiden. Auch der mikroskopische Aspekt läßt nur erkennen, daß zwischen dem Myelinanteil der beiden Internodien ein feiner Spaltraum liegt, der bei ungestreckten Fasern von 8—18 μ Durchmesser zwischen 0,5 und 1 μ beträgt (Abb. 3). Womit er gefüllt ist, bleibt unsicher. Auf alle Fälle muß es sich um eine elektrolytreiche Substanz oder Flüssigkeit handeln, die den elektrischen Strom gut leitet.

Von besonderem Interesse ist der Ansatzpunkt des Neurilemms an der Achsenzylinderstruktur. Man sieht kein Umbiegen des Neurilemms in ein Axolemm, sondern das Neurilemm setzt am Achsenzylinder ungefähr rechtwinklig an. Diese Anheftstelle ist mechanisch nicht solid, wie aus den Quetschversuchen von SCHNEIDER (1952) hervorgeht. Man beobachtet nicht selten, daß bei Fasern, die schlecht behandelt wurden, z. B. durch Auflegen eines Deckglases, Schnürringe verschwinden. SCHNEIDER hat gezeigt, daß diese

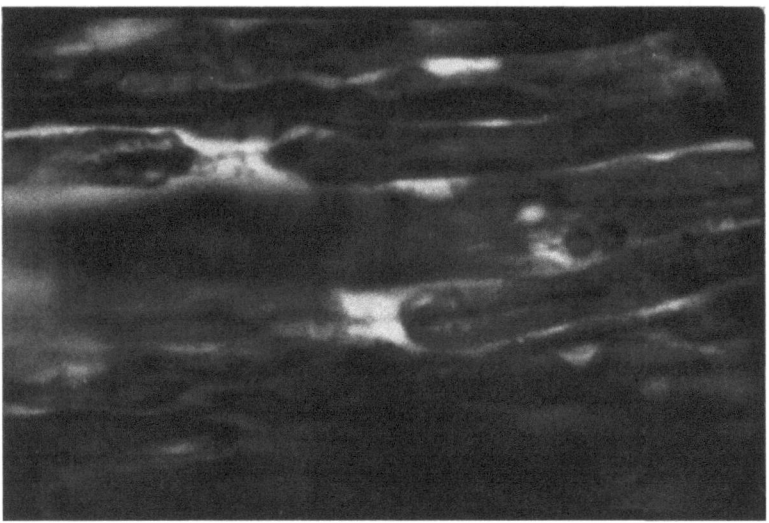

Abb. 5. Längsschnitt aus aufsteigenden Rückenmarksbahnen des Ochsen. Zwei Schnürringe sind als weiße Lücken in den mit Osmiumsäure dargestellten Markfasern deutlich erkennbar. (Präparat und Aufnahme HUXLEY, unveröffentlicht.)

Erscheinung durch ein Überfließen des Myelins aus einem Internodium ins andere entsteht, wodurch ein doppelt so langes Internodium erzeugt wird.

Das elektronenmikroskopische Bild bestätigt auch die Vermutung SCHNEIDERS, daß die Fibrillenscheide den Spaltraum am Knoten überbrückt und sich mit dem Neurilemm vereint, was die geringe Dehnbarkeit der nodalen Region erklärt (Abb. 4).

Die Protofibrillen des Achsenzylinders sind am Knoten deutlich eingeschnürt. Größenverhältnisse aus fixierten Präparaten abmessen zu wollen, ist unsicher, da erfahrungsgemäß der Schnürring von chemischen Agentien stärker betroffen wird als die Markscheide, so daß zwischen Internodien und Knoten fixationsbedingte Unterschiede im Durchmesser entstehen könnten.

3. Schnürringe im Zentralnervensystem.

Eines der Hauptargumente gegen die saltatorische Erregungsleitung bildet die allgemeine Ansicht, das Zentralnervensystem besitze nur Schnürringe an Verzweigungsstellen von Markfasern. Aber merkwürdigerweise haben außer RANVIER (1875) und KÖLLIKER (1896) alle Forscher, die nach Knoten im

Zentralnervensystem suchten, solche in großer Anzahl gefunden (Literatur bei HUXLEY und STÄMPFLI 1949b). In letzter Zeit sind die Knoten wieder „entdeckt" worden. Dabei eignen sich Osmiumsäure, Methylenblaufärbung und Silberimprägnation alle für die Darstellung (HUXLEY 1948).

FEINDEL und Mitarbeiter (1948, 1949), HESS und YOUNG (1949) haben unabhängig voneinander Schnürringe nachgewiesen und HUXLEY hat in absteigenden Bahnen des Kaninchenrückenmarks für Fasern von 8—10 μ Durchmesser eine Internodallänge von 1,2 mm im Mittel bestimmt (HUXLEY und STÄMPFLI 1949b), was derjenigen peripherer Fasern des Kaninchens gleichen Durchmessers entspricht (Abb. 5).

Aus diesen Feststellungen kann geschlossen werden, daß sich die zentralen Markfasern in ihrem Bauprinzip nicht wesentlich von peripheren markhaltigen Fasern unterscheiden. Statt vom Neurilemm werden sie von Neuroglia umhüllt. Sie sind aber ebenfalls von einer Markscheide umgeben, die in regelmäßigen Abständen unterbrochen ist.

f) Die Länge der Internodien.

TASAKI, ISHII und ITO (1943) haben für den Ochsenfrosch die Feststellung gemacht, daß die Internodallänge l zum Faserdurchmesser D in konstanter Beziehung steht, so daß

$$l/D = 0{,}205$$

ist, falls l in Millimeter und D in μ angegeben wird. Diese Konstante ist aber schon innerhalb der gleichen Species je nach Größe des Tieres verschieden und sogar im gleichen Tier je nach dem untersuchten Nerven. So finden THOMAS und YOUNG (1949) für die Seitenliniennerven des Elasmobranchiers Raia clavata 0,145 für kleine und 0,315 für große Exemplare, wobei beim letztgenannten ein Branchialnerv 0,215 ergab. Immerhin muß bei den Seitenliniennerven, bei denen Internodien bis zu 8 mm Länge vorkommen, ein besonderes Bauprinzip vorliegen, da hier in einem Internodium mehrere SCHWANNsche Kerne vorkommen. Warmblüter haben eine stark ausgebildete Markscheide und verhältnismäßig kurze Internodien, so daß l/D auf die Größenordnung 0,1 heruntersinkt. Bei den meisten Tieren sind jedoch die Schwankungen von l/D relativ gering. Wie RUSHTON (1951) in einer sehr hübschen theoretischen Betrachtung zeigt, lassen sich die Abmessungen der Internodien ganz gut erklären, wenn man als Ziel der Internodalkonstruktion die Erreichung einer konstanten Überleitungszeit unabhängig von der Internodallänge annehmen will. Die Überleitung eines Erregungsimpulses durch das Internodium erfolgt, wie später noch dargetan werden soll, durch lokale Stromkreise, die von einem Schnürring durch den Achsenzylinder zum nächsten Schnürring und durch diesen und das Außenmedium zum ersten Knoten zurückfließen. TASAKI u. a. (1943) haben für Einzelfasern des Ochsenfrosches verschiedener Kaliber nachgewiesen, daß die Überleitungszeit, d. h.

die Zeit, die zwischen der Erregung eines Knotens und des nächsten verstrich, unabhängig von der Faserdicke bei 24° C 0,07 msec betrug. RUSHTON hat nun, wahrscheinlich unabhängig von TASAKIs Befunden, rein theoretisch untersucht, wie sich der Faserdurchmesser und die Dicke des Achsenzylinders in Abhängigkeit von der Internodallänge ändern müßten, damit die Überleitungszeit von einem Knoten zum nächsten konstant bliebe. Er machte zur Lösung dieser Frage noch die zusätzliche Annahme, daß an jedem „korrespondierenden" Punkt eines Internodiums (d. h. an geometrisch ähnlichen Punkten), in jedem Zeitpunkt nach Beginn der Erregung korrespondierender Knoten gleiches Membranpotential herrsche, daß mit anderen Worten der zeitliche Verlauf der Potentialänderung längs eines Internodiums gleich sei, unabhängig von der Internodallänge. Diese hypothetische Ähnlichkeitsbeziehung, die allerdings durch TASAKI u. a. (1943) experimentell gestützt ist, führt zu bemerkenswerten Schlußfolgerungen auf deren mathematische Ableitung hier nicht eingegangen werden soll: Um eine optimale Stromausbreitung von einem Schnürring zum nächsten zu erhalten, sollte das Verhältnis Durchmesser des Achsenzylinders/Faserdurchmesser nahe bei 0,6 ($= l^{-1/2}$) liegen. Dies trifft tatsächlich zu (Literatur bei RUSHTON). Die optimale Stromausbreitung bringt aber einen optimalen Sicherheitsfaktor für die Erregungsleitung und maximale Leitungsgeschwindigkeit für einen gegebenen Faserdurchmesser. Die im normalen Nerven gefundenen Internodallängen ergeben also bei Gültigkeit der Voraussetzungen RUSHTONs maximale Leitungsgeschwindigkeit und Sicherung der Übermittlung.

Die Leitungsgeschwindigkeit, die charakteristische Länge und die Gesamtlänge des Nervenimpulses sind proportional dem Faserdurchmesser D. Dies trifft bei der marklosen Faser nicht zu, wo Proportionalität zu $\sqrt{D}$ besteht (PUMPHREY und YOUNG 1938). RUSHTON zeigt nun, daß eine markhaltige Struktur mit Schnürringen erst von einem Durchmesser von etwa 1 μ an eine Erhöhung der Leitungsgeschwindigkeit gegenüber der marklosen Konstruktion brächte. Auch diese Folgerung wird durch die Beobachtung bestätigt, daß die dünnsten beobachteten markhaltigen Nervenfasern 1—2 μ dick und daß die Internodien dann etwa 0,2 mm lang sind.

Da die Ähnlichkeitsrelation RUSHTONs offensichtlich auf der Grundlage des Faserwachstums entsteht, bildet sie auch eine Stütze für die Theorie der Myelinisation von VIZOSO und YOUNG (1948), wonach beim Überschreiten einer gewissen Faserdicke der vorher kontinuierliche Markzylinder der marklosen Nervenfaser (eventuell unter dem Einfluß der Oberflächenspannung) sich in Segmente von 0,2 mm Länge aufteile und daß die Zahl dieser Segmente für einen gegebenen Neuriten während des ganzen Wachstums gleich bleibe. Alle Fasern begännen dann als marklose Fasern und man könnte annehmen, daß ihr Durchmesser proportional dem Wachstum des Körperteiles bliebe, mit dem sie wüchsen. Marklose Fasern blieben dann alle jene, deren Durchmesser 1 μ nicht erreichte, während die anderen eine ihrem Durchmesser proportionale Internodallänge aufwiesen. Wir werden später noch auf die Beziehung zwischen Leitungsgeschwindigkeit und Internodallänge zu sprechen kommen.

Es sei hier nur der Vollständigkeit halber auf einige Besonderheiten der Internodallänge hingewiesen. Wie schon KÖLLIKER (1896) feststellte, werden die Internodien gegen die Nervenendigungen zu kürzer. STÄMPFLI und ZOTTERMAN (1951) bestätigen dies an Hautnerven des Frosches und LEHMANN (1951) sah sogar in dieser Tatsache ein Gegenargument gegen die saltatorische Erregungsleitung (s. S. 155), da keine Änderung der Leitungsgeschwindigkeit in distalen Abschnitten gegenüber proximalen auftritt. STÄMPFLI (1949) (unveröffentlichte Beobachtungen) sah bei motorischen Nervenfasern von Bufo marinus alternierende Segmentlängen, wo ein langes dickes Internodium immer von einem kurzen dünnen Internodium gefolgt war. Da es sich um eine Zufallsbeobachtung handelte, konnte der Ausbreitungsmechanismus dieser Fasern nicht näher geprüft werden. Sowohl in bezug auf die Theorie der Myelinisation wie auch auf die elektrischen Konsequenzen einer solchen Bauweise dürfte aber eine Untersuchung angezeigt sein. Man findet ferner an ein und derselben Faser oft recht große Streuungen der Internodallänge abgesehen von der oben erwähnten Verkürzung in der Peripherie (STÄMPFLI 1948). Auch findet man in normalen Nervenfasern ausnahmsweise einzelne kurze Internodien von 0,4—0,6 mm Länge, die den gleichen Durchmesser wie die benachbarten 2 mm langen Internodien haben.

In diesem Zusammenhang sollte auch die Feststellung von SANDERS und WHITTERIDGE 1946 erwähnt werden, daß voll regenerierte markhaltige Fasern gleiche Leitungsgeschwindigkeit und gleichen Durchmesser besitzen, obschon die Internodallänge auf die Hälfte verkürzt ist. Wir kommen darauf bei der Besprechung der Argumente gegen die saltatorische Erregungsleitung zurück.

II. Optische Eigenschaften markhaltiger Nervenfasern.

Wie schon erwähnt wurde, kommt der Markscheide entscheidende Bedeutung für das optische Verhalten der markhaltigen Nervenfaser zu, da sie ungleich stärker doppelbrechend als der Achsenzylinder ist, und da sie auch eine komplizierte Feinstruktur aufweist. Bis jetzt ist eine zuverlässige Unterscheidung der Absorption ultravioletten Lichts durch die Markscheide oder den Achsenzylinder allein nicht möglich gewesen. Doch hat LÜTHY (1951) seine Absorptionsmessungen an einzelnen markhaltigen Nervenfasern und an Faserbündeln zusammengefaßt. Für die Gesamtfaser ergibt sich eine Absorptionskurve (s. Abb. 16) mit drei Maxima bei 280, 265 und 248—250 mμ. Das kurzwelligste Maximum soll etwas mit der Funktionstüchtigkeit der Faser zu tun haben, da es sich bei Ausfall der Leitungsfunktion gegen 253 mμ hin verschiebt. LÜTHY vermutet, daß in der Einzelfaser ein relativ tyrosinarmes, jedoch tryptophanreiches Eiweiß vorhanden sein müsse, wobei unveröffentlichte Absorptionsmessungen an Axoplasma auf eine Einlagerung dieses Eiweißes in der Markscheide und nicht im Achsenzylinder schließen lassen (persönliche Mitteilung). Das Maximum bei 265 mμ wurde ursprünglich mit dem Aneurin in Beziehung gebracht, es könnte aber auch einfach durch den Pyrimidinring entstehen, wobei außer Aneurin in erster Linie Nucleinsäuren eine Rolle spielen müßten. LÜTHY hat auch gezeigt, daß seine früheren Absorptions- und Dichroismusbestimmungen an markhaltigen Nervenfasern zum Teil wegen Verwendung einer zu geringen numerischen Apertur fehlerhaft sind. Bei systematischer Prüfung des Einflusses der Einfallsrichtung des Lichts auf die Absorptionskurve der markhaltigen Nervenfaser stellt sich heraus, daß bei kleiner Apertur und Beleuchtung mit parallelen Strahlenbündeln die vorhandenen Strukturelemente Absorptionen vortäuschen können, die nicht durch die sterische Konfiguration der Bausteine, sondern durch starke Unterschiede im Brechungsexponenten entstehen.

Eine ausführliche Darstellung der optischen Eigenschaften markhaltiger Nervenfasern ist in dieser Arbeit nicht beabsichtigt, da v. MURALT (1946) hierüber eingehend berichtet hat.

Der Vollständigkeit halber sei an dieser Stelle auf die Arbeiten von TOBIAS und SOLOMON (1950) und TOBIAS (1951) hingewiesen, wonach bei Polarisation markhaltiger Nervenfasern Änderungen der Lichtdurchlässigkeit und des Durchmessers auftreten. Ein Zusammenhang mit der Erregung und ihrer Leitung ist bis jetzt nicht nachgewiesen worden, obschon dies nach den Befunden von D. K. HILL (1950) auch am markhaltigen Nerven denkbar wäre. Ganz abwegig scheint dagegen, aus den beobachteten, quantitativ aber nicht untersuchten Volumänderungen des elektrisch polarisierten Nerven und einzelner Nervenfasern eine mechanische Theorie der Erregungsleitung aufstellen zu wollen, wie dies von FRY und FRY (1950) versucht wurde.

III. Die Technik der Isolation der einzelnen Nervenfasern.

Die Beherrschung der Präparation von einzelnen Nervenfasern bildet die Grundlage aller präzisen Arbeiten auf diesem Gebiet. Da sich auch hier im Laufe der letzten Jahre noch gewisse Wandlungen vollzogen haben, gehört eine kurze Darstellung der Isolationstechnik in den Rahmen der vorliegenden Arbeit.

Die von KATO (1934) angegebene Technik wurde von TASAKI (1939b) etwas erweitert und nach Einführung und Modifikation durch A. v. MURALT im Jahre 1942, von HUTTON RUDOLPH (1944) und STÄMPFLI (1946) beschrieben.

Das damals benutzte Verfahren wurde im Laufe der Jahre nochmals verbessert, so daß heute unsere Technik auch nach dem Urteil TASAKIs seine eigene

Präparationsmethode noch übertrifft. Ein gutes Binokular-Präparationsmikroskop mit Dunkelfeldbeleuchtung ist notwendig. Ohne Dunkelfeld ist das Erkennen der Fasern je nach ihrer Lage gegenüber der Verbindungslinie der Objektive verschieden gut möglich und am schwierigsten bei vertikaler Stellung. Bei Dunkelfeldbeleuchtung sind die Fasern dagegen in jeder Lage gleich gut erkennbar.

Feine Uhrmacherpinzetten aus rostfreiem Stahl und eine kniegebogene Präparierschere sind ebenfalls wichtige Hilfsmittel, welche die Präparation sehr erleichtern. In der letzten Phase der Präparation werden wie früher gewöhnliche, in Glascapillaren gehalterte Nähnadeln gebraucht, die auf einem Ölstein leicht angeschliffen werden sollten. Den Gang der Präparation zeigt Abb. 6 A—H. Erfahrungsgemäß braucht es mindestens 1 Woche, bis die ersten guten Fasern präpariert werden können. Nach wenigen Wochen bietet das Präparieren kürzerer Faserstücke keine Schwierigkeiten mehr. Dagegen verlangt die gute Präparation von Faserlängen über 15 mm viel Übung. Neulinge sind deshalb mit Problemstellungen, für deren Lösung sie lange Einzelfasern präparieren müssen, zu verschonen.

Grundsätzlich ist die hier beschriebene Präparationstechnik sowohl an anderen Froschnerven wie auch an Nerven anderer Tiere verwendbar. Immerhin ist zu beachten, daß beim Warmblüter das Epineurium sehr viel dicker ist und daß bei Bündeln mit stark ausgebildetem Perineurium auch dieses unter Umständen mit der Schere in separatem Arbeitsgang eröffnet werden muß. Über die Methodik der Einzelfaserpräparation am Warmblüter siehe KATO (1941). Die Methode kann nicht ohne Modifikation für sehr dünne Nervenäste verwendet werden, weil das Scherenblatt, das unter die Nervenscheide geschoben werden muß, zu dick ist, so daß Verletzungen der Fasern leicht möglich sind. Für solche Präparationen verwendet man vorteilhaft die alten Methoden mit Präpariernadeln (TASAKI 1939 b, HUTTON-RUDOLPH 1944, v. MURALT 1946). Diese Methoden haben den großen Nachteil, nur kurze Faserstücke in nützlicher Frist zu liefern (Größenordnung 20 min), während lange Fasern nur mit sehr großem Aufwand an Mühe und Zeit herstellbar sind. Mit der neuen Methode dagegen sind Fasern bis 15 mm Länge in 20—30 min zu präparieren, kürzere von etwa 5 mm Länge in 10 min.

Auch HERTZ (1947) hat ein Präparationsverfahren beschrieben, das direkt in einer Kammer auf einem doppelwandigen Glasboden vorgenommen wird. Durch den Glasboden konnte Wasser beliebiger Temperatur zirkulieren. Der Nervenstamm wurde auf Reizelektroden gelegt, die sich in einem anderen Abteil der Kammer befanden als die Ableitelektroden. In die beiden Kammern konnte mit H_2O gesättigtes O_2 oder N_2 eingeblasen werden. Ferner konnte der Glasboden mit Ringerlösung oder mit Testlösungen überspült werden. Es wurden nur dann Einzelfasern wirklich freigelegt, wenn die Abhängigkeit des Faserdurchmessers von Testlösungen untersucht werden sollte. Sonst begnügte man sich mit einem Mehrfaserpräparat, dessen Reizbeantwortung Alles- oder Nichtscharakter hatte. Die Kammer wurde geneigt, so daß die Lösungen auf dem Glasboden nach einer Seite abflossen.

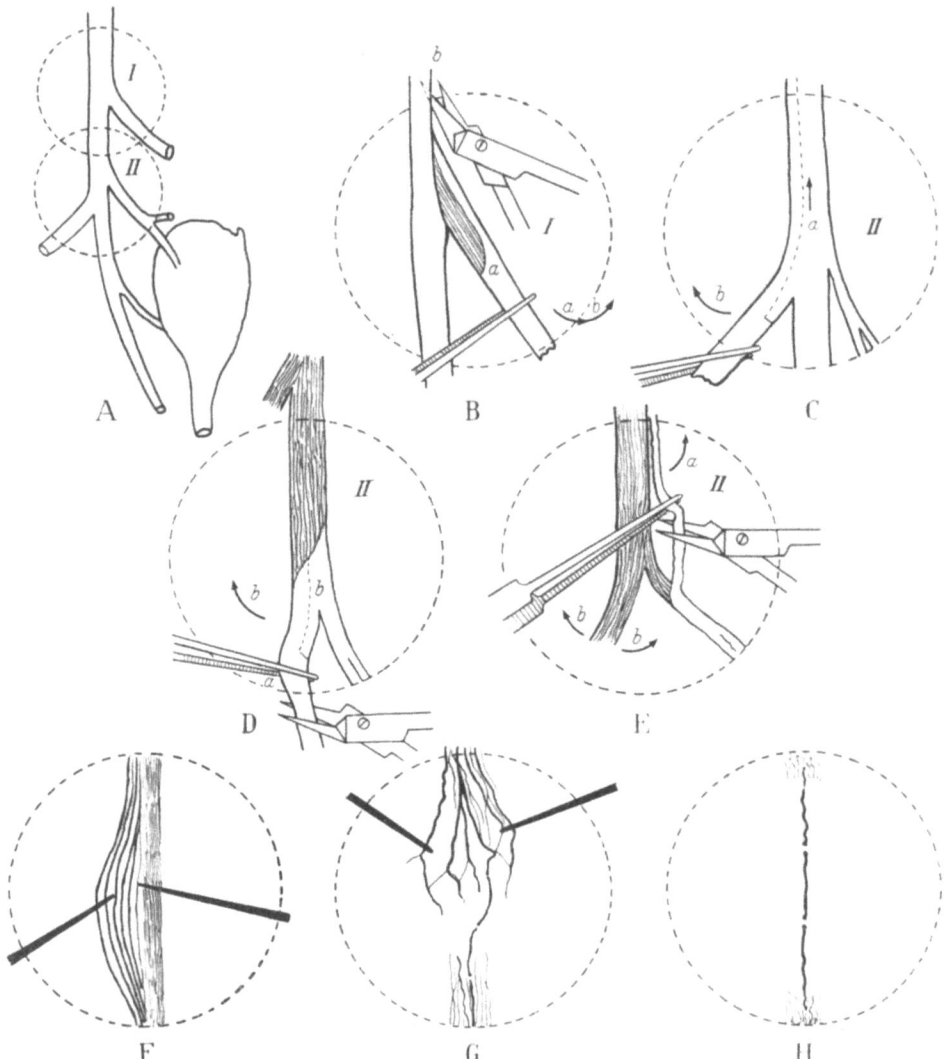

Abb. 6 A—H. Beispiel für die Präparation einer einzelnen Nervenfaser. Wo im gleichen Bild zwei präparatorische Schritte dargestellt werden, sind sie entsprechend ihrer zeitlichen Aufeinanderfolge mit a und b bezeichnet. Pfeile bedeuten die während eines Schrittes notwendige Bewegungsrichtung der Pinzettenspitze. A. Übersichtsbild über die Innervation des M. gastrocnemius des Frosches nach Entfernung der Blutgefäße und der Muskelfascie. Der Muskel liegt auf seiner platten Innenseite. Zwei motorische Äste aus dem N. tibialis gehen an den Muskel. Im dargestellten Beispiel wird die Nervenfaser aus dem oberen Ast isoliert, der sich nahe beim Muskel mit einem sensibeln Ast vereint (abgeschnitten). Die in diesem Bild der Übersicht halber vorgenommene Freilegung des unteren Astes ist für die Präparation unnötig. Die mit römischen Ziffern bezeichneten Kreise entsprechen den Bildausschnitten der folgenden Darstellungen. B. Mit der Schere (s. Text) wird bei *a* ein ,,Knopfloch" geschnitten, in das das untere Scherenblatt eingeführt wird. Während man mit der Pinzette den N. peronaeus nach distal zieht, schiebt man sehr langsam das Scherenblatt unter dem Epineurium proximalwärts und schneidet es auf. Anschließend trennt man durch sorgfältiges Ziehen die beiden Äste fast so weit wie man das Epineurium aufgeschnitten hatte. Der N. peronaeus wird bis auf einen kurzen Stumpf abgeschnitten. C. Gleiches Verfahren wie bei B im Kreis II. Die Schnittlinie verläuft auf dem nicht gebrauchten Ast des N. tibialis (gestrichelte Linie), der im zweiten Schnitt wie unter B vom Ischiadicus gelöst und mit kurzem Stumpf auf der Höhe des N. peronaeus abgeschnitten wird. D. Der dem Muskel entlang laufende Tibialisast, der den distalen motorischen Ast des M. gastrocnemius enthält, wird in die Pinzette genommen und abgeschnitten. Es folgt analog zu B und C die Eröffnung des Epineuriums entsprechend der eingezeichneten Schnittlinie. E. Das aufgeschnittene Epineurium hat sich auf die dem Zug der Pinzette entgegengesetzte Seite verlagert und kann mit der zweiten Pinzette gefaßt werden. Es wird möglichst distal durchschnitten und bis auf die

Das Verfahren hat den Nachteil, daß, obschon die Ableitstelle definiert ist, der Querschnitt des Flüssigkeits- und Gewebsvolumens zwischen den Ableitstellen sehr stark variiert und daß diphasische Artefakte entstehen können. Überdies scheinen sich die Fasern nicht unter besten Bedingungen gefunden zu haben, was sowohl aus den Mikrophotographien als auch nach den Aktionspotentialbildern geschlossen werden kann. Erschwerend kommt noch der Umstand dazu, daß die Verstärker von HERTZ ein zu kleines Frequenzband übertrugen, was sowohl aus den gegebenen Frequenzcharakteristiken wie aus der bei 17° gemessenen Anstiegszeit des Aktionspotentials von 900 μsec hervorgeht. Die von HERTZ angegebene Methode enthält so viele Fehlerquellen, daß seine Resultate (s. später) nur mit Vorbehalt aufgenommen werden sollten und einer Nachprüfung bedürfen. Auch PFAFFMANN (1940) hat an einzelnen Nervenfasern Aktionspotentiale registriert, indem er sie, nach Freilegung mit Präpariernadeln in Ringerlösung, in Paraffinöl hob. Obschon seine Befunde, wonach das Aktionspotential an den Schnürringen steiler und höher ist als im Internodium, zugunsten der saltatorischen Erregungsleitung sprechen, dürften sie nach meinen eigenen Erfahrungen quantitative Fehler besitzen, da die Fasern beim Hochheben in Paraffinöl fast immer Schaden leiden und da der Widerstand der Ableitstrecke zu stark schwankt, als daß die Amplitudenunterschiede quantitativ auswertbar wären. Überdies dürften auch hier Verzerrungen durch die hohen Präparatwiderstände und die Eingangskapazität entstanden sein.

IV. Reiz- und Ableitmethoden.

Elektroden.

Grundsätzlich kann jede Reizelektrode auch für die Ableitung von Aktionsströmen oder -potentialen gebraucht werden. Je nach dem Verwendungszweck sind aber verschiedene Gesichtspunkte maßgebend.

Für die Reizung ist es nicht notwendig, einen sehr hohen Präparatwiderstand zwischen den Elektroden zu haben. Ferner spielt die Polarisation der Elektroden eine geringere Rolle als bei Ableitelektroden. Bei diesen ist

---

Höhe des N. peronaeus abgezogen, während der Tibialisast mit der ersten Pinzette festgehalten wird. Anschließend trennt man *sehr* vorsichtig den Ast mit den beiden Pinzetten in ungefähr gleiche Teile und zieht sie auseinander, möglichst ohne den verbleibenden Ast auf Zug zu beanspruchen. Die Fasern liegen nun frei und der zweite Teil des Tibialisastes kann ebenfalls durch leichtes Ziehen nach proximal vom verbleibenden, gemischten Ast getrennt und abgeschnitten werden. F. Das aus einem motorischen und einem sensibeln Ast gebildete Faserbündel wird mit der nächstgrößeren Vergrößerung betrachtet. Das sensible Bündel enthält dünnere Fasern und wirkt im Dunkelfeld, gegenüber dem aus dickeren Fasern zusammengesetzten schwach, gelblich aussehenden motorischen Bündel, weiß. Man überzeugt sich durch Abtrennen einiger Fasern, ob man das motorische Bündel richtig erkannt hat und zieht dabei die Fasern etwas auseinander. Mit stärkster Vergrößerung wählt man eine dicke Faser aus und durchtrennt mit den Präpariernadeln alle übrigen. G. Beim Auseinanderziehen der Fasern quer zur Richtung der isolierten Faser erkennt man die feinen Fibrillen des Endoneuriums. Durch Drehen des Präparates um 90° schafft man sich günstige Verhältnisse, um mit einer Nadel die Faser gegen sich zu ziehen und mit der anderen die Fibrillen zu zertrennen. Dies geschieht zuerst über ein kurzes Stück auf einer Seite und nach erneutem Drehen des Präparates, diesmal um 180°, auf der anderen Seite. H. Nachdem man alle Faserreste abgeschnitten hat, ist die Einzelfaser für den Versuch bereit.

Während der ganzen Präparation sollte die Flüssigkeitsmenge auf dem Objektträger konstant gehalten werden. Jede Austrocknung ist zu vermeiden. Dies macht im Anfang Schwierigkeiten.

Für den Transport der Faser vom Objektträger in ein Gefäß usw. bedient man sich des Muskels als Überträger. Man legt durch leichten Zug am Nervenstamm die Nervenfaser dicht an den Muskel und deponiert in einigen Windungen den Nervenstamm darauf. Man kann dann ohne Gefahr für die Faser den Muskel zusammen mit einer genügenden Flüssigkeitsmenge in ein Gefäß oder auf einen anderen Objektträger spülen und dort vorsichtig den Stamm und die Faser wieder lösen, eventuell unter Bespülen mit Ringerlösung aus einer Pipette.

ein hoher Präparatwiderstand besonders dann günstig, wenn kleine Stromstärken oder Spannungen gemessen werden sollen. Allerdings läuft man dann Gefahr, durch einen zu großen Präparatwiderstand und hohen Eingangswiderstand des Verstärkers Verzerrungen der Aktionspotentiale oder -ströme durch die Zeitkonstante des Eingangskreises zu bekommen. Da die Steilheit des Potentialanstiegs sehr groß ist, sollten keine Verstärker mit Eingangszeitkonstanten von mehr als 50 μsec verwendet werden.

1. Metallelektroden für die direkte Reizung und Ableitung.

Die Feinheit der Einzelfaser bringt es mit sich, daß Metallelektroden sich schlecht für die Reizung und Ableitung eignen. Mit dicken Metallstäben ist der Reiz- bzw. Ableitort schlecht definiert. Mit dünnen Drähtchen ist die Verletzungsgefahr zu groß. Beide haben den Nachteil der Polarisierbarkeit und der oligodynamischen Wirkung der Schwermetallionen.

Will man zur Erreichung eines niedrigen Elektrodenwiderstandes doch Metallelektroden verwenden, so sind Elektrodentypen nach MARMONT (1949) oder SVAETICHIN (1951) noch am ehesten brauchbar. MARMONT gibt einen Kunstgriff an, um chlorierte Silberelektroden, die erfahrungsgemäß in bezug auf ihre Unpolarisierbarkeit sowohl als Reiz- wie als Ableitelektroden günstig sind, niederohmiger zu machen. Das Silber wird wie üblich chloriert, wobei eine körnige und dementsprechend große Oberfläche von AgCl entsteht. Dieses wird anschließend durch „Entwickeln" in einem gewöhnlichen photographischen Entwickler während 3 min zum Teil wieder in Silber umgewandelt und dann kurz in auf 35° abgekühlte 10%ige Gelatine getaucht und der so entstandene Gelatineüberzug in 10%iger Formalinlösung gehärtet.

Auf diese Weise hergestellte Elektroden sind vorzüglich unpolarisierbar und haben auch als Mikroelektroden einen sehr niedrigen Widerstand. Die Gefahr einer Ag-Ionenabgabe an die Umgebung ist durch die Gelatineschicht beseitigt.

SVAETICHIN (1951) beschreibt Capillarelektroden, deren Lumen mit einer Silberlegierung gefüllt ist und deren Durchmesser $1/2$ μ beträgt. Die Spitze wird mit Rhodium und Platinmohr überzogen, um Unpolarisierbarkeit zu gewährleisten. Diese Elektroden sind für Gleichspannungsmessungen schlecht geeignet, da ihr Elektrodenpotential nicht konstant ist (GRAY und SVAETICHIN 1951). Überdies ist die Metalloberfläche an der Spitze stets eine Fehlerquelle. Der große Vorteil liegt im Widerstand von nur etwa 1 MΩ.

2. Die Arbeit mit Flüssigkeitselektroden.

Allgemeines. Jede Methode, die zur elektrischen Reizung oder zur Ableitung von Aktionsströmen oder Aktionspotentialen geeignet sein soll, verlangt eine Erhöhung des Außenwiderstandes zwischen den Reiz- oder Ableitelektroden. Eine isolierte Faser, die sich in einem Trog von Ringerlösung befindet, kann nicht oder nur sehr schwer an einer eindeutig definierten Stelle gereizt werden, da die große Flüssigkeitsmenge, welche die Faser umgibt, einen sehr kleinen Widerstand hat und praktisch äquipotential ist. Da die Stromkreise für die Reizung und für die Aktionsströme die gleichen sind, können umgekehrt, auf Grund des Reziprozitätstheorems von RAYLEIGH (s. auch RASHBASS und RUSHTON 1949), beim Entstehen eines Aktionspotentials an der erregbaren Membran eines Knotens die Ströme, die längs der Faser fließen, keine gut meßbaren Potentialschwankungen in der Außenlösung erzeugen.

Seit der Einführung der Präparation markhaltiger Nervenfasern haben sich deshalb folgende Reiz- und Ableitmethoden mit Flüssigkeitselektroden bewährt:

aa) Die Brückenisolatormethode von TASAKI (1939a, b, c).

bb) Die Luftspaltmethode von TASAKI und MIZUGUCHI (1948).

cc) Die Trennwandmethoden von HUXLEY und STÄMPFLI (1948, 1949, 1950, 1951a), STÄMPFLI und ZOTTERMAN (1951), HODLER, STÄMPFLI, TASAKI (1952).

Alle Methoden haben das gemeinsame Merkmal, daß Metallelektroden die galvanische Verbindung mit der die Nervenfaser umgebenden Flüssigkeit herstellen und daß die Außenflüssigkeit an einem möglichst gut definierten Ort der Faser eingeschränkt wird, so daß eine Widerstandserhöhung auftritt (Abb. 7a). Diese bewirkt eine plötzliche Änderung der Stromdichte und gibt damit die Möglichkeit, sich in einen bestimmten Teilstromkreis der Nervenfaser einzuschalten, wie es auch durch Anlegen einer Elektrode an dieser Stelle geschehen wäre.

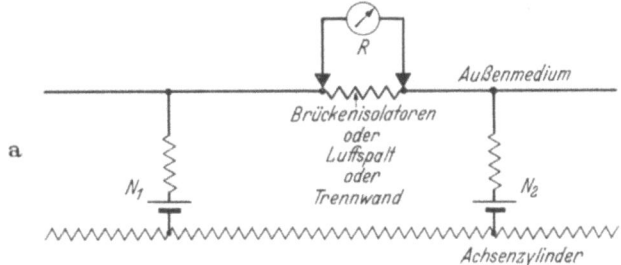

Abb. 7a.

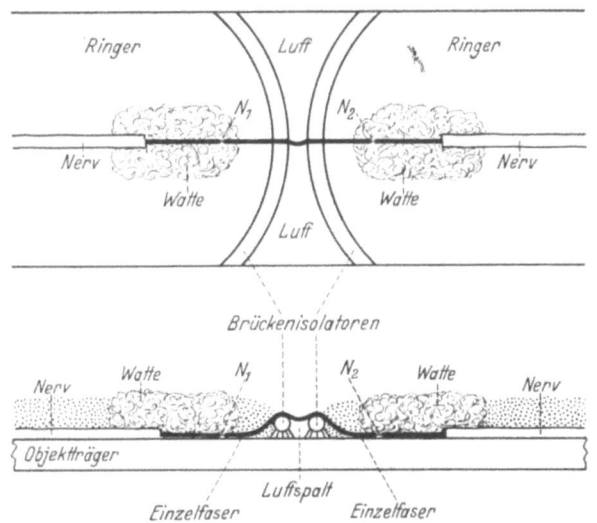

Abb. 7b und c.

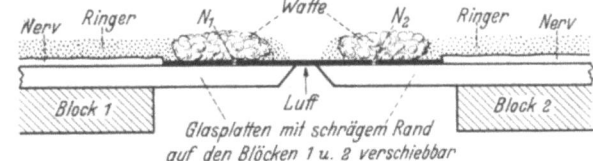

Abb. 7d.

Abb. 7a—d. a Schematische Darstellung der Ableitung von Aktionsströmen von einer einzelnen Nervenfaser. Durch Erhöhung des Außenwiderstandes R an einer eng umschriebenen Stelle kann erreicht werden, daß die im Außenmedium fließenden Ströme ein Potentialgefälle meßbarer Größe erzeugen. N_1 und N_2 = Schnürringe. b und c Brückenisolatormethode in Aufsicht und Schnitt. Die (nicht maßstäblich) dargestellte Nervenfaser mit den Schnürringen N_1 und N_2 überquert einen durch zwei Glascapillaren begrenzten mittleren Spaltraum, der anfänglich mit Ringerlösung überschwemmt, leergesogen wird, wenn sich die Faser in der gewünschten Lage befindet. Da die Glascapillaren mit Vaseline bestrichen sind, kommt es zu einem Unterbruch der Flüssigkeit und zu einer starken Widerstandserhöhung im Außenmedium entsprechend R in Abb. 7a. d Die Luftspaltmethode: An Stelle des nachträglich trockengelegten Mittelspalts der Brückenisolatormethode tritt ein Luftspalt, der durch langsames Entfernen der verschieblichen Glasplatten auf jede gewünschte Breite gebracht werden kann.

aa) Die Brückenisolatormethode.

Eine Glasplatte wird durch zwei festgekittete Glascapillaren in mehrere Abschnitte unterteilt (Abb. 7b und c). Die zwei Capillaren begrenzen einen mittleren, engen Spaltraum, den die Nervenfaser überbrückt. Zu Beginn eines Versuches wird die gesamte Glasplatte mit Ringerlösung überflutet und die Faser so in Stellung gebracht, daß sich bei Absenken des Flüssigkeitsniveaus rechts und links vom Spaltraum in den großen Flüssigkeitsabteilen je ein Schnürring befindet, während im Spaltraum ein Internodium liegt. Der Spaltraum wird mit Pipetten und schließlich mit einem feinen Haarpinsel leergepumpt, so daß ein Teil des Internodiums frei durch die Luft gespannt von einer Capillare zur anderen den Spaltraum überbrückt. Die angrenzenden, in Flüssigkeit befindlichen Faserabschnitte werden mit etwas Watte bedeckt, um ein Austrocknen oder auch ein Verschieben der Faser zu verhindern. Reizung oder Aktionsstrommessung ist nun durch Eintauchen von unpolarisierbaren Elektroden in die beiden flachen, mit Ringerlösung gefüllten Tröge ohne weiteres möglich. Der Widerstand zwischen ihnen beträgt je nach der Spaltweite 5—20 MΩ. Jede Manipulation an den Trögen mit Pinzetten nach vollzogener Leerung des Mittelspalts kann an diesem hohen Widerstand einen beträchtlichen Spannungsabfall erzeugen, der leicht zur Zerstörung der Faser führt. Die Tröge sind deshalb vor Beginn des Trockenlegens im Mittelspalt durch einen mit Ringerlösung getränkten Wattebausch zu überspannen, bis die Elektroden mit dem Reizgerät oder dem Verstärkereingang verbunden sind und keine Entladung der Körperkapazität des Experimentators durch die in Luft befindliche Faserstrecke mehr stattfinden kann. Muß während des Versuchs einer der Tröge berührt werden, so ist der Widerstand zwischen ihnen herabzusetzen oder auf der betreffenden Seite zu erden. Mit dieser Methode wird also über etwa 1 mm Faserlänge der Widerstand des Außenmediums durch Eintrocknen sehr stark erhöht. Die Reizspannung wird über diesen Widerstand R dem Stromkreis zwischen den Schnürringen aufgezwängt. Andererseits erzeugen Aktionsströme zwischen N_1 und N_2 am Widerstand R einen Spannungsabfall, der dem Produkt aus Widerstand und Strom in der Ableitstrecke proportional ist.

bb) Die Luftspaltmethode.

Heute ist die einfachste Methode zur Reizung oder zur Ableitung von Aktionsströmen die aus der Brückenisolator- entwickelte Luftspaltmethode (Abb. 7d). Zwei auf gleicher Ebene liegende, verschieblich angeordnete Glasplatten mit abgerundeten, geschliffenen Rändern werden aneinandergelagert und mit Ringerlösung überflutet. Die isolierte Nervenfaser wird so über die Glasplatten gelegt, daß bei vorsichtigem Auseinanderziehen der Glasplatten ein Stück Internodium in den Spalt zwischen ihnen zu liegen kommt. Sobald der Spaltraum etwa 0,1—0,4 mm beträgt, saugt man auf beiden Seiten etwas Ringerlösung ab, während man mit einem Haarpinsel die Flüssigkeitsbrücke zwischen den Platten bestehen läßt. Beim Entfernen des Pinsels läuft die Ringerlösung von beiden Seiten auf die Faser zu. Es entsteht ein Luftspalt, der durch das Internodium als einzige leitende Verbindung überbrückt wird. Da die überbrückte Strecke sehr kurz ist (weniger als 1 mm), trocknet das Internodium nicht ganz aus und es bleibt ständig ein feiner Ringerfilm, der die Faser benetzt hält. Dementsprechend ist auch der Präparatwiderstand selten größer als $1-4$ MΩ. Gleichwohl muß, wie unter aa), während der verschiedenen Manipulationen eine Flüssigkeitsbrücke vorgesehen werden, um eine Zerstörung der Faser durch kapazitive Ausgleichsströme zu verhindern.

Diese Methode bietet eminente Vorteile:

1. Die Breite und Lage des Spalts im Internodium und damit Lage und Dimensionen der Reiz- oder Ableitstrecke können nahezu beliebig gewählt werden.

2. Die Glasplatten sind leicht herzustellen und zu reinigen. Es gibt keine Kittstellen und damit keine Möglichkeiten für Nebenschlüsse.

3. Die Gefahr der Zerrung der Nervenfaser ist viel kleiner als bei der Brückenisolatormethode.

Einige Nachteile sind aber dieser Methode mit der Brückenisolatormethode gemein:

1. Die Ränder der Glasplatte haben die Tendenz auszutrocknen. Aus diesem Grunde müssen sehr feine Wattebündel auf die Faser gelegt werden, welche eine genügende Flüssigkeitsmenge am Rand gewährleisten sollen.

2. Der Austrocknungsgrad der in Luft befindlichen Faserstrecke ist unbekannt. Auch wenn während mehrerer Stunden die Erregbarkeit der Fasern nahezu gleichbleibt, befriedigt das in Luft befindliche Faserstück nicht, weil nicht sicher ist, ob an dieser Stelle regelmäßig Flüssigkeit nachläuft oder eventuell irgendwelche durch Eintrocknung bedingte osmotische Veränderungen auftreten.

3. Es ist nur unter großen Schwierigkeiten möglich, die Faser wieder zu überfluten, sie zu verschieben und an einem neuen Ort über den Luftspalt zu legen. Meist leidet die Faser zu sehr. Dort also, wo man die Faser hingelegt hat, bleibt sie bis zum Ende des Versuches und die Resultate beziehen sich demnach immer auf das gleiche Faserstück.

cc) Die Trennwandmethoden.

Nur die Trennwandmethoden haben den großen Vorteil, *kontinuierlich* eine längere Faserstrecke in bezug auf ihre Erregbarkeit oder ihren Aktionsstrom untersuchen zu können. An sich ist das Prinzip gleich wie bei den früheren Methoden. Die Widerstandserhöhung des Außenmediums wird aber nicht durch Austrocknen einer Faserstrecke, sondern durch Abschnürung des

Außenmediums durch ein Loch, durch das die Faser gezogen wurde, erreicht. Den einfachsten Fall, die Capillartrennwand, wie sie von HUXLEY und STÄMPFLI (1948, 1949) benutzt wurde, zeigt Abb. 8a. Hier ist das Außenmedium überall gleich, d. h. die Faser befindet sich unter physiologischen Bedingungen. Für Reizzwecke kann an Stelle der Capillartrennwand eine Polystyrolfolie mit einem Loch von 100 μ Durchmesser verwendet werden (HODLER, STÄMPFLI und TASAKI 1952), so daß die Strecke mit erhöhtem Widerstand nur noch 50 μ lang ist und die Reizschwelle einer Einzelfaser über Abschnitte von etwa 50 μ gemessen werden kann. Wo besonderer Wert auf einen hohen Widerstand gelegt wird, kann auch eine Öltrennwand verwendet werden (HUXLEY und STÄMPFLI 1949a und b) (Abb. 8b). Zwei Deckgläser oder entsprechende Folien aus Polystyrol mit Bohrungen von etwa 120 μ Durchmesser begrenzen einen mit Paraffinöl gefüllten Spaltraum, durch den die Faser gezogen wird. Das Öl umschnürt die Nervenfaser in der Öltrennwand und läßt nur noch einen Ringerfilm darauf bestehen. Dementsprechend ist der Widerstand des Präparates je nach

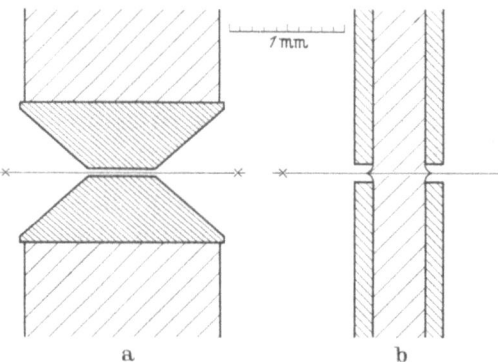

Abb. 8 a u. b. Zwei maßstäblich gezeichnete Trennwandmethoden (nach HUXLEY und STÄMPFLI 1949a). a Capillartrennwand, gebildet durch eine in Plexiglas eingekittete Glascapillare mit beidseitig konisch aufgebohrten Enden, durch die die gestreckte Nervenfaser vermittelst eines Mikromanipulators beliebig verschoben werden kann. Die Potentialdifferenz zwischen den Trögen beidseits der Trennwand ist dem längs der Faser fließenden Aktionsstrom proportional. b Öltrennwand. Durch Öl, das sich zwischen zwei mit Bohrungen versehenen Deckgläsern befindet, wird die Flüssigkeitsschicht des Außenmediums auf einen Capillarfilm zusammengedrängt. Da die zwischen den Trögen gemessene Potentialdifferenz nicht nur dem Aktionsstrom, sondern auch dem Widerstand R proportional ist, gibt diese Methode viel größere Potentiale. Sie hat überdies den Vorteil, daß ein Überfließen von Versuchslösungen von einer Seite nach der anderen nicht befürchtet zu werden braucht.

Dicke der Ölschicht mehrere Megohm, so daß sich die Methode gut für die Ableitung von Aktionsströmen eignet. HUXLEY und STÄMPFLI (1949) haben allerdings festgestellt, daß die Faser, nachdem sie einmal durch Paraffinöl gezogen wurde, nicht mehr gleich empfindlich auf Änderungen der Ionenkonzentration in der Außenflüssigkeit ist. Vermutlich entsteht an den Knoten eine submikroskopische Ölschicht. Infolge ihrer großen Kapazität entsteht keine meßbare Veränderung der Erregbarkeit, Erregungsleitung, des Aktionsstroms usw. Will' man vermeiden, daß die Schnürringe mit dem Paraffinöl beim Durchziehen der Faser durch die Trennwand Kontakt haben, so kann man das Paraffinöl auch erst dann in die Trennwand einfüllen, wenn sich die Faser in der gewünschten Lage befindet (HUXLEY und STÄMPFLI 1951b). Die Trennwandmethoden können auch zur Aktionspotentialbestimmung verwendet werden, wenn die Länge der Ableitstrecke durch Einziehen der Faser in eine Glascapillare von 50—100 μ Durchmesser und 15—20 mm Länge erhöht wird.

Die Potentialdifferenz zwischen den Capillarenden ist dann gleich dem Integral der Teillängsströme und somit gleich dem Aktionspotential zwischen dem abgeschnittenen Nervenende und der Faserstelle, die eben in die Capillare eintritt (s. auch den Abschnitt: Das Aktionspotential).

Der Vollständigkeit halber sei auch die Trennwandmethode von STÄMPFLI und ZOTTERMAN (1951) erwähnt, obschon sie nicht an isolierten Fasern, sondern an dünnen Nervenästen angewendet wurde (s. S. 157).

B. Das Funktionsprinzip.

I. Die saltatorische Erregungsleitung.

a) Historisches.

LILLIE hat im Jahre 1925 den Begriff der saltatorischen Erregungsleitung geprägt. Seine Vermutungen für die Existenz eines solchen Mechanismus beruhen auf seinen klassischen Versuchen am in Salpetersäure getauchten Stahldraht als Nervenmodell.

Dieser Draht verhält sich wie eine markarme Nervenfaser. Beim Ritzen mit Glas oder bei elektrischer Reizung läuft längs des Drahtes ein Prozeß ab, der wie die Nervenerregung ein Aktionspotential liefert, eine kontinuierliche Fortpflanzungsgeschwindigkeit besitzt und von einer Refraktärperiode gefolgt ist. LILLIE hat darauf hingewiesen, daß diese Ausbreitung auf elektrischer Grundlage erfolgt und daß zwischen „unerregten und erregten" Drahtabschnitten Strömchen im Sinne der Theorie von HERMANN (1905) fließen, welche die Ausbreitung des Erregungsvorganges bewirken. In vollkommener Analogie zur Nervenfaser breitet sich die Störung von der Reizstelle nach beiden Seiten aus. Zwei gegeneinanderlaufende „Erregungen" bleiben am Kreuzungspunkt stecken, weil die Potentialdifferenz fehlt, welche für die vorgreifenden Stromschleifen, die erregend wirken, verantwortlich ist.

Bei Untersuchung des im äußeren Medium verlaufenden Teils des lokalen Stromkreises kam LILLIE auf den Gedanken, Teile des Stahldrahtes durch Glasröhrchen zu isolieren. Er kam bald auf ein Modell, bei dem der Draht nur noch in bestimmten Abständen auf kurze Strecken mit der Salpetersäure in Berührung stand, während zwischen diesen „Knoten" der Draht durch Glascapillaren isoliert war. Die Leitungsgeschwindigkeit eines solchen Modells ist ein Vielfaches der Leitungsgeschwindigkeit des blanken Drahtes. LILLIE kam deshalb zum Schluß, daß in markhaltigen Nervenfasern, deren Struktur Analogien zum Drahtmodell aufweist, ein „Fernwirkungseffekt auftreten könnte, der, von Knoten zu Knoten wirkend, einen Grund für die höheren Leitungsgeschwindigkeiten markhaltiger Nervenfasern darstellen könnte. Der elektrische Widerstand zwischen der Oberfläche des Axons und dem umgebenden Medium könnte an den Knoten relativ gering sein; diffundierende Substanzen (Farbstoffe) dringen leicht an diesen Stellen ein und vermutlich gilt dies auch für Ionen."

Ich zitiere diese Schlußfolgerung LILLIEs wörtlich, weil heute nach mehr als 25 Jahren, wo das Beweismaterial für diese Ansichten restlos vorhanden ist, sein Weitblick unsere größte Bewunderung beanspruchen darf.

Neuere Untersuchungen an LILLIEs Nervenmodell sind durch YAMAGIWA (1948a, b, 1949a, b, c, 1951a, b, c), BONHOEFFER (1948, 1951), BONHOEFFER und VETTER (1950), BONHOEFFER und FRANCK (1951) und FRANCK (1951) publiziert worden, auf die zum Teil noch später eingegangen wird.

Es fehlte allerdings schon damals nicht an einsamen Verfechtern der Theorie der saltatorischen Erregungsleitung. Gleichwohl wurde sie aber bis vor kurzem von den Physiologen nicht ernst genommen, obschon mehrere Arbeiten für ihre Existenz sprachen. Heute sind die Verhältnisse umgekehrt, nur wenige Physiologen zweifeln noch am Vorhandensein der saltatorischen Erregungsleitung, nachdem v. MURALT (1946) durch sein anregendes Buch das Eis gebrochen hat und seither neue beweiskräftige Untersuchungen dazugekommen sind. Ich sehe eine der Hauptaufgaben dieses Artikels darin, die Gegensätze zwischen den Parteien zu klären und auch die letzten Zweifler von der Stichhaltigkeit der experimentellen Beweise für die saltatorische Erregungsleitung zu überzeugen.

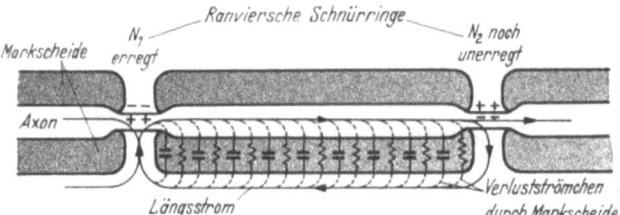

Abb. 9. Prinzipschema für die saltatorische Erregungsleitung (nicht maßstäblich!). Der Schnürring N_1 ist im Gegensatz zu N_2 erregt. Die bei N_1 plötzlich entstandene Potentialänderung breitet sich längs der verteilten Kapazität des Myelins mit beschränkter Geschwindigkeit aus, während im eingezeichneten Stromkreis, sowohl durch den nächstfolgenden Knoten N_2 wie auch durch die Kapazität und den Widerstand der Markscheide, Ströme fließen, die der Potentialwelle, die sich über das Internodium ausbreitet, vorauseilen. Sobald das Membranpotential bei N_2 auf einen kritischen Wert gesenkt wird, entsteht auch dort Erregung, d. h. ein plötzliches Umschlagen des Membranpotentials.

b) Die Theorie der saltatorischen Erregungsleitung.

Die Experimente von LILLIE gestatten, folgende Theorie der saltatorischen Erregungsleitung zu formulieren:

1. Die erregbare Membran ist beim markhaltigen Nerven auf die Schnürringe oder Knoten beschränkt. Nur dort finden aktive Erregungsprozesse statt, welche die Energie für die Erregungsleitung liefern.

2. Der Faserabschnitt zwischen zwei Knoten (das Internodium) spielt für die Erregungsausbreitung die Rolle einer passiven Kabelstruktur.

3. Die Erregungsausbreitung erfolgt durch lokale Stromkreise, deren Reichweite durch die Markscheide als Isolationshülle vergrößert wird. Ein solcher Stromkreis führt von der erregten Membran eines Knotens durch den Achsenzylinder zum nächsten, noch unerregten Knoten, durch dessen Membran und durch das Außenmedium zurück zum erregten Knoten. (Abb. 9.)

Diese drei Punkte enthalten keine speziellen Angaben über die Abmessungen der Internodien, Anzahl der Knoten je Zentimeter Faserlänge, Durchmesser von

Fasern und Achsenzylindern, die zu größter Leitungsgeschwindigkeit, größter Ökonomie im Stoffwechsel oder kleinster Raumbeanspruchung führen könnten. Solche Gedankengänge werden uns erst dann beschäftigen, wenn wir das Beweismaterial für die allgemeine Formulierung kennengelernt haben werden.

c) Das Beweismaterial.
1. Die Erregung entsteht an den Schnürringen.
aa) Reizversuche.

KUBO und ONO (1934) untersuchten die Abhängigkeit der Reizschwelle einer einzelnen markhaltigen Nervenfaser vom Ort einer differenten, der Faser entlang verschiebbaren Reizkathode. Die indifferente Anode befand sich in etwa 10 mm Distanz am Nervenstamm. Falls die Schnürringe tatsächlich die erregbare Struktur der markhaltigen Nervenfaser darstellen, und falls sie den Strom wesentlich besser leiten als die Markscheide, so ist zu erwarten, daß jeweils an einem Schnürring die niedrigste Reizschwelle gefunden wird, da in diesem Fall die Stromdichte an diesem Punkt am größten ist. Bewegt man dagegen die Elektrode längs der Faser von diesem Schnürring weg, so wird auch der nächste, das betreffende Internodium begrenzende Schnürring als Austrittsstelle für den Strom dienen, und es muß mehr Spannung angelegt werden, um den ersten Knoten gleichwohl zu erregen. Befindet sich die verschiebbare Elektrode ungefähr in der Mitte des Internodiums, so ist der Strom durch beide Schnürringe gleich groß. Um einen Erregungserfolg zu bekommen, wird man beide gleichzeitig erregen müssen. Demnach ist die Schwellenspannung dort maximal, um dann bei noch weiterer Verschiebung wieder abzunehmen, da jetzt der zweite Knoten ständig mehr Strom bekommt, bis die Schwelle unmittelbar an ihm wieder ein Minimum erreicht. TASAKI (dargestellt bei KATO 1941) hat für unipolare Stimulierung einer markhaltigen Nervenfaser eine Formel aufgestellt, die, basierend auf der Potentialausbreitung in einem zweidimensionalen Raume (hier eine dünne Schicht von Ringerlösung) und auf den Experimenten RUSHTONS (1928), mit tripolaren Elektroden die Beziehung zwischen der Potentialdifferenz V an den Elektroden, der Internodallänge l und der Distanz x der Reizelektrode vom nächsten Knoten angibt. Die Formel lautet'

$$V \log \left(\frac{l^2}{x^2} - 1 \right) = k.$$

Es ist klar, daß diese Formel nur für den Bereich von $x = 0$ bis $x = \pm 1/2 \, l$ anwendbar ist. Bei größeren Werten für x befindet man sich schon im Bereich des nächsten Schnürrings, und damit ist der Ort der Erregung neu festgelegt. Abb. 10 zeigt die von KUBO und ONO gefundene Schwellenspannung in Abhängigkeit von der Lage der Reizelektrode in einem Internodium und zum Vergleich den Verlauf einer nach der erwähnten Formel berechneten Schwellenkurve. Die Übereinstimmung der so gemessenen Kurven mit der Theorie ist befriedigend und spricht dafür, daß die Schnürringe allein die erregbare Struktur der markhaltigen Nervenfaser darstellen. Unterteilt man analog zu Abb. 7b und c durch Brückenisolatoren einen Objektträger in drei ungleiche, mit Ringerlösung gefüllte Abschnitte, so kann man durch eine Nervenfaser die Abschnitte so überbrücken, daß in den schmalen Mittelabschnitt ein Internodium oder ein Knoten zu liegen kommt. Wie TASAKI (1939c) zeigte, kann man im ersten Falle auch mit 1 V Reizspannung keine Erregung erzeugen, während im zweiten schon weniger als 40 mV dafür genügen. TASAKI

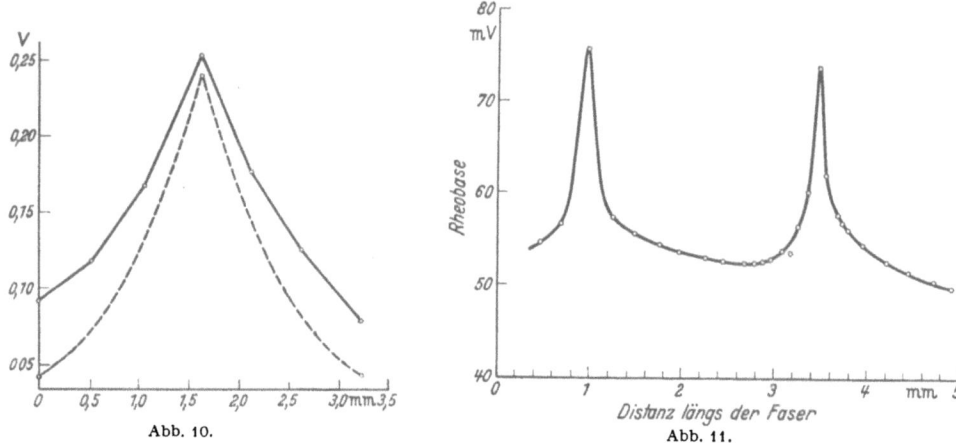

Abb. 10.   Abb. 11.

Abb. 10. Reizversuch in einem Internodium bei Verschieben einer differenten Elektrode längs der einzelnen Nervenfaser. Indifferente Elektrode in etwa 10 mm Entfernung am Nervenstamm. Vergleich der Kurve der Reizschwellen (voll ausgezogen) mit der theoretisch errechneten Kurve (s. Text) (KUBO und ONO 1934). Das symmetrische Absinken der Schwellenkurven gegen die Schnürringe zu macht wahrscheinlich, daß sie den Sitz der Erregbarkeit darstellen.

Abb. 11. Verlauf der Rheobasen in zwei Internodien bei Reizung einer einzelnen Nervenfaser mit Elektroden von 60 μ Abstand an verschiedenen Faserstellen. Die Kathode befindet sich rechts (Trennwandmethode). Die tiefste Rheobase findet man dann, wenn die Reizkathode unmittelbar an einem Schnürring liegt. Beim Übergang von einem Internodium ins nächste steigen die Rheobasen, da nicht der unter dem Elektrodenpaar liegende Schnürring, sondern der nächste über einen Stromkreis gereizt wird, der zurück über den vorhergehenden geht (s. auch Text). (Nach HODLER, STÄMPFLI und TASAKI 1952.)

und MIZUGUCHI (1948) haben diesen Versuch, diesmal unter Kontrolle des Aktionsstroms wiederholt. Bei Narkose der benachbarten Schnürringe erhielten sie vom Mitteltrog einen Aktionsstrom, falls er einen Schnürring enthielt, keinerlei elektrische Aktivität jedoch, falls ein Stück Internodium gereizt wurde.

HODLER, STÄMPFLI und TASAKI (1952) untersuchten die Abhängigkeit der Rheobase von der Lage eines Reizelektrodenpaars mit nur 60 μ Abstand, das längs der Faser verschoben werden konnte (Trennwandelektrode aus Polystyrol). Durch dieses Verfahren schaltet man sich, falls die Theorie der saltatorischen Erregungsleitung zu Recht besteht, in den Stromkreis zwischen zwei Knoten ein. Auch hier schwankt die Erregbarkeit im Zusammenhang mit der Lage der Schnürringe. Sie ist am größten, wenn die Kathode, am kleinsten, wenn die Anode des Elektrodenpaars unmittelbar an einen Schnürring grenzt. Gelangt ein Schnürring in die interpolare Strecke, so wirkt der Reiz nicht mehr auf ihn, sondern auf den nächsten, auf der Kathodenseite liegenden Knoten. Dementsprechend müssen beim Passieren eines Schnürrings durch den interpolaren Bereich wesentlich größere Reizspannungen für die Schwellenerregung aufgewendet werden (Abb. 11). Dieser Versuch, dessen ganze Bedeutung erst bei der Besprechung der Potentialausbreitung über die Nervenfaser erkannt werden kann, bestätigt, daß die Erregbarkeit eine Eigenschaft der Schnürringe sein muß. Darüber hinaus spricht er auch eindeutig für das in Abb. 9 gezeichnete Prinzipschema der saltatorischen Erregungsleitung. Befindet sich ein Elektrodenpaar so an der Nervenfaser, daß seine Anode auf der einen, seine Kathode auf der anderen Seite eines Schnürrings liegt, so wird der Reizstrom nicht diesen Schnürring, sondern den kathodenseitig folgenden erregen. Damit dies geschehen kann, muß aber ein Stromkreis durch ihn und den auf der anodischen Seite folgenden Knoten entstehen, so daß der Längswiderstand zweier Internodien statt nur eines Internodiums in Serie mit dem zu erregenden Schnürring geschaltet ist.

Auch die Reizung von einzelnen Nervenfasern durch multipolare Reizvorrichtungen (RUSHTON 1928) kann zum Nachweis der alleinigen Erregbarkeit der Knoten herangezogen werden. Wie RUSHTON gezeigt hat, kann man zwischen drei Elektroden gleichzeitig zwei Spannungen, V_1 und V_2 anlegen. Bestimmt man für ein gegebenes V_1 das für eine Schwellenreizung notwendige V_2 und trägt dann V_2 als Funktion von V_1 graphisch auf, so erhält man ein Dreieck. Dies trifft auch für Einzelfasern zu, wenn die mittlere der drei Reizelektroden in einem Trog liegt, der einen Schnürring enthält. Liegen im Mitteltrog dagegen zwei Schnürringe, so findet man für die Beziehung $V_2 = f V_1$ ein Viereck, was TASAKI durch die Reizung der vier an die Trennwände zwischen den Trögen angrenzenden Knoten erklären konnte. Wäre der gesamte Faserabschnitt im Mitteltrog erregbar gewesen, so hätte keine scharfe Richtungsänderung auftreten können, wie man sie an der neu hinzugekommenen Ecke tatsächlich feststellt. Die Erklärung ist nur so möglich, daß man zwei erregbare Strukturen im Mitteltrog annimmt. Aus der Tatsache, daß mit einem Knoten *eine* Gerade, mit zwei Knoten aber *zwei* gegeneinander geneigte Gerade erhalten werden, folgt, daß die erregbare Struktur sich an den Knoten befinden muß.

bb) Ableitversuche.

Die Aktionsströme, die bei normaler Nervenfaser von einem Brückenisolator oder von einer Trennwand abgeleitet werden können, sind diphasisch. TASAKI und TAKEUCHI (1941) haben gezeigt, daß das diphasische Aussehen des Aktionsstroms durch die Aktivität der zwei der Trennwand zunächst liegenden Schnürringe entsteht. Er nannte solche Aktionsströme binodal. Sie ändern ihr Aussehen je nach der Lage der Ableitstrecke im Internodium.

Ist der ersterregte Knoten nahe an der Trennwand, so ist der Anstieg der 1. Phase steil und ihr Abfall gerundet, ist. der zweiterregte Knoten dicht an der Trennwand, so ist der Anstieg gerundet und der Abfall steil (HUXLEY und STÄMPFLI 1949b, HODLER, STÄMPFLI und TASAKI 1952). (Abb. 12.)

Diese Feststellung macht eine Entstehung des Aktionsstroms an den Knoten wahrscheinlich. Der Anstieg der Spikes entstände durch die Aktivität des ersterregten Schnürrings, der Abfall durch den zweiterregten. Die Richtigkeit dieser Vorstellung kann durch Narkose des zweiterregten Knotens bewiesen werden (TASAKI und TAKEUCHI 1942). Es entsteht sofort ein mononodaler

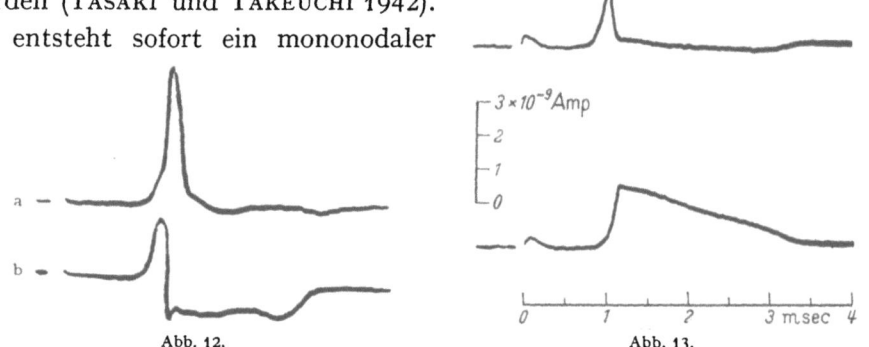

Abb. 12. Abb. 13.

Abb. 12. Typische Aktionsstromformen proximal (a) und distal (b) in einem Internodium. Die beiden Aufnahmen stammen zwar aus zwei aufeinanderfolgenden Internodien und wurden durch Verschieben des Schnürrings durch die Ableitstrecke gewonnen. Abgesehen vom zeitlichen Unterschied im Auftreten des Aktionsstroms bei dieser Registrierung könnten die beiden Aufnahmen aber ebensogut aus dem gleichen Internodium stammen. Man beachte den steilen Anstieg proximal, den steilen Abfall distal. Bei diesen Aufnahmen ist die große Steilheit ein Zeichen der Aktivität ein und desselben Schnürrings, der in der a-Aufnahme proximal, in b dagegen distal von der Ableitstrecke liegt. (Nach HUXLEY und STÄMPFLI 1949a).

Abb. 13. Binodaler und mononodaler Aktionsstrom. Gleiches Ableitverfahren wie bei Abb. 12, d. h. Verschieben eines Schnürrings durch die Ableitstrecke. Hier befindet sich aber auf der distalen Seite kein aktiver Schnürring mehr. Der steile Abfall des binodalen Aktionsstroms wird zum steilen Anstieg des mononodalen. (Nach HUXLEY und STÄMPFLI 1949a.)

Aktionsstrom, dessen Anstiegssteilheit unmittelbar am Knoten am größten ist, während bei Entfernung der Ableitstrecke eine Rundung und eine Abnahme der Amplitude auftritt. Die Größe des Aktionsstroms und seine Steilheit nehmen mit der Entfernung ab, d. h. im Internodium, das nach der Theorie als passive Leitungsstrecke wirken sollte, entsteht ein Dekrement und eine Verzerrung der Stromform wie in einer elektrischen Übertragungsleitung mit OHMschen und kapazitiven Verlusten. Dieser Befund spricht für die Theorie (HUXLEY und STÄMPFLI 1949a, b, HODLER, STÄMPFLI und TASAKI 1952). Wird ein Ableitverfahren mit drei durch Brückenisolatoren getrennten Ringertrögen gewählt, so kann die Faser so über den Mitteltrog gelegt werden, daß ein Schnürring in ihm liegt. Dann entsteht bei Reizung ein binodaler Aktionsstrom, der durch beidseitige Narkose zum mononodalen Aktionsstrom des einzelnen Schnürrings im Mitteltrog verwandelt werden kann. Legt man dagegen in den Mitteltrog ein Stück Internodium und narkotisiert beidseitig, so ist bei Reizung keinerlei Aktivität mehr erzeugbar (TASAKI und MIZUGUCHI 1948).

HUXLEY und STÄMPFLI (1949a und b) zeigten, daß bei Reizung des Nervenstammes am Ende einer Nervenfaser, distal vom letzten aktiven Schnürring nur noch monophasische bzw. mononodale Aktionsströme gefunden werden. Verschiebt man diesen Knoten auf die distale Seite der Trennwand, so entsteht wieder ein binodaler Aktionsstrom. Demnach hängt die binodale oder mononodale Form (Abb. 13) des Aktionsstroms davon ab, ob ein Internodium durch zwei erregbare Schnürringe begrenzt ist, oder ob einer davon aus irgendeinem Grunde (Narkose, Depolarisation usw.) ausfällt. Auch diese Feststellung spricht zugunsten der Theorie.

HODLER, STÄMPFLI und TASAKI (1952) haben eine Nervenfaser durch eine Öltrennwand gezogen, auf deren distaler Seite Urethan-Ringerlösung war. Der bei proximaler Reizung abgeleitete Aktionsstrom war dementsprechend monophasisch. Wurde ein erregbarer Knoten plötzlich auf die distale Seite hinübergeschoben, so entstand zuerst ganz kurze Zeit ein diphasischer Aktionsstrom, bis die Narkose des Knotens eingesetzt hatte. Andererseits sank die Amplitude des monophasischen Aktionsstroms plötzlich um etwa $1/3$, wenn ein Knoten von der distalen *(narkotisierten Seite)* auf die proximale Seite verschoben wurde. Beide Erscheinungen waren nicht zu beobachten, wenn die Verschiebung der Faser nicht über ein Internodium hinausging.

Das Absinken des mononodalen Aktionsstroms um $1/3$ seiner Amplitude beim Übertritt in ein Internodium, dessen beide Knoten unerregbar sind, kann durch die Stromverluste in der unerregbaren Membran des Schnürrings zwischen den beiden Internodien erklärt werden. Es handelt sich natürlich dabei, wie bei jedem monophasischen Aktionsstrom, um eine passive, elektrotonische Ausbreitung des durch die Erregung erzeugten Stromflusses, der aber in diesem Fall keine neue Membran zur Aktivität und damit zur Freisetzung von neuer Energie veranlassen kann.

Auch die von HUXLEY und STÄMPFLI (1951a) ausgearbeitete Methode zur Kompensation des Verletzungsstroms und zur Messung des Ruhepotentials wäre unmöglich, wenn nicht die Knoten als Spannungsquelle für das Ruhe- und Aktionspotential dienten. Jede Verschiebung eines Knotens in die Kompensationsstrecke hinein macht, in Übereinstimmung mit dem S. 134 gezeigten Ersatzschema, die Messung des Membranpotentials unmöglich (s. Messung des Membranpotentials).

TASAKI und TASAKI (1950) haben in einem seichten Trog von Ringerlösung die Potentialverteilung um einen Schnürring mittels einer verschiebbaren Mikroelektrode bestimmt. Es zeigt sich, daß die Amplitude des Aktionspotentials am Knoten am größten ist, und daß die positive und negative Phase des Aktionspotentials nicht gleich rasch abnehmen (Abb. 14). Die erste (positive Phase) nimmt mit der Entfernung vom Knoten nur wenig ab, die zweite (negative Phase) dagegen sehr rasch. Die Erklärung für dieses Verhalten liegt in der elektrischen Struktur der markhaltigen Faser begründet. Die positive Phase entspricht einem Auswärtsstrom aus der Faser, der passiv, auf Grund des durch die Aktivität erzeugten Potentialunterschieds, die

Markscheide und auch den Knoten durchfließt. Die negative Phase dagegen ist ein charakteristisches Zeichen für die Erregung. Obschon die Potentialdifferenz zwischen innen und außen ihr Maximum noch nicht erreicht hat, folgt ein Einwärtsstrom, da die nodale Plasmahaut durch die Potentialumkehr beim Erregungsvorgang Stromverbraucher geworden ist und sich die

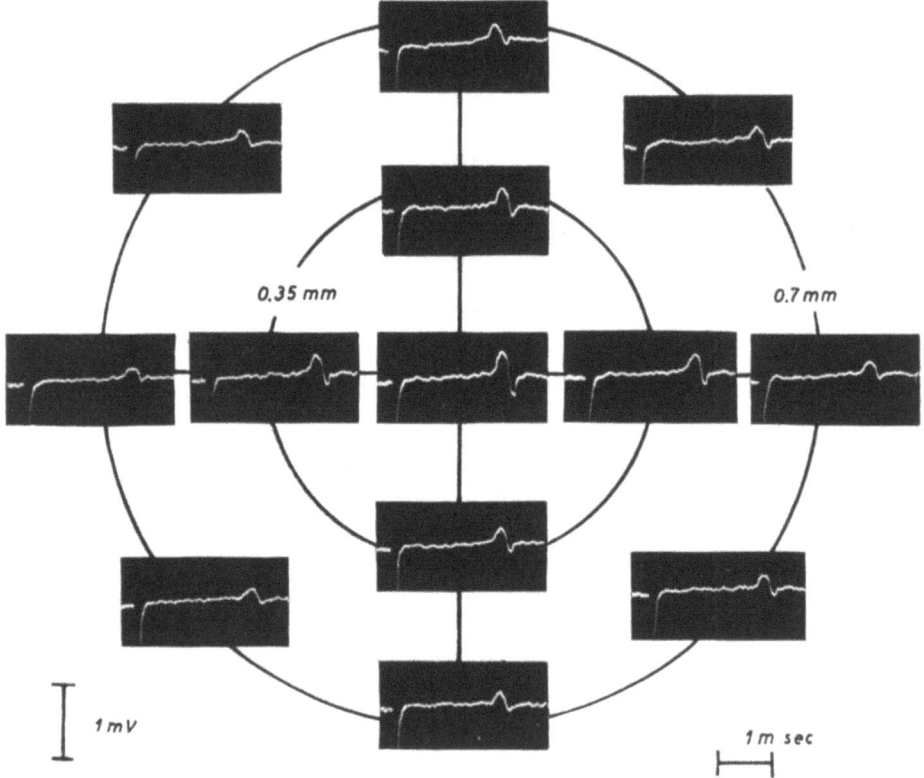

Abb. 14. Aktionspotentiale, die mit einer Mikroelektrode von verschiedenen Stellen rings um einen Schnürring abgeleitet wurden. Der Erregungsimpuls läuft von oben nach unten. Der Schnürring befindet sich im Zentrum der konzentrischen Kreise. Es ist zu beachten, daß die nach oben gerichtete Phase des Aktionspotentials mit der Distanz vom Schnürring weniger rasch abnimmt als die abwärts gerichtete Zacke, die am Schnürring selbst ein Maximum erreicht. Der Grund für dieses Verhalten ist, daß Auswärtsströme auf der ganzen Faserlänge fließen, die den Ausschlag des Potentials nach oben bewirken, daß aber nur am Knoten ein Einwärtsstrom und damit eine punktförmige Spannungsquelle entsteht, die einen Umschlag des Potentials auf die andere Seite erzeugt. (Nach TASAKI und TASAKI 1950.)

benachbarten Abschnitte in sie hinein entladen. Deshalb entsteht am Knoten die starke negative Schwankung. Sie breitet sich so wenig aus, weil der Knoten einen punktförmigen Stromverbraucher darstellt, während die positive Schwankung durch die Markscheide und den folgenden Knoten als Stromquelle größerer Ausdehnung geliefert wird. Dieser Befund stützt also die Auffassung, daß die erregbare Struktur am Knoten liegt (Punkt 1) und daß die Markscheide eine passive Rolle spielt (Punkt 2).

TASAKI und TAKEUCHI (1942) haben aber auch direkt den Membranstrom gemessen, der im Mitteltrog einer Dreielektrodenanordnung die Faser verließ oder in sie eintrat. Es zeigte sich, daß im Internodium nur ein zweigipfliger

Auswärtsstrom entstand, dessen Gipfel durch die Aktionspotentiale der zwei benachbarten Knoten bedingt sind. Befindet sich jedoch ein Knoten im Mitteltrog, so entsteht ein zweiphasischer Membranstrom. Die erste Phase des Auswärtsstroms wird von einem starken Einwärtsstrom gefolgt.

Der Membranstrom kann auch, wie HUXLEY und STÄMPFLI (1949) es taten, durch Registrierung von Aktionsströmen zweier dicht beieinanderliegenden Faserabschnitte bestimmt werden. Da Veränderungen des Längsstroms durch Verlustströme durch die Membran bzw. die Markscheide entstehen, muß die graphisch ermittelte Differenz zweier Längsströme gleich dem Membranstrom sein, der zwischen den Registrierstellen nach außen oder nach innen fließt. HUXLEY und STÄMPFLI (1949) bekamen in voller Übereinstimmung mit TASAKI und TAKEUCHI (1942) zweigipflige Auswärtsströme im Internodium, die sich, auf Grund der Potentialverteilung auf der Faser, als passive Ströme durch eine Kapazität mit parallelgeschaltetem Widerstand

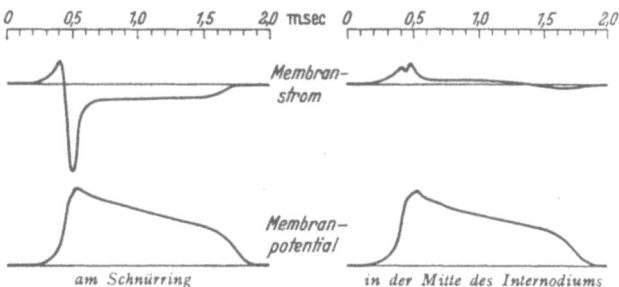

Abb. 15. Zeitlicher Verlauf der Membranströme und des Aktionspotentials während des Durchgangs eines Erregungsimpulses, links am Schnürring, rechts in der Mitte eines Internodiums. Am Schnürring entsteht ein heftiger Einwärtsstrom (im Bild nach unten gerichtet) *bevor* das Membranpotential sein Maximum erreicht hat, ein Verhalten, das nur durch einen aktiven Prozeß, die Erregung, gedeutet werden kann. Im Internodium dagegen ist der Strom eine Funktion der Potentialänderung an der Membran und überall gering. Er läßt sich ohne weiteres als passiver Stromfluß durch die Kapazität und den Widerstand der Markscheide auf Grund der Membranpotentialänderungen erklären. (Nach HUXLEY und STÄMPFLI 1949b.)

erklären. An den Schnürringen dagegen folgte auf den passiven Auswärtsstrom ein Einwärtsstrom, *bevor* das Aktionspotential sein Maximum erreicht hatte. Dieses Verhalten kann nur durch Aktivität gedeutet werden und bildet den direkten Beweis dafür, daß die erregbare Struktur sich *nur* am Schnürring befindet (Abb. 15).

Auch TASAKI und TASAKI (1950) bestätigen diese Auffassung und zeigen direkte Membranstromaufnahmen, allerdings für größere Faserabschnitte, da mit der Brückenisolatormethode die Registrierung von zwei sehr nahe beieinanderliegenden Punkten nicht gut möglich ist.

cc) Einwirkung von chemisch und physikalisch aktiven Agentien am Knoten.

Narkotica wie Cocain und Urethan bewirken schon in Konzentrationen von 0,005 bzw. 0,5 % eine Erhöhung der Rheobase und eine Verminderung der Chronaxie. Die Wirkung tritt nur ein, wenn im Trog, in dem sich das Narkoticum befindet, ein Schnürring liegt. Einwirkung auf das Internodium hat keine Änderung von Rheobase und Chronaxie zur Folge. Die volle

Wirkung einer bestimmten Konzentration des Narkoticums ist in der Größenordnung von Minuten erreicht und nahezu völlig reversibel. Von einer progressiven Wirkung, wie sie am Nervenstamm beobachtet wird, ist an der Einzelfaser nichts zu sehen.

KATO (1936) beschrieb einen sofortigen Block der Erregbarkeit einer markhaltigen Nervenfaser am Schnürring durch Applikation von *isotonischer Glucoselösung*. ERLANGER und BLAIR (1938) haben an Rückenmarkswurzeln ebenfalls die Blockwirkung solcher Lösungen untersucht und in voller Bestätigung der Befunde von KATO und Mitarbeitern festgestellt, daß sie auf ganz bestimmte Stellen beschränkt bleibt, die etwa 2 mm voneinander entfernt sind und die den Schnürringen entsprechen dürften. Damit fanden sie eine erneute Bestätigung ihrer 1934 ausgesprochenen Vermutung, daß die Unterteilung der markhaltigen Nervenfaser in Segmente eine funktionelle Bedeutung habe. Ihre damaligen Befunde fußten auf der Beobachtung, daß der *Anelektrotonus* in einzelnen Nervenfasern des Phalangennerven beim Frosch nicht kontinuierlich, sondern segmentweise wirkt, da das Aktionspotential bei zunehmender anodischer Polarisation nicht gleichmäßig, sondern portionenweise abnimmt.

HUXLEY und STÄMPFLI (1949a, b, 1951a, b) haben mit der Trennwandmethode festgestellt, daß charakteristische Veränderungen der Aktionsströme und des Membranpotentials immer nur dann auftreten, wenn ein Knoten neu in Kontakt mit der Versuchsflüssigkeit tritt, nicht aber, wenn neue Teile der Internodien in sie gebracht werden. Allerdings sprechen die Versuche von HUXLEY und STÄMPFLI (1951a) dafür, daß isotonische KCl-Lösung auch durch das Internodium eine geringe Senkung des Ruhepotentials erzeugen kann, und daß demnach auch an der Markscheide Diffusionspotentiale entstehen. Die Leistungsfähigkeit dieser Membranbatterie gegenüber der „nodalen Plasmahaut" am Schnürring ist jedoch klein. Als Versuchslösungen mit Wirkung auf den Knoten wurden Ringerlösungen mit verschiedenen *Na^+, K^+, Li^+, Ca^{++}-Konzentrationen*, ferner *Cocain, Urethan, Veratrin und Yohimbin* übereinstimmend durch verschiedene Untersucher festgestellt (TASAKI 1939a und c, HERTZ 1947, TASAKI, MIZUGUCHI und TASAKI 1948, TASAKI und MIZUGUCHI 1949, HUXLEY und STÄMPFLI 1951b). Auch Saponin wirkt am Schnürring nach TASAKI und USHIYAMA (1950) sofort erregungsblockierend.

Auch *Temperatureinflüsse* wirken nur am Knoten auf den zeitlichen Ablauf der Erregung. TASAKI und FUJITA (1948) haben für die einzelne markhaltige Nervenfaser der Kröte die Temperaturkoeffizienten Q_{10} für die Leitungszeit, Aktionsstromhöhe, Dauer und Chronaxie bestimmt und für den Bereich von 5—20° C 1,8 bzw. 1,3, 3,5 und 2 gefunden. Im Vergleich dazu haben HODLER, STÄMPFLI und TASAKI (1951) bei lokaler Abkühlung im Internodium keine Veränderung der Aktionsstromdauer gefunden. Da diese Größe die stärkste Temperaturabhängigkeit besitzt und direkt mit dem Erregungsprozeß zusammenhängt, darf geschlossen werden, daß der Erregungsprozeß am Schnürring lokalisiert ist. Gegenteilige Befunde von AUTRUM und SCHNEIDER (1950a) sind inzwischen von HODLER, STÄMPFLI und TASAKI (1951) widerlegt worden.

TASAKI (1949b) hat den Temperatureffekt auf einzelne markhaltige Nervenfasern noch einer besonderen Prüfung unterzogen, um auch die Befunde von ADRIAN (1914) und von SCHOEPFLE und ERLANGER (1941) mit zu berücksichtigen. Diese Arbeit zeigt, daß der Überleitungsmechanismus ebenfalls temperaturabhängig ist, bringt aber zum hier zur Diskussion stehenden Problem, ob die Erregung tatsächlich am Schnürring entstehe, nichts Neues.

Auch durch *Ultraviolettbestrahlung* kann der Beweis erbracht werden, daß die Erregung am Schnürring entsteht. Bei Bestrahlung der nodalen Region mit ultraviolettem Licht entsteht eine sofortige, irreversible Steigerung der Rheobase (HUTTON-RUDOLPH 1944, v. MURALT 1950). Wird der Schnürring selbst durch Einschieben einer ganz feinen Glascapillare vor der Strahlenwirkung geschützt, so bleibt die Steigerung der Rheobasen aus. Sobald aber die Glascapillare internodalwärts verschoben wird, wodurch den UV-Strahlen Zutritt zum Knoten gegeben wird, kommt es zur Abnahme der Erregbarkeit. BOOTH, v. MURALT und STÄMPFLI (1950) haben ein Wirkspektrum für UV-Bestrahlung des Schnürrings und des Internodiums aufgenommen. Dieses Spektrum weicht wesentlich von der Absorptionskurve für markhaltige Nervenfasern (LÜTHY 1951) ab. Bei Erhöhung der Bestrahlungszeiten auf das 50fache, findet man auch bei Bestrahlung des Internodiums eine Veränderung der Erregbarkeit der benachbarten Schnürringe. Diese ist auf mikroskopisch sichtbare Schädigungen der Markscheidenstruktur und eine dadurch bedingte Verletzung der Nervenfaser zurückzuführen. Bei Beginn der Verletzung entsteht eine leichte Depolarisation der benachbarten Schnürringe und dadurch eine Erregbarkeitszunahme, die bei weiterem Fortschreiten der Markscheidenzerstörung aber bald in eine Abnahme der Erregbarkeit umschlägt, da die Leistungsfähigkeit der Membranbatterie am Schnürring für die Aufrechterhaltung des entstehenden Verletzungsstroms nicht mehr ausreicht. Offensichtlich handelt es sich bei der Bestrahlungswirkung im Internodium um einen ganz anderen Vorgang als am Schnürring selbst. Auch die Wirkkurve (Abb. 16) für das Internodium beweist dies eindeutig.

2. Beweis der Kabelfunktion des Internodiums.

Die im vorigen Abschnitt beschriebenen Versuche von HUXLEY und STÄMPFLI (1949) sind ein direkter Beweis dafür, daß dem Internodium keine Aktivität im elektrischen Sinne zukommt. Die Ströme durch die Markscheide lassen sich in jedem Zeitpunkt des Erregungsvorgangs als Ströme deuten, die durch ein System von verteilter Kapazität und parallel geschaltetem Widerstand auf Grund der bestehenden Membranpotentialänderung entstehen. Es ist deshalb möglich, aus den beobachteten Potential- und Stromänderungen die Größe der Myelinkapazität und des Widerstandes zu berechnen (s. elektrische Konstanten der markhaltigen Nervenfaser).

Die Knoten zeigen dagegen ein Verhalten, das durch passive Leitung des elektrischen Stroms nicht erklärlich ist. Auch bei ihnen findet sich, entsprechend dem Anstieg des Membranpotentials (zunehmende Negativität außen und Positivität innen; s. unter Aktionspotential) ein Auswärtsstrom von zunehmender Intensität. Bevor jedoch das Maximum des Membranpotentials erreicht wird, entsteht eine plötzliche Stromumkehr und es folgt ein starker und zeitlich begrenzter Einwärtsstrom, der nur als aktive Komponente, hervorgerufen durch die Erregung als Energie freisetzender Prozeß, gedeutet werden kann. Da wir die Stromrichtung entsprechend der Bewegungsrichtung positiver Ionen angeben, läßt sich auch sagen, daß dieser Erregungsstrom entweder durch den Einwärtstransport von Kationen oder durch den Auswärtstransport von Anionen entstanden sein muß. Die später noch zu besprechenden Beweise für die erste Möglichkeit sind heute vorhanden, und es steht außer Frage, daß der Erregungsstrom hauptsächlich durch einen Einstrom von Na-Ionen in die Faser entsteht. Der vorangegangene Auswärtsstrom entspricht dem Reizstrom, wie er durch Anlegen einer Kathode an den Schnürring erzeugt werden kann. Ob es der Strom oder die an der Membran erzeugte Potentialdifferenz ist, die die Erregung schließlich auslösen, steht vorderhand nicht zur Diskussion (s. S. 131). Auch für den Reizstrom kann heute mit großer Wahrscheinlichkeit gesagt werden, daß er zur Hauptsache durch K-Ionen entsteht. Offensichtlich entsteht ein solcher Strom nicht nur an den Schnürringen, sondern auch an den Internodien. Die Stromdichte am Schnürring ist größer, und nur dort entsteht Aktivität. Daraus darf aber nicht geschlossen werden, daß im Internodium nur deshalb keine Erregung auftritt, weil die erregbare Membran durch die Markscheide isoliert ist und deshalb die zur Erregung notwendige Stromdichte nicht erreicht wird. Auch bei Verletzungen des Myelins, ferner

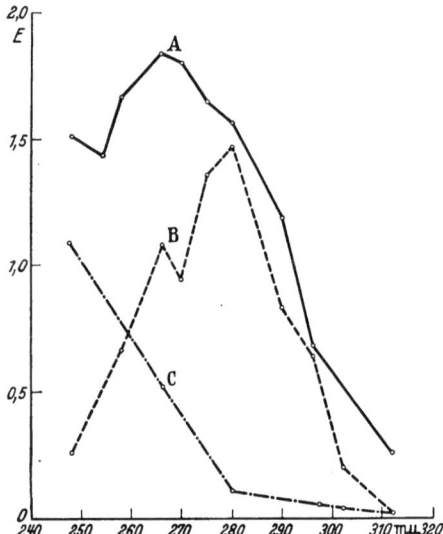

Abb. 16. Vergleich der Absorptionskurve einer markhaltigen Nervenfaser (A) mit den Wirkkurven für ultraviolettes Licht am Schnürring (B) und im Internodium (C). Die Ordinaten für die Wirkkurven sind willkürlich gewählt und nicht vergleichbar. Die etwa 50mal größere Ultraviolettempfindlichkeit des Schnürrings gegenüber dem Internodium und der außerordentlich verschiedene Verlauf der Wirkkurven zeigt, daß Internodium und Schnürring ganz verschiedene Funktionen zukommen und daß die für die Erregbarkeit des Schnürrings wesentlichen, ultraviolettabsorbierenden Substanzen ihre maximale photochemische Empfindlichkeit im Gebiet um 280 mμ haben (Tryptophanmaximum). Andererseits ist auch ein Maximum bei 265 mμ erkennbar, das mit dem Pyrimidinring zu tun haben könnte (Nucleinsäuren, Aneurin?). (Nach LÜTHY 1951 und BOOTH, v. MURALT und STÄMPFLI 1950.)

bei stark ausgeprägten SCHMITT-LANTERMANNschen Einkerbungen, wo man eine starke Abnahme des Myelinwiderstandes erwarten sollte, kommt es nie zur Aktivität im Internodium.

3. Beweis der Erregungsleitung durch lokale Stromkreise.

Nach der Theorie sollte die Erregungsleitung im markhaltigen Nerven durch lokale Stromkreise entstehen, die sich von Knoten zu Knoten durch das Internodium ausbreiten. Auf der Leitungsstrecke, d. h. im Internodium gelingt es nicht, den inneren Leiter oder das Axoplasma direkt elektrisch abzugreifen und die in ihm fließenden Ströme zu messen oder durch einen Gegenstrom zu unterbrechen. Dagegen ist das Außenmedium als Rückleiter des Stroms gut zugänglich.

Die Frage, ob der nächste Knoten durch die lokalen Stromkreise und die von ihnen bewirkte Depolarisation in Erregung versetzt wird, hängt nach TASAKI (1939a) vom *Sicherheitsfaktor* ab. Als diesen bezeichnet er in Anlehnung an HODGKIN (1937) das Verhältnis zwischen dem Gesamtaktionsstrom und dem für die Erregung des nächsten Knotens notwendigen Strom. Dieses Verhältnis beträgt an der normalen isolierten Nervenfaser ungefähr 5. Es gestattet mindestens einen Knoten, meist aber zwei zu überspringen, vorausgesetzt, daß sie unerregbar sind und keine wesentliche Änderung des Membranwiderstandes aufweisen. Veränderungen des Sicherheitsfaktors entstehen durch Änderung folgender Größen:

a) der Amplitude und Dauer des Aktionspotentials;
b) der Erregbarkeit der „nodalen Plasmamembran";
c) der Polarisierbarkeit der Plasmamembran;
d) der Latenz der Erregung;
e) des Widerstands oder der Kapazität des Überleitungskreises.

Besteht unsere Theorie zu Recht, so müßte eine Widerstandszunahme des Außenleiters einen Nervenblock erzeugen können. Aber auch durch Erhöhung der Stromverluste durch das selektive Ausschalten der Erregbarkeit von 1—2 Knoten könnte die Theorie der lokalen Stromkreise gestützt werden. TASAKI (1939a) hat dafür folgenden eleganten Beweis gegeben (Abb. 17). Trennt man durch Brückenisolatoren ein Faserstück mit zwei Schnürringen von den mit Ringerlösung umspülten übrigen Faserabschnitten ab und überströmt dieses Mittelstück mit 0,5% Urethan-Ringer, so entsteht eine Narkose der zwei Schnürringe. Wie später noch ausgeführt werden wird, ändert die Narkose den Widerstand der „nodalen Plasmahaut" nur wenig, dagegen ist sie nicht mehr erregbar. Das Membranpotential ist ebenfalls wenig verändert. Trotz dieser Unerregbarkeit findet man eine Weiterleitung des Erregungsimpulses über die narkotisierte Strecke hinweg zum Schnürring N_4. Verbindet man dagegen die beiden Flüssigkeitströge leitend miteinander, so entsteht ein Block der

Erregungsleitung. Die Erklärung für dieses Verhalten geben die Abb. 17b und c. Die bei Erregung im Knoten aktiv erzeugte Potentialänderung bewirkt einen lokalen Stromkreis zwischen ihm und den Nachbarknoten. Da der Widerstand im Außenmedium zwischen N_2 bzw. N_3 und N_1 sehr groß ist,

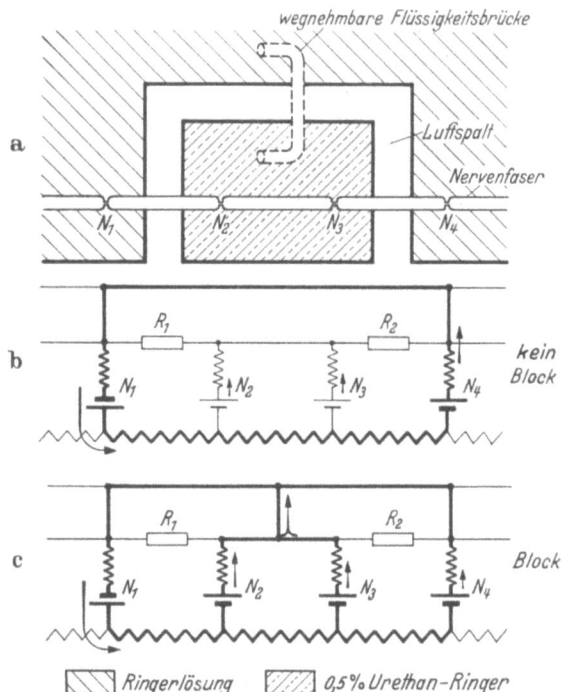

Abb. 17a—c. TASAKIS Experiment zum Nachweis lokaler Stromkreise bei der saltatorischen Erregungsleitung (TASAKI 1939). a Versuchsanordnung. N_2 und N_3 sind Schnürringe einer Einzelfaser, die durch Brückenisolatoren von den übrigen Schnürringen der Faser getrennt, durch 0,5% Urethan-Ringer narkotisiert sind. Durch eine Flüssigkeitsverbindung können die Brückenisolatoren leitend überbrückt werden. Sind die Tröge nicht verbunden, so vermag die Erregung von N_1 zu N_4 überzuspringen. Bei eingeschalteter Flüssigkeitsbrücke entsteht ein Block der Erregungsleitung. b Ersatzschema zur Erklärung der Erregungsleitung *ohne* Flüssigkeitsbrücke: Die am erregten Knoten N_1 entstandene Umkehr des Membranpotentials bewirkt eine Entladung oder Depolarisation der benachbarten Knoten N_2, N_3 und N_4 in die erregte Membran von N_1. Die Ströme durch N_2 und N_3 sind aber wegen des hohen Widerstandes der Brückenisolatoren (R_1, R_2) gering, während der Strom durch den Achsenzylinder, N_4 und die Ringerlösung zurück noch groß genug ist, um in N_4 eine Schwellendepolarisation zu erzeugen. c Durch die leitende Verbindung zwischen den Flüssigkeitsansammlungen können auch die Knoten N_2 und N_3 am Rückfluß des Stroms in beträchtlichem Ausmaß teilhaben. Da sie narkotisiert sind, bleibt die erzeugte Depolarisation ohne Erregungswirkung und es kann keine neue Energie freigesetzt werden um N_4 zu erregen. Der Strom durch N_4 ist wegen des Stromflusses durch N_2 und N_3 zu klein, um Schwellendepolarisation zu erzeugen. Die Pfeile bezeichnen die Stromrichtung. Ihre Länge soll ungefähr die quantitativen Verhältnisse wiedergeben.

fließt noch genügend Strom durch N_4, um Schwellendepolarisation und damit eine neue Erregung zu erzeugen. Wird dagegen der hohe Außenwiderstand der Brückenisolatorvorrichtung durch eine Flüssigkeitsbrücke kurzgeschlossen, so werden schon die narkotisierten Schnürringe von einer Strommenge durchflossen, die normalerweise für beide überschwellig gewesen wäre, jetzt aber infolge der Narkose wirkungslos bleibt. Die Strommenge für N_4 ist dann zu klein, da ja an N_2 und N_3 kein Erregungsprozeß stattgefunden hat, aus dem weitere Energie für einen überschwelligen Strom in N_4 hätte gewonnen werden können.

Ein weiteres Experiment, das als Beweis für die Ausbreitung der Erregung am markhaltigen Nerven durch lokale Stromkreise von Knoten zu Knoten gelten kann, wurde von HUXLEY und STÄMPFLI (1949a, b) durchgeführt. Ein möglichst langes Internodium wurde in Luft zwischen zwei sorgfältig voneinander isolierten und möglichst kapazitätsarm angeordneten Glasplatten, entsprechend der Luftspaltmethode, ausgespannt, so daß die beiden Schnürringe auf jeder Seite eben noch in die Ringerlösung tauchten. Es zeigte sich, daß die Nervenfaser nur dann die Erregung leitete, wenn der Luftspalt durch eine Flüssigkeitsbrücke kurzgeschlossen war, daß aber sofort ein Block der Erregungsleitung entstand, wenn man sie entfernte. Dieser Versuch ist außerordentlich überzeugend und einfach. Leider ist es nicht ganz leicht, ihn durchzuführen und TASAKI, dem es 1941 nicht gelungen war, einen Block durch Erhöhung des Außenwiderstandes zu erzeugen, ist auch heute noch skeptisch, ob es tatsächlich möglich sei, wirklich einen Block auf diese Weise zu erhalten, falls die Schnürringe beidseitig des Luftspalts normal erregbar sind. Der Grund für die Skepsis TASAKIs (persönliche Mitteilung) ist die Kapazität zwischen den beiden nur etwa 2 mm voneinander entfernten Flüssigkeitsansammlungen, durch die eventuell eine genügende Strommenge für die Reizung des nächsten Schnürrings übertragen werden könnte. Einer brieflichen Mitteilung zufolge, sollen Studenten TASAKIs den gleichen Versuch durchgeführt und durch Aktionsstrommessungen festgestellt haben, daß sich nur dann ein Blockierungserfolg einstellt, wenn die Reizschwellen der Schnürringe beidseitig des Luftspaltes angestiegen sind. Da HUXLEY und STÄMPFLI die Aktionsströme bei ihrem Versuch nicht registrierten, da es sich ohnehin um einen Nebenbefund ihrer Untersuchungen handelte, kann das Argument TASAKIs nicht entkräftet werden. Grundsätzlich ändert TASAKIs Einwand nichts an der Beweiskraft des Experiments für die lokalen Stromkreise. Man hätte auch ebensogut einen kürzeren Luftspalt wählen und die Reizschwellen der Schnürringe durch Zugabe von $CaCl_2$ künstlich erhöhen können. Auch dann wäre eine Erregungsleitung nur bei Überbrückung des Luftspaltes durch einen Leiter zustande gekommen. Neuerdings ist übrigens der Versuch auch durch FRANKENHAEUSER und SCHNEIDER (1951) mit Erfolg wiederholt worden. Ihre Aktionsstrommessungen sprechen aber zugunsten TASAKIs, da der Block mit einem Eingangswiderstand des Verstärkers von 15 MΩ beobachtet werden konnte, was sicher bei Fasern mit normaler Sicherheitsschwelle viel zu wenig ist.

Nimmt man als Axonwiderstand eines Internodiums 40 MΩ, als Parallelwiderstand aller folgenden Knoten zusammen ebensoviel, so ergibt sich, daß die zur Reizung des nächsten Knotens ausreichende Spannung bei einem Aktionspotential von 116 mV und einer Sicherheitsschwelle von 5 noch

$$\frac{116}{2 \cdot 5} = 11 \text{ mV}$$

ist. Will man durch Erhöhung des Außenwiderstandes die am Schnürringe liegende Spannung kleiner als 11 mV machen, so muß ein Außenwiderstand von mehr als 300 MΩ erzeugt werden. Schon daraus geht hervor, daß bei FRANKENHÄUSER und SCHNEIDER die Schnürringe oder mindestens einer von ihnen in sehr schlechtem Zustand waren. Eine einfache Überlegung zeigt auch, daß, wenn 15 MΩ blockierten, die Sicherheitsschwelle nicht einmal 1,5 betragen haben dürfte.

Der Außenwiderstand muß tatsächlich sehr groß sein. HUXLEY und STÄMPFLI erhöhten ihn deshalb in mehreren Experimenten dadurch, daß sie die Nervenfaser in isotonische Glucoselösung brachten und erst nachdem die Faser auf dem Luftspalt lag, die Glucose in den angrenzenden Trögen durch Ringerlösung ersetzten. So kann der Widerstand der Faseroberfläche in Luft stark erhöht werden.

II. Die Beziehungen zwischen Aktionsstrom und Aktionspotential.
1. Allgemeines.

Aktionsströme werden von einzelnen Nervenfasern immer dann abgeleitet, wenn die Potentialdifferenz zwischen zwei nahe beieinanderliegenden äußeren Elektroden registriert wird, zwischen denen der Widerstand des Außenmediums erhöht wurde. Die Größe der gemessenen Potentialdifferenz ist gleich dem Produkt aus dem Widerstand der Ableitstrecke und dem darin fließenden Längsstrom.

Der Längsstrom i seinerseits ist vom Gradienten des Membranpotentials längs der Faser abhängig. Bei der ruhenden Faser ist dieses überall gleich groß (V_0) und nimmt bei Aktivität den von V_0 verschiedenen Wert V_m an. Im Achsenzylinder, dessen Widerstand je Längeneinheit r_2 sei, gilt also die Beziehung, daß

$$\frac{dV_m}{dx} = r_2 i$$

ist. Will man die Größe der Potentialänderung kennen, die bei Aktivität entsteht, so kann man auch schreiben

$$V_m - V_0 = r_2 \int i \, dx.$$

Diese Größe ist nichts anderes als das *Aktionspotential*. Dieses kann also als das Integral der Längsströme zwischen zwei Ableitelektroden definiert werden. Es kann entweder direkt bestimmt werden, indem eine Ableitelektrode an einem entfernten inaktiven Punkt der Nervenfaser angelegt wird, und die andere dort, wo man das Aktionspotential messen möchte. Oder man mißt, wie dies HUXLEY und STÄMPFLI (1949a und b) taten, die Teilströme an verschiedenen Punkten der Faser und integriert sie graphisch für jeden Zeitpunkt nach dem Reiz.

Aktionsstrom- und Aktionspotentialkurven sind sowohl in ihrer Form wie in ihrem zeitlichen Auftreten verschieden. Leider wird auf diese Tatsache nicht immer geachtet, so daß die beiden Begriffe in vielen Arbeiten verwechselt oder wahllos für das eine oder das andere verwendet werden. Die genaue Kenntnis des Unterschiedes zwischen Aktionsstrom und Aktionspotential bildet aber den Schlüssel zum genauen Verständnis des saltatorischen Erregungsleitungsprinzips, so daß wir hier unbedingt auf einige Einzelheiten eingehen müssen.

2. Aktionsströme.

Würden Ströme nur an den Schnürringen in die Faser eindringen oder sie verlassen, so müßte man in einem Internodium an jeder Stelle den gleichen

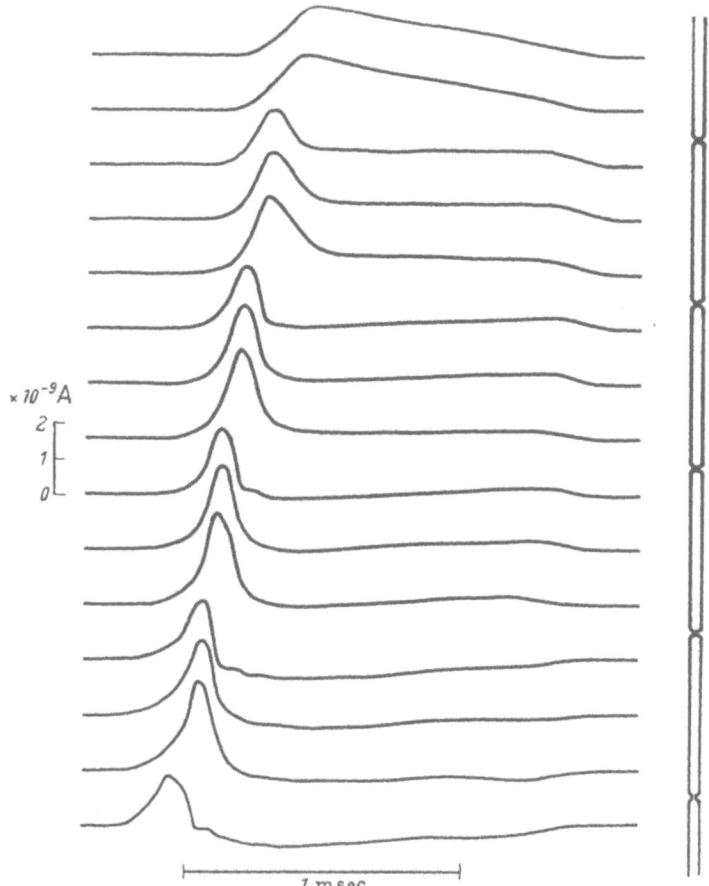

Abb. 18. Registrierung von Aktionsströmen aus sechs aufeinanderfolgenden Internodien. Am rechten Bildrand ist die Nervenfaser schematisch dargestellt. Jede Kurve befindet sich auf der Höhe, von der sie abgeleitet wurde. Der Erregungsimpuls breitet sich von unten nach oben aus. Das zweitletzte Internodium zeigt schon Aktionsströme mit verminderter zweiter Phase, da der Verletzungsstrom vom Faserende her depolarisierend wirkt. Im letzten Internodium sind mononodale Aktionsströme vorhanden, da weiter distal keine aktiven Schnürringe mehr folgen. (Nach HUXLEY und STÄMPFLI 1949.)

Strom registrieren. Wie wir aber bereits sahen, ist die Form und die Amplitude der Aktionsströme in einem Internodium je nach dem Ableitort verschieden (S. 112). Abb. 18 zeigt Aktionsströme aus sechs aufeinanderfolgenden Internodien einer markhaltigen Nervenfaser. In vier Internodien sind Aktionsströme für entsprechende Stellen, proximal in der Mitte und distal registriert worden. Wie bereits erwähnt, ist die Anstiegssteilheit des Aktionsstroms unmittelbar distal vom ersterregten Schnürring größer als am Ende des gleichen Internodiums, während der Abfall des Aktionsstroms im Gegenteil bei weiterer

Entfernung von diesem Knoten immer steiler wird und maximale Steilheit unmittelbar proximal vom zweiterregten Schnürring erreicht. Soweit sich der Beginn und das Ende des Aktionsstroms überhaupt mit Sicherheit festlegen lassen, scheinen sie innerhalb eines Internodiums gleichzeitig zu erfolgen, was unserer Vorstellung entspricht, daß zwischen zwei Knoten *ein* Stromkreis bestehe. In einem Stromkreis beginnt ein Stromfluß überall gleichzeitig. Auch die Strommaxima werden nahezu gleichzeitig erreicht, während der übrige Kurvenverlauf Abweichungen im zeitlichen Verlauf aufweist. Abb. 19 zeigt diese Verhältnisse, wobei als charakteristische Zeit für den Anstieg und den Abfall der Schnittpunkt der Subtangente an die Aktionsstromkurve mit der Zeitachse gewählt wurde. Die Zeitkurven ergeben einen deutlichen Sprung in der Leitungszeit an den Schnürringen, während innerhalb eines und desselben Internodiums nur geringfügige zeitliche Abweichungen auftreten, die sich durch die Formänderungen der Kurven gut erklären lassen. Auch die Amplitude der Aktionsströme macht regelmäßige Veränderungen innerhalb eines Internodiums durch. Im proximalsten Teil ist sie maximal und sinkt gegen das distale Ende zu immer mehr ab. Dieses Verhalten wiederholt sich in jedem Internodium von neuem, wobei aber gegen das Faserende hin die Aktionsstromhöhe stark abnimmt, da hier die Depolarisation durch den Verletzungsstrom vom verletzten Ende her die Leistungsfähigkeit des erregbaren Mechanismus vermindert.

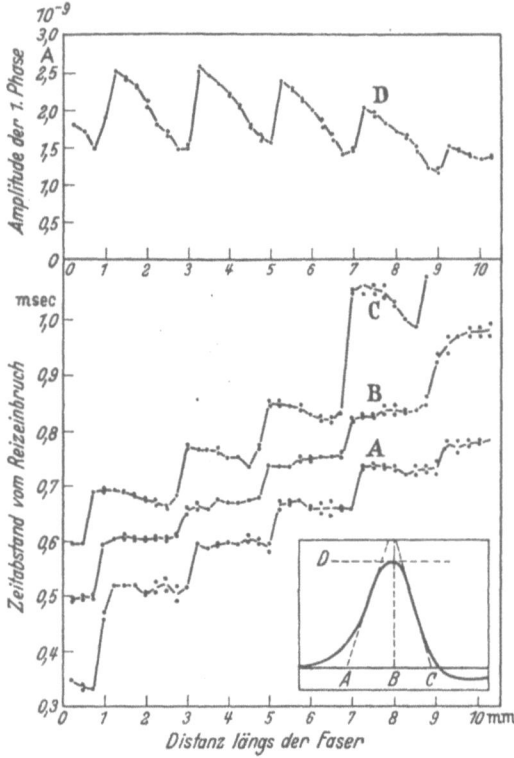

Abb. 19. Abhängigkeit des zeitlichen Auftretens (unten) und der Amplitude (oben) der Aktionsströme einer Einzelfaser vom Ableitort. Die Zeitwerte für das Auftreten der Ströme springen von Internodium zu Internodium auf einen neuen, etwa 100 μsec größeren Wert. Die Amplituden der Ströme nehmen infolge kapazitiver und OHMscher Verluste im Internodium ab. Die Aktivität des folgenden Schnürrings hebt die Amplituden wieder auf die ursprüngliche Höhe und ist für die grob gesehen „dekrementlose" Leitung verantwortlich. (Nach HUXLEY und STÄMPFLI 1949a u. b.)

Im Lichte der saltatorischen Erregungsleitung ist dieses Verhalten der Aktionsströme restlos verständlich. Die Anstiegphase des Aktionsstroms wird vom proximalen Knoten geliefert. Da sie in seiner unmittelbaren Nachbarschaft am steilsten ist, muß die erregungsbedingte Membranpotentialänderung außerordentlich heftig erfolgen. Die Abnahme der Steilheit und die zunehmende Rundung der Aktionsstromspitze muß durch die verteilte Kapazität des Myelins entstanden sein. Die am Eingang des Übertragungssystems heftige Stromschwankung wird durch die kapazitiven und Ohmschen Verluste verzerrt übertragen und dies um so mehr, je weiter man sich von der Stromquelle entfernt. Die Abnahme der Amplitude entsteht durch die erwähnten Verluste. Die zunehmende Steilheit des Aktionsstromabfalls erklärt sich dagegen aus der Tatsache, daß dieser von der Aktivität des distalen Schnürrings herstammt. In seiner unmittelbaren Nachbarschaft wird der Strom natürlich genau so heftig absinken, wie er auf der proximalen Seite infolge der Aktivität des ersten Schnürrings ansteigt.

Die zeitlichen Verhältnisse bestätigen, daß wir es in jedem Internodium mit einem Stromkreis zu tun haben, so daß der Stromfluß praktisch überall gleichzeitig beginnt. Das Strommaximum dagegen braucht bei Leitung in einem kapazitiven System nicht überall gleichzeitig aufzutreten, sondern es wird entsprechend der Verzerrung des Stromanstieges immer später entstehen, je weiter man sich von der Stromquelle entfernt. Beim diphasischen Aktionsstrom wirkt aber die Aktivität des nächstfolgenden Schnürrings dieser Tendenz entgegen, so daß das Maximum des monophasischen Aktionsstroms des ersten Schnürrings am Ende des Internodiums gar nicht mehr erreicht wird, weil schon vorher die Aktivität des zweiten Schnürrings dem Stromanstieg ein Ende gesetzt hat. Dementsprechend bleibt das Maximum des diphasischen Aktionsstroms in bezug auf den Zeitpunkt seines Auftretens fast konstant. Daß tatsächlich die Aktivität des zweiten Knotens im distalen Teil des Internodiums eine Verminderung der Amplitude durch vorzeitigen Unterbruch des Stromanstieges bewirkt, geht auch aus den Amplitudenkurven hervor, die nicht, wie es theoretisch zu erwarten wäre, exponentiell absinken, sondern im Gegenteil eine Konvexität in der y-Richtung zeigen.

Hodler, Stämpfli und Tasaki (1952) haben an monophasischen Aktionsströmen keine Konvexität des Amplitudenabfalls aber eine Konkavität gefunden, ferner auch eine Verspätung des Maximums mit zunehmender Distanz. Das abweichende Verhalten bei diphasischer Ableitung ist also wirklich durch die Aktivität des zweiterregten Schnürrings entstanden.

Die gleichen Autoren haben auch nachgewiesen, daß die Abnahme der Aktionsstromamplitude davon abhängig ist, ob am Ende des Internodiums noch ein Knoten folgt, oder ob dieser zerstört wurde. Die Abnahme monophasischer Aktionsströme in einem Internodium, dessen distaler Knoten narkotisiert war, erfolgt mit einem recht steilen Gradienten, wobei die Anstiegssteilheit rapid abnimmt. Wird dagegen der distale Knoten durch Quetschen zerstört und der Verletzungsstrom kompensiert, so findet man eine sehr viel langsamere Abnahme der Aktionsströme längs des Internodiums (Abb. 20a und b).

Man kann sich fragen, ob das steilere Absinken der Amplitude beim intakten Internodium durch die Kapazität des Knotens allein entsteht. Die Beseitigung des Knotens hat einen markanten Effekt, der sich aber auch durch den Kurzschluß zwischen Achsenzylinder und Außenflüssigkeit erklären ließe. Sobald der Widerstand von etwa 70 bis 80 MΩ am nächsten Knoten fehlt, wird viel Strom durch den Kurzschluß und weniger durch die Kapazität und den Widerstand der Markscheide fließen. Der Verlust der parallel zur Markscheidenkapazität von 2 pF liegenden nodalen Kapazität von 0,6 pF (s. S. 137) dürfte eine kleinere Rolle gespielt haben als das Absinken des nodalen Widerstands von 70 MΩ auf praktisch Null.

Fassen wir die Betrachtungen über den Aktionsstrom zusammen, so können wir feststellen, daß er in unmittelbarer Nachbarschaft vom aktiven Schnürring zuerst schwach ansteigt, wie dies durch elektrotonische Ausbreitung der Aktivität vorhergehender Knoten zu erwarten wäre, und daß er anschließend sehr plötzlich zunimmt. Dieser steile Anstieg ist es, der durch die Kabelstruktur des Internodiums nicht frequenzgetreu übertragen werden kann, weil

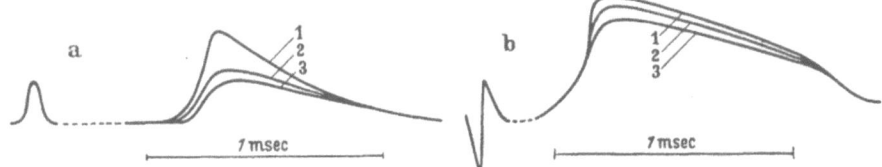

Abb. 20. Längsströme vom Anfang (*1*), Mitte (*2*) und Ende (*3*) eines Internodiums, wenn (a) der distale Schnürring narkotisiert, (b) zerstört ist. Das Vorhandensein des distalen Schnürrings bewirkt eine starke Verzerrung und Abnahme des Aktionsstroms mit zunehmender Entfernung vom Schnürring, während bei Zerstörung des distalen Schnürrings und Kompensation des Verletzungsstroms eine nahezu verzerrungsfreie Übertragung des Aktionsstroms entsteht. (Nach HODLER, STÄMPFLI und TASAKI 1952.)

infolge ihrer Kapazität und ihres Widerstandes die Zeitkonstante zu groß wird. Dementsprechend wird der Anstieg mit zunehmender Entfernung vom aktiven Knoten verlangsamt und das Maximum abgeflacht und später erreicht. Die Gesamtdauer des Aktionsstroms wird aber deshalb nicht verändert, weil der Frequenzgang des Übertragungskabels voll ausreicht, um den langsamen Abstieg der Aktionsstromkurve unverzerrt zu übertragen. Werden Kapazität und Widerstand des nächstfolgenden Knotens ausgeschaltet, so ergibt sich eine nahezu frequenzgetreue Übertragung.

Dieser letzte Befund ist deshalb noch besonders hervorzuheben, weil er erkennen läßt, wie wichtig es ist, daß die „nodale Plasmamembran" eine möglichst kleine Kapazität besitzt. Das Konstruktionsprinzip des RANVIERschen Schnürrings wird dieser Forderung weitgehend gerecht, da ja an dieser Stelle der Axondurchmesser stark verkleinert ist und zwischen den Markscheiden der angrenzenden Internodien nur ein sehr feiner Spaltraum besteht, so daß man eine Membranoberfläche von 10—20 μ^2 als Größenordnung annehmen kann.

Die Zeitkurven für den Aktionsstromanstieg, sein Maximum und den Abfall geben aber noch weitere Aufschlüsse. Die plötzliche, erregungsbedingte Potentialänderung an einem Schnürring erzeugt im distal von ihm liegenden Internodium eine Verstärkung des axialen Stroms in der Leitungsrichtung, was der steilen Anstiegsphase des diphasischen Aktionsstroms entspricht. Im proximal vom Schnürring liegenden Internodium wird der axiale Vorwärtsstrom im Gegenteil durch die Aktivität des Schnürrings unterbunden, was dem plötzlichen Stromabfall im diphasischen Aktionsstrom dieses Internodiums entspricht. Es handelt sich also beim Stromabfall des proximalen und Stromanstieg des distalen Internodiums um die Manifestationen ein und desselben Vorgangs am Schnürring. Deshalb ist es auch verständlich, daß die Kurve C, die den ungefähren Zeitpunkt wiedergibt, an dem der Gegenstrom im proximalen Internodium maximal ist, im nächsten distalen Internodium in die Kurve B übergeht, welche den Zeitpunkt des Aktionsstrommaximums in der Vorwärtsrichtung angibt. Da die Kurve für B aber auch ungefähr den Zeitpunkt des Aktivitätsbeginns des distalen Schnürrings in einem Internodium bezeichnet, geht sie wiederum im nächstfolgenden Internodium in die Kurve A über, die ja in diesem die Anfangszeit der plötzlichen Axialstromzunahme charakterisiert.

Die letzte Frage und wohl die wichtigste bleibt, wodurch der Zeitunterschied im Stromfluß zwischen 2 Internodien entsteht. An sich bildet der treppenförmige Anstieg der Zeitkurven eine erfreuliche Bestätigung einer Diskontinuität, wie sie durch die Theorie der saltatorischen Erregungsleitung gefordert wird. Ist die Zeitspanne von 0,05—0,1 msec, die vom Entstehen des Aktionsstroms im ersten bis zum gleichen im nächsten vergeht, so zu deuten, daß die „nodale Plasmahaut" eine Latenz dieser Größenordnung besitzt? Die Antwort auf diese Frage gibt die Untersuchung der Potentialwelle, die bei Erregung über die Nervenfaser hinwegläuft.

3. Das Aktionspotential.

Messungen des Aktionspotentials an isolierten markhaltigen Nervenfasern sind bis heute nur wenig durchgeführt worden. Grundsätzlich gelten für solche Messungen die gleichen Vorbehalte wie sie für Aktionspotentialbestimmungen an ganzen Nerven bestehen, wenigstens in bezug auf die Größe des gemessenen Potentials. Mit Außenelektroden, zwischen denen sich eine größere Länge Nerv befindet, wird nie die wahre Größe, sondern nur ein Bruchteil des bei Erregung entstandenen Aktionspotentials bestimmt, da diese Elektroden nicht direkt an der Membranbatterie liegen, sondern durch Widerstände mit ihr verbunden sind. Überdies besteht zwischen den Elektroden immer eine Shuntwirkung des Außenmediums, wobei Gewebe und Flüssigkeitskurzschlüsse eine Rolle spielen. Eine exakte Berechnung des wahren Membranpotentials ist immer schwierig und setzt voraus, daß man den Kurzschlußfaktor, durch den die wahre Potentialgröße vermindert wird, in einer besonderen Messung bestimmt. Die Messung des Kurzschlußfaktors ist aber bei Einzelfasern ganz besonders schwierig, weil sie sehr dünn sind und einen hohen elektrischen Widerstand besitzen.

Huxley und Stämpfli (1951a) hatten vorerst verschiedene Methoden versucht, um durch Berechnung das wahre Membranpotential zu bestimmen. Sie verwendeten dabei auch eine Trennwandmethode, wo eine isolierte Nervenfaser durch eine 12 mm lange Glascapillare von 60 μ Durchmesser gezogen wurde. Dieses Verfahren lieferte zwar gute Aktionspotentialregistrierungen, erwies sich aber als zu ungenau für die Berechnung und wurde wieder verlassen.

Hodler, Stämpfli und Tasaki (1952) brauchten aber dasselbe Verfahren erneut, um die Abhängigkeit des Aktionspotentials von der Ableitstelle auf der Nervenfaser zu untersuchen. Sie stellten fest, daß im Gegensatz zu den

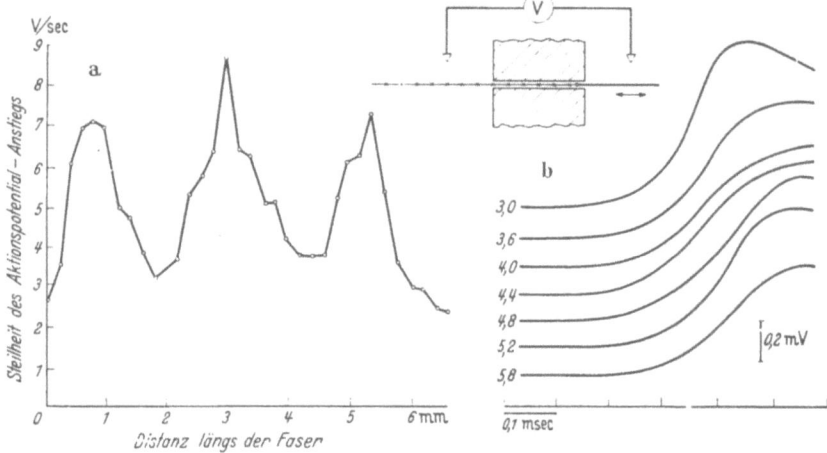

Abb. 21. Abhängigkeit der Aktionspotentialsteilheit vom Ableitort. Rechts: Anstiegsphase des Aktionspotentials registriert an verschiedenen Stellen eines kurzen Faserabschnitts. Links: Kurvenmäßige Darstellung der Anstiegssteilheit für einen längeren Faserabschnitt. Deutliche Periodizität mit Maxima an den Schnürringen. (Nach Hodler, Stämpfli und Tasaki 1952.)

Aktionsströmen das Aktionspotential nicht von Internodium zu Internodium sprungweise um einen bestimmten Zeitbetrag verspätet auftritt, sondern daß es in praktisch kontinuierlicher Beziehung mit dem Abstand vom Reizort verzögert wird.

Dieser Befund wird auch durch die Arbeiten Laportes (1950a, b, 1951) bestätigt, der sogar in dieser kontinuierlichen Verzögerung ein Argument *gegen* die saltatorische Erregungsleitung zu finden glaubte. Eine genauere Analyse der Aktionspotentialkurven ergab aber bei Hodler, Stämpfli und Tasaki mit Sicherheit eine periodische Änderung der Anstiegssteilheit des Potentials und es konnte festgestellt werden, daß es immer dann am steilsten anstieg, wenn ein Schnürring im Begriff war, in die Glascapillare einzutreten. Bei Laporte war die Faserstrecke, längs derer die Ableitelektrode verschoben wurde, nicht lang genug, um eine Periodizität der Anstiegsteilheit mit Sicherheit festzustellen, obschon auch seine Kurven deutliche Unterschiede in der Steilheit zeigen.

Laporte arbeitete im Gegensatz zu Hodler, Stämpfli und Tasaki mit Nervenbündeln, die sich in einer feuchten Kammer befanden. Die Ableitelektrode war nicht konzentrisch, wie die Öffnung der Glascapillare, sondern es wurde von einer Seite her mit Metallelektroden abgeleitet. Bei diesem Verfahren ist aber die genaue Lage der Elektrode schlecht definiert, da je nach der Flüssigkeitsansammlung zwischen der Elektrode und dem Nervenbündel und je nach dem zwischen der aktiven Faser und der Elektrode liegenden Gewebe durch Änderung der Stromdichte und kapazitive Verzerrungen das Aussehen der Aktionspotentiale beeinflußt werden kann.

Abb. 21 zeigt die von HODLER, STÄMPFLI und TASAKI gefundene Abhängigkeit der Steilheit des Aktionspotentials von der Ableitstelle. Obschon die Genauigkeit dieser Messungen nicht sehr groß ist, ergeben sie doch eindeutig eine Periodizität, wobei jeweils am Schnürring die Steilheit am größten ist.

Die nächste Frage wird sein, wie diese Steilheitszunahme am Schnürring zu deuten ist und was für Gründe dafür existieren, daß die Leitungszeit für Aktionspotentiale nicht, wie die für Aktionsströme, sprungweise mit jedem neuen Internodium zunimmt. Die Erklärung dieser Erscheinung ist nur unter Berücksichtigung einiger weiterer experimenteller Befunde möglich, auf die in der Folge eingegangen werden muß.

a) Die Latenz-Spannungskurve.

Sowohl mit Brückenisolator- wie mit Trennwandmethoden lassen sich analog zur Reizzeit-Spannungskurve Latenz-Spannungskurven aufnehmen. Für einen gegebenen Reizort in einem, und Ableitung des Aktionsstroms im nächstfolgenden Internodium findet man bei Schwellenwerten ein beträchtliches „Spiel" der Latenzen, d. h. große Variabilität. Bei größerer Reizstärke stabilisiert sich die Latenzzeit und strebt asymptotisch einem Grenzwert zu (Abb. 22a). Je nachdem ob die Reizstelle im ersten Internodium nahe oder weit vom gereizten, zwischen den erwähnten Internodien liegenden Schnürring gewählt wird, entstehen verschiedene Kurven. Die Latenzzeiten und auch die Schwellenwerte der Erregung nehmen mit zunehmendem Abstand vom Schnürring zu. Der Unterschied ist für kurze Reizzeiten viel stärker ausgeprägt als für lange (Abb. 22b). Man könnte deshalb aus diesen Versuchen den Schluß ziehen, durch den Reiz werde ein Prozeß ausgelöst, der sich von der Reizstelle aus mit einer gewissen Geschwindigkeit, etwa 10—15 m/sec durch das Internodium ausbreitet und schließlich die Erregung des Schnürrings auslöst. Man geriete allerdings sofort in Schwierigkeiten, wenn man erklären wollte, weshalb die Leitungsgeschwindigkeit für diesen Prozeß mit der Reizstärke zunimmt und weshalb die Schwelle mit zunehmender Entfernung vom Schnürring ansteigt. Man könnte sich auch fragen, ob dieser Befund nicht ein Beweis für einen kontinuierlich verlaufenden Erregungsprozeß sein könnte, da ja die Latenz eine Funktion von der Distanz der Ableitelektroden zu sein scheint.

Bestimmt man die Latenz-Spannungskurven mit der Trennwandmethode und registriert die Aktionsströme am Reizort, d. h. ebenfalls an der Trennwand, was durch eine Brückenschaltung, durch die der Reizstrom herauskompensiert wird, geschehen kann, so findet man gute Argumente gegen die oben erwähnten Vermutungen. Die Form der gefundenen Latenz-Spannungskurve ist grundsätzlich gleich. Es ist aber möglich, mit aufsteigenden und absteigenden Reizen zu arbeiten. Wenn sich die Trennwand auf einer Seite eines Internodiums befindet, sagen wir auf der distalen, so ergibt sich für absteigende Reize (Kathode distal) ein Kurventyp „nah", entsprechend Abb. 22a oder b,

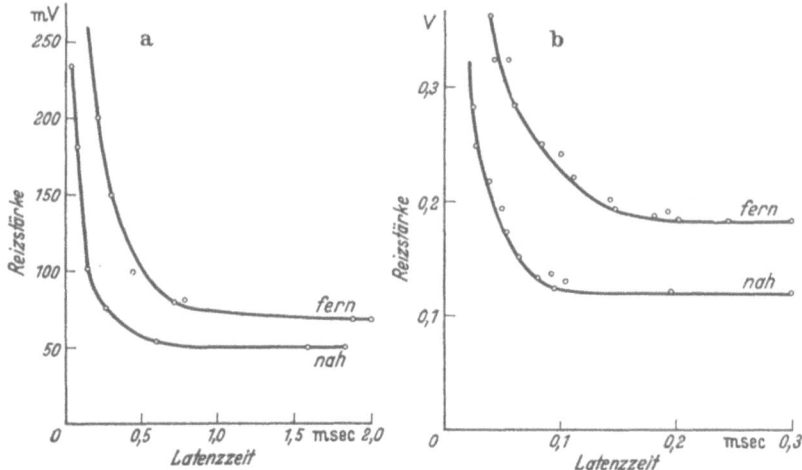

Abb. 22. Latenz-Spannungskurven für rheobasische Reize von 5 msec Dauer (A) und für kurze Reize von 7 μsec Dauer (B) bei Reizung eines Schnürrings von einer nahen oder fernen Stelle des angrenzenden Internodiums. Die Schwellenhöhe ist am entfernten Reizort größer als am nahen, und dies um so ausgesprochener, je kürzer der Reizimpuls ist. Dieses Verhalten ist durch die kapazitive Komponente der Markscheide bedingt, die den Potentialwechsel bei angelegter Reizspannung am Schnürring verzögert. Dieser Effekt ist von der Länge des zwischen Reizstelle und Schnürring liegenden internodalen Abschnitts abhängig.

je nach Länge des verwendeten Reizimpulses, und bei aufsteigender Reizung ein Kurventyp „fern". Dieser Befund schließt eine kontinuierliche Erregbarkeit der Faser aus. Er beweist gleichzeitig, daß es der Reiz selbst gewesen sein muß, der bei der Leitung durch das Internodium irgendwie verzögert wurde, denn entsprechend den im vorhergehenden Abschnitt besprochenen Ausbreitungseigenschaften des Aktionsstroms, kann er beim Zurückfließen vom erregten Knoten zur Trennwand die Verzögerung nicht bewirkt haben. Wir hatten ja gefunden, daß der Stromfluß im ganzen Internodium praktisch gleichzeitig erfolge.

Wie konnte der Reiz verzögert werden? Ohne irgendwelche mathematische Behandlung des Problems können wir die Antwort ohne Schwierigkeit geben. Der Reiz war ein Rechteckimpuls, d. h. wir haben im internodalen Stromkreis einer bestimmten Stelle plötzlich ein Potential aufgezwungen. Die Potentialänderung hat sofort einen Stromfluß im Stromkreis erzeugt. Sie selbst konnte sich aber der Kapazität des Stromkreises wegen nicht sofort bis zum nächsten Schnürring ausbreiten, sondern nur mit einer beschränkten Geschwindigkeit, die von der Zeitkonstante des Stromkreises abhängig ist. Jedermann weiß, daß Kapazitäten ein Nachhinken der Spannung gegenüber dem Strom bewirken. Offensichtlich ist es nicht der Strom, der für die Erregung des Schnürrings maßgebend ist, sondern die Spannung. Betrachten wir unter diesem neuen Gesichtspunkt die eingangs erwähnten Aktionspotentialmessungen, so wird wenigstens qualitativ durchaus verständlich, warum die Aktionspotentialkurven keine grobe zeitliche Diskontinuität aufweisen. Das Zeitintervall, das bei den Strommessungen zwischen 2 Internodien auftritt, ist zur Hauptsache durch die Leitungszeit der Potentialwelle im Internodium entstanden. Erst als das für die Erregung kritische Potential erreicht wurde, entstand am folgenden Schnürring die Erregung. Trotz der nahezu kontinuierlichen Ausbreitung der Potentialwelle längs der Einzelfaser erfolgt die Leitung der Erregung saltatorisch.

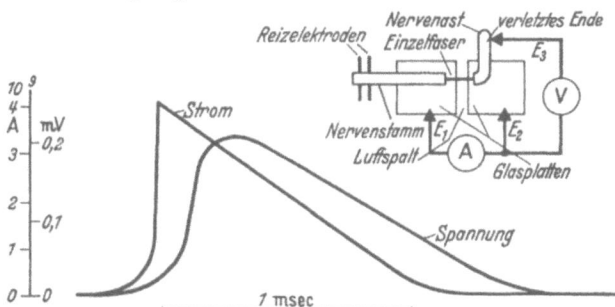

Abb. 23. Registrierung des Aktionspotentials und des Aktionsstroms von der gleichen Ableitstelle. Zwischen den Elektroden E_1 und E_2 wird der Längsstrom an einer sehr kurzen Faserstrecke bestimmt und anschließend das Potential, das durch den gleichen Erregungsvorgang bedingt ist, der den Aktionsstrom erzeugte, zwischen den Elektroden E_2 und E_3 registriert. E_3 liegt am verletzten Ende des Nerven. Die Phasendifferenz zwischen Strom und Spannung ist ein Beweis für den verzögernden Einfluß der kapazitiven Elemente der Kernleiterstruktur. (Nach HODLER, STÄMPFLI und TASAKI 1952.)

b) *Die Beziehungen zwischen Strom und Spannung.*

HODLER, STÄMPFLI und TASAKI (1952) haben direkt experimentell auch die Phasendifferenz zwischen Strom und Spannung an einer Einzelfaser dargestellt (Abb. 23).

Zu diesem Zweck wurde ein kurzes Faserstück über einen Luftspalt gelegt und der distale uneröffnete Teil des Nerven mit 0,3%iger Cocain-Ringerlösung narkotisiert. Das gesamte distale Nervenstück wurde mit einer Pinzette in die Luft gehoben, mit Ausnahme des dicht an den Luftspalt grenzenden Abschnitts, der weiterhin mit der Cocain-Ringerlösung in Kontakt blieb. So konnte entweder am Luftspalt ein monophasischer Aktionsstrom abgegriffen, oder zwischen der Elektrode E_2 und der Pinzette (E_3) mit Hilfe eines Cathode followers die von eben demselben Erregungsprozeß, welcher den Strom erzeugt hatte, bewirkte Potentialänderung gemessen werden.

Dieser Versuch zeigt nicht nur den bedeutenden Phasenunterschied zwischen Strom und Aktionspotential, sondern er beweist auch sehr anschaulich den Unterschied in der Form des Aktionsstroms und des Aktionspotentials.

Die Beziehungen zwischen Aktionsstrom und Aktionspotential lassen sich aber auch sehr anschaulich aus dem Verlauf der Aktionsströme an verschiedenen Ableitpunkten voraussagen. Da wir genau über die Größe und den zeitlichen Verlauf von Aktionsströmen zu Beginn und am Ende eines Internodiums orientiert sind, können wir, wie in Abb. 24 A Aktionsströme von drei aufeinanderfolgenden Internodien so gegen die Zeit auftragen, daß korrespondierende Registrierungen jedes Internodiums um 100 μsec auseinander liegen, was ja nach den bisherigen Darstellungen das normale Zeitintervall im Auftreten der Ströme in aufeinanderfolgenden Internodien ist. Wir untersuchen einen Faserabschnitt, in dem sich die 3 Schnürringe N_1, N_2 und N_3 befinden. Im Internodium $N_1 N_2$ befinden sich die Ableitorte a (proximal) und b (distal), in $N_2 N_3$ c (proximal), d (distal) und im auf N_3 folgenden Internodium noch e (proximal). In Abb. 24 A ist jede Aktionsstromkurve mit

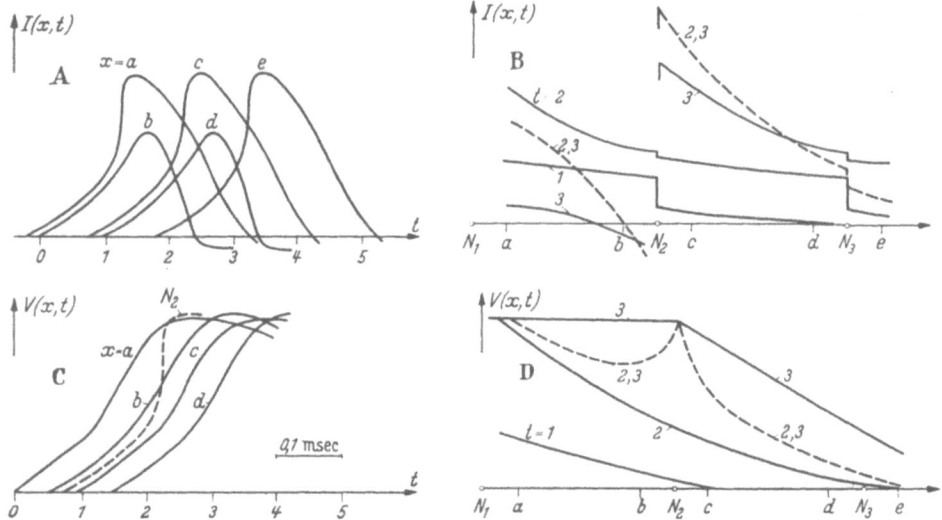

Abb. 24 A—D. Graphische Konstruktion der räumlichen Verteilung der Aktionsströme und Aktionspotentiale längs einer einzelnen Nervenfaser aus den an verschiedenen Faserstellen registrierten Aktionsströmen. A: Aktionsströme an den Ableitpunkten a—e entsprechend ihrem zeitlichen Auftreten. B: Aktionsströme in ihrer räumlichen Verteilung längs der Faser zu verschiedenen Zeitpunkten, konstruiert aus A. C: Räumliche Verteilung des Aktionspotentials längs der Faser zu verschiedenen Zeitpunkten, konstruiert aus B durch graphische Integration (s. Text). D: Zeitliches Auftreten des Aktionspotentials an verschiedenen Ableitpunkten analog A, konstruiert aus C. Die Aktionspotentiale treten um so später auf, je weiter der Ableitpunkt von den Reizelektroden ist. Obschon diese Verlängerung der Leitungszeit kontinuierlich verläuft, findet man am Schnürring ein Maximum der Steilheit. Die Aktionsströme dagegen treten in jedem Internodium gleichzeitig, von Internodium zu Internodium aber um einen bestimmten Betrag verspätet auf. (Nach HODLER, STÄMPFLI und TASAKI 1952, unveröffentlicht.)

dem Buchstaben des Ableitortes bezeichnet, von dem sie registriert wurde. (Für die Messung wurde eine Öltrennwand von 0,6 mm Dicke verwendet, deshalb sind die Ableitorte etwa 0,4 mm von den Knoten entfernt.)

In Abb. 24 B ist die räumliche Verteilung des Längsstroms zu verschiedenen Zeitpunkten aus Abb. 24 A abgelesen und zur Darstellung gebracht worden. Jede Kurve entspricht einem bestimmten Zeitpunkt, wobei für t die Werte 1, 2, 2,3 und 3 gewählt wurden. Die Zeiten 1, 2 und 3 gehen unmittelbar der Erregung der Knoten N_1, N_2 und N_3 voraus. Im Zeitpunkt $t = 2,3$ ist der Längsstrom bei c ein Maximum und es wird angenommen, dieser Zeitpunkt falle praktisch mit dem Erreichen des Aktionspotentialmaximums an der nodalen Plasmahaut von N_2 zusammen. Das Fortschreiten des Aktionsstroms längs der Faser und die charakteristische Diskotinuität im Zeitpunkt 2,3 sind sehr gut zu sehen. Die Ursache der Diskontinuität liegt natürlich im Einwärtsstrom am maximal erregten Knoten N_2.

Die Tatsache, daß die Stromverteilung im Zeitpunkt 2,3 im Internodium $N_1 N_2$ vor Erreichen von N_2 unter die Nullinie sinkt, bedeutet, daß der Einwärtsstrom im Maximum der Erregung sogar den von N_1 herkommenden Strom übertrifft und daß ein Rückstrom entgegen der Leitungsrichtung entsteht. Der Beginn des Einwärtsstroms und damit der Aktivität ist auch schon im Zeitpunkt 2 an der Abnahme des Unterschiedes der Stromintensitäten zwischen den Internodien $N_1 N_2$ und $N_2 N_3$ gegenüber dem Zeitpunkt 1 erkenntlich. Durch diesen Einwärtsstrom wird der Vorwärtsstrom im 2. Internodium vergrößert und ein steileres Abfallen der Stromintensitäten im 1. Internodium erzeugt.

Da der Längsstrom $I(x,t)$ im Achsenzylinder zum Potential $V(x,t)$ daselbst durch die Beziehung

$$I(x,t) = \frac{1}{r_2} \frac{dV(xt)}{dx}$$

(s. auch S. 122) verbunden ist (r_2 = Widerstand des Achsenzylinders je Längeneinheit), so kann durch einfache graphische Integration von $I(x,t)$ nach x die räumliche Verteilung des Aktionspotentials auf der Faser (Abb. 24C) und auch das zeitliche Auftreten des Aktionspotentials je Ableitpunkt konstruiert werden.

Bei Betrachtung der so gewonnenen Kurven fällt zuerst bei der räumlichen Potentialverteilung auf, daß keine Diskontinuität in der Potentialwelle auftritt, welche über die Faser läuft. Im Zeitpunkt $t = 3$ befinden sich sowohl N_1 wie N_2 in erregtem Zustand, so daß das Potential bei beiden ungefähr gleich groß ist. Die Bestimmung der räumlichen Potentialverteilung im Zeitpunkt 2,3 macht deshalb Schwierigkeiten, weil der genaue Verlauf des Aktionsstroms am Schnürring N_2 nicht bekannt ist. Die gestrichelte Linie ist unter der Voraussetzung, daß in diesem Zeitpunkt das Membranpotential bei N_2 ein Maximum erreicht hat, gezogen worden.

Die in Abb. 24 D dargestellten Kurven lassen sich entweder durch direkte Integration aus Abb. 24 B oder durch graphische Übertragung der für je einen Ableitpunkt in Abb. 24 C gefundenen zeitlichen Veränderungen des Aktionspotentials gewinnen. Auch hier findet man eine kontinuierliche zeitliche Verschiebung des Beginns der Aktionspotentiale entsprechend der zunehmenden Distanz auf der Faser. Sehr deutlich ist die Zunahme der Steilheit der Aktionspotentialkurve im Zeitpunkt $t = 2,3$ sichtbar, sowie eine ganz schwache Zunahme der Aktionspotentialamplitude. Alle diese theoretisch aus dem Verlauf der Aktionsstromkurven abgeleiteten Veränderungen des Aktionspotentials sind von HODLER, STÄMPFLI und TASAKI (1952) auch experimentell festgestellt worden (s. S. 128). Die Untersucher, die beim Bestehen der saltatorischen Erregungsleitung eine stufenweise Veränderung des Aktionspotentials erwarteten, befanden sich im Irrtum (ROSENBLUETH, WIENER, PITTS und GARCIA RAMOS 1948, LAPORTE 1950, 1951). Die Tatsache, daß sie nichts Derartiges fanden, spricht nicht, wie sie glaubten, gegen die saltatorische Erregungsleitung, sondern bestätigt dieses Leitungsprinzip vollkommen.

c) Das Membranpotential der markhaltigen Nervenfaser.

Bis jetzt haben wir mit Aktionsstrom und -potential nur die elektrischen Veränderungen bezeichnet, die man mit geeigneten Ableitvorrichtungen im Außenmedium messen kann. Zum lückenlosen Verständnis der Erregungsleitung gehört aber auch die Kenntnis der wahren Größe des Potentialsprungs an der erregbaren Membran der Schnürringe bei Ruhe und Erregung, also des Membranpotentials.

Eine direkte Bestimmung des Membranpotentials durch das Einstechen von Mikroelektroden kommt bei der markhaltigen Nervenfaser aus den S. 87 angeführten Gründen wohl kaum in Frage[1]. Die Messung mit Außenelektroden ist aber möglich, da ja die Membranbatterien auf die Schnürringe verteilt und voneinander durch passive Kern-

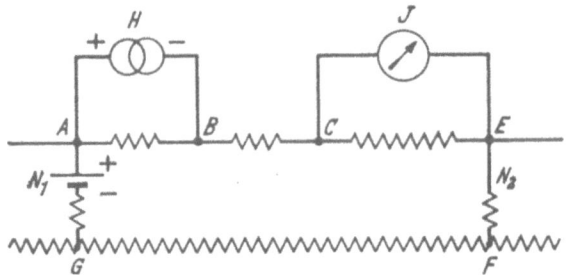

Abb. 25. Prinzipschema der Kompensationsmethode zur Bestimmung des Membranpotentials markhaltiger Nervenfasern in Ruhe und Erregung. $ABCE$ = Flüssigkeit, welche die Faser umgibt. FG = Axoplasma. N_1 = normaler Schnürring, N_2 = depolarisierter Schnürring, H = Kompensationsstromquelle, J = Gleichstromverstärker. Die Stromquelle H wird auf einen Wert eingestellt, bei dem mit dem Gleichstromverstärker kein Längsstrom mehr meßbar ist. Unter diesen Bedingungen ist die Potentialdifferenz AB dem Membranpotential GA gleich. Dieses Verfahren läßt sich sowohl für die Messung des Ruhewie auch des Aktionspotentials verwenden. (Nach HUXLEY und STÄMPFLI 1951a.)

leiterstrukturen getrennt sind. Zerstört oder depolarisiert man einen Schnürring, so werden seine Nachbarn sich dank ihres Membranpotentials durch die zerstörte Stelle entladen und einen Verletzungsstrom erzeugen, der im Außenmedium mit den beschriebenen Ableitmethoden gemessen werden kann. Verhindert man das Fließen eines Verletzungsstromes durch Anlegen einer ihm entgegengesetzt wirkenden Potentialdifferenz an den gleichen Stromkreis, so muß diese beim Erreichen von Stromlosigkeit gleich dem Membranpotential des benachbarten Schnürrings sein, da beide Potentialdifferenzen auf den gleichen Stromkreis und somit auf den gleichen Kurzschlußfaktor wirken (HUXLEY und STÄMPFLI 1950, 1951a und b). Abb. 25 zeigt das Prinzipschema und die Realisation der Methode, die auch zur Messung der absoluten Größe des Spitzenpotentials der Erregung verwendet werden kann, falls man durch einen zusätzlichen variablen Rechteckimpuls, der gleichzeitig zur Reizung des Schnürrings dient, Stromlosigkeit beim Potentialmaximum einstellt. Die Amplitude des Rechteckimpulses ist dann gleich der Amplitude des Aktionspotentials.

---

[1] *Anmerkung bei der Korrektur:* Inzwischen hat J. W. WOODBURY [J. Cellul. a. Comp. Physiol. **39**, 323 (1952)] auf diese Weise das Membranpotential bestimmt. Die Methode ist aber unzuverlässig und gibt selten Potentiale, die über längere Zeit konstant bleiben.

Mit diesem Verfahren wurden die Aktionspotentiale von Schnürringen bei Rana esculenta (Novemberfrösche) im Mittel zu 116 mV bestimmt, was in bemerkenswerter Übereinstimmung mit den Aktionspotentialen anderer erregbarer Membranen bei verschiedensten Tierarten steht (vgl. Tabelle 1). Die Ruhepotentiale am gleichen Schnürring betrugen im Mittel 71 mV, wobei

Tabelle 1. *Ruhepotentiale und Aktionspotentiale von verschiedenen erregbaren Membranen von Wirbeltieren.* (Nach HUXLEY und STÄMPFLI 1951b und HODGKIN 1951).

Tierart	Gewebe	Durchmesser μ	Elektroden A = Außen I = Innen	Ruhepotential[1] mV	Aktionspotential mV	Autor
Frosch	markhaltige Einzelfaser	15	A	71	116	HUXLEY u. STÄMPFLI (1951a)
Frosch	markhaltige Einzelfaser	unbekannt	I	50—80	größer, nicht gemessen	WOODBURY u. WOODBURY (1950)
Frosch	Gesamtnerv	unbekannt	A	52—64	„wahrscheinlich gleich groß"	LORENTE DE NÓ (1947) (S. 102, 247 u. ff.)
Frosch	Herzventrikel, Einzelfaser	unbekannt	I	60	81	WOODBURY u. WOODBURY (1950)
Frosch	quergestreifter Muskel	80	I	78	—	LING u. GERARD (1949)
Frosch	quergestreifter Muskel mit intakter Zirkulation	80	I	85	—	LING u. GERARD (1949)
Frosch	quergestreifter Muskel, Einzelfaser	80	I	88	119	NASTUK u. HODGKIN (1950)
Frosch	Herzventrikel, Einzelfaser	30	I	50—90	65—115	WOODBURY, WOODBURY u. HECHT (1950)
Hund	Purkinjefaser eines Ventrikels	30	I	90	121	DRAPER u. WEIDMANN (1951)
Ziege	Purkinjefaser eines Ventrikels	65	I	94	135	DRAPER u. WEIDMANN (1951)

[1] Die angegebenen Ruhepotentiale sind tatsächlich gemessene Werte ohne Korrektur für das Berührungspotential zwischen Axoplasma und der verwendeten Elektrodenlösung (isot. KCl, 3 M KCl usw.). Es ist sehr wahrscheinlich, daß in situ sämtliche Werte nach Korrektur für dieses Berührungspotential zwischen 80 und 100 mV liegen. Für die Aktionspotentiale ist diese Korrektur unnötig, da eine Umkehr der Polarität auftritt, so daß sich das Berührungspotential im einen Fall addiert, im anderen subtrahiert.

aber keine Korrektur für das Berührungspotential zwischen der depolarisierenden isotonischen KCl-Lösung und dem Axoplasma angebracht wurde. Wie HUXLEY und STÄMPFLI (1951b) wahrscheinlich machen, müssen die in situ gefundenen Werte größer sein, da in vitro das Membranpotential kontinuierlich absinkt und die erste Messung frühestens 1—2 Std nach der Präparation des Nerven vorgenommen werden kann. Ferner ist auch, falls die von FENN und Mitarbeitern für Novemberfrösche angegebene Gleichgewichtskonzentration an Kalium von 5 mM (s. S. 139 hiernach) für die hier verwendeten Nerven zutrifft, anzunehmen, daß die Fasern in dieser Zeit Kalium verloren haben und daß eine beträchtliche Senkung des Ruhepotentials aufgetreten ist. Rechnet man ferner noch 10 mV für das Berührungspotential zwischen Axoplasma und der isotonischen KCl-Lösung, so ergibt sich ungefähr die Potentialdifferenz, die sich auf Grund eines Kalium-Diffusionspotentials errechnen ließe (S. 140).

Unabhängig von diesen Schätzungen läßt sich aber zusammenfassend sagen, daß das Axoplasma der ruhenden markhaltigen Nervenfaser um 70 bis 90 mV negativ, das der erregten Faser im Maximum dagegen 30—45 mV positiv gegenüber dem Außenmedium ist. Es entsteht also bei der Erregung eine Umladung der Membranbatterie, über deren Ursache in den folgenden Abschnitten die Rede sein wird.

III. Die elektrischen Konstanten der markhaltigen Nervenfaser.

HUXLEY und STÄMPFLI (1949a) berechneten aus dem zeitlichen Verlauf des Membranstroms durch die Markscheide und der durch graphische Integration aus den Längsströmen ermittelten Änderung des Membranpotentials den Widerstand und die Kapazität der Markscheide. Eine Bestimmung des Widerstands der nodalen Plasmahaut wurde durch Analyse der Auswärtsströme am Knoten vor Beginn der Erregung ebenfalls möglich. Beide Messungen beruhen auf der Annahme, der Stromfluß sei passiv durch parallel geschaltete Widerstands- und Kapazitätselemente erfolgt. HODLER, STÄMPFLI und TASAKI (1952)[1] bestimmten nach einem ähnlichen Verfahren die Kapazität und den Widerstand eines mit 0,2% Cocain-Ringerlösung unerregbar gemachten Schnürrings und kamen zu übereinstimmenden Befunden. Die Präzision dieser Messungen ist gering und Abweichungen bis zu 50% sind durchaus möglich. Die Resultate der erwähnten Untersuchungen finden sich in Tabelle 2 zusammengestellt. Unter der Annahme, daß die nodale Plasmamembran durch die Abmessungen des Spaltraums zwischen den Markscheiden der begrenzenden Internodien gegeben sei, läßt sich auch ein Wert für die Membrankapazität und ihren Widerstand je Flächeneinheit angeben. Die 1949 von HUXLEY und STÄMPFLI angegebenen Werte für die Markscheide bedurften noch einer Korrektur um den Faktor α, der durch das Verhältnis zwischen spezifischem Widerstand des Axoplasmas und der Ringerlösung gegeben ist. Dieser Faktor ist durch die Bestimmungen des Membranpotentials der gleichen Autoren (1951a) zu 1,2 bestimmt worden, so daß die in der Tabelle 2 auf-

---

[1] Unveröffentlicht.

geführten Werte bereits korrigiert sind. Alle Zahlenangaben sind für den Fall einer einzelnen markhaltigen Faser des Frosches zusammengestellt worden. Sie weichen kaum von bisher bekannten elektrischen Konstanten anderer erregbarer Membranen ab, wenn man vom Membranwiderstand des Schnürrings absehen will. Dieser Wert von 18 Ω cm ist sehr niedrig und läßt sich nur mit dem von COLE und CURTIS (1941) bestimmten Mittelwert

Tabelle 2. *Elektrische Daten für eine markhaltige Nervenfaser.* (Zusammengestellt aus HUXLEY und STÄMPFLI [1949a] und HODLER, STÄMPFLI und TASAKI [1952].)

Faserdurchmesser	14 μ
Dicke der Markscheide	2 μ
Internodallänge	2 mm
Spezifischer Widerstand des Außenmediums (Ringerlösung nach HUXLEY und STÄMPFLI 1951b) bei 20°C	90 Ωcm
Spezifischer Widerstand des Axoplasmas	110 Ωcm
Kapazität der Markscheide je Längeneinheit	10 $\mu\mu$F/cm
Kapazität der Markscheide je Oberflächeneinheit	0,0025 μF/cm^2
Kapazität der Markscheide je Internodium	2 $\mu\mu$F
Dielektrizitätskonstante der Markscheide	5,4
Spezifischer Widerstand der Markscheide	800 MΩcm
Widerstand der Markscheide je Längeneinheit	40 MΩcm
Widerstand der Markscheide je Oberflächeneinheit	0,16 MΩcm^2
Widerstand der Markscheide eines Internodiums	200 MΩ
Widerstand eines Schnürrings	80 MΩ
Widerstand der Plasmamembran je Oberflächeneinheit[1]	18 Ωcm
Kapazität eines Schnürrings[2]	0,6 $\mu\mu$F
Kapazität der Plasmamembran je Oberflächeneinheit	2,7 μF/cm^2
Längswiderstand des Achsenzylinders	140 MΩcm
Längswiderstand eines Internodiums	28 MΩcm
Maximale Stromdichte am Schnürring	20 mA/cm^2

[1] Unter Annahme einer Einschnürung des Achsenzylinders auf die Hälfte des Faserdurchmessers und eine Breite des Spaltraums zwischen den Internodien von 1 μ.

[2] Niedrigster Wert von HODLER, STÄMPFLI und TASAKI (1952) in Übereinstimmung mit HUXLEY und STÄMPFLI (1949b), wonach die nodale Kapazität $^1/_3$ der internodalen betragen soll.

von 23 Ω cm für die Membran der Tintenfischriesenfaser vergleichen, der schon damals als unwahrscheinlich niedrig, und vermutlich durch einen schlechten Zustand der Faser entstanden, erklärt wurde. Es geht aber auch nicht an, auf Grund dieses niedrigen Widerstandswertes ähnliche Annahmen für die markhaltigen Nervenfasern zu treffen, die von HUXLEY und STÄMPFLI und HODLER, STÄMPFLI und TASAKI verwendet wurden. Es ist nicht ausgeschlossen, daß die Membran der markhaltigen Nervenfaser tatsächlich einen sehr niedrigen Widerstand hat, da dies im Hinblick auf die sehr kleine Membranoberfläche, durch die größere Ströme als bei irgendeiner anderen bis jetzt bekannten Membran fließen müssen, nur günstig wäre. Andererseits könnte aber die Membranfläche ebensogut 10 μ^2 betragen statt der 22 μ^2 im angeführten Beispiel, so daß der Membranwiderstand noch kleiner, die Kapazität dagegen größer wäre. Wir besitzen auch keine Beweise dafür, daß die Membran am Schnürring wirklich den Achsenzylinder bedeckt und glatt den Spaltraum zwischen den beiden Internodien überbrückt. Die Membran könnte ebensogut gefaltet sein, so daß ihr Widerstand dann wesentlich größer und ihre Kapazität kleiner wäre.

Es genügt, vorderhand festzustellen, daß die gefundenen Werte keineswegs unwahrscheinlich sind und daß sie als Annäherung und als Grundlagen für Modellversuche verwendet werden können. HODLER, STÄMPFLI und TASAKI (1952)[1] haben tatsächlich unter Anwendung von derartigen Zahlenwerten ein Nervenfasermodell hergestellt, an dem die Beziehungen zwischen Potential- und Aktionsstromverlauf studiert werden konnten und befriedigende Übereinstimmung mit den experimentellen Befunden an einzelnen Nervenfasern erhalten wurde.

IV. Die Ionentheorie der Erregung.

Seit BERNSTEIN (1912) seine Membrantheorie publizierte, ist die Diskussion über die Frage, ob die Membranpotentiale von Zellen durch die Verschiedenheit der Ionenmilieus des Zellinnern gegenüber der Außenflüssigkeit entstanden seien, entbrannt. Nachdem LILLIE (1923) sich zugunsten der BERNSTEINschen Vorstellungen äußerte, sind diese heute durch die Arbeiten der englischen Elektrophysiologen bestätigt und erweitert worden. Membranpotentiale sind tatsächlich Diffusionspotentiale, deren Ursache im Konzentrationsunterschied von gewissen Ionen zwischen dem Zellinnern und dem Außenmilieu gesucht werden muß.

Im Hinblick auf die hervorragende, soeben von HODGKIN (1951) veröffentlichte Übersicht, erübrigt es sich, hier ebenfalls eine ausführliche Darstellung der zahlreichen experimentellen Beweise für die moderne Erweiterung der BERNSTEINschen Membrantheorie zu geben. Ich beschränke mich deshalb darauf, eine kurze Darstellung über die Ionentheorie der Erregung zu geben, wobei ausdrücklich betont werden muß, daß die Mehrzahl der Beweise am marklosen Nerven gewonnen wurde und daß eine exakte Beweisführung für den markhaltigen Nerven noch fehlt.

a) Der Ionengehalt der markhaltigen Nervenfaser.

Über die Zusammensetzung des Ionenmilieus in der markhaltigen Nervenfaser finden sich in der Literatur nur äußerst spärliche und ungenaue Angaben. Dies ist vor allem darauf zurückzuführen, daß es schwierig ist, Extrakte aus der Markscheide oder dem Achsenzylinder allein herzustellen. Bei den marklosen Riesenfasern des Tintenfisches z. B. konnten Mikrobestimmungen des Kalium- und Natriumgehalts durch Auspressen von Axoplasma relativ leicht erhalten werden. An der markhaltigen Nervenfaser stoßen dagegen solche Bestimmungsmethoden auf beträchtliche Schwierigkeiten.

---

[1] Unveröffentlicht.

Die einzigen Angaben, auf denen heute noch unsere Vorstellungen über die Konzentrationsdifferenz zwischen Axoplasma und Außenmedium bei der markhaltigen Nervenfaser des Frosches beruhen, sind die von FENN und Mitarbeitern (1934) und FENN (1936) publizierten Analysen. Diese Autoren fanden bei Rana pipiens, je nachdem ob März- oder Novemberfrösche untersucht wurden, einen verschiedenen Kaliumgehalt der umgebenden Ringerlösung für Gleichgewichtsbedingungen, so daß kein Kalium die Nervenfasern verließ oder in sie eindrang. In Novemberfröschen genügte eine Konzentration von 5 mM zur Konstanthaltung des Gleichgewichts, während bei Märzfröschen 20 mM benötigt wurden. Andererseits betrug die Kaliumkonzentration des Froschplasmas 2,6 mM. Wurde der Kaliumgehalt des Gesamtnerven bestimmt, so ergaben sich für Märzfrösche 48 mM je Kilogramm, für Novemberfrösche dagegen 30 mM je Kilogramm. Die entsprechenden Werte für Natrium und Chlorid betrugen 62 bzw. 37 mM je Kilogramm. Wir geben in der Folge für Novemberfrösche die Kalium- bzw. Natrium- und Chlorkonzentration an, wobei verschiedene Annahmen getroffen werden mußten, um aus den eben erwähnten Werten von FENN die intracelluläre und extracelluläre Ionenkonzentration zu berechnen. Einmal muß mangels genauer Bestimmungen des Chlors im Nerven angenommen werden, daß sich alles Chlor außerhalb der Zelle befindet. Ferner wird angenommen, daß sich das Kalium nur im Achsenzylinder befindet. Mit diesen recht unsicheren Voraussetzungen errechnet man folgende Zahlen:

K_i 110 mM $K_i/K_a = 42$
K_a 2,6 mM
Na_i 37 mM $Na_i/Na_a = 0{,}34$
Na_a 110 mM
Cl_i unbekannt, als Null angenommen
Cl_a 77 mM, 120 mM (in Ringerlösung)

b) Die Ursache der Membranpotentiale.

BOYLE und CONWAY (1941) nahmen für die erregbare Membran des quergestreiften Froschmuskels an, sie sei in Ruhe für Kalium- und Chlorionen relativ gut, für Natrium- und die im Muskelinnern befindlichen Anionen jedoch schlecht durchlässig. Die Ionenverteilung sollte dementsprechend durch ein DONNAN-Gleichgewicht erfolgen, wobei

$$\frac{K_i}{K_a} = \frac{Cl_a}{Cl_i} = \text{etwa } 50$$

sein sollte. Ein solches Gleichgewicht (vorausgesetzt, daß die Permeabilität der Membran für andere Ionen als Kalium und Chlor vernachlässigt werden kann) bestimmt ein Membranpotential, dessen Größe und Richtung genau den Konzentrationsunterschieden zwischen dem Zellinnern und dem Außenmedium die Waage hält. Könnte man, bevor überhaupt ein Membranpotential bestände, plötzlich die zwei verschieden konzentrierten Flüssigkeiten innen und außen unter Zwischenschaltung der Membran in Kontakt bringen, so müßte sich sofort ein Potential aufbauen, weil die Kaliumionen die Tendenz hätten, nach außen zu gehen, die Chlorionen dagegen ins Innere vorzudringen. Es entstände eine Negativität im Innern und eine Positivität außen, also eine Polarität, die einem weiteren Ionenaustausch entgegenwirkt. Das Membranpotential für die Gleichgewichtsbedingungen ist aus der NERNSTschen Formel ableitbar:

$$E_m = \frac{RT}{F} \log_e \frac{K_i}{K_a} = \frac{RT}{F} \log_e \frac{Cl_a}{Cl_i},$$

wobei E_m das Ruhepotential an der erregbaren Membran, R die Gaskonstante, T die absolute Temperatur und F die FARADAYsche Konstante ist. Für die oben angegebenen Konzentrationsunterschiede an der Muskelfaser von ungefähr 50 ergäbe sich ein Ruhepotential von rund 100 mV, für die markhaltige Nervenfaser 94 mV. Diese Größe entspricht ungefähr dem von verschiedenen Beobachtern durch direkte Methoden bestimmten Ruhepotential der einzelnen Muskelfaser.

Auch für den Konzentrationsunterschied der Natriumionen kann ein Diffusionspotential berechnet werden, wenn man annimmt, daß die Durchlässigkeit der Membran für diese Ionen in einem bestimmten Zeitpunkt wesentlich größer wird als für die anderen. Man erhält dann nach der gleichen Formel und unter Einsetzung der Konzentrationswerte für Natrium ein Membranpotential von — 46 mV für den Froschmuskel und — 30 mV für die markhaltige Nervenfaser.

Es mag aus didaktischen Gründen gut sein, für die Membranpotentiale bei der ruhenden und erregten Membran eine konkretere Darstellung zu geben:

Die Konzentrationsunterschiede der Kalium-, Natrium- und Chlorionen bestimmen alle je ein Diffusionspotential, dessen Größe sich rechnerisch aus der angegebenen Formel ermitteln läßt. Der Konzentrationsunterschied für jede Ionenart kann als Batterie angesehen werden, deren Leistungsfähigkeit von ihrem inneren Widerstand, in diesem speziellen Falle von der Ionenpermeabilität der Membran, abhängt. Übernehmen wir von HODGKIN und KATZ (1949) die Werte für die Permeabilitätskonstanten für die 3 Ionenarten bei der Tintenfischriesenfaser, so ergibt sich ein Verhältnis $P_K : P_{Na} : P_{Cl} = 1 : 0,04 : 0,45$. Daraus geht hervor, daß die Kalium- und Chlorbatterien, deren Polaritäten gleich sind, an Leistungsfähigkeit die Natriumbatterie bei weitem übertreffen und daß dementsprechend das effektiv an einer solchen Membran gefundene Potential durch die Konzentrationsdifferenzen von Kalium- und Chlorionen gegeben ist. Sollte aus irgendeinem Grund die Leistungsfähigkeit der Natriumbatterie steigen, dadurch daß die Membran plötzlich für dieses Ion durchlässig wird, so ist ein Abschwenken des Membranpotentials nach der Polarität der Natriumkonzentrationskette zu erwarten, wenn ihre Leistungsfähigkeit diejenige der anderen beiden Batterien übertrifft (Abb. 26). Die nachfolgende Theorie macht eine solche Veränderung sehr wahrscheinlich um so mehr, als zahlreiche experimentelle Stützen für diese Vorstellung existieren. Das für die Aktivität der oben erwähnten Membran berechnete Verhältnis der Permeabilitätskoeffizienten beträgt $P_K : P_{Na} : P_{Cl} = 1 : 20 : 0,45$, die Natriumpermeabilität ist somit auf das 500fache angestiegen.

c) Die Theorie.

Die grundlegende Annahme der Ionentheorie der Erregung von HODGKIN, HUXLEY und KATZ (1949)[1] ist die, daß das Ruhepotential fast ausschließlich ein Kalium-Diffusionspotential, das Aktionspotential dagegen ein Natrium-Diffusionspotential darstelle. Diese Annahme bedingt, daß die erregbare Membran in Ruhe für Natrium sehr wenig, für Kalium und Chlor dagegen gut permeabel sei. Das bei der Erregung entstandene Aktionspotential müßte dann auf eine plötzliche Zunahme der Membrandurchlässigkeit für Natrium zurückgeführt werden. Eine weitere Voraussetzung für dieses Verhalten ist die Annahme, daß die Membrandurchlässigkeit für Natrium direkt von der Größe des Membranpotentials abhänge und daß die Durchlässigkeit für Kalium ebenfalls eine Funktion des Membranpotentials sei, die jedoch zeitlich verzögert auftritt.

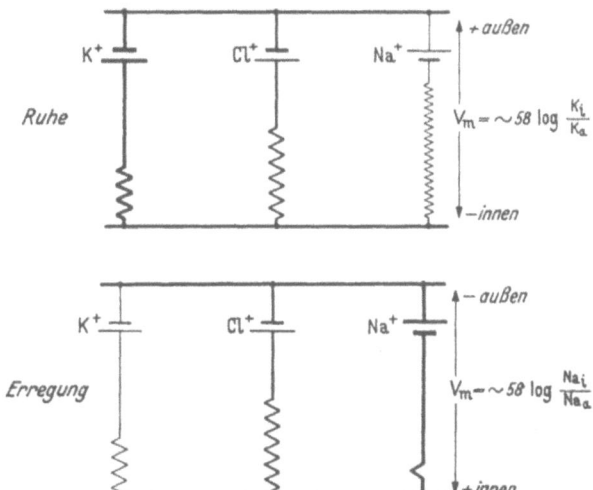

Abb. 26. Schematische Darstellung für die Entstehungsweise des Membranpotentials in Ruhe und Erregung als Diffusionspotential auf Grund der bestehenden Konzentrationsunterschiede der Ionen K$^+$, Cl$^-$, Na$^+$. Die geringe Durchlässigkeit der Membran für Na$^+$ in Ruhe nimmt bei Erregung plötzlich einen um mehrere 100mal erhöhten Wert an, so daß jetzt die Na$^+$-Batterie das Membranpotential bestimmt.

Der Erregungsprozeß wird gemäß den klassischen Gesetzen der Elektrophysiologie durch Anlegen einer Kathode oder durch die Erzeugung eines Auswärtsstroms bewirkt. Dieser Auswärtsstrom erfolgt an einer für Kalium gut permeablen Membran und besteht deshalb vorwiegend aus Kaliumionen. Die depolarisierende Wirkung der Kathode vermindert das Membranpotential und erhöht dadurch die Durchlässigkeit für Natrium fast augenblicklich. Erreicht die Depolarisation einen kritischen Wert, bei dem der Natriumeinstrom den durch die Reizspannung erzeugten Kaliumausstrom übertrifft,

---

[1] Siehe auch die neuesten Arbeiten von HODGKIN, HUXLEY und KATZ (1952) und HODGKIN und HUXLEY (1952a, b, c).

so wird ein sich selbst unterhaltender Prozeß eingeleitet, da der Natriumeinstrom die Membran weiter depolarisiert und da diese Depolarisation ihrerseits die Natriumdurchlässigkeit der Membran noch erhöht. Das Membranpotential wird dementsprechend außerordentlich rasch nach der Seite des Natriumpotentials umschlagen, das, wie wir eben sahen, bei Nerv und Muskel des Frosches — 30 bis — 45 mV betragen sollte, falls man sich auf die Konzentrationsberechnungen aus den FENNschen Resultaten verlassen kann. Die Rückkehr des Membranpotentials zur Ruhebedingung könnte durch die

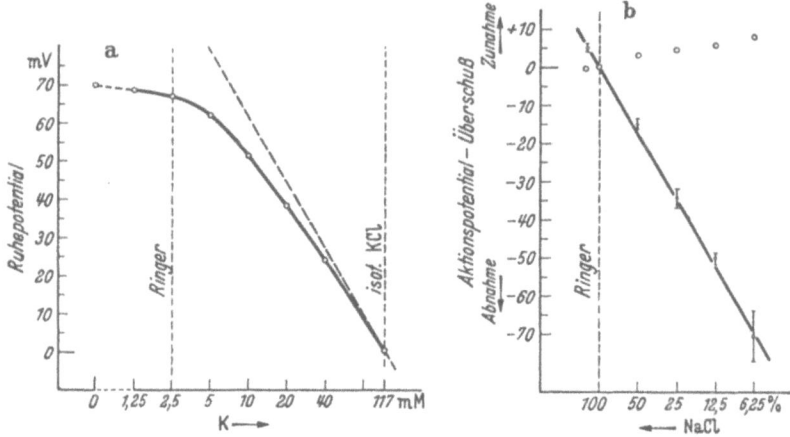

Abb. 27. Membranpotential in Abhängigkeit von der K-Ionenkonzentration (A) und der Na-Ionenkonzentration (B) der Außenflüssigkeit. Für die Abhängigkeit von der Na-Konzentration ist die Abweichung in Millivolt vom normalen Aktionspotential in Ringerlösung als Ordinate aufgetragen. Die Kreise geben das Verhalten des Ruhepotentials bei den verschiedenen Na-Konzentrationen wieder. Alle Punkte sind Mittelwerte aus mindestens 6 Messungen. (Nach HUXLEY und STÄMPFLI 1951 b.)

verspätete Zunahme der Kaliumpermeabilität, zum Teil wohl auch durch eine nur während beschränkter Zeit erfolgte Zunahme der Natriumdurchlässigkeit erklärt werden. Nähme man z. B. an, daß Natrium durch irgend einen Übertragungsmechanismus, der erschöpfbar ist, bei der Erregung in die Zelle geschafft wird, oder daß es vor der Erregung an eine Überträgersubstanz gebunden und für den Transport in die Zelle bereitgestellt wurde, so wäre dieser letzte Punkt erklärbar, da bei beiden Annahmen der Natriumeinstrom nur kurze Zeit große Werte annehmen könnte.

Die hier in groben Zügen geschilderte Theorie ist heute recht weitgehend bewiesen. An der markhaltigen Nervenfaser haben HUXLEY und STÄMPFLI (1951 b) den Nachweis erbracht, daß das Ruhepotential, gemäß der theoretisch zu erwartenden Relation, eine lineare Funktion des Logarithmus der Kaliumkonzentration ist, wobei die Kurve allerdings bei geringen Kaliumkonzentrationen einem Sättigungswert zustrebt, dessen Größe durch das Konzentrationsgefälle für Chlorionen bestimmt sein dürfte (Abb. 27a). Dieses Verhalten stimmt mit den an der Riesenfaser des Tintenfisches und am Froschsartorius bestimmten Verhältnissen vollkommen überein. Die Tatsache, daß eine Änderung der Außenkonzentration von Kaliumionen innerhalb von weniger als 1 sec eine Membranpotentialänderung bewirkt, die dem Logarithmus der Kaliumkonzentration der Außenlösung proportional ist, beweist, daß die Entstehung des Membranpotentials in Ruhe tatsächlich diffusionsbedingt im Sinne der BERNSTEINschen Theorie sein muß.

Die gleichen Autoren bewiesen auch, daß die Größe des Aktionspotentials in linearer Abhängigkeit vom Logarithmus der Natriumionenkonzentration der Außenflüssigkeit abhängt (Abb. 27b). Natriumfreie Außenlösungen und Natriumkonzentrationen unter 10% des normalen Natriumgehaltes einer Ringerlösung bewirken eine Aufhebung der Erregbarkeit. Natriumionen scheinen deshalb für den Erregungsvorgang unumgänglich notwendig zu sein und können, wie HUXLEY und STÄMPFLI (1951b) zeigten, durch Lithiumionen ersetzt werden. Wie aus Untersuchungen von LORENTE DE NÓ (1949) hervorgeht, dürften auch quaternäre Ammoniumverbindungen eine solche Rolle spielen, jedoch ist dies an markhaltigen Einzelfasern noch nicht bewiesen worden. Diese Feststellungen an der markhaltigen Faser sprechen zugunsten der Ionentheorie der Erregung. Ihre Identität mit den Befunden an marklosen Fasern läßt es nicht abwegig erscheinen, auch andere Parallelen zu ziehen, obschon die entsprechenden experimentellen Ergebnisse an der markhaltigen Faser noch nicht vorliegen.

Im Lichte der Ionentheorie der Erregung kommt den Schnürringen allein die Fähigkeit zu, den Einstrom von Natriumionen während der Aktivität zu bewältigen. Die Stromdichte an der erregbaren Membran beträgt 10 bis 20 mA/cm^2, also ein Vielfaches des bei marklosen Nervenfasern beobachteten Wertes (HUXLEY und STÄMPFLI 1949b). Gleichwohl ist der Wirkungsgrad einer markhaltigen Faser, verglichen mit der marklosen, ungleich besser, da nur etwa ein Dreihundertstel der an letzterer notwendigen Natriummenge ausgetauscht werden muß, um einen Erregungsimpuls von 5—10facher Ausbreitungsgeschwindigkeit zu erzeugen.

Diese Überlegung basiert auf der Feststellung, daß die kleinste Natriummenge, die in 1 cm^2 erregbare Membran während eines Erregungsimpulses eindringt, durch CV/F gegeben ist, wobei C die Kapazität je Flächeneinheit, V die Kapazität und F die FARADAYsche Konstante darstellen (HODGKIN 1951). Für eine Längeneinheit des Nerven kann man auch schreiben $C_1 F/V$, wo C_1 die Kapazität je Längeneinheit ist. Für einen marklosen Nerven von 14 μ Durchmesser beträgt dieser Wert 4400 $\mu\mu$F/cm, in einer markhaltigen Nervenfaser gleichen Durchmessers dagegen etwa 15 $\mu\mu$F/cm.

Die Ionentheorie der Erregung gibt aber nicht nur eine Erklärung für die Anstiegsphase des Aktionspotentials, sondern auch für die Rückkehr zur Norm. Die Untersuchungen von HUXLEY und STÄMPFLI (1951b) geben keinen Aufschluß darüber, ob die Rückkehr des Aktionspotentials auf das Kaliumniveau durch einen Ausstrom von Kalium und Natrium an den Schnürringen allein oder an der gesamten Faser zu erklären ist. Sollte, wie früher ausgeführt wurde, die am Markscheidenkondensator liegende Potentialdifferenz nur durch die Membranbatterie der Schnürringe erzeugt werden, so müßte nach jedem

Erregungsimpuls der Kondensator von den Schnürringen aus wieder aufgeladen werden. In diesem Fall wäre der Austausch von Kalium und Natrium auf die Schnürringe allein beschränkt. Sollte andererseits tatsächlich auch die Markscheide als Membran wirken, an der ein Kalium-Diffusionspotential entstehen kann, so könnte man sich auch vorstellen, daß der Natriumeinstrom auf die Schnürringe beschränkt ist, daß aber der Kaliumausstrom sowohl an den Knoten wie auch am Internodium stattfinden kann. Die Resultate von HUXLEY und STÄMPFLI sprechen eher für diese letzte Vorstellung.

V. Die charakteristischen Größen für die Erregbarkeit der markhaltigen Nervenfasern.

Im Hinblick auf die gleichzeitig erscheinende Zusammenfassung LULLIEs über die Gesetze der Nervenerregung durch den elektrischen Strom ist nicht beabsichtigt, hier in die Tiefe zu gehen. Einige wenige Angaben und die wesentlichen Literaturzitate mögen genügen.

Das Gesetz der *polaren Erregung* gilt auch an der markhaltigen Nervenfaser. Bei Schließung eines Stromkreises entstehen Erregungen immer an der Kathode (Ausnahme s. Anodenöffnungserregung, S. 149).

Auch bei markhaltigen Nervenfasern bewirkt die Reizung mit längeren Rechteckimpulsen eine abnorm niedrige Reizschwelle, die sich aus dem Verhalten der Erregbarkeit für kürzere Reizimpulse, wo die für den Schwellenreiz notwendige Strommenge konstant ist, nicht ableiten läßt Der Grund dieser Abweichung liegt im nichtlinearen Verhalten zwischen Membranstrom und -spannung. Reizimpulse von mehr als 1 msec Dauer können als rheobasisch betrachtet werden.

Bei bipolarer Reizung eines normalen Schnürrings im benachbarten Internodium beträgt die Rheobase bei Vermeidung von Nebenschlüssen durch das Außenmedium 32—45 mV, wobei Rheobasen um 40 mV die Norm bilden. Dieser Wert gilt für motorische Nervenfasern von etwa 10—15 μ Dicke. Dünnere Fasern haben höhere Rheobasen, jedoch liegt eine quantitative Auswertung bis jetzt nicht vor. Bei tripolarer Reizung, d. h. Verbindung der Anode mit den Schnürringen beidseits der zu erregenden nodalen Plasmahaut, sinkt die Rheobase auf die Hälfte. Da die Widerstandsgrößen für motorische Fasern des angegebenen Durchmessers bekannt sind (s. S. 137), läßt sich ausrechnen, wie groß die für eine Schwellenerregung notwendige Potentialdifferenz an der erregbaren Membran tatsächlich sein muß. Man kommt auf die Größenordnung von 11—13 mV.

a) Die Reizzeit-Spannungskurve.

Die klassische Erregungsphysiologie hat immer der Reizzeit-Spannungskurve und damit auch der Chronaxie große Bedeutung zugemessen. Natürlich können an der einzelnen Nervenfaser ebenfalls solche Kurven gemessen werden, die im Gegensatz zum Gesamtnerven sehr gut reproduzierbar sind und dem empirischen WEISSschen Gesetz

$$V = \frac{a}{t} + b$$

gehorchen.

Immerhin finden sich bemerkenswerte Besonderheiten. Die erhaltenen Hyperbeln nähern sich dem Koordinatenkreuz viel stärker an, so daß die Rheobasen tief liegen und die Chronaxien kurz werden, verglichen mit den am Nervenstamm gewonnenen Kurven. Die Gerade für die Beziehung Vt

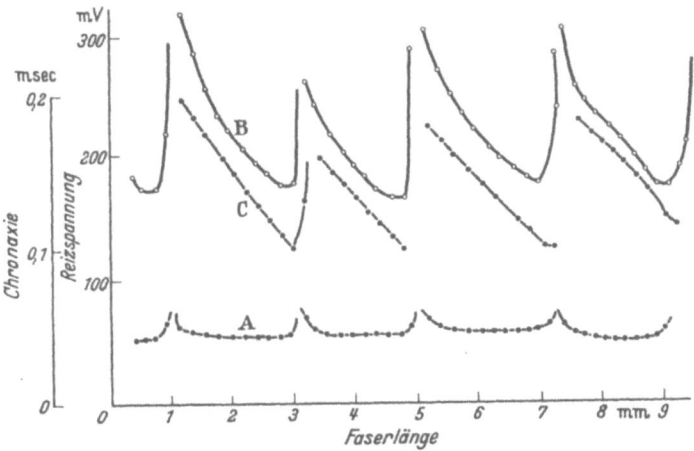

Abb. 28. Rheobasen, Schwellenwerte für kurze Reize und Chronaxien an verschiedenen Faserstellen. A Rheobasen gemessen mit Rechteckimpulsen von 5 msec Dauer; B Reizschwellen für Reize von 0,05 msec Dauer; C Chronaxien, Temperatur 19° C. (Nach HODLER, STÄMPFLI und TASAKI 1952, unveröffentlicht.)

zu t verläuft flacher und die Chronaxien liegen bei Bestimmung der Kurven mit der Brückenisolatormethode zwischen 100 und 200 μsec (TASAKI 1939a und b, 1942, 1950).

Der Reizort hat entschieden einen Einfluß auf die Kurvenform. TASAKI (1950c und d) hat die Reizzeit-Spannungskurve mit Hilfe einer Mikroelektrode in unmittelbarer Nähe eines Schnürrings aufgenommen und gefunden, daß die Chronaxie mit diesem Verfahren kleiner ist als mit der Brückenisolatormethode. Ferner fand er bei sehr kurzen Reizzeiten eine deutliche Abweichung von der WEISSschen Formel. Die für solche Zeiten bestimmten Punkte für Vt lagen wesentlich tiefer als der linearen Beziehung entsprochen hätte. Demnach wurde das für die Erregung notwendige Schwellenquantum der Elektrizität nicht wie bei Brückenisolatorreizung bei einer Reizdauer von 20 μsec konstant, sondern es sank bei abnehmenden Reizzeiten immer noch weiter ab, was mit den Messungen von SAKAMOTO (1933) übereinstimmt, der mit einer Mikroelektrode an einzelnen Nervenfasern Chronaxien bis zu 47 μsec gemessen hat.

Diese Untersuchungen TASAKIs beweisen also, daß die Reizzeit-Spannungskurve durchaus nicht nur von der erregbaren Membran selbst, sondern auch vom internodalen Abschnitt zwischen der Reizelektrode und dem erregbaren Schnürring abhängt. Je geringer dessen Einfluß ist, desto steiler verlaufen die Kurven und desto kürzer werden die Chronaxien. Dieser Befund wird sehr schön durch die in Abb. 28 wiedergegebene Messung von HODLER, STÄMPFLI und TASAKI (1952) bestätigt, wo mit der Trennwandmethode an verschiedenen Punkten aufeinanderfolgender Internodien die Rheobase (s. auch Abb. 11) und die Reizschwelle gemessen und nach der WEISSschen Formel die Chronaxien berechnet wurden. Offensichtlich ändert sich die Chronaxie proportional zum Abstand des Reizpunktes vom erregten Schnürring. Trotz der geringen Dicke der verwendeten Trennwand von nur 60 μ kann die Chronaxie am Knoten selbst nicht bestimmt werden. Es ist aber wahrscheinlich, daß sie unter 100 μsec liegt. Im Hinblick auf die Befunde TASAKIS mit der Mikroelektrode könnte man sich sogar fragen, ob sie nicht auf Null absinke. Diese Vorstellung würde bedeuten, daß bei doppelter Rheobase eine Reizspannung unendlich kurze Zeit angelegt zu werden brauchte, um eine Erregung zu erzeugen, daß mit anderen Worten der Erregungsvorgang an der erregbaren Membran ohne jede Latenz als direkte Folge der Spannungsänderung entsteht. Gegen diese Vermutung TASAKIS sprechen Untersuchungen über die dynamischen Eigenschaften anderer erregbarer Membranen und das Auftreten unterschwelliger Erregungsphänomene (COLE 1949, HODGKIN, HUXLEY und KATZ 1949).

Die Methode des *Schwellenabsinkens* (latent addition) wurde von TASAKI (1940, 1942a, 1950a, b, c) sehr häufig zur Bestimmung der Gesetzmäßigkeiten für die Schwellenerregung herangezogen.

Ein sehr kurzer, unterschwelliger Reiz wird zur Erzeugung einer Erregbarkeitsänderung verwendet, deren zeitlicher Verlauf durch Messung der zur Schwellenerregung notwendigen Intensität eines zweiten, unterschwelligen Reizes bestimmt wird. Man kann dann die Intensität des zweiten Reizes in geeignetem Maßstab gegen die Zeitdifferenz zwischen den Reizen auftragen.

Die Schwellensenkung steht in streng linearer Beziehung zur Intensität des die Schwellensenkung bedingenden Reizes, solange dessen Intensität 60% der Schwellenspannung nicht übersteigt. Das Schwellenabsinken ist ein Maß für den am Knoten geschaffenen Erregungszustand. Übersteigt dieser eine gewisse Grenze, so kommt es zur Schwellenerregung nach dem Alles-oder-Nichts-Gesetz. Aus dem Schwellenabsinken können, wie übrigens auch beim Gesamtnerven (s. KATZ 1939), theoretische Ableitungen über die Schwellenbedingung gemacht werden. TASAKI hat dies in ausgiebiger Weise getan und eine sehr sorgfältige mathematische Analyse der Schwellenbedingungen in einer Monographie in japanischer Sprache (1944) niedergelegt. Die dort veröffentlichte Theorie, die gewisse Nachteile anderer Erregungstheorien nicht besitzt und verblüffende Übereinstimmung mit den an einzelnen Nervenfasern gefundenen Resultaten gibt, ist kürzlich in abgekürzter Form auch in englischer Sprache erschienen (1950c und d). Eine ausführliche Darstellung in Form einer Monographie befindet sich gegenwärtig in USA. im Druck. Es ist ausgeschlossen, im Rahmen dieser Arbeit auf Einzelheiten einzugehen.

b) Unterschwellige Erregung.

Da ROSENBLUETH in diesem Bande soeben eine Übersicht über die „lokale Aktivität"[1] gegeben hat, erübrigt sich hier eine ausführliche Darstellung unterschwelliger Erregungsphänomene. Es sei nur auf entsprechende Beobachtungen an Einzelfasern hingewiesen.

TASAKI (1942b) beschrieb einen „kleinen Buckel", der dicht vor dem Erreichen der Reizschwelle an einem Schnürring beobachtet werden konnte. Analog zu unterschwelligen Erregungsphänomenen bei anderen erregbaren Membranen (KATZ 1937, RUSHTON 1937, HODGKIN 1938 u. a.) gehorchte dieser Buckel dem Alles-oder-Nichts-Gesetz *nicht,* wurde erst von einer bestimmten Reizstärke an beobachtet und stieg in seiner Amplitude an, bis er bei Schwellenstärke ein Maximum erreicht hatte. Der Buckel ging dem normalen Aktionsstrom etwas voraus, so daß dessen steiler Anstieg erst ungefähr aus dem Maximum des Buckels hervorging. Merkwürdigerweise kam TASAKI zum Schluß, es könne sich bei diesem „kleinen Buckel" nicht um „lokale Aktivität" handeln. Allerdings ging er damals von der allgemein verbreiteten Auffassung aus, „lokale Aktivität" sei eine partielle, voll ausgebildete Erregung eines *so* kleinen Membranabschnittes, daß die Erregungsausbreitung nicht möglich sei. Wäre so etwas am Knoten vorhanden, so schloß er, wäre die Abweichung des Elektronenstrahls zu gering und könnte nicht beobachtet werden. Ein weiteres Argument gegen die „lokale Aktivität" veröffentlichte er 1950a, c, wo er feststellte, daß die Leitfähigkeit der erregbaren Membran so viel größer sei als die der unerregten, daß Aktivität eines winzigen Abschnittes der nodalen Plasmahaut unbedingt die gesamte Plasmahaut in Aktivität versetzen müßte. In einer anderen Arbeit (1950b) wies er darauf hin, daß die im Schwellenabsinken beobachtete Erregbarkeitszunahme eines Schnürrings nichts anderes als die an diesem Schnürring durch den Reiz erzeugte Potentialdifferenz sei, da ja der Verlauf des Schwellenabsinkens von der Lage der Reizelektrode abhängig sei und diese Beziehung durch die Ausbreitung der Potentialwelle vom Reizort bis zum Schnürring entstehe.

---

[1] Die Bezeichnung „lokale Aktivität" ist im Hinblick auf die mit dem gleichen Titel erschienene Arbeit von ROSENBLUETH beibehalten worden, um anzudeuten, daß es sich um die gleiche Erscheinung handelt. Dieser Name ist aber besser durch „unterschwellige Erregung" zu ersetzen, da es sich nicht um eine Erregung von Alles- oder Nichtscharakter handelt, die einen zu kleinen Membranabschnitt erfaßt hat, um sich auszubreiten, sondern um eine unterschwellige Erregung, die bei geeigneter Reizvorrichtung auf allen Membranabschnitten gleichzeitig erzeugt werden kann (MARMONT 1949, COLE 1949, HODGKIN 1949 und Mitarbeiter). Die lokalisierte Erscheinung unter der Reizelektrode bildet nicht die Ursache dieser Erscheinung, weshalb der Ausdruck „lokal" durch „unterschwellig" ersetzt werden sollte.

Statt einer unterschwelligen Erregung der nodalen Plasmahaut postulierte TASAKI (1942) einen ,,Aktionsstrom des Bindegewebes" oder vielleicht einer marklosen, vom Präparator übersehenen Nervenfaser, die sich an die markhaltige Faser angeheftet hatte.

STÄMPFLI (1946) erhielt ganz ähnliche lokale Erregungsphänomene bei der Reizung von markhaltigen Nervenfasern mit Wechselströmen von 50 Hz und Kompensation des Reizstroms durch eine Brückenschaltung (Abb. 29). Diese Erscheinung entstand nur während der kathodischen Halbwelle, stieg progressiv mit der Reizintensität und führte bei einer bestimmten Amplitude zur Bildung eines fortgeleiteten Impulses.

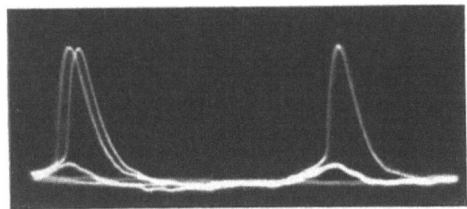

Abb. 29. Unterschwellige Erregung eines Schnürrings bei einer Schwellenspannung von 42,5 mV 50 Hz Wechselstrom. Kompensationsverfahren (STÄMPFLI 1946) unveröffentlichte Aufnahme. Da es sich um ein stehendes Bild handelt, sind sowohl unterschwellige wie überschwellige Erregungsvorgänge auf dem gleichen Bild festgehalten.

Auch HUXLEY und STÄMPFLI (1951a) haben am Reizort unterschwellige Erregung festgestellt, deren Verhalten mit den klassischen Beobachtungen anderer Autoren übereinstimmt.

Zusammenfassend läßt sich sagen, daß die Einwände TASAKIs, soweit sie die Frage einer ,,lokalen Erregung" betreffen, sicher richtig sind. Im Hinblick darauf, daß eine ,,lokale Aktivität" im ursprünglichen Sinn, wonach es sich um volle Erregung sehr kleiner Membranabschnitte handelte, deren Leistungsfähigkeit zur Bildung eines fortgeleiteten Impulses nicht ausreiche, heute verlassen ist, ist die Fragestellung anders geworden. Gibt es eine unterschwellige Erregung? TASAKI dürfte selbst den Beweis dafür gegeben haben, als er feststellte, daß das Schwellenabsinken nur bis zu 60% der Schwellenintensität linear mit der Intensität des bedingenden Reizes zunimmt. Die Nichtlinearität zwischen 60% und der Reizschwelle dürfte die Erklärung in der unterschwelligen Aktivität finden. Die übrigen Beobachtungen von TASAKI (1942), STÄMPFLI (1946) und HUXLEY und STÄMPFLI (1951a) bestätigen diese Auffassung. Auch SCHOEPFLE und ERLANGER (1951) haben eindeutig eine unterschwellige Aktivität einzelner markhaltiger Nervenfasern nachgewiesen.

Die Erklärung der unterschwelligen Aktivität mit Hilfe der Ionentheorie der Erregung ist denkbar einfach. Die Theorie verlangt eine kontinuierliche und reversible Abhängigkeit der Natriumpermeabilität vom Membranpotential. Solange die Schwellenbedingung nicht erreicht ist, d. h. solange der Natriumeinwärtsstrom geringer bleibt als der durch Kaliumionen bewirkte Auswärtsstrom, wird die Membran sich wieder repolarisieren und es wird kein Aktionspotential entstehen. Die durch den unterschwelligen Reiz auf Grund der erwähnten Permeabilitätsänderung erzeugten Membranströme sind die Ursache der unterschwelligen Aktivität. Wird die Schwellenbedingung erreicht, so geht sie direkt in ein Aktionspotential über. Die Latenz zwischen Reiz und Alles-oder-Nichts-Aktivität schwankt unter diesen Umständen *deshalb* sehr stark, weil die Schwellenbedingung als labiles Gleichgewicht betrachtet werden kann, das nach einiger Zeit nach einer oder nach der anderen Seite umkippen kann. Damit ist auch das S. 129 erwähnte „Spiel" der Latenzzeiten bei Schwellenreizung erklärt. Wird die Reizintensität erhöht, so entsteht die Schwellenbedingung früher, was ebenfalls die auf S. 130 gezeigten Latenz-Spannungskurven bestätigen. Die Latenz wird einem Minimum zustreben, das durch die Zeitkonstante des die Permeabilitätsänderung bewirkenden Prozesses gegeben sein muß.

c) Die Anodenöffnungserregung.

Die Anodenöffnungserregung gehört zu den banalen Erscheinungen am ausgeschnittenen Amphibien- und Warmblüternerven. Es handelt sich um eine Erregung, die, entgegen dem Gesetz der polaren Erregung, tatsächlich an der Anode bei Unterbruch des Reizstroms auftritt. Da nach CLAUDE BERNARD (1858), VALENTIN (1863) und PARRACK (1940) eine solche Erregung am normal mit Blut versorgten Nerven in situ nicht vorkommen soll, wird angenommen, es handle sich um eine Erscheinung, die mit der früher beschriebenen langsamen Zunahme der Natriumpermeabilität ausgeschnittener Nerven zu tun habe.

Die Ionentheorie der Erregung gibt für diese Art von Anodenöffnungserregung eine plausible Erklärung. Nervenfasern, deren Natriumpermeabilität zugenommen und deren Membranpotential dementsprechend abgenommen hat, lassen sich durch anodische Polarisation wieder auf ein höheres Membranpotential und auf eine kleine Natriumpermeabilität bringen. Wird plötzlich die anodische Polarisation aufgehoben, so sinkt das Membranpotential sehr rasch auf den alten Wert und die Natriumpermeabilität nimmt wieder zu. Die während des Anelektrotonus ebenfalls verminderte Kaliumpermeabilität nimmt gemäß dem früher geschilderten Verhalten nicht gleich rasch zu, und es entsteht grundsätzlich die gleiche Situation wie wir sie früher bei der kathodischen Reizung eines Nerven bei der Besprechung der Ionentheorie der Erregung darstellten. Sobald der Natriumeinstrom den durch die Potentialsenkung entstehenden Kaliumausstrom übertrifft, entsteht das sich selbst unterstützende Absinken des Membranpotentials und das Überschießen auf die Seite des Natriumpotentials wie bei jeder kathodischen Erregung.

Schwieriger wird es, eine Anodenöffnungserregung am intakten Organismus, wie sie anscheinend als diagnostisches Mittel auch heute noch in der Klinik verwendet wird, durch die Ionentheorie der Erregung zu erklären. In situ sollte das Membranpotential so nahe dem Kaliumpotential sein oder mit anderen Worten die Natriumpumpe, die für die geringe Natriumpermeabilität der normalen Nervenfaser in situ verantwortlich ist, in so gutem Zustand sein, daß durch anodische Polarisation keine nennenswerte Erhöhung des Membranpotentials und vor allem keine Erniedrigung der Natriumpermeabilität erfolgt. Demnach sollte bei Unterbruch des elektrotonischen Stroms an der Anode auch keine Erregung auftreten, wie die eingangs erwähnten Autoren gezeigt haben. Gleichwohl wird bei Reizung mit einer differenten Elektrode von der Haut aus die auf PFLÜGER (1859) zurückgehende Regel KSZ < ASZ < AOZ < KOZ am normal durchbluteten Nerven gefunden. Auf Grund unserer bisherigen Ausführungen kann die Darstellung, wie sie in Lehrbüchern (z. B. bei REIN 1948 und HÖBER 1939) gegeben wird, nicht mehr befriedigen. Es wird dort angegeben, es seien virtuelle Kathoden, die unter einer differenten Anode die Erregung erzeugten, und nach dem Bild, das zur Erklärung beigegeben ist, geht hervor, daß die virtuellen Kathoden auf einer Seite des Nerven, die Anoden auf der anderen Seite angegeben werden und daß ein Querstrom durch den Nerven die Erregung erzeugt haben sollte. Nun ist aber nach der Vorstellung von der saltatorischen Erregungsleitung eine Reizung einer einzelnen Nervenfaser durch einen Querstrom überhaupt nicht denkbar. Eine Erregung kann immer nur durch Längsstrom erzeugt werden. Die Haut, besonders das Corium, bildet einen beträchtlichen Widerstand für den Reizstrom. Zwischen Haut und Unterhautfettgewebe wird ein erster Stromkreis sein, in dem Strom von einer Elektrode zur anderen fließt. Ferner wird Strom auch die Muskulatur durchfließen und überall dort größere Dichte erreichen, wo Strukturen in der Richtung der Verbindungslinie der beiden Elektroden laufen, da die Intercellularflüssigkeit um solche Strukturen herum einen kleineren Widerstand besitzt als die zelligen Elemente selbst. Setzt man also eine differente Elektrode auf einen „motorischen Punkt", d. h. einen Punkt, wo ein Nerv dicht unter der Oberfläche durchläuft, so wird ein nicht unbeträchtlicher Teil der Stromlinien längs des Nerven in den um die Nervenfasern herum angeordneten Intercellularräumen fließen. Die Kernleiterstruktur des Nerven liegt in Parallelschaltung zum geringeren Widerstand der Intercellularflüssigkeit und bekommt einen Teil des im Außenmedium fließenden Stroms ab. Dicht unter der differenten Elektrode laufen die Strombündel sehr eng zusammen, so daß ein steiler Gradient der Stromintensität besteht. Ist die differente Elektrode eine Kathode, so wird dicht unter ihr nicht nur durch das Außenmedium, sondern auch durch die nodale Plasmahaut einiger Schnürringe ein Auswärtsstrom fließen und eine Depolarisation entstehen, die bei genügender Reizspannung Schwellenstärke erreicht.

Ist die differente Elektrode eine Anode, so wird auch hier nur im Bereich der engsten Bündelung der Stromlinien eine Erregung entstehen können. Allerdings fließt der Strom jetzt in der umgekehrten Richtung, und die erregten Schnürringe werden etwas weiter gegen die indifferente Kathode hin liegen, wo wieder ein Auswärtsstrom fließt. Die rasche Abnahme der Stromdichte bildet den Grund für diesen Auswärtsstrom. Der unmittelbar unter der Anode in die Fasern eingetretene Strom muß sie wieder verlassen, sobald die Stromdichte abnimmt, was schon nach wenigen Millimetern der Fall ist. Die Reizspannung muß für einen Schwellenreiz erhöht werden, weil nicht aller Längsstrom eine Faser am gleichen Schnürring schon wieder verläßt. Grundsätzlich dürfte die gleiche Überlegung auch für die Öffnungszuckungen gelten, wenn man sie als gewöhnliche Öffnungszuckungen im oben erwähnten Sinn auffaßt. Die Anodenöffnungszuckung wird wie die Kathodenschließungszuckung direkt unter der differenten Elektrode entstehen, die Kathodenöffnungszuckung wie die Anodenschließungszuckung an den etwas weiter gegen die indifferente Elektrode hin gelegenen Schnürringen. Auch hier ist der Unterschied der für Schwellenreizung notwendigen Spannungen durch die gleichen Überlegungen zu erklären. Die einzige Schwierigkeit bleibt die eingangs gemachte Feststellung, daß Anodenöffnungszuckungen am durchbluteten Nerven in situ nicht vorkommen sollen.

HODGKIN (1951) hat darauf hingewiesen, daß außer der beschriebenen Anodenöffnungserregung auch noch der „RITTERsche Öffnungstetanus" existiert, der von RITTER (1802) beschrieben, von den klassischen Physiologen von der gewöhnlichen Anodenöffnungszuckung unterschieden wurde. Sowohl HODGKIN an Carcinus-Nerven wie auch WEIDMANN an Nitella haben eine Öffnungserregung gefunden, die diesem „Öffnungstetanus" entsprechen könnte. HODGKIN glaubt, es handle sich um einen Verlust der isolierenden Eigenschaften der Membran unter dem Einfluß der abnormal hohen anelektrotonischen Potentialdifferenzen. Bei Unterbruch des Stroms würden sich benachbarte Faserabschnitte in die so beschädigte Stelle hinein entladen, woraus Depolarisation und Erregung resultieren.

Welches auch die Erklärung der Öffnungserregung sei, so kann festgehalten werden, daß eine fortgeleitete Erregung immer dann auftreten wird, wenn der Einwärtsstrom an der erregbaren Membran (⊕-Ladungen nach innen, ⊖-Ladungen nach außen) größer wird als der Auswärtsstrom und wenn der Unterschied dieser Stromintensitäten bei anwachsender Negativität der Membranaußenseite zunimmt.

Beide Bedingungen können offensichtlich entweder durch Depolarisation der Membran durch eine angelegte Kathode oder nach Schaffung eines veränderten Permeabilitätszustandes durch eine angelegte Anode und deren plötzliche Entfernung erfüllt werden. Der genaue Weg, auf dem dies bei der markhaltigen Faser in situ erfolgt, bedarf noch der Abklärung.

d) Impedanzänderungen.

Wie schon LULLIES (1930), BLINKS (1936), COLE und CURTIS (1938, 1939), COLE und HODGKIN (1939), KATZ (1942), FESSARD (1946) und COX, COATES und BROWN (1946) gezeigt haben, verändert sich der Wechselstromwiderstand erregbarer Membranen im Zeitpunkt der Aktivität in charakteristischer Weise.

TASAKI und MIZUGUCHI (1949) haben analoge Untersuchungen an einzelnen markhaltigen Nervenfasern durchgeführt, wobei allerdings die absolute Größe der Impedanzänderung nicht bestimmt wurde. Es zeigte sich, daß eine Abnahme des Parallelwiderstandes der Nervenfaser von 5—15% entsteht, deren zeitlicher Verlauf mit der aktiv am Schnürring entstehenden elektromotorischen Kraft übereinstimmt. Die elektrotonische Überleitung des Aktionsstroms benachbarter Schnürringe bewirkt noch keine Impedanzänderung, sondern erst das Eintreffen der Potentialwelle (s. S. 131).

Die elektrischen Daten der Markscheide, die dem Schnürring ja parallel geschaltet ist, machen die Messung einer Ortskurve der Impedanz in Abhängigkeit von der Frequenz unmöglich. Bei Meßfrequenzen über 7 kHz findet man keine Impedanzänderung bei Erregung mehr, da offenbar der Strom nur noch zum kleinsten Teil durch den Knoten, hauptsächlich aber durch die Kapazität der Markscheide fließt.

Die bei Aktivität gemessene Parallelkapazität ändert sich gegenüber dem Ruhezustand nicht. Vermutlich bleibt auch an der markhaltigen Nervenfaser die Membrankapazität bei Erregung unbeeinflußt.

Wirkstoffe, welche eine Verringerung des Aktionsstroms erzeugen (Cocain und zahlreiche andere Alkaloide), bewirken auch eine entsprechende Verringerung der Impedanzabnahme. Die Impedanzänderung scheint also direkt der „Aktivität", d. h. dem aktiven, aktionsstromerzeugenden Prozeß proportional zu sein. Dementsprechend bewirken Pharmaka wie Sinomenin, Brucin, Euretin, Heroin, die eine Verzögerung der Rückkehr vom Natriumpotential der maximalen Erregung zum Kaliumpotential bei Ruhe zur Folge haben, auch Verlängerung der Impedanzänderung: Veratrin, das nach der Erregung einen lang dauernden schwachen Stromfluß, entsprechend einem negativen Nachpotential, erzeugt, bewirkt auch eine lang anhaltende geringe Impedanzabnahme.

Die Erklärung dieser Befunde durch die Ionentheorie der Erregung könnte sein, daß die Permeabilitätsänderungen der erregbaren Membran für Natrium (beim steilen Anstieg) und für Kalium (beim langsameren Abfall des Aktionsstroms) sowohl die Ursache für die Impedanzänderung wie auch für den Aktionsstrom darstellen, und daß deshalb die gefundene Proportionalität zwischen beiden gut denkbar wäre. Diese Erklärung kann aus den mehr qualitativen Versuchen von TASAKI und MIZUGUCHI herausgelesen werden. Eine genaue quantitative Prüfung steht noch aus.

e) Akkommodation.

Die Fähigkeit der erregbaren Membran, sich an eine gesetzte Schwellenherabsetzung anzupassen, findet sich auch an der markhaltigen Einzelfaser.

Dementsprechend findet man auch hier einen minimalen Anstiegsgradienten von Reizströmen, der eben noch erregend wirkt. TASAKI (1949b) und TASAKI und SAKAGUCHI (1950) haben die Akkommodation einzelner Nervenfasern mit linear ansteigenden Reizen gemessen. Sie stellen fest, daß einzig das Erreichen der Schwellenspannung mit einer Anstiegsgeschwindigkeit, die größer als der minimale Gradient des Spannungsanstiegs sein muß, über das Entstehen oder das Ausbleiben einer Erregung entscheidet. Wird durch eine geeignete Vorrichtung der Anstieg der Reizspannung auf dem Schwellenniveau in eine Horizontale übergeführt, so entsteht gleichwohl eine Erregung. Ein Überschießen des Spannungsanstieges über die Schwellenspannung zum Erreichen der Schwellenbedingung wird erst im Gebiet des Minimalgradienten notwendig. Offensichtlich spielt für den Akkommodationsvorgang sowohl die Schwellenspannung wie der minimale Gradient eine Rolle. Bei Schwellenspannungen von 20—40 mV wurden minimale Gradienten von 0,1—1,0 mV je msec für den Spannungsanstieg gefunden. Dieser von TASAKI verwendete minimale Gradient μ ist gleich der Rheobasenspannung dividiert durch die HILLsche Akkommodationskonstante α.

Bekanntlich steigt die Tendenz einer Nervenfaser zur repetitiven Erregungsbildung je größer α und je kleiner der minimale Gradient ist. Dünne markhaltige Nervenfasern zeigen eine geringere Akkommodation als dicke Fasern (SATO 1951).

Der minimale Gradient μ nimmt bei Herabsetzung der Temperatur stark ab, während die Rheobase praktisch konstant bleibt (TASAKI 1949b). Jedoch scheint nach diesen Messungen die Beziehung zwischen Temperatur und Minimalgradient von der Vorgeschichte der Faser abzuhängen, da bei Messungen in absteigender Richtung der Temperaturen andere Werte erhalten werden als bei der Rückkehr nach hohen Temperaturen. Diese Beobachtungen stimmen mit denjenigen von SCHRIEVER (1932) und SCHRIEVER und CEBULLA (1938) am Gesamtnerven überein.

SATO und Mitarbeiter (1951) haben Akkommodationskurven einzelner Nervenfasern unter dem Einfluß von Veratrin, Guanidin und Aconitin gemessen und festgestellt, daß diese Substanzen die Akkommodation des Nerven verringern und die Rheobase herabsetzen, wodurch die Tendenz zur spontanen Erregbarkeit und repetitiven Aktivität erklärt wird.

SATO und USIYAMA (1950) haben auch den Minimalgradienten der einzelnen Nervenfaser bei Wechselstromreizung mit niedriger Frequenz und die Intensitäts-Frequenzkurve bestimmt. Die Messungen geben gute Übereinstimmung mit den von HILL (1936) und TASAKI (1950d) gegebenen theoretischen Gleichungen für die Schwellenbedingung bei Wechselstromreizung.

Vom Gesichtspunkt der Ionentheorie der Erregung aus gesehen, hängt die Akkommodation wahrscheinlich mit den Zeitkonstanten der Permeabilitätsänderungen für Natrium- und Kaliumionen zusammen, die durch einen länger dauernden Stromfluß erzeugt werden. Die so entstandenen Veränderungen der Ionenpermeabilität überdauern den Reizstrom während einiger Zeit und haben auch Beziehungen zur postkathodischen Erregbarkeitsabnahme und zur relativen Refraktärperiode, die schon nach unterschwelligen Reizen auftreten (ERLANGER und BLAIR 1931, HODGKIN und HUXLEY 1952 a, b, c).

f) Die repetitive Erregung.

Wie aus dem vorhergehenden Abschnitt und aus der Ionentheorie der Erregung hervorgeht, können markhaltige Nervenfasern durch katelektrotonische Senkung des Membranpotentials in repetitive Aktivität versetzt werden, falls sie eine geringe Akkommodation (bzw. ein kleines μ) aufweisen. Dieser Zustand scheint bei Nervenfasern in vivo stets vorhanden zu sein und nach Ausschneiden der Nerven aus dem tierischen Organismus oder nach Verlust der Blutversorgung zu verschwinden. Markhaltige Nervenfasern von Fröschen zeigen nur ausnahmsweise und meistens bei Sommerfröschen repetitive Aktivität. Dagegen ist durch Calciumentzug oder durch Anwendung von Pharmaka, welche die Akkommodation herabsetzen (s. S. 153), die Bildung repetitiver Reizbeantwortung auch an isolierten Nervenfasern zu erzielen. Analog zu entsprechenden Untersuchungen an marklosen Nervenfasern kann geschlossen werden, daß markhaltige Nervenfasern unter bestimmten Bedingungen periodische Erregbarkeitsänderungen durchmachen, wie dies am markhaltigen Nerven bereits durch die Untersuchungen von ERLANGER und BLAIR (1935), MONNIER und COPPÉE (1939), BRINK und Mitarbeiter (1946) und MONNIER (1949) gefunden wurde. SATO und USIYAMA (1950) schließen aus ihren Untersuchungen, daß die natürliche Frequenz der markhaltigen Nervenfasern von Kröten in der Größenordnung von 50—100 Schwingungen je Sekunde liege, während BRINK und Mitarbeiter 200 Schwingungen je Sekunde für den Froschnerven bei Zimmertemperatur angeben. TASAKI (1950d) gibt eine mathematische Ableitung der repetitiven Erregung aus seiner Erregungstheorie, soweit sie durch Gleichspannungen erzeugt werden.

Beim Arbeiten mit einzelnen Nervenfasern macht man häufig die Feststellung, daß beim Eintrocknen der Ringerlösung um einen Schnürring herum spontane Aktivität und repetitive Erregung auftreten, die immer mit einer Verlängerung der Potentialrückkehr der Aktionspotentiale, ähnlich dem durch Veratrin erzeugten negativen Nachpotential, einhergehen Für diese Feststellung fehlt bis heute eine Erklärung.

Die Ionentheorie der Erregung wird auch der repetitiven Aktivität gerecht. Sie gibt eine Erklärung für die von COLE und BAKER (1941) festgestellte induktive Komponente der Membranimpedanz, die übrigens von COLE selbst (1947, 1949) als direkte Konsequenz der nichtlinearen Eigenschaften erregbarer Membranen gedeutet wurde. Die bisher untersuchten Membranen haben Gleichrichtereigenschaften, die nicht unmittelbar bei Beginn des Stromflusses, sondern erst nach einer gewissen Verzögerung, entstehen. Sehr wahrscheinlich ist dieser Gleichrichtereffekt das Resultat der durch die Beeinflussung des Membranpotentials erzeugten Permeabilitätsänderungen. Das nichtlineare Verhalten des Membranwiderstandes bei Senkung des Membranpotentials läßt sich sehr wohl durch die verzögerte Zunahme der Kaliumpermeabilität erklären. Die Stromzunahme beim Anlegen einer bestimmten Spannung würde der verzögerten Stromzunahme beim Passieren einer Selbstinduktion entsprechen. Die zeitlich etwas verschobenen Veränderungen der Natriumpermeabilität in Abhängigkeit vom angelegten Potential können zusammen mit den erwähnten nichtlinearen Eigenschaften des Ausstromes von Kalium zur Erklärung der oszillatorischen Tendenz des Erregungsmechanismus herangezogen werden (HODGKIN 1951).

g) Gegenargumente zur saltorischen Erregungsleitung.

Zum Abschluß dieser Arbeit seien noch kurz die Argumente, die gegen die saltatorische Erregungsleitung und damit auch gegen die hier dargestellte elektrische Struktur der markhaltigen Nervenfaser vorgebracht worden sind, zusammengefaßt. Die vermeintliche Abwesenheit von RANVIERschen Schnürringen im Zentralnervensystem ist widerlegt (s. S. 94). Die von verschiedenen Autoren (SANDERS und WHITTERIDGE 1946, V. MURALT 1946, KORNMÜLLER 1947, LEHMANN 1951) postulierte Abhängigkeit der Leitungsgeschwindigkeit markhaltiger Nervenfasern von der Internodallänge im Sinne einer direkten Proportionalität läßt sich theoretisch nicht rechtfertigen. Zahlreiche Arbeiten (s. S. 95) haben die Abhängigkeit der Internodallänge vom Faserdurchmesser erwiesen. Die Leitungszeit in normalen Internodien, d. h. die für die Ausbreitung der Potentialwelle von einem Schnürring zum nächsten benötigte Zeitspanne, ist, nach experimentellen Befunden (TASAKI u. a. 1943) und theoretischen Überlegungen (RUSHTON 1951) von der Internodallänge unabhängig und konstant. Unter normal verstehe ich, daß das Verhältnis zwischen Axondurchmesser und Außendurchmesser in der Größenordnung von 0,6 liegt. Die Tatsache, daß SANDERS und WHITTERIDGE (1946) an regenerierten Nervenfasern, bei denen dieses Verhältnis offensichtlich gestört war, doppelt so viele Schnürringe je Längeneinheit für einen gegebenen Durchmesser gefunden haben, ohne daß eine meßbare Veränderung der Leitungsgeschwindigkeit gegenüber normalen Fasern beobachtet wurde, ist kein stichhaltiges Argument gegen die saltatorische Erregungsleitung. Wie HUXLEY und STÄMPFLI (1949a) aus theoretischen Erwägungen und FRANCK (1951) auf Grund von Modellversuchen am LILLIEschen Nervenmodell experimentell gezeigt haben, durchläuft die Kurve der Leitungsgeschwindigkeiten in Abhängigkeit von der Internodaldistanz für einen gegebenen Durchmesser ein breites Maximum. Die elektrischen Daten der markhaltigen Nervenfaser sprechen dafür, daß durch natürliche Auswahl ihre Internodallänge etwas oberhalb des Optimums liegen. Eine wesentliche Abnahme der Leitungsgeschwindigkeit bei Verkürzung der Internodallänge auf die Hälfte und gleichbleibendem Außendurchmesser der Faser wäre schon aus diesem Grunde nicht zu erwarten, ganz abgesehen davon, daß die Beziehung zwischen Axondurchmesser und Außendurchmesser bei regenerierten Fasern sich ebenfalls verändert.

Ein weiterer Einwand stammt von AUTRUM und SCHNEIDER (1950a, b) und von SCHNEIDER (1950). Diese Autoren beobachteten einen reversiblen Kälteblock, sowohl bei Abkühlung des Internodiums wie auch der Schnürringe, ferner eine Blockierung der Erregungsleitung durch Druck auf ein Internodium. Sie vermuteten, ihre Resultate seien auch mit der Vorstellung vereinbar, daß die Erregung durch den Achsenzylinder geleitet werde und wie ein Eisenbahnzug, der durch eine Reihe von Tunneln fährt, nur an den Schnürringen beobachtet werden könne. FRANKENHÄUSER und SCHNEIDER (1951) haben aber anschließend selbst den Gegenbeweis zugunsten der saltatorischen Erregungsleitung erbracht und zum mindesten für den durch Druck erzeugten Block die Erklärung gegeben. Der Druck bewirkt eine reversible Durchlässigkeitserhöhung der Markscheide, wodurch angeblich der benachbarte Schnürring depolarisiert wird. Das früher zitierte Experiment von HUXLEY und TASAKI (1951) (s. S. 81) würde als andere Möglichkeit den kapazitiven Kurzschluß für den Aktionsstrom offenlassen, falls durch das Beiseiteschieben des Myelins nicht eine große Erniedrigung des Gleichstromwiderstands, aber eine Erhöhung der Kapazität entstehen sollte. Auch dann würde im der Druckeinwirkung ausgesetzten Internodium nur noch ein monophasischer Aktionsstrom entstehen, da die Intensität der Aktionsstroms- bzw. Potentialänderung am nächsten Schnürring unterschwellig geworden wäre. Einen Beweis für die eine oder die andere Alternative ergäbe die Schwellenmessung an den Schnürringen beidseits der Druckeinwirkung. Für den Kälteblock haben HODLER, STÄMPFLI und TASAKI (1951) die notwendige Nachprüfung unternommen. Die Amplitude des Aktionsstroms längs des gekühlten Internodiums nimmt sofort nach Beginn der Abkühlung proportional dem Abkühlungsgrad ab, ohne daß sich die Dauer des Aktionsstroms wesentlich ändert. Der Längswiderstand des Achsenzylinders nimmt also bei der Abkühlung stark zu. Ein Block ohne entsprechende Abkühlung der benachbarten Schnürringe kann nicht erzeugt werden. Es sprechen keinerlei Gründe zugunsten eines aktiven Vorgangs im Internodium, da die Temperaturabhängigkeit der Veränderung viel geringer ist, als die am ganzen Nerven und am Schnürring beobachtete.

BREMER (1949) hat in einer Diskussionsbemerkung seinem Erstaunen über die Verschiedenheit der von HUXLEY und STÄMPFLI (1949b) gemessenen Aktionsstromformen gegenüber dem klassischen Aktionspotential Ausdruck gegeben. Diesem Einwand sind TASAKI und MIZUGUCHI (1948) entgegengetreten, indem sie Aktionsströme von einem feinen Nervenstamm ableiteten, aus dem eine einzelne motorische Nervenfaser isoliert worden war. Die vom Nervenstamm abgeleiteten Aktionsströme unterschieden sich in keiner Weise von den mit Brückenisolatoren an der Einzelfaser registrierten.

LORENTE DE NÓ hat in Diskussionsbemerkungen zu den Befunden von HUXLEY und STÄMPFLI (1949b) geäußert, solange die saltatorische Erregungsleitung nicht im Nervenstamm nachgewiesen werden könne, sei es fraglich, ob es sich nicht um ein Verhalten handle, das erst durch die Isolierung einer einzelnen Nervenfaser provoziert werde und das in vivo gar nicht existiere. STÄMPFLI und ZOTTERMAN (1951) haben am intakten Hautnerven des Frosches periodische Maxima der Anstiegssteilheit von Aktionspotentialen gefunden, deren Distanz der aus der Leitungsgeschwindigkeit der betreffenden Einzelfasern zu erwartenden Internodallänge entsprach. FRANKENHÄUSER (1952) hat ebenfalls am intakten Nervenstamm den Beweis erbracht, daß bei Reizung einzelner Fasern ein nach innen gerichteter Membranstrom nur in regelmäßigen Abständen entsprechend der mutmaßlichen Internodallänge dieser Fasern gefunden wird.

Es sei deshalb abschließend festgestellt, daß alle Argumente gegen die saltatorische Erregungsleitung heute durch ein überzeugendes Beweismaterial widerlegt werden können, und daß kein Grund mehr vorhanden ist, an der Existenz dieses Erregungsleitungsprinzips zu zweifeln.

Literatur.

ADRIAN, E. D.: The temperature coefficient of the refractory period in nerve. J. of Physiol. **48**, 453 (1914).
— The mechanism of nervous action. London 1931.
—, and D. W. BRONK: The discharge of impulses in motor nerve fibres. Teil I: Impulses in single fibres of the phrenic nerve. J. of Physiol. **66**, 81 (1928).
AUTRUM, H. J., u. D. SCHNEIDER: Der Kälteblock der einzelnen markhaltigen Nervenfaser. Naturwiss. **37**, 21 (1950a).
— — Die Blockierung der Erregungsleitung in einzelnen markhaltigen Nervenfasern durch lokalen Druck. Naturwiss. **37**, 46 (1950b).
BAUD, C.-A.: La texture protofibrillaire du neurite. Acta anat. (Basel) **10**, 461 (1950).
— Ultrastructure de la fibre nerveuse en rapport avec sa fonction. Bull. Acad. Sci. Med. Suisse **8** (1952).
BERNARD, CLAUDE: Leçons sur la physiologie et la pathologie du système nerveux, Bd. 1, S. 168. Paris 1858.
BERNSTEIN, J.: Elektrobiologie. Braunschweig 1912.
BETHE, A.: Allgemeine Anatomie und Physiologie des Nervensystems. Leipzig 1903.
BISHOP, G. H., J. ERLANGER and H. S. GASSER: Distortion of action potentials as recorded from the nerve surface. Amer. J. Physiol. **78**, 592 (1926).
BLINKS, L. R.: The effect of current flow on bioelectrical potential, III. Nitella. J. Gen. Physiol. **20**, 229 (1936).
BONHOEFFER, K. F.: Activation of passive iron as a model for the excitation of nerve. J. Gen. Physiol. **32**, 69 (1948).
— Über das elektromotorische Verhalten von Eisen. Z. Elektrochem. angew. physik. Chem. **55**, 151 (1951).
—, u. U. F. FRANCK: Über die elektrolytische und die chemische Passivierung und Aktivierung von Eisen. Z. Elektrochem. angew. physik. Chem. **55**, 180 (1951).

BONHOEFFER, K. F. u. K. J. VETTER: Zur Aktivierung und Repassivierung von passivem Eisen in Salpetersäure. Z. physik. Chem. **196**, 127 (1950).

BOOTH, J., A. v. MURALT u. R. STÄMPFLI: The photochemical action of ultra-violet light on isolated single nerve fibres. Helvet. physiol. Acta **8**, 110 (1950).

BOYLE, P. J., and E. J. CONWAY: Potassium accumulation in muscle and associated changes. J. of Physiol. **100**, 1 (1941).

BREMER, F.: Diskussionsbemerkung zu HUXLEY u. STÄMPFLI (1949b). Arch. Sci. physiol. **3**, 321 (1949).

BRINK, F., D. W. BRONK and M. G. LARRABEE: Chemical excitation of nerve. Ann. New York Acad. Sci. **47**, 327 (1946).

CAJAL, S. R.: Histologie du système nerveux, Bd. 1, S. 269—275. Paris 1909.

CAUSEY, G.: The effect of pressure on nerve-fibre size. J. of Anat. **83**, 32 (1949).

—, and E. PALMER: Early changes in the shape and size of nerve fibres after crushing. J. of Anat. **84**, 406 (1950).

COLE, K. S.: Four lectures on biophysics. Rio de Janeiro Instituto de Biofisica da Universidade do Brasil 1947.

— Some physical aspects of bioelectrical phenomena. Proc. Nat. Acad. Sci. U.S.A. **35**, 558 (1949).

— Rectification and induction in the squid giant axon. J. Gen. Physiol. **25**, 29 (1941).

—, and R. F. BAKER: Longitudinal impedance of the squid giant axon. J. Gen. Physiol. **24**, 771 (1941).

—, and H. J. CURTIS: Electric impedance of nerve and muscle. Cold Spring Harbor Symp. Quant. Biol. **4**, 73 (1936).

— — Electric impedance of Nitella during activity. J. Gen. Physiol. **22**, 37 (1938).

— — Electric impedance of the squid giant axon during activity. J. Gen. Physiol. **22**, 649 (1939).

— — Membrane potential of the squid giant axon during current flow. J. Gen. Physiol. **24**, 551 (1941).

—, and A. L. HODGKIN: Membrane and protoplasm resistance in the squid giant axon. J. Gen. Physiol. **22**, 671 (1939).

COX, R. T., C. W. COATES and M. V. BROWN: Electrical characteristics of electric tissue. Ann. New York Acad. Sci. **47**, 487 (1946).

CRESCITELLI, F.: Nerve sheath as a barrier to the action of certain substances. Amer. J. Physiol. **166**, 229 (1951).

—, and T. A. GEISSMAN: Certain effects of antihistamines and related compounds on frog nerve fibers. Amer. J. Physiol. **164**, 509 (1951).

DRAPER, M. H., and S. WEIDMANN: Cardiac resting and action potentials recorded with an intracellular electrode. J. of Physiol. **115**, 74 (1951).

ENGELMANN, TH. W.: Vergleichende Untersuchungen zur Lehre von der Muskel- und Nervenelektrizität. Pflügers Arch. **15**, 116 (1877).

ENGSTRÖM, A., and H. LÜTHY: The distribution of mass and lipoids in the single nerve fiber. Exper. Cell. Res. **1**, 143 (1950).

ERLANGER, J., and E. A. BLAIR: The irritability changes in nerve in response to subthreshold induction shocks, and related phenomena, including the relatively refractory phase. Amer. J. Physiol. **99**, 108 (1931).

— — Manifestations of segmentation in myelinated axons. Amer. J. Physiol. **110**, 287 (1934).

— — Observations on repetitive responses in axons. Amer. J. Physiol. **114**, 328 (1935).

— — The action of isotonic, salt-free solutions on conduction in medullated nerve fibres. Amer. J. Physiol. **124**, 341 (1938).

—, and H. S. GASSER: Electrical signs of nervous activity. Philadelphia 1937.

FEINDEL, W. H., and A. C. ALLISON: Nodes in the central nervous system. Nature (Lond.) **163**, 449 (1949).

FEINDEL, W. H., A. C. ALLISON, and G. WEDDELL: Intravenous methylene blue for experimental studies of the central nervous system. J. Neurol. Neurosurg. Psychiat. 11, 227 (1948).
— D. C. SINCLAIR and G. WEDDELL: A new method for investigating the nervous system. Brain 70, 495 (1947).
FENG, T. P., and R. W. GERARD: Mechanism of nerve asphyxiation; with a note on the nerve sheath as diffusion barrier. Proc. Soc. Exper. Biol. a. Med. 27, 1073 (1930).
—, and Y. M. LIU: The connective tissue sheath of nerve as an effective diffusion barrier. J. Cellul. a. Comp. Physiol. 34, 1 (1949).
FENN, W. O.: Electrolytes in muscle. Physiologic. Rev. 16, 450 (1936).
— D. M. COBB, A. H. HEGNAUER and B. S. MARSH: Electrolytes in nerve. Amer. J. Physiol. 110, 74 (1934).
FERNÁNDEZ-MORÁN, H.: Electron microscope observations on the structure of the myelinated nerve fiber sheath. Exper. Cell. Res. 1, 143 (1950a).
— Sheath and axon structures in the internode portion of vertebrate myelinated nerve fibers. Exper. Cell. Res. 1, 309 (1950b).
— Diffraction of electrons by structures resembling myelin lamellae. Exper. Cell. Res. 2, 673 (1951).
— The submicroscopic organization of vertebrate nerve fibers as revealed by electron microscopy. Diss. Uppsala 1952.
FESSARD, A.: Some basic aspects of the activity of electric plates. Ann. New York Acad. Sci. 47, 501 (1946).
FORBES, A.: Diskussion zu C. C. SPEIDEL. Cold Spring Harbor Symp. Quant. Biol. 4, 13 (1936).
FRANCK, U. F.: Elektrochemische Modelle zur saltatorischen Nervenleitung. Z. Elektrochem. angew. physik. Chem. 55, 535 (1951).
FRANKENHÄUSER, B.: J. of Physiol. im Druck (1952).
—, and D. SCHNEIDER: Some electrophysiological observations on isolated single myelinated nerve fibers (saltatory conduction). J. of Physiol. 115, 177 (1951).
FRY, W. J., and R. B. FRY: A possible mechanism involved in the conduction process of thin sheated nerves. J. Cellul. a. Comp. Physiol. 36, 229 (1950).
FUJITA, M., and I. TASAKI: Action currents of single nerve fibers as modified by temperature changes. J. of Neurophysiol. 11, 311 (1948).
GASSER, H. S., and H. GRUNDFEST: Axon diameters in relation to the spike dimensions and the conduction velocity in mammalian A fibers. Amer. J. Physiol. 127, 393 (1939).
GERARD, R. W.: Nerve metabolism. Physiologic. Rev. 12, 469 (1932).
GRAY, J. A. B., u. G. SVAETICHIN: Electrical properties of platinum tipped microelectrodes in Ringers solution. Acta physiol. scand. (Stockh.) 24, 278 (1951).
GUTTMAN, R.: Electrical impedance of muscle at cut and uncut surfaces. J. Cellul. a. Comp. Physiol. 18, 403 (1941).
HARREVELD, A. VAN: The potassium permeability of the myelin sheath of vertebrate nerve. J. Cellul. a. Comp. Physiol. 35, 331 (1950).
HERMANN, L.: Beiträge zur Physiologie und Physik des Nerven. Pflügers Arch. 109, 95 (1905).
HERTZ, H.: Action potential and diameter of isolated nerve fibres under various conditions. Acta physiol. scand. (Stockh.) 13, Suppl. 43, 1 (1947).
HESS, A., and J. Z. YOUNG: Nodes of RANVIER in the central nervous system. J. of Physiol. 108, 52 P (1949).
HILL, A. V.: Excitation and accommodation in nerve. Proc. Roy. Soc. Lond., Ser. B 119, 305 (1936).
HILL, D. K.: The effect of stimulation on the opacity of a crustacean nerve trunk and its relation to fibre diameter. J. of Physiol. 111, 283 (1950).

Hodgkin, A. L.: Evidence for electrical transmission in nerve. I u. II. J. of Physiol. **90**, 183 (1937).
— The subtreshold potentials in crustacean nerve fibre. Proc. Roy. Soc. Lond., Ser. B **126**, 78 (1938).
— The ionic basis of electrical activity in nerve and muscle. Biol. Rev. Cambridge Philos. Sec. **26**, 339 (1951).
— and A. F. Huxley: Currents carried by sodium and potassium ions through the membrane of the giant axon of Loligo. J. of Physiol. **116**, 449 (1952a).
— — The components of membrane conductance in the giant axon of Loligo. J. of Physiol. **116**, 473 (1952b).
— — The dual effect of membrane potential on sodium conductance in the giant axon of Loligo. J. of Physiol. **116**, 497 (1952c).
— — and B. Katz: Ionic currents underlying activity in the giant axon of the squid. Arch. Sci. Physiol. **3**, 129 (1949).
— — — Measurement of current-voltage relations in the membrane of the giant axon Loligo. J. of Physiol. **116**, 424 (1952).
— and B. Katz: The effect of sodium ions of the electrical activity of the giant axon of the squid. J. of Physiol. **108**, 37 (1949).
Hodler, J., R. Stämpfli u. I. Tasaki: Über die Wirkung internodaler Abkühlung auf die Erregungsleitung in der isolierten markhaltigen Nervenfaser des Frosches. Pflügers Arch. **253**, 380 (1951).
— — — The rôle of the potential wave spreading along the myelinated nerve fiber in excitation and conduction. Amer. J. Physiol. im Druck (1952).
Höber, R.: Lehrbuch der Physiologie des Menschen. Bern 1939.
Hutton-Rudolph, M.: Photochemische Versuche an einzelnen Nervenfasern. Diss. Hallerianum Bern 1944.
Huxley, A. F.: Demonstration vor der Physiological Society of Great Britain 1948.
—, u. R. Stämpfli: Beweis der saltatorischen Erregungsleitung im markhaltigen peripheren Nerven. Hèlvet. physiol. Acta **6**, C 22 (1948).
— — Evidence for saltatory conduction in peripheral myelinated nerve fibres. J. of Physiol. **108**, 315 (1949a).
— — Saltatory transmission of the nervous impulse. Arch. Sci. Physiol. **3**, 435 (1949b).
— — Direkte Bestimmung des Membranpotentials der markhaltigen Nervenfaser in Ruhe und Erregung. Helvet. physiol. Acta **8**, 107 (1950).
— — Direct determination of membrane resting potential and action potential in single myelinated nerve fibres. J. of Physiol. **112**, 476 (1951a).
— — Effect of potassium and sodium on resting and action potential of single myelinated nerve fibres. J. of Physiol. **112**, 496 (1951b).
Kano, H., and I. Tasaki: Isolation of cutaneous and muscular afferent fibers. Proc. Jap. Physiol. Soc. 21. Verslg. Jap. J. Med. Sci. **9**, No 2 (1942).
Kato, G.: Microphysiology of nerve. Tokyo 1934.
— On the excitation, conduction and narcotisation of single nerve fibres. Cold Spring Harbor Symp. Quant. Biol. **4**, 202 (1936).
— Neuere Untersuchungen an einzelnen Nervenfasern. Abh. exakt. Biol. **1941**, H. 2, 121.
Katz, B.: Experimental evidence for a non-conducted response of nerve to subthreshold stimulation. Proc. Roy. Soc. Lond., Ser. B **124**, 244 (1937).
— Electric excitation of nerve. Oxford 1939.
— Impedance changes in frog's muscle associated with electrotonic and „endplate" potentials. J. of Neurophysiol. **5**, 169 (1942).
Key, A., u. G. Retzius: Studien in der Anatomie des Nervensystems und des Bindegewebes, Bd. 2, S. 102. Stockholm: Samson u. Wallin 1876.
Kölliker, A.: Handbuch der Gewebelehre des Menschen, Bd. 2, S. 4. Leipzig 1896.
Kornmüller, A. E.: Die Elemente der nervösen Tätigkeit. Stuttgart 1947.
Kubo, M., u. Ono (1934): Zit. nach Kato 1941.

Kuffler, S. W.: A second motor nerve system to frog skeletal muscle. Proc. Soc. Exper. Biol. a. Med. **63**, 21 (1946).

—, and R. W. Gerard: The small-nerve motor system to skeletal muscle. J. of Neurophysiol. **10**, 383 (1947).

— Y. Laporte and R. E. Ransmeier: The function of the frog's small-nerve motor system. J. of Neurophysiol. **10**, 395 (1947).

— — — Reflex activity of the frog's small-nerve motor system. Federat. Proc. **6**, No 1 (1947).

Laporte, Y.: Conduction continue dans les fibres nerveuses myélinées périphériques. Abstr. 18. Internat. Physiol.-Congr., 1950, S. 327.

— De la conduction continue dans les fibres nerveuses myélinisées périphériques. J. Physiol. et Path. gén. **42**, 463 (1950b).

— Continuous conduction of impulses in peripheral myelinated nerve fibers. J. Gen. Physiol. **35**, 343 (1951).

Lehmann, H. J.: Das quantitative Verhalten der Nervensegmente und die Theorie der saltatorischen Erregungsleitung. Z. Zellforsch. **36**, 273 (1951).

Lillie, R. S.: Protoplasmic action and nervous action. Chicago: University Press 1923.

— Factors affecting transmission and recovery in the passive iron nerve model. J. Gen. Physiol. **7**, 473 (1925).

Ling, G., and R. W. Gerard: The normal membrane potential of frog sartorius fibres. J. Cellul. a. Comp. Physiol. **34**, 382 (1949).

Lloyd, D. P., and Hsiang-Tung Chang: Afferent fibers in muscle nerves. J. of Neurophysiol. **11**, 199 (1948).

Lorente de Nó, R.: A study of nerve physiology. I u. II. Stud. Rockefeller Inst. **131** u. **132** (1947).

— On the effect of certain quaternary ammonium ions upon frog nerve. J. Cellul. a. Comp. Physiol. **33**, Suppl. 1 (1949).

— The ineffectiveness of the connective tissue sheath of nerve as a diffusion barrier. J. Cellul. a. Comp. Physiol. **35**, 195 (1950).

Lüthy, H.: Optische Interpretation der Quermembran im Ranvierschen Schnürring. Experientia (Basel) **6**, 381 (1950).

— Absorptionsspektrophotometrie markloser und markhaltiger Nervenfasern im natürlichen und polarisierten ultravioletten Licht. Pflügers Arch. **253**, 477 (1951).

Lullies, H.: Über die Polarisation in Geweben. III. Mitteilung. Die Polarisation im Nerven. II. Pflügers Arch. **225**, 87 (1930).

Marmont, G.: Studies on the axon membrane. I. A new method. J. Cellul. a. Comp. Physiol. **34**, 351 (1949).

Monnier, A. M.: Les bases physico-chimiques de l'action du calcium sur l'activité nerveuse. Arch. Sci. Physiol. **3**, 55 (1949).

—, et G. Coppée: Nouvelles recherches sur la résonance des tissus excitables. I. Relations entre la rythmicité de la réponse nerveuse et la résonance. Arch. internat. Physiol. **48**, 129 (1939).

Mullins, L. J.: Uptake of phosphate by frog axons. Federat. Proc. **9**, 93 (1950).

Muralt, A. v.: Zusammenhänge zwischen physikalischen und chemischen Vorgängen bei der Muskelkontraktion. Erg. Physiol. **37**, 406 (1935).

— Polarographischer und optischer Nachweis des Austrittes von Aktionssubstanzen aus einem künstlichen Nervenquerschnitt. Helvet. physiol. Acta **1**, C 20 (1943).

— Die Signalübermittlung im Nerven. Basel 1946.

— The submicroscopic structure of the peripheral nerve. Proc. 6. Internat. Congr. Exper. Cytology 1947a.

— Über die Bedeutung der Quermembran des markhaltigen Nerven für die saltatorische Fortpflanzung der Erregungswelle. Helvet. physiol. Acta **5**, C 45 (1947b).

Muralt, A. v.: Photochemische Versuche an einzelnen Nervenfasern. Bull. schweiz. Akad. med. Wiss. **6**, 205 (1950).

Nastuk, W. L., and A. L. Hodgkin: The electrical activity of single muscle fibres. J. Cellul. a. Comp. Physiol. **35**, 39 (1950).

Nauck, E. Th.: Bemerkungen über den mechanisch-funktionellen Bau des Nerven. Anat. Anz. (Erg.-H.) **72**, 260 (1931).

Parrack, H. O.: Excitability of the excised and circulated frog's sciatic nerve. Amer. J. Physiol. **130**, 481 (1940).

Pfaffmann, C.: Potentials in the isolated medullated axon. J. Cellul. a. Comp. Physiol. **16**, 407 (1940).

Pflüger, E.: Physiologie des Elektrotonus. Berlin 1859.

Pumphrey, R. J., and J. Z. Young: The rates of conduction of nerve fibres of various diameters in cephalopods. J. of exper. Biol. **15**, 453 (1938).

Ranvier, L.: Traité téchnique d'histologie. Paris 1875.

Rashbass, C., and W. A. H. Rushton: The relation of structure to the spread of excitation in the frog's sciatic trunk. J. of Physiol. **110**, 110 (1949).

Rein, H.: Physiologie des Menschen. Berlin 1947.

Rexed, B., and P. Therman: Caliber spectra of motor and sensory nerve fibres to flexor and extensor muscles. J. of Neurophysiol. **11**, 133 (1948).

Rice, L. H., and H. Davis: Uniformity of narcosis in peripheral nerve. Amer. J. Physiol. **87**, 73 (1928).

Ritter, I. W.: Beiträge zur näheren Kenntnis des Galvanismus, Bd. 2. Jena 1802. Zit. bei E. Pflüger, Physiologie des Elektrotonus. Berlin 1859.

Robertis, E. de, and F. O. Schmitt: An electron microscope analysis of certain nerve axon constituents. J. Cellul. a. Comp. Physiol. **31**, 1 (1948).

Rössel, W.: Der Einfluß der Nervenhüllen auf die elektrolytische Polarisation und die Erregbarkeit des Frosch-Ischiadicus. Pflügers Arch. **246**, 543 (1943).

Rosenblueth, A., N. Wiener, W. Pitts and J. Garcia Ramos: An account of the spike potential of axons. J. Cellul. a. Comp. Physiol. **32**, 275 (1948).

Rozsa, G., C. Morgan, A. Szent-Györgyi and R. W. G. Wyckoff: The electron microscopy of myelinated nerve. Biochim. et Biophysica Acta **6**, 13 (1950a).

—, — — — The electron microscopy of sectioned nerve. Science **112**, 42 (1950).

Rushton, W. A. H.: Excitation of bent nerve. J. of Physiol. **65**, 173 (1928).

— Initiation of the propagated disturbance. Proc. Roy. Soc. Lond., Ser. B **124**, 210 (1937).

— A theory of the effects of fibre size in medullated nerve. J. of Physiol. **115**, 101 (1951).

Sakamoto, S.: Elektrische Reizung einer einzelnen motorischen Nervenfaser durch Gleichspannung. Pflügers Arch. **231**, 489 (1933).

Sanders, F. K., and D. Whitteridge: Conduction velocity and myelin thickness in regenerating nerve fibres. J. of Physiol. **105**, 152 (1946).

Sato, M.: Comparative measurements of accommodation in two nerve fibers of different sizes. Jap. J. Physiol. **1**, 309 (1951).

— M. Nadao, Ch. Terauchi, T. Yamanaka and M. Matsumoto: The accommodation curves of nerve and nerve fiber, with special reference to the „breakdown of accommodation", and the effects of Veratrine, Guanidine and Aconitine upon them. Jap. J. Physiol. **1**, 255 (1951).

—, and J. Usiyama: On the relation of strength-frequency curve in excitation by low frequency A. C. to the minimal gradient of the nerve fiber. Jap. J. Physiol. **1**, 141 (1950).

Sjöstrand, F.: An electron microscope study of the retinal rods of the guinea pig eye. J. Cellul. a. Comp. Physiol. **33**, 383 (1949).

— Electron-microscopic demonstration of a membrane structure isolated from nerve tissue. Nature (Lond.) **165**, 482 (1950).

SJÖSTRAND, F.: A method for making ultra-thin tissue sections for electron microscopy at high resolution. Nature (Lond.) **168**, 646 (1951).
SCHMITT, F. O.: The ultrastructure of the nerve myelin sheath. Multiple sclerosis and the demyelinating diseases. **28**, 247 (1950a).
— The structure of the axon filaments of the giant nerve fibers of Loligo and Myxicola. J. of Exper. Zool. **113**, 499 (1950b).
—, and B. B. GEREN: The fibrous structure of the nerve axon in relation to the localization of „neurotubules". J. of Exper. Med. **91**, 499 (1950).
SCHMITZ, W., u. H. SCHÄFER: Zum Nachweis der Polarisationskapazität am Nerven. Pflügers Arch. **232**, 20 (1933).
SCHNEIDER, D.: Die lokale Reizung und Blockierung im Internodium der isolierten markhaltigen Nervenfaser des Frosches. Z. vergl. Physiol. **32**, 507 (1950).
— Die Dehnbarkeit der markhaltigen Nervenfaser des Frosches in Abhängigkeit von Funktion und Struktur. Z. Naturforsch. **7**b, 38 (1952).
SCHOEPFLE, G. M., and J. ERLANGER: The action of temperature on the excitability, spike height and configuration and the refractory period observed in the responses of single medullated nerve fibers. Amer. J. Physiol. **134**, 694 (1941).
SCHRIEVER, H.: Über Einschleichen von Strom. Z. Biol. **93**, 123 (1932).
—, u. R. CEBULLA: Über die Erregbarkeitsänderung des Nerven beim Übergang von nicht-rhythmischer zu rhythmischer Reizbeantwortung. Pflügers Arch. **241**, 1 (1938).
STÄMPFLI, R.: Untersuchungen an der einzelnen lebenden Nervenfaser des Froschs. Helvet. physiol. Acta **4**, 411 (1946).
— La segmentation de la fibre nerveuse myélinisée. J. de Physiol. **40**, 313 A (1948).
—, u. Y. ZOTTERMANN: Nachweis der saltatorischen Erregungsleitung am intakten Nervenstamm. Helvet. physiol. Acta **9**, 208 (1951).
SVAETICHIN, G.: A combination of microscopes and micro-manipulators for electrophysiological investigations on single nerve cells. Acta physiol. scand. (Stockh.) **24**, Suppl. 86 (1951).
— Low resistance micro-electrodes. Acta physiol. scand. (Stockh.) **24**, Suppl. 86 (1951).
TAKEUCHI, T., u. I. TASAKI: Übertragung des Nervenimpulses in der polarisierten Nervenfaser. Pflügers Arch. **246**, 32 (1942).
TASAKI, I.: The strength-duration relation of the normal polarized and narcotized nerve fiber. Amer. J. Physiol. **125**, 367 (1939a).
— Electric stimulation and the excitatory process in the nerve fiber. Amer. J. Physiol. **125**, 380 (1939b).
— The electro-saltatory transmission of the nerve impulse and the effect of narcosis upon the nerve fiber. Amer. J. Physiol. **127**, 211 (1939c).
— Mikrophysiologische Untersuchung über die Grundlage der Erregungsleitung in der markhaltigen Nervenfaser. Pflügers Arch. **244**, 125 (1940).
— Das Schwellenabsinken bei Reizung einer Nervenfaser mit kurzen Stromstößen. Pflügers Arch. **245**, 665 (1942).
— Collision of two nerve impulses in the nerve fibre. Biochim. et Biophysica Acta **3**, 494 (1949a).
— The excitatory and recovery processes in the nerve fibre as modified by temperature changes. Biochim. et Biophysica Acta **3**, 498 (1949b).
— Electrical excitation of the nerve fiber. Teil I. Excitation by linearly increasing currents. Jap. J. Physiol. **1**, 1 (1950a).
— Nature of the local excitatory state in the nerve fiber. Jap. J. Physiol. **1**, 75 (1950b).
— The threshold conditions in electrical excitation of the nerve fiber. Teil I. Cytologia **15**, 205 (1950c).
— The threshold conditions in electrical excitation of the nerve fiber. Teil II. Cytologia **15**, 219 (1950d).
—, and M. FUJITA: Action currents of single nerve fibers as modified by temperature changes. J. of Neurophysiol. **11**, 311 (1948).

Tasaki, I.: K. Ishii and H. Ito: On the relation between the conduction-rate, the fibre-diameter and the internodal distance of the medullated nerve fibre. Jap. J. Med. Sci. **9**, 189 (1943).
—, and H. Kano: Isolation of slow motor fiber. Proc. Jap. Physiol. Soc. 21. Verslg. Jap. J. Med. Sci., Trans. Biophysics **9**, No 2 (1942).
—, and K. Mizuguchi: Response of single Ranvier nodes to electrical stimuli. J. of Neurophysiol. **11**, 295 (1948).
— — The changes in the electric impedance during activity and the effect of alkaloids and polarisation upon bioelectric processes in the myelinated nerve fibre. Biochim. et Biophysica Acta **3**, 484 (1949).
— — and K. Tasaki: Modification of the electric response of a single Ranvier node by narcosis, refractoriness and polarisation. J. of Neurophysiol. **11**, 305 (1948).
—, and K. Mizutani: Comparative studies on the activities of the muscle evoked by two kinds of motor nerve fibres. Teil I. Myographic studies. Jap. J. Med. Sci., Trans. Biophysics **10**, 237 (1944).
—, and M. Sakaguchi: Electrical excitation of the nerve fiber. Teil II. Excitation by exponentially increasing currents. Jap. J. Physiol. **1**, 7 (1950).
—, and M. Sato: On the relation of the strength-frequency curve in excitation by alternating current to the strength-duration and latent addition curves of the nerve fiber. J. Gen. Physiol. **34**, 373 (1951).
—, u. T. Takeuchi: Der am Ranvierschen Knoten entstehende Aktionsstrom und seine Bedeutung für die Erregungsleitung. Pflügers Arch. **244**, 696 (1941).
— — Weitere Studien über den Aktionsstrom der markhaltigen Nervenfaser und über die elektrosaltatorische Übertragung des Nervenimpulses. Pflügers Arch. **245**, 764 (1942).
—, and M. Tsukagoshi: Comparative studies on the activities of the muscle evoked by two kinds of motor nerve fibres. Teil II. Electromyogram. Jap. J. Med. Sci., Trans. Biophysics **10**, 245 (1944).
—, u. J. Ushiyama: Über den Effekt von Saponin und anderen Chemikalien auf die Erregungsleitung der einzelnen markhaltigen Nervenfaser. Helvet. physiol. Acta **8**, C 77 (1950).
Tasaki, N., and I. Tasaki: The electrical field which a transmitting nerve fiber produces in the fluid medium. Biochimica et Biophysica Acta **5**, 335 (1950).
Thomas, P. K., and J. Z. Young: Internode lengths in the nerves of fishes. J. of Anat. **83**, 336 (1949).
Tobias, J. M.: Qualitative observations on visible changes in single frog, squid and other axones subjected to electrical polarization. Implications for excitation and conduction. J. Cellul. a. Comp. Physiol. **37**, 91 (1951).
—, and S. Solomon: Opacity and diameter changes in polarized nerve. J. Cellul. a. Comp. Physiol. **35**, 25 (1950).
Tsunematsu: Zit. in I. Tasaki, Pflügers Arch. **245**, 665 (1942).
Valentin, G.: Die Zuckungsgesetze des lebenden Nerven und Muskels. Leipzig u. Heidelberg: Winter 1863.
Vizoso, A. D., and J. Z. Young: Internode length and fibre diameter in developing and regenerating nerves. J. of Anat. **82**, 110 (1948).
Weidmann, S.: Ein schnell registrierender Polarograph. Inaug.-Diss. Bern 1947.
— Initiation of break response in *Nitella*. Acta physiol. scand. (Stockh.) **19**, 230 (1949).
Weiss, P.: Damming of axoplasm in constricted nerve: a sign of perpetual growth in nerve fibers. Anat. Rec. **88**, 464 (1944).
—, and H. B. Hiscoe: Experiments on the mechanism of nerve growth. J. of Exper. Zool. **107**, 315 (1949).
Woodbury, J. W., and L. A. Woodbury: Membrane resting and action potentials from excitable tissues. Federat. Proc. **9**, 139 (1950).

WOODBURY, L. A., J. W. WOODBURY and H. H. HECHT: Membrane resting and action potentials of single cardiac muscle fibres. Circulation **1**, 264 (1950).
YAMAGIWA, K.: The active area in course of excitation conduction (observations on LILLIEs nerve model). Jap. Med. J. **1**, 439 (1948a).
— Interactions between active elements. Jap. Med. J. **1**, 557 (1948b).
— A model for the synapse (LILLIEs nerve model modified). Jap. Med. J. **2**, 38 (1949a).
— A special case of interaction (further observations on LILLIEs nerve model). Jap. Med. J. **2**, 93 (1949b).
— The conduction velocity in relation to the stimulation intensity and to the size of the activated area (observations on LILLIEs nerve model). Jap. Med. J. **2**, 217 (1949c).
— The interactions in various manifestations (observations on LILLIEs nerve model). Teil I. The accelerating action. Jap. J. Physiol. **1**, 40 (1951a).
— The interaction in various manifestations (observations on LILLIEs nerve model). Teil II. The effects on the distance travelled and the refractory period. Jap. J. Physiol. **1**, 48 (1951b).
— Facilitation and inhibition, model experiments and a new hypothesis. Jap. J. Physiol. **1**, 195 (1951c).
YOUNG, J. Z.: Narrowing of nerve fibres at the nodes of RANVIER. J. of Anat. **83**, 55 (1949).
— A. D. VIZOSO and P. H. SHEPHERD: The structure, spacing and significance of the nodes of RANVIER. 17. internat. Physiol.-Congr. Oxford 1947, S. 103.

Physiologie der Thermoreception.

Von

Herbert Hensel.

Mit 120 Textabbildungen.

Inhalt.
                                                            Seite

Einleitung 168
  I. Die Wärmebewegung in der lebenden Haut. 170
    A. Allgemeines. 170
    B. Wege des intracutanen Wärmetransportes 171
    C. Der Wärmestrom im stationären Zustand 172
      1. Das stationäre intracutane Temperaturgefälle 172
      2. Die Wärmeleitzahl der lebenden Haut 176
        a) Wärmeleitzahl und „Scheinleitzahl" 176
        b) Einfluß der Durchblutung und Durchfeuchtung. 178
    D. Der Wärmestrom im instationären Zustand 179
      1. Die Temperaturleitzahl der lebenden Haut 180
        a) Temperaturleitzahl und „Scheinleitzahl" 180
        b) Einfluß der Durchblutung und Durchfeuchtung. 182
      2. Die intracutane Temperaturbewegung bei vorgegebenem Temperatur-
        verlauf an der Hautoberfläche 183
        a) Anwendung theoretischer Ansätze auf die lebende Haut 183
        b) Periodische Temperaturänderungen. 185
        c) Einfache Temperatursprünge 187
        d) Doppelte Temperatursprünge 191
        e) Zeitlich lineare Temperaturänderungen und beliebige Temperatur-
          verläufe. 195
        f) Besonderheiten bei kleinen Reizflächen. 197
      3. Die Temperaturbewegung der Haut im Wasser 199
 II. Struktur des Sinnesfeldes und anatomische Grundlagen 201
    A. Topographie des Temperatursinnes 201
      1. Sinnespunkte. 202
      2. Sinnesfelder. 204
      3. Raumschwellen. 206
      4. Irradiation 207
    B. Physiologische Tiefenbestimmung der Thermoreceptoren. 207
      1. Subjektive Tiefenmessungen 208
      2. Elektrophysiologische Tiefenmessungen 210
    C. Zur Frage des anatomischen Substrates 212
      1. Spezifität der Hautsinne 212
      2. Versuche zur morphologischen Identifizierung der Temperatur-End-
        organe. 214
      3. Innervation der Receptoren 217
    D. Leitungsbahnen und Zentralorgane 221
      1. Afferente Bahnen. 221
      2. Verbindungen mit efferenten Bahnen 222

	Seite
a) Vasoconstriction	222
b) Vasodilatation, Schweißsekretion, Piloarrektion	223
c) Kältezittern	223
d) Sonstige Verbindungen	223

III. Allgemein-sinnesphysiologische Probleme 224
   A. Struktur der Temperaturwahrnehmung 224
      1. Allgemeines 224
      2. Wärme- und Kältewahrnehmung 225
      3. Die Heißempfindung 226
      4. Frieren und Schwüle 227
      5. Wärme- und Kälteschmerz 228
   B. Reizmetrik des Temperatursinnes 229
      1. Reiz und Empfindung 229
         a) Darstellung als Wahrscheinlichkeitsimplikation 229
         b) „Adäquater" Reiz 231
      2. Adaptation 232

IV. Die Bedingungen der Temperaturempfindung 235
   A. Temperatur und Zeit 235
      1. Konstante Reiztemperatur und Adaptation 235
      2. Zeitlich lineare Temperaturänderungen 238
         a) Lineare Temperaturänderungen bei konstanter Ausgangstemperatur 239
         b) Lineare Temperaturänderungen bei variabler Ausgangstemperatur . . 241
      3. Temperatur-Nachempfindungen 243
   B. Die Reizfläche 246
      1. Größte Flächen (ganzer Körper) 247
      2. Mittelgroße Flächen 248
         a) Flächenwirkung bei konstanten Temperaturen 248
         b) Flächenwirkung bei linearen Temperaturänderungen 249
      3. Kleinste Flächen (Sinnespunkte) 250
   C. Der räumliche intracutane Temperaturgradient 252
   D. Inadäquate Reize 255
      1. Thermische Reize („Paradoxe" Empfindungen) 255
      2. Chemische und andere Reize 255
   E. Organzustand und Umstimmung 257
      1. Umstimmung der Thermoreceptoren 257
         a) Akklimatisation 257
         b) Nervöse Einflüsse 260
      2. Umstimmung der Zentralorgane 261
         a) Aufmerksamkeit 261
         b) Hypnose 262
         c) Sonstige Einflüsse 262

V. Elektrophysiologie der Temperaturnerven 263
   A. Untersuchungen an Kaltblütern 263
   B. Die Temperaturimpulse im Warmblüternerven 266
      1. Impulse aus den Thermoreceptoren der Zunge 267
      2. Impulse aus den Thermoreceptoren der äußeren Haut 271
   C. Quantitative Beziehungen zwischen Temperaturbewegung und Kaltreceptorenentladung 272
      1. Entladung bei konstanten Temperaturen 273
      2. Entladung bei zeitlichen Temperaturänderungen 280
         a) Kältesprünge 280
         b) Wärmesprünge 282
         c) Langsame Temperaturänderungen 284

	Seite
3. Versuche mit umgekehrtem Temperaturgradienten	286
4. „Paradoxe" Erregung	289
D. Entladung der Warmreceptoren	291
E. Impulse der Thermoreceptoren bei chemischer Erregung	291
F. Erregung der mechanosensiblen Fasern durch thermische Reize	296
VI. Theorie der Thermoreception	301
A. Diskussion der Temperatursinnestheorien	301
1. Temperatur-Theorien	301
2. Zeitgradienten-Theorien	303
3. Raumgradienten-Theorien	303
B. Die zentrale Schwelle	304
1. Zeitliche und räumliche Summation	305
2. Sinnesphysiologische Bedeutung der zentralen Schwelle	305
C. Zum Problem der Receptorenenergetik	306
D. Der Erregungsvorgang der Thermoreceptoren	308
1. Chemische Theorien	308
2. Formale Darstellung der Receptorenerregung	309
a) Receptorenentladung bei konstanter und veränderlicher Temperatur	309
b) Einige Folgerungen aus den theoretischen Ansätzen	315
3. Zur Kenntnis der Receptorenprozesse	317
a) Allgemeine Temperaturwirkungen und „generator potential"	318
b) „Künstliche" Thermoreceptoren	319
E. Vergleichende Betrachtung der Receptorenerregung	320
VII. Thermoreceptoren und Temperaturregulation	323
A. Allgemeines	323
B. Temperaturempfindung und Wärmeregulation	324
1. Scheinbare Widersprüche zwischen sinnesphysiologischen und thermoregulatorischen Tatsachen	324
2. Auflösung der Widersprüche durch neuere Befunde	325
3. Temperaturempfindungen und „Reflexempfindungen"	328
C. Physikalische Temperaturregulation	329
1. Vasomotorik	329
a) Lokale Veränderung der Hautdurchblutung	330
b) Konsensuelle Gefäßreaktionen	331
2. Schweißsekretion, Polypnoe und Piloarrektion	334
D. Chemische Temperaturregulation	335
E. Die Sonderstellung des Trigeminusgebietes	338
F. Die Bedeutung der Thermoreceptoren für den „Regelvorgang" der Temperatur	339
1. Zentrale thermosensitive Strukturen	340
2. Die Integration der peripheren und zentralen Thermosensibilität	344
Literatur	348

Einleitung.

Während die Forschung früherer Zeiten sich ausschließlich auf den Temperatursinn als den Vermittler von *Bewußtseinsinhalten* beschränkte, hat man in neuerer Zeit mehr und mehr erkannt, daß den Sinnesorganen der Temperaturempfindung, den Thermoreceptoren, auch eine andere, biologisch vielleicht noch weit bedeutungsvollere Funktion zukommt: die Vermittlung sensibler Impulse für die *Temperaturregulation* des Organismus. Beide Aspekte sollen durch den Ausdruck „Thermoreception" zusammengefaßt werden. Diese Doppelstellung der Thermoreceptoren als den Elementen bewußter, „in den Sinn" gehender und unbewußter, vegetativer Tätigkeit, macht die Erforschung ihrer Funktion zu einem Problem, dem sich das Interesse der Forscher erfreulicherweise in steigendem Maße zuwendet. Und doch gibt es nur wenige Zweige der Physiologie, in denen bis in die neueste Zeit die Unklarheit so groß war, wie auf diesem Gebiet. Ungeachtet einer großen Zahl neuer und wertvoller Einzelbefunde, vor allem auf dem Gebiete der Thermoregulation, ist es gerade die alte Grundfrage nach der *Funktionsweise der Thermoreceptoren*, die erst in den letzten Jahren in wesentlichen Punkten befriedigend gelöst werden konnte.

Wenn wir die andere Seite der Thermoreceptorentätigkeit, die Aussendung afferenter Impulse für die Thermoregulation, betrachten, so ergab sich bis vor kurzem auch hier dasselbe Bild, daß „die für die Temperaturempfindung aufgestellten Theorien keineswegs ausreichen, um die Funktion der Thermoreceptoren im Dienste der Wärmeregulation klarzustellen" (THAUER 1939).

Wie die bisherige Entwicklung der Forschung zeigt, sind es, neben der Revision einiger unklarer Begriffe und Scheinprobleme, vor allem folgende Punkte, deren Klärung erforderlich ist:

1. Die experimentelle und theoretische Erforschung der tatsächlichen Temperaturbewegungen an den Thermoreceptoren und eine daraus resultierende einwandfreie Reizmetrik.

2. Die objektive Untersuchung der quantitativen Beziehungen zwischen Temperaturbewegung und Aktion der Thermoreceptoren durch Registrierung der afferenten Impulse der Temperaturnerven.

3. Die Synthese der für die Thermoreceptoren gefundenen Gesetzmäßigkeiten mit den Tatsachen der Thermoregulation.

Im folgenden soll versucht werden, unser heutiges Bild von der Thermoreception darzustellen, wobei vor allem die in den letzten Jahren auf neuen methodischen Wegen gewonnenen Resultate Berücksichtigung finden sollen. Der Verfasser weiß nur zu gut, wie lückenhaft unsere Kenntnisse dieses alten und umstrittenen Gebietes noch sind und wie viele neue Fragen sich durch die letzten Ergebnisse schon wieder aufgetan haben; dennoch hoffen wir, zeigen zu können, daß sich auf Grund unserer gegenwärtigen Kenntnisse allmählich ein klares und eindeutiges Bild der Thermoreception abzuzeichnen beginnt und daß es eine Diskussion um den Temperatursinn und die Funktion der Thermoreceptoren auf der bisherigen Ebene wohl nicht mehr geben kann.

Da die neuen experimentellen Befunde mit keiner der bisherigen Anschauungen übereinstimmen, erschien es unfruchtbar, hier eine möglichst lückenlose Berücksichtigung der älteren Arbeiten anzustreben. Wer sich näher damit beschäftigt, wird finden, daß ihr Gehalt an wirklichen Tatsachen sich zwanglos in unser neues Bild einfügt. Gebiete der „klassischen" Temperatursinnesphysiologie, wie die Topographie der Sinnespunkte, die inadäquaten Reize, oder die Verschmelzungsfrequenzen, Kontraste usw., die oftmals in Fragestellung und Methode den „höheren" Sinnen entlehnt sind und in jeder Darstellung ausführlich erörtert werden, sollen nur kurz und nur so weit behandelt werden, wie es im Interesse der Geschlossenheit erforderlich scheint.

Eine weitgehende Berücksichtigung der älteren Literatur gibt die Monographie von v. SKRAMLIK (1937). Weitere zusammenfassende Darstellungen finden sich bei WEBER (1846), HERING (1880), SHERRINGTON (1900), THUNBERG (1905), v. FREY (1910a, b), BASLER (1914), EBBECKE (1917, 1926), GOLDSCHEIDER (1926), v. FREY (1929b), HAHN (1930c, 1949), GOLDSCHEIDER und HAHN (1932), PIÉRON (1935), „Sensation" (1935), BAZETT (1941) u. a.

I. Die Wärmebewegung in der lebenden Haut.
A. Allgemeines.

Durch ihre Lage in der Haut oder in gewissen Schleimhautpartien haben die Temperatursinnesorgane *weder die Temperatur der Außenwelt, noch die Temperatur des Körperkernes oder des Blutes*. Die thermischen Vorgänge, die sich an ihnen abspielen, sind vielmehr eine recht komplizierte Funktion innerer und äußerer Bedingungen. Noch in der letzten Monographie über den Temperatursinn schreibt v. SKRAMLIK (1937): „Von den vielen physikalischen Faktoren, die bei der Wärmebewegung der Haut eine Rolle spielen können, sind die wenigsten näher durchforscht. Die meisten von ihnen sind in ihrer Bedeutung für die Erregung der Temperatursinnesempfänger noch garnicht genügend gewürdigt worden."

Die Frage nach dem tatsächlichen Verlauf der Wärme- und Temperaturbewegungen in der Haut muß daher zunächst geklärt werden, wenn man nicht von vornherein mit undurchschaubaren Voraussetzungen an die Erforschung der Thermoreceptoren herangehen will. Der Bezug auf eine *Vielzahl* von Meßgrößen wie Temperatur, Wärmeleitfähigkeit, Wärmekapazität und Darbietungszeit des äußeren Reizobjektes, Hauttemperatur, Wärmeleitfähigkeit und Durchblutung des Gewebes usw. wird überflüssig durch die einwandfreie Bestimmung des *intracutanen Temperaturfeldes*, d. h. der *intracutanen Temperatur als Funktion der Zeit und des Ortes*. Wie man aus den Äußerungen fast aller Untersucher entnehmen kann (GOLDSCHEIDER 1898, 1926, PÜTTER 1922, HAHN 1927a, 1949, v. FREY 1910b, 1929b, BAZETT und McGLONE 1932a, b, v. SKRAMLIK 1937, HENSEL 1950a, b), erwies sich dieses Problem als eine der Hauptschwierigkeiten für die Erforschung der Thermoreceptorenfunktion. Es scheint deshalb berechtigt, zunächst eine geschlossene Darstellung der intracutanen Wärme- und Temperaturbewegung zu versuchen, die meines Wissens bisher überhaupt noch nicht vorliegt. Ein Einblick in diese physikalischen

Vorgänge kann allein schon eine Unzahl strittiger Diskussionen aus dem Weg räumen. Auch werden wir zeigen können, daß viele der physiologischen „Reizgesetze" des Temperatursinnes in Wirklichkeit nur die *physikalischen* Gesetze der intracutanen Temperaturbewegung sind.

Zur Untersuchung der intracutanen Temperaturverhältnisse stehen grundsätzlich zwei Wege offen: Rechnung und Experiment. Der erste führt zu allgemeineren, der zweite zu quantitativ genaueren Lösungen, da die Konstanten für die Berechnung am lebenden Gewebe nur mit einer gewissen Unsicherheit bestimmt werden können. Diese ist allerdings nicht sehr erheblich, da wir heute die für die Berechnung der intracutanen Temperaturbewegung erforderlichen Größen direkt an der lebenden Haut messen können.

Wir beschränken uns hier auf die Betrachtung der Verhältnisse in der Haut. Man kann aber durch Einsetzen anderer Werte viele der hier mitgeteilten Ergebnisse auch zur Lösung anderer Wärmeleitprobleme im Organismus heranziehen.

B. Wege des intracutanen Wärmetransportes.

Normalerweise ist die Temperatur an der Hautoberfläche niedriger als die Temperatur im Körperinnern. Von gewissen Ausnahmen, wie starker lokaler Sonnenbestrahlung, abgesehen, gilt dies auch bei extrem hohen Lufttemperaturen, da die Haut infolge der Wasserverdunstung sich unter die Kerntemperatur abkühlt (PFLEIDERER und BÜTTNER 1940). Es strömt also entsprechend dem räumlichen Temperaturgefälle ständig Wärme durch die Haut nach außen.

Die im Innern des Körpers, vor allem in der Muskulatur und in den inneren Organen, gebildete Wärme wird vorwiegend mit dem Blutstrom an die Haut transportiert. Diese *Wärmekonvektion* durch das Blut, die im Körperinnern die Wärmeleitung durch das schlecht leitende Gewebe weit überwiegt, geht in den äußeren Schichten der Körperschale immer mehr in eine *Wärmeleitung* über, und zwar in dem Maße, wie der Blutstrom sich verlangsamt, die Konvektion also geringer wird. In den gefäßlosen Schichten der Epidermis herrscht schließlich nur noch *reine* Wärmeleitung. An Hand von Abb. 1 können wir uns diese Verhältnisse veranschaulichen.

Nach den grundlegenden Untersuchungen von SPALTEHOLZ (1893, 1895, 1927), treten zunächst die Arterien aus der Muskulatur in relativ starken Ästen in das subcutane Fettgewebe ein und bilden an der Unterseite des Coriums ein großmaschiges *cutanes* Netz, aus dem durch das Corium hindurch Äste aufsteigen und dicht unterhalb der Papillen das feinmaschigere *subpapilläre* Netz bilden. Im Corium finden sich nirgends Capillaren. Vom subpapillären Netz gehen kleine Endarterien aus, von denen jede büschelförmig Capillaren an die Papillen abgibt. Jedes solcher Ästchen versorgt 2 bis 4 (manchmal bis zu 15) Papillen. Die Venen bilden von außen nach innen im allgemeinen 4 Netze von zunehmender Maschengröße, 2 dicht untereinander in der Papillarschicht, das 3. etwa in der Mitte des Coriums, unterhalb des subpapillären Arteriennetzes und das 4. am unteren Rand desselben. Diese Anordnung ist an den verschiedenen Körperstellen großen Variationen unterworfen, indem einmal mehr das cutane, einmal mehr das subpapilläre Arteriennetz ausgebildet ist.

Schon aus den morphologischen Verhältnissen ist zu entnehmen, daß im schlecht leitenden subcutanen Fett mit ziemlich vereinzelten, größeren Gefäßen

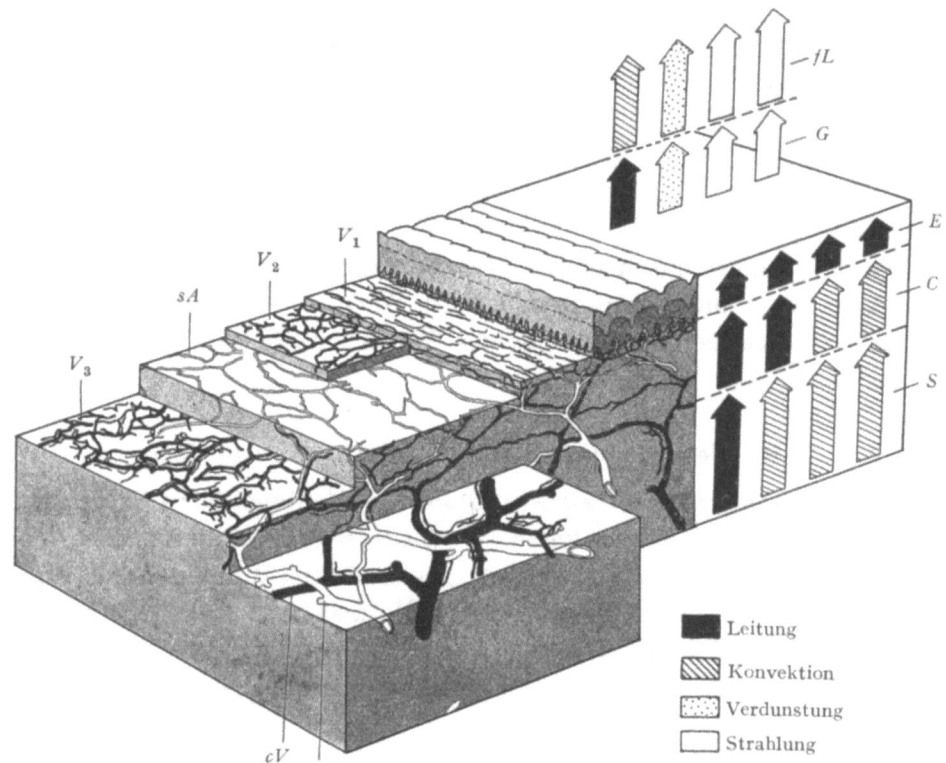

Abb. 1. Schema der Blutversorgung der Haut im Zusammenhang mit dem Wärmetransport. sA Subpapillärer arterieller Plexus; cA cutaner arterieller Plexus; V_1, V_2, V_3 venöse Plexus; cV cutaner venöser Plexus; S Subcutis; C Corium; E Epidermis; G „Grenzschicht" (ruhende Luft); fL freie Luft. Die Zahl der Pfeile gibt einen ungefähren Anhaltspunkt über die prozentualen Anteile der einzelnen Wärmetransportgrößen. (Unter Verwendung von Abbildungen von SPALTEHOLZ, Handbuch der Haut- und Geschlechtskrankheiten, Bd. I, S. 379, 1927 und PFLEIDERER, Erforschung und Praxis der Wärmebehandlung, S. 41. 1937.)

die Wärmekonvektion der bedeutendere Faktor sein muß. Dagegen bedingt im Bereich des cutanen und noch weit mehr des subpapillären Netzes die Strömungsverlangsamung und die feinste Verästelung der Gefäße, zusammen mit der besseren Wärmeleitfähigkeit des Coriums, eine Zunahme des prozentualen Anteiles der Wärmeleitung am Gesamtwärmetransport.

C. Der Wärmestrom im stationären Zustand.

1. Das stationäre intracutane Temperaturgefälle.

Wenn sich Wärmebildung und Wärmeabgabe genau das Gleichgewicht halten, wenn also der Wärmebestand des Körpers weder vermehrt noch vermindert wird, herrscht ein *stationärer* Zustand des Wärmestromes mit zeitlich konstantem Temperaturgefälle. Jede Schicht des Gewebes hat eine zwar verschiedene, aber *unveränderliche* Temperatur. Während im Gebiete der Blutkonvektion nach neueren Untersuchungen sehr große lokale Unstetigkeiten des Temperaturverlaufes vorhanden sein können, vor allem bei benachbarten Arterien und Venen (LEWIS 1927), ja sogar innerhalb der Arterien (BAZETT und Mitarbeiter 1948a, b, BAZETT 1949a), wird in den obersten Schichten das Temperaturgefälle infolge des zunehmenden Wärmeausgleiches zwischen den verschiedenen Lagen gleichmäßiger, obschon auch hier noch gewisse lokale Unterschiede vorkommen können (BAZETT und MCGLONE 1927, BAZETT und Mitarbeiter 1930, MENDELSON 1935, BAZETT 1941).

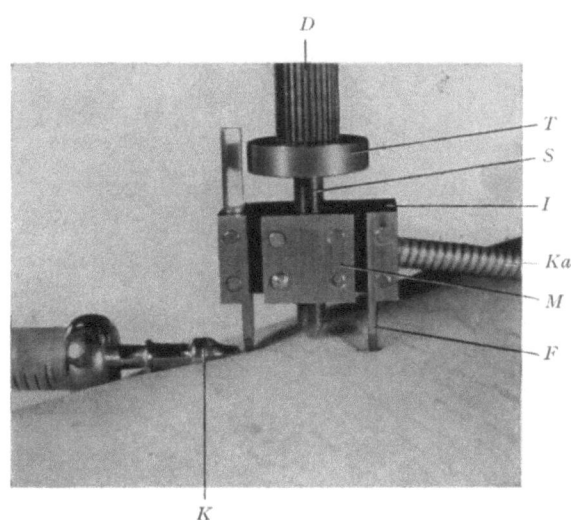

Abb. 2. Tiefenbestimmung einer eingestochenen Kanüle zur Einführung von Thermoelementen in die Haut. K Intracutan eingeführte Kanüle; I isolierte Platte des Mikrometers; F Metallfüße; M Mittelstück; S Mikrometerschraube; T Teiltrommel; D isolierter Drehknopf; Ka abgeschirmtes Kabel. [Nach HENSEL, Pflügers Arch. **252**, 146 (1950).]

Methodisches. Zur genauen Messung des intracutanen Temperaturverlaufs reichen die allenthalben verwendeten Thermonadeln nicht aus. Es müssen wesentlich feinere Thermoelemente verwendet werden, die man in meßbarer Tiefe in die Haut einführt. Bei den ersten Messungen dieser Art wurden die Elemente, in Nähnadeln eingefädelt, in die Haut eingezogen und röntgenologisch lokalisiert (BAZETT und MCGLONE 1927). In neuerer Zeit wurden Verfahren entwickelt, die eine schonendere Einführung der Thermoelemente und eine einfache und genaue Tiefenlokalisation in der Haut ermöglichen (HENSEL 1950a, 1952c).

Abb. 2 zeigt die Methode. Es wird eine sehr feine Injektionskanüle flach durch die Haut gestochen. Auf die beiden aus der Haut herausstehenden Enden der Kanüle setzt man ein Mikrometer, das zu diesem Zweck zwei kleine eingekerbte Füße besitzt. Dann dreht man die Mikrometerschraube so lange herunter, bis sie gerade die Hautoberfläche berührt. Dieser Moment wird elektroakustisch hörbar gemacht, wodurch jede Deformation der Haut durch zu tiefes Herunterdrehen der Schraube vermieden wird. Die Tiefenlage der Kanüle kann man dann an der Teiltrommel des Mikrometers ablesen. Die Thermoelemente von 0,06—0,02 mm Drahtstärke sind ähnlich konstruiert wie die „MCGLONE loops" (BAZETT und MCGLONE 1927). Nach Einschieben des Elementes in die Kanülenspitze wird die Kanüle rückwärts aus der Haut herausgezogen, so daß das Thermoelement allein in der Haut liegt. Bei der sehr geringen Dicke der Elemente und der schonenden Art der Einführung ist die Schädigung der Haut minimal. Die winzige Wärmekapazität (bei den feinsten Thermoelementen $8 \cdot 10^{-6}$ cal·grad^{-1}) erlaubt die Registrierung schnellster Temperaturbewegungen bei Lokalisation auf eine sehr eng begrenzte Tiefenschicht.

Nach übereinstimmenden Meßergebnissen mittels solcher intracutan eingeführter Thermoelemente beträgt das räumliche intracutane Temperaturgefälle in der obersten Hautschicht von 0—2 mm, in der die Thermoreceptoren mit Sicherheit liegen, im Mittel 0,2—0,5°/mm (BAZETT und MCGLONE 1927, MENDELSON 1935, BAZETT 1941, HENSEL 1950a, 1952c). Dies gilt für „normale" Bedingungen, d. h. unbedeckte Haut ohne Sonnenbestrahlung und ruhige Luft von etwa 22°.

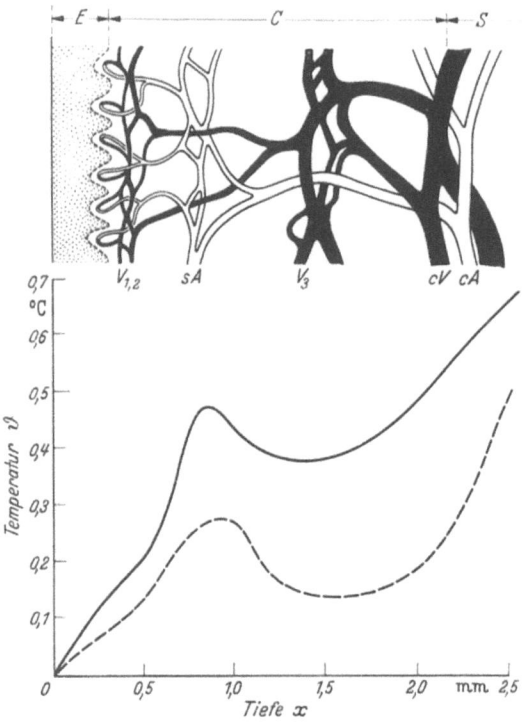

Abb. 3. Vermutliche Beziehung zwischen dem intracutanen Temperaturgefälle im stationären Zustand und der Lage der cutanen Gefäßplexus. E Epidermis; C Corium; S Subcutis; sA subpapillärer arterieller Plexus; cA cutaner arterieller Plexus; V_1, V_2, V_3 Venenplexus; cV cutaner Venenplexus. Ausgezogene Kurve: Gefälle bei starker Durchblutung. Gestrichelte Kurve: Gefälle bei schwacher Durchblutung. (Nach BAZETT, „Temperature", S. 489. 1941.)

Daß größenordnungsmäßig dieser Temperaturgradient in den obersten Hautschichten vorhanden sein muß, zeigt schon eine einfache Überschlagsrechnung. Nach PFLEIDERER und BÜTTNER (1940) beträgt die Wärmeabgabe des Körpers ohne besondere körperliche Arbeit etwa $0{,}0027$ cal $\cdot$ cm$^{-2}\cdot$ sec^{-1}. Wenn wir für die Haut eine durchschnittliche Wärmeleitfähigkeit von $0{,}001$ cal $\cdot$ cm$^{-1}\cdot$ sec$^{-1}\cdot$ grad^{-1} annehmen, so gehen bei einem Temperaturgefälle von $0{,}3°$/mm $= 3°$/cm also nach Gl. (1) $0{,}003$ cal $\cdot$ cm$^{-2}\cdot$ sec^{-1} durch die Haut, was dem oben genannten Wert gut entspricht.

Nach Messungen von BAZETT und MCGLONE (1927), MENDELSON (1935) und BAZETT (1941) können in der Haut unter Ruhebedingungen erhebliche Unstetigkeiten des Gradienten vorhanden sein. Oftmals fanden sich dabei in etwa 1,5 mm Tiefe kältere Temperaturen als in 1 mm Tiefe. Dies Verhalten wird von BAZETT (1941) mit der oberflächlicheren Lage des arteriellen subpapillären Plexus (s. Abb. 1) und der tieferen Lage des dritten venösen Plexus in Zusammenhang gebracht, wie es in Abb. 3 schematisch angedeutet ist. Ohne *Konvektion* ist ein solcher Verlauf des stationären Gradienten natürlich nicht möglich, da sonst streckenweise die Wärme ständig „bergauf" entgegen einem Temperaturgefälle fließen müßte.

Der intracutane Temperaturgradient versteilert sich bei Senkung der Außentemperatur oder Verbesserung der äußeren Wärmeübergangsbedingungen, während er bei Erhöhung der Außentemperatur oder Verschlechterung der äußeren Wärmeübergangsbedingungen sich abflacht. Bei weiterer Steigerung der Außentemperatur kehrt er sich schließlich um.

Auch die *Durchblutung* hat einen starken Einfluß auf den Gradienten. Dabei verhalten sich die oberflächlichen und tieferen Hautschichten gegensätzlich: die oberen Schichten zeigen bei Mehrdurchblutung eine Versteilerung und bei verminderter Durchblutung eine Abflachung des Gradienten, während das Verhältnis in den tieferen Schichten gerade umgekehrt ist (BAZETT 1941). Dies ist dadurch bedingt, daß die tieferen Schichten ihre Wärmeleitfähigkeit ändern, während sie in den oberflächlichen Schichten annähernd konstant bleibt. Bei Mehrdurchblutung, d. h. Verbesserung der Wärmeleitzahl der

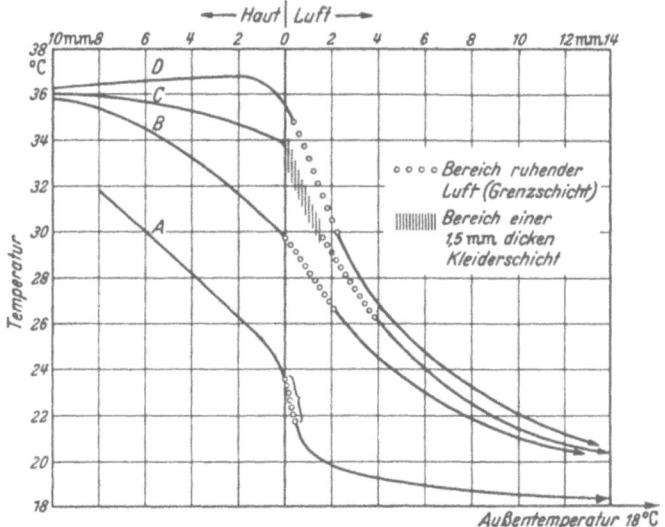

Abb. 4. Intracutantemperaturen und Temperaturen der angrenzenden Luftschicht unter verschiedenen Bedingungen. *A* Unbekleidete ventilierte Haut (Wind 1 m/sec); *B* unbekleidete Haut ohne Wind, die Schicht der ruhenden Luft („Grenzschicht") ist erheblich dicker; *C* Haut mit einem isolierenden Wollstoff von 1,5 mm Dicke bekleidet; *D* unbekleidete Haut bei Windruhe und voller Sonnenbestrahlung von etwa 0,022 cal cm^{-2}·sec^{-1}. Da ein Teil erst in der Tiefe absorbiert wird, entsteht ein Temperaturmaximum 1 mm unter der Hautoberfläche. Der Gesamtwärmestrom ist *körperwärts* gerichtet.
(Nach PFLEIDERER u. BÜTTNER, Physikalische Bioklimatologie, S. 693. 1940.)

tieferen Schichten, geht also derselbe Wärmestrom bei flacherem Gradienten durch die Haut, während in den obersten Hautschichten nur ein vermehrter Wärmetransport bei unveränderter Wärmeleitzahl stattfindet: der Gradient muß daher steiler werden.

Die *Hautoberfläche* hat keineswegs immer die Temperatur des angrenzenden Mediums. Wenn beispielsweise schlecht wärmeleitende Luft an die Haut angrenzt, setzt sich der Temperaturgradient noch weit in die Luftschicht hinein fort (MCGLONE und BAZETT 1927, PFLEIDERER und BÜTTNER 1940). Die Temperatur der Hautoberfläche wird einerseits durch *innere* Faktoren bedingt, die den Wärmetransport zur Hautoberfläche beeinflussen (Kerntemperatur, Wärmeleitfähigkeit, Blutkonvektion), andererseits durch die *äußeren* Wärmeübergangsbedingungen, die den Wärmeabtransport von der Hautoberfläche bedingen: Außentemperatur, Wärmeleitfähigkeit des Mediums (Wasser, Luft), Konvektion (Wind, ruhende Luft), Strahlung (Einstrahlung oder Abstrahlung) und Verdunstung. Auf diese Faktoren, die alle am Zustandekommen der Hautoberflächentemperatur beteiligt sind, wollen wir hier nicht näher eingehen; sie gehören in das Gebiet der Bioklimatologie. Eine ausführliche Darstellung findet man bei PFLEIDERER und BÜTTNER (1940). Bei Untersuchung der Wärmebewegungen in der Haut für die Zwecke der Thermoreceptorenphysiologie geht man dagegen im allgemeinen von einem *vorgegebenen* Verlauf der Hautoberflächentemperatur aus.

Der etwas schematisierte Verlauf des intracutanen Temperaturgradienten unter verschiedenen Bedingungen geht aus Abb. 4 hervor. In die Messungen wurden auch noch die Temperaturverläufe in der angrenzenden Luftschicht einbezogen. Sehr instruktiv zeigt die Abbildung, wie die Oberflächentemperatur der Haut stark von den äußeren Wärmeübergangsbedingungen abhängt. Daraus geht unter anderem hervor, daß *die Hauttemperatur kein zuverlässiges Maß für die Hautdurchblutung* sein kann. Dies wird leider noch viel zu wenig beachtet, obwohl von verschiedener Seite immer wieder auf diese Dinge hingewiesen wurde (REIN 1929a, 1944, ASCHOFF 1948a, SMITH und Mitarbeiter 1948, WEZLER und NEUROTH 1949, FETCHER und Mitarbeiter 1949, BELDING und Mitarbeiter 1949, HARDY 1950, HENSEL 1951b, 1952a).

2. Die Wärmeleitzahl der lebenden Haut.

a) *Wärmeleitzahl und „Scheinleitzahl".*

Der eindimensionale Wärmestrom im stationären Zustand durch einen homogenen festen Körper folgt nach den bekannten Gesetzen der Wärmeleitung der Gleichung

$$\frac{Q}{t} = \lambda \cdot F \cdot \frac{d\vartheta}{dx}, \tag{1}$$

wobei Q/t [cal · sec^{-1}] die Größe des Wärmestromes, F [cm^2] die durchströmte Querschnittsfläche und $d\vartheta/dx$ [grad · cm^{-1}] das Temperaturgefälle in Richtung des Wärmestromes ist. Die Konstante λ [cal · cm^{-1} · sec^{-1} · grad^{-1}], deren Dimension aus Gl. (2) hervorgeht, ist die *Wärmeleitzahl*.

$$\lambda = \frac{Q}{t \cdot F} \cdot \frac{dx}{d\vartheta}. \tag{2}$$

Um λ aus Gl. (2) zu bestimmen, muß man also folgende Größen messen:

1. den Wärmestrom Q/t im stationären Zustand, entweder durch Messung der Heizenergie (elektrischer Heizkörper) oder durch Messung der abgegebenen Wärmemenge (Calorimeter) in der Zeiteinheit,
2. das Temperaturgefälle $d\vartheta/dx$ in der durchströmten Schicht,
3. die durchströmte Fläche F.

Derartige Messungen, wie sie in der Physik zur Bestimmung der Wärmeleitzahl allgemein ausgeführt werden, wurden von KLUG (1874) erstmals auch an der excidierten menschlichen Haut angestellt. Seither sind Wärmeleitfähigkeitsmessungen an der excidierten Haut und anderen Geweben von BREUER (1924), LEFÈVRE (1929), LOMHOLT (1930), ROEDER (1934) und HENRIQUES und MORITZ (1947) nach einem der eben geschilderten Verfahren ausgeführt worden. Aus diesen Messungen geht hervor, daß die tote Haut ein relativ schlechter Wärmeleiter ist, wobei das Corium durchschnittlich etwa 50—100% besser leitet, als die Epidermis und das subcutane Fettgewebe. Noch etwas besser als das Corium leitet der Muskel.

Diese an der toten, excidierten Haut gemessenen Werte kann man nicht ohne weiteres auf die *lebende* Haut übertragen. Während für die obersten Schichten der Epidermis im toten und lebenden Zustand praktisch dieselben Werte gelten, kann der *konvektive* Wärmetransport in den tieferen Hautschichten durch die Durchblutung erheblichen Schwankungen unterworfen sein.

Diese beiden Faktoren der Leitung und Konvektion hat man unter dem Begriff *„Scheinleitfähigkeit"* (BÜTTNER 1936) oder „Wärmetransportzahl" (ASCHOFF 1943) zusammengefaßt und meint damit die effektive Fähigkeit des Gewebes, bei der Einheit des Temperaturgefälles durch die Flächeneinheit einen bestimmten Wärmestrom zu transportieren, unabhängig von der Art des Transportes. Zunahme der Konvektion bedeutet also, daß bei demselben Temperaturgradienten mehr Wärme durch die Flächeneinheit transportiert wird, d. h. die Leitfähigkeit der Haut hat „scheinbar" zugenommen.

Eine andere Komplexgröße aus Leitung und Konvektion, die in der Physiologie vielfach angewandt wird und auf die wir hier der Vollständigkeit halber und zur Vermeidung von Verwechslungen kurz eingehen wollen, ist die *Wärmedurchgangszahl k*, in der Physiologie auch als „effective thermal conductivity index" (BURTON und BAZETT 1936), „thermal conductance" (WINSLOW und Mitarbeiter 1937), oder „physiological conductivity" (MURLIN 1939) bezeichnet. Die Wärmedurchgangszahl wird verwendet, wenn auch flüssige oder gasförmige Stoffe an der Wärmeleitung beteiligt sind. Der Wärmestrom durch eine Schicht, die von zwei flüssigen oder gasförmigen Medien von der Temperatur ϑ_1 und ϑ_2 begrenzt ist, folgt der Gleichung (näheres siehe bei JAKOB 1926)

$$\frac{Q}{t} = k \cdot F \cdot (\vartheta_1 - \vartheta_2), \tag{3}$$

wobei Q/t [cal · sec^{-1}] der Wärmestrom durch die Schicht, F [cm^2] die durchströmte Fläche und $\vartheta_1 - \vartheta_2$ [grad] die Temperaturdifferenz der beiden angrenzenden Medien in einiger Entfernung von der Schicht ist. Die Konstante k [cal · cm^{-2} · sec^{-1} · grad^{-1}], deren Dimension aus Gl. (4) hervorgeht, ist die *Wärmedurchgangszahl*, ihr reziproker Wert $1/k$ der *Wärmedurchgangswiderstand*

$$k = \frac{Q}{t \cdot F \cdot (\vartheta_1 - \vartheta_2)}. \tag{4}$$

k ist keine spezifische Materialkonstante, wie die Wärmeleitzahl λ, sondern eine komplexe Kennzahl, in die neben konvektiven Größen vor allem auch die *Schichtdicke* δ mit eingeht. k muß also für jeden speziellen Fall besonders bestimmt werden und gilt nur für diesen. Den Wärmedurchgangswiderstand $1/k$ schreibt man im allgemeinen als eine Summe von Teilwiderständen von der Form

$$\frac{1}{k} = \frac{1}{\alpha_1} + \frac{\delta}{\lambda} + \frac{1}{\alpha_2}, \tag{5}$$

wobei $1/\alpha_1$ und $1/\alpha_2$ die Wärmeübergangswiderstände der beiden an die Schicht grenzenden Flüssigkeiten oder Gase und δ/λ der Wärmeleitwiderstand der Schicht ist. δ ist die Schichtdicke, α_1 und α_2 [cal · cm^{-2} · sec^{-1} · grad^{-1}], von derselben Dimension wie k, sind die *Wärmeübergangszahlen* der Flüssigkeiten oder Gase.

Direkte experimentelle Messungen der Wärmeleitzahl λ bzw. Scheinleitfähigkeit λ' der lebenden Haut wurden bisher nur ganz vereinzelt ausgeführt.

Von BÜTTNER (1936) liegen einige Messungen vor, die aber nur mit Vorbehalt zu verwerten sind, da sie nicht im stationären Zustand des Wärmestromes und mit sehr dicken Thermonadeln in geschätzter intracutaner Tiefe ausgeführt wurden. ASCHOFF und KAEMPFFER (1948) berechneten aus strömungscalorimetrischen Versuchen einen Mittelwert der Wärmeleitzahl für eine Gewebsschicht aus Muskel, Bindegewebe, Fett und Haut.

Direkte Messungen von λ bzw. λ' an der lebenden Haut im stationären Zustand wurden von HENSEL (1950c, 1951) ausgeführt.

Methodisches. Die Registrierung des intracutanen Temperaturgefälles im stationären Zustand erfolgte mittels intracutan in meßbarer Tiefe eingeführter Thermoelemente (S. 173), die Messung des von der Haut abgegebenen stationären Wärmestromes durch ein Präzisions-Strömungscalorimeter für kleine Hautflächen. Die Technik eines solchen Versuches, und zwar einer Wärmeleitfähigkeitsmessung der lebenden Oberschenkelhaut, zeigt Abb. 5. Man sieht die Drähte der intracutan in zwei verschiedenen Tiefen liegenden Thermoelemente, über deren Lötstellen das Strömungscalorimeter aufgesetzt ist.

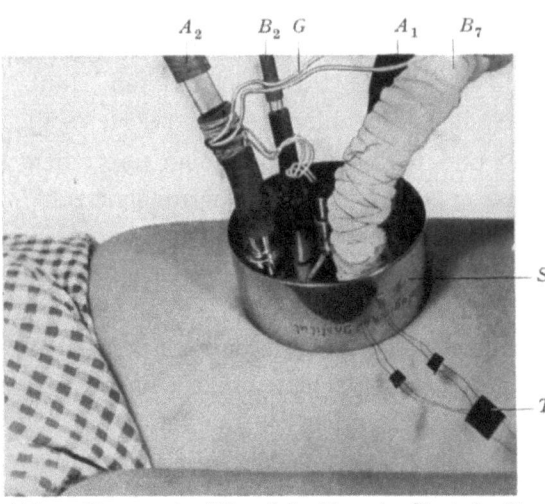

Abb. 5. Messung der Wärmeleitzahl an der Haut des Oberschenkels durch gleichzeitige Registrierung des intracutanen Temperaturgradienten und des stationären Wärmestromes über einem definierten Flächenstück der Haut. Man sieht die Leitungen der beiden intracutan eingeführten Thermoelemente und das aufgesetzte Strömungscalorimeter. *SM* Schutzmantel des Calorimeters; A_1, A_2 Ein- und Ausstrom des Schutzmantels; B_1 wärmeisolierter Einstrom, B_2 Ausstrom der Meßkammer; *G* Galvanometerleitung; *T* Leitungen der intracutanen Thermoelemente. [Nach HENSEL, Z. exper. Med. 117, 587 (1951).]

Dieses besteht aus einer flachen, dosenförmigen Meßkammer mit einem sehr dünnen Feinsilberboden von 20 cm² Fläche, der auf die zu messende Hautstelle aufgesetzt wird. Die Meßkammer wird von äußerst temperaturkonstantem Wasser mit konstanter Geschwindigkeit durchströmt, wobei die Temperaturdifferenz zwischen ein- und ausströmendem Wasser thermoelektrisch fortlaufend registriert wird. Aus der Strömungsgeschwindigkeit und der Temperaturdifferenz des Calorimeterwassers läßt sich der Wärmestrom leicht ermitteln. Die gesamte Meßkammer einschließlich der Thermoelemente ist vollständig von einem doppelwandigen Schutzmantel umgeben, der auf der Abbildung zu sehen ist. Der Schutzmantel wird ständig auf der Temperatur der Meßkammer gehalten, so daß keine Wärmeverluste auftreten können. Die Fehlerbreite der Meßanordnung beträgt etwa $\pm 0{,}0001$ cal $\cdot$ cm^{-2} $\cdot$ sec^{-1}.

b) Einfluß der Durchblutung und Durchfeuchtung.

Der Einfluß der wechselnden *Durchblutung* auf die Wärmeleitfähigkeit der Haut kann recht beträchtlich sein. In den oberflächlicheren Hautschichten ist er ziemlich begrenzt und erreicht bald einen Endwert. Hier wirkt sich die Durchblutung vorwiegend in einer Änderung des Flüssigkeitsgehaltes der Haut aus, also im Sinne einer „echten" Veränderung der Wärmeleitzahl. Abschnürung des Oberarmes ändert die Wärmeleitfähigkeit der Haut des Unterarmes nicht wesentlich (ASCHOFF und KAEMPFFER 1948, HENSEL 1950a). Das bedeutet also, daß der Anteil der *Konvektion* bei Durchblutungsänderungen gegenüber dem Anteil des *Blutgehaltes* der Haut relativ gering ist. In größerer Tiefe und bei stärkeren Graden der Durchblutung kann der konvektive Anteil zu einer Vervielfachung von λ' führen, wie Abb. 6 zeigt.

Die *Durchfeuchtung* der Haut durch Schweißabsonderung oder sonstige Einflüsse wird sich vorwiegend auf die Wärmeleitfähigkeit der obersten, schlecht leitenden Epithelschichten auswirken. REIN (1925a, 1943) macht auf diesen Faktor auf Grund der verschiedenen Wirkung trockener und feuchter Wärme auf die Temperaturempfindung aufmerksam. Von ROEDER (1934) liegen einige Messungen der Wärmeleitzahl an trockener und nasser excidierter Haut vor. Die Erhöhung der Wärmeleitzahl bei Durchfeuchtung betrug für Epidermis und Corium zusammen maximal 25%. Bei einem Dickenverhältnis von 1:8 ergäbe sich für die Epidermis allein eine maximale Zunahme um etwa 200%. Wenn man die Wärmeleitzahl der völlig ausgetrockneten Epidermis mit 0,0004 ansetzt (reines Keratin), so würde sich λ also bei maximaler Durchfeuchtung auf etwa 0,0012 erhöhen

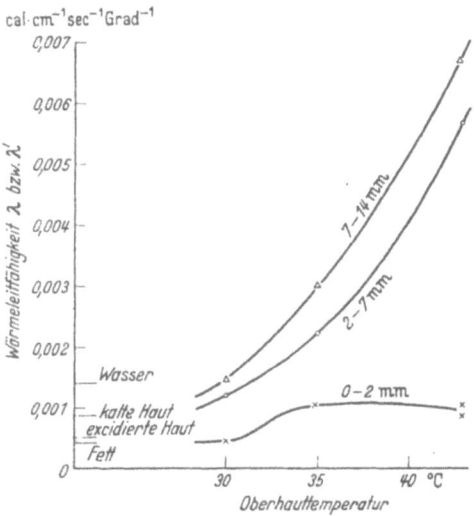

Abb. 6. Abhängigkeit der Wärmeleitfähigkeit λ bzw. Scheinleitfähigkeit λ' verschiedener Hautschichten von der Hautdurchblutung. (Nach PFLEIDERER u. BÜTTNER, Physikalische Bioklimatologie, S. 804. 1940.)

(Wasser 0,0014). Interessant ist in diesem Fall der Vergleich mit Kleiderstoffen, für die eine Zunahme der Wärmeleitzahl bei Durchfeuchtung auf den 1,6—3,4fachen Trockenwert angegeben wird[1].

D. Der Wärmestrom im instationären Zustand.

Von viel größerer Bedeutung als die Kenntnis des stationären Wärmestromes ist für die Fragen des Temperatursinnes und der Thermoreceptoren die Kenntnis des Wärmestromes im *instationären* Zustand. Bei jeder zeitlichen Änderung des Wärmestromes tritt bis zur Einstellung eines neuen stationären Zustandes immer auch eine *Speicherung* oder *Entspeicherung* von Wärme im Gewebe ein, die mit einer zeitlichen Temperaturänderung in den verschiedenen Gewebsschichten einhergeht.

[1] Tabulae biologicae, Bd. I, S. 364. 1925.

Tabelle 1. *Wärmeleitzahlen von lebendem und totem Gewebe*[1].

Gewebe	Wärmeleitzahl λ bzw. Scheinleitzahl λ' cal·cm^{-1}·sec^{-1}·grad^{-1}	Autor
Menschliches Gewebe, excidiert:		
Haut (Epidermis und Corium) . .	0,00045	KLUG (1874)[2]
Haut (Epidermis und Corium) . .	0,0006	LEFÈVRE (1926)
Haut (Epidermis und Corium) . .	0,0005	LOMHOLT (1930)
Haut (Epidermis und Corium) . .	0,0008	ROEDER (1934)
Menschliches Gewebe, lebend:		
Gesamtgewebe der Hand (kalt) .	0,0008	ASCHOFF und KAEMPFFER (1948)[3]
Gesamtgewebe der Hand (normal)	0,0023	
Haut (0—2 mm)	0,0009	
Haut (unter 2 mm, kühl)	0,0013	BÜTTNER (1936)
Haut (unter 2 mm, sehr warm) .	0,0067	
Haut (Oberschenkel, 0—1 mm) .	0,0013	HENSEL (1950c, 1951a)
Haut (Oberschenkel, 1—2 mm) .	0,0023	
Tierisches Gewebe, excidiert:		
Epidermis (Schwein)	0,0005	HENRIQUES und MORITZ (1947)
Corium (Schwein)	0,00083	
Fett (Schwein)	0,0004	
Fett (Hund, Schwein, Rind, Pferd)	0,00035	BREUER (1924)
Muskel (Schwein)	0,0011	HENRIQUES und MORITZ (1947)
Sonstige Stoffe[4]*:*		
Luft (trocken)	0,000056	
Wollstoff	0,00012	
Holz (Kiefer, quer zur Faserrichtung)	0,00033	
Wasser	0,0014	
Glas (Spiegelglas).	0,0019	
Granit.	0,007	
Quecksilber	0,02	
Silber	1,0	

[1] Zahlenangaben in technischem oder anderem Maßsystem wurden auf das physikalische Maßsystem umgerechnet (CGS-System). Sofern mehrere Meßwerte vorlagen, wurde das arithmetische Mittel genommen.

[2] KLUG hat selbst keine Wärmeleitzahlen angegeben. Die Werte wurden aus seinen Versuchsprotokollen errechnet.

[3] Berechnet aus calorimetrischen Versuchen.

[4] D'ANS u. LAX: Taschenbuch für Chemiker und Physiker. Berlin 1943.

1. Die Temperaturleitzahl der lebenden Haut.

a) Temperaturleitzahl und „Scheinleitzahl".

Die Wärmebewegung im instationären Zustand hängt wegen dieser Speicherungsvorgänge nicht nur von der Wärmeleitfähigkeit des Gewebes ab, sondern auch von dessen Wärmekapazität je Volumeneinheit, d. h. von der *spezifischen*

Wärme und der *Dichte*. Die entscheidende Konstante, die dabei auftritt, die sog. *Temperaturleitzahl a* (oft auch als a^2 oder γ^2 bezeichnet), ergibt sich aus der Gleichung

$$a = \frac{\lambda}{c \cdot \varrho}, \qquad (6)$$

wobei λ [cal · cm^{-1} · sec^{-1} · grad^{-1}] die Wärmeleitzahl, c [cal · g^{-1} · grad^{-1}] die spezifische Wärme und ϱ [g · cm^{-3}] die Dichte des Stoffes ist. Die Dimension von a [cm^2 · sec^{-1}] geht aus Gl. (6) hervor. (a hat dieselbe Dimension wie die Diffusionskonstante D [cm^2 · sec^{-1}]. Der Vorgang der Diffusion ist formal identisch mit den hier besprochenen Vorgängen, die man als eine „thermische Diffusion" auffassen kann. Deshalb wird a in der angloamerikanischen Literatur auch als „thermal diffusion coefficient" bezeichnet.)

Über die Bestimmung der Temperaturleitzahl a an der toten Haut liegen nur ganz wenige Untersuchungen vor. Die ersten stammen von PÜTTER (1922), der eine Berechnung von a für die Haut nach Gl. (6) auf Grund ihrer Zusammensetzung und der für die Haut bzw. für verwandte Stoffe (Rindsleder, Haare, Seide usw.) bekannten Größen von λ, c und ϱ versuchte. Dieser Wert wurde später auch von HAHN (1927a), FROHWEIN (1930) und KAESTNER (1931) für die Berechnung von intracutanen Temperaturbewegungen eingesetzt. Eine Berechnung von a für excidiertes tierisches Gewebe wurde in der neueren Zeit von HENRIQUES und MORITZ (1947) ausgeführt.

An der lebenden Haut wurde es neuerdings möglich, die Temperaturleitzahl a *direkt* experimentell zu messen, ohne Umweg über die Größen λ, c und ϱ (HENSEL 1950a, c, 1952c). Dabei fällt vor allem die sehr problematische Bestimmung von c und ϱ an der lebenden Haut heraus. Die Messung von a erfolgte im instationären Zustand der Wärmeleitung nach einem Verfahren, das sich eng an die Methoden der Physik (GRÜNEISEN 1900 u. a.) zur Ermittlung von a anschließt. Es wird ein annähernd rechteckiger Temperatursprung auf der Hautoberfläche erzeugt und in bekannter Tiefe x mittels der früher beschriebenen Methode (S. 173) die intracutane Temperaturbewegung registriert. Dann wird unter Zugrundelegung verschiedener Werte von a eine Kurvenschar für die intracutane Temperaturbewegung in der Tiefe x berechnet und durch Probieren bestimmt, für welchen Wert von a sich die berechnete Kurve der gemessenen Kurve am besten anschmiegt.

In den so bestimmten Wert der Temperaturleitzahl a geht natürlich an der lebenden Haut der Faktor der *Konvektion* mit ein, d. h. man bestimmt auch hier eine „Temperaturscheinleitzahl" a' oder eine „Temperaturtransportzahl", analog dem Wert λ'. Dieser Wert a' ist die maßgebende Konstante, die die tatsächliche Temperaturbewegung in der lebenden Haut bestimmt.

Einige Werte der Temperaturleitzahlen für lebende und excidierte Gewebe sind in der Tabelle 2 zusammengestellt.

Tabelle 2. *Temperaturleitzahlen von lebendem und totem Gewebe*[1].

Gewebe	Temperaturleitzahl a bzw. Scheinleitzahl a' cm^2 · sec^{-1}	Autor
Menschliches Gewebe, lebend:		
Haut (Unterarm, 0,45 mm) ...	0,0006	
Haut (Unterarm, 0,90 mm) ...	· 0,001	
Haut (Unterarm, 1,3 mm)	0,0013	Hensel (1950a)[2]
Tierisches Gewebe, lebend:		
Zungenschleimhaut (Katze) ...	0,0013	
Tierisches Gewebe, excidiert:		
Haut	0,00122	Pütter (1922)[3]
Epidermis (Schwein)	0,0005	
Corium (Schwein)	0,001	Henriques und Moritz (1947)[4]
Fett (Schwein)	0,0009	
Muskel (Schwein)	0,0012	

[1] Alle Zahlenangaben in technischem oder anderem Maßsystem wurden auf das physikalische Maßsystem umgerechnet (CGS-System). Bei mehreren Zahlenangaben wurde das arithmetische Mittel genommen.
[2] Direkt gemessen im instationären Zustand.
[3] Geschätzt aus der Zusammensetzung der Haut.
[4] Berechnet aus den Werten für λ und c von Henriques und Moritz.

b) Einfluß der Durchblutung und Durchfeuchtung.

Die Temperaturleitzahl der lebenden Haut ist bei weitem nicht so starken Schwankungen durch die wechselnde Durchblutung unterworfen wie die Wärmeleitzahl. Die Art der Beeinflussung von a unterscheidet sich grundsätzlich von der Beeinflussung von λ. Bei annähernd gleichbleibender Dichte ϱ des Gewebes ändert sich nämlich bei wechselnder Durchblutung die Wärmeleitzahl λ und die spezifische Wärme c immer *gleichsinnig*. Beide verkleinern sich bei Vasoconstriction und vergrößern sich bei Dilatation. Auch bei wechselnder äußerer Durchfeuchtung der obersten Hautschichten verhalten sich λ und c in dieser Weise. Aus der Gl. (6) folgt daher, daß der Quotient λ/c und damit die Temperaturleitzahl a bei Änderungen der Durchblutung relativ konstant gehalten wird oder zumindest weit geringeren Schwankungen unterliegt, als die Wärmeleitzahl. Die experimentellen Messungen bestätigen dies (Hensel 1950a). Bei Abdrosselung der Konvektion durch Abschnürung des Oberarmes konnte am Unterarm keine nennenswerte Veränderung von a festgestellt werden. Auch bei Änderung des Blutgehaltes der Haut mit fortschreitender Vasoconstriction bei lokalen Kältereizen zeigte a zwar manchmal eine gewisse Verkleinerung, die aber bei weitem nicht die für λ angegebenen Werte erreichte.

Dagegen soll nach den Ausführungen von Bazett und Mitarbeitern (1932) eine *gleichzeitige* Verkleinerung von λ und c bei Vasoconstriction gerade zu einer besonders *großen*

Veränderung der Temperaturleitverhältnisse (nämlich zu einer Verbesserung in den obersten Schichten bei gleichzeitiger Verschlechterung in den tieferen Schichten) führen:

"Vasoconstriction to cold might readily decrease the heat capacity and so increase the rate of change on the near surface, and also decrease conductivity and so slow the rate of change far the surface."

Daß diese Überlegung falsch ist, geht aus Gl. (6) hervor: Wenn λ und c sich gleichzeitig um denselben prozentualen Betrag verkleinern, bleibt a konstant, und es ändert sich an der Temperaturleitung überhaupt nichts. Diese Klarstellung erscheint uns deshalb wichtig, weil die eben zitierte Annahme als der Hauptgrund dafür angeführt wird, daß eine befriedigende theoretische Behandlung von Temperaturleitproblemen an der lebenden Haut nicht möglich sei.

2. Die intracutane Temperaturbewegung bei vorgegebenem Temperaturverlauf an der Hautoberfläche.

a) Anwendung theoretischer Ansätze auf die lebende Haut.

Die theoretische Behandlung der instationären Wärmeleitung in der lebenden Haut kann heute durch die Messung der Temperaturleitzahl *in vivo* auf eine sichere Basis gestellt werden. Gleichzeitig bieten die Methoden der intracutanen Temperaturregistrierung die Möglichkeit, die theoretischen Ergebnisse jederzeit experimentell zu kontrollieren. Die bisherigen Schwierigkeiten einer Anwendung theoretischer Gleichungen wurden in erster Linie darin gesehen, daß die Haut ein lebendes, durchblutetes Organ ist.

So schreiben BAZETT und Mitarbeiter (1930), daß die Gleichungen von F. GOLDSCHEIDER (1889) und PÜTTER (1922) „cannot be properly applied to vascular tissues". Auch die Gleichungen von SCHMALTZ (1925) sollen aus dem gleichen Grunde nicht anwendbar sein: "The changes in temperature in the tissues which result from a sudden change in surface temperature have been subjected to mathematical analysis on theoretical grounds by SCHMALTZ, who described an equation of the probability type and attempted to determine the value of the constants for bone in vitro experiments. Attempts have been made to adapt his equation to the data here reported, but it cannot be so adapted. However, the equation found to fit the data shows some resemblances to that suggested by him. The apparent shift in the values of the parameters may depend on circulatory adjustments, but the factors are complex" (BAZETT und Mitarbeiter 1932).

Derartige Bedenken dürften durch die direkte Bestimmung von a in vivo hinfällig sein, da ja in diesen Wert alle besonderen Wärmeleitungsbedingungen des lebenden Gewebes mit eingehen. Begünstigend kommt noch hinzu, daß auch stärkere Schwankungen der Hautdurchblutung sich nur in relativ geringem Maße auf die Größe von a auswirken, wie auf S. 182 gezeigt wurde. Übrigens scheinen BAZETT und Mitarbeiter den Hauptgrund der ungenügenden Übereinstimmung ihrer gemessenen Temperaturverläufe mit den theoretischen Ansätzen übersehen zu haben: die kleinen Reizflächen, die bis zu 1,5 mm Durchmesser heruntergehen und bei denen die *dreidimensionale* Wärmeleitung eine erhebliche Rolle spielt, während die erwähnten Gleichungen nur für die eindimensionale Wärmeleitung senkrecht zur Hautoberfläche gelten.

Die Wärmeströmung im instationären Zustand, die eine Funktion der Tiefe x und der Zeit t ist, wird durch die allgemeine partielle Differentialgleichung der Wärmeleitung beschrieben, die das örtliche Verhalten der Temperatur mit dem zeitlichen in Beziehung setzt (Herleitung der Gleichung siehe bei GRÖBER 1921, JAKOB 1926).

$$\frac{\delta \vartheta}{\delta t} = \frac{\lambda}{c \cdot \varrho} \cdot \frac{\delta^2 \vartheta}{\delta x^2} = a \frac{\delta^2 \vartheta}{\vartheta x^2}, \qquad (7)$$

wobei ϑ [grad] die Temperatur, t [sec] die Zeit, x [cm] die Tiefe und a [cm² · sec⁻¹] die Temperaturleitzahl bedeutet. λ, c und ϱ wurden früher schon definiert (S. 176 u. 181).

Die Berechnung der intracutanen Temperaturbewegung für jede Tiefe x und jede Zeit t bei vorgegebener Temperaturänderung erfordert eine Lösung der obigen Differentialgleichung unter Einsetzung gewisser Grenzbedingungen, die meist ziemlich verwickelt ist. Mit der instationären Wärmeleitung haben sich Mathematiker und theoretisch veranlagte Physiker vielfach beschäftigt, so daß heute die von uns benötigten Lösungen schon vorliegen. Für die Verhältnisse an der Haut kommt nur die theoretische Behandlung des eindimensionalen Wärmeleitproblems senkrecht zur Oberfläche in Betracht.

Die erste Berechnung der intracutanen Temperaturbewegung stammt von F. GOLDSCHEIDER (1889). Er betrachtet die Haut als eine ebene Platte von begrenzter Dicke l, an deren einer Seite dauernd Bluttemperatur herrscht, während an der anderen Seite ein thermischer Reiz appliziert wird. Numerische Lösungen hat er nicht gegeben. PÜTTER (1922) ging zunächst ähnlich vor, unter Zugrundelegung eines geschätzten Wertes für die Temperaturleitzahl. Wie schon PÜTTER selbst bemerkte, ist diese Behandlung nicht einwandfrei, vor allem wegen der sehr problematischen Dicke l der Platte, an deren einer Seite konstante Bluttemperatur herrschen soll. Noch fragwürdiger wird dieser Ansatz durch die neueren Messungen von BAZETT und Mitarbeitern (1948a, b,), BAZETT (1949a) und BRÜCK und HENSEL (1952), die gezeigt haben, daß von einer definierten und konstanten arteriellen Bluttemperatur der Extremitäten keine Rede sein kann.

Weit besser ist es deshalb, das Problem unter Annahme eines einseitig unendlich ausgedehnten Körpers von homogener Anfangstemperatur zu behandeln, was möglich ist, wenn die interessierende Schichtdicke — wie in unserem Fall — *klein* ist im Verhältnis zur Gesamtdicke des Gewebes und die Zeiten relativ *kurz* sind. Vom anfänglichen Temperaturgradienten kann man bei der Rechnung zunächst ganz absehen, da sich die Temperaturwellen nach den Gesetzen der Wellenlehre rein *additiv* superponieren (SCHMALTZ 1925). Es ist dann zur Gewinnung von Absolutwerten nur erforderlich, die berechnete Temperaturwelle zu dem anfänglich bestehenden Temperaturgefälle zu addieren, das ja der experimentellen Messung unmittelbar zugänglich ist. Der Fehler wird jedoch bei den geringen Schichttiefen auch dann nicht nennenswert, wenn man als Anfangswert einfach die Hautoberflächentemperatur einsetzt. Diese Behandlung des Problems, wie sie in späterer Zeit fast ausschließlich vorgenommen wurde (PÜTTER 1922, SCHMALTZ 1925, HAHN 1927a, FROHWEIN 1930, KAESTNER 1931, HENRIQUES und MORITZ 1947, HENSEL 1950a—c,

1952c) führt auch an der lebenden Haut zu sehr brauchbaren Resultaten, wie sich aus dem Vergleich der berechneten und der experimentell bestimmten intracutanen Temperaturverläufe ergibt (HENSEL 1950a).

Wir wollen nun die intracutanen Temperaturbewegungen bei den wichtigsten und am häufigsten vorkommenden Verläufen der Hautoberflächentemperatur betrachten. Weitere Beispiele finden sich auf S. 212 u. 245.

b) Periodische Temperaturänderungen.

Der einfachste Fall ist gegeben, wenn sich die Temperatur an der Hautoberfläche ($x=0$) sinusförmig periodisch mit der Zeit in der Form

$$\vartheta_0 = \vartheta_{0m} \cdot \sin \frac{2\pi t}{\tau}$$

ändert, wobei ϑ_0 [grad] die Oberflächentemperatur der Haut, ϑ_{0m} die Höchsttemperatur, t [sec] die Zeit und τ [sec] die Periodendauer bedeutet. Die Temperatur in der Tiefe x folgt dann der Gleichung (JAKOB 1926, Herleitung bei GRÖBER 1921):

$$\vartheta = \vartheta_{0m} \cdot e^{-\frac{\pi x}{\sqrt{a\pi\tau}}} \cdot \sin 2\pi\left(\frac{t}{\tau} - \frac{x}{2\sqrt{a\pi\tau}}\right), \tag{8}$$

wobei ϑ [grad] die Temperatur in der Tiefe x [cm] und a [cm$^2 \cdot$ sec^{-1}] die Temperaturleitzahl ist. Aus der Gleichung ist zu entnehmen, daß die Temperatur sich in jeder Tiefe mit gleicher Periodendauer wie an der Oberfläche sinusförmig mit der Zeit ändert, ihr Höchstwert ϑ_m aber nach der Tiefe in der Form

$$\vartheta_m = \vartheta_{0m} \cdot e^{-\frac{\pi x}{\sqrt{a\pi\tau}}}, \tag{9}$$

exponentiell abnimmt. Diese „Dämpfung" der Temperaturwelle ist danach um so stärker, je höher die Frequenz und je kleiner die Temperaturleitzahl ist. Gleichzeitig tritt eine Phasenverschiebung proportional zur Tiefe ein von der Größe

$$\varphi = \frac{\pi x}{\sqrt{a\pi\tau}}, \tag{10}$$

die ebenfalls um so größer ist, je höher die Frequenz und je kleiner die Temperaturleitzahl ist. Die „Wellenlänge" der Temperaturschwingung ergibt sich aus Gl. (10) in einfacher Weise

$$[\lambda] = 2\sqrt{a\pi\tau}, \tag{11}$$

die Fortpflanzungsgeschwindigkeit ist

$$v = \frac{[\lambda]}{\tau} = \frac{2\sqrt{a\pi\tau}}{\tau} = 2\sqrt{\frac{a\pi}{\tau}} = \frac{4a\pi}{[\lambda]}. \tag{12}$$

Das dreidimensionale Diagramm in Abb. 7 zeigt die intracutane Temperatur als Funktion der Zeit und der Tiefe bei einer periodischen sinusförmigen Temperaturänderung an der Hautoberfläche mit einem Maximalwert von 10° und einer Periodendauer von 1 sec. Der Berechnung ist eine Temperaturleitzahl von $a=0{,}001$ zugrunde gelegt, wie sie etwa dem durchschnittlichen

Wert in der Haut entspricht. Aus dem Diagramm kann man entnehmen, daß in einer Tiefe von 0,56 mm gerade die tiefste Temperatur herrscht, wenn an der Hautoberfläche die höchste Temperatur erreicht ist. Ferner sieht man, daß die Dämpfung mit zunehmender Tiefe außerordentlich rasch zunimmt. Schon in 0,1 mm Tiefe beträgt die Amplitude nur noch die Hälfte des Ausgangswertes, in 0,5 mm Tiefe 0,061 und in 1 mm Tiefe 0,0037. Das

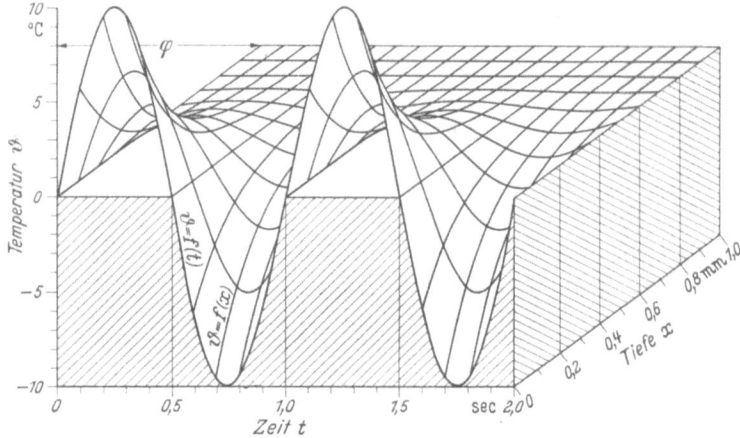

Abb. 7. Graphische Darstellung der berechneten intracutanen Temperaturbewegung in 0—1 mm Tiefe bei einer sinusförmigen periodischen Temperaturänderung an der Hautoberfläche von einer Periodendauer $\tau = 1$ sec. Temperaturleitzahl $a = 0,001$ cm² · sec⁻¹. Die ϑ, t-Kurven stellen die Temperatur ϑ als Funktion der Zeit t dar für verschiedene Schichttiefen x, die ϑ, x-Kurven stellen die Temperatur ϑ als Funktion der Tiefe x dar für jeweils gleiche *Phasen* (nicht Zeiten!). Der schräge Verlauf der Tiefendimension ist die *Phasenverschiebung* φ mit zunehmender Tiefe. An dem Abszissenstück φ kann man mittels des Zeitmaßstabes die Phasenverschiebung direkt in Sekunden ablesen. So ergibt sich z. B. für 1 mm Tiefe ein Wert von $\varphi = 0,89$ sec. Man sieht, wie schon in geringen Hauttiefen die Amplitude der periodischen Temperaturänderung außerordentlich stark gedämpft ist.

bedeutet, daß bei einer Temperaturamplitude an der Hautoberfläche von 10° und einer Frequenz von 1 Hz in 1 mm Tiefe nur noch eine Temperaturschwankung von wenigen Hundertstel Grad vorhanden ist.

Aus allem wird deutlich, daß beispielsweise alle Versuche, eine physiologische *„Verschmelzungsfrequenz"* des Temperatursinnes auf Grund äußerlich applizierter periodischer Temperaturänderungen zu konstatieren, illusorisch sein müssen. Ob man dabei, wie BASLER (1913) mit einer „thermischen Reizmühle" oder wie KASTORF (1920), ALLEN und MACDONALD (1927), GEBLEWICZ (1936) und HERGET und Mitarbeiter (1941a) mit rhythmisch unterbrochener strahlender Wärme reizt, bleibt sich gleich. Bei einer Periodendauer von 0,2 sec, wie sie HERGET und Mitarbeiter als Verschmelzungsfrequenz des Wärmesinnes angeben, wäre bei einer Temperaturleitzahl der obersten Hautschichten von 0,0006 nach Gl. (9) die Amplitude der intracutanen Temperaturänderung schon *in 0,14 mm Tiefe auf* $1/10$, *in 0,28 mm Tiefe auf* $1/100$ *abgesunken!* Die Verschmelzungsfrequenz ist demnach eine rein *physikalische* Angelegenheit. Physiologische Schlüsse lassen sich um so weniger aus diesen Versuchen ziehen, als man die Receptorentiefe nicht kennt.

c) Einfache Temperatursprünge.

Die intracutane Temperaturbewegung bei einem zeitlich rechteckigen Temperatursprung an der Hautoberfläche ist der praktisch wichtigste Fall und kommt fast bei allen Temperatursinnesuntersuchungen vor.

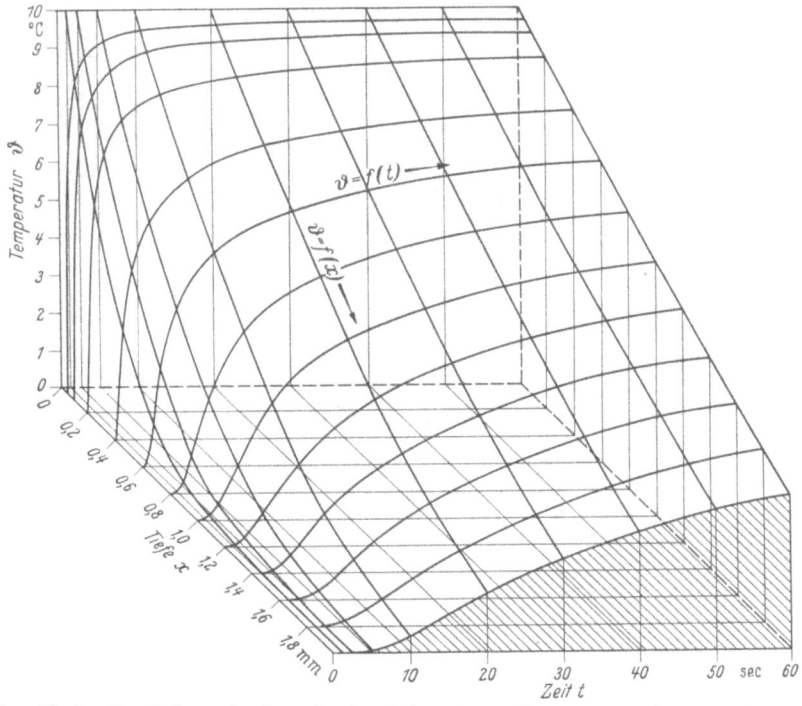

Abb. 8. Graphische Darstellung der berechneten intracutanen Temperaturänderung bei einem rechteckigen Wärmesprung auf der Hautoberfläche von 10°. Temperaturleitzahl $a = 0{,}0005$ cal cm²·sec⁻¹. Die ϑ, t-Kurven stellen die Temperatur ϑ als Funktion der Zeit t für verschiedene Tiefen x dar, die ϑ, x-Kurven die Temperatur ϑ als Funktion der Tiefe x für verschiedene Zeiten t. [Nach HENSEL, Pflügers Arch. **252**, 146 (1950).]

Wenn die Temperatur an der Hautoberfläche ($x = 0$) um den Betrag ϑ_c springt und dann konstant bleibt, so gilt für die intracutane Temperaturbewegung in der Tiefe x die Gleichung (GRÖBER 1921, SCHMALTZ 1925 u. a.):

$$\vartheta = \vartheta_c\left[1 - \frac{2}{\sqrt{\pi}}\int_0^{\frac{x}{\sqrt{4at}}} e^{-\frac{x^2}{4at}}\, d\left(\frac{x}{\sqrt{4at}}\right)\right] = \vartheta_c\left[1 - \Phi\left(\frac{x}{\sqrt{4at}}\right)\right], \qquad (13)$$

wobei ϑ [grad] die Temperatur in der Tiefe x [cm], t [sec] die Zeit und a [cm²·sec⁻¹] die Temperaturleitzahl ist. Φ ist das GAUSSsche Fehlerintegral

$$\Phi = \frac{2}{\sqrt{\pi}} \int_0^x e^{-t^2}\, dt. \qquad (14)$$

(tabelliert bei JAHNKE-EMDE 1948, „Hütte" 1936).

Die Gl. (13) ist ein Integral der Gl. (7) für die Grenzbedingungen

$$x = 0: \vartheta = \vartheta_c; \quad t = 0: \vartheta = 0; \quad x = \infty: \vartheta = 0.$$

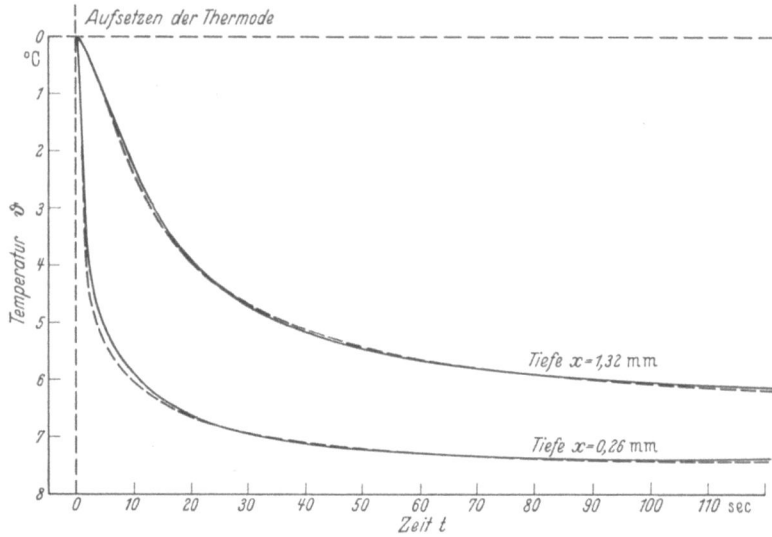

Abb. 9. Intracutaner Temperaturverlauf in 0,26 mm und 1,32 mm Tiefe bei einem rechteckigen Kältesprung auf der Hautoberfläche von $-8,1°$. Registrierte Kurven durchgezogen, berechnete Kurven gestrichelt. Die berechnete Kurve für 0,26 mm Tiefe entspricht einer Temperaturleitzahl von $a = 0,0004$, die Kurve für 1,32 mm Tiefe einem Wert von $a = 0,0009$ cm$^2 \cdot$ sec^{-1}. Die Nullinie ist die jeweilige Intracutantemperatur vor Beginn des Kältesprunges. [Nach HENSEL, Pflügers Arch. 252, 146 (1950).]

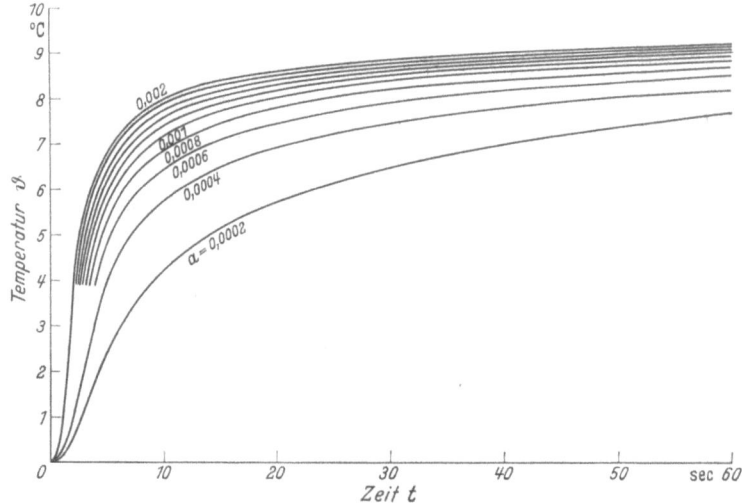

Abb. 10. Berechnete intracutane Temperaturbewegung in 0,5 mm Tiefe bei einem rechteckigen Wärmesprung auf der Hautoberfläche von $10°$ für verschiedene Temperaturleitzahlen von $a = 0,0002$ bis $0,002$ cm$^2 \cdot$ sec^{-1}. Man sieht, daß die Angleichung der Intracutantemperatur an die Reiztemperatur um so schneller und vollkommener erfolgt, je größer a ist.

Der räumliche intracutane Temperaturgradient in der Tiefe x folgt der Gleichung (durch Differentiation nach x):

$$\frac{\delta \vartheta}{\delta x} = \vartheta_c \cdot \frac{2}{\sqrt{4\pi a t}} \cdot e^{-\frac{x^2}{4at}}. \tag{15}$$

Die graphische Darstellung in Abb. 8 zeigt die intracutane Temperaturbewegung als Funktion der Zeit und der Tiefe bei einem rechteckigen Temperatursprung von $10°$ an der Hautoberfläche. Die Intracutantemperatur nähert sich zunächst schnell, dann immer langsamer der Oberflächentemperatur, ohne sie aber in endlicher Zeit ganz zu erreichen, wobei die Temperaturwelle um so später beginnt und um so flacher verläuft, je größer die Tiefe x ist. Die experimentellen Ergebnisse der Intracutanregistrierung zeigen eine sehr

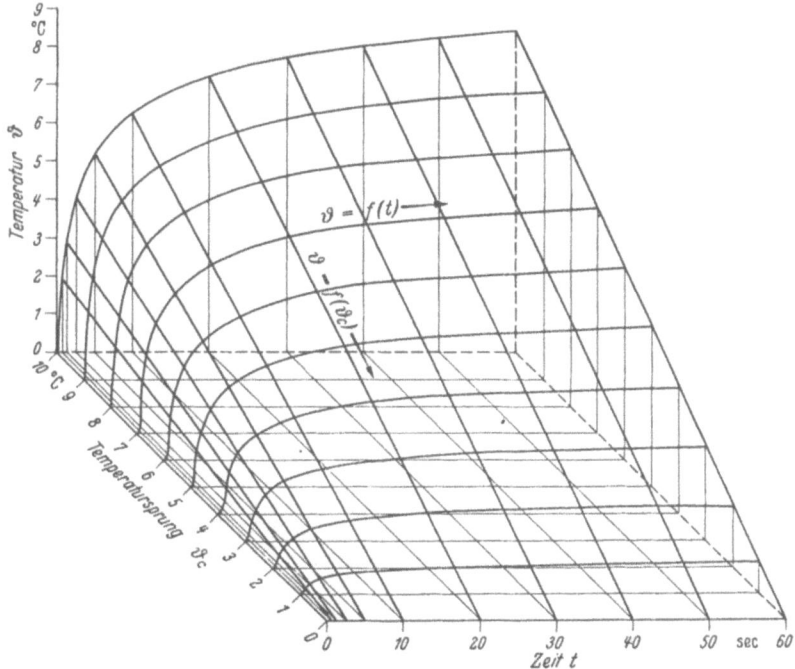

Abb. 11. Graphische Darstellung der berechneten Intracutantemperaturbewegung in 0,5 mm Tiefe bei rechteckigen Wärmesprüngen von 0—10°. Die ϑ, t-Kurven stellen die intracutane Temperatur ϑ als Funktion der Zeit t für verschiedene Größen des äußeren Wärmesprunges ϑ_c dar, die ϑ_c, ϑ-Kurven die Temperatur ϑ als Funktion der Größe des äußeren Wärmesprunges ϑ_c für verschiedene Zeiten t. Temperaturleitzahl $a = 0{,}0005$ cm$^2 \cdot$ sec^{-1}. Beachte den linearen Verlauf der ϑ, ϑ_c-Kurven.
[Nach HENSEL, Pflügers Arch. 252, 146 (1950).]

gute Übereinstimmung mit diesen theoretischen Kurven, wie aus Abb. 9 ersichtlich ist.

Wie sich die intracutane Temperaturbewegung bei *verschiedenen Temperaturleitzahlen* verhält, zeigt die Kurvenschar in Abb. 10. Es ist die Temperatur in 0,5 mm Tiefe als Funktion der Zeit für verschiedene Temperaturleitzahlen dargestellt, wenn die Hautoberflächentemperatur rechteckig um 10° springt. Die Kurven gelten für Temperaturleitzahlen von $a = 0{,}0002$ bis $a = 0{,}002$. Die Angleichung der Intracutantemperatur an die äußere Temperatur erfolgt um so schneller und vollkommener, je größer a ist.

Bei Darbietung *verschieden großer Temperatursprünge* verändert sich der Verlauf der Intracutantemperatur in sehr einfacher Weise.

Aus Gl. (13) folgt für $x =$ const. und $t =$ const.

$$\vartheta = \vartheta_c \cdot \text{const.} \tag{16}$$

Danach verhalten sich bei 2 Temperatursprüngen ϑ_{c1} und ϑ_{c2} die Temperaturen in der Tiefe x zur Zeit t wie

$$\frac{\vartheta_1}{\vartheta_2} = \frac{\vartheta_{c_1}}{\vartheta_{c_2}}, \tag{17}$$

d. h. die Intracutantemperaturen in der Tiefe x sind *linear* proportional den äußeren Temperatursprüngen. Durch Differenzieren nach t ergibt sich

$$\frac{d_1\vartheta/dt}{d_2\vartheta/dt} = \frac{\vartheta_{c_1}}{\vartheta_{c_2}}, \tag{18}$$

d. h. auch die Geschwindigkeiten der Temperaturänderung in der Tiefe x zur Zeit t sind linear proportional den äußeren Temperatursprüngen.

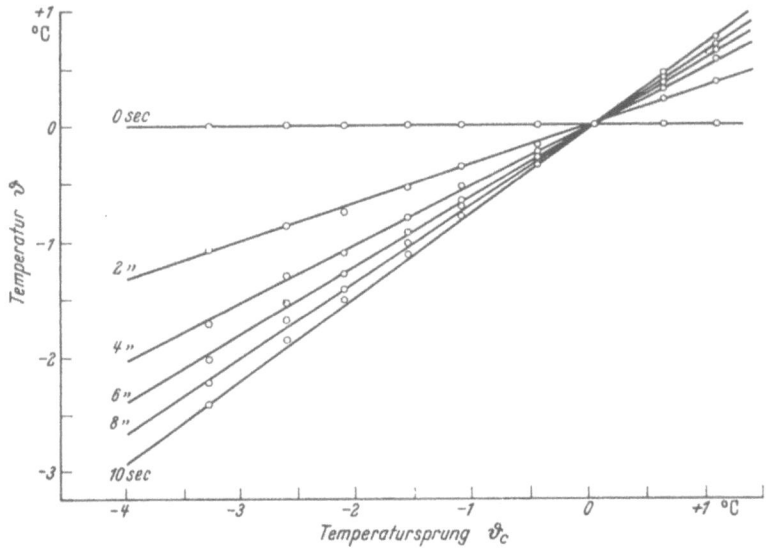

Abb. 12. Registrierte intracutane Temperaturänderung in 0,5 mm Tiefe als Funktion des äußeren Temperatursprunges ϑ_c für Zeiten von 0, 2, 4, 6, 8 und 10 sec nach Beginn des Sprunges. Die Punkte stellen Meßwerte dar, die Linien eine durchgezogene Gerade. Beachte den linearen Verlauf. [Nach HENSEL, Pflügers Arch. **252**, 146 (1950).]

Die gekrümmte Fläche in Abb. 11 zeigt die intracutane Temperatur in einer Tiefe von 0,5 mm als Funktion der Zeit und der Größe des äußeren Temperatursprunges. Man sieht ohne weiteres, daß sowohl die Temperatur ϑ als auch die Änderungsgeschwindigkeit $d\vartheta/dt$ um so größer wird, je größer der äußere Temperatursprung ϑ_c ist. Die ϑ, ϑ_c-Kurven bilden infolge der strengen Proportionalität von ϑ_c und ϑ jeweils eine Gerade von verschiedener Steilheit.

Die experimentellen Befunde stimmen sehr gut mit diesen Gesetzen überein. In Abb. 12 sind die gemessenen Intracutantemperaturen in 0,5 mm Tiefe als Funktion des äußeren Temperatursprunges ϑ_c für verschiedene Zeiten nach Beginn des Temperatursprunges dargestellt. Man sieht, daß die experimentell geforderten linearen Beziehungen tatsächlich weitgehend erfüllt sind,

Wenn man die Zeiten, nach denen in der Tiefe x jeweils die Temperatur ϑ erreicht ist, als Funktion der Größe des äußeren Temperatursprunges aufträgt, so erhält man eine rechtwinklige Hyperbel, wie sie in Abb. 13 dargestellt ist. Diese ist formal identisch mit der bekannten „Reizzeit-Spannungskurve". Wenn man annimmt, daß bei einem bestimmten Schwellenwert ϑ_s die Temperaturempfindung auftritt, so erhält man für den Temperatursinn eine „Reizzeit-Temperaturkurve", die aber nur ein Ausdruck der *physikalischen* Temperaturleitung in der Haut ist. Auf diese Weise sind im wesentlichen die von BUJAS (1937, 1940), PETROW und JAKOWLEW (1940) u. a. aufgenommenen Reizzeit-Temperaturkurven des Temperatursinnes zustande gekommen. Die von ihnen ermittelten Zeitgesetze des Temperatursinnes sind also nichts anderes, als die auf dem Umweg über den Temperatursinn ermittelten Zeitgesetze der intracutanen Temperaturbewegung.

Von besonderem Interesse sind für viele Fragestellungen die *Randbedingungen* an einer thermisch veränderten Fläche, z. B. an den Rändern einer auf die Haut aufgesetzten Thermode. Hier handelt es sich um ein Problem der dreidimensionalen Wärmeleitung, das an der Haut in befriedigender Weise nur experimentell gelöst werden kann. Eine Messung der thermischen Vorgänge in der Umgebung einer auf die Haut aufgesetzten Thermode zeigt

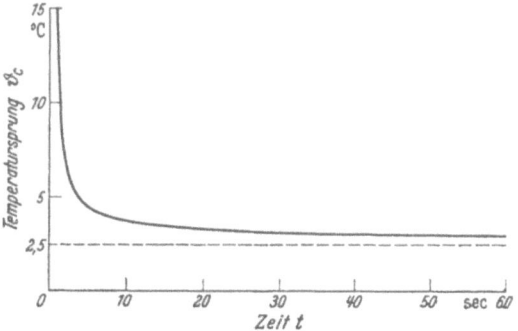

Abb. 13. Graphische Darstellung der Zeiten, nach denen in 0,5 mm Tiefe eine Temperaturänderung von 2,5° erreicht wird, als Funktion des äußeren Temperatursprunges ϑ_C. Die Zeiten werden um so kürzer, je größer der Temperatursprung ist. Es ergibt sich eine rechtwinklige Hyperbel nach Art einer „Reizzeit-Spannungskurve".

Abb. 14. Die gekrümmte Fläche stellt die Intracutantemperatur in 0,6 mm Tiefe bei einem äußeren Temperatursprung von $+5,5°$ als Funktion der Zeit und des räumlichen Horizontalabstandes vom Thermodenrand dar. Wie man sieht, finden in der weiteren Umgebung nur noch sehr schwache Temperaturänderungen statt, und in 10 mm Abstand vom Rand ändert sich die Temperatur kaum noch.

d) Doppelte Temperatursprünge.

Doppelte Temperatursprünge treten bei allen Bestimmungen der *Unterschiedsschwellen* („minimum distinguibile") des Temperatursinnes auf. Es werden hierbei zwei verschiedene, rasch aufeinanderfolgende Reiztemperaturen dargeboten. Wegen der kurzen Zeiten sind hierbei besonders große Abweichungen des intracutanen Temperaturverlaufes von den äußeren Reiztemperaturen zu erwarten, was v. FREY (1929b) zu der Bemerkung veranlaßte, „daß es nicht leicht ist, die Stärke des ersten Reizes zu definieren, noch weniger die des zweiten, der die Haut noch im Wärmeausgleich des ersten trifft" und „daß eine zur Messung der Unterschiedsschwellen ausreichende Methodik zur Zeit noch aussteht". PÜTTER (1922) berechnete überschlagsweise den intracutanen Temperaturverlauf bei zwei rasch aufeinanderfolgenden Reizen von

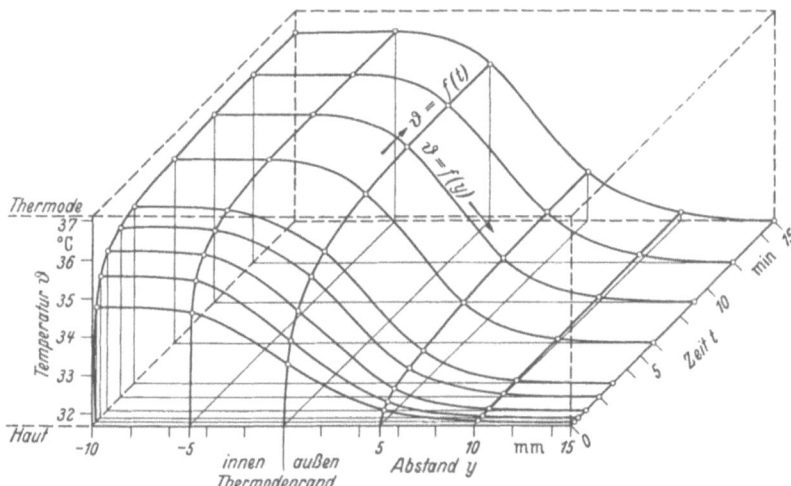

Abb. 14. Registrierte intracutane Temperaturbewegung in 0,6 mm Tiefe als Funktion der Zeit und des Horizontalabstandes vom Thermodenrand bei einem äußeren Wärmesprung von + 5,5°. Die ϑ, t-Kurven stellen die Temperatur ϑ als Funktion der Zeit t für verschiedene Horizontalabstände y vom Thermodenrand dar, die ϑ, y-Kurven (horizontales Temperaturgefälle) die Temperatur ϑ als Funktion des Horizontalabstandes y für verschiedene Zeiten t. Die Punkte stellen Meßwerte dar. [Nach HENSEL, Pflügers Arch. 252, 146 (1950).]

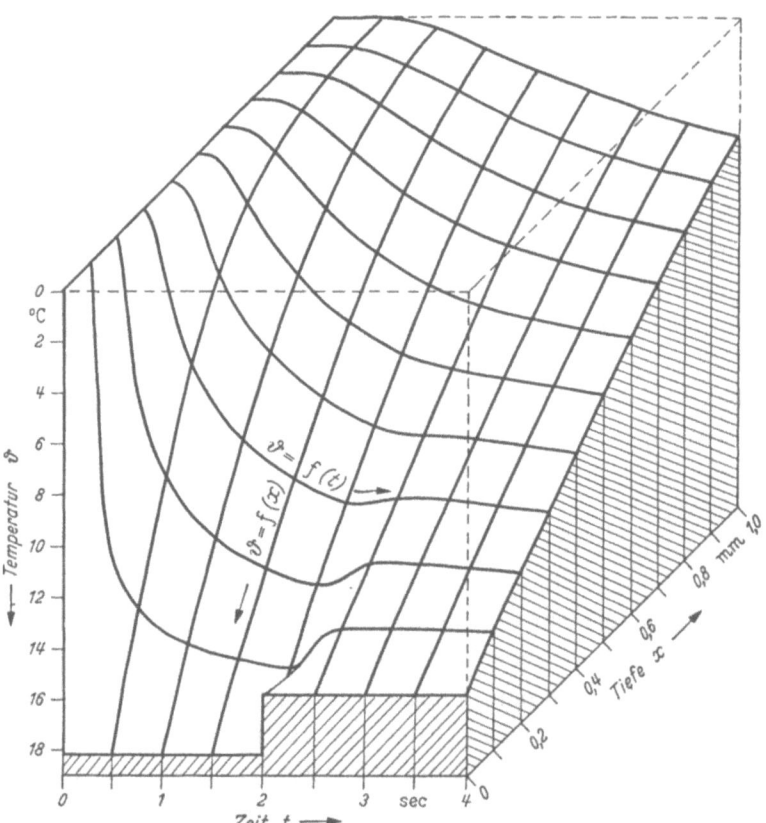

Abb. 15. Graphische Darstellung der berechneten intracutanen Temperaturänderung in 0 bis 1 mm Tiefe bei einem Kältesprung von — 18,1° und 2 sec Dauer und einem anschließenden Wärmesprung von + 2,4°. Temperaturleitzahl $a = 0{,}001$ cm$^2 \cdot$ sec^{-1}. Die ϑ, t-Kurven stellen die Temperatur ϑ als Funktion der Zeit t für verschiedene Tiefen x dar, die ϑ, x-Kurven die Temperatur ϑ als Funktion der Tiefe x für verschiedene Zeiten t.

verschiedener Temperatur, mit dem Resultat, daß die intracutanen Temperaturbewegungen ganz außerordentlich von den äußeren Temperaturbewegungen abweichen.

Experimentelle und theoretische Untersuchungen des intracutanen Temperaturverlaufes bei Unterschiedsschwellenmessungen wurden von HENSEL (1950b) ausgeführt. Die beiden Temperaturreize rufen annähernd rechteckige Temperatursprünge an der Hautoberfläche hervor, wobei sich die von den beiden Sprüngen ausgelösten, nach Gl. (13) berechenbaren intracutanen Temperaturwellen superponieren. Abb. 15 gibt ein errechnetes Beispiel für den Verlauf der intracutanen Temperaturänderung bei einem Kältesprung von $-18{,}2^0$ und 2 sec Dauer und einem Wärmesprung von $+2{,}4^0$ (entsprechend den Unterschiedsschwellen von PÜTTER 1922). Man sieht, wie schon in einer Tiefe von 0,2 mm die Rechteckform des doppelten äußeren Temperatursprunges stark verändert ist. Bemerkenswert ist vor allem, daß der zweite Temperatursprung, der an der Hautoberfläche nach aufwärts gerichtet ist, in Tiefen über 0,3 mm sich lediglich in einem geringfügigen Knick einer dauernd steil nach abwärts gehenden Temperaturbewegung bemerkbar macht. Die verschiedenen *Temperaturen* ϑ bei der Bestimmung von Unterschiedsschwellen wirken sich also in der Haut vorwiegend als Änderungen der *Geschwindigkeiten* $d\vartheta/dt$ von Temperaturbewegungen aus. Daraus wird ersichtlich, daß die Darbietungszeit der Temperaturen eine entscheidende Rolle spielen muß, denn die Intracutantemperatur und die Änderungsgeschwindigkeit der Intracutantemperatur ist in jedem Zeitmoment dt nach Aufsetzen der Thermode eine andere. Aus diesem Verhalten erklärt sich auch die Beobachtung PÜTTERs (1922), daß die Unterschiedsschwellen in hohem Maße von der Darbietungszeit abhängen.

Für die kurzen Darbietungszeiten ergeben sich sehr große Steilheiten des intracutanen Temperaturgradienten. So herrscht in unserem Versuchsbeispiel nach 2 sec ein Temperaturgefälle von etwa 16^0/mm. Durch diese außerordentlich verschiedenen Temperaturen und Änderungsgeschwindigkeiten in eng benachbarten Hautschichten werden die Verhältnisse enorm kompliziert: Die Tiefenlage der Receptoren muß hier einen entscheidenden Einfluß auf das Versuchsergebnis haben.

Noch unübersichtlicher werden die Verhältnisse, wenn man die Unterschiedsschwellen bei verschiedenen Ausgangstemperaturen bestimmt. Dann haben wir nacheinander drei Temperatursprünge: die Ausgangstemperatur und die zwei Prüfreize. Es ist klar, daß man bei derartigen Verhältnissen allein durch Variation der zeitlichen Abstände zwischen den Reizen fast jedes beliebige Unterschiedsschwellen-,,Gesetz" erhalten kann.

Den Vergleich einer experimentellen Registrierung und einer Berechnung der intracutanen Temperaturbewegung in 0,9 mm Tiefe bei derselben äußeren Temperaturbewegung wie in Abb. 15 zeigt Abb. 16. Die Temperatursprünge wurden durch Aufsetzen von wasserdurchströmten Metallthermoden auf die

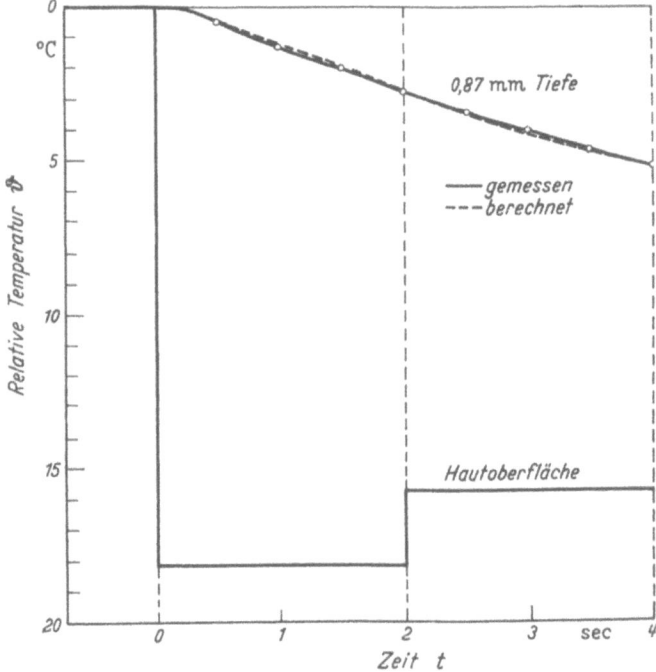

Abb. 16. Vergleich einer registrierten und einer berechneten Kurve der intracutanen Temperaturbewegung in 0,87 mm Tiefe bei einem Kältesprung und anschließenden Wärmesprung. Untere Kurve: Zeitlicher Verlauf des Temperaturreizes an der Hautoberfläche (Hauttemperatur zu Beginn 32°). Obere Kurve: Zeitlicher Verlauf der Intracutantemperatur. Durchgezogene Linie: registrierter Verlauf, gestrichelte Linie: errechneter Verlauf mit einer Temperaturleitzahl von $a = 0{,}0009$ cm² · sec⁻¹.

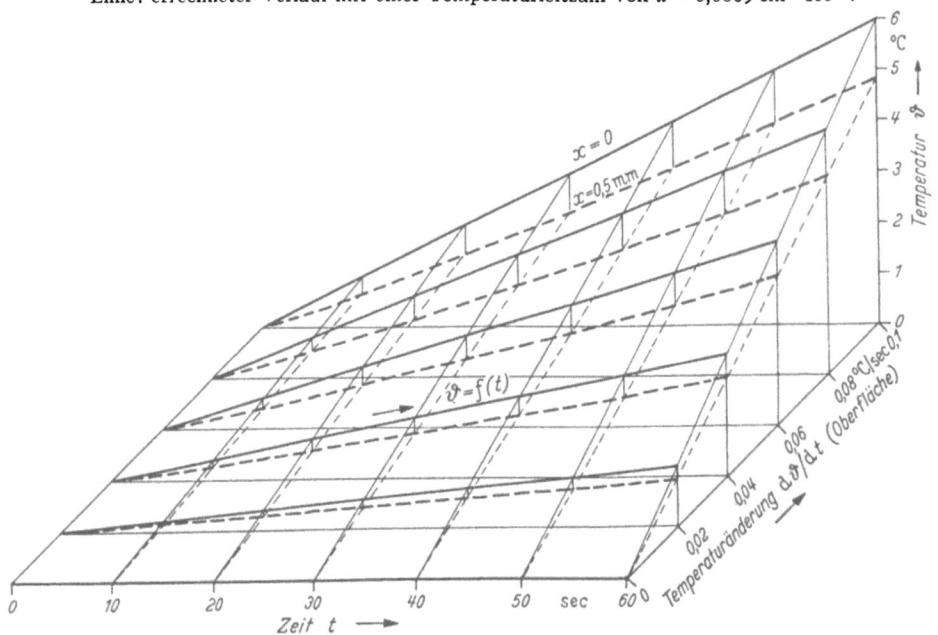

Abb. 17. Graphische Darstellung des berechneten Temperaturverlaufs an der Hautoberfläche (durchgezogene Linien) und in 0,5 mm Tiefe (gestrichelte Linien) bei linearen zeitlichen Erwärmungen der Hautoberfläche von 0°/sec bis 0,1°/sec. Die Abweichungen zwischen Oberflächentemperatur und Tiefentemperatur werden um so größer, je schneller die Temperaturänderung verläuft. Temperaturleitzahl $a = 0{,}001$ cm² · sec⁻¹.

Volarfläche des Unterarmes erzeugt. Nach Aufsetzen der ersten, kälteren Thermode sinkt die Temperatur in 0,9 mm Tiefe steil ab, während das Aufsetzen der zweiten, wärmeren Thermode sich lediglich in einem kaum merkbaren Knick der Abwärtsbewegung zeigt.

Aus den Messungen und Berechnungen geht hervor, daß es allenfalls möglich sein mag, bei strengsten zeitlichen und thermischen Versuchsbedingungen der Schwellenempfindung („minimum perceptibile" bzw. der Unterschiedsschwelle („minimum distinguibile") eine entsprechende Temperaturdifferenz der äußerlich dargebotenen Reize zuzuordnen, daß es aber vergeblich sein dürfte, dieser Beziehung irgendeinen vernünftigen Sinn zu geben. Auf keinen Fall kann man aber aus derartigen Unterschiedsschwellen weitgehende Schlüsse auf eine „Erregbarkeitsänderung" der Thermoreceptoren ziehen oder die Gültigkeit des WEBER-FECHNERschen Gesetzes nachprüfen (PÜTTER 1922, HAHN 1936).

Es sei hier vorweggenommen, daß v. FREY (1910b) auch *sinnesphysiologische* Einwände gegen die Methode der Unterschiedsschwellenbestimmung beim Temperatursinn erhob: Es ist wegen der „Adaptation" des Temperatursinnes vor allem eine Frage der *Dauer* des ersten Reizes, ob ein zweiter Reiz zu einem Unterschiedsschwelleninhalt („minimum distinguibile"), oder, nach Verblassen der Temperaturempfindung, zu einem Absolutschwelleninhalt („minimum perceptibile") führt. Allein durch zeitliche Variation der Reizgebung kann also eine Unterschiedsschwelle zu einer Absolutschwelle werden und umgekehrt.

e) Zeitlich lineare Temperaturänderungen und beliebige Temperaturverläufe.

Die Berechnung der intracutanen Temperaturbewegung bei einer *beliebigen* Temperaturänderung der Hautoberfläche ist dadurch möglich, daß man den Temperaturverlauf in eine Reihe von Rechtecksprüngen auflöst. Für jeden einzelnen Sprung lassen sich nach Gl. (13) die ausgelösten intracutanen Temperaturbewegungen einzeln berechnen. Die gesuchte Funktion ergibt sich durch Superposition der einzelnen Temperaturbewegungen. Nach dieser Methode hat z. B. SCHMALTZ (1925) die Temperaturbewegung im Felsenbein bei calorischer Reizung des Gehörganges berechnet.

Die nach dieser Methode berechnete intracutane Temperaturbewegung bei einer zeitlich *linearen* Änderung der Hauttemperatur zeigen die Abb. 17 und 18, aus denen zu entnehmen ist, daß bei linearen Temperaturänderungen von 0—0,1°/sec die intracutane Temperaturbewegung in allen für die Thermoreceptoren in Frage kommenden Schichttiefen praktisch linear verläuft. Die Steilheit der intracutanen Temperaturbewegung bleibt gegenüber der Steilheit an der Hautoberfläche um so mehr zurück, je schneller die Temperaturänderung und je größer die intracutane Tiefe ist. Wegen des übersichtlichen und der äußeren Temperaturbewegung sehr ähnlichen intracutanen Temperaturverlaufes ist diese Form der thermischen Reizung für Untersuchungen des Temperatursinnes besonders geeignet, vor allem, wenn man die Tiefe der Receptorenschicht nicht genau kennt.

Die experimentelle Nachprüfung mit zeitlich linearen Temperaturbewegungen und intracutaner Temperaturregistrierung (HENSEL 1950a, 1952c)

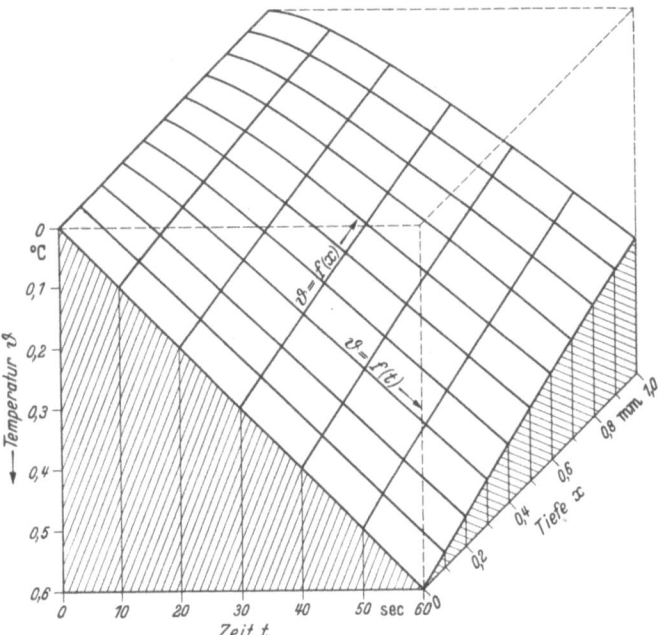

Abb. 18. Graphische Darstellung der berechneten intracutanen Temperaturbewegung in verschiedenen Tiefen von 0—1 mm bei einer linearen zeitlichen Abkühlung der Hautoberfläche von —0,01°/sec. Temperaturleitzahl $a = 0{,}001\,\text{cm}^2 \cdot \text{sec}^{-1}$. Die ϑ, t-Kurven stellen die Temperatur ϑ als Funktion der Zeit t für verschiedene Tiefen x dar, die ϑ, x-Kurven die Temperatur ϑ als Funktion der Tiefe x für verschiedene Zeiten t. Die Differenz zwischen Oberflächen- und Tiefentemperatur wächst mit steigender Tiefe an.

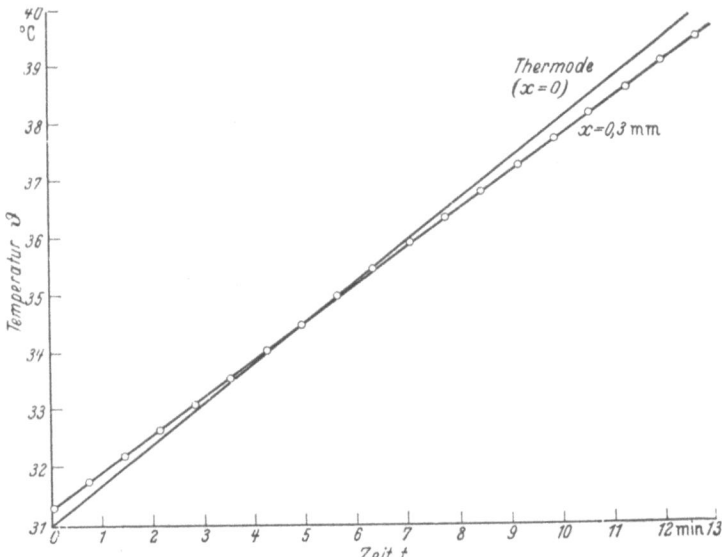

Abb. 19. Registrierte intracutane Temperaturbewegung in 0,3 mm Tiefe bei einem linearen Anstieg der Thermodentemperatur an der Hautoberfläche von $+0{,}012°/\text{sec}$. Die Punkte stellen Meßwerte dar, die Linie eine durchgezogene Gerade. [Nach Hensel, Pflügers Arch. 252, 146 (1950).]

ergab tatsächlich eine sehr gute Linearität der intracutanen Temperaturbewegung (Abb. 19).

Auch die Vorgänge am *Rande* einer aufgesetzten Thermode wurden bei linearen Temperaturänderungen experimentell untersucht. Für diese gilt im wesentlichen dasselbe wie für die Randvorgänge bei rechteckigen Temperatursprüngen. Ein solcher Versuch ist in Abb. 20 dargestellt. Die gekrümmte Fläche stellt die Intracutantemperatur in 0,5 mm Tiefe als Funktion der Zeit und des horizontalen Abstandes vom Thermodenrand dar. Danach verlaufen

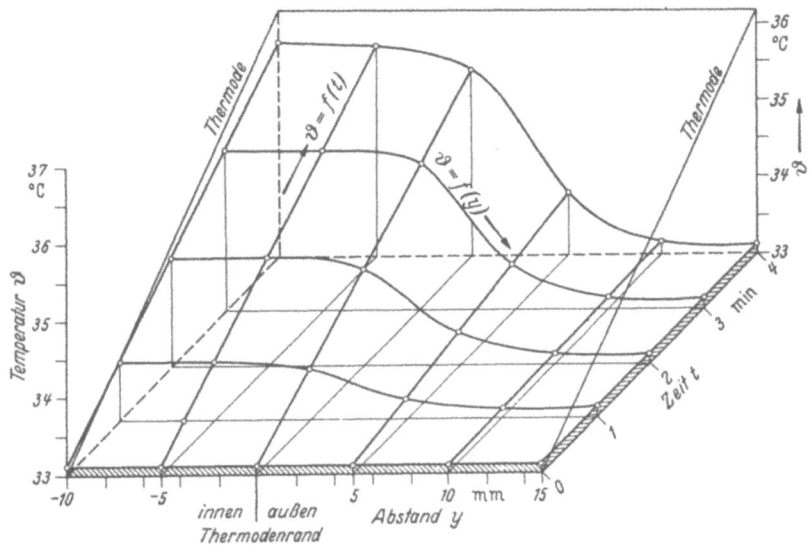

Abb. 20. Registrierte intracutane Temperaturbewegung in 0,5 mm Tiefe bei einem linearen Anstieg der Thermodentemperatur von $+0{,}0135°/\text{sec}$ als Funktion der Zeit und des Horizontalabstandes vom Thermodenrand. Die ϑ, t-Kurven stellen die Temperatur ϑ als Funktion der Zeit t für verschiedene Horizontalabstände y dar, die ϑ, y-Kurven die Temperatur ϑ als Funktion des Horizontalabstandes y (horizontales Temperaturgefälle) für verschiedene Zeiten t. Die Punkte stellen Meßwerte dar. [Nach HENSEL, Pflügers Arch. **252**, 146 (1950).]

auch die Temperaturanstiege in der Umgebung der Thermode ziemlich linear, allerdings mit einer Steilheit, die mit zunehmender Entfernung vom Thermodenrand sehr rasch abnimmt.

f) Besonderheiten bei kleinen Reizflächen.

Daß bei Verwendung kleiner Reizflächen (unter 1 cm Durchmesser) die Bedingungen der intracutanen Temperaturbewegung äußerst kompliziert und schlecht definiert sind, wurde mittels thermoelektrischer Intracutanmessungen schon von BAZETT und Mitarbeitern (1930) und von BOHNENKAMP und SCHROER (1932) festgestellt. Der Grund ist der, daß hier nicht die eindimensionale Wärmeleitung senkrecht zur Hautoberfläche, sondern die *dreidimensionale* Wärmeleitung die entscheidende Rolle spielt. Genau unter dem Rand einer auf die Haut aufgesetzten Thermode herrscht keineswegs dieselbe Intracutantemperatur wie unter der Thermodenmitte, sondern es macht sich hier die seitliche Einwirkung der Umgebung bereits stark bemerkbar. Erst 4—5 mm innerhalb des Randes mißt man annähernd dieselben Intracutantemperaturen wie unter der Thermodenmitte (s. Abb. 14). Reizflächen, die

schmaler als etwa 1 cm sind, bestehen demnach überhaupt nur aus „Rand",
d. h. der seitliche Wärmestrom macht sich bis zur Thermodenmitte bemerkbar. Unterschreitet der Thermodendurchmesser wesentlich diese Größe, so

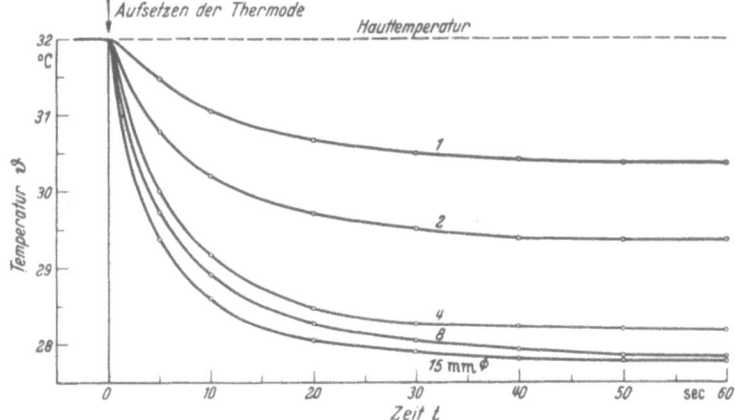

Abb. 21. Registrierte intracutane Temperaturbewegung in 0,5 mm Tiefe beim Aufsetzen von kalten Thermoden gleicher Temperatur und verschiedenem Durchmesser von 1—15 mm. Temperaturdifferenz zwischen Hauttemperatur und Thermodentemperatur jeweils 5°.

überlappen sich diese Randeffekte so stark, daß nur noch ein kleiner Bruchteil der Temperatur in die Tiefe dringen kann. Unterhalb einer Reizflächenbreite von etwa 1 cm ist die intracutane Temperaturbewegung unter

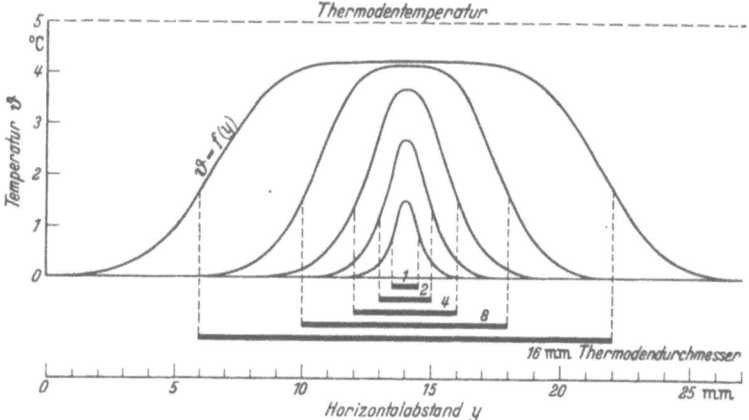

Abb. 22. Horizontales intracutanes Temperaturfeld in 0,5 mm Tiefe, 1 min nach Aufsetzen von temperaturkonstanten Metallthermoden von verschiedenem Durchmesser (1—26 mm). Die ϑ, y-Kurven stellen die Temperatur ϑ in 0,5 mm Tiefe entlang des Thermodendurchmessers y für verschiedene Thermodengrößen dar. Temperaturdifferenz zwischen Haut und Thermode vor dem Versuch jeweils 5°.

der Thermodenmitte also auch eine *Funktion der Reizfläche*. Viele „physiologische" Flächenwirkungen dürften auf diese Weise physikalisch erklärbar sein!

Diese Verhältnisse zeigt das Versuchsbeispiel in Abb. 21. Es wurden runde Metallthermoden von 27° und Durchmessern von 1—15 mm (= 0,8 bis 170 mm² Flächengröße) auf die jeweils 32° warme Haut aufgesetzt. Wie man sieht, ist der mit feinsten Thermoelementen in 0,5 mm Tiefe genau unter der Thermodenmitte registrierte Temperaturverlauf je nach der Größe der Thermode völlig verschieden. Erst bei Durchmessern von mehr als 10 mm erreicht die intracutane Temperaturbewegung unter der Thermodenmitte annähernd denselben Verlauf wie bei größeren Flächen. Bei den kleinen Flächen von einigen Millimeter Größe dagegen dringt die Temperatur kaum noch in die Tiefe. In Abb. 22 ist das horizontale Temperaturfeld in 0,5 mm Tiefe unter verschiedenen Thermoden von 1—25 mm Durchmesser etwas schematisiert dargestellt, wie es sich bei einem äußeren Temperatursprung von 5° nach 1 min eingestellt hat. Erst von etwa 10 mm Thermodendurchmesser an ist die Temperatur unter der Thermodenmitte im wesentlichen nur noch von der eindimensionalen Wärmeleitung bestimmt. Welche Bedeutung dies hat, ist unschwer einzusehen: Kleine und kleinste Reizflächen, wie sie für Versuche an einzelnen „Sinnespunkten" verwendet werden, führen zu völlig anderen physikalischen Verhältnissen, als große Flächen, trotz gleicher Temperatur des Reizobjektes. Auch untereinander verglichen, verursachen die kleinflächigen Reize ganz verschiedene intracutane Temperaturverläufe, je nachdem man z. B. Reizflächen von 0,5, 1 oder 2 mm Durchmesser verwendet.

3. Die Temperaturbewegung der Haut im Wasser.

Bei der Anwendung von Wasser als Reizmedium ergeben sich gegenüber der Verwendung von Metallthermoden erhebliche Unterschiede im Verlauf der Hautoberflächentemperatur und der intracutanen Temperaturbewegung. Bei der guten Wärmeleitfähigkeit des Metalls, die bis zum Mehrhundertfachen der Wärmeleitfähigkeit der Haut betragen kann, und dem großen und konstanten Wärmeübergang bei schneller Durchströmung der Thermode nimmt die Hautoberfläche fast momentan und vollständig die Temperatur der aufgesetzten Metallfläche an. Wenn man dagegen die Hautoberfläche mit Wasser in Berührung bringt, verläuft die Temperaturänderung ungleich langsamer. Wasser hat größenordnungsmäßig dieselbe Wärmeleitzahl wie feuchte Haut. Das bedeutet, daß der Temperaturgradient nicht, wie bei der Metallthermode, ganz innerhalb der Haut verläuft, sondern sich noch in die „Grenzschicht" des Wassers fortsetzt. Noch mehr ist dies der Fall bei Verwendung von Luft (vgl. Abb. 4). Die Hautoberfläche nimmt daher keineswegs momentan die Wassertemperatur an, sondern zunächst einen bestimmten Mittelwert zwischen der anfänglichen Hauttemperatur und der Wassertemperatur.

Der Wärmeübergang Haut—Wasser schwankt außerdem ganz erheblich mit der verschiedenen Größe der *Konvektion*. Je nach der Form der Hautoberfläche und der Geschwindigkeit der Bewegung müssen verschiedene Temperaturbewegungen entstehen, etwa beim Bewegen der Hand im Wasser. Die Temperaturbewegungen sind also bei dieser Reizmethode äußerst schlecht definiert, namentlich bei den Vorgängen innerhalb der *ersten Sekunden*.

Einigermaßen brauchbare Resultate erhält man höchstens dann, wenn es sich um langfristige Vorgänge von vielen Minuten handelt und außerdem durch ein mechanisches Rührwerk für eine hohe und konstante Bewegungsgeschwindigkeit des Wassers gesorgt ist.

Messungen der Temperaturbewegung an der Hautoberfläche und in verschiedenen intracutanen Schichten beim Eintauchen der Hand in Wasser

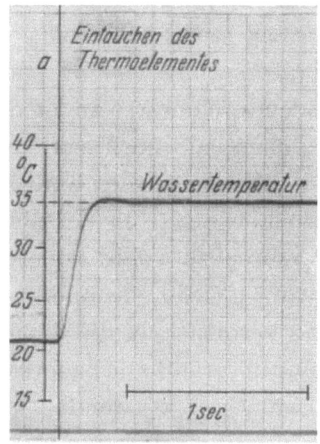
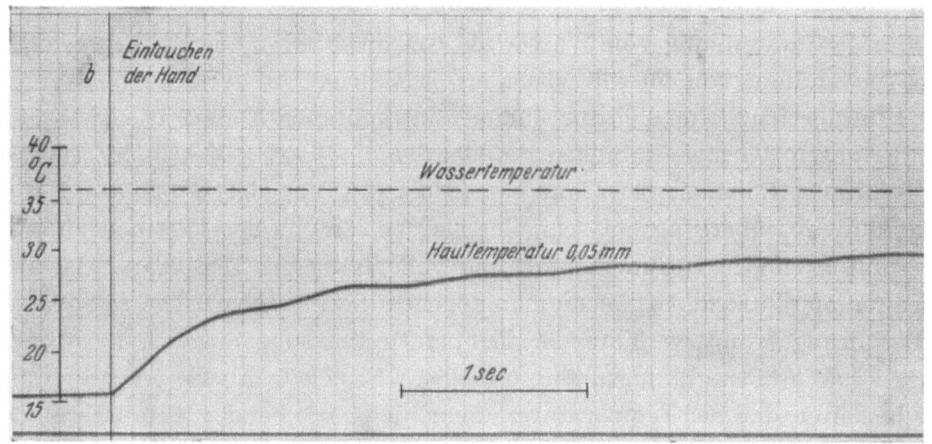

Abb. 23. Thermoelektrische Registrierung der intracutanen Temperaturbewegung in 0,05 mm Tiefe bei raschem Eintauchen der Hand von kaltem Wasser in warmes Wasser. *a* Eintauchen des Thermoelementes von Zimmertemperatur in Wasser von 35°. Die Einstellzeit der Registrieranordnung beträgt etwa 0,2 sec. *b* Eintauchen der Hand mit eingeführtem Thermoelement von kaltem Wasser (16°) in warmes Wasser (36°). Man sieht den bedeutend verzögerten Temperaturanstieg. Die wellenförmigen Temperaturschwankungen kommen von den kräftigen rührenden Bewegungen der Hand.

wurden von HENSEL (unveröffentlicht) ausgeführt. Es wurden äußerst feine Thermoelemente von 0,02—0,05 mm Durchmesser und schnellschwingende Galvanometer von 0,2 sec Einstellzeit verwendet. Die Einstellzeit der Thermoelemente selbst betrug höchstens einige hundertstel Sekunden.

Die Abb. 23 und 24 zeigen Registrierungen der Temperaturbewegung an der Hautoberfläche der Hand und in 0,05 mm Tiefe (nach Excision des Hautstückes mikroskopisch gemessen) beim raschen Eintauchen der Hand in Wasser von 36°, nach vorhergehender 3 min langer Abkühlung in Wasser von 16°. Die Bewegungen der Hand zeigen sich in der Originalkurve als kleine wellenförmige Schwankungen der Kurve von 1—2° Amplitude. Wie man aus

Abb. 24 sieht, bewegt sich die Hauttemperatur im Wasser sogar an der Oberfläche viel langsamer, als die Temperatur in 0,05 mm Tiefe bei Rechtecksprüngen. Die tatsächliche Temperaturbewegung in 0,05 mm Tiefe ist entsprechend noch mehr verzögert. Nach 3 sec hat die Oberflächentemperatur 81%, die Temperatur in 0,05 mm Tiefe erst 64% des Endwertes erreicht; das entspricht bei den verwendeten Temperaturen einer Differenz von 3,8

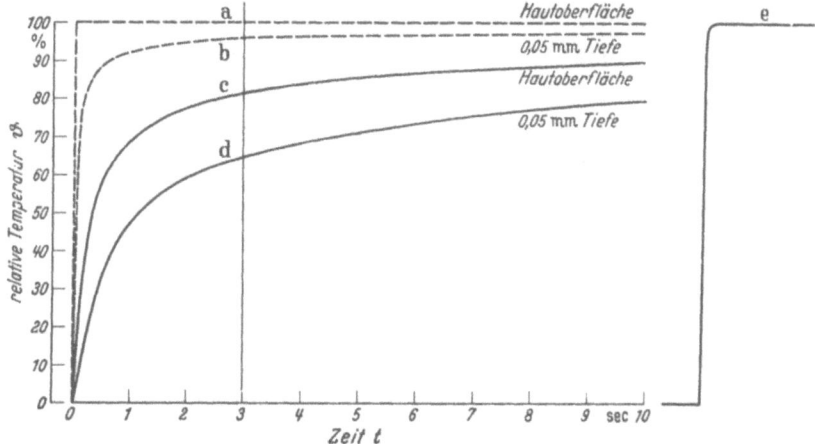

Abb. 24. Intracutane Temperaturbewegung an der Hautoberfläche und in 0,05 mm Tiefe bei einem Rechtecksprung an der Hautoberfläche (gestrichelte Kurven) und beim Eintauchen der Hand in Wasser. Die Reiztemperatur ist jeweils =100% gesetzt. a Rechtecksprung auf der Hautoberfläche; b dazugehörige Temperaturbewegung in 0,05 mm Tiefe (berechnet); c Temperaturbewegung der Hautoberfläche bei Eintauchen der Hand in Wasser (registriert); d dazugehörige intracutane Temperaturbewegung in 0,05 mm Tiefe (registriert); e Eintauchen des Thermoelementes allein.

und 7,2° gegenüber der Wassertemperatur. Nach 10 sec betragen die Temperaturen 80 und 90% des Endwertes, die entsprechenden Temperaturdifferenzen 2 und 4°.

Aus diesen Kurven geht zur Genüge hervor, daß bei der Beurteilung von Temperaturreizversuchen unter Verwendung von Wasser große Vorsicht erforderlich ist. Insbesondere ist zu beachten, daß die Temperaturbewegungen der Hautoberfläche beim Eintauchen in Wasser keineswegs Rechtecksprünge, sondern erheblich verzögerte Temperaturverläufe sind.

II. Struktur des Sinnesfeldes und anatomische Grundlagen.
A. Topographie des Temperatursinnes.

Wohl der größte Teil der bisherigen Untersuchungen des Temperatursinnes galt der Topographie der Temperaturempfindung. Da dies Gebiet in allen Monographien und Handbüchern sehr ausführlich dargestellt ist, andererseits auch in den letzten zwei Jahrzehnten nicht so viel Neues hinzugekommen ist, daß eine ausführliche Neudarstellung berechtigt erscheint, werden wir es nur ganz kurz behandeln.

Wie allgemein bekannt, lassen sich von der *gesamten äußeren Haut* und von den *Schleimhäuten aller Körperöffnungen* Temperaturempfindungen auslösen. Für die linke Seite wird allgemein eine höhere Temperaturempfindlichkeit angegeben, während bei Situs inversus ein umgekehrtes Verhältnis gefunden wurde (HAHN und FROHWEIN 1928).

Die Schleimhäute im *Innern des Körpers* und die übrigen Gewebe scheinen dagegen praktisch thermanästhetisch zu sein. Temperaturempfindungen des Magens führte man meist auf Temperaturänderungen der Bauchhaut — vielleicht auf reflektorischem Wege (GANTER 1921) — zurück. Jedoch fanden WOLF und WOLFF (1944) in neuerer Zeit bei einem Gastrostomierten, daß bei Temperaturen unterhalb 18° und oberhalb 40° tatsächlich Temperaturempfindungen von der Magenschleimhaut auslösbar sind. Wieweit durch thermische Reize vom Körperinnern die Auslösung *reflektorischer* Vorgänge möglich ist, ist ebenfalls noch nicht befriedigend geklärt (ALDENHOVEN und KORTH 1932, VOLL 1939, HENSCHEL und Mitarbeiter 1949).

Unklar ist auch die Rolle der *Blutgefäße* am Zustandekommen der Temperaturempfindung. EBBECKE (1917) vermutete eine Komponente des Gefäßtonus in der Temperaturempfindung („Tonusgefühl"). Noch weiter gehen NAFE und WAGONER (1937a, b, 1938) in der Annahme einer Beteiligung von Gefäßreaktionen an der Temperaturempfindung. Ein sicherer Beweis steht jedoch bis heute noch aus. Besonders nach den neuen elektrophysiologischen Befunden (s. S. 226ff.) liegt kein Grund vor, vasomotorische Reaktionen zur Erklärung der Temperaturempfindungen heranzuziehen. Dagegen ist die Beteiligung von Vasoconstrictionen am Zustandekommen des *Kälteschmerzes* wahrscheinlich.

1. Sinnespunkte.

Seit BLIX (1883) und GOLDSCHEIDER (1884) wissen wir, daß die Anwendung kleinster Reizflächen eine deutliche *Diskontinuität* der temperaturempfindlichen Fläche ergibt, wobei diejenigen Stellen, von denen sich maximale Warmempfindungen auslösen lassen, nicht identisch mit den maximal kaltempfindlichen Stellen sind und beide wiederum durch hypästhetische oder völlig temperaturunempfindliche Felder getrennt sind. Während eine räumliche Verschiedenheit dieser „*Warmpunkte*" und „*Kaltpunkte*" heute wohl allgemein anerkannt ist, gehen die Meinungen über den Aufbau des Sinnesfeldes noch recht weit auseinander.

Auf die Zählung der Temperatursinnespunkte ist viel experimentelle Mühe verwendet worden, so daß wir heute zahlreiche Topographien der Warm- und Kaltpunkte am ganzen Körper besitzen. Die Temperatursinnespunkte zeigen — im Gegensatz zu den Druckpunkten — keine bestimmten Beziehungen zur Hautfelderung oder zur Anordnung der Haare. Nach v. GILMER (1942) sollen gewisse Relationen der Kaltpunkte zu den Schweißdrüsen-Ausführungsgängen bestehen.

Die Angaben über die Dichte und Anordnung der Sinnespunkte sind sehr unterschiedlich, was nicht weiter verwunderlich erscheint, wenn man die großen Fehlermöglichkeiten bei der Verwendung kleinster Reizflächen in Betracht zieht (s. S. 197). Weitere Variable, die das Ergebnis beeinflussen können, sind Hauttemperatur, Reiztemperatur, unterschiedliche Schwellen der einzelnen Receptoren usw. Der Wert solcher Sinnespunktzählungen liegt also vor allem in der Angabe *relativer* Zahlen für die verschiedenen Körperregionen unter genau eingehaltenen, konstanten Versuchsbedingungen, wogegen die Angabe absoluter Werte eine sehr schwierige Angelegenheit ist und Vergleiche zwischen den Befunden verschiedener Autoren nur unter großen Vorbehalten möglich sind.

Verschiedentlich wurde die Reproduzierbarkeit der Warm- und Kaltpunkte bei wiederholten Experimenten angezweifelt (DALLENBACH 1927), oder, wie von PSHONIK (1939a, b), jegliche fixe Lage und Zahl der Sinnespunkte überhaupt bestritten. Das Verschwinden und Auftauchen von Sinnespunkten dürfte jedoch nur eine überschwellige oder unterschwellige Tätigkeit bei konstanter Lage sein. Neuerdings geben BING und SKOUBY (1949) an, daß die Zahl der reagierenden Kaltpunkte an einer Reizfläche des Unterarmes sehr stark von der herrschenden Hauttemperatur abhängt. Bei einer Hauttemperatur von 25^0 wurden im Mittel auf einer Fläche von 6 cm^2 13—17 Kaltpunkte gezählt, während sich bei 33 bzw. $34,5^0$ im Mittel 97 Kaltpunkte auf der gleichen Fläche ergaben. Die „neuen" Kaltpunkte sollen bei kalter Haut gänzlich unerregbar sein. Ob dies zutrifft, mag dahingestellt bleiben. Hält man aber die Bedingungen möglichst konstant, so ist auch die Zahl und Lage der Sinnespunkte weitgehend konstant und reproduzierbar (JENKINS 1939a, b, BRAUN und MEYER 1944, BING und SKOUBY 1949).

Methodisch sorgfältige Untersuchungen der Warmpunkt-Topographie am ganzen Körper wurden vor allem von REIN (1925b) ausgeführt, Kaltpunktuntersuchungen von STRUGHOLD und PORZ (1931). Weitere spezielle Untersuchungen liegen vor für das Auge (STRUGHOLD und KARBE 1925a, b, STRUGHOLD 1925a), für die Mun d-und Nasenhöhle (REIN 1925c, STRUGHOLD 1925b, SCHRIEVER und STRUGHOLD 1926, HIRSCH und SCHRIEVER 1930), die Genitalien (HAUER 1926, SPEISER 1931, BEETZ 1936) und das Trommelfell (MANASSE 1922). Bezüglich Zahlentabellen, topographischer Karten, sowie älterer Temperatursinnes-Topographien, verweisen wir auf die erwähnten Originalarbeiten und auf v. SKRAMLIK (1937). Tabelle 3 gibt eine auszugsweise Zusammenstellung der relativen Dichte von Warm- und Kaltpunkten an verschiedenen Körperregionen, die ein gewisses Maß für die Temperaturempfindlichkeit geben kann. Auffällig ist die außerordentlich dichte Häufung der Warm- und Kaltpunkte in der Mund-Nasenregion.

Ganz allgemein läßt sich sagen, daß zwischen der Ausbildung des Wärmesinnes und des Kältesinnes ein gewisses Mißverhältnis zugunsten des *Kältesinnes* besteht. An gewissen Körperstellen ist dieses Mißverhältnis ganz einseitig nach der Kälteempfindlichkeit hin verschoben: Die Mundhöhle zeigt Kaltempfindlichkeit bei stark herabgesetzter Warmempfindlichkeit, an der Glans penis ist die Wärmeempfindlichkeit fast ganz aufgehoben, während schließlich die Cornea und Conjunctiva praktisch nur noch reine Kälteempfindlichkeit zeigen (v. FREY und WEBELS 1922, STRUGHOLD 1925a, 1926, STRUGHOLD und KARBE 1925a, b). Dagegen gibt es *keine* Körperstellen, die eine gute Wärmeempfindlichkeit bei schlechter Kälteempfindlichkeit besitzen.

Tabelle 3. *Warm- und Kaltpunkte je Quadratzentimeter.*

	Kaltpunkte[1]	Warmpunkte[2]
Stirn	5,5—8[3]	
Augenlider		F[4]
Nase	8,0—13	1
Mund	16—19	F
Übriges Gesicht	8,5—9	1,7
Brust	9—10,2	0,3
Bauch	8—12,5	
Rücken	7,8	
Oberarm	5—6,5	
Unterarm	6—7,5	0,3—0,4
Handrücken	7,4	0,5
Handfläche	1—5	0,4
Finger, dorsal	7—9	1,7
Finger, volar	2—4	1,6
Endphalanx	0,7	
Oberschenkel	4,5—5,2	0,4
Unterschenkel	4,3—5,7	
Fußrücken	5,6	
Fußsohle	3,4	

[1] Nach STRUGHOLD und PORZ (1931).
[2] Nach REIN (1925b).
[3] Wenn für das ganze Gebiet mehrere Meßwerte vorliegen, wurde jeweils der kleinste und der größte angegeben.
[4] Hier lassen sich die Sinnesflächen nicht mehr in einzelne Punkte auflösen.

2. Sinnesfelder.

Von allen Untersuchern wird bestätigt, daß sich unter der Bedingung möglichst punktueller Reizung zwischen den „Sinnespunkten" auch völlig temperaturunempfindliche Flächen finden, die bei den Warmpunkten beträchtliche Ausmaße haben können (REIN 1925b).

Allerdings ist man bei der Anwendung punktförmiger Reize niemals ganz sicher, ob man wirklich alle temperaturempfindlichen Gebiete der Haut erfaßt hat und nicht nur die Stellen maximaler Empfindlichkeit. Es könnte eine schwache periphere Erregung der Thermoreceptoren vorhanden sein, deren Intensität aber nicht zur Überschreitung der zentralen Schwelle der bewußten Temperaturempfindung ausreicht (vgl. S. 304).

REIN (1925b) beschrieb, daß mit etwas größeren Flächen von 20 mm² neben den sehr spärlichen Stellen maximaler Wärmeempfindlichkeit, den eigentlichen Warmpunkten, auch Gebiete mit diffuser schwächerer Wärmeempfindlichkeit, sowie völlig thermanästhetische Felder gefunden werden. Die diffus wärmeempfindlichen Felder führt er auf die Mitreizung benachbarter Warmpunkte durch die physikalische Wärmeleitung der Haut zurück. Diese „*Warmfelder*" wurden von BRAUN und MAYER (1944) bestätigt, jedoch geben diese Untersucher an, daß die „Warmfelder" eine besondere Innervation besitzen, daß es sich also nicht nur um eine fortgeleitete thermische Erregung der eigentlichen Warmpunkte handelt. Stichanästhesie der Warmpunkte nach

ENDRES (1930) ergab einen gleichzeitigen Ausfall der Warmfelder, während lokale Anästhesie der Warmfelder zu einem völligen Ausfall jeglicher Warmempfindung in diesem Gebiete führte, obwohl die Empfindlichkeit der Warmpunkte erhalten war. Wenn man auch zur Erklärung noch die Existenz tiefer Warmpunkte annehmen könnte, die der Anästhesie entgangen sein könnten, so machen diese Befunde doch immerhin die eigene Innervation der Warmfelder wahrscheinlich, und zwar in funktioneller Abhängigkeit von den Warmpunkten. Die Wirksamkeit von Flächenreizen gegenüber den punktförmigen Reizen, wie sie die genannten Untersucher als besonderes Charakteristikum der „Warmfelder" angeben, kann indessen auch rein physikalisch bedingt sein (S. 197). Von MERTIN (1947) wurden mit derselben Methode analoge Verhältnisse bei den Kaltempfindungen und von BECKER und FRÖHLE (1937) auch bei der Druckempfindung gefunden. Auch die älteren Versuche von HEILBRUN (1928) liegen in dieser Richtung. Er fand, daß bei flächenhafter Reizung eines warmpunktfreien Feldes auch dann eine Warmempfindung auszulösen ist, wenn an den umliegenden Warmpunkten keine thermoelektrisch nachweisbare intracutane Temperaturbewegung stattfindet.

Die Anschauung einer mehr diffusen Temperatursensibilität vertreten ferner STEIN und v. WEIZSÄCKER (1927, 1928), v. WEIZSÄCKER (1928) und JENKINS (1939a—e, 1940, 1941a—c), welcher die Sinnesfläche als ein Kontinuum mehr oder weniger empfindlicher Gebiete, aufgebaut aus sehr dicht stehenden, im einzelnen nicht mehr auflösbaren kleinsten Receptoren ansieht. Die „Sinnespunkte" sind Anhäufungen dieser „minute receptors". Diese „concentration theory" ist aufgebaut auf der Annahme, daß die Thermoreceptoren einem „Alles- oder Nichts-Gesetz" folgen, eine Hypothese, die sich jedoch durch die Registrierungen der afferenten Impulse einzelner Temperatursinnesfasern als unrichtig erwiesen hat (HENSEL und ZOTTERMAN 1951e).

Die Frage ist also, ob die Temperatursinnesfläche, wie JENKINS (1941d) es treffend formuliert, einer unempfindlichen Fläche mit verstreuten, sensiblen Punkten oder mehr einem Kontinuum mit Gipfeln, Tälern und Plateaus vergleichbar ist. Den „Gipfeln" entsprächen dann die „Sinnespunkte" der klassischen Anschauung. Eine endgültige Entscheidung ist in Anbetracht der großen Schwierigkeiten einer einwandfreien Reizmetrik noch nicht möglich. Außerdem werden die Verhältnisse noch weiter kompliziert durch die zentrale Schwelle der bewußten Temperaturempfindung, die höher liegt, als die periphere Schwelle des einzelnen Thermoreceptors (S. 304). Man könnte sich denken, daß dadurch das ganze Gebiet unterhalb der Empfindlichkeitsmaxima abgeschnitten wird, so daß das Bild einer diskreten, punktförmigen Verteilung mit unempfindlichen Zwischengebieten entsteht. Wesentliche Fortschritte auf diesem Gebiet können nur noch von neuen Methoden erwartet werden, namentlich von genauen thermoelektrischen Kontrollen der intracutanen Reizausbreitung und von elektrophysiologischen Untersuchungen.

3. Raumschwellen.

Über die Bedingungen, unter denen zwei räumlich getrennte Temperaturreize gerade noch als getrennt empfunden werden können, die sog. „Raumschwelle", wurden schon vor Entdeckung der Sinnespunkte einige Untersuchungen angestellt. Bei ihnen, ebenso wie bei zahlreichen späteren Untersuchungen, beanstandeten v. FREY (1910b), v. KRIES (1923) und REIN und STRUGHOLD (1925) die mangelhafte Ausschaltung der Druckreceptoren (Literatur bei REIN und STRUGHOLD 1925, v. SKRAMLIK 1937). Unter Ausschaltung des Drucksinnes bestimmte v. SKRAMLIK (1924) die Simultanraumschwellen für gleichzeitige Wärme- und Kältereize, wobei sich stellenweise überraschend niedrige Werte, teilweise sogar niedriger als die des Drucksinnes, fanden. Offensichtlich hängt dies aber mit der gleichzeitigen Verwendung von Wärme und Kälte zusammen. Bei diesen Versuchen beobachtete v. SKRAMLIK das Phänomen der „Inversion": Der Ort der Reize wurde zwar richtig lokalisiert, die Stelle des Warm- und Kaltreizes aber vertauscht angegeben.

Die Simultanschwellen für Kälte- und Wärmereize wurden unter sorgfältiger Ausschaltung des Drucksinnes von REIN und STRUGHOLD (1925, 1928) gesondert bestimmt. Aus der Tabelle 4 ergibt sich, daß die Raumschwellen des Temperatursinnes größer als die des Druck- und Schmerzsinnes sind, namentlich bei der Warmempfindung. In Längs- und Querrichtung bestehen erhebliche Unterschiede, die wahrscheinlich mit dem Nervenverlauf zusammenhängen. Die Untersucher kommen zu dem Schluß, daß einem einzelnen Warmpunkt ein „Ortswert" nicht zukommt, sondern nur dem ganzen Dermatom, in dem er liegt. Eine Überschneidung von Dermatomen, wie bei anderen Hautsinnen, wurde hierbei nicht beobachtet, vielmehr scheint es sogar

Tabelle 4. *Simultane Raumschwellen der Temperaturempfindung* (in Zentimeter).

Körperregion	Warm[1]			Kalt[2]		
	einseitig[3]		beidseitig	einseitig		beidseitig
	längs	quer	quer	längs	quer	quer
Stirn	>6,5	7,0	1,5	2,0	4,3	1,2
Lippen	1,5	>4,5	2,0			
Brust				3,9	9,3	1,2
Rücken	9,0	16,0	3,5	3,3	10,0	1,5
Unterarm				6,5	1,7	
Oberschenkel	>26,0	9,0		16,5	2,9	

[1] Nach REIN und STRUGHOLD (1925).
[2] Nach REIN und STRUGHOLD (1928).
[3] „Einseitig längs" bzw. „quer" bedeutet Messung seitlich der Medianlinie in Längsachse oder Querachse, „beidseitig quer" bedeutet Messung am Körper quer über die Medianlinie.

so zu sein, daß jeweils ein unerregtes Dermatom dazwischen liegen muß, um eine räumliche Unterscheidung zu ermöglichen. Eine Ausnahme fand sich nur bei symmetrischer Darbietung der Reize rechts und links von der Medianlinie, ebenso im Trigeminusgebiet. Hier ist eine Unterscheidung möglich, wenn die Reize auf zwei benachbarte Dermatome bzw. beim Trigeminus auf die Innervationsgebiete zweier benachbarter Äste fallen.

Nach modernen neurophysiologischen Gesichtspunkten (FULTON 1950) handelt es sich bei der Unterscheidung zweier Punkte keineswegs um völlig getrennte anatomische Leitungsbahnen, sondern um zwei Maxima der Erregung in einem vielfältig miteinander verflochtenen Netzwerk.

4. Irradiation.

Das Phänomen der „Irradiation" wurde zuerst von GOLDSCHEIDER (1916) beschrieben. Wenn ein cutaner Druck- oder Schmerzreiz gesetzt wird, werden in der Nähe applizierte schwache Temperaturreize verstärkt. Der Befund wurde von TAEGER (1933) und GELLHORN und NORTHUP (1933) bestätigt. Die letzteren fanden, daß lokale Schmerzreize die Lokalisation nahe gelegener Temperaturreize verschlechtern und die „Adaptationszeiten" bei konstanter Temperaturreizung reduzieren. GELLHORN und NORTHUP führen das Phänomen auf zentrale Vorgänge zurück; nach den neueren Befunden über die Hautinnervation (S. 217) wird man aber auch an periphere Vorgänge denken müssen.

B. Physiologische Tiefenbestimmung der Thermoreceptoren.

Mit der Entdeckung der Temperatursinnespunkte tauchte auch die Frage nach der *Tiefenlage* der Thermoreceptoren auf. Da sie anatomisch bis heute nicht sicher identifizierbar sind, hat man versucht, auf *physiologischem* Wege die Receptorentiefe zu ermitteln. Je nach den theoretischen Voraussetzungen zeigen die Ergebnisse untereinander ziemlich große Abweichungen, so daß die Receptorentiefe, deren Kenntnis für viele Probleme von großer Wichtigkeit ist, beim Menschen heute noch nicht genau angegeben werden kann.

Während GOLDSCHEIDER (1898) die Kalt- und Warmreceptoren in derselben Hautschicht vermutete, setzte sich später immer mehr die Auffassung durch, daß die Warmreceptoren tiefer liegen, als die Kaltreceptoren (v. FREY 1895, ALRUTZ 1897, THUNBERG 1901, EBBECKE 1917, REIN 1925a, ENDRES 1930, BAZETT und Mitarbeiter 1930, BAZETT und MCGLONE 1930, BAZETT und Mitarbeiter 1932, BAZETT 1941 u. a.). Hauptsächlich stützt sich diese Annahme auf die längeren Latenzzeiten der Warmempfindung und auf das spätere Erlöschen der Wärmeempfindlichkeit bei elektrophoretischer Einführung eines Anästheticums in die Haut, was selbstverständlich noch kein schlüssiger Beweis für eine tiefere Lage der Warmreceptoren ist.

1. Subjektive Tiefenmessungen.

Das Prinzip ist folgendes: Es wird die Reaktionszeit bei Applikation eines thermischen Reizes gemessen, die bei Kaltreizen 0,3—0,5 sec, bei Warmreizen 0,5—0,9 sec beträgt (v. SKRAMLIK 1937, BAZETT 1941). Aus dieser Zeit wird unter bestimmten Annahmen über die Schwelle der Thermoreceptoren und die Temperaturleitzahl der Haut berechnet, bis in welche intracutane Tiefe der zur Erregung der Thermoreceptoren erforderliche Reiz vorgedrungen ist. Diese Tiefe wird als die Schicht der Thermoreceptoren betrachtet. Alle diese Verfahren sind mit einem Unsicherheitsfaktor behaftet: der subjektiven Reaktionszeit der Versuchspersonen. Man kann nicht genau sagen, welcher Teil der gesamten Reaktionszeit auf die intracutane Temperaturleitung entfällt und welcher Teil durch die große Kette zentraler Vorgänge bedingt wird die sich von der Erregung der Thermoreceptoren bis zur bewußten Willenshandlung der Versuchsperson abspielen. Nach direkten Registrierungen der *peripheren* Vorgänge (HENSEL und Mitarbeiter 1951) können die Zeiten zwischen der Darbietung des thermischen Reizes und dem Auftreten der ersten Aktionspotentiale in den spezifischen Kältefasern manchmal nur wenige Hundertstel Sekunden betragen, also rund eine Zehnerpotenz kleiner sein, als die kürzesten subjektiven Reaktionszeiten.

Die ersten numerischen Berechnungen der Thermoreceptorentiefe stammen von PÜTTER (1922, 1927), wobei er als Schwellenbedingung das Geschwindigkeitsmaximum der Temperaturänderung an den Receptoren einsetzte. Für die Warmreceptoren der Handfläche errechnete er unter Zugrundelegung einer Temperaturleitzahl von $a = 0{,}00122 \text{ cm}^2 \cdot \text{sec}^{-1}$ eine Tiefe zwischen 0,12 und 0,32 mm.

Eine außerordentlich oberflächliche Lage der Thermoreceptorenschicht der Hand ergab sich aus den Versuchen von HAHN (1927a, 1949), FROHWEIN (1930) und KAESTNER (1931), und zwar für die Kalt- und Warmreceptoren dieselbe Tiefe von 0,02—0,07 mm. Das Verfahren der Tiefenbestimmung basiert jedoch auf Voraussetzungen, die sich experimentell als unrichtig erwiesen haben (s. S. 302).

Weitere physiologische Tiefenbestimmungen am Unterarm führten BAZETT und Mitarbeiter (1930) mittels Reaktionszeitmessungen und thermoelektrischer Registrierung der intracutanen Temperaturbewegung aus. Als Schwellenbedingung wurde eine Temperaturänderung von 0,1—0,2° an den Receptoren angenommen, wobei sich eine mittlere Tiefe von $0{,}15 \pm 0{,}1$ mm für die Kaltreceptoren und $0{,}6 \pm 0{,}2$ mm für die Warmreceptoren ergab.

Eine andere Methode wurde in Versuchen an einzelnen Sinnespunkten in einer dünnen Falte des Präputium angewandt (BAZETT und MCGLONE 1930, BAZETT und Mitarbeiter 1932, BAZETT 1941). Hier handelt es sich um eine Differentialmessung, bei der die Reaktionszeiten bei Reizung eines Warmpunktes einmal von der einen Seite der Falte, das andere Mal von der anderen Seite her bestimmt wurden.

Die Fortpflanzungsgeschwindigkeit der Temperaturwelle durch die Hautschicht wurde mittels thermoelektrischer Registrierung bestimmt und betrug in Übereinstimmung mit unseren Versuchen (HENSEL und ZOTTERMAN 1951c) etwa 1 mm/sec. Zur Tiefenberechnung dienten die Ansätze

$$t_1 = \frac{d}{v} + y; \quad t_2 = \frac{D-d}{v} + y, \tag{1}$$

wobei t_1 und t_2 die Reaktionszeiten, d die Tiefe des Receptoren, D die Dicke der Hautfalte, v die Fortpflanzungsgeschwindigkeit der Temperaturwelle und y der unbekannte Zeitverlust durch nervöse Prozesse ist. Durch Subtraktion der Gleichungen fällt y heraus und es ergibt sich für die Receptorentiefe:

$$d = \frac{D - v\,(t_2 - t_1)}{2}. \tag{2}$$

Für die Warmreceptoren ergab sich nach diesem Verfahren eine Tiefe von 0,3—0,6 mm. Ähnliche Werte wurden auch unter der Annahme gefunden, daß die Differenz der Reaktionszeiten zwischen taktilen Reizen (0,14 sec) und thermischen Reizen auf der Wärmeleitung in der Haut bei letzteren beruht. Auf diese Weise wurde auch die Tiefe der Kaltreceptoren bestimmt, da sich wegen der oberflächlichen Lage das erste Verfahren als nicht brauchbar erwies. Die Werte betrugen weniger als 0,17 mm, wahrscheinlich weniger als 0,11 mm. Wie BAZETT (1941) jedoch selbst bemerkt, sind diese Tiefenbestimmungen ziemlich ungenau.

Es ist nicht möglich, für alle Körperstellen einen einheitlichen Wert der Receptorentiefe anzugeben, da die Dicke der Hautschichten beträchtlichen

Tabelle 5a. *Dicke der menschlichen Epidermis*[1] (in Millimeter).

	Stratum corneum		Gesamt-Epidermis	
	über den Papillen	zwischen den Papillen	über den Papillen	zwischen den Papillen
Stirn	0,06—0,09	0,06—0,12	0,02—0,03	0,02—0,03
Wange	0,07—0,10	0,09—0,13	0,03—0,04	0,03—0,05
Hals, Rumpf, Extremitäten	0,05—0,10	0,06—0,14	0,02—0,04	0,03—0,05
Gesäß	0,09—0,22	0,13—0,28	0,02—0,04	0,02—0,05
Hohlhand	0,45—0,66	0,55—0,73	0,37—0,54	0,48—0,58
Fingerbeere (Zeigefinger)	0,78—0,87	0,90—1,00	0,70—0,72	0,72—0,74
Fußsohle	0,54—0,66	0,58—0,80	0,48—0,56	0,57—0,62
Zehenbeere	0,97—1,19	1,23—1,49	0,90—1,04	1,11—1,24

Tabelle 5b. *Dicke der menschlichen Hautschichten*[1] (in Millimeter).

	Epidermis	Papillarkörper	Corium	Subcutis
Durchschnittlicher Wert	0,07—0,17	0,05—0,2	1,7—2,0	4,0—9,0
Max.	1,56	0,4	3,0	30 u. mehr
Min.	0,04	0,01	0,6	0,6

[1] Aus Tabulae biologicae, Bd. II, S. 469. Berlin 1925.

regionalen Schwankungen unterworfen ist, wie aus den Tabellen 5a und 5b zu ersehen ist. Wenn die Ergebnisse der bisherigen Tiefenbestimmungen am Menschen zutreffen, so würde die Schicht der Kaltreceptoren ziemlich dicht unter der Epidermis liegen, während sich für die Warmreceptoren eine Tiefenlage in den oberen und mittleren Schichten des Coriums ergeben würde. Übereinstimmend geht aus allen Tiefenbestimmungen hervor, daß für die Thermoreceptoren keinesfalls eine subcutane Lage in Betracht kommt.

2. Elektrophysiologische Tiefenmessungen.

Durch die Registrierung der afferenten Impulse der peripheren Temperaturnerven wurde es möglich, ein *objektives* Verfahren für die physiologische Tiefenbestimmung der Thermoreceptoren zu entwickeln (HENSEL und Mitarbeiter

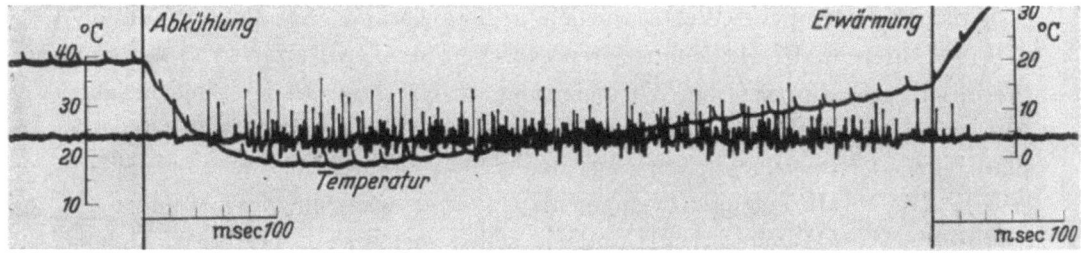

Abb. 25. Gleichzeitige Registrierung der Kaltimpulse in einem dünnen Zweig des N. lingualis (Katze) und der Temperatur des Silberbodens einer auf der Zunge liegenden Thermode mittels Kathodenstrahloszillograph. Die Thermode wird plötzlich von etwa 39° auf 15° gekühlt und wieder auf 39° erwärmt. Auf der Temperaturkurve sind Zeitmarken von $1/_{50}$ sec zu sehen. Der langsame Rücklauf der Temperaturkurve während der Kühlung ist durch den CW-Verstärker bedingt. [Nach HENSEL u. Mitarbeitern, J. of Neurophysiol. **14**, 423 (1951).]

1951), das Fehlerquellen der subjektiven Methoden vermeidet. Außer ihrer weit größeren Genauigkeit hat die Methode auch den Vorteil, im Tierversuch anwendbar zu sein, bei dem sie bisher auch nur verwendet wurde; prinzipiell ist sie aber auch beim Menschen anwendbar.

Methodisches. Ausgehend von der Indifferenztemperatur wird mit kleinen Temperatursprüngen die Temperaturänderung ϑ_s bestimmt, die eben zu einer Entladung der Thermoreceptoren führt. Dann wird mittels der auf S. 273 beschriebenen Vorrichtung ein großer, gut definierter Temperatursprung erzeugt und die Latenzzeit t vom Beginn des Sprunges bis zum Auftreten der ersten afferenten Impulse der Temperaturfasern gemessen. Die Zeit t setzt sich zusammen aus der „thermischen Latenzzeit" t_ϑ und zwei Konstanten, der Nervenleitungszeit t_n der Temperaturfasern und der physiologischen Latenzzeit t_r der Thermoreceptoren. Die thermische Latenzzeit, die die Tiefe der Receptoren zu messen erlaubt, ist

$$t_\vartheta = t - t_n - t_r. \tag{3}$$

Wenn die Temperaturleitzahl a der lebenden Haut bekannt ist, läßt sich berechnen, bis in welche Tiefe die Schwellentemperaturänderung ϑ_s zur Zeit t_ϑ vorgedrungen ist. Dies ist die gesuchte Receptorentiefe.

Die äußerst schnellen Temperatursprünge ließen sich nur oszillographisch registrieren. Der Beginn des Sprunges konnte auf diese Weise mit einer Genauigkeit von $\pm 0{,}002$ sec festgelegt werden.

Abb. 25 zeigt die Registrierung der spezifischen Kaltimpulse im N. lingualis der Katze bei Applikation eines Kältesprunges von 39 auf 15° an der Zunge. Gleichzeitig ist die Temperatur des Thermodenbodens mit dem Kathodenstrahloszillographen registriert. Wie ersichtlich, beginnt die Temperaturänderung mit einem scharfen Knick und einer Anfangsgeschwindigkeit von rund 250°/sec. Bereits nach 0,023 sec setzt die Entladung der Kaltreceptoren ein. Beachtenswert ist, daß nach Beginn der Wiedererwärmung die *letzten* Kaltimpulse bereits nach 0,027 sec wieder verschwinden.

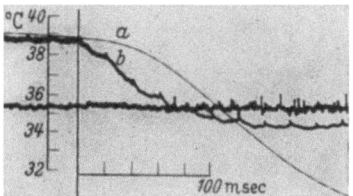

Wenn man *verschieden* große Temperatursprünge anwendet, ergibt sich, wie zu erwarten, eine um so kürzere Zeit t, je größer der Sprung ist, wie man aus Abb. 26 entnehmen kann.

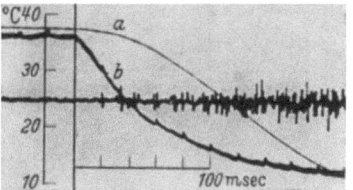

Für die Konstanten t_n und t_r wurde zusammen ein Wert von etwa 0,006 sec eingesetzt. Werte von über 0,01 sind unmöglich, da sich sonst bei großen Temperatursprüngen eine Receptorentiefe von 0 ergeben würde. Die Größe von t_n und t_r ist für die Tiefenbestimmung relativ unwesentlich, da selbst ein Fehler von ± 0,005 sec bei mittelgroßen Sprüngen nur zu einem Tiefenfehler von ± 20% führen würde.

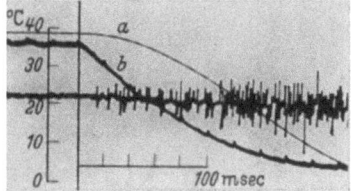

Aus der Zeit t_{ϑ} kann die Tiefe nach einem Diagramm in Abb. 27 ermittelt werden. Aus diesem Diagramm sieht man, daß die Genauigkeit der Schwellenbestimmung nur eine sehr untergeordnete Rolle spielt. Die Temperatur-

Abb. 26. Gleichzeitige Registrierung der Kaltimpulse in einem dünnen Zweig des N. lingualis (Katze) und der Temperatur des Silberbodens einer auf die Zunge aufgesetzten Thermode bei plötzlicher Kühlung um 5, 25 und 32°. *a* Temperaturregistrierung mit Mikrogalvanometer von MOLL; *b* Temperaturregistrierung mit Kathodenstrahloszillograph. Man sieht die mitregistrierten Zeitmarken von $^1/_{50}$ sec.

gradienten in den oberflächlichen Hautschichten verlaufen in den ersten Hundertstel Sekunden so steil, daß selbst Fehler der Schwellenbestimmung von 0,2 : 0,4 : 0,8° sich in der Tiefenbestimmung nur wie 0,15 : 0,13 : 0,10 mm auswirken.

Aus solchen Messungen ergab sich für die Kaltreceptoren eine mittlere Tiefe von etwa 0,18 ± 0,05 mm. Auch die maximale Receptorentiefe wurde durch Wärmesprünge und Messung der Zeit bis zum Verschwinden der letzten Kaltimpulse bestimmt (Abb. 25). Die Zeiten betrugen nur $^1/_{10}$—$^1/_{20}$ der Zeit, die die Temperatur benötigt, um die ganze Zunge zu durchdringen (HENSEL und ZOTTERMAN 1951c). Daraus geht klar hervor, daß die Kaltreceptoren nur auf eine sehr oberflächliche Schicht der Zunge beschränkt sein können, die maximal etwa 0,22 mm tief reichen dürfte.

Diese physiologischen Tiefenbestimmungen stimmen gut mit den histologischen Ergebnissen überein. Danach liegen die Kaltreceptoren der Zungenspitze dicht unter dem Epithel, oder an der Basis der Papillae filiformes. In dieser Schicht finden sich außerordentlich zahlreiche sensible Nervenendigungen. Schon in 0,3 mm Tiefe beginnt die Zungenmuskulatur, in der die Receptoren mit Sicherheit nicht lokalisiert sind.

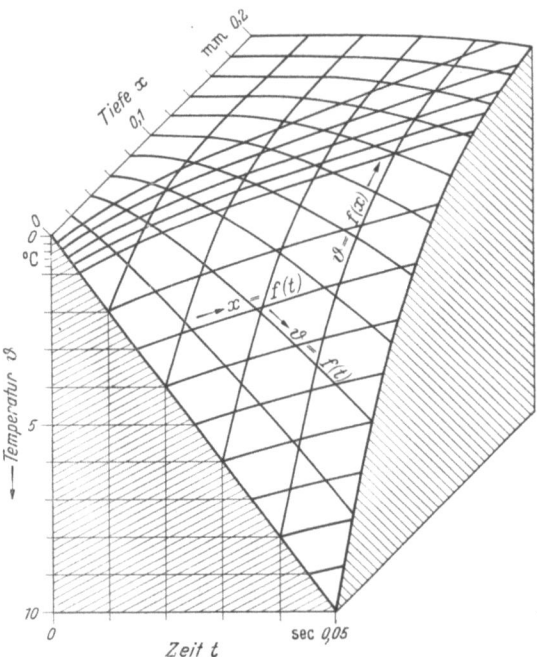

Abb. 27. Diagramm zur Ermittlung der intracutanen Tiefe der Thermcreceptoren. Es ist die errechnete intracutane Temperaturbewegung bei einer schnellen linearen Abkühlung der Hautoberfläche von 200°/sec als Funktion der Zeit und der Tiefe von 0—0,2 mm dargestellt. Die ϑ, t-Kurven stellen die Temperatur ϑ als Funktion der Zeit t für verschiedene Tiefen x dar, die ϑ, x-Kurven die Temperatur ϑ als Funktion der Tiefe x für verschiedene Zeiten t. Die x, t-Kurven zeigen die Tiefe x, in die eine bestimmte Temperatur ϑ_s jeweils vorgedrungen ist, als Funktion der Zeit t für verschiedene Temperaturen ϑ_s. Aus diesen Kurven kann man z. B. ablesen, daß die Temperatur von 1° nach 0,04 sec in eine Tiefe von 0,12 mm vorgedrungen ist. Wenn also 1° die Schwellentemperatur ϑ_s des Receptors, 0,04 sec die gemessene Latenzzeit t_ϑ ist, so beträgt die gesuchte Tiefe 0,12 mm. [Nach HENSEL u. Mitarbeitern, J. of Neurophysiol. 14, 423 (1951).]

C. Zur Frage des anatomischen Substrates.
1. Spezifität der Hautsinne.

Vor der Entdeckung der Sinnespunkte der Haut galt der „Gefühlssinn" als ein *einheitlicher* Sinn mit verschiedenen Qualitäten. Interessant ist die Tatsache, daß man zu dieser Zeit durchaus schon eine Aufgliederung des Gefühlssinnes in mehrere Sinne in Erwägung zog, diese Möglichkeit aber verwarf. So wendet sich PURKINJE (1846) ausdrücklich gegen die Bestrebungen, aus dem Gefühlssinn einen besonderen Wärme- oder Kältesinn herauszugliedern.

Seit BLIX und GOLDSCHEIDER fassen wir den Temperatursinn als einen *besonderen* Sinn auf, bzw. als *zwei* Sinne (Wärme- und Kältesinn). Diese Konzeption ist meines Wissens allgemein angenommen, während die Diskussion um die „Spezifität" der übrigen Hautsinne, insbesondere des Schmerzsinnes, auch heute noch nicht abgeschlossen ist.

Was bedeutet „Spezifität", und was ist das Kriterium eines besonderen „Sinnes"? Die ursprüngliche Auffassung JOHANNES MÜLLERs einer „spezifischen Sinnesenergie" hat sich angesichts der Gleichartigkeit der afferenten Impulse aller Nerven bekanntlich immer mehr dahin verschoben, die Spezifität einer Sinneswahrnehmung nicht in dem physiologischen Funktionsablauf des Nerven zu suchen, sondern sie in Zusammenhang zu bringen mit spezifischen, räumlich verschiedenen *corticalen anatomischen Strukturen*.

Daneben gibt es aber auch eine andere Art von Spezifität: die der *Receptoren*. Die corticale Spezifität — die man vielleicht als die eigentliche sinnesphysiologische bezeichnen könnte — und die receptorenphysiologische Spezifität sind durchaus verschiedene Dinge. Durch Kombination beider ergibt sich eine ganze Reihe von Möglichkeiten, „Spezifität" physiologisch zu interpretieren. Es erscheint vielleicht nicht überflüssig, sich klarzumachen, daß ein beträchtlicher Teil der Diskussionen auf diesem Gebiet um Scheinprobleme geht, hervorgegangen aus der unterschiedlichen und unklaren Definition der Spezifität eines Sinnes (vgl. ACHELIS 1939, BISHOP 1946). Es ist bedauerlich, daß die allgemein-sinnesphysiologische Forschung in dieser Frage seit v. KRIES (1923) kaum weitergekommen, ja eigentlich bei JOHANNES MÜLLER und HELMHOLTZ stehengeblieben ist, wogegen die Einzelforschung während dieser Zeit sehr vorangetrieben wurde.

Während JOHANNES MÜLLER (1840) die Lehre von den „spezifischen Sinnesenergien" lediglich auf die 5 klassischen „*Modalitäten*" (HELMHOLTZ 1879) anwandte, hat man später versucht, auch die „*Qualitäten*" der Sinne durch einzelne spezifische Receptoren oder Komponenten zu erklären. Man denke an die Komponententheorien des Farbsehens oder an die Ortstheorien des Hörens. Teils findet man nun solche spezifische Receptoren, teils muß man aber verschiedene Qualitäten *demselben* anatomischen Substrat zuordnen (vgl. v. KRIES 1923, ACHELIS 1939, BISHOP 1946, SANDERS 1947 u. a.). Namentlich gilt dies für die Hautsinne (Schmerz und Jucken, Berührung und Kitzel usw.).

Der Nachweis spezifischer Receptoren oder spezifischer Fasern verpflichtet also, wie schon v. KRIES (1923) und später ACHELIS (1939) auseinandersetzten, keineswegs zur Postulierung eines besonderen „Sinnes". Mit dem gleichen Recht könnte man dann auch bei den „Ortstheorien" des Hörens für jeden unterscheidbaren Ton einen besonderen Sinn annehmen. Daraus folgt, daß die Einteilung der Hautsensibilität in mehrere Sinne keineswegs so selbstverständlich ist, wie wir es heute gewohnt sein mögen, sondern im wesentlichen eine Definitionsfrage ist.

Abb. 28 stellt die hauptsächlichsten Möglichkeiten dar, die sich aus der zentralen und peripheren Spezifität ergeben. Für die Modalkreise als Ganzes gilt zweifellos das Schema 1 mit spezifischen Receptoren, getrennten Leitungsbahnen und spezifischen corticalen Zentren. Bei den Geschmacksqualitäten scheint zum Teil die Möglichkeit 2 verwirklicht zu sein (ADRIAN 1947). In welche Gruppe die Hautsinne unterzuordnen sind, ist noch ungewiß; vielleicht könnte man an 4 denken, da nach unseren bisherigen Kenntnissen spezifische Receptoren und teilweise spezifische Fasern in einem corticalen Feld enden, das für alle Hautsinne weitgehend identisch ist. Beim Hautschmerz ist auch die Möglichkeit 5 in Betracht zu ziehen, wobei die tatsächlichen Verhältnisse allerdings weit komplizierter sein dürften.

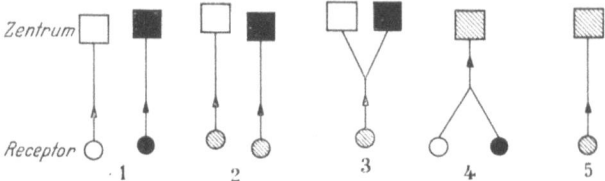

Abb. 28. Schema zur Veranschaulichung der neurophysiologischen Möglichkeiten zur Unterscheidung zweier Sinnesqualitäten. Schwarze und weiße Felder: Unterscheidung durch verschiedene *Lokalisation*. Schraffierte Felder: Unterscheidung durch verschiedene *Erregungsform*. Es ergeben sich folgende Kombinationen: 1. Erregungen aus spezifischen, räumlich verschiedenen Receptoren gelangen auf getrennter Bahn zu räumlich verschiedenen Zentren. 2. Erregungen aus unspezifischen, räumlich verschiedenen Receptoren gelangen auf getrennter Bahn zu räumlich getrennten Zentren. 3. Verschiedene Erregungsabläufe eines Receptors gelangen auf gemeinsamer Bahn zu verschiedenen, selektiv abgestimmten, räumlich getrennten Zentren. 4. Zwei spezifische, räumlich getrennte Receptoren arbeiten mit verschiedenen Erregungsformen. Diese gelangen an ein gemeinsames Zentrum und führen dort zu verschiedenen Empfindungsqualitäten. 5. Verschiedene Erregungsformen eines Receptors gelangen zu einem gemeinsamen Zentrum und führen dort zu verschiedenen Empfindungsqualitäten.

2. Versuche zur morphologischen Identifizierung der Temperatur-Endorgane.

Sinnesphysiologisch und elektrophysiologisch (ZOTTERMAN 1936, HENSEL und ZOTTERMAN 1951 a—e, HENSEL 1952b) kann die funktionelle Spezifität der Thermoreceptoren als erwiesen gelten. Es braucht nicht betont zu werden, daß diese selbstverständlich nur *relativ* ist, denn schließlich kann man jeden Receptor durch „inadäquate" Reize erregen. Die Thermoreceptoren bzw. Temperaturnerven sind aber für thermische Reize mindestens ebenso spezialisiert, wie jedes andere Sinnesorgan auf seinen „adäquaten" Reiz.

Dagegen ist die Frage nach dem *morphologischen Substrat* der Thermoreceptoren bis heute noch nicht befriedigend geklärt. Die Annahme v. FREYs (1895), daß die KRAUSEschen „Endkolben" (KRAUSE 1860) und die „Fiochetti papillari" (RUFFINI 1898) *Kaltreceptoren*, die spindelförmigen Endorgane von RUFFINI (1898) im Corium *Warmreceptoren* seien, war in der folgenden Zeit Gegenstand vieler Untersuchungen, für deren Erfolg aber immer noch das Fazit von BAZETT (1941) gilt: "The whole story is not yet known."

Die älteren Versuche (Literatur bei v. SKRAMLIK 1937), nach Lokalisation eines Sinnespunktes das betreffende Hautstück zu excidieren und histologisch zu untersuchen, sind erfolglos geblieben und haben heute nur noch historischen Wert.

Mit der Topographie des reinen Kältesinnes am Auge befaßten sich STRUGHOLD (1925a, 1926) und STRUGHOLD und KARBE (1925a, b) in einer Reihe von Untersuchungen. Dabei fanden sie eine weitgehende Übereinstimmung der Kältetopographie mit dem Vorkommen der KRAUSEschen Endkolben (histologische Literatur bei STRUGHOLD). Ferner versuchten STRUGHOLD und KARBE (1925c), Kaltpunkte und Endkolben an demselben Auge durch Vitalfärbung mit Methylenblau aufzusuchen. Soweit man aus den spärlichen Resultaten schließen kann, stimmt die Lage der Kaltpunkte mit den Endkolben überein.

Am übrigen Körper sind die Ergebnisse ganz unklar. BELONOSCHKIN (1933a, b) fand in den weiblichen Mamillen, die eine hochgradige Kältesensibilität zeigen, ebenfalls zahlreiche Gebilde nach Art der KRAUSEschen Endkolben, aber auch massenhaft andere Endorgane der verschiedensten Struktur. WILLIAMS und Mitarbeiter (1929), BAZETT und Mitarbeiter (1932) und BAZETT (1935) beschrieben in Präparaten des Präputiums, die durch intraarterielle Injektion von Methylenblau gefärbt und durch Einbettung in Öl aufgehellt waren, nicht weniger als 7 verschiedene Typen von Endorganen, teils netzartige Strukturen, teils eingekapselte Endorgane nach Art der KRAUSEschen, MEISSNERschen und RUFFINIschen Körperchen. Praktisch alle Endorgane lagen subepithelial.

Die Methode von WOOLLARD (1935, 1936a), durch schichtweise Abtragung der Haut in vivo, Bestimmung der Sinnespunkte nach jedem Schnitt und histologische Untersuchung der abgetragenen Hautstücke die spezifischen Empfänger zu bestimmen, führte ebenfalls zu keinem eindeutigen Resultat. Die sinnesphysiologische Untersuchung war durch Blutung, Schmerz und Infiltrationen erheblich gestört; die histologische Untersuchung ergab in der Nähe eines Kaltpunktes ein kompliziertes Nervennetz mit länglichen Endorganen von wenig charakteristischer Struktur. Ebensowenig ist es durch die Versuche von KUNTZ und HAMILTON (1938) und die letzten Untersuchungen von WEDDELL (1941a, 1945) gelungen, das anatomische Substrat der Thermoreceptoren klarzustellen.

Eine gewisse Wahrscheinlichkeit eines eindeutigen morphologischen Substrates der Thermoreceptoren besteht bisher nur bei den KRAUSEschen Endkolben der Cornea und Conjunctiva, wogegen an allen anderen Körperstellen die anatomischen Substrate durchaus *hypothetisch* sind. Angesichts der großen Zahl von verschiedenen Endorganen, die bisher schon als Thermoreceptoren angesprochen wurden, sollte man die Bemerkung von STÖHR (1928) nicht außer acht lassen:

„daß das, was wir unter MEISSNERschen, PACINIschen, RUFFINIschen Körperchen usw. verstehen, rein willkürlich aus einer unendlichen Formenreihe herausgegriffene Typen sind, die man aber niemals als feste, nebeneinander bestehende, unveränderliche Formgebilde ansehen darf, sondern die durch eine riesige Menge von „Modifikationen" alle ineinander gleichsam fließend übergehen. Daher ist in sehr vielen Fällen eine sichere

Begrenzung der gerade in Frage kommenden Endorgane ganz unmöglich. Die gewöhnlich mit den Autorennamen bezeichneten Endkörperchen sind eben nur wie Kurvengipfel einer Reihe der sensiblen Endorgane zu betrachten, ein morphologischer Befund, der freilich jedem Versuch, den einzelnen Endkörperchen jeweils verschiedene physiologische Deutungen beizulegen, nur eine sehr unsichere Unterlage liefern kann."

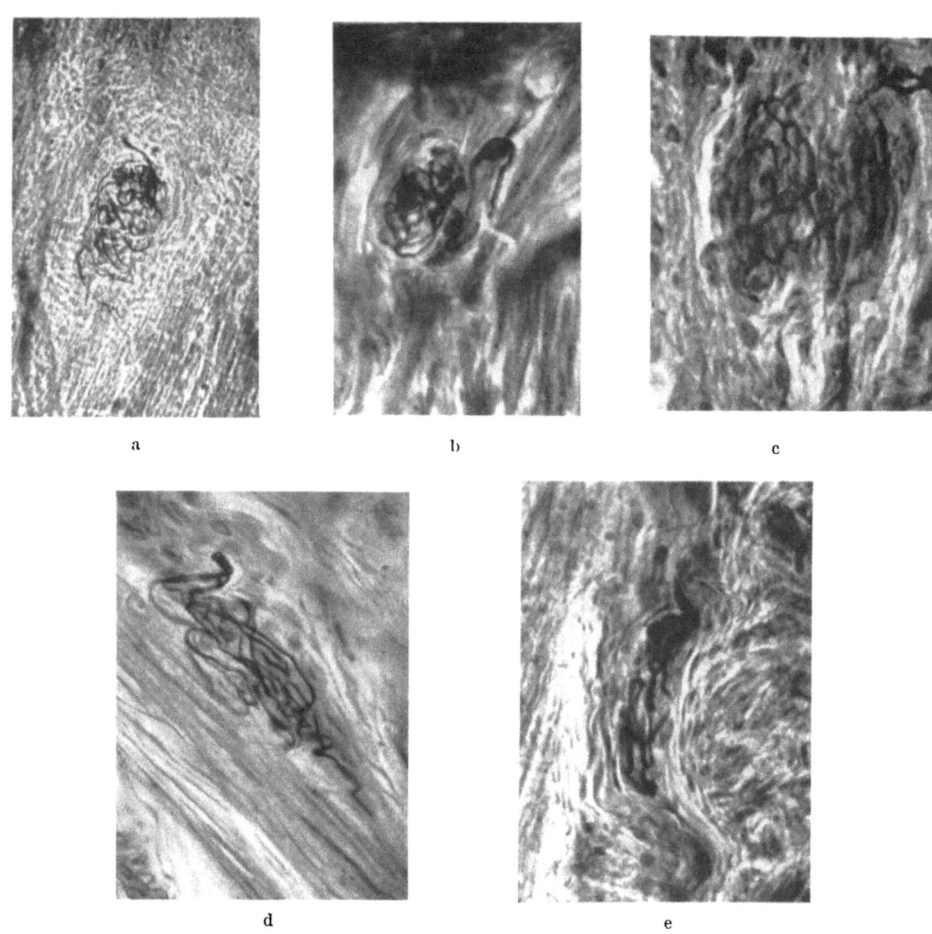

Abb. 29. a—e Verschieden gestaltete sog. KRAUSEsche Endkolben. Übergangsstufen von typischen Körperchen bis zum einfachen Nervenendknäuel. Menschliche Mamille, Operationspräparat. BIELSCHOWSKY-Methode. Photos. a Mit fraglicher Kapsel, Größe 0,051 × 0,12 mm, Tiefe 0,9 mm; b mit zarter Kapsel umgeben, Tiefe 1,88 mm; c ohne Kapsel, außerordentliche Aufsplitterung der Nervenfasern, Größe 0,11 × 0,072 mm, Tiefe 1,26 mm; d Körperchen ohne Kapsel aus einer 5er Gruppe; e Körperchen mit ausgeprägter Kapsel. [Nach BELONOSCHKIN, Z. Zellforschg. 18, 555 (1933).]

Es soll hier darauf verzichtet werden, die bekannten zahlreichen Abbildungen in allen Lehr- und Handbüchern von sog. KRAUSEschen, MEISSNERschen, DOGIELschen, RUFFINISCHen usw. Endorganen nochmals zu wiederholen. Die Abb. 29 gibt einige neuere Darstellungen solcher Endorgane nach Art der KRAUSEschen Endkolben, aus denen das Prinzip dieser Gebilde hervorgeht: die starke Aufsplitterung, Schlingenbildung und Oberflächenvergrößerung der nervösen Substanz. Daß namentlich MEISSNERsche, DOGIELsche und KRAUSEsche Endorgane, die teils als Mechanoreceptoren, teils als Kaltreceptoren angesprochen werden, nicht scharf voneinander trennbar sind (STÖHR 1951), mag vielleicht in Zusammenhang gebracht werden mit der physiologischen Beobachtung (HENSEL und ZOTTERMAN 1951 d), daß es auch funktionell zwischen ,,reinen" Druck- und Kaltreceptoren gewisse Übergänge gibt (s. S. 296 ff.).

3. Innervation der Receptoren.

Es ist als wahrscheinlich anzunehmen, daß den ,,Sinnespunkten" teils einzelne, teils Gruppen von *mehreren* Receptoren entsprechen (WEDDELL 1941 a,

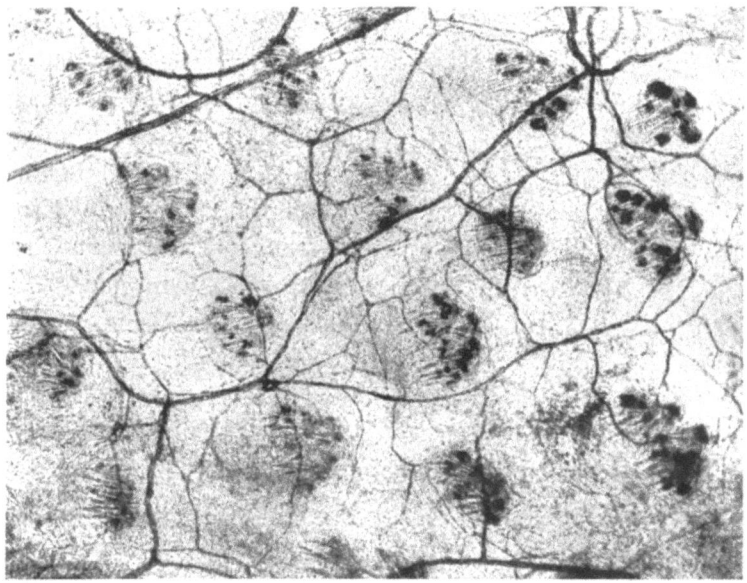

Abb. 30. Cutaner Nervenplexus aus dem Kaninchenohr. Die dunklen Flecken sind Gruppen von Haarfollikeln. Vitalfärbung mit Methylenblau. [Nach WEDDELL, J. of Anat. **75**, 346 (1940).]

1945). Die Innervation der cutanen Receptoren erfolgt keineswegs so, daß je ein einzelner Receptor von einer einzigen Nervenfaser versorgt wird. Wir haben vielmehr eine äußerst komplizierte *netzartige* Struktur der Innervation vor uns. Es kann sowohl *eine Nervenfaser mehrere Receptoren* versorgen, als auch *ein Receptor von mehreren Nervenfasern verschiedener Herkunft* innerviert werden.

Der Gedanke einer multiplen Innervation der Sinnespunkte bzw. der Receptoren ist an sich nicht neu. Wohl konnte die bekannte Hypothese einer doppelten Innervation aller Hautreceptoren aus zwei verschiedenen Nervensystemen, dem ,,epikritischen" und dem ,,protopathischen" System, wie sie HEAD aufgestellt hatte (HEAD und Mitarbeiter 1905 a, b, HEAD und RIVERS 1908, MAY 1909) weder physiologisch noch anatomisch bestätigt werden (TROTTER und DAVIES 1909, 1913, FRANZ 1909, BORING 1916, TROTTER 1924, LANIER und Mitarbeiter 1935, BOEKE 1935, WEDDELL 1941 a, c, WALSHE 1942 u. a.). Dagegen hat sich die Annahme einer multiplen Innervation durch gleichartige Nervenfasern immer mehr bestätigt (HERINGA 1920, STÖHR jr. 1928, STEIN und v. WEIZSÄCKER 1928, BOEKE 1935, 1940 u. a.).

Ein wesentlicher Fortschritt in der Aufklärung des cutanen Innervationsbildes war die vitale Färbung der Nervenfasern mit Methylenblau und die Untersuchung großer, durchsichtig gemachter Flachpräparate der Haut (WOOLLARD und HARPMAN 1939, WEDDELL und Mitarbeiter 1940).

Nach den Untersuchungen von WOOLLARD (1936b), WOOLLARD und Mitarbeitern (1940), WEDDELL (1941a—c, 1942, 1945) bilden die sensiblen Nervenfasern in der Haut einen polygonalen Plexus, der in Abb. 30 dargestellt ist. Ohne weiteres sind die vielfachen Verbindungen der einzelnen Nerven untereinander ersichtlich. Dieser cutane Nervenplexus wurde in der Haut von Elasmobranchiern (Dornhai, *Acanthias vulgaris*), beim Kaninchen (Ohr), beim Rhesusaffen (Fingerbeere) und beim Menschen (Unterarm) gefunden.

Zwischen den größeren sensiblen Nervenästen kommen Verbindungsfasern vor, von denen Abb. 31 ein Beispiel zeigt. Bemerkenswert ist, daß nach WEDDELL (1941a, c) diese Fasern oftmals auch eine rückläufige Richtung einschlagen. WEDDELL erklärt daraus den Befund, daß Reizung des peripheren Endes eines durchtrennten Nerven Schmerzempfindung hervorrufen kann. Auch die Beobachtung von DIEHL (1930), daß die Reizung sensibler Nerven nach Anästhesie ihres peripheren Feldes eine andere Empfindung ergibt, und zwar eine „Mißweisung" in die Randzone des anästhesierten Feldes, ließe sich damit in Zusammenhang bringen.

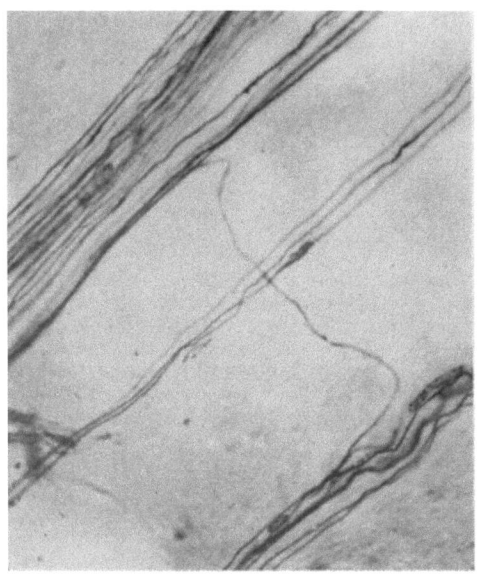

Abb. 31. Verbindungsfaser zwischen zwei sensiblen Nervenstämmen des Kaninchenohres. Beachte die rückläufige Richtung. Vitalfärbung mit Methylenblau. [Nach WEDDELL, J. of Anat. 75, 346 (1940).]

Einzelne sensible Fasern können *multiple Gruppen* von Receptoren versorgen, die teilweise ein sehr weites Gebiet bedecken (WOLLARD und Mitarbeiter 1940, WEDDELL 1941a, b, 1945). Beispielsweise können im Kaninchenohr die Verzweigungen einer einzelnen Nervenfaser mit schätzungsweise 300 Haarfollikeln in Verbindung treten, die ein Areal von etwa 1 cm^2 bedecken (WEDDELL 1941a). Dieser Befund stimmt überein mit den elektrophysiologischen Befunden von TOWER (1935), daß eine einzelne Nervenfaser der Cornea (Katze) ein Gebiet von 0,5 cm^2 und mehr versorgen kann.

Ebenso wie eine Einzelfaser mit mehreren Endorganen in Verbindung treten kann, erhalten *einzelne Endorgane mehrere Fasern aus verschiedenen Gebieten*, wie besonders deutlich aus Degenerations- und Regenerationsversuchen nach experimentellen Nervendurchschneidungen hervorgeht (WOOLLARD und

Struktur des Sinnesfeldes und anatomische Grundlagen. 219

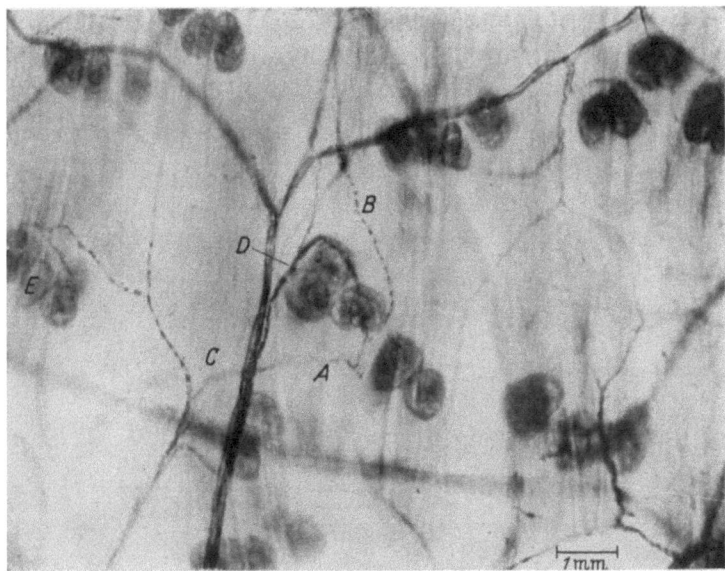

Abb. 32. Degenerationsversuch am Kaninchenohr. *A, B, C* Degenerierte Nervenfasern aus dem Nachbargebiet, die zu einer Gruppe von Haarfollikeln ziehen; *D* intakte Nervenfasern aus einem anderen Versorgungsgebiet, die zu derselben Gruppe von Follikeln ziehen; *E* Gruppe von Follikeln, die von der Faser *C* versorgt werden. Vitalfärbung mit Methylenblau. [Nach WEDDELL, J. of Anat. **75**, 346 (1940).]

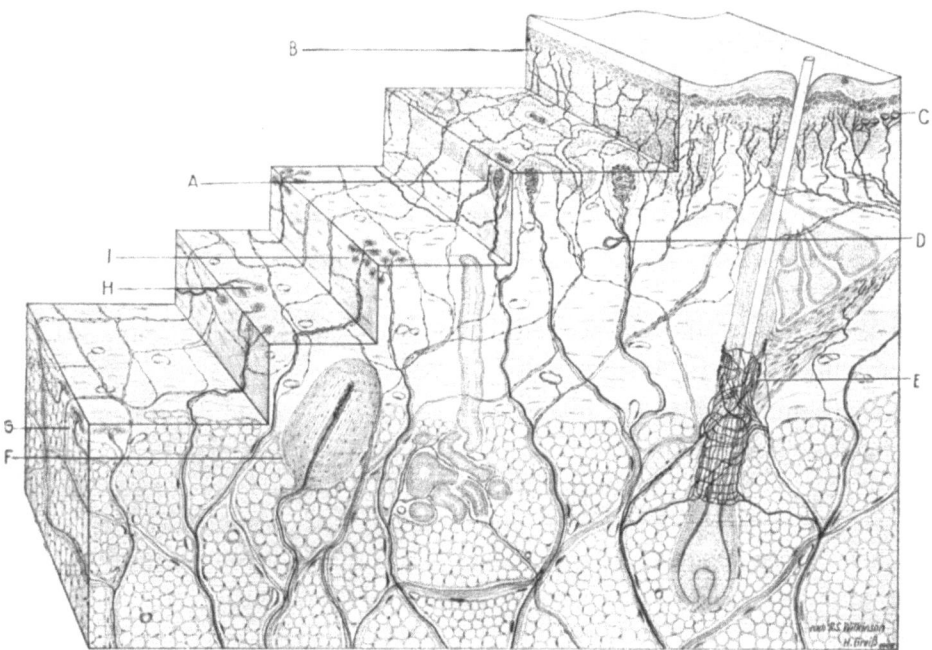

Abb. 33. Diagramm der cutanen Innervation. *A* Gruppen von MEISSNERschen Körperchen (Berührung); *B* Nervenfasern mit Endknöpfchen (Schmerz); *C* MERKELsche Tastscheiben; *D* Nervenfasern mit Endknöpfchen aus Nervennetzen für Schmerz und Verbindungsfasern zu Blutgefäßen; *E* Nervenenden um die Haarwurzelscheide (Berührung); *F* PACINIsches Körperchen (Druck); *G* Gruppe von RUFFINIschen Nervenendigungen (Wärme?); *H* und *I* Gruppen von KRAUSEschen Endkolben (Kälte?). Alle diese Endigungen sind überall von feinen Nervenfasern begleitet. [Nach WEDDELL, Brit. Med. Bull. **3**, 167 (1945).]

Mitarbeiter 1940, WEDDELL 1940a—c, WEDDELL und Mitarbeiter 1941). Dabei zeigte sich, daß aus den benachbarten Gebieten intakte Nervenfasern weit in die denervierten Gebiete hineinreichten und daß, wie in Abb. 32, neben degenerierten Fasern auch intakte Fasern zu ein- und demselben Receptor

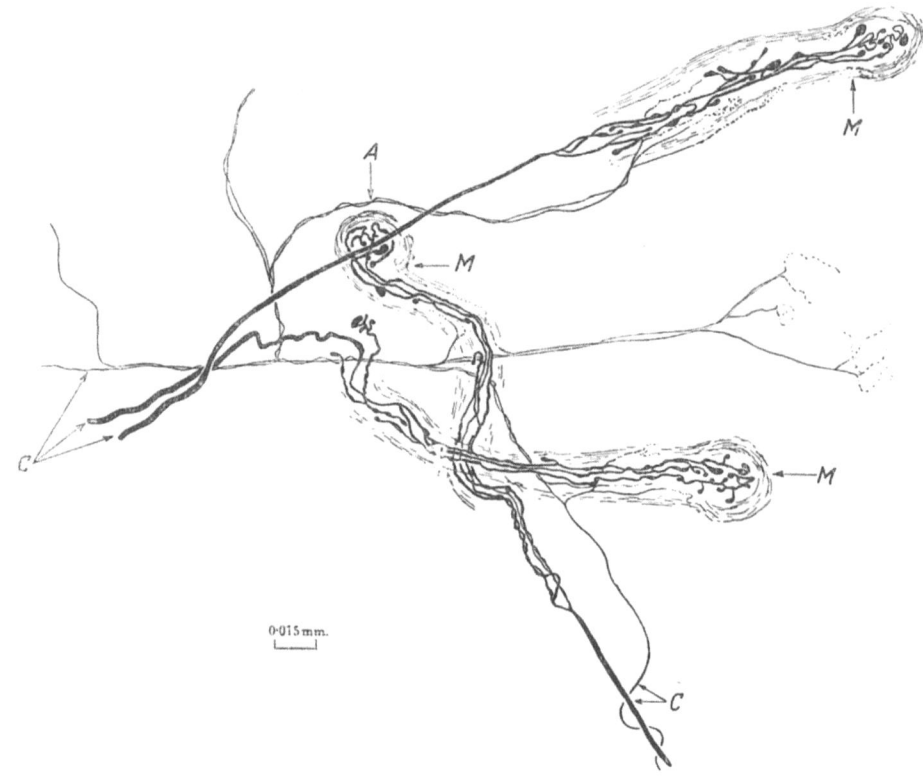

Abb. 34. Innervation von MEISSNERschen Körperchen. *M* MEISSNERsche Körperchen; *C* Nervenfasern aus cutanen Nervenplexus; *A* „akzessorische" Nervenfasern. [Nach WEDDELL, J. of Anat. **75**, 441 (1940).]

ziehen, ein Beweis, daß die Receptoren tatsächlich Fasern aus ganz verschiedenen Innervationsgebieten erhalten.

Ein zusammenfassendes, schematisiertes Übersichtsbild der cutanen Innervation, wie es sich nach den neueren Untersuchungen ergibt, bringt Abb. 33. Aus der netzartigen Struktur der Innervation, dem teilweise rückläufigen Faserverlauf, dem Überlappen der Innervationsgebiete, der Versorgung mehrerer Receptoren durch eine Faser, sowie der multiplen Innervation der Receptoren ergibt sich zwanglos die anatomische Grundlage für viele eigenartige Erscheinungen der normalen und pathologischen Hautsensibilität, wie „Irradiation" und „referred sensations" (HEAD), „Rarefizierung" der Sinnespunkte nach peripheren Nervenläsionen (STEIN und v. WEIZSÄCKER 1928, v. HATTINGBERG 1939) und die mannigfachen Erscheinungen der „protopathischen" Sensibilität während der Regeneration geschädigter Nerven u. a. m. Vielleicht hängt auch ein Teil der räumlichen „Summation" von Tempe raturreizen mit dem beschriebenen Verlauf der peripheren Innervation zusammen.

Neben dickeren, markhaltigen Nervenfasern des cerebrospinalen Systems werden die Receptoren auch von *dünnen* markhaltigen und marklosen Fasern versorgt (STOEHR jr. 1928, 1951, BOEKE 1933, WOOLLARD und Mitarbeiter 1940, WEDDELL 1941 a, b, 1945). Es dürfte sich teils um cerebrospinale, teils um sympathische Fasern handeln. Die Funktion dieser „accessory fibres" (WOOLLARD und Mitarbeiter 1940, WEDDELL 1941b) ist nicht bekannt. In ihrer Struktur unterscheiden sie sich nach WOOLLARD und Mitarbeitern (1940) nicht von den Schmerzfasern der Haut. Möglicherweise hängen sie auch mit einer sympathischen „Umstimmung" der sensiblen Receptoren zusammen (s. S. 260). Abb. 34 zeigt die Innervation von cutanen Receptoren mit derartigen dünnsten marklosen Fasern, die den Receptor als feiner Plexus umgeben.

D. Leitungsbahnen und Zentralorgane.

1. Afferente Bahnen.

Der Verlauf der afferenten Temperaturbahnen ist beim Menschen und beim Säugetier im großen ganzen bekannt; die Kenntnis der genaueren Anordnung ist jedoch auch in neuerer Zeit noch sehr lückenhaft geblieben. Beim Menschen ist man auf zufällige und meist wenig klare pathologische Befunde angewiesen, während wiederum beim Tier der Beobachtung experimentell erzeugter sensibler Ausfälle enge Grenzen gesetzt sind. Die in neuerer Zeit hinzugekommene *elektrophysiologische* Analyse der Bahnen und Zentralorgane durch Registrierung der afferenten Impulse corticaler und subcorticaler Gebiete im Tierversuch (ADRIAN 1941, 1947, MOUNTCASTLE und HENNEMAN 1949 u. a.) und bei Operationen am Menschen haben in bezug auf die Temperaturbahnen noch nichts ergeben.

Die Temperaturfasern im peripheren sensiblen Nerven ziehen über das Spinalganglion und die dorsalen Wurzeln zu *Ganglienzellen desselben Rückenmarksegmentes*. Von dort ziehen Fasern auf der homolateralen Seite nach oben, kreuzen einige Segmente höher auf die andere Seite und ziehen hauptsächlich im *Tractus spinothalamicus*, zusammen mit Schmerzfasern, nach oben (SPILLER 1915, GERARD 1923, KLEESSENS 1920, 1924; STOOKEY 1929). Die Fasern des menschlichen Tractus spinothalamicus entsprechen den peripheren Temperatur- und Schmerzfasern (S. 268). Nach BAILEY und GLEES (1951) hat die Mehrzahl eine Dicke von 2—4 μ, 35% liegen bei 4—6 μ, während einzelne Fasern bis zu 10 μ erreichen. Über die genauere Anordnung der Temperaturbahn im Rückenmark ist noch nichts Sicheres bekannt (WARD 1950). Vereinzelte Fälle werden berichtet, bei denen es nach spinalen Läsionen zu einer Dissoziation zwischen Schmerz- und Temperaturempfindungen

(STOOKEY 1929, SHERMAN und ARIEFF 1948), ja sogar zwischen Warm- und Kaltempfindungen kam (AMIN 1946).

Daneben scheinen aber noch andere Möglichkeiten der Leitung afferenter Impulse aus den Thermoreceptoren zu bestehen. FOERSTER (1936) berichtet über erhaltene reflektorische Vasoconstrictionen der Hand bei Abkühlung des Fußes, wenn durch Querschnittsläsion des Brustmarkes oder durch beiderseitige Seitenstrangdurchschneidung die spinale Temperaturbahn durchtrennt ist. Er nimmt eine paramedulläre Überbrückung der Verletzungsstelle über den Grenzstrang an. Dabei ist die bewußte Temperaturempfindung völlig erloschen. THAUER (1939) vermutet deshalb, daß die afferente Bahn für die bewußte Temperaturempfindung und für die thermoregulatorischen Reflexe nicht notwendig identisch sein müssen.

Die Temperaturfasern des *N. trigeminus* endigen zusammen mit den Schmerzfasern vorwiegend im *Nucl. tractus spinalis*, im Gegensatz zu den Druckfasern, die hauptsächlich im Nucl. terminalis endigen. Die Temperaturbahnen des Rückenmarkes und des Trigeminus ziehen im *Lemniscus medialis* zu Ganglienzellen in den medialen Kernen des *Thalamus* und erreichen von dort die Großhirnrinde. Nach Ausfallserscheinungen muß man annehmen, daß die afferenten Temperaturfasern mit den übrigen taktilen Fasern der Haut in der *Regio postcentralis* enden, in der sich nach CUSHING (1909) durch elektrische Reizung am Menschen Warmempfindungen auslösen lassen, die peripher lokalisiert sind, wobei allerdings der Charakter solcher Sensationen kaum dem bei adäquater peripherer Reizung entspricht. Auf einer Hemisphäre sind jeweils die Sensibilitäten *beider* Körperhälften repräsentiert (DUSSER DE BARENNE 1935, BENDER 1945), wobei die gekreuzte Seite überwiegt.

2. Verbindungen mit efferenten Bahnen.

Vielfach noch unklar und umstritten ist auch die Frage der Verbindungen von afferenten Temperaturbahnen und efferenten, vorwiegend *thermoregulatorischen* Bahnen. THAUER (1939) macht darauf aufmerksam, daß Wirkungen thermischer Reize nach Durchschneidungsversuchen kein Beweis für die Intaktheit von Bahnen aus den Thermoreceptoren seien.

a) Vasoconstriction.

Nach neueren Versuchen scheinen Verbindungen der afferenten Temperaturbahnen mit Vasoconstrictorenbahnen im Rückenmark, in der Medulla oblongata, im Hypothalamus und in der Großhirnrinde vorzukommen, die in Abb. 35 schematisch dargestellt sind (STRÖM 1950a). Am unsichersten, vor allem am Menschen, ist die spinale Verbindung, die von FOERSTER (1935, 1936) auf Grund klinischer Beobachtungen abgelehnt wird. Dies gilt nur für die „konsensuelle" Gefäßreaktion, z. B. von einer Hand auf die andere. Vasoconstrictionen an der thermisch gereizten Extremität selbst können dagegen auch ohne Beteiligung des Rückenmarks ablaufen. Auch Versuche an halsmarkdurchschnittenen Katzen (CHAMBERS und WINDLE 1947) und Affen (ZUCKERMAN und RUCH 1934, SAHS und FULTON 1940) zeigen einen hochgradigen Ausfall der vasomotorischen Reaktionen auf plötzliche Temperaturänderungen. Nach einiger Zeit stellen sich aber wieder vasomotorische Regulationen ein. Worauf diese und die von anderen Autoren beobachteten Vasoconstrictionen in infraläsionellen Innervationsgebieten des durchtrennten Rückenmarks (THAUER 1939) und vor allem auch an den Eingeweiden (KUNTZ und HASELWOOD 1940, KUNTZ 1945) beruhen, bedarf noch weiterer Klärung.

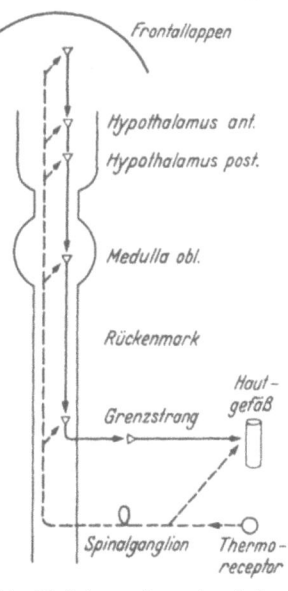

Abb. 35. Schema der wahrscheinlichen nervösen Verbindungen von Thermoreceptoren und Vasoconstrictoren. (Nach STRÖM, Inaug.-Diss. Lund 1950.)

b) Vasodilatation, Schweißsekretion, Piloarrektion.

Die spinale Verbindung zwischen den Thermoreceptoren und den Nerven für Vasodilatation, Schweißsekretion und Piloarrektion ist bei Mensch und Tier besser gesichert (Literatur bei THAUER 1939, ferner BEATON und LEININGER 1943, RANDALL 1946). Immer noch umstritten ist dabei die Frage, ob die Vasodilatation durch eine einfache Hemmung der Vasoconstrictoren oder durch besondere parasympathische Vasodilatatoren über die dorsalen Wurzeln („Spinalparasympathicus") zustande kommt. Immerhin mehren sich aber in neuerer Zeit die Befunde, die Zweifel an der letzteren Vorstellung aufkommen lassen (DOLE und MORISON 1940, BROWN und MAYCOCK 1940, FOLKOW, STRÖM und UVNÄS 1949b, 1950; CELANDER und FOLKOW 1951).

c) Kältezittern.

Die Verbindungen zu den Bahnen des Kältezitterns werden im allgemeinen sehr hoch, mindestens in die Thalamusregion verlegt (SHERRINGTON 1924, HERMANN und MORIN 1934, UPRUS und Mitarbeiter 1935, JUNG und Mitarbeiter 1937), jedoch wurde auch Kältezittern bei spinalen Tieren beschrieben (GOLTZ und EWALD 1896). AKERT und KESSELRING (1951) beschrieben die Auslösung von typischem Kältezittern bei der Katze durch elektrische Reizung ventrikelnaher Vorderhirnteile und der diencephal-telencephalen Übergangszone beim For. interventriculare.

d) Sonstige Verbindungen.

Über andere Verbindungen, z. B. für die Atmung (Polypnoe und „Hecheln"), den Wasserhaushalt oder eine chemische Wärmeregulation im „engeren Sinne" (außer Kältezittern und erhöhtem Reflextonus der Muskulatur), die von den Thermoreceptoren ausgehen, ist nichts Sicheres bekannt.

Motorische Reaktionen auf thermische Reize bei Rückenmarkdurchtrennung am Menschen (MACHT 1947), sind sicherlich nicht von den Thermoreceptoren, sondern von den Schmerznerven ausgelöst, da sie erst bei schmerzhaften Temperaturgraden auftreten.

III. Allgemein-sinnesphysiologische Probleme.
A. Struktur der Temperaturwahrnehmung.
1. Allgemeines.

Aus dem Gesamtkomplex aller Wahrnehmungen lassen sich mittels des begrifflichen Denkens die Temperaturwahrnehmungen leicht herausgliedern. Sie teilen sich wiederum in 2 Qualitätsdimensionen: Die *Wärmewahrnehmung* und die *Kältewahrnehmung*. Beide sind grundverschiedene und unverwechselbare Qualitäten, die von altersher als zwei polar entgegengesetzte Kategorien betrachtet wurden. Wenn man den Bereich der Temperaturwahrnehmung jedoch begrifflich genauer zu analysieren versucht, so stößt man bald auf Schwierigkeiten und Eigentümlichkeiten, wie sie im Bereich der sog. „höheren" Sinne nicht oder nur in angedeuteter Weise vorhanden sind. Während der Modalkreis der Sehwahrnehmungen in ganz besonderem Maße eine „*erkenntnismäßige*" (epikritische)[1] Struktur aufweist, die sich darin äußert, daß die gesamte „Sehwahrnehmungsgestalt" durch die begriffliche Analyse klar und eindeutig, gleichsam „von selbst", in einzelne „Dimensionen" zerlegbar ist (Farbqualitätsdimension, Sehintensitätsdimension, Sehformdimension, Sehdauerdimension, REENPÄÄ 1947), aus denen wiederum die „Elementarerlebnisse" abstrahiert werden können (Absolutschwelleninhalte usw.), begegnen wir bei der Wärme- und Kältewahrnehmung einem fließenden und oft nicht näher analysierbaren Übergang zu stark *affektbetonten* (protopathischen) Komponenten von Lust- oder Unlustcharakter, also einem Bereich, der nicht „begrifflicher" Struktur ist. Diese Affektbeimischung hat der Temperatursinn mit dem ganzen Kreis der *Hautsinne* gemeinsam. Zwar kann eine gewisse Affektkomponente bei jeder Sinneswahrnehmung, sogar bei der Sehwahrnehmung, vorhanden sein (GOETHES „sinnlich-sittliche" Wirkung der Farbe); sie erreicht aber hier bei weitem nicht einen solchen Grad der Intensität, wie er bei den Hautsinnen vorkommen kann. „Gewisse Inhalte dieser Wahrnehmungsgestalt können so affektbetont sein, daß es fraglich ist, ob sie mehr zu den Wahrnehmungen zu rechnen sind oder ob sie nicht eigentlich als reine *Lust*- oder *Unlustgefühle* anzusehen sind" (REENPÄÄ 1947).

Sehr schön kommt dies im Sprachgebrauch zum Ausdruck, bei dem praktisch alle Begriffe der Hautsinneswahrnehmung, insbesondere die mit der Wärme- und Kälte-

---

[1] Diese Bezeichnung ist nicht zu verwechseln mit dem „epikritischen" und „protopathischen" Nervensystem HEADS.

wahrnehmung zusammenhängenden, synonym für *sinnliche* und *seelische* Qualitäten verwendet werden, und zwar für das Gebiet des Affektiven. Schon der alte Name für den „fünften Sinn", das „Gefühl", wird ja auch für die affektive Seite der psychischen Tätigkeit, das *Fühlen*, gebraucht. Diese doppelsinnige Anwendung haben auch alle Einzelbegriffe für die Empfindungsqualitäten dieses Gebietes (frostig, eisig, kalt, kühl, warm, schwül, heiß, brennend, weich, hart, rauh, drückend, schmerzend, stechend, schneidend usw.). Dagegen sind die mit dem *Denken* zusammenhängenden Qualitäten vorwiegend mit der Sehwahrnehmung (hell, klar, anschaulich, einleuchtend, offensichtlich, umnachtet, dämmernd, getrübt) und die Erlebnisse des *Wollens* in besonderem Maße mit der Bewegungswahrnehmung (REENPÄÄ 1947) verwandt.

Eine weitere Eigentümlichkeit des Temperatursinnes, die er ebenfalls mit den übrigen Hautsinnen gemeinsam hat, ist die Verschmelzung von *Gegenstandswahrnehmung* („Objektivierung") und Wahrnehmung des *eigenen Körpers* („Somatisierung"). Eine ausführliche Erörterung der Somatisierung und Objektivierung bei den einzelnen Sinnen wurde von v. KRIES (1923) gegeben. Während beim Sehen eine ausgesprochene Objektivierung oder bei den sog. „Gemeingefühlen" (Hunger, Durst, Atemnot usw.) eine reine Somatisierung vorhanden ist, zeigt die Temperaturwahrnehmung meist zugleich eine Somatisierung und Objektivierung. Dies soll auch der Fall sein, wenn die Berührungsempfindung ausgeschaltet ist (SCHROER 1932).

v. KRIES fügt zwischen Somatisierung und Objektivierung noch eine weitere Stufe ein: die unbestimmte Objektivierung, die mit dem Worte „es" bezeichnet wird. Die Aussagen: „*mir* ist kalt — *mein Körper* ist kalt — *es* ist kalt — *die Luft* ist kalt" mögen als Beispiel einer fortschreitenden Reihe von der subjekt- bzw. körperbezogenen bis zur objektbezogenen Wahrnehmung dienen. Daß die Grenzlinie durch willkürliche innere „Einstellung" erheblich verschoben werden kann, ist an Hand des Beispieles leicht einzusehen. Auch der Sprachgebrauch deutet darauf hin: so wird nach EBBECKE (1917) vor allem zwischen den Aussagen „es ist warm (kalt)" und „mir ist warm (kalt)" nicht scharf unterschieden.

Die enge Verknüpfung von begrifflichen und affektiven Anteilen und von Objektivierung und Somatisierung findet ihren Ausdruck auch in der Entwicklung der Temperatursinnesforschung und der Erforschung des „Gefühlssinnes" im allgemeinen. Man betrachte in diesem Zusammenhang nur einmal die Geschichte dieses Gebietes, um die ungeheuren Schwierigkeiten schärfer begrifflicher Abgrenzungen zu sehen, wie sie in dieser Weise etwa bei der Sehwahrnehmung niemals bestanden. Erst in sehr später Zeit ist unter Zuhilfenahme von Anatomie, Pathologie und Elektrophysiologie hier eine einigermaßen klare Gliederung erreicht worden, und auch heute ist die Diskussion darüber in manchen Punkten noch nicht abgeschlossen (vgl. auch S. 212).

2. Wärme- und Kältewahrnehmung.

Im Bereich der Wärme- und Kältewahrnehmungsdimension gibt es nur verhältnismäßig wenige Abstufungen, die vorwiegend den Charakter verschiedener *Intensitäten* haben. Wieweit diesen intensiven Abstufungen auch noch gewisse *qualitative* Verschiedenheiten zukommen, ist, wie schon v. KRIES (1923) bemerkte, sehr schwer zu entscheiden. Zumindest bei der Hitzeempfindung dürfte aber der Unterschied auch ein qualitativer sein. Auch bei den „reinen" Temperaturempfindungen läßt sich meist eine deutliche *Affektkomponente* feststellen (Berührung der Wange oder des Körpers mit einem Metallstück von Zimmertemperatur, Bespritzen des Körpers mit kalten Wassertropfen usw.). Die Abstufungen im Bereich der Kältedimension kann man mit den Begriffen „*indifferent*" — „*kühl*" — „*kalt*" — „*eisig*", bei der Wärmedimension mit den Begriffen „*indifferent*" — „*lau*" — „*warm*" — „*heiß*" bezeichnen, wobei allerdings eine eindeutige Übereinkunft über den Geltungsbereich der einzelnen Begriffe kaum zu erzielen ist. Man vergleiche nur einmal die Aussagen verschiedener Beobachter!

Auch die Entscheidung darüber, ob überhaupt eine Temperaturempfindung da ist, ist oft nicht möglich. So gibt es in der Nähe der Indifferenzzone der Temperaturempfindung eine ganze Reihe von Sensationen, die z. B. an der Hand den Charakter des „Durchblutetseins" haben können, ohne daß man sie deshalb als eigentliche Temperaturempfindung ansprechen könnte. Aus allen diesen Gründen lassen sich brauchbare Urteile über Temperaturempfindungen erst nach längerer Übung und meist nur von ein- und demselben Beobachter abgeben, während Vergleiche zwischen den Aussagen verschiedener Beobachter nur mit großer Vorsicht angestellt werden können. Auf den Faktor der „*Aufmerksamkeit*" im sinnesphysiologischen Versuch werden wir auf S. 231 noch näher eingehen.

3. Die Heißempfindung.

Das Wesen der Heißempfindung ist weder psychologisch noch physiologisch geklärt. Schon der gewöhnliche Sprachgebrauch zeigt eine sehr unterschiedliche Verwendung dieses Begriffes. „Ein heißer Tag" oder „mir ist heiß" ist meist nur mit Temperaturempfindungen verknüpft, die der Sinnesphysiologe höchstens als Warmempfindungen gelten lassen würde. Ferner macht HAHN (1949) darauf aufmerksam, daß z. B. die französische Sprache gar kein Wort für „heiß" besitzt.

Für die Entstehung der Heißempfindung wurden folgende Möglichkeiten in Betracht gezogen:

1. Gesteigertes Warm.
2. Warm + Kalt.
3. Warm + Schmerz.
4. Warm + Kalt + Schmerz.

Eine Entscheidung war trotz zahlreicher Versuche noch nicht möglich. Der Theorie, daß „heiß" eine Verschmelzung von warm und kalt sei (ALRUTZ 1900, v. FREY 1910b, CUTULO 1918, ALSTON 1920, BURNETT und DALLENBACH

1927, BURNETT und Mitarbeiter 1928, BAZETT und MCGLONE 1931) stehen viele Auffassungen entgegen (GOLDSCHEIDER und HAHN 1924a, HAHN 1928, JENKINS 1938c—f, 1941d; HERGET und HARDY 1942).

Als Beweis für das Entstehen der Heißempfindung aus warm und kalt wird angesehen, daß gleichzeitige Wärme- und Kältereizung mittels eines Rasters aus kalten und warmen Punkten eine Art Heißempfindung ergibt. Dagegen fand JENKINS in statistischen Untersuchungen an ungeschulten Versuchspersonen, daß die Häufigkeit der spontanen Urteile „heiß" nicht ansteigt, sondern abnimmt, wenn statt der Warmreize gleichzeitig Wärme und Kälte appliziert wurden. Er zieht daraus den Schluß, daß die „Heißempfindung" bei Warm- und Kaltreizung ein Laboratoriumsprodukt der Sinnesphysiologen sei, das nichts mit der gewöhnlichen Heißempfindung zu tun hat. Einen neuen Aspekt in die Diskussion der Heißempfindung bringen die Registrierungen der Aktionspotentiale aus spezifischen Wärme- und Kältefasern (S. 291). Danach ist oberhalb 47° keine Erregung der Warmreceptoren mehr vorhanden. Die Empfindung in diesem Temperaturbereich wäre dann ein Gemisch aus „paradoxer" Kälte und Schmerz.

4. Frieren und Schwüle.

Mit den eigentlichen Temperaturwahrnehmungen ist der Bereich aller möglichen Erlebnisse dieses Gebietes noch keineswegs erschöpft. Vielmehr kennen wir gerade hier eine große Zahl stark affektbetonter Erlebnisse in fließendem Übergang zu den eben aufgezählten Wahrnehmungen. In eine Diskussion darüber, ob es sich um „reine" Temperaturempfindungen, Mitempfindungen aus anderen Hautsinnen oder um „Reflexempfindungen" (EBBECKE) handelt, wollen wir an dieser Stelle nicht eintreten, sondern zunächst nur die phänomenale Struktur betrachten.

Das *Frieren*, das meist mit äußerlich sichtbaren Vorgängen (Zittern, Vasoconstriction, Kontraktion der arrectores pilorum, Atem- und Kreislaufveränderungen usw.) verbunden ist und sein Gegenbild, das Gefühl der *Schwüle*, das ebenfalls mit charakteristischen körperlichen Erscheinungen (Vasodilatation, Schweißausbruch, Atem- und Kreislaufveränderungen usw.) gekoppelt ist, zeichnen sich besonders durch die *affektive* Komponente aus, die hier enorme Stärke erreichen kann. Sie ist fast ausschließlich negativ, d. h. unlustbetont.

Schon bei PLATON (Timaios) finden wir Ansätze einer begrifflichen Unterscheidung des mehr auf den Körper bezogenen Frierens und der mehr auf das Objekt als der auslösenden Ursache gerichteten Empfindung der Kälte. „Wenn nämlich die aus größeren Teilen bestehenden von den Feuchtigkeiten, welche unseren Körper umgeben, in ihn eintreten und die kleiner geteilten hinauszutreiben suchen, so drängen sie, da sie in ihre Sitze nicht einzudringen vermögen, diese in uns befindlichen flüssigen Teile zusammen und bewirken so, daß sie aus ihrer bisherigen Ungleichmäßigkeit und Beweglichkeit durch den auf sie ausgeübten Druck in eine ziemlich gleichförmige Masse zusammengehen und erstarren. Das widernatürlich Zusammengetriebene aber kämpft naturgemäß dagegen an, indem es sich seinerseits wieder auf den Gegner drängt. Diesem

Kampfe nun und dieser Erschütterung wurde der Namen *Zittern* und *Frost* beigelegt, und dieser ganze Eindruck und das ihn Verursachende empfing den der *Kälte* und des *Kalten*."

Die im weitesten Sinn in den Bereich des „Frierens" und der „Schwüle" gehörenden Erlebnisse wurden von EBBECKE (1917, 1943, 1944a, 1948) untersucht. Bei diesen Erscheinungen unterscheidet EBBECKE (1948) eine *periphere*, von den Thermoreceptoren ausgehende Auslösung neben einer *subcorticalen* Auslösung durch thermische, chemische oder mechanische Reizung des „Wärmezentrums" und einer *corticalen* Auslösung durch psychische Einflüsse. Auf diese Dinge werden wir später noch näher eingehen (S. 328). Den ganzen Kreis dieser von ihm (1917) als „Reflexempfindungen" bezeichneten affektiven Erlebnisse hat EBBECKE (1948) in einer schematischen Zusammenstellung aufgeführt. Er faßt dabei alle Affekte, die mit einer Steigerung der Kerntemperatur einhergehen, als „Heizaffekte" zusammen und stellt sie einer Gruppe von Affekten gegenüber, die mit der Senkung der Kerntemperatur verbunden sind, den „Entwärmungsaffekten". Zu den ersteren rechnet er, außer dem Frieren und dem Schüttelfrost des Fieberanstieges, auch Angst, Schreck, „Lampenfieber", ferner Aufgeregtheit, Spannung, Erwartung, Munterheit, Wachheit und ähnliche Affekte, zu den letzteren, außer der Schwüle, die Affekte der Behaglichkeit, Entspannung, Müdigkeit, Erschöpfung, Schläfrigkeit.

5. Wärme- und Kälteschmerz.

Die Intensitätsskala der Temperaturwahrnehmung wird beiderseits von Schmerzempfindungen begrenzt, dem *Wärmeschmerz* und dem *Kälteschmerz*. Mit beiden Schmerzqualitäten wollen wir uns hier nur ganz kurz befassen, da alle sinnesphysiologischen und elektrophysiologischen Befunde dafür sprechen, daß die Schmerzkomponente nicht von den Thermoreceptoren ausgeht.

Der GOLDSCHEIDERsche Befund einer angeblichen Analgesie der Temperatursinnespunkte (1898) ist allerdings noch kein Beweis, denn bei der außerordentlich dichten Versorgung der Haut mit Schmerznerven läßt sich an den Temperatursinnespunkten meist auch Schmerz auslösen. Immerhin sind aber die Temperatursinnespunkte für die Schmerzauslösung durch thermische Reize gegenüber den thermanästhetischen Feldern in keiner Weise bevorzugt (REIN 1925a). Von größerer Beweiskraft sind die Ergebnisse der Aktionsstromregistrierungen an sensiblen Hautnerven, die bei schmerzhaften Wärmereizen das Auftreten anderer Impulse zeigen, als bei „reinen" Temperaturreizen (ZOTTERMAN 1936, 1939a). Ferner tritt bei Temperaturen von 8—12°, bei denen die Kältereceptoren keine Impulse mehr aussenden (HENSEL und ZOTTERMAN 1951e, DODT 1952) noch Kälteschmerz auf. Die Frage, wie weit der durch Wärme oder Kälte ausgelöste Schmerz durch begleitende Warm-

oder Kaltempfindungen eine besondere Qualität erhält, ist in diesem Zusammenhang unwesentlich.

Untersuchungen über die Topographie des Wärme- und Kälteschmerzes am ganzen Körper wurden von SCHRIEVER (1926, 1927, 1928a, b) ausgeführt. Auch von REIN (1925a) liegen Untersuchungen über den Wärmeschmerz vor. SCHRIEVER fand sowohl für den Wärme- als auch den Kälteschmerz eine helle, oberflächliche und eine dumpfe, tiefe Schmerzkomponente, wie sie zuerst von THUNBERG (1902) beschrieben wurde. Der ausgesprochen „helle, stechende" Hautschmerz kommt vorwiegend bei Wärmereizen, aber auch bei Kältereizen an bestimmten Körperstellen vor, während dumpfer Schmerz vorwiegend durch Kältereize auslösbar ist (SCHRIEVER).

Beide Arten des Schmerzes kann man sich in einem ganz einfachen Versuch zum Erlebnis bringen, wenn man einmal Wasser von etwa 50°, das andere Mal kaltes Wasser von etwa 12° in kräftigem Strahl über den Handrücken laufen läßt. Im ersten Fall tritt nach etwa 1 sec ein heller, stechender oder brennender, deutlich an die äußerste Peripherie der Haut lokalisierter Schmerz auf, der nur wenig in die Umgebung ausstrahlt. Bei Abkühlung dagegen bemerkt man einen ganz allmählich anwachsenden, stark in die Umgebung ausstrahlenden Schmerz. Dieser Schmerz ist charakterisiert durch dumpfen, ziehenden oder schneidenden Charakter, sehr unscharfe Lokalisation mehr nach dem Handinnern und ist am ehesten mit einem Eingeweideschmerz vergleichbar.

Während der helle Schmerz, insbesondere der Wärmeschmerz, ganz zweifellos von den Schmerznervenenden der Haut ausgeht, ist es sehr wahrscheinlich, daß beim dumpfen Kälteschmerz, namentlich an den Extremitäten, auch schmerzhafte *Gefäßspasmen* eine wesentliche Rolle spielen. Dafür sprechen der geschilderte Charakter des Schmerzes, und neuere experimentelle Befunde von WOLFF und HARDY (1941). Die genannten Autoren fanden beim Eintauchen der Hand in kaltes Wasser eine deutliche Beeinflußbarkeit des Kälteschmerzes durch vasoconstrictorische Pharmaka und schließen aus diesen und anderen Befunden auf eine erhebliche vasoconstrictorische Komponente des Kälteschmerzes. Die Arbeiten über Wärme- und Kälteschmerz bis zum Jahre 1937 findet man in der Monographie von v. SKRAMLIK (1937). Von späteren Arbeiten über Wärme- und Kälteschmerz und das Problem des Hautschmerzes im allgemeinen seien erwähnt: LEWIS und POCHIN (1938), v. HATTINGBERG (1939), DALLENBACH (1939), ACHELIS (1939), HARDY und Mitarbeiter (1939, 1940, 1943), SCHUMACHER und Mitarbeiter (1940), ZOTTERMAN (1936, 1939a, b, 1941), LEWIS (1942), „Pain" (1943), QUENSEL (1944), OLMSTED (1945), BISHOP (1946), GERNANDT und ZOTTERMAN (1946), SANDERS (1947).

B. Reizmetrik des Temperatursinnes.
1. Reiz und Empfindung.
a) Darstellung als Wahrscheinlichkeitsimplikation.

In der modernen Sinnesphysiologie hat sich durch experimentelle und logische Untersuchungen vielfach ein Verlassen der „klassischen" Sinnesphysiologie und Psychophysik angebahnt. Die Auswirkungen dieser neueren Entwicklung sind auch für die Reizmetrik des Temperatursinnes von Bedeutung. Eine ausführliche Behandlung würde den Rahmen dieses Aufsatzes bei weitem überschreiten, da sie zum größten Teil dem Gebiet der „Allgemeinen Sinnesphysiologie" angehört. Wir verweisen auf die Darstellungen von v. KRIES (1923), v. WEIZSÄCKER (1926, 1950) und auf die neueren Arbeiten von REENPÄÄ (1936, 1947, 1949, 1950).

Die Grundlage jedes sinnesphysiologischen Versuches ist die Beobachtung von *Bedingungen*, unter denen die Wahrnehmung *auftritt, sich verändert* oder *ausbleibt*. Solche Bedingungen können physikalische oder chemische Größen, Zustände der Sinnesorgane oder der nervösen Zentralorgane usw. sein. Das Aufsuchen dieser Bedingungsverhältnisse bedeutet, erkenntnistheoretisch ausgedrückt, das Verknüpfen einer Wahrnehmung mit anderen Wahrnehmungen durch das begriffliche Denken.

Zur Darstellung des Bedingungsverhältnisses oder der „Entsprechung" von „Empfindung" und „Reiz" wurde von REENPÄÄ die „*Wahrscheinlichkeitsimplikation*" der modernen Logistik in die Sinnesphysiologie eingeführt (vgl. WHITEHEAD und RUSSELL 1925, CARNAP 1929, 1934, REICHENBACH 1935). Wir folgen hier im wesentlichen der Darstellung von REENPÄÄ (1936) in seiner „Allgemeinen Sinnesphysiologie" und verweisen auf weitere Untersuchungen von ihm (1947, 1949, 1950), in denen das Problem „Empfindung-Reiz" unter erweiterten Gesichtspunkten als Problem des „Phänomenal-Begrifflichen" und als Problem des „Intensional-Extensionalen" behandelt wird. Der sinnesphysiologische „Vollversuch" kann in logistischen Zeichen folgendermaßen dargestellt werden:

$$E \underset{w}{\ni} R.$$

E bedeutet die auf Grund einer Gleichheitsbeziehung aus einer Serie von einzelnen Erlebnisinhalten (z.B. Warmschwellenerlebnissen) gebildete „*Inhaltsabstraktionsklasse*", R die mittels der Gleichheitsbeziehung gebildete „*Reizabstraktionsklasse*" (z. B. Längen eines Thermometerfadens). Dabei sind die Elemente der Inhaltsabstraktionsklasse immer die letzten, unanalysierbaren Erlebnisinhalte (Gegenstände nullter Ordnung oder vom Typus t_0), während die Elemente der Reizabstraktionsklasse Gegenstände beliebiger Ordnung vom Typus t_n sein können.

Die zwischen der Empfindung und dem Reiz bestehende Beziehung lautet: Wenn die Erlebniselemente zu einer Abstraktionsklasse vereinigt werden können, so können auch bestimmte Reizelemente zu einer Abstraktionsklasse vereinigt oder nicht vereinigt werden. Die Aussage: „wenn p ist, so ist q, oder so ist q nicht" wird durch die logische Beziehung der *Implikation* (Bedingungsverhältnis) wiedergegeben. Da im sinnesphysiologischen Versuch nicht nur ein einzelnes Element, sondern eine Folge von vielen Elementen auftritt, wird statt dieser einfachen ja — nein-Implikation die *Wahrscheinlichkeitsimplikation* eingeführt, die man in Worten etwa so ausdrücken könnte: Wenn einige Elemente von p vorliegen, so treten nicht in allen, sondern nur in einigen Fällen auch Elemente von q auf, d. h. wenn wir aus den Elementen einer Folge p eine Abstraktionsklasse bilden können, so besteht eine bestimmte Wahrscheinlichkeit dafür, daß wir auch aus den Elementen einer Folge q eine Abstraktionsklasse bilden können.

$\ni$ ist das Zeichen der Wahrscheinlichkeitsimplikation, w der Wahrscheinlichkeitswert des Implikationsverhältnisses ($0 \le w \le 1$), der alle Werte von 0 bis 1 haben kann. Bei $w = 0$ herrscht überhaupt kein Zusammenhang (nein-Implikation), bei $w = 1$ strenger Zusammenhang (ja-Implikation, in der Physik auch als Kausalverhältnis bezeichnet). Im sinnesphysiologischen Versuch ist immer $w < 1$.

Eine bisher noch nicht eigens hervorgehobene, aber unerläßliche Bedingung jedes sinnesphysiologischen Versuches ist die maximale und gleiche Konzentration der *Aufmerksamkeit*. Diese Bedingung gleicher Willensanstrengung oder Aufmerksamkeit ist in dem Ausdruck E von vornherein implizit vorausgesetzt. Von REENPÄÄ (1947) wurde auch eine explizite Formulierung dieses Faktors versucht, indem er aus den einzelnen Willensanstrengungen ebenfalls eine Gleichheitsklasse W bildete. Der vollständige Ausdruck des sinnesphysiologischen Versuches lautet dann

$$(E \cdot W) \underset{w}{\ni} R$$

· Konjunktionszeichen („und"-Verbindung der Sprache, s. WHITEHEAD und RUSSELL 1927, CARNAP 1929, 1934, REENPÄÄ 1947). Der Ausdruck besagt, daß in einer Versuchsserie, in der gleiche Erlebnisinhalte auftreten, diesen Inhalten mit einer gewissen Wahrscheinlichkeit eine Reizgröße „entspricht", wenn die Willensanstrengung, die Aufmerksamkeit immer gleich groß ist. Im folgenden wollen wir der Einfachheit halber jedoch immer diese Bedingung in der Größe E implizit voraussetzen.

b) „Adäquater" Reiz.

Wenn sich der Wahrscheinlichkeitswert des Implikationsverhältnisses stark dem Wert $w = 1$ nähert, wird der Reiz als „*adäquater*" Reiz bezeichnet, im anderen Falle als „*arbiträrer*" Reiz. So sind insbesondere alle Grundgrößen der Physik (außer vielleicht der „Kraft"), solche arbiträren Reize. Der adäquate Reiz (aR) ist also durch den Ausdruck

$$\text{aR} = \text{Df}\underset{w=1}{(E \ni R)}$$

definiert (Df = Definitionszeichen). Die Auffindung eines wirklich adäquaten Reizes ist anscheinend bis heute nur beim Kraftsinn gelungen (REENPÄÄ 1936).

In den Ausdruck R können alle Größen, auch die *Zeit*, eingehen. REENPÄÄ[1] hat aber neuerdings auch eine Formulierung des adäquaten Reizes gegeben, in der die Zeit *explizit* vorkommt. In dieser Definition ist also ausdrücklich gesagt, daß der Reiz auch in der Beziehung adäquat sein soll, daß er unabhängig von der Zeitdauer seiner Wirkung ist. Dies ist vorteilhaft, wenn man an Systemen mit *Zeitfaktoren* arbeitet („Akkomodation", „Adaptation" usw.).

Die Unabhängigkeit von der Zeitdauer ist durch die Bedingung
$$\frac{dR}{dt} = 0$$
gegeben, die Definition des adäquaten Reizes ist dann:
$$aR = \mathrm{Df} \left[(E \ni R) \cdot \frac{dR}{dt} = 0 \right]_{w=1}$$
(Df Definitionszeichen, · Konjunktionszeichen).

Der Begriff des adäquaten und arbiträren Reizes ist auch geeignet, einiges Licht auf die Unstimmigkeiten zwischen der physikalischen „Wirklichkeit" und unseren Sinneswahrnehmungen zu werfen. Eine unvoreingenommene Betrachtung der Zusammenhänge von sinnlicher „Empfindung" und physikalischem „Reiz" zeigt, daß nicht das Sinnliche aus den physikalischen Grundgrößen hervorgeht, sondern daß umgekehrt die physikalischen Grundgrößen aus dem Sinnlichen („Vorphysikalischen") durch arbiträre Implikationsverfahren abgeleitet sind. Obwohl die Bildung der physikalischen Grundbegriffe ursprünglich von unseren Sinneswahrnehmungen ausgeht, ist ihre Festlegung weitgehend willkürlich (vgl. PLANCK 1930), d. h. es bleibt dem Zufall überlassen, ob die Beziehung zu den Sinneswahrnehmungen „adäquat" oder „arbiträr" ist.

Wenn die „klassische" Sinnesphysiologie nun ihrerseits die physikalischen Grundgrößen als die Ursache der Sinneswahrnehmungen zu setzen sucht, ergeben sich selbstverständlich Unstimmigkeiten, die aber nicht durch Hilfshypothesen wie „Unvollkommenheiten" der Sinne oder „unbewußte Schlüsse" (HELMHOLTZ 1879) usw. zu erklären sind, sondern eben die Konsequenz der undurchsichtigen, fast durchweg arbiträren Implikationsverfahren bei der Festlegung der physikalisch-begrifflichen Grundgrößen sind (vgl. auch v. WEIZSÄCKER 1950, REENPÄÄ 1950).

2. Adaptation.

"Adaptation is perhaps a dangerous term to use..."
(ADRIAN 1932b)

Bekanntlich hat kein Begriff eine solche Verwirrung in der Temperatursinnesphysiologie angerichtet, wie die „Adaptation". Es erscheint deshalb angebracht, vor Besprechung der experimentellen sinnesphysiologischen Ergebnisse eine Klärung dieses Problems zu versuchen.

Jede Sinneswahrnehmung und jeder Erregungsvorgang zeigt, neben der Abhängigkeit von anderen Parametern, eine Abhängigkeit von der *Zeit*. Das bedeutet, daß der betreffende Vorgang bei Konstanthaltung des Reizes, z. B. der Temperatur, sich mit wachsender *Zeitdauer* des Reizes verändert.

Ganz allgemein lassen sich *positive* und *negative* Zeitfaktoren unterscheiden: bei den ersteren nimmt der Vorgang mit wachsender Zeitdauer zu, bei den letzteren ab.

---
[1] Persönliche Mitteilung.

Positive Zeitfaktoren sind die „Nutzzeit" des Nerven (GILDEMEISTER) oder die „Minimalzeithelligkeit" des Auges (BLOCH). Untersuchungen zur Bestimmung eines solchen Zeitfaktors beim Temperatursinn, wie sie verschiedene Autoren mittels „Reizzeit-Temperaturkurven" zu bestimmen suchten, entweder mittels kalter Luftstöße (BUJAS 1937, 1940) oder mittels sehr kurzzeitig auf die Haut aufgesetzter Kupferplatten (PETROW und JAKOWLEW 1940) bestimmen natürlich nicht den physiologischen Zeitfaktor des Temperatursinnes, sondern einen physikalischen Zeitfaktor der intracutanen Temperaturbewegung (s. S. 191).

Negative Zeitfaktoren, d. h. ein Nachlassen der Empfindung oder Erregung mit wachsender Zeitdauer des konstanten Reizes, finden wir bei allen Sinnesorganen und erregbaren Gebilden. Beim Nerven wird diese Erscheinung gewöhnlich „*Akkomodation*" (NERNST), bei den Sinnesorganen und Receptoren „*Adaptation*" (HERING) genannt. (Auch die „Akklimatisation" ist ein solcher, meist sehr langfristiger, positiver oder negativer Zeitfaktor.) Wir können hier davon absehen, daß ausnahmsweise auch positive Zeitfaktoren mit „Adaptation" bezeichnet werden, wie die Dunkeladaptation des Auges (die Helladaptation dagegen ist ein negativer Zeitfaktor).

„Adaptation" ist also zunächst nichts anderes als der Ausdruck dafür, daß die Zeit als Parameter auftritt.

Der Name „Akkomodation" oder „Adaptation" = „Anpassung" (an den Reiz) nimmt schon eine hypothetische Deutung vorweg: Es ist „jener große Unbekannte, der die Erregung verhindert" (SCHAEFER 1940). Man nimmt an, daß das Organ seine Eigenschaften im Laufe der Zeit gegenüber dem konstanten „Reiz" im Sinne einer „Anpassung", „Umstimmung", „Erregbarkeitsänderung" usw. ändert, so daß der Reiz mit wachsender Zeit anders wirkt als zu Beginn.

Man kann die Adaptation auf zwei verschiedene Arten definieren:

1. Als zeitliche Veränderung der Empfindung bei zeitlicher Konstanz des Reizes. Die zeitliche Änderung der Empfindung kann man wiederum definieren als diejenige Reizstärke (unter Ausschluß der Adaptation), die in jedem Zeitpunkt dt der Empfindung „entspricht". Dieser Ansatz liegt dem Verfahren von HAHN (1930a, b) zur Messung der Adaptation des Temperatursinnes zugrunde.

2. Als zeitliche Konstanz der Empfindung bei zeitlich veränderlichem Reiz. Der Reiz wäre hierbei mit der Zeit so zu verändern, daß die Empfindung immer konstant bleibt. Die Reizstärke muß also in jedem Zeitpunkt dt um den Betrag vermehrt werden, um den die „Erregbarkeit" abnimmt. Dieser Ansatz liegt dem Adaptometer zur Messung der Adaptation beim Auge zugrunde. (In der Technik würde man bei dem Ansatz 1 von einer Messung durch „Substitution", bei dem Ansatz 2 von einer Messung durch „Kompensation" sprechen.)

Im Grunde laufen beide Verfahren auf dasselbe hinaus, nämlich die Messung der Adaptation mittels einer zeitlich veränderlichen Reizgröße. Im ersten Fall ist der Vergleichsreiz, im zweiten Fall der Reiz zeitabhängig. Über die Natur des „Adaptationsprozesses" sagt dabei die eine Methode so wenig wie die andere aus.

In logistischen Zeichen kann man die Adaptation (Ad) folgendermaßen definieren (REENPÄÄ)[1]:

$$\mathrm{Ad} = \mathrm{Df} \left[(E \underset{w=1}{\ni} R) \cdot \left(\frac{dR}{dt} \neq 0\right) \right].$$

wobei Df das Definitionszeichen, $\ni$ das Implikationszeichen, $\cdot$ das Konjunktionszeichen, E die Empfindung, R der Reiz und t die Zeit ist (s. S. 230). In Worten lautet der Ausdruck etwa: Die Adaptation ist dadurch definiert, daß der Inhaltsabstraktionsklasse eine Reizabstraktionsklasse „entspricht" und daß die Reizabstraktionsklasse sich mit der Zeit verändert.

Aus der Definition des adäquaten Reizes (S. 232) und der Adaptation geht übrigens ohne weiteres hervor, daß diese beiden Begriffe sich ausschließen, wegen ihrer Glieder $dR/dt = 0$ und $dR/dt \neq 0$. Zu demselben Ergebnis kam HENSEL (1950b) auf dem Wege ganz anderer Überlegungen. Logistisch kann man dies Ausschlußverhältnis auf zweierlei Art beweisen:

$$\left(\frac{dR}{dt} = 0\right) \lor \left(\frac{dR}{dt} \neq 0\right)$$

$\lor$ Disjunktionszeichen („oder"). In Worten: Es gilt entweder der erste Ausdruck oder der zweite (Satz vom ausgeschlossenen Dritten). Oder:

$$\sim \left[\left(\frac{dR}{dt} = 0\right) \cdot \left(\frac{dR}{dt} \neq 0\right) \right].$$

$\sim$ Negationszeichen. In Worten: Es ist nicht möglich, daß beide Ausdrücke zugleich gelten (Satz vom Widerspruch). Beide Beweise sind streng zu führen mittels der „Wahrheitswerttafeln" (s. CARNAP 1929, REENPÄÄ 1947).

Es läßt sich jedoch auch bei *adaptierenden* Systemen, bei denen also der Reiz der zweiten Bedingung des „adäquaten" Reizes, der Unabhängigkeit von der Zeit, nicht genügt, ohne weiteres ein adäquater Reiz aufstellen. Dies geschieht dadurch, daß man die *Zeit implizit in den Reiz R* einführt. Dann läßt sich eine Funktion R finden, die der ersten Bedingung

$$E \underset{w=1}{\ni} R$$

genügt, gleichzeitig aber unabhängig von der Zeit ist, also auch der zweiten Bedingung

$$\frac{dR}{dt} = 0$$

genügt.

Der adäquate Reiz eines adaptierenden Systems ist also immer eine Reizgröße in Verbindung mit der Zeit, während der adäquate Reiz eines nicht adaptierenden Systems nur die Reizgröße ohne Zeitfaktor ist.

Eine solche *implizite* Darstellung der Adaptation ist z. B. die WEBERsche Theorie des Temperatursinnes. Ein Beispiel einer *expliziten* Darstellung der Adaptation ist die Theorie des Temperatursinnes von HAHN.

Die WEBERsche Theorie des Temperatursinnes (vgl. S. 303)

$$E \underset{w=1}{\ni} \frac{d\vartheta}{dt}.$$

---

[1] Persönliche Mitteilung.

setzt also, da sie einen *Zeitfaktor* im „adäquaten" Reiz aufweist, ebenso eine „physiologische" Adaptation voraus, wie die Theorien von HERING oder HAHN (s. S. 301). Dies ist meines Wissens bisher völlig übersehen worden. Von dem Streit der Theorien um das Adaptationsproblem bleibt also letztlich nichts mehr übrig als die einfache und experimentell lösbare Frage: Wie ist der zeitliche Verlauf der Adaptation (die als solche von *jeder* Theorie — implizit oder explizit — vorausgesetzt wird), und ist sie vollständig oder unvollständig?

Damit erweist sich die ganze Frage, ob die Adaptation des Temperatursinnes „physikalisch" oder „physiologisch" zu erklären sei, ob sie durch Änderung der „Erregungsbedingungen" (bei Konstanz der „Erregbarkeit") oder durch Änderung der „Erregbarkeit" (bei Konstanz der „Erregungsbedingungen") entstehe, oder ob sie im „Nervenreiz" oder im „Nerven" zu suchen sei usw., als *Scheinproblem:* Jede Zeitabhängigkeit der Reizwirkung ist *„physiologisch"* (durch zeitliche Änderung der „Erregbarkeit") bedingt und gleichzeitig ist sie *„physikalisch"* (durch zeitliche Änderung des „Reizes") definierbar und meßbar!

IV. Die Bedingungen der Temperaturempfindung.
A. Temperatur und Zeit.
1. Konstante Reiztemperatur und Adaptation.

Es ist eine allgemeine Erfahrung des täglichen Lebens, daß eine Temperaturempfindung bei konstanter äußerer Temperatur mit der Zeit abnehmen oder völlig erlöschen kann. Es kommt also hier offensichtlich nicht nur auf die absolute Temperatur, sondern auch auf die *Zeitdauer* ihrer Wirkung an. Dieses Phänomen der „*Adaptation*" oder der „empfindungsfreien Einstellung", wenn man den zu sehr mit theoretischen Vorstellungen belasteten Ausdruck „Adaptation" zunächst vermeiden will, stand schon immer im Mittelpunkt der Temperatursinnestheorie, wohl nicht zuletzt wegen der Tatsache, daß sich der Temperatursinn hier gänzlich anders verhält, als ein Thermometer.

Jeder zeitliche Temperatursprung auf der Hautoberfläche mit anschließendem konstantem Temperaturniveau ruft in der Haut eine Temperaturbewegung hervor, die zunächst schnell, dann immer langsamer verläuft und schließlich der Änderungsgeschwindigkeit $d\vartheta/dt = 0$ zustrebt (s. S. 187). Nach der bisher herrschenden WEBERschen Theorie des Temperatursinnes (1846), nach der nur *zeitliche Temperaturänderungen* wirksam sind, wäre also zu erwarten, daß mit dem Konstantwerden der Temperatur in der Schicht der Thermoreceptoren ein Erlöschen der Temperaturempfindung eintritt. Dem widersprechen aber zahlreiche Tatsachen. Schon die Erfahrung des täglichen Lebens lehrt eindringlich, daß bei extremen Temperaturwerten *Dauerempfindungen* vorhanden sein können, auch wenn vermutlich schon längst eine konstante

Intracutantemperatur herrscht. Als Beispiele seien genannt die stundenlange Kaltempfindung bei kalten Füßen, oder die dauernde Warmempfindung beim Eintauchen des Armes in Wasser oberhalb der Bluttemperatur (BAZETT 1941, 1949a). Die Grenztemperatur für das Auftreten solcher Dauerempfindungen wird von HEAD und RIVERS (1908) mit 26 und 37°, von GERTZ (1921 b) mit 24 und 35° angegeben.

Die definitive Entscheidung der Frage hängt allein von der Kenntnis der *intracutanen Temperaturbewegung* ab. Die zahlreichen älteren Versuche, das Adaptationsproblem auf *indirektem* Wege durch Bestimmung von Unterschiedsschwellen zu lösen (s. v. SKRAMLIK 1937) haben heute nur noch historischen Wert, da bei ihnen der entscheidende Verlauf der intracutanen Temperaturbewegung nicht bekannt war.

HEILBRUN (1928) registrierte mittels eingestochener Thermonadeln die intracutane Temperaturbewegung während der Darbietung eines konstanten Temperaturreizes und stellte fest, daß auch bei konstanter Intracutantemperatur noch Temperaturempfindungen vorhanden waren. Versuche von BAZETT und McGLONE (1932b) mit verbesserter Methodik der intracutanen Temperaturregistrierung führten zu demselben Ergebnis, daß eine Kältedauerempfindung bestehen kann, auch wenn 20 min lang die Intracutantemperatur in 0,8 und 2,3 mm Tiefe sich nicht meßbar ändert.

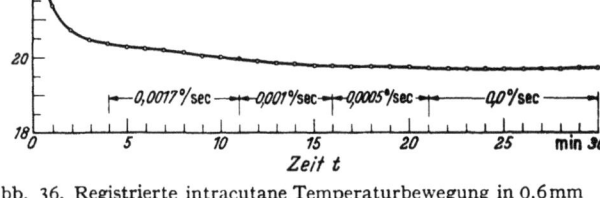

Abb. 36. Registrierte intracutane Temperaturbewegung in 0,6 mm Tiefe bei Aufsetzen einer Thermode von 17° auf die 33,5° warme Haut. Die Punkte stellen Meßwerte dar. Während des ganzen Versuchs ist eine deutliche Kaltempfindung vorhanden, obwohl der von GERTZ als Minimalwert zur Aufrechterhaltung einer Kaltempfindung angegebene Wert von —0,0025°/sec schon nach 3 min unterschritten ist. [Nach HENSEL, Pflügers Arch. **252**, 165 (1950).]

Von HENSEL (1950b) wurde die Frage nochmals untersucht. Dabei wurden Metallthermoden unter konstantem Druck aufgesetzt, die mittels Wasserdurchströmung aus einem Ultrathermostaten nach HÖPPLER auf konstanter Temperatur ($\pm 0,04°$) gehalten wurden. Gleichzeitig mit der Beobachtung der Temperaturempfindungen wurde die intracutane Temperaturbewegung in verschiedenen Hautschichten mit der auf S. 173 beschriebenen Methode registriert.

Diese Messungen ergaben eine erhebliche Diskrepanz zwischen der intracutanen Temperaturbewegung und dem Abklingen der Temperaturempfindung. Abb. 36 zeigt ein Beispiel. Die intracutane Temperaturregistrierung erfolgte in 0,6 mm Tiefe, also mit Sicherheit tiefer als die Schicht der Kaltreceptoren. Schon nach 4 min hat die Temperaturbewegung den von GERTZ

(1921a) zur Aufrechterhaltung einer Kaltempfindung angegebenen Minimalwert von $-0{,}0025°$/sec unterschritten, in den oberflächlichen Hautschichten noch früher, und ist nach etwa 15 min unmeßbar klein geworden. Dennoch ist während des ganzen Versuches eine deutliche Kaltempfindung vorhanden.

Die „Adaptationszeiten" (Zeiten bis zum Erlöschen der Temperaturempfindung) und die Zeiten bis zum Aufhören der intracutanen Temperaturbewegung bei einer Serie von verschiedenen Reiztemperaturen sind in Abb. 37

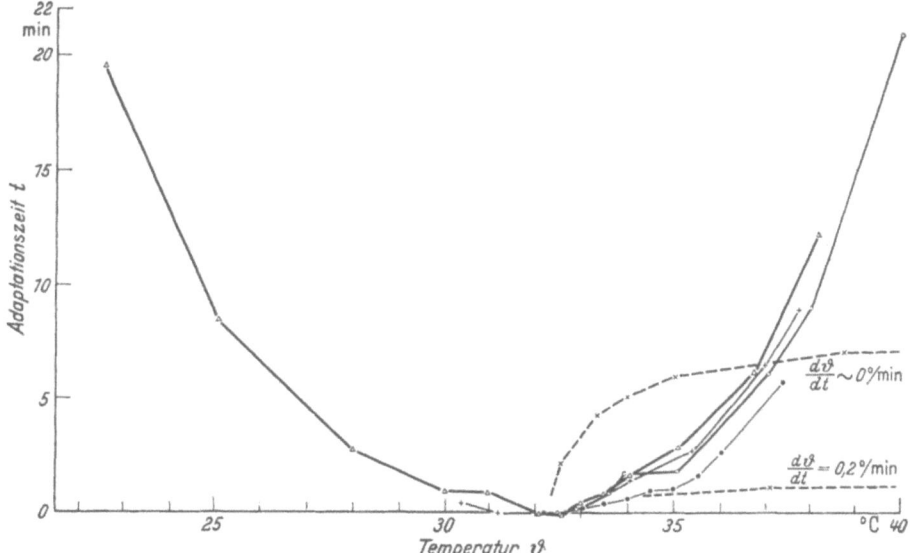

Abb. 37. „Adaptationszeiten" (Zeiten bis zum Erlöschen der Temperaturempfindung) als Funktion der Reiztemperatur bei konstanten Temperaturreizen. Man sieht, daß die Adaptationszeiten um so länger werden, je mehr sich die Reiztemperatur von der Indifferenztemperatur (32,5°) entfernt. Gestrichelte Kurven: Zeiten, nach denen in 1 mm Tiefe jeweils die intracutane Temperaturänderung 0,0033°/sec bzw. 0,0°/sec unterschritten wird, als Funktion der Reiztemperatur. Die Adaptationszeiten stimmen in keiner Weise mit dem Abklingen der intracutanen Temperaturbewegung überein.
[Nach HENSEL, Pflügers Arch. 252, 165 (1950), ergänzt durch weitere Messungen.]

dargestellt. Die empfindungsfreie Einstellung dauert um so länger, je mehr die Reiztemperatur von der Hauttemperatur abweicht, in Übereinstimmung mit den Befunden von HOLM (1903a) und GERTZ (1921a). Bei Temperaturen unter 20 und über 40° tritt Dauerempfindung ein. Das Abklingen der Temperaturempfindung und der intracutanen Temperaturbewegung stimmt *nicht* überein; insbesondere kann auch hier die Temperaturempfindung die intracutane Temperaturbewegung wesentlich überdauern. Der physikalische Zeitfaktor der intracutanen Temperaturbewegung ist ein ganz anderer als der Zeitfaktor der „Adaptation".

Wenn man die Änderungsgeschwindigkeit $d\vartheta/dt$ der Temperatur im Augenblick des vollständigen Erlöschens der Temperaturempfindung als Funktion der Reiztemperatur darstellt, wie in Abb. 38, so ergibt sich eine Hyperbelfunktion. Je höher die Temperatur, um so geringer die zur Aufrechterhaltung einer Warmempfindung erforderliche Änderungsgeschwindigkeit. Im Bereich der Dauerempfindung nimmt $d\vartheta/dt$ schließlich den Wert 0 an. Für die Kaltempfindung gilt sinngemäß dasselbe. Auch dieser Befund entspricht nicht den Anschauungen von WEBER und GERTZ, wonach das Erlöschen der Temperaturempfindung immer bei Unterschreiten desselben Minimalwertes von $d\vartheta/dt$ zu erwarten wäre.

2. Zeitlich lineare Temperaturänderungen.

Da beim Temperatursinn, wie wir gesehen haben, der *Zeitfaktor* eine fundamentale Bedeutung hat, bieten alle Temperatursinnesversuche, bei denen die Temperatur in definierter Weise zeitlich verändert wird, besonderes

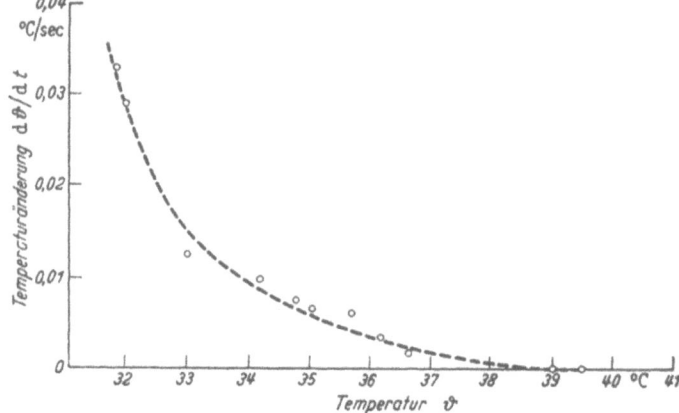

Abb. 38. Geschwindigkeiten $d\vartheta/dt$ der intracutanen Temperaturbewegung beim Erlöschen der Warmempfindung als Funktion der Absoluttemperatur. (Unterarm, Thermode 20 cm².) Man sieht, daß um so kleinere Werte von $d\vartheta/dt$ zur Aufrechterhaltung einer Warmempfindung ausreichen, je höher die Absoluttemperatur ist (Hauttemperatur 31°). [Nach HENSEL, Pflügers Arch. **252**, 165 (1950).]

Interesse. In erster Linie kommen hierzu *lineare* zeitliche Temperaturänderungen in Frage, weil sie die einfachsten und übersichtlichsten Verhältnisse bieten. Die ersten Versuche, annähernd lineare Temperaturänderungen von verschiedener Steilheit zu erzeugen, stammen von GERTZ (1921a). Seine Temperaturänderungen von ± 0,0017°/sec bis ± 0,017°/sec zeigen jedoch keinen glatten Verlauf, sondern weisen starke, kurzfristige Schwankungen bis zu ± 110.% auf. GERTZ kam aus seinen Versuchen zu dem Resultat, daß eine Temperaturempfindung so lange dauert, wie eine Temperaturänderung vor sich geht und deren Geschwindigkeit ein Minimum von 0,003—0,005°/sec nicht unterschreitet. Bei einer Abkühlungsgeschwindigkeit unter 0,0025°/sec sollen keine Kaltempfindungen, bei einer Erwärmungsgeschwindigkeit unter 0,003 bis 0,004°/sec keine Warmempfindungen auftreten.

Versuche mit genauerer Linearität der Temperaturänderung wurden von HENSEL (1950a, b) ausgeführt. Teils wurden wasserdurchströmte Metallthermoden von 20—80 cm² Fläche verwendet, teils wurde die Hand oder der Fuß direkt in einen Ultrathermostaten nach HÖPPLER getaucht.

Die erreichbare Linearität der Temperaturbewegung betrug bis zu ± 3% Abweichung vom linearen Mittelwert bei Änderungsgeschwindigkeiten von ± 0,001°/sec bis ± 0,08°/sec.

Wie auf S. 195 gezeigt wurde, ist auch die intracutane Temperaturbewegung sehr gut linear. Die Abweichungen vom linearen Mittelwert sind nicht größer als etwa ± 5%. Die Unsicherheit in der Bestimmung der tatsächlichen Temperaturbewegung an den Thermoreceptoren, die durch die unbekannte Tiefenlage entsteht, ist bei den hier verwendeten Geschwindigkeiten nicht nennenswert und fällt bei Relativmessungen ganz heraus. Auch bei Angabe der Absolutwerte ist der Fehler nicht groß. Selbst wenn man als mögliche Receptortiefe alle Werte zwischen 0,00 und 1,5 mm annimmt, überschreitet der Fehler nicht ± 0,001°/sec, ist also in Anbetracht der untersuchten Bereiche von ± 0,001°/sec bis 0,08°/sec belanglos.

a) Lineare Temperaturänderungen bei konstanter Ausgangstemperatur.

Ein Beispiel eines linearen Temperaturanstieges zeigt Abb. 39. Die Temperaturempfindung durchläuft dabei alle Stufen von „kühl" bis „warm", obwohl

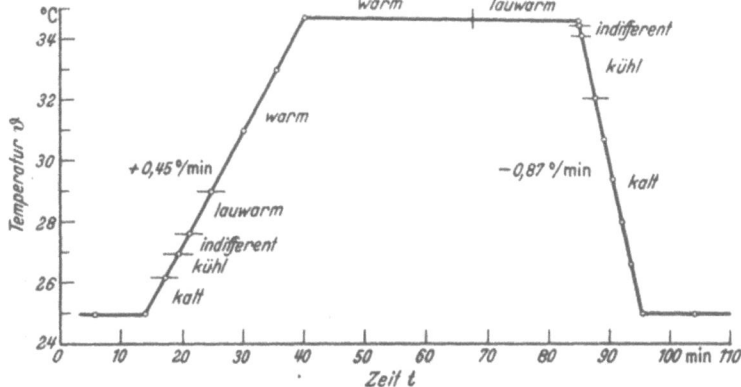

Abb. 39. Verlauf der Temperaturempfindung bei linearer Erwärmung und Abkühlung des Fußes in einem Ultra-Thermostaten nach HÖPPLER.

die Änderungsgeschwindigkeit $d\vartheta/dt$ konstant bleibt. Wenn man den Temperaturanstieg an einer Stelle in ein konstantes Niveau übergehen läßt, wird die Temperaturempfindung sogleich merklich schwächer. Beim Abstieg der Temperatur beginnt die Kaltempfindung schon in einem Bereich, in dem während des Anstieges eine Warmempfindung vorhanden war.

Eine Kalt- und Warmschwellenbestimmung mit verschiedenen Richtungen und Steilheiten der linearen intracutanen Temperaturänderung zeigt Abb. 40. Ausgangstemperatur war immer die normale Hauttemperatur von 33,5° (Indifferenztemperatur). Je langsamer die Temperaturänderung sich vollzieht, desto weiter liegt die Schwellentemperatur von der Ausgangstemperatur entfernt.

In Abb. 41 ist die Änderungsgeschwindigkeit $d\vartheta/dt$ als Funktion der absoluten Schwellentemperatur dargestellt. Es ergibt sich wiederum eine Hyperbelfunktion, genau wie bei der empfindungsfreien Einstellung (S. 237). Der „Steilheitsbedarf" für die Schwellenempfindung ist um so kleiner, je höher (Warmschwellen) bzw. je tiefer (Kaltschwellen) die Absoluttemperatur ist. Wie ersichtlich, sind bei Temperaturen oberhalb 38° und unterhalb 25° auch zeitliche Temperaturänderungen von $+0{,}001°/\text{sec}$ und $-0{,}001°/\text{sec}$ noch wirksam. In Bereichen, die noch weiter außerhalb liegen, sinkt schließlich

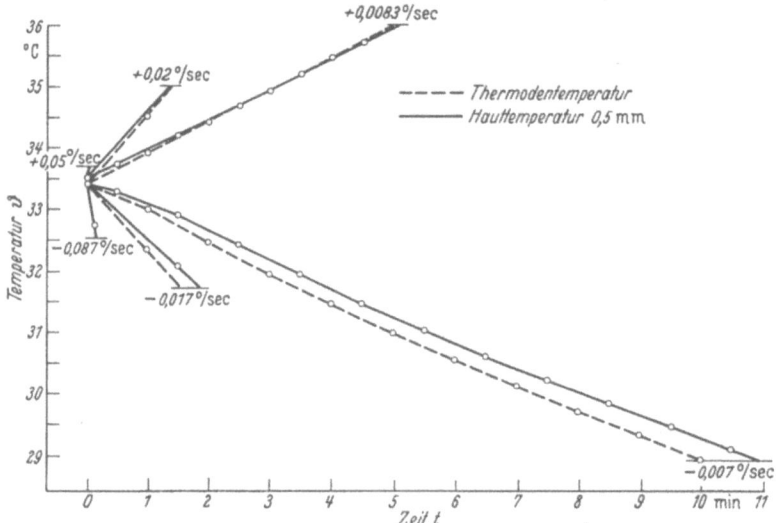

Abb. 40. Lage der Warm- und Kaltschwellen am Unterarm bei linearen Temperaturänderungen verschiedener Richtung und Geschwindigkeit (Thermode 20 cm²). Die Punkte stellen Meßwerte dar. Durchgezogene Linien: Thermodentemperatur, gestrichelte Linien: Intracutantemperatur in 0,5 mm Tiefe. Die Schwellen liegen um so weiter von der Indifferenztemperatur (33,4°) entfernt, je langsamer die Temperaturänderung ist. [Nach HENSEL, Pflügers Arch. 252, 165 (1950).]

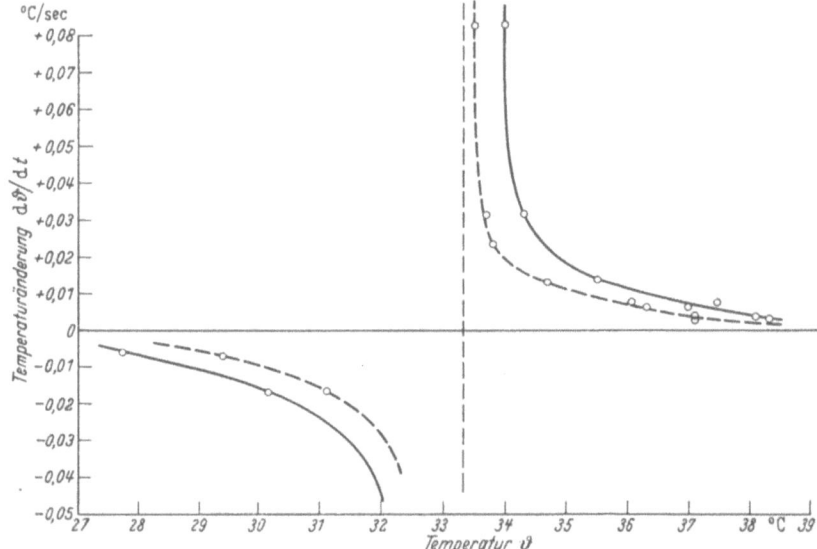

Abb. 41. Die Lage der Warm- und Kaltschwellen in Abhängigkeit von der Änderungsgeschwindigkeit $d\vartheta/dt$ und der Absoluttemperatur ϑ. Die Kurven sind Mittelwerte aus einer größeren Zahl von Versuchen. Gestrichelte Kurve: Schwellenempfindung, durchgezogene Kurven: deutliche Empfindung. Ausgangstemperatur für alle Versuche 33,3°. [Nach HENSEL, Pflügers Arch. 252, 165 (1950).]

die erforderliche Steilheit $d\vartheta/dt$ bis zum Wert 0, d. h. es tritt eine Dauerempfindung ein.

Aus diesen Ergebnissen ist ersichtlich, daß die bloße Angabe der Änderungsgeschwindigkeit $d\vartheta/dt$ zur eindeutigen Definition eines thermischen Reizes nicht genügt. Abgesehen von der Wirkung der Reizflächengröße, auf die wir später noch zu sprechen kommen werden, kommt es vor allem auf die Temperatur an, bei der sich die Änderung vollzieht. *Ein- und dieselbe Änderungsgeschwindigkeit führt in verschiedenen Temperaturbereichen zu ganz verschiedenen Empfindungen.* Aus diesem Grunde besagen die Angaben über die minimale Änderungsgeschwindigkeit zur Auslösung einer Temperaturempfindung von GERTZ (+ 0,004°/sec für warm und — 0,0025°/sec für kalt), HARDY und OPPEL (1937, 1938) (+ 0,001°/sec für warm und — 0,004°/sec für kalt) und von BAZETT (1941) (0,0017— 0,005°/sec für warm und—0,0025 —0,004/sec für kalt) nicht viel. Es ist nur eine Frage des absoluten Temperaturbereiches, ob auch schnellere Änderungsgeschwindigkeiten unterschwellig bleiben oder langsamere Änderungsgeschwindigkeiten zu einer Temperaturempfindung führen.

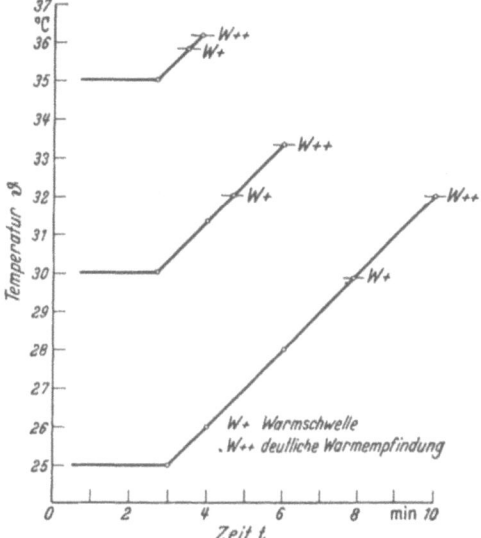

Abb. 42. Warmschwellen am Unterarm bei linearen Temperaturanstiegen von 0,017°/sec und Ausgangstemperaturen von 25, 30 und 35° (Thermode 20 cm²).

b) *Lineare Temperaturänderungen bei variabler Ausgangstemperatur.*

Wenn man die Temperaturanstiege von verschiedenen Ausgangstemperaturen beginnen läßt, ergibt sich das in Abb. 42 dargestellte Bild. Man sieht, daß die Schwellentemperaturen bei gleichen Anstiegsgeschwindigkeiten von 0.017°/sec in deutlicher Weise von der Ausgangstemperatur abhängig sind. Je tiefer man die Ausgangstemperatur des Anstieges legt, desto tiefer kann man bei gleicher Anstiegssteilheit die Warmschwelle herunterdrücken.

Die Warmschwellentemperaturen verschieben sich aber *nicht parallel* den sinkenden Ausgangstemperaturen, sondern *bleiben immer mehr zurück:* Die Differenz zwischen Ausgangstemperatur und Warmschwelle wird immer größer. So beträgt die Differenz bei 35° Ausgangstemperatur +0,7°, während sie bei 25° Ausgangstemperatur schon auf +5° angewachsen ist, d. h. in dem ganzen Temperaturbereich von 25—30° sind trotz der erheblichen Anstiegsgeschwindigkeit von 0,017°/sec keine Warmempfindungen auslösbar. Wenn man mit der Ausgangstemperatur noch tiefer heruntergeht, so kommt man schließlich in einen Bereich dauernder Kaltempfindung, die sogar während einer relativen *Erwärmung* andauern kann, eine Tatsache, die bei der sog. Temperatur-Nachempfindung (s. S. 243) in Erscheinung tritt. Die eben dargestellten Verhältnisse gelten in sinngemäßer Weise auch für die Kaltempfindung.

Bei Variationen der Ausgangstemperatur und der Steilheit der Temperaturänderung ergeben sich nach den Versuchen von GILSBACH (1949) an der Hand und am Fuß die in Abb. 43 dargestellten Verhältnisse: genau wie bei den kleinflächigen Versuchen in Abb. 42 zeigt sich auch hier eine Abhängigkeit der Schwellentemperaturen von der Ausgangstemperatur und von der Änderungsgeschwindigkeit $d\vartheta/dt$. Die Zahlenwerte sind aber andere, vor allem

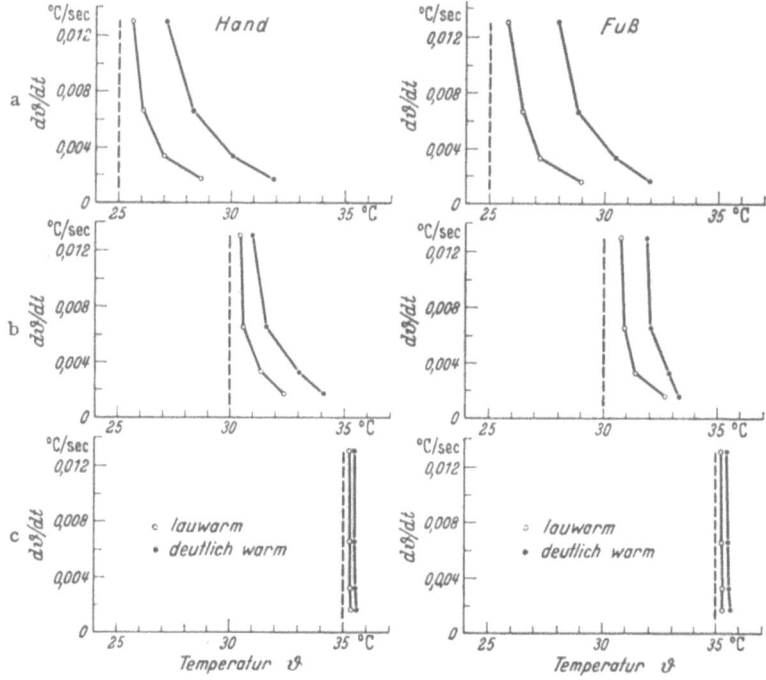

Abb. 43 a—c. Großflächiger Versuch an der Hand und am Fuß (Eintauchen in Thermostat). Lage der Schwellen und der deutlichen Warmempfindungen als Funktion der Änderungsgeschwindigkeit $d\vartheta/dt$ und der Absoluttemperatur ϑ. Die Kurvenpunkte sind Mittelwerte aus je 10 Versuchen. a Ausgangstemperatur 25°; b Ausgangstemperatur 30°; c Ausgangstemperatur 35°. [Nach HENSEL, Pflügers Arch. 252, 165 (1950).]

wegen der größeren Reizfläche. Auffällig ist hier, daß anscheinend die überschwelligen Warmempfindungen weniger von der Ausgangstemperatur und Steilheit abhängen, als die Schwellenempfindungen. Für diese ergibt sich das schon bekannte Verhalten: je tiefer die Ausgangstemperatur und je schneller der Temperaturanstieg, um so niedriger die Schwellentemperatur. Von GILSBACH wurden auch die Kaltschwellen untersucht und dabei ein analoges Verhalten gefunden.

Das Diagramm in Abb. 44 faßt die gefundenen Tatsachen zusammen. Es sind die Temperaturdifferenzen dargestellt, die bei der jeweiligen Ausgangstemperatur und bei verschiedenen Anstiegsgeschwindigkeiten durchlaufen werden müssen, bis die Warmempfindung auftritt. Daß zur *Auslösung einer Warmempfindung um so größere Schritte erforderlich sind, je kälter die Haut ist, während umgekehrt zur Auslösung einer Kaltempfindung die größten Schritte bei warmer Haut* notwendig sind, steht in Einklang mit den alten, zunächst falsch interpretierten und erstmals von HAHN (1926) richtig gedeuteten Befunden von GOLDSCHEIDER (1898) und mit den Arbeiten von GERTZ (1921 b), PÜTTER (1922, 1924), HAHN (1926), ebenso mit den neueren Ergebnissen von EBAUGH und THAUER (1949), WEIGMANN (1951) und THAUER und EBAUGH (1952).

3. Temperatur-Nachempfindungen.

,,Wenn man einen Teil der Haut des Gesichtes, z. B. der Stirn, mit einem 2^0 kalten Metallstab einige Zeit, z. B. 30 sec, in Berührung bringt, und denselben dann entfernt, so fühlt man ungefähr 21 sec lang die Kälte in jenem Teil der Haut. Nach dem, was soeben mitgeteilt worden, hätte man glauben sollen, wir würden das Gefühl der Wärme haben, während ein erkälteter Teil der Haut wieder erwärmt wird." Dieser berühmte Versuch von WEBER (1846) war wie kein anderer wegen seiner grundlegenden Bedeutung für die Theorie des Temperatursinnes 100 Jahre lang der Gegenstand einer lebhaften und bis in die neueste Zeit unentschiedenen Diskussion.

WEBER selbst gab schon eine Erklärung dieses scheinbaren Widerspruches, indem er annahm, ,,daß in diesem letzteren Falle das Gefühl der Kälte nicht dadurch entsteht, daß die Nerven des erkälteten Hautstückes, sondern daß die Nerven der angrenzenden Haut, der nun von der erkälteten Haut Kälte mitgeteilt wird, das Gefühl der Kälte hervorrufen".

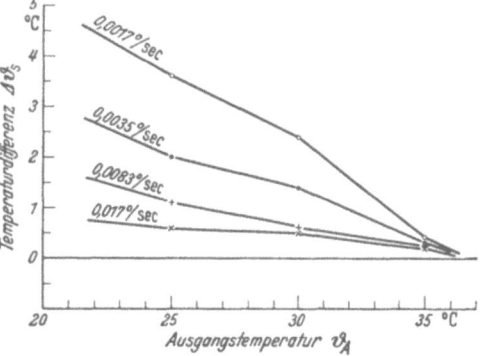

Abb. 44. Graphische Darstellung der Temperaturdifferenzen bis zum Erreichen der Warmschwellen (Hand) als Funktion der Ausgangstemperatur (,,Adaptationstemperatur") für verschiedene Anstiegsgeschwindigkeiten der Temperatur von $0,0017^0$/sec bis $0,017^0$/sec. Die erforderliche Temperaturdifferenz wird um so größer, je *tiefer* die Ausgangstemperatur liegt und je *langsamer* der Anstieg erfolgt.

Mit dem WEBERschen Versuch befaßten sich zahlreiche Forscher. HERING (1877) lehnte die WEBERsche Deutung ab wegen der viel zu geringen Kälteausbreitung im Verhältnis zu der starken Wiedererwärmung der gekühlten Fläche. HOLM (1903 b) schloß sich wieder der WEBERschen Deutung an, HAHN (1926) widerlegte sie erneut, indem er die Reizfläche anästhesierte, die Umgebung aber frei ließ. Trotz guter Kälteempfindlichkeit der Umgebung blieb in diesem Falle die Kälteempfindung aus. v. FREY (1929a, 1930) und v. FREY und Mitarbeiter (1930) griffen den Versuch nochmals auf, wobei sie die Ausbreitung der Kälte in die Umgebung durch Anbringen eines THUNBERG-HOLMschen Schutzringes zu verhindern suchten. Bei Anwendung kleiner Reizflächen von etwa $3 cm^2$ und $17,5^0$ Reiztemperatur konnten sie in der Tat die Nachempfindung der Kälte reduzieren. Das Fehlen der zu erwartenden

Warmempfindung während der Wiedererwärmung der Haut suchen v. FREY und Mitarbeiter durch die Annahme zu erklären, daß die Haut sich nach der Kühlung nur sehr langsam wieder erwärme. BAZETT und Mitarbeiter (1930) und BAZETT und MCGLONE (1932b) untersuchten die Nachempfindung mit kleinen Flächen von 1,5—5 mm Durchmesser bei thermoelektrischer Registrierung der Hauttemperatur unter der gekühlten Fläche. Dabei stellten sie fest, daß auch während einer stetigen Wiederaufwärmung des gekühlten Hautareals die Kältenachempfindung vorhanden war. Doch vermuten sie, mit WEBER, daß eben in diesem Falle die Kältenachempfindung durch die räumliche Kälteausbreitung zustande komme.

Aus unseren neuen Befunden ergaben sich wieder erhebliche Bedenken gegen die WEBERsche Deutung seines historischen Versuches. Über den entscheidenden Punkt des Problems, nämlich den tatsächlichen Verlauf der intracutanen Temperaturbewegung *außerhalb* der Thermode, waren von den bisherigen Untersuchern nur Vermutungen geäußert worden. Es wurde deshalb von HENSEL (1950b) die Temperaturbewegung unter der Thermode und in der Umgebung während des Versuches direkt registriert (Methodik s. S. 173).

Beim Aufsetzen einer Thermode von $17°$ und $20\,cm^2$ Fläche auf den Arm oder auf die Stirn spürt man eine intensive Kaltempfindung. Unmittelbar nach Wegnahme der Thermode wird die Kaltempfindung bedeutend schwächer, kehrt aber nach etwa 5—10 sec mit erhöhter Stärke wieder, erreicht nach 15—20 sec ein Maximum und klingt nach etwa 40 sec ganz allmählich wieder ab. Dieser Verlauf wurde schon von BAZETT und MCGLONE beobachtet („secondary wave") und ist so charakteristisch, daß er auch von unvorbereiteten und ungeübten Versuchspersonen oftmals spontan angegeben wird.

Die intracutane Temperaturbewegung nach Entfernen der 30 sec lang aufgesetzten Thermode hat den in Abb. 45a dargestellten Verlauf. Während der Kühlung ist die größte und schnellste Ausbreitung der Kälte und der Thermode senkrecht in die Tiefe erfolgt, während die seitliche Kälteausbreitung nur sehr gering ist. (Abkühlung unter der Thermode $-12,2°$, 2 mm außerhalb des Randes $-2,8°$, 8 mm außerhalb des Randes $-0,2°$.) Nach Abheben der Thermode steigt die Temperatur der gekühlten Fläche sogleich mit großer Geschwindigkeit wieder an. Da sich nach 30 sec Kühldauer noch kein neuer stationärer Zustand des Wärmestromes eingestellt hatte, pflanzt sich der doppelte Temperatursprung der Abkühlung und Wiedererwärmung nach Entfernung der Thermode als flache, stark gedämpfte Kältewelle in die Umgebung fort. Das quantitative Verhältnis der Wiedererwärmung der gekühlten Fläche zur Abkühlung der Umgebung beträgt zur Zeit der intensivsten Kältenachempfindung 18:1; die relative Abkühlung der Umgebung ist also verschwindend klein.

Setzt man die Thermode etwa 3 min lang auf und hebt sie dann ab, so findet überhaupt keine nachträgliche Kälteausbreitung in die Umgebung mehr

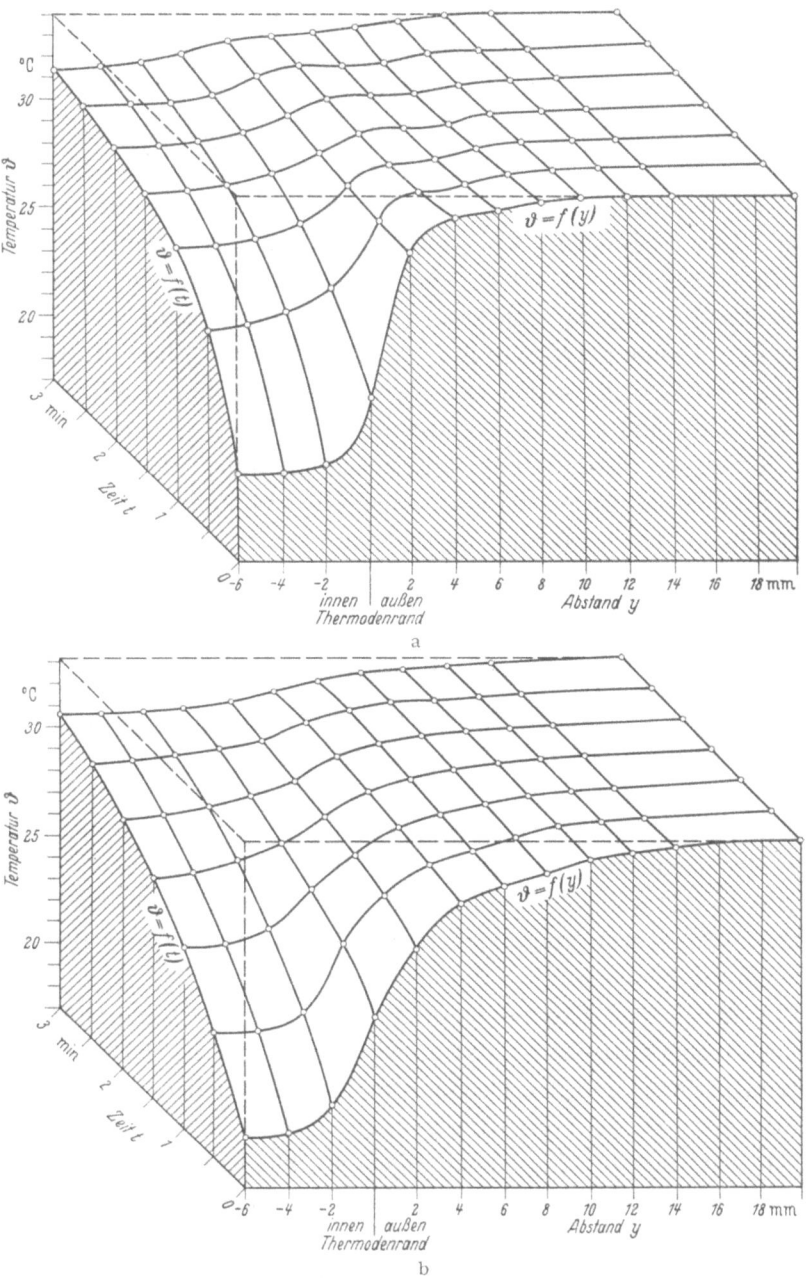

Abb. 45 a u. b. Registrierte intracutane Wiederaufwärmung in 0,5 mm Tiefe nach Wegnahme einer Thermode von 17° von der Haut als Funktion der Zeit und des Horizontalabstandes vom Thermodenrand. Die ϑ, t-Kurven stellen die Temperatur ϑ als Funktion der Zeit t für verschiedene Horizontalabstände y dar, die ϑ, y-Kurven die Temperatur ϑ als Funktion des Horizontalabstandes y (horizontales Temperaturgefälle) für verschiedene Zeiten t. Absetzen der Thermode zur Zeit $t = 0$. a Nach einer vorhergehenden Kühldauer von 30 sec; b nach einer vorhergehenden Kühldauer von 3 min. [Nach HENSEL, Pflügers Arch. **252**, 165 (1950).]

statt, wie Abb. 45b zeigt. Dies kommt daher, daß sich dann schon ein neuer stationärer Zustand des Wärmestromes ausgebildet hat, so daß sich nach

Wegnahme der Thermode die Haut an allen Punkten gleichzeitig wieder erwärmt. Auch in anderen Tiefenschichten der Haut wurden Messungen ausgeführt, die grundsätzlich dasselbe Verhalten zeigten.

Das Ergebnis ist also eindeutig: *Die Kältenachempfindung kann nicht durch nachträgliche Kälteausbreitung erklärt werden.* Die WEBERsche Deutung des Versuches ist demnach unrichtig und die Einwände von HERING und HAHN berechtigt. Das Phänomen der Kältenachempfindung zeigt uns nochmals dieselbe Tatsache, die wir schon von den Anstiegsversuchen her kennen: Bei kalten Absoluttemperaturen kann eine Kälteempfindung trotz steigender Richtung der Temperaturbewegung vorhanden sein. Die Kälte-„Nachempfindung" ist also eigentlich eine ganz „gewöhnliche" Kälteempfindung, bedingt durch die kalte Absoluttemperatur der Haut. Auch der charakteristische Verlauf der Empfindung läßt sich vollkommen deuten; wir werden darauf noch näher bei den elektrophysiologischen Befunden eingehen (S. 284).

Entsprechend der Kältenachempfindung gibt es auch eine *Wärmenachempfindung* (BAZETT und Mitarbeiter 1930, BAZETT und MCGLONE 1932b, HENSEL 1950b).

B. Die Reizfläche.

Daß die Größe der Reizfläche bzw. die Zahl der beteiligten Receptoren einen großen Einfluß auf die Temperaturempfindung hat, ist seit langem bekannt (WEBER 1846). Seither wurde der Einfluß der Reizfläche vielfach untersucht. Aus fast allen Arbeiten geht übereinstimmend hervor, daß die Größe der Reizfläche einen bedeutenden Einfluß auf die Schwellenempfindung und auf die überschwelligen Empfindungen hat. Lediglich in den Versuchen von HAHN (1926) wurde keine sichere Abhängigkeit der Schwellen von der Reizflächengröße beobachtet.

Die Physiologie der Thermoreception wird in erster Linie eine Ordnung der Erscheinungen anstreben müssen, wie sie bei der natürlichen Tätigkeit des Temperatursinnes und der Thermoreceptoren unter den Verhältnissen des Lebens auftreten. Dieser Forderung genügt sie bisher nur zum geringen Teil. Namentlich gilt dies für Untersuchungen an kleinen Reizflächen oder an einzelnen Sinnespunkten. Die neueren Befunde haben gezeigt, daß die mit sinnesphysiologischen Methoden an isolierten Sinnespunkten gemessenen Schwellenwerte und Adaptationszeiten „Kunstprodukte" der kleinflächigen Reizmethodik sind; was wir messen, sind *zentrale* Schwellen, die nur dann ungefähr mit der Receptorenschwelle zusammenfallen, wenn man an großen Reizflächen arbeitet (S. 304).

Der Temperatursinn ist seiner eigentlichen biologischen Funktion nach ein durchaus *großflächiger* Sinn. Das geht schon daraus hervor, daß die Sinnespunkte überhaupt erst in neuerer Zeit entdeckt wurden, obwohl sie mit einfachsten Mitteln nachweisbar sind! Somit gelten für die natürliche

Tätigkeit des Temperatursinnes und der Thermoreceptoren vorwiegend die Reizgesetze der großen und größten Flächen.

1. Größte Flächen (ganzer Körper).

Wenn man seine Empfindungen aufmerksam beobachtet, bemerkt man fast immer an irgendeiner Körperstelle eine schwache Temperaturempfindung. Die Empfindung absoluter thermischer Indifferenz am ganzen Körper kommt auch bei „normalen" Temperaturbedingungen wohl kaum vor. Sobald man sich von diesen Werten nur um geringe Beträge entfernt, treten sogleich deutliche Temperaturempfindungen auf, die sehr lange anhalten können. Man denke an die Empfindungen bei relativ geringen Temperaturänderungen eines Vollbades. Auch die Angaben über die Grenzen der „Behaglichkeitstemperatur" stimmen damit überein. Für eine Windgeschwindigkeit 0 und eine relative Feuchte von 50% geben WEZLER und NEUROTH (1949) eine Behaglichkeitstemperatur von 32° integraler Hauttemperatur an; Abweichungen um 1° von diesem Wert führen schon zu deutlichen Kühl- bzw. Schwüleempfindungen. Ob alle hier auftretenden Sensationen „reine" Temperaturempfindungen sind, sei zunächst dahingestellt (vgl. S. 328).

Untersuchungen über die Temperaturempfindungen bei thermischer Beeinflussung des ganzen Körpers wurden von MARÉCHAUX und SCHÄFER (1949) ausgeführt. In einer Klimakammer nach WEZLER und THAUER wurden möglichst lineare Anstiege der Raumtemperatur mit einer Steilheit von 0,001 — 0,01°/sec erzeugt. Bei dem Anstieg der Kammertemperatur steigen auch die Hauttemperaturen der einzelnen Körperstellen relativ geradlinig an. Die durchschnittliche Geschwindigkeit des Hauttemperaturanstieges betrug

Tabelle 6. *Warmschwellentemperaturen bei Aufwärmung des Körpers in der Klimakammer.*

Anstiegsgeschwindigkeit	Stirn	Bauch	Hand	Fuß	Integrale Hauttemperatur
< 0,001°/sec	34,8 ± 0,3	34,5 ± 0,6	31,7 ± 1,7	31,5 ± 1,1	34,2 ± 0,6
0,002—0,003°/sec	34,7 ± 0,5	34,8 ± 0,8	31,7 ± 3,4	31,5 ± 1,9	34,3 ± 0,94

Mittelwerte aus 8 Versuchen. (Nach MARÉCHAUX und SCHÄFER 1949.)

bei den schnellsten Anstiegen 0,0015—0,003°/sec, bei den langsamsten weniger als 0,001°/sec. Ausgehend von einer allgemeinen Kühlempfindung, begann die Warmempfindung regelmäßig in folgender Reihenfolge: Stirn—Bauch—Hand—Fuß, wobei der Empfindungsverlauf an einer Hautstelle in völliger Übereinstimmung mit den Ergebnissen an kleineren Reizflächen von GILSBACH (1949) und HENSEL (1950b) die Reihenfolge „kalt—indifferent—schwach warm—deutlich warm" hatte. Tabelle 6 zeigt die Warmschwellentemperatur bei langsamen und schnellen Anstiegen. Wie man sieht, ist selbst mit äußerst langsamen Temperaturanstiegen von weniger als 0,001°/sec bei den großen Flächen kein „Einschleichen" der Warmschwellen über eine Temperatur von 35° möglich.

2. Mittelgroße Flächen.

REIN und STRUGHOLD (1925, 1928), STEIN und v. WEIZSÄCKER (1928) und BOHNENKAMP und PASQUAY (1932) fanden eine starke Senkung der Warmschwellen bei Vermehrung der Zahl der gereizten „Sinnespunkte". Die Abhängigkeit der Schwelle von der Zahl der Sinnespunkte ergab nach den Versuchen von BOHNENKAMP und PASQUAY einen Verlauf, der einer Exponentialkurve ähnlich ist (Abb. 46). Untersuchungen mit strahlender Wärme von HARDY und OPPEL (1937) und mit „strahlender" Kälte, d. h. Wärmeabstrahlung an einen Block aus Kohlensäureschnee (HARDY und OPPEL 1938), sowie Untersuchungen von GEBLEWICZ (1940), HERGET und Mitarbeitern (1941b) und HERGET und HARDY (1942) mit Wärmestrahlen führten übereinstimmend zu demselben Resultat, daß eine erhebliche Schwellensenkung und eine Verstärkung der überschwelligen Empfindungen bei wachsender Reizfläche vorhanden ist.

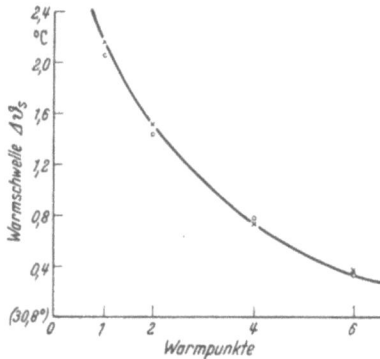

Abb. 46. Temperaturdifferenzen bis zum Erreichen der Warmschwelle bei Wärmebestrahlung als Funktion der Zahl der gereizten Warmpunkte. Man sieht die Schwellensenkung mit zunehmender Reizfläche. [Nach BOHNENKAMP u. PASQUAY, Dtsch Z. Nervenheilk. 126, 138 (1932).]

a) Flächenwirkung bei konstanten Temperaturen.

HOLM (1903) und GERTZ (1921a), die mit Reizflächengrößen von 3—6 cm² arbeiteten, geben für die „Adaptationszeit" (Zeit bis zur empfindungsfreien Einstellung) bei Darbietung einer konstanten Reiztemperatur bedeutend kürzere Werte an, als man sie bei großen Reizflächen beobachtet. Während HOLM (1903) für 45° Reiztemperatur und 5 cm² Reizfläche ein Aufhören der Warmempfindung nach 2 min 36 sec fand, kann man sich leicht davon überzeugen, daß dieselbe Temperatur am ganzen Fuß zu einer fast unerträglichen Heißempfindung führt, die auch über längere Zeiträume keine Spur von „Adaptation" zeigt, sondern im Laufe der Zeit noch unangenehmer wird. Auch thermoregulatorische Allgemeinreaktionen wie Pulsbeschleunigung, Schweißsekretion auf der Stirn und Atemfrequenzsteigerung treten ein. Ausgehend von diesen Tatsachen, wurde von FREINATIS (1949) und HENSEL (1950b) der Einfluß der Reizflächengröße auf die „Adaptationszeit" der Temperaturempfindung untersucht. Es wurden die Finger, die Hand oder der Fuß in einen konstant temperierten Ultrathermostaten nach HÖPPLER getaucht oder Metallthermoden von 1 cm² und 20 cm² Reizfläche aufgesetzt.

Bei den Versuchen mit Metallthermoden wurde die Reiztemperatur jeweils 2,0° wärmer und kälter als die thermoelektrisch gemessene Hauttemperatur gewählt, deren Konstanz durch den Aufenthalt in der Klimakammer und durch laufende thermoelektrische Kontrollen gewährleistet war. Das Versuchsbeispiel in Tabelle 7 zeigt, daß der Unterschied zwischen den großen und kleinen Reizflächen mit mehr als 99,99% Wahrscheinlichkeit reell ist.

b) Flächenwirkung bei linearen Temperaturänderungen.

HENSEL (1950b) und KAUFMANN (1950) untersuchten die Warmschwellen mit linearen Temperaturanstiegen bei verschiedenen Flächengrößen von 1 bis 100 cm² am Unterarm und an der Handfläche. Die Temperaturempfindung nimmt bei kleinflächigen und bei großflächigen Temperaturanstiegen einen ganz anderen Verlauf. Bei den kleinen Flächen von 1 cm² beobachtet man zunächst während des Anstieges lange Zeit absolute Indifferenz, die dann

Tabelle 7. *„Adaptationszeiten" bei verschiedenen Reizflächengrößen am Unterarm.*

Raum- temperatur °C	Haut- temperatur °C	Thermoden- temperatur °C	Adaptations- zeit 1 cm² sec	Adaptations- zeit 20 cm² sec	Differenz sec	Mittl. Fehler der Differenz sec
25,0	34,8	36,8		247		
25,0	34,2	36,2	34		213	± 8,8
25,0	34,4	32,4		188		
25,0	34,4	32,4	62		126	± 5,2
16,5	31,4	35,4		379		
16,5	31,4	35,4	127		252	±12,2
18,0	30,8	26,8		386		
18,0	30,0	26,0	114		272	±19,9

Mittelwerte aus je 5 Versuchen. (Nach HENSEL 1950b.)

verhältnismäßig unvermittelt in eine eigenartig dumpfe Warmempfindung und bald darauf in eine Heißempfindung übergeht. Bei den großen Flächen beobachtet man dagegen schon kurz nach dem Beginn des Anstieges eine deutliche Änderung der Temperaturempfindung, die sukzessive eine große Reihe von Zwischenstufen zwischen „indifferent" und „heiß" durchläuft. In Serienversuchen an der Hand und am Unterarm fand HENSEL (1950b) bei einer Ausgangstemperatur von 30° und einem Temperaturanstieg von $+0,017°$/sec die in Tabelle 8 angegebenen Mittelwerte für die Warmschwellen. Der Schwellenunterschied bei kleinen und großen Flächen ist auch hier mit mehr als 99,99% Wahrscheinlichkeit gesichert.

In Abb. 47 sind die Mittelwerte der Warmschwellen aus einer größeren Zahl von solchen Versuchen als Funktion der Reizfläche zusammengestellt. Die

Zahl der Warmpunkte dieser Flächen verhält sich wie 1:11:34:500 (der letzte Wert ist geschätzt). Die Kurve, die den von BOHNENKAMP und PASQUAY sowie HARDY und Mitarbeitern gefundenen Kurven sehr ähnlich ist, zeigt deutlich das Absinken der Warmschwellen bei zunehmender Flächengröße.

Einen Vergleich kleiner und großer Flächen bei verschiedenen Anstiegsgeschwindigkeiten der Temperatur zeigt Abb. 48, aus der die außerordentliche Einengung der Indifferenzzone bei den großen Flächen hervorgeht. Bei Steilheiten $d\vartheta/dt$ des Temperaturanstieges, die bei kleinen Flächen noch unterschwellig sind, treten bei großen Flächen bereits deutliche Temperaturempfindungen auf. Vor allem sind bei den großen Flächen noch sehr langsame Temperaturänderungen von $0,001°$/sec und weniger wirksam.

Tabelle 8. *Mittelwerte der Warmschwellen bei Temperaturanstiegen von 0,017°/sec und verschiedener Reizfläche.*

	Reizfläche	Warmschwelle
Hand	76 cm²	34,4° ± 0,07°
	1 cm²	39,0° ± 0,25°
Unterarm . .	84 cm²	33,9° ± 0,07°
	1 cm²	39,1° ± 0,21°

Aus den Versuchen mit verschieden großen Reizflächen ergibt sich also:

1. Bei großen Flächen ist die Indifferenzbreite der Temperaturempfindung sehr stark eingeschränkt. Ein empfindungsfreies Einschleichen in extreme Temperaturbereiche ist auch bei langsamsten zeitlichen Temperaturänderungen nicht möglich.

2. Die „Adaptationszeiten" der Temperaturempfindung bei großflächiger Darbietung konstanter Temperaturen sind bedeutend verlängert im Vergleich zu kleinflächiger Reizung. Bei Temperaturen, die nur um einige Grade von der normalen Hauttemperatur abweichen, treten bereits Dauerempfindungen auf.

3. Kleinste Flächen (Sinnespunkte).

Bei Verwendung kleinster Flächen, etwa unter 1 cm², ergeben sich Schwierigkeiten besonderer Art, die meines Erachtens bisher noch viel zu wenig berücksichtigt wurden.

1. Die *physikalischen* Bedingungen der intracutanen Temperaturbewegung sind bei den kleinen Reizflächen äußerst verwickelt und unübersichtlich. Vor allem spielt hier nicht nur die Temperatur, sondern auch die Größe und Form der Reizfläche eine ganz entscheidende Rolle (S. 197).

2. Hinzu kommen *physiologische* Einwände: Aus den sinnesphysiologischen und elektrophysiologischen Befunden geht hervor, daß die Schwellen der Temperaturempfindung *zentrale* Schwellen sind (S. 304). Das bedeutet, kurz gesagt, daß ein kleinflächig gereizter einzelner „Sinnespunkt" schon tätig sein kann, bevor wir noch etwas empfinden. Deshalb lassen die quantitativen Ergebnisse sehr kleinflächiger sinnesphysiologischer Versuche in keiner Weise Rückschlüsse auf die Tätigkeit der Receptoren und insbesondere nicht über ihre „wahre" Schwelle zu.

Das Fazit dieser Erwägungen ist: Die punktförmigen Reizmethoden mögen unter sehr einschränkenden Bedingungen zu einer Relativzählung von Sinnespunkten an verschiedenen Körperstellen genügen; *niemals können jedoch die an einzelnen Sinnespunkten gefundenen quantitativen Werte eine ausreichende Grundlage für die Theorie des Temperatursinnes sein.*

Man kann daher allen „Reizgesetzen" an einzelnen Sinnespunkten nur mit größter Vorsicht begegnen. Sofern dabei keinerlei Berücksichtigung der tatsächlichen intracutanen Temperaturbewegung erfolgte, müssen solche Versuche a priori als methodisch unzulänglich bezeichnet werden. Dies gilt z. B. für die Experimente von DRURY und DALLENBACH (1931), EARHART und DALLENBACH (1933), ARONOFF und DALLENBACH (1936) und LEVINE und DALLENBACH (1936), die mit kleinflächigen konstanten und intermittierenden Temperaturreizen die „Adaptation" einzelner Warm- und Kaltpunkte untersuchten, und für die Versuche von JENKINS (1937a, b, 1938a, b, 1939c—e, 1940, 1941a—c), die aus demselben Grunde schon von SCOTT und BAZETT (1941) kritisiert wurden: "The uniformity of the stimulus should be demonstrated by thermocouples, before sweeping deductions are made". Seine Adaptationsversuche (1937a, b, 1938a, b) und die dabei gefundenen komplizierten Flächengesetze, ebenso wie die von JENKINS (1939c—e, 1940, 1941a—c) aufgestellte „all-ore-none-action" der Thermoreceptoren, sind illusorisch

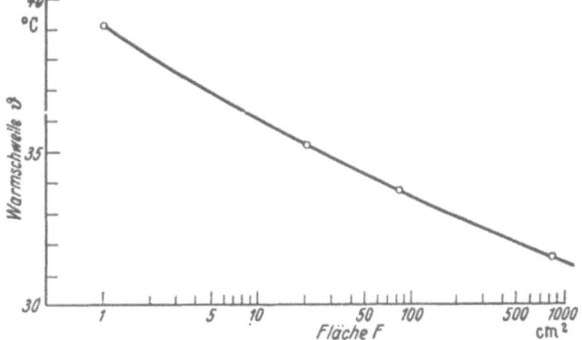

Abb. 47. Die Warmschwellen bei linearen Temperaturanstiegen von 0,017°/sec und 30° Ausgangstemperatur in Abhängigkeit von der Reizfläche. Die Kurvenpunkte sind Mittelwerte aus einer größeren Versuchsreihe. Mittlerer Fehler der Mittelwerte etwa ± 0,5°. Die Flächengrößen sind in logarithmischem Maßstab dargestellt. [Nach HENSEL, Pflügers Arch. **252**, 165 (1950).]

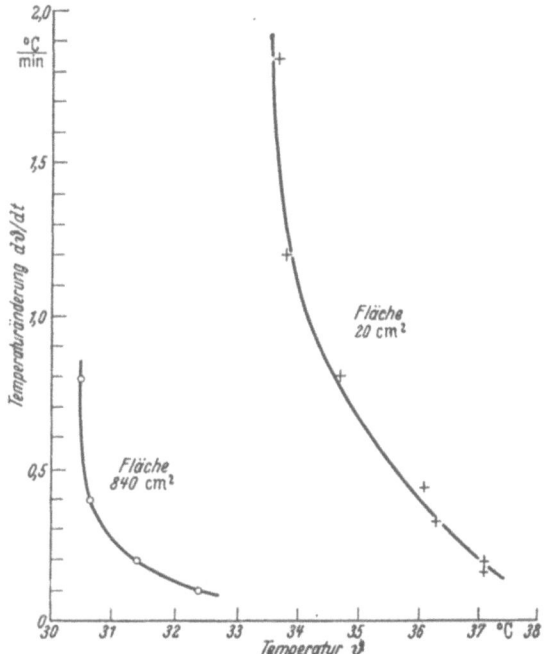

Abb. 48. Warmschwellen als Funktion der Anstiegsgeschwindigkeit $d\vartheta/dt$ und der Absoluttemperatur ϑ bei einer Ausgangstemperatur von 30° und Reizflächen von 20 cm² und 840 cm². Die Kurvenpunkte sind Mittelwerte aus einer größeren Versuchsreihe. [Nach HENSEL, Pflügers Arch. **252**, 165 (1950).]

wegen der kleinen Reizflächen mit völlig undurchsichtigen intracutanen Temperaturbewegungen.

Auch für die Untersuchung pathologischer Verhältnisse können diese Dinge Bedeutung gewinnen. So wird man bei der Beurteilung des „Funktionswandels" (STEIN und v. WEIZSÄCKER 1928) von der Tatsache ausgehen müssen, daß der Unterschied von thermischem Punktreiz und Flächenreiz zu allererst ein physikalischer ist, bevor weitere Schlußfolgerungen gezogen werden können.

C. Der räumliche intracutane Temperaturgradient.

In neuerer Zeit wird vielfach auch der räumliche intracutane Temperaturgradient[1] als der „adäquate" Reiz des Temperatursinnes betrachtet. Diese Anschauung geht ursprünglich auf die inzwischen längst widerlegte Theorie VIERORDTs zurück. EBBECKE (1917) modifizierte sie auf Grund seiner Beobachtung, daß das Einströmen des Blutes in eine vorher abgeschnürte und abgekühlte Extremität überraschenderweise eine intensive Kaltempfindung auslöst. Nach seiner Anschauung wird die Kaltempfindung ausgelöst „durch eine Temperaturdifferenz in der Hautschicht an der Grenze von Epidermis und Cutis, Wärmeempfindung durch eine Temperaturdifferenz in der Hautschicht an der Grenze von Cutis und Subcutis..... wobei die Richtung des Temperaturgefälles gleichgültig ist". Die Annahme, daß der räumliche intracutane Temperaturgradient eine entscheidende Bedingung für das Auftreten von Temperaturempfindungen sei, ist seitdem in vielen Variationen diskutiert worden. GOLDSCHEIDER und HAHN (1924b) widersprachen der EBBECKEschen Auffassung. Sie zeigten, daß subcutane Injektionen von NaCl-Lösung von 13° eine deutliche Kaltempfindung, von 50° eine deutliche Warmempfindung hervorriefen, während nach EBBECKE in beiden Fällen eine Warmempfindung hätte resultieren müssen. BAZETT und McGLONE (1932a) schlugen eine Modifikation der EBBECKEschen Hypothese vor, da auch sie feststellten, daß eine Kältereizung der Temperatursinnesfläche von der Unterseite her, durch eine hochgehobene Falte des Präputium hindurch, eine deutliche Kälteempfindung ergibt, aber niemals die zu erwartende Warmempfindung, obwohl das Gebiet gut mit Warmpunkten versorgt war. In späteren Untersuchungen (1932b) fanden sie, daß beim EBBECKEschen Versuch eine Empfindung auftreten kann, ohne daß sich der Gradient meßbar ändert. Sie schlossen daraus auf eine Beteiligung chemischer Faktoren, etwa von sauren Stoffwechselprodukten, die nach Lösen der Abschnürung an die Thermoreceptoren gelangen. Die von BAZETT und McGLONE (1932a) eingeführte Modifikation der EBBECKEschen Hypothese betrachtet das Auftreten der Temperaturempfindung "as the result of spatial gradients between blood vessels and

---

[1] Es besteht Veranlassung, darauf hinzuweisen, daß der Ausdruck „Temperaturgradient" in *zweierlei* Bedeutung gebraucht wird: 1. als *zeitlicher* Temperaturgradient oder Differentialquotient der Temperatur nach der Zeit $d\vartheta/dt$, 2. als *räumlicher* Temperaturgradient oder Differentialquotient der Temperatur nach dem Ort $d\vartheta/dx$. Wenn nichts anderes vermerkt ist, ist in dieser Darstellung immer der *räumliche* Gradient gemeint.

tissues in the neighbourhood of the end-organs, or as the result of temperature change in blood". Allerdings betonte BAZETT selbst die Problematik einer solchen Formulierung, und noch in neuester Zeit (1950) äußerte er: "The data support, but do not prove, the hypotheses." Der Gradiententheorie schlossen sich auch OPPEL und HARDY (1937a, b) an. Eine andere Modifikation der Gradiententheorie wurde von WINDISCH (1931) und REIN (1949) aufgestellt. Danach ist die zeitliche Änderung der Steilheit und Richtung des intracutanen Temperaturgradienten die Bedingung der Temperaturempfindung. Die bloße Erwärmung (Abkühlung) der Haut führt demnach noch zu keiner Temperaturempfindung, wenn nicht gleichzeitig auch eine Abflachung bzw. Umkehr (Versteilerung) des Temperaturgradienten mit einer bestimmten Mindestgeschwindigkeit vorhanden ist. Homogene Erwärmung der Haut soll deshalb zu keiner oder nur geringer Temperaturempfindung führen.

Nun ist jede Erwärmung der Haut von außen her mit einer Abflachung oder Umkehr, jede äußere Abkühlung dagegen mit einer Versteilerung des räumlichen intracutanen Temperaturgradienten verbunden. Es läßt sich also zunächst nicht entscheiden, ob eine Temperaturempfindung durch die einfache Änderung der Receptorentemperatur oder durch Änderungen des Gradienten zustande kommt. Wie verhält sich aber die Temperaturempfindung, wenn diese beiden Komponenten: Änderung der Temperatur und Änderung des Gradienten, in gegensinniger Weise verlaufen, d. h., wenn die Haut bei gleichzeitiger Versteilerung des Temperaturgefälles erwärmt oder bei gleichzeitiger Abflachung bzw. Umkehrung des Gefälles abgekühlt wird? Eine Versuchsanordnung zur Er-

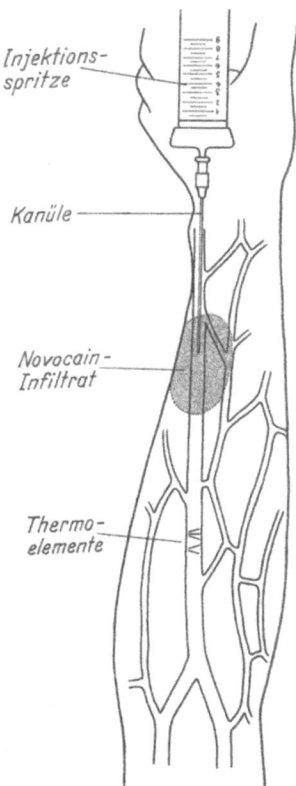

Abb. 49. Versuchsanordnung zur Erzeugung und thermoelektrischen Registrierung umgekehrter intracutaner Temperaturgradienten durch intravenöse Injektion kalter und warmer Lösungen in die V. cephal. antebrachii. Zur Vermeidung lokaler thermischer Störungen ist die Injektionsstelle anästhesiert.

zeugung solcher Temperaturverläufe wurde von HENSEL (1950b) angewandt, die aus Abb. 49 hervorgeht. Abb. 50 zeigt ein Versuchsbeispiel. Man sieht, daß bei Injektion einer warmen Lösung von 47° eine allgemeine Erwärmung der Haut stattfindet, die aber — im Gegensatz zur äußeren Wärmeapplikation — mit einer Versteilerung des räumlichen Temperaturgradienten verbunden ist, während die kalte Lösung zu einer allgemeinen Abkühlung der Haut führt, jedoch mit einer Abflachung und Umkehr des Gradienten. Die Bewegung der *Temperatur* verläuft also *gleichsinnig* wie bei äußerer Darbietung der thermischen Reize, während die Bewegung des *Gradienten gegensinnig* verläuft.

Die Temperaturempfindungen waren in Übereinstimmung mit GOLDSCHEIDER und HAHN und BAZETT und MCGLONE dieselben wie bei äußerer Darbietung der Reize: Die Kaltinjektion führte zu einer deutlichen Kaltempfindung, die Warminjektion zu einer ebenso deutlichen Warmempfindung, und zwar jeweils etwa 8—10 sec nach Beginn der Injektion.

Abb. 51 zeigt die räumliche Steilheit und Richtung des Gradienten als Funktion der Zeit bei einem derartigen Injektionsversuch. Wenn die eingangs erwähnte Änderung des intracutanen Temperaturgradienten der „adäquate Reiz" der Temperaturempfindung wäre, so müßte demnach die aufsteigende Kurve (Versteilerung des Gradienten) eine Kaltempfindung, die absteigende Kurve (Abflachung und Umkehr des Gradienten) eine Warmempfindung geben, während gerade das Umgekehrte der Fall ist. Danach scheint also der intracutane Temperaturgradient oder seine Änderung mit der Zeit nicht die entscheidende Bedingung für das Auftreten einer Temperaturempfindung zu sein, sondern die *einfache Erwärmung oder Abkühlung der Receptoren, unabhängig vom Verlauf des intracutanen Temperaturgradienten.*

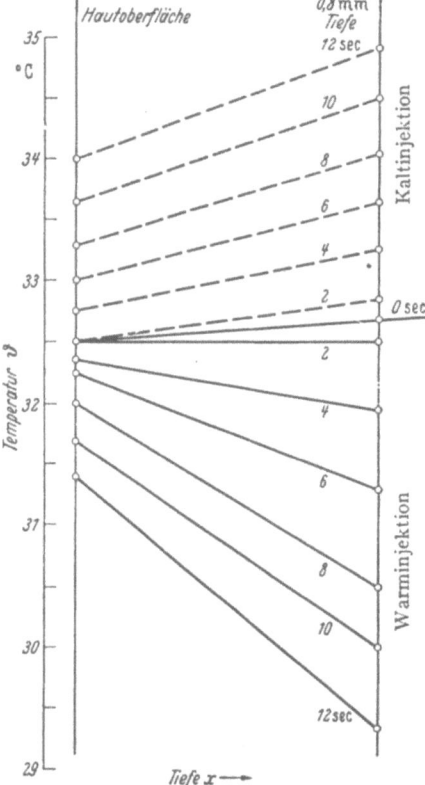

Abb. 50. Gemessener Verlauf des Temperaturgradienten zwischen Hautoberfläche und 0,8 mm Tiefe über der Vene bei intravenöser Injektion kalter und warmer Flüssigkeiten. Abstände je 2 sec nach Beginn der Injektionen. Gestrichelte Linien: Warminjektion; durchgezogene Linien: Kaltinjektion. [Nach HENSEL, Pflügers Arch. 252, 165 (1950).]

Zwei Einwände sind bei diesen Versuchen noch möglich:

1. *Tiefe* Thermoreceptoren bei den Gefäßen, die das Ergebnis beeinträchtigen könnten.

2. Die Wirkung des *Blutstromes* im Sinne der von BAZETT angenommenen Erzeugung *lokaler* Gradienten in der Nähe der Gefäße. Diese durch die Blutströmung aufrecht erhaltenen lokalen Gradienten könnten einen anderen Verlauf haben, als der einfache positive oder negative Temperaturgradient in der Haut, und dadurch das experimentelle Ergebnis der Gradientenumkehrung fragwürdig machen (BAZETT 1949a).

Es erübrigt sich, an dieser Stelle auf diese beiden Einwände näher einzugehen, da sie inzwischen auf Grund neuerer Versuche von HENSEL und ZOTTERMAN (1951c) hinfällig geworden sind (s. S. 286).

D. Inadäquate Reize.

1. Thermische Reize. („Paradoxe" Empfindungen).

Die Auslösung einer Kaltempfindung bei starker Erwärmung der ganzen Haut oder einzelner Kaltpunkte wurde von v. FREY (1895) als „*paradoxe*" *Kaltempfindung* bezeichnet. Sie ist von zahlreichen Untersuchern bestätigt und kann heute als gesicherte Tatsache gelten. (Über die Verfahren zur Auslösung paradoxer Kaltempfindungen siehe v. FREY 1895, ALRUTZ 1897, THUNBERG 1901, HAHN 1926, 1949.) Bedingung einer paradoxen Kaltempfindung ist immer eine unverhältnismäßig große Erwärmung der Haut um viele Grade, die in keiner Weise vergleichbar ist mit den geringen Beträgen der Abkühlung als Reizbedingung der „gewöhnlichen" Kaltempfindung. Im allgemeinen werden Temperaturen um 45° oder darüber als günstigster Bereich für die Auslösung der paradoxen Kaltempfindung angegeben.

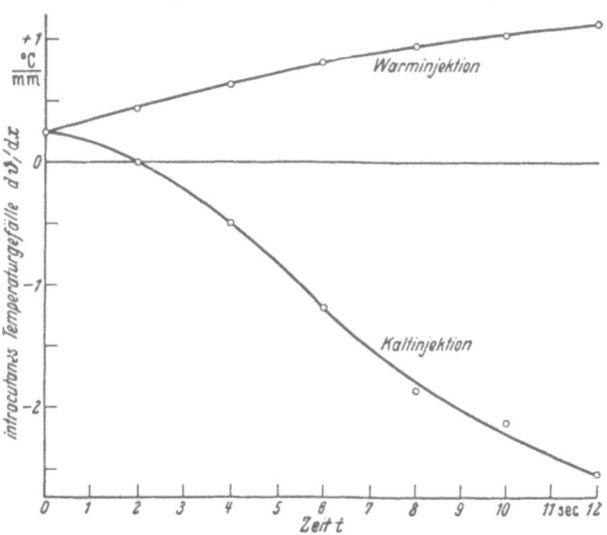

Abb. 51. Darstellung der räumlichen Steilheit und Richtung des intracutanen Temperaturgradienten als Funktion der Zeit bei intravenöser Injektion kalter und warmer Lösungen. Positive Werte von $d\vartheta/dx$ bedeuten ein Temperaturgefälle von innen nach außen, negative Werte ein Gefälle von außen nach innen. Die Punkte stellen Meßwerte dar. [Nach HENSEL, Pflügers Arch. **252**, 165 (1950).]

Auch *elektrophysiologisch* hat sich bei Temperaturen über 45° eine „paradoxe" Erregung der Kaltreceptoren nachweisen lassen (S. 289).

Die Frage einer „*paradoxen*" *Warmempfindung* ist noch umstritten (Literatur bei REIN 1925a, v. SKRAMLIK 1937). REIN (1925a), der in sorgfältigen Versuchen die Angaben der früheren Untersucher nachprüfte, konnte eine paradoxe Warmempfindung nicht nachweisen. Vor allem kritisiert er die unwahrscheinlich kleinen Beträge der Abkühlung, die angeblich zur paradoxen Warmempfindung führen sollen (0,3°). An Warmpunkten, die mit Chloroform hyperästhetisch gemacht wurden, ließ sich durch Kältereize eine Warmempfindung erzeugen, die aber von REIN auf mechanische Reizung zurückgeführt wird. Nach HAHN (1926) soll bei Chloroformhyperästhesie auch durch strahlende Kälte eine paradoxe Wärmeempfindung auslösbar sein. Die *elektrophysiologischen* Befunde (DODT und ZOTTERMAN 1952a) sprechen dafür, daß sich, wenn überhaupt, eine paradoxe Warmempfindung nur durch *große* Abkühlungen von mehr als 8° auslösen läßt (S. 291).

2. Chemische und andere Reize.

Die chemischen Faktoren verdienen heute unser besonderes Interesse, da nach den neueren Ergebnissen gerade chemische Vorstellungen von wesentlicher

Bedeutung für das Verständnis der Thermoreceptorenerregung sind. Die bisher vorliegenden Untersuchungen über die chemische Reizung der Thermoreceptoren wurden unter ganz anderen Gesichtspunkten ausgeführt. Oft dürften auch andere Faktoren (Verdunstung usw.) nicht sicher ausgeschlossen worden sein. Es nimmt daher nicht wunder, daß das Bild, das sich ergibt, bunt und recht unspezifisch ist.

Die bekannteste Substanz, die bisher auch die spezifischste zu sein scheint, ist das *Menthol*. Schon GOLDSCHEIDER (1898) wies nach, daß die Kaltempfindung beim Menthol nicht auf der Verdunstungskälte, sondern auf einer chemischen Wirkung beruht und gibt auch an, daß durch Menthol eine Schwellensenkung gegenüber Kaltreizen hervorgerufen wird. Menthol wirkt auch auf dem Blutwege (SCHWENKENBECHER 1908). Gleichzeitig mit der Erregung der Kaltreceptoren soll auch eine gewisse Erregung der Warmreceptoren oder nach WEIGMANN (1950) eine Erregung oder Sensibilisierung aller Hautsinne vorhanden sein. Über die elektrophysiologische Analyse der Mentholwirkung an Thermoreceptoren siehe S. 291.

In der letzten Zeit wurden Versuche mit intracutaner und kataphoretischer Applikation von *Acetylcholin*, Acetylmethylcholin und *Prostigmin* ausgeführt, leider nur mit der recht anfechtbaren Methode der Kaltpunktzählung, wobei sich eine Vermehrung der reagierenden Kaltpunkte ergab, während Atropin eine Verminderung der Kaltpunkte hervorrief (BING und SKOUBY 1950). *Antihistaminkörper* sollen eine Sensibilisierung der Kalt- und Warmreceptoren bei Lähmung der Druck- und Schmerzreceptoren hervorrufen (WEIGMANN 1950).

Substanzen, die vor allem die Wärmereceptoren erregen, sind das *Calcium*, das intracutan und intravenös wirkt (HIRSCHSOHN und MAENDL 1922, SCHREINER 1936) und eine Schwellensenkung für Warmreize bei gleichzeitiger Schwellenerhöhung für Kaltreize hervorruft (SCHREINER 1936), und die *Kohlensäure* als Gas und als Kohlensäurebad (DU BOIS REYMOND 1893, GOLDSCHEIDER 1898, LILJESTRAND und MAGNUS 1922, GOLDSCHEIDER und EHRMANN 1925, GOLLWITZER-MEYER 1937). Das *Chloroform*, über dessen Wirkung zahlreiche Untersuchungen vorliegen, scheint stark schwellensenkend auf die Warmreceptoren zu wirken, gleichzeitig aber auch erhebliche Wirkungen auf alle anderen Hautreceptoren auszuüben (ALRUTZ 1897, EBBECKE 1917, REIN 1925a, SCHNEYER 1936, SCHMIDT 1949). Auch gewisse *Extraktstoffe aus Gewürzen* wie Capsaicin (Spanischer Pfeffer), Cinnamonylacrylsäurepiperidid (schwarzer Pfeffer), Undecylensäurevanillylamid (Paprika) u. a. sollen eine starke Erregung der Warmreceptoren bewirken, daneben aber auch die Schmerznerven reizen (HÖGYES 1878, HEUBNER 1923, STARY 1925, SANS 1949).

Bezüglich der Einzelheiten und der zahlreichen anderen Untersuchungen von Stoffen, die teils gasförmig, teils in gelöster Form auf die unverletzte oder verletzte Haut aufgebracht wurden, oder intracutan injiziert wurden, sei auf die Tabelle 9 verwiesen. Meist ergab sich eine ziemlich *unspezifische* Reizung *aller* Hautsinnesorgane, wobei je nach Körperstelle und Versuchsbedingungen die eine oder andere Empfindung dominierte. In die Tabelle sind nur solche Substanzen aufgenommen, die eine *positive* Wärme- oder Kälteempfindung erzeugten. Stoffe ohne Wirkung, mit lähmender Wirkung oder mit reinen Schmerz-, Stich- oder Jucksensationen wurden nicht aufgeführt.

Der Vollständigkeit halber sei erwähnt, daß man die Thermoreceptoren wie die anderen Sinnesorgane auch *mechanisch* und *elektrisch* erregen kann (Literatur bei SCHRIEVER 1936, v. SKRAMLIK 1937). Untersuchungen aus neuerer Zeit liegen nicht vor; auch sind bis heute diese Reizarten bei den Thermoreceptoren ohne besondere praktische oder theoretische Bedeutung geblieben.

E. Organzustand und Umstimmung.

Über die *inneren* Bedingungen der Temperaturempfindung von seiten des Organzustandes und über Veränderung dieser Bedingungen durch „Umstimmung" (ACHELIS 1931) der nervösen Tätigkeit wissen wir nur sehr wenig. Dies gilt sowohl für die Receptoren, als auch für die Temperaturnerven und Zentralorgane. Als Umstimmung wollen wir hierbei die Tatsache verstehen, daß trotz *identischer* thermischer Reize *verschiedene* Reaktionen eintreten.

Der überwiegende Teil der peripheren Umstimmungsversuche wurde mittels elektrischer Nervenreizung, der zentralen Umstimmungsversuche meist an Reflexpräparaten ausgeführt, wogegen Versuche mit adäquater Reizung der Receptoren am Menschen noch kaum vorliegen. Zum großen Teil sind wir also auf Analogieschlüsse, Vermutungen und pathologische Beobachtungen angewiesen.

1. Umstimmung der Thermoreceptoren.

Ob man die „Adaptation" der Thermoreceptoren auch unter die Umstimmung einordnen will, hängt ganz davon ab, was man als „Reiz" definiert. In unserer Darstellung ist sie zusammen mit dem „Reiz" behandelt (S. 232). Ebenso haben wir chemische Wirkungen schon an anderer Stelle erörtert (S. 255), bei denen es sich oft — wie bei der Mentholwirkung — um eine Umstimmungserscheinung handelt.

a) Akklimatisation.

Langfristige thermische Einwirkungen scheinen eine Veränderung der Thermoreceptorenerregbarkeit zu bewirken, die unter die Erscheinungen der „Akklimatisation" zu rechnen ist. Wieweit die Akklimatisation ein *sinnesphysiologisches* bzw. *receptorenphysiologisches* Problem ist, ist heute noch nicht zu entscheiden, da exakte Untersuchungen dieser Frage kaum vorliegen.

Tabelle 9. *Chemische Reizung der Thermoreceptoren.*

Substanz	Kalt	Warm	Heiß	Brennen Schmerz	Bemerkungen	Autor
1. Ionen						
Ammoniak (Lösung)	+	(+)		+	Hautschnitt	Goldscheider u. Hahn (1924a)
Calciumchlorid . . .		++	+		intravenös und	Hirschsohn u. Maendl
Calciumgluconat . .		++	+		intracutan	(1922), Schreiner (1936)
Essigsäure	+	+		+		Goldscheider u. Joachimoglu (1924)
	+	+		+	Hautschnitt	
Jodnatrium	+	+		+	,,	Goldscheider u. Hahn
Kalilauge	+	+			,,	(1924a)
Monochloressigsäure	+	+		+	,,	
Natronlauge	+	(+)			,,	
	+	+			,,	
Salzsäure	+	+			,,	Alrutz (1897)
Schwefelsäure . . .	+	+			,,	
2. Gase						
Ammoniak		++				du Bois-Reymond (1893)
	++	++		+		Goldscheider u. Joachoimoglu (1924)
Bromdampf		+				du Bois-Reymond (1893)
Chlor		+				
Kohlensäure (Gas) .		+				du Bois-Reymond (1893) Goldscheider (1898), Goldscheider u. Ehrmann (1924)
Kohlensäure (Bad) .		+				Goldscheider (1898), Liljestrand u. Magnus (1922), Gollwitzer-Meier (1937)
Methylamin		+				
Salzsäure (Gas) . .		(+)				du Bois-Reymond (1893)
Sauerstoff		(+)				Goldscheider u. Ehrmann (1924)
3. Kohlenwasserstoffderivate						
Äther	+	+		+		
Äthylalkohol		+				Goldscheider u. Joachimoglu (1924)
Äthylenchlorid . . .	+	+		+		
Chloroform		+		+		Alrutz (1897)
		+		+	intracutan	Goldscheider u. Hahn (1924a)
	+	+		+	Erniedrigung der Warmschwelle	Ebbecke (1917), Rein (1925a), Schmidt (1949)

Tabelle 9. (Fortsetzung.)

Substanz	Kalt	Warm	Heiß	Brennen Schmerz	Bemerkungen	Autor
Chloroform	(+)				Erhöhung der Warmschwelle Erniedrigung der Kaltschwelle	Schneyer (1936)
Dichloräthylen	+	+		+		Goldscheider u. Joachimoglu (1924)
Dichlormethan	+	+		+		
Pentachloräthan	+	+		+		
Tetrachloräthan	+	+		+		
Tetrachloräthylen	+	+		+		
Tetrachlorkohlenstoff	+	+		+		
4. Ätherische Öle						
Campher	+	+		+		Goldscheider u. Hahn (1924a)
Campher-Äther	+	+				Goldscheider u. Joachimoglu (1924)
Capsaicin (span. Pfeffer)		+		+		Högyes (1878)
		++	+	+		Stary (1925), Sans (1949)
		+		+		Schneyer (1936)
Cinnamonylacrylsäurepiperidid (synth. schwarzer Pfeffer)		++	+	+		Heubner (1925), Sans (1949)
Menthol	++	(+)			Schwellensenkung	Goldscheider (1898), Goldscheider u. Joachimoglu
	++	+				Weigmann (1950)
Senföl		+	+	+		Stary (1925)
Undecylensäurevanillylamid (synth. Paprika)	+	++	+	+		Sans (1949)
5. Varia						
Acetylcholin	(+)				Kataphorese, Kaltpunktvermehrung	Bing u. Skouby (1950)
Acetyl-beta-methylcholin	+					
Antistin	+	+				Weigmann (1950)
Cantharidin	+	+				Goldscheider u. Joachimoglu (1924)
Prostigmin	+				Kataphorese, Kaltpunktvermehrung	Bing u. Skouby (1950)
Pyribenzamin	+				Schwellensenkung	Weigmann (1950)

VOLL (1935, 1936, 1940a) erzeugte lokale Akklimatisation einer Extremität durch tägliches 15 min langes Eintauchen in Wasser von etwa 10°. Im Laufe von Wochen und Monaten fand sich eine deutliche allgemeine Desensibilisierung gegen thermische Reize, wahrscheinlich peripherer Art, da die andere Extremität keine Veränderungen aufwies. Auch jahreszeitliche Schwankungen führten zu Unterschieden in der Temperaturempfindlichkeit (VOLL 1940a, b).

Weitere Untersuchungen, die sich mit der Beobachtung objektiver Symptome wie Chronaxie, Hautwiderstand, Schweißsekretion, Nasensekretion usw. befaßten, führten zu ähnlichen Resultaten (ARDASHNIKOWA 1935, SIDOROWA 1935, MARSHAK und VERESCHAGIN 1935, MASLOW 1936). Noch weniger als bei diesen Versuchen ist der Anteil der Thermoreceptoren bei allgemeinen Änderungen der Thermoregulation unter Akklimatisationswirkungen geklärt (BURTON und Mitarbeiter 1940, SCOTT und BAZETT 1941, BALKE und Mitarbeiter 1944, LEE 1948, HARDY 1950, GRANT 1951 u. a.).

b) Nervöse Einflüsse.

Obwohl Wirkungen des *Sympathicus* auf die sensiblen Receptoren seit 100 Jahren bekannt sind (CLAUDE BERNARD) und ihre Kenntnis in der späteren Zeit beträchtlich erweitert wurde (Literatur bei v. BRÜCKE 1932), konnte bis heute kein einheitliches Bild von den fördernden oder hemmenden Wirkungen auf die verschiedenen Receptoren gewonnen werden. JIRMUNSKAJA (1940) beschrieb eine Veränderung der Adaptationszeiten bei Registrierung der afferenten Impulse aus den Hautnerven des Frosches (Druck und Schmerz), wenn gleichzeitig der sympathische Grenzstrang gereizt wurde. KROGH (1934) beobachtete die Auslösung von Kaltempfindungen bei konstanter Hauttemperatur durch Reizung des Pharynx (Brechreflex), gleichzeitig mit Pilomotorenreaktion und galvanischem Hautreflex. Die Kälteempfindung ist nur deutlich, wenn bereits vorher größere Körperflächen abgekühlt sind. Das Phänomen führt KROGH auf die sympathische Innervation der Kaltreceptoren zurück, während er eine zentrale Wirkung ablehnt. Diese setze die unwahrscheinliche Annahme voraus, daß bereits vorher eine Dauererregung der Thermoreceptoren vorhanden sei. Nachdem diese heute erwiesen ist, wird auch die Deutung von KROGH wieder revisionsbedürftig. Die Erscheinung hat große Ähnlichkeit mit den „Reflexempfindungen" von EBBECKE. Für eine erregbarkeitssteigernde Wirkung des Sympathicus könnte man auch den Befund von HYNDMAN und WOLKIN (1941) heranziehen, daß nach Sympathektomie Kälte- und Wärmeempfindung und Kälteschmerz herabgesetzt sind.

Eine direkte Beeinflussung der peripheren Thermoreceptoren durch *corticale* Einflüsse wird von PSHONIK (1939a, b) angenommen, der die Kälte- und Wärmepunkte überhaupt nur als bestimmte funktionelle Zustände eines komplexen receptorischen Apparates auffaßt, wobei derselbe Punkt einmal mit Warm-, das andere Mal mit Kaltempfindungen reagieren soll. Wie der Verfasser ausführt, hängt dies vor allem von der Großhirnrinde ab, die bestimmte efferente Impulse in die Peripherie schicken und damit die Temperaturreception der Haut nicht nur registrieren, sondern auch regulieren soll. Durch die neueren Befunde der Elektrophysiologie, die eine wohldefinierte, von anderen Receptoren gut unterscheidbare und außerordentlich konstante Tätigkeit der einzelnen Receptoren zeigt, ist diese Anschauung mindestens sehr unwahrscheinlich.

Ob auch die Umstimmung der Temperaturfasern eine Rolle spielt, ist nicht bekannt. Die Umstimmung der Erregbarkeit bei der sensiblen Nervenfaser wurde ausschließlich mittels künstlicher Reizung (Chronaxiemessung) untersucht, wobei sich Einflüsse höherer Zentren („Subordination", LAPICQUE) und vegetative Einflüsse auf die Chronaxie fanden (Literatur bei ACHELIS 1931, V. BRÜCKE 1932, SCHAEFER 1940, 1942). Auch wenn man von Fehlerquellen, wie sympathischer Veränderung der Hautpolarisation (SCHAEFER 1942) absieht, bleibt immer noch die Hauptfrage ungeklärt, ob und wie sich die Umstimmung der afferenten Fasern auf die Leitung der natürlichen Impulse aus den Receptoren auswirkt.

2. Umstimmung der Zentralorgane.
a) Aufmerksamkeit.

Es ist nicht unwahrscheinlich, daß die „Willensanstrengung" der Aufmerksamkeit ihr neurophysiologisches Korrelat in einer erhöhten Tonisierung oder Sensibilisierung der Zentralorgane, also einer Senkung der zentralen Schwelle, hat. Es ist ja eine oft bestätigte Tatsache, daß höhere Hirnabschnitte auf tiefere Zentren im Sinne einer Erhöhung ihrer Erregbarkeit und Summationsfähigkeit wirken können (SCHRIEVER 1936). In der Höhe und Konstanz dieses Tonus könnte man vielleicht eine physiologische „Entsprechung" der von REENPÄÄ (1947) aufgestellten Gleichheitsklasse der Willensanstrengung bei sinnesphysiologischen Versuchen sehen. Untersuchungen der Schmerzschwelle, die ja in besonderem Maße zentral bedingt ist, ergaben eine deutliche Veränderung bei gespannter oder abgelenkter Aufmerksamkeit und bei suggestiven Einflüssen (HARDY und Mitarbeiter 1943). Ermüdung oder nachlassende Aufmerksamkeit führt interessanterweise zu denselben Schwellenveränderungen, wie sie bei zentralen Erkrankungen als „Funktionswandel" beobachtet werden: Schwellenerhöhung und „Schwellenlabilität". Untersuchungen darüber liegen bis heute nur für den Drucksinn vor (v. HATTINGBERG 1939).

Beim Temperatursinn ist bekannt, daß Ablenkung der Aufmerksamkeit selbst erhebliche Abkühlungen unbemerkt läßt, während bei aufmerksamer Selbstbeobachtung fast immer an der einen oder anderen Körperstelle eine Temperaturempfindung wahrgenommen wird. Überhaupt erscheint es nicht ausgeschlossen, daß ein Teil dessen, was unter dem Begriff der periphere

„Adaptation" läuft, durch die Ermüdung der Aufmerksamkeit oder durch eine besondere *zentrale Adaptation* bedingt ist. Hierfür spricht unter anderem, daß die Zeitkonstante der bewußten Adaptation länger zu sein scheint, als die der peripheren Receptoren.

Auch das oft beschriebene wellenförmige Abklingen der Temperaturempfindung (HOLM 1903a, GERTZ 1921a, FREINATIS 1949, HAHN 1949, HENSEL 1950b) ist möglicherweise durch zentrale Erregbarkeitsschwankungen bedingt; jedenfalls erscheint mir die übliche Erklärung aus peripheren Durchblutungsschwankungen angesichts der großen intracutanen Temperaturkonstanz bei aufgesetzter Thermode (STOECKLE 1950, HENSEL 1950b) nicht auszureichen (s. auch GOLDSCHEIDER und HAHN 1925b).

b) Hypnose.

Die Temperaturempfindungen unter Hypnose wurden des öfteren untersucht, aber meist nicht unter ausreichend exakten Bedingungen. Aus der letzten Zeit liegen Versuche von v. EIFF (1951) vor, der die Temperatur- und Allgemeinempfindungen in Hypnose (Stadium II nach FORELL) während Kältebelastungen unter genau definierten Außenbedingungen in der Klimakammer untersuchte. Die Raumtemperaturen betrugen 10 und 0° bei konstanter Luftfeuchtigkeit und Windgeschwindigkeit. Die Hauttemperatur-Topographie und die integrale Hauttemperatur wurden mit dem Thermointegralschreiber (HENSEL 1948, 1949a, b) fortlaufend registriert. Bei einem Verlauf der Hauttemperaturen, der gegenüber den normalen Kälteversuchen unverändert war, blieben bei allen Versuchspersonen unter entsprechenden Suggestionen sowohl die lokalen Kälteempfindungen als auch — was besonders wichtig erscheint — alle affektiven Erlebnisse des Frierens und Frostschauderns vollkommen aus. Diese Tatsachen, zusammen mit den später zu besprechenden thermoregulatorischen Veränderungen (S. 338), lassen an eine erhebliche corticale und subcorticale Schwellenerhöhung denken.

c) Sonstige Einflüsse.

Über die Beeinflussung der Temperaturempfindung durch zentral angreifende *Pharmaka* wissen wir noch sehr wenig. Die von HENSEL (1949c) beobachtete Tatsache, daß unter Kohlensäureatmung (3%) und Kältebelastung das Kältegefühl und Frostschaudern erheblich zunimmt, ist wahrscheinlich durch eine zentrale Erregbarkeitssteigerung bedingt (S. 337).

Es würde hier zu weit führen, die Umstimmungserscheinungen bei *pathologischen* Prozessen im Nervensystem zu besprechen. Außer zur Frage der Leitungsbahnen läßt sich aus solchen Störungen kaum etwas für die Theorie des Temperatursinnes und der Thermoreception entnehmen, da hierbei Erregbarkeitssteigerungen und Reizerscheinungen in Kombination mit Lähmungen und Ausfallserscheinungen ein äußerst vielgestaltiges Bild ergeben. Auch genügen die Untersuchungsmethoden in den meisten Fällen nicht den Anforderungen, die man nach dem heutigen Stand der Dinge stellen muß. Wir verweisen auf die zusammenfassenden Darstellungen (GOLDSCHEIDER 1926, v. WEIZSÄCKER 1928, STEIN und v. WEIZSÄCKER 1928, „Sensation" 1935, FOERSTER 1936, v. SKRAMLIK 1937 u. a.).

V. Elektrophysiologie der Temperaturnerven.
A. Untersuchungen an Kaltblütern.

Ob ein poikilothermes Lebewesen einen Temperatursinn oder Thermoreceptoren besitzt, ist nicht leicht festzustellen, da bekanntlich alle Lebensfunktionen mehr oder weniger temperaturabhängig sind. Es ist also zunächst nur möglich, allgemein von einer Änderung des Verhaltens bei verschiedenen Temperaturen zu sprechen. (Über Untersuchungen in dieser Richtung siehe v. SKRAMLIK 1937, HAHN 1949).

Mehr läßt sich aus *elektrophysiologischen* Untersuchungen entnehmen, wenn bestimmte Receptoren auf thermische Reize afferente Impulse aussenden, dagegen auf andere Reize nicht oder nur wenig ansprechen. Die ersten afferenten Impulse bei thermischer Reizung von Receptoren wurden von ADRIAN (1932a, b) an sensiblen Nerven der Froschhaut registriert. Hier war es allerdings noch nicht sichergestellt, ob die Impulse tatsächlich aus spezifischen Thermoreceptoren stammen. Auch die späteren Versuche von HOGG (1935) gaben keinen Anhalt dafür, da anscheinend dieselben Impulse auch durch mechanische oder chemische Reizung der Froschhaut auszulösen waren.

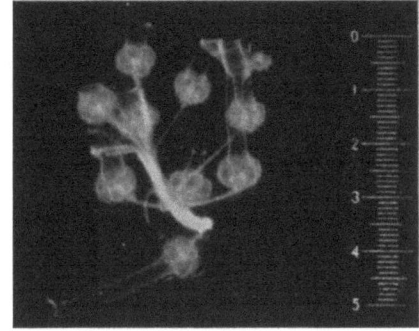

Abb. 52. Gruppe von herauspräparierten LORENZINISCHEN Ampullen von *Raja* mit ihren Nervenfasern. Maßstab in Millimetern. [Nach SAND, Proc. Roy. Soc. Lond. B 125, 524 (1938).]

Versuche von SAND (1938) an den LORENZINISCHEN Ampullen des Rochens (*Raja clavata, maculata*) und des Katzenhaies (*Scyllium canicula*) machen das Vorhandensein spezifischer Thermoreceptoren auch bei poikilothermen Tieren sehr wahrscheinlich.

Die LORENZINISCHEN Ampullen finden sich bei den Elasmobranchiern als seitlich in der Kopfregion angeordnete Gruppen von kleinen, schleimgefüllten Bläschen, die subcutan liegen und durch Kanäle mit der Außenwelt in Verbindung stehen. Ihre Innervation erfolgt, zusammen mit dem Seitenkanalsystem der Kopfregion, aus Ästen des N. facialis. Meist werden sie zur Gruppe der Seitenlinienorgane gezählt (Näheres über die anatomischen Verhältnisse bei KAPPERS und Mitarbeitern 1936).

Eine Gruppe herauspräparierter LORENZINISCHER Ampullen von *Raja* in Verbindung mit ihren afferenten Nerven zeigt Abb. 52. Ihre Untersuchung ist sowohl in situ als auch in isoliertem Zustand möglich.

SAND führte quantitative Untersuchungen an Einzelfaserpräparationen solcher isolierter Ampullen bei thermischer und mechanischer Reizung aus. Zunächst ergab sich, daß diese Receptoren bei *konstanter* Temperatur eine *Dauerentladung* zeigen; ein Beispiel ist in Abb. 53 dargestellt. Man sieht, daß

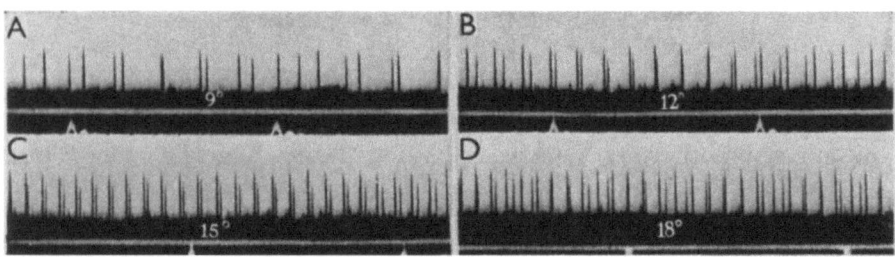

Abb. 53. Stationäre Dauerentladung zweier Einzelfasern aus den LORENZINischen Ampullen von *Raja* bei verschiedenen konstanten Temperaturen. Beachte die völlige Unabhängigkeit der Entladung beider Fasern. Zeitmarken 1 sec. [Nach SAND, Proc. Roy. Soc. Lond. B **125**, 524 (1938).]

die Frequenz dieser Dauerentladung in gesetzmäßiger Weise von der absoluten Temperatur abhängt. Je höher die Temperatur, desto frequenter die Entladung.

Ein Diagramm, das die Dauerfrequenz als Funktion der Temperatur zeigt, ist in Abb. 54 wiedergegeben. Bei einer Temperatur von etwa 10—15° wird ein Maximum erreicht. Oberhalb dieser Temperatur wird die Entladung wieder langsamer und verschwindet schließlich ganz. Diese spontane Dauertätigkeit der isolierten LORENZINischen Organe kann über viele Stunden anhalten, bis sie allmählich schwächer wird und mit dem Absterben der Präparation erlischt.

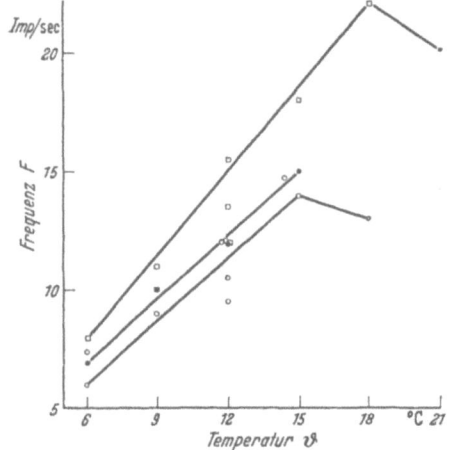

Abb. 54. Impulsfrequenz der stationären Dauerentladung einzelner LORENZINischer Ampullen von *Raja* als Funktion der Temperatur. [Nach SAND, Proc. Roy. Soc. Lond. B **125**, 524 (1938).]

Besonders interessante Verhältnisse ergeben sich bei *Temperaturänderungen*. Diese Receptoren sind hierfür außerordentlich sensibel, und zwar reagieren sie bei Abkühlung mit einer *Steigerung*, bei Erwärmung mit einer *Verlangsamung* der Frequenz. Aus Abb. 55 ist dieses Verhalten zu ersehen. Bei einem Temperatursprung von 14 auf 13,6° steigt die Frequenz erheblich an und stellt sich dann allmählich auf eine langsamere Dauerfrequenz ein. Bei einem Rückwärtssprung von 13,6 auf 14,6° wird zunächst die Aktion ganz gehemmt; nach einiger Zeit beginnt aber der Receptor mit langsamer Frequenz wieder zu arbeiten und stellt sich schließlich wieder auf den konstanten Frequenzwert ein, den er zu Beginn des Versuches hatte.

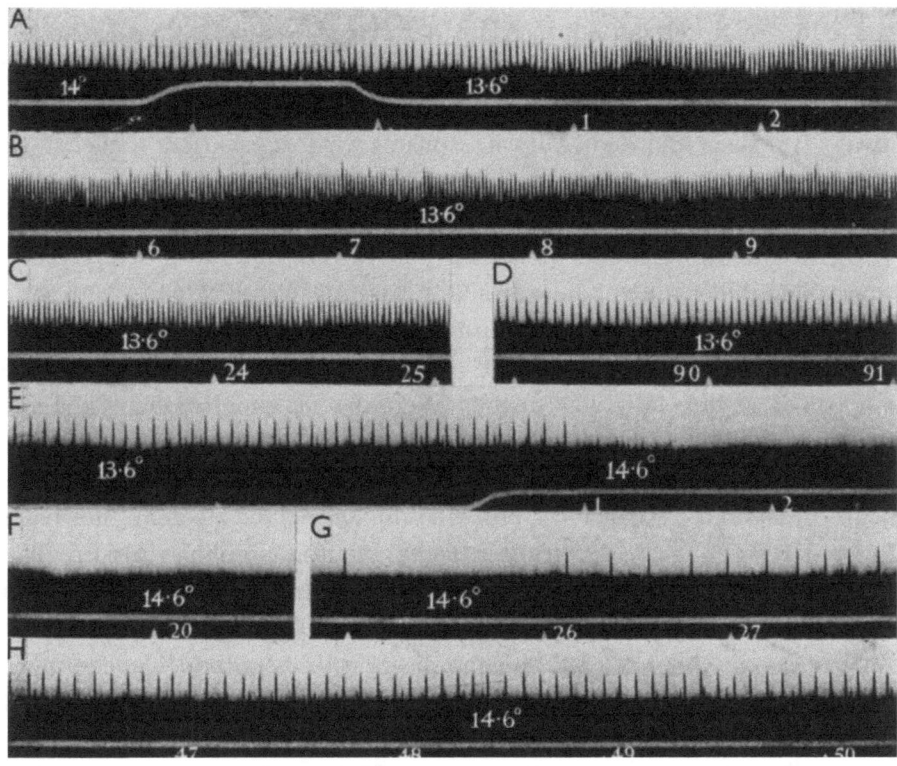

Abb. 55. Aktionspotentiale einer Einzelfaser der LORENZINIschen Ampullen von *Raja* bei Temperatursprüngen. *A—D* Bei einem Kältesprung; *E—H* bei einem Wärmesprung. Zeitmarken 1 sec. [Nach SAND, Proc. Roy. Soc. Lond. B **125**, 524 (1938).]

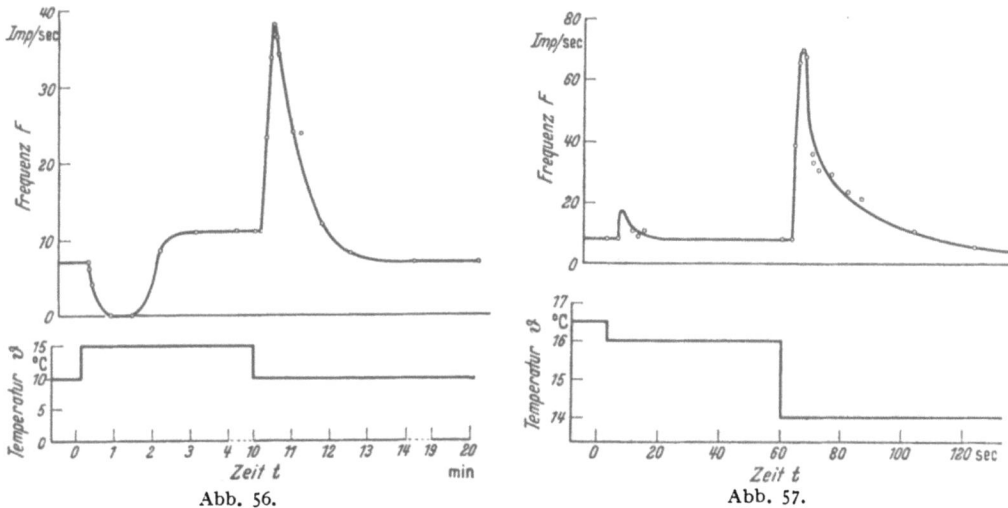

Abb. 56. Abb. 57.

Abb. 56. Impulsfrequenz einer Einzelfaser aus den LORENZINIschen Ampullen von *Raja* bei Temperatursprüngen von 10 auf 15° und zurück. Beachte die „überschießende Hemmung" beim Wärmesprung und die „überschießende Erregung" beim Kältesprung, sowie die schnellere Dauerfrequenz in der Wärme und die langsamere Dauerfrequenz in der Kälte. [Nach SAND, Proc. Roy. Soc. Lond. B **125**, 524 (1938).]

Abb. 57. Impulsfrequenz einer Einzelfaser aus den LORENZINIschen Ampullen von *Raja* bei Temperatursprüngen. Die Maximalfrequenz ist von der Größe des Sprunges abhängig. [Nach SAND, Proc. Roy. Soc. Lond. B **125**, 524 (1938).]

Aus Abb. 56 ist der zeitliche Verlauf der Impulsfrequenz einer Einzelfaserpräparation zu ersehen, wenn die Temperatur von 10 auf 15° und wieder zurück auf 10° springt. Der stationäre Ausgangswert der Frequenz bei 10° ist etwa 7 Imp/sec. Bei dem Aufwärtssprung wird die Aktion zunächst ganz gehemmt und stellt sich dann auf den Dauerwert ein, der der Temperatur von 15° entspricht (etwa 11 Imp/sec). Beim Rückwärtssprung der Temperatur auf 10° geht die Impulsfrequenz sofort steil in die Höhe auf den Wert von 38 Imp/sec und fällt dann auf die stationäre Ausgangsfrequenz von 7 Imp/sec ab.

Die Größe des Frequenzmaximums ist abhängig von der Größe des Sprunges. Wie man aus Abb. 57 sieht, erreicht die Maximalfrequenz bei einem Sprung von — 2° ungefähr den 5fachen Wert der Maximalfrequenz bei einem Sprung von — 0,5°.

Dieses Verhalten der Receptoren bei Temperatursprüngen bezeichnete SAND als „paradoxe" Reaktion, weil hier im Gegensatz zu dem „normalen" Verhalten der Frequenz bei konstanten Temperaturen, nämlich einer Frequenzerhöhung mit steigender Temperatur, das umgekehrte eintritt: bei Aufwärtssprüngen eine Frequenzerniedrigung, bei Abwärtssprüngen eine Frequenzerhöhung. Auf die theoretische Deutung dieser interessanten Versuche werden wir im nächsten Abschnitt noch näher eingehen (S. 309); es sei aber hier vorweggenommen, daß die Befunde an *Raja* in allen Einzelheiten eine überraschende Übereinstimmung mit unseren Untersuchungen an den Kaltreceptoren des Warmblüters zeigen (HENSEL und ZOTTERMAN 1951a—e, HENSEL 1952b).

Die Receptoren der LORENZINIschen Ampullen erwiesen sich als unerregbar durch mechanische Reize, während die Seitenlinienorgane und die Berührungsreceptoren von *Raja* außerordentlich empfindlich gegenüber mechanischer Reizung waren. Dafür waren die letzteren wieder durch thermische Reize kaum erregbar; im Prinzip reagierten sie dabei genau so, wie die LORENZINIschen Organe, ihre Maximalerregung durch thermische Reize betrug aber nur etwa $1/20$ des Wertes der LORENZINIschen Ampullen, die man deshalb mit gutem Grund als spezifische Thermoreceptoren betrachten kann. Auf jeden Fall ist es sehr wahrscheinlich, daß es sich hier um denselben Fundamentalprozeß handelt, wie bei den Thermoreceptoren des Warmblüters.

B. Die Temperaturimpulse im Warmblüternerven.

Durch die Methode ADRIANS, die natürlichen Aktionspotentiale in sensiblen Nerven bei adäquater Reizung der Endorgane zu registrieren, sind die Zusammenhänge zwischen Fasertyp und Funktion im gemischten sensiblen Nerven aus dem Stadium des indirekten Schlusses in den Bereich direkter Erforschbarkeit gerückt.

Die großen Aktionspotentiale der schnellsten Fasergruppe im Hautnerven des Warmblüters, der A, β-Fasern, wurden schon frühzeitig als die Impulse der Druck- und

Berührungsfasern identifiziert (ADRIAN 1926a, ADRIAN und ZOTTERMAN 1926b). Jedoch waren sie zunächst noch nicht unterscheidbar von anderen, z. B. Schmerzimpulsen (ADRIAN 1926b). 1930 beobachtete ADRIAN neben den großen schnellen Berührungsimpulsen auch kleine und langsamere Impulse bei der Reizung der Froschhaut mit Säure und sprach diese durch „injury" ausgelösten Potentiale als Schmerzpotentiale an. Auch in Warmblüternerven ließen sich bald darauf kleinere Potentiale neben den Berührungsimpulsen nachweisen, und zwar in Hautnerven der Katze durch schmerzhafte Stichreize (ADRIAN 1932). Die weitere Entwicklung zeigte, daß diese langsameren A, δ-Fasern eine Vielzahl von Impulsen vermitteln: Wärme- und Kälteimpulse (ZOTTERMAN 1936, HENSEL und ZOTTERMAN 1951a—e, DODT und ZOTTERMAN 1952a, HENSEL 1952b), sämtliche Geschmacksimpulse für süß, sauer, bitter und salzig (ZOTTERMAN 1935, PFAFFMANN 1941, ANDERSSON und Mitarbeiter 1950), sowie Schmerzimpulse des schnellen, „hellen" Schmerzes („first pain"), wahrscheinlich auch Kitzel, während die Impulse des langsamen, „dumpfen" Schmerzes („second pain"), vielleicht auch des Kitzels und Juckens, in den C-Fasern geleitet werden (ZOTTERMAN 1933, 1939).

Diese Ergebnisse der Aktionsstromanalyse des sensiblen Warmblüternerven, deren nähere Einzelheiten aus der Tabelle 10 zu entnehmen sind, stimmen weitgehend mit den Beobachtungen am Menschen überein (vgl. ZOTTERMAN 1933, LEWIS und POCHIN 1938) und auch mit den Chronaxiemessungen an menschlichen Hautnerven (QUENSEL 1944).

Die afferenten Impulse aus den Thermoreceptoren des Warmblüters laufen nach den Befunden von ZOTTERMAN (1935, 1936), HENSEL und ZOTTERMAN (1951a—e) und HENSEL (1952b) in dünnen, markhaltigen Fasern von 3—6 μ Durchmesser und 10—25 m/sec Leitungsgeschwindigkeit, also in der Gruppe A, δ nach der Einteilung von ERLANGER und GASSER (1937). Die großen Aktionspotentiale der Berührungs- und Druckreceptoren verlaufen dagegen in der A, β-Fasergruppe mit einem Faserdurchmesser von 8—15 μ und einer Leitungsgeschwindigkeit von 40—70 m/sec. Bei hinreichend feiner Aufsplitterung des Nerven lassen sie sich sehr leicht von den viel kleineren Impulsen der δ-Fasern, in denen die Temperaturimpulse geleitet werden, unterscheiden. Man ist bei jedem Versuch immer wieder aufs neue erstaunt über die hohe Spezifität der Druck- und Berührungsimpulse und der Temperaturimpulse.

1. Impulse aus den Thermoreceptoren der Zunge.

Wenn man die Aktionspotentiale einer dünnen Präparation des N. lingualis beim Hund oder bei der Katze ableitet und die Zunge frei an der Zimmerluft liegt, sieht man immer wieder dasselbe typische Bild: ein ununterbrochener Strom kleiner Impulse, deren Amplitude etwa $1/3$—$1/10$ der Höhe der Berührungsimpulse beträgt. Dies sind die Aktionspotentiale der *Kältefasern*. Bespült man die Zunge vorsichtig mit warmem Wasser oder bestrahlt sie mit Wärme, so verschwinden alle Impulse, läßt man sie an der Raumluft abkühlen, so kommen die kleinen Impulse wieder, kühlt man sie durch vorsichtiges Blasen oder durch Bespülen mit kaltem Wasser ab, so vermehren sich die Impulse. Stärkeres Blasen, das eine sichtbare Deformation der Zungenoberfläche hervorruft, Herabfallenlassen eines Wassertropfens aus größerer Höhe oder Berührung mit einem Haarpinsel ruft sofort die großen, schnellen *Berührungsimpulse* hervor. Eine der ersten Registrierungen spezifischer Kaltimpulse und Berührungsimpulse zeigt Abb. 58.

Tabelle 10. *Afferente Impulse in sensiblen Warmblüternerven.*

Gruppe	Faserdurch-messer	Leitungs-geschwindigkeit	Nerv	Funktion	Reizung	Autor
A, β	10 μ	50 m/sec	N. ulnaris (Katze)	Berührung	Berührung der Haut	ADRIAN (1931)
	8—15 μ	65 m/sec	N. saphenus (Katze)	Berührung?	Elektrische Nervenreizung	HEINBECKER und Mitarbeiter (1933)
	10—14 μ	30—60 m/sec (31°)	N. saphenus (Katze)	Berührung, leichter Druck	Berührung der Haut	ZOTTERMAN (1939)
	13 μ		N. glossopharyng. Chorda tymp. (Katze)	Berührung	Berührung der Zunge	ZOTTERMAN (1935)
	8—15 μ		N. lingualis (Hund, Katze)	Berührung, leichter Druck	Berührung der Zunge	ZOTTERMAN (1936), HENSEL u. ZOTTERMAN (1951a, e, g)
	6—10 μ		N. splanchnicus (Katze)	Berührung	Berührung der PACINISCHEN Körperchen im Mesenterium	GERNANDT u. ZOTTERMAN (1946)
A, δ	4 μ		N. glossopharyng. Chorda tymp. (Katze)	Kälte, Wärme	Erwärmung oder Abkühlung der Zunge	ZOTTERMAN (1935)
	3—5 μ		N. lingualis (Katze, Hund)	Kälte	Abkühlung der Zunge	DODT u. ZOTTERMANN (1952a) ZOTTERMAN (1936), HENSEL u. ZOTTERMAN (1951a, e, g)
	4—6 μ		N. infraorbitalis (Katze, Hund)	Kälte	Abkühlung der äußeren Nasenhaut	HENSEL (1952b)
			N. lingualis (Katze, Hund)	Wärme	Erwärmung der Zunge	ZOTTERMAN (1936), HENSEL u. ZOTTERMAN (1951a, e, g)
	4 μ		N. glossopharyng. Chorda tymp. (Katze)	saurer Geschmack	Essigsäure auf die Zunge	ZOTTERMAN (1935)
			N. glossopharyng. Chorda tymp. (Katze)	saurer, salziger, bitterer Geschmack	Kochsalz, Chinin, Salzsäure auf die Zunge	PFAFFMANN (1941)
	4—6 μ		N. lingualis Chorda tymp. (Hund)	saurer, salziger, süßer, bitterer Geschmack	Essigsäure, Kochsalz, Rohrzucker, Strychnin auf die Zunge	ANDERSSON und Mitarbeiter (1950)

	Durchmesser	Leitungsgeschw.	Nerv (Tier)	Empfindung	Reiz	Autor
(δ_1)	4—5 µ		N. ulnaris (Katze)	Schmerz („acute pain")	Stich in die Haut	ADRIAN (1931)
	7—9 µ	20—30 m/sec (31°)	N. saphenus (Katze)	Schmerz („first pain")	Stich oder Schlag auf die Haut	ZOTTERMAN (1939)
(δ_2)	5,5—7 µ	8—17 m/sec (31°)	N. saphenus (Katze)	Kitzel, Schmerz („first pain")	Stich, Brennen, Kitzel oder Schlag auf die Haut	ZOTTERMAN (1939)
	3—5 µ		N. lingualis (Katze)	Schmerz	Heißes Wasser auf die Zunge	ZOTTERMAN (1939)
			N. alveolaris (Katze)	Schmerz	Eiskühlung des Zahnes	PFAFFMANN (1939)
	2—3 µ		N. splanchnicus (Katze)	Schmerz („first pain")	Kneifen des Mesenteriums	GERNANDT u. ZOTTERMAN (1946)
C	1—2 µ	1—2 m/sec	N. saphenus (Katze)	Schmerz?	Elektrische Nervenreizung	CLARK und Mitarbeiter (1935), BISHOP u. HEINBECKER (1935)
			N. saphenus (Katze)	Schmerz („second pain") Kitzel, Jucken?	Stich, Brennen, Kitzeln oder Schlag auf die Haut	ZOTTERMAN (1939)
	1—2 µ		N. splanchnicus (Katze)	Schmerz („second pain")	Kneifen des Mesenteriums	GERNANDT u. ZOTTERMAN (1946)

Auch Aktionspotentiale spezifischer *Wärmefasern* lassen sich beobachten, im N. lingualis allerdings nur ziemlich selten, da, wie allgemein bekannt, die Zunge nur sehr schlecht mit Warmreceptoren ausgestattet ist. Die Warmimpulse gehören ebenfalls der δ-Gruppe an. Die bisher beobachteten Warmimpulse waren meist etwas größer als die Kaltimpulse (ZOTTERMAN 1936, HENSEL und ZOTTERMAN 1950, DODT und ZOTTERMAN 1952a), d. h. sie werden von etwas dickeren Fasern geleitet. Ob dieser geringe Unterschied wirklich systematisch ist, muß bei der relativ großen Streubreite der Fasern und der geringen Zahl der Beobachtungen dahingestellt bleiben.

Ein Beispiel für die Entladung von Berührungs- und Kältefasern in einer sehr dünnen Präparation des N. lingualis bei quantitativ definierten thermischen Bedingungen an der Zunge zeigt Abb. 59. Die großen Impulse bei einer konstanten Zungentemperatur von 40° stammen aus zwei verschiedenen mechanosensiblen Fasern. Bei einem rapiden Temperatursprung sieht man die Entladung einer einzelnen Kältefaser. Die Entladung des Kältereceptors beginnt schon 0,033 bis 0,04 sec nach Einsetzen der ersten Abkühlung und setzt praktisch sogleich mit der Höchstfrequenz von etwa 150 Imp/sec ein. Dies ist überhaupt die höchste Entladungsfrequenz, die wir bei einem Thermoreceptor beobachten konnten. Im

Laufe von 2 sec ist die Frequenz auf ungefähr $^1/_{10}$ des Anfangswertes abgesunken. Mit Beginn der Wiedererwärmung hören alle Kaltimpulse sofort

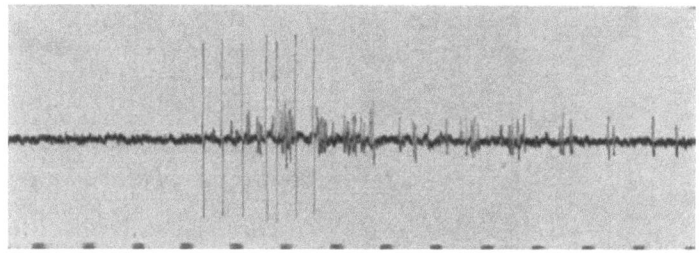

Abb. 58. Aktionspotentiale in einer dünnen Präparation des N. lingualis (Katze) beim Auftreffen eines kalten Wassertropfens auf die Zunge. Große Impulse: Berührungsfaser. Kleine Impulse: Kältefasern. Zeitmarken $^1/_{50}$ sec. [Nach ZOTTERMAN, Skand. Arch. Physiol. (Berl. u. Lpz.) **75**, 105 (1936).]

auf. In der Kurve c sind die Kaltimpulse und die durch mechanische Reizung ausgelösten Druckimpulse gleichzeitig registriert. Beachtenswert ist, daß sich durch mechanischen Druck (Kurve a) keine Kaltimpulse und

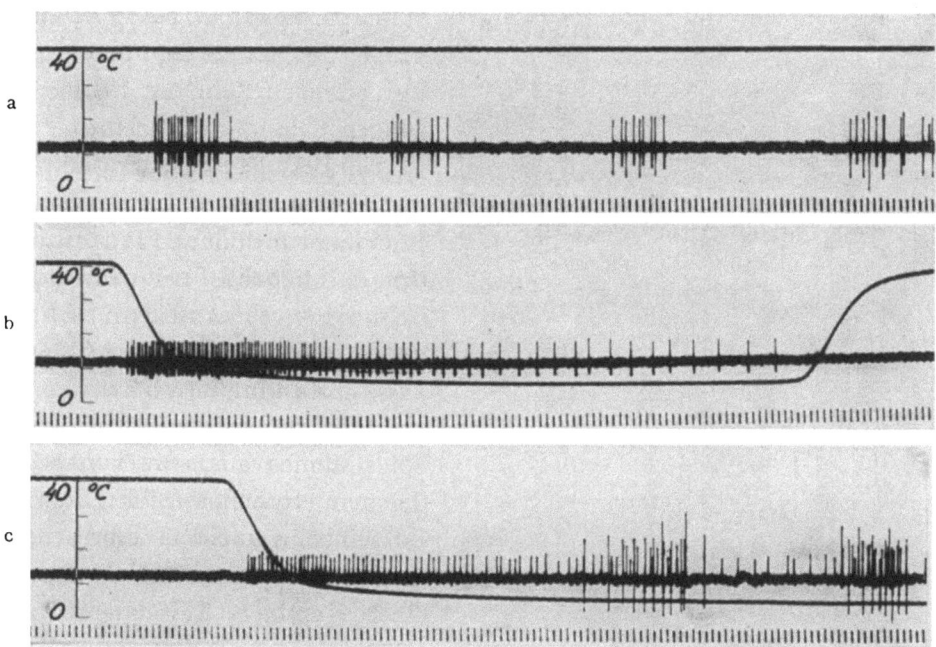

Abb. 59. Aktionspotentiale in einer dünnen Präparation des N. lingualis (Katze) bei Abkühlung und Druck auf die Zunge. a bei 40° Zungentemperatur und viermaligem Druck auf die Zunge, man sieht die großen Spikes der Druck- und Berührungsfasern; b Abkühlung der Zunge, Entladung einer einzelnen Kältefaser. c Abkühlung mit zweimaligem Druck. Es sind gleichzeitig die Aktionspotentiale der Kältefasern und der Druckfasern zu sehen. Zeitmarken $^1/_{50}$ sec.

durch extreme Abkühlung (Kurve b) keine Druckimpulse auslösen lassen. Die Spezifität der Receptoren ist also sehr ausgeprägt. Eine gleichzeitige Registrierung von Kalt- und Warmimpulsen, die nur ziemlich selten gelingt, zeigt Abb. 60. Deutlich kann man die große, diphasische Einzelfaser-

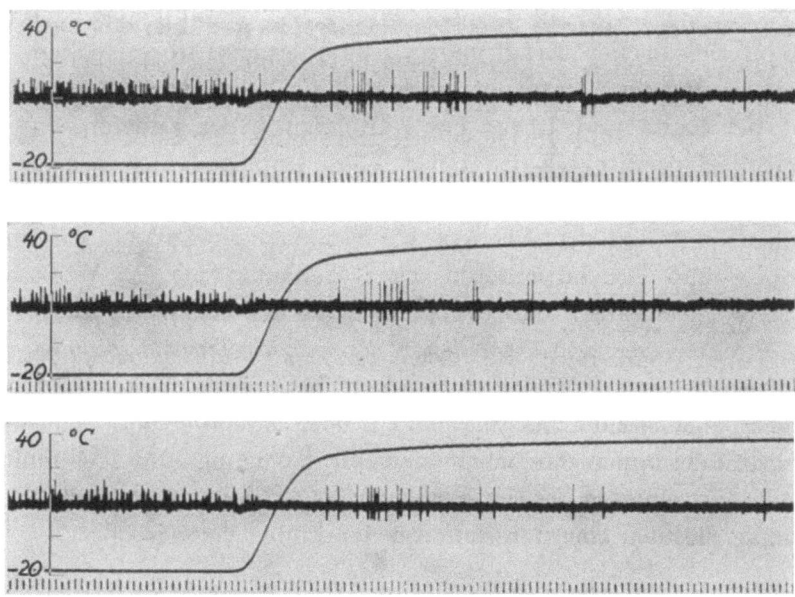

Abb. 60. Aktionspotentiale einer dünnnen Präparation des N. lingualis (Katze) bei Abkühlung und Erwärmung der Zunge. Bei kalten Temperaturen von 20,5° sieht man die kleinen, monophasischen Aktionspotentiale der Kältefasern, die bei Erwärmung sofort verschwinden. Statt dessen treten diphasische größere Impulse einer einzelnen Wärmefaser auf. Dreimalige Wiederholung des Versuches. Zeitmarken $^1/_{50}$ sec.

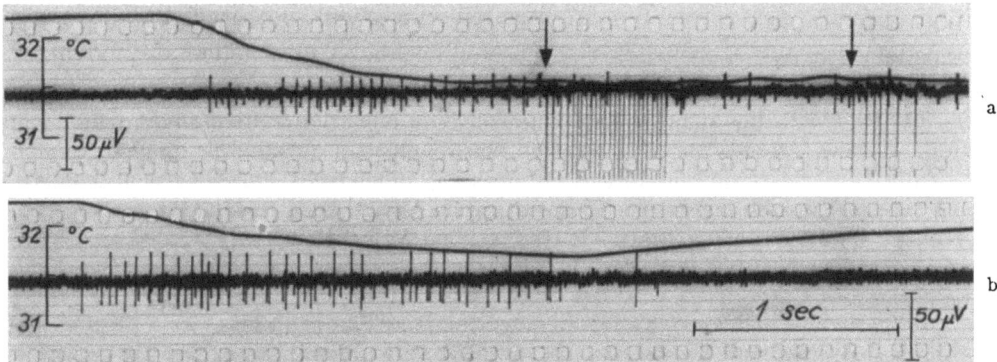

Abb. 61. Aktionspotentiale aus einer dünnen Präparation des N. infraorbitalis des Hundes bei thermischer und mechanischer Reizung der äußeren Nasengegend. a Abkühlung der Haut. Die Pfeile markieren einen leichten Druck auf die Haut. Die Impulse der spezifischen Druckfaser (200 μV) gehen über den Rand des Registrierpapieres hinaus. b Abkühlung der Haut mit nachfolgender Erwärmung.

entladung während der Erwärmung von den vorher bestehenden monophasischen Kälteimpulsen unterscheiden. Hierbei handelt es sich mit großer Wahrscheinlichkeit um die Entladung eines spezifischen Warmreceptors, denn sie beginnt schon bei 36—37°, also in einem Bereich, in dem an der Zunge noch kein Wärmeschmerz auslösbar ist.

2. Impulse aus den Thermoreceptoren der äußeren Haut.

Über die afferenten Impulse aus den Temperaturempfängern der *äußeren Haut* ist erst in der letzten Zeit näheres bekannt geworden. Als Versuchsfeld wurde von HENSEL (1952b) das *Trigeminusgebiet* gewählt, das nach den bisherigen physiologischen Erfahrungen sehr thermosensibel ist (vgl. S. 338). Die Registrierung der Aktionspotentiale in dünnen Präparationen des N. infraorbitalis bei Hund und Katze bei Kältereizung der äußeren Nasenregion ergab reichlich spezifische Kaltimpulse. Diese Impulse laufen, wie aus Abb. 61 ersichtlich, ebenfalls in dünneren δ-Fasern und unterscheiden sich leicht von den großen Impulsen der β-Fasern bei Reizung der äußerst empfindlichen Berührungs- und Druckreceptoren der Nasenhaut und der Vibrissae. Die Untersuchungen ergaben, daß die Reizgesetze der *cutanen Thermoreceptoren in allen Punkten prinzipiell mit denen der Zungen-Thermoreceptoren übereinstimmen.* Insbesondere findet sich schon bei normaler konstanter Hauttemperatur eine erhebliche *stationäre Dauerentladung* und bei zeitlichen Temperaturänderungen eine überschießende Erregung und Hemmung. Bezüglich der Einzelheiten des Erregungsvorganges können wir deshalb auf die Verhältnisse bei den Thermoreceptoren der Zunge verweisen.

C. Quantitative Beziehungen zwischen Temperaturbewegung und Kaltreceptorenentladung.

Quantitative Untersuchungen der Kaltreceptorentätigkeit beim Warmblüter wurden von HENSEL und ZOTTERMAN (1951a—f) ausgeführt. Dabei wurde die Registrierung der afferenten Impulse in einzelnen spezifischen Kälte- und Wärmefasern mit thermoelektrischen Meßmethoden und neuen Methoden zur Erzeugung exakt definierter thermischer Reize kombiniert.

Methodisches. Zur quantitativen Untersuchung der Thermoreceptorentätigkeit und ihrer Erregungsgesetze ist es einerseits notwendig, an möglichst dünnen Nervenpräparationen bzw. an Einzelfasern zu arbeiten, andererseits müssen genau definierte und thermoelektrisch registrierte Temperaturreize Verwendung finden. Unsere Versuche (HENSEL und ZOTTERMAN 1951a—f, HENSEL und Mitarbeiter 1951) wurden am N. lingualis der Katze ausgeführt, der ein sehr geeignetes Versuchsobjekt darstellt. Nach Resektion des Unterkiefers wird der Nerv freipräpariert und nach Abziehen der Hülle mit Präparierlupe und Spezialnadeln in möglichst feine Fasern aufgesplittert (Operationstechnik s. HENSEL und ZOTTERMAN 1951a). Wir verwendeten immer den am weitesten distal verlaufenden Ast des N. lingualis, der zur Zungenspitze zieht. Diese ist besonders gut mit Receptoren versorgt und wegen des Fehlens der verhornten Papillae filiformes auch das einzig geeignete Versuchsfeld für quantitative thermische Reize. Unter den aufgesplitterten Nervenfäden wurden solche ausgewählt, die möglichst eine einzige funktionierende Temperaturfaser — meist eine Kältefaser — enthielten oder bei mehreren Fasern eine leichte Unterscheidung der einzelnen Potentiale zuließen. Um eindeutige Verhältnisse zu schaffen, wurden bei allen Versuchen nur solche Nervenpräparationen verwendet, deren Receptoren ausschließlich an der Oberseite der Zunge lagen, was man durch Latenzzeitmessungen leicht und sicher feststellen kann (HENSEL und Mitarbeiter 1951). Die Spezifität der registrierten Impulse wurde durch sorgfältige Kontrollversuche gesichert, insbesondere gegenüber den Druck- und Berührungsimpulsen.

Die Registrierung der Aktionspotentiale erfolgte in der üblichen Weise mit einem C-W-Doppelkanal-Differentialverstärker nach TOENNIES und einem Doppelstrahloszillographen.

Zur thermischen Reizung des Receptorenfeldes an der Zunge wurde eine besondere Anordnung verwendet (HENSEL und Mitarbeiter 1951), die die Herstellung exakter

Temperaturverläufe und äußerst schneller Temperatursprünge ohne Erregung der Mechanoreceptoren ermöglicht. Die Vorrichtung ist in Abb. 62 dargestellt. Eine oben offene Thermode bedeckt mit ihrem Silberboden von 0,1 mm Stärke, der zu Vermeidung jeder chemischen Wirkung vergoldet ist, die ganze vordere Hälfte der Zunge. Die Thermode besitzt auf der einen Seite einen freien Abfluß. Nach genauer Justierung auf der Zunge, die auf einer Korkplatte liegt, wird die Thermode fixiert, so daß jede Erregung der Mechanoreceptoren vermieden wird. Zwei Wasserstrahlen von verschiedener Temperatur werden auf den Thermodenboden gerichtet und können wechselweise durch eine Ablenkrinne ruckartig unterbrochen oder freigegeben werden. Diese Vorrichtung hat keinerlei Trägheit oder toten Raum bei der Umschaltung, so daß der scharfe Beginn des Temperatursprunges mit einer Genauigkeit von ± 2 msec festgelegt werden kann.

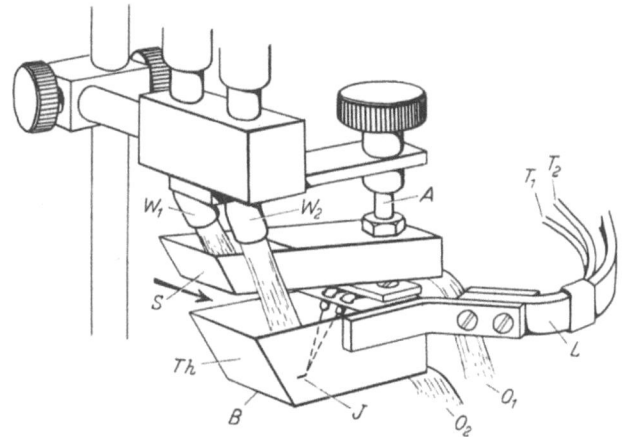

Abb. 62. Anordnung zur Erzeugung schneller Temperatursprünge von genau definiertem Beginn. *Th* Thermode; *B* Silberboden von 0,1 mm Stärke, der auf die Zunge aufgesetzt wird; W_1, W_2 Wasserstrahlen von verschiedener Temperatur; *S* Umschaltrinne zur wahlweisen Unterbrechung der Wasserstrahlen; O_1, O_2 Abfluß des Wassers; *A* Achse; *J* Lötstelle eines Thermoelementes (in den Thermodenboden eingelötet); T_1, T_2 Leitungen des Thermoelementes; *L* Bleistreifen zur Einstellung der Thermode.
[Nach HENSEL u. ZOTTERMAN, J. of Neurophysiol. 14, 423 (1951).]

In den Thermodenboden ist ein sehr feines Thermoelement eingelötet (0,05 mm), das den Temperaturbewegungen völlig getreu folgt. Bei manchen Versuchen wurden auch in die Zunge in verschiedenen intracutanen Schichten Thermoelemente nach dem Verfahren auf S. 173 eingeführt. Registrierung der Thermoströme mit Mikrogalvanometern von MOLL oder mit dem zweiten Strahl des Kathodenstrahloszillographen.

1. Entladung bei konstanten Temperaturen.

Wenn man das Receptorenfeld auf eine konstante Temperatur, z. B. 30°. einstellt (intracutane Temperaturschwankung kleiner als $\pm 0,02°$), so verschwinden die Kaltimpulse keineswegs nach einiger Zeit, sondern stellen sich innerhalb weniger Minuten auf einen *konstanten Endwert* ein, der über beliebig lange Zeit beibehalten wird (HENSEL und ZOTTERMAN 1951a, e). Abb. 63 zeigt, daß bei 34° bereits eine frequenzkonstante Entladung vorhanden ist. Nach dem Kältesprung auf 32° geht die Frequenz der einen Kältefaser auf etwa 35 Imp/sec hinauf, gleichzeitig setzt noch eine zweite Kältefaser ein, deren Entladung sehr bald wieder aufhört. Die erste Kältefaser (monophasische Impulse) stellt sich etwa nach 1 min auf die konstante Frequenz von 9,7 Imp/sec ein, die sich dann nicht mehr verändert. Genauere statistische Untersuchungen der Impulsfrequenz über längere Zeiträume zeigten, daß tatsächlich keine signifikante Frequenzänderung mehr eintritt (HENSEL und ZOTTERMAN 1951 e). Bei konstanter Temperatur hält die frequenzkonstante Dauerentladung beliebig lange (zumindest mehrere Stunden) an und ist zeitlich nur

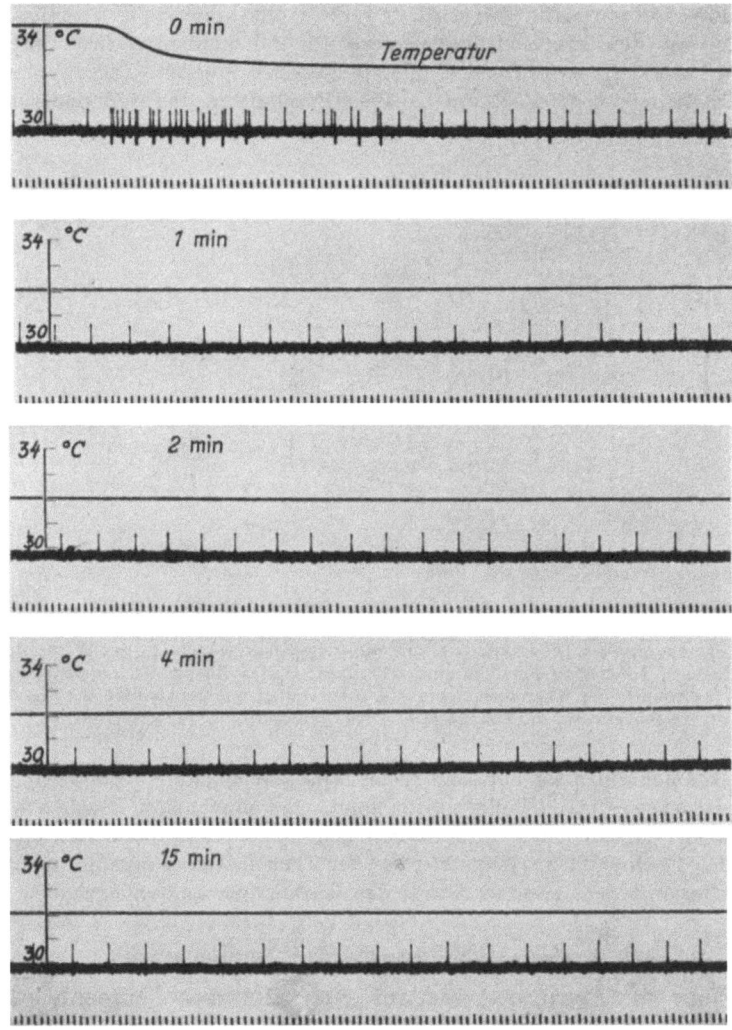

Abb. 63. Aktionspotentiale von 2 Kältefasern im N. lingualis (Katze) bei Abkühlung der Zunge von 34 auf 32° und anschließender 15 min langer Temperaturkonstanz. Zeitmarken $^1/_{50}$ sec. [Nach HENSEL u. ZOTTERMAN, Acta physiol. scand. (Stockh.) **23**, 291 (1951).]

durch das Absterben der Nervenfaser begrenzt. Daß es sich hierbei nicht etwa um artefizielle Reizzustände der Nervenfaser im Sinne von „injury potentials" (ADRIAN) durch Absterben oder Austrocknen des Nerven usw. handelt, sieht man daran, daß auch eine stundenlange Entladung durch Erwärmen des Receptorenfeldes der Zunge sofort zum Verschwinden gebracht wird. Kühlt man die Zunge wieder ab, so setzt die Entladung sogleich in voller Stärke ein.

Wie verhält sich nun diese Dauerentladung des Kältereceptors bei verschiedenen absoluten Temperaturen? Abb. 64 zeigt die Dauerentladung einer einzelnen Kältefaser im N. lingualis nach Einstellung der konstanten Endfrequenz bei verschiedenen, konstanten Temperaturen. Erstaunlich ist die Tat-

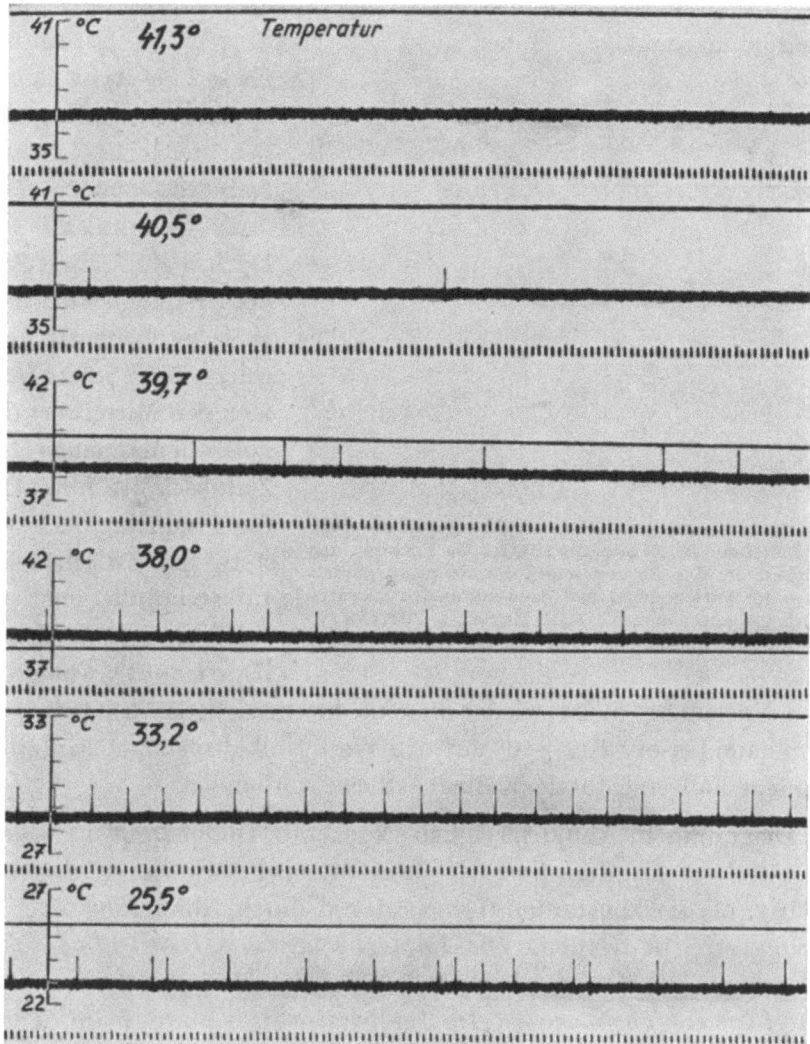

Abb. 64. Impulse einer einzelnen Kältefaser im N. lingualis (Katze) bei verschiedenen konstanten Temperaturen. Die Registrierungen erfolgten jeweils nach Erreichen einer stationären Impulsfrequenz. Zeitmarken $^1/_{50}$ sec. [Nach HENSEL u. ZOTTERMAN, Acta physiol. scand. (Stockh.) 23, 291 (1951).]

sache, daß dieser Receptor bereits bei einer Temperatur von über 40° dauernd tätig ist, allerdings mit einer sehr langsamen Frequenz von etwa 1 Imp/sec. Die Temperatur, bei der eben eine *Dauerentladung* des Receptors bei konstanter Intracutantemperatur möglich ist, wurde von HENSEL und ZOTTERMAN (1951e) als „*stationäre Schwellentemperatur*" bezeichnet. Sie liegt also für diesen Kaltreceptor zwischen 41,3 und 40,5°. Bei Bluttemperatur hat die Dauerentladung bereits eine erheblich höhere Frequenz, die bei 30° ein Maximum von 9,2 Imp/sec erreicht und dann wieder absinkt. Eine Entladungsfrequenz von 10 Imp/sec scheint nach unseren bisherigen Erfahrungen die maximal mögliche Frequenz für die Dauerentladung einzelner Kältefasern zu sein.

Bei einer weiteren Senkung der Temperatur nimmt die Frequenz der Dauerentladung zunächst immer mehr ab. Dabei geht die kontinuierliche Entladung meist in eine *periodische* Entladung in Gruppen von je 2—4 oder mehr Impulsen über (HENSEL und ZOTTERMAN 1951e, DODT 1952). Eine Zählung der Frequenz wird dadurch eine problematische Angelegenheit. Sofern man einfach den Mittelwert der Impulszahl über einen längeren Zeitabschnitt nimmt, sinkt die Frequenz bis etwa 15° stetig ab. Zwischen 15 und 10° steigt die mittlere Impulsfrequenz nochmals an (DODT 1952), wobei die periodische Entladung meist wieder in eine kontinuierliche Entladung übergeht, um dann bei etwa 12—10° auf den Wert Null abzusinken. Unterhalb 8° ist in jedem Fall eine totale Kälteanästhesie vorhanden.

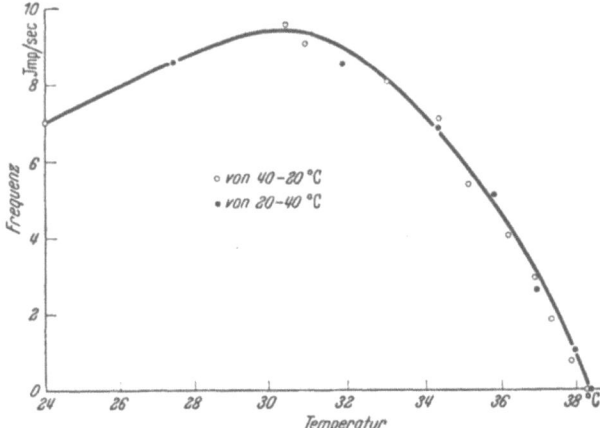

Abb. 65. Impulsfrequenz der stationären Dauerentladung einer einzelnen Kältefaser im N. lingualis (Katze) als Funktion der Zungentemperatur. Die Bestimmungen der Frequenz wurden von 40 nach 20° fortschreitend und dann nochmals rückwärts von 20 nach 40° vorgenommen. [Nach HENSEL u. ZOTTERMAN, Acta physiol. scand. (Stockh.) 23, 291 (1951).]

Das Diagramm in Abb. 65 zeigt die konstante Impulsfrequenz einer einzelnen Kältefaser als Funktion der Zungentemperatur. Es ist dabei völlig gleichgültig, ob die konstanten Temperaturen durch Abkühlung oder durch Erwärmung erreicht werden. *Die Impulsfrequenz der Dauerentladung hängt demnach nur von der absoluten Temperatur ab. Der Thermoreceptor funktioniert also hierbei wie ein Thermometer.* Im Temperaturbereich unterhalb der stationären Schwelle, in dem die Frequenz-Temperaturkurve am steilsten verläuft, hat der Receptor seine größte Empfindlichkeit: einem *Temperaturunterschied von 1° entspricht ein Frequenzunterschied von etwa 2 Imp/sec, das ist 20% der Maximalfrequenz.* Das bedeutet, daß man an der konstanten Entladungsfrequenz eines einzelnen Kaltreceptors die absolute Temperatur bis auf wenige zehntel Grad genau ablesen kann!

Allerdings sind die Angaben dieses „Receptoren-Thermometers" nicht eindeutig: Einer bestimmten Frequenz der Einzelfaser sind jeweils 2 *verschiedene* Temperaturen — eine kältere und eine wärmere — zugeordnet. Eindeutigkeit wird aber innerhalb eines weiten Bereiches durch das Zusammenwirken *aller* Einzelfasern erreicht (s. unten).

Es taucht in diesem Zusammenhang die berechtigte Frage auf, inwiefern man hier überhaupt von „Kaltreceptoren" sprechen kann. Auf der warmen Seite — vom Maximum an gerechnet — verhält sich die Entladungsfrequenz *umgekehrt proportional* zur Temperatur: der Receptor arbeitet also als „Kaltreceptor", während sich auf der kalten Seite

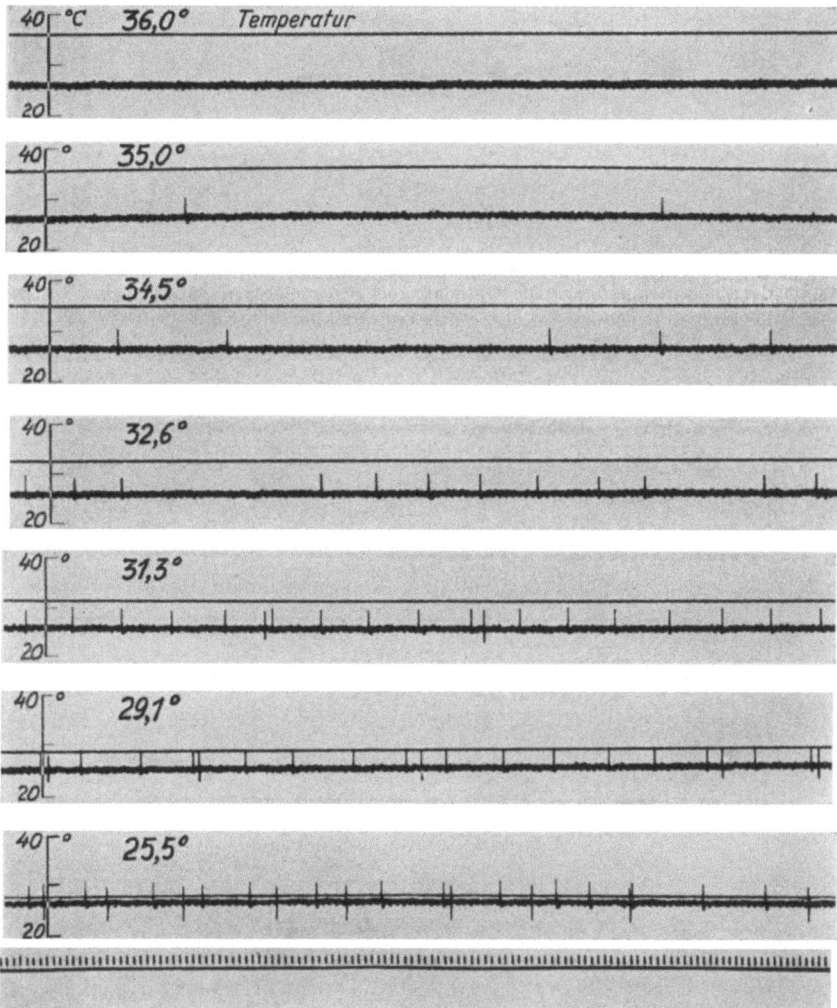

Abb. 66. Impulse von 2 Kältefasern im N. lingualis (Katze) bei verschiedenen konstanten Temperaturen. Die Registrierung erfolgte nach Erreichen einer stationären Entladungsfrequenz. Unterhalb 32,5° beginnt die zweite Faser ihre Daueraktion. Zeitmarken $^1/_{50}$ sec.
[Nach HENSEL u. ZOTTERMAN, Acta physiol. scand. (Stockh.) **23**, 291 (1951).]

die Entladungsfrequenz *proportional* zur Temperatur verhält, der Receptor also als „Warmreceptor" arbeitet.

Diese Schwierigkeit wird sogleich beseitigt, wenn man das Verhalten bei schnellen *Temperatursprüngen* betrachtet. Dann reagiert der Receptor eindeutig: In *allen* Temperaturbereichen erhöht sich die Frequenz bei schneller Abkühlung, während sie sich bei schneller Aufwärmung verlangsamt. Wir haben deshalb folgende Definition eingeführt: *Ein Kaltreceptor ist dadurch charakterisiert, daß er seine Frequenz bei schneller Abkühlung erhöht und bei schneller Erwärmung erniedrigt, während sich ein Warmreceptor umgekehrt verhält.*

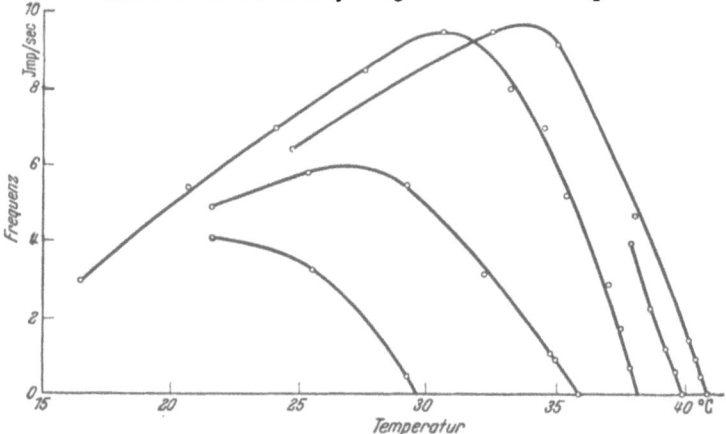

Abb. 67. Impulsfrequenz der stationären Dauerentladung einzelner Kältefasern im N. lingualis (Katze) als Funktion der Zungentemperatur. Die Optimalbereiche der einzelnen Fasern liegen bei ganz verschiedenen Temperaturen. [Nach HENSEL u. ZOTTERMAN, Acta physiol. scand. (Stockh.) **23**, 291 (1951).]

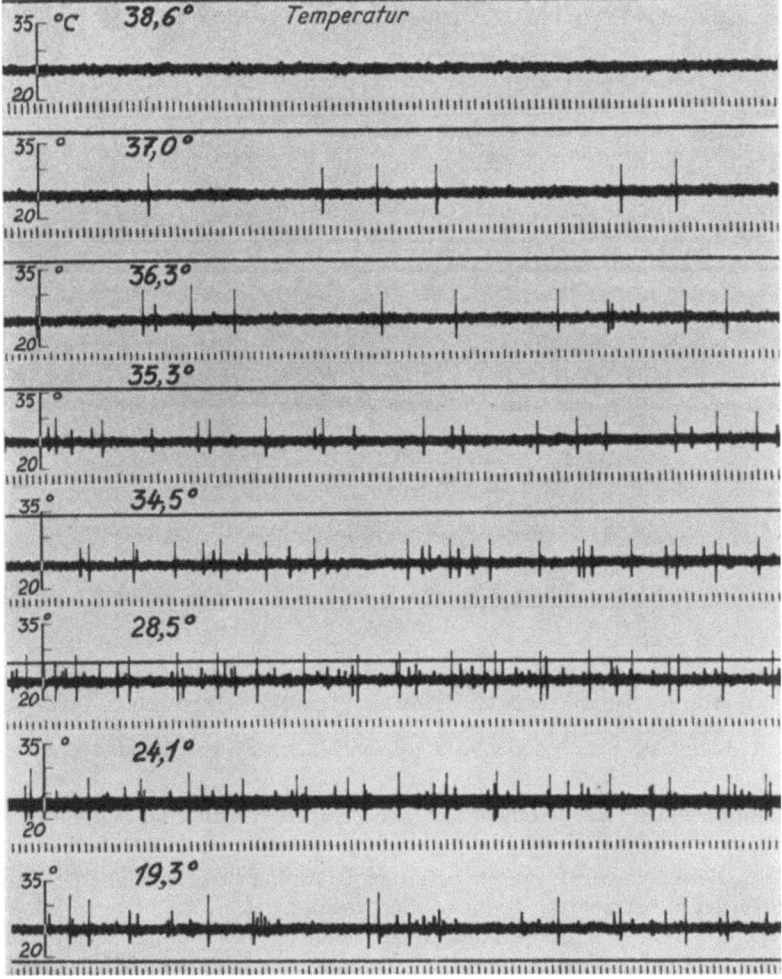

Abb. 68. Impulse einiger Kältefasern im N. lingualis (Katze) bei verschiedenen konstanten Temperaturen. Je kälter die Temperatur, um so mehr Fasern beginnen zu arbeiten. Unterhalb 28° nimmt die Gesamtentladung wieder ab. Zeitmarken $^1/_{50}$ sec.

Auch die „paradoxe" Reaktion, die SAND an den Thermoreceptoren von *Raja* beobachtete (S. 266), wird dadurch verständlich. Da er nur auf der kalten Seite (vom Maximum an) arbeitete, verhielt sich der Receptor bei konstanter Temperatur wie ein Warmreceptor, während er bei Temperatursprüngen als Kaltreceptor funktionierte. Nach unserer Definition sind also die Receptoren von *Raja* Kaltreceptoren.

Die einzelnen Thermoreceptoren überspannen jeweils nur ein relativ kleines Temperaturgebiet. Von der stationären Schwellentemperatur bis zum Maximum der Entladungsfrequenz sind es im allgemeinen etwa 7°. Die Abb. 66 und 67 zeigen aber, daß die einzelnen Receptoren ganz verschiedene optimale Temperaturbereiche haben. Wo ein Receptor sein Maximum hat, fängt ein anderer gerade an, ein dritter ist überhaupt noch unerregt usw. Hieraus kann man ermessen, wie problematisch Versuche an einzelnen Sinnespunkten, ja schon bloße Sinnespunktzählungen, sein müssen.

Aus der statistischen Verteilung der Temperatur-Frequenzcharakteristiken der einzelnen Thermoreceptoren ergibt sich dann die Summe der Entladungen im ganzen Nerven. Durch das Hinzutreten immer neuer Kältefasern bei tieferen Temperaturen wird dabei der Bereich des Maximums stark nach den tiefen Temperaturbereichen hin verschoben und die wirksame Temperaturskala sehr verlängert.

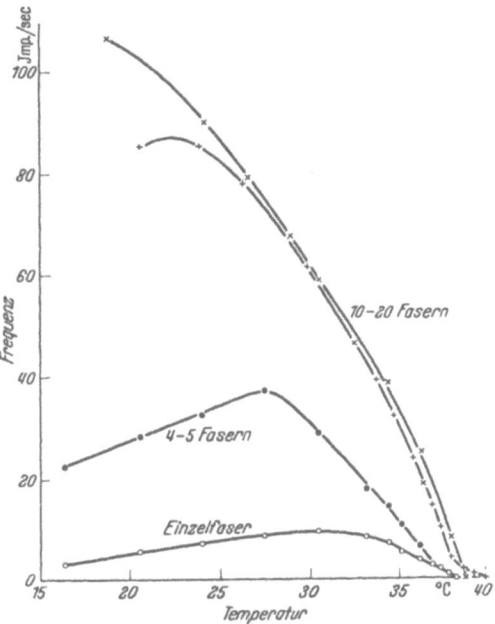

Abb. 69. Gesamte Impulsfrequenz der stationären Kälteentladung in verschiedenen Präparationen des N. lingualis (Katze) als Funktion der Zungentemperatur. [Nach HENSEL u. ZOTTERMAN, Acta physiol. scand. (Stockh.) **23**, 291 (1951).]

Zur Illustration dieses Verhaltens bringen wir die Abb. 68. Sie zeigt die Entladungen einer Präparation mit 4—5 Kältefasern bei verschiedenen konstanten Temperaturen des Receptorenfeldes an der Zunge. Sehr deutlich sieht man, wie eine Faser zunächst beginnt, weitere hinzutreten, je tiefer die Temperatur wird, während die Entladungsfrequenz der ersten Fasern schon wieder zurückgeht.

In Abb. 69 ist ein Temperatur-Frequenzdiagramm für verschiedene konstante Temperaturen und Präparationen mit 1, 4—5 und 10—20 Kältefasern dargestellt, aus dem hervorgeht, daß die *Gesamtfrequenz* aller Kältefasern bei konstanten Temperaturen über einen viel größeren Temperaturbereich im *gleichen* Richtungssinn von der Temperatur abhängig ist, als die Frequenz der Einzelfaser: Die Gesamtfrequenz steigt auch dort noch an, wo die Einzelfaserfrequenz bereits wieder absinkt.

2. Entladung bei zeitlichen Temperaturänderungen.

a) Kältesprünge.

Wenn man das Receptorenfeld schnell abkühlt, so steigt die Maximalfrequenz der Kaltimpulse auf einen Wert an, der bedeutend höher liegt, als

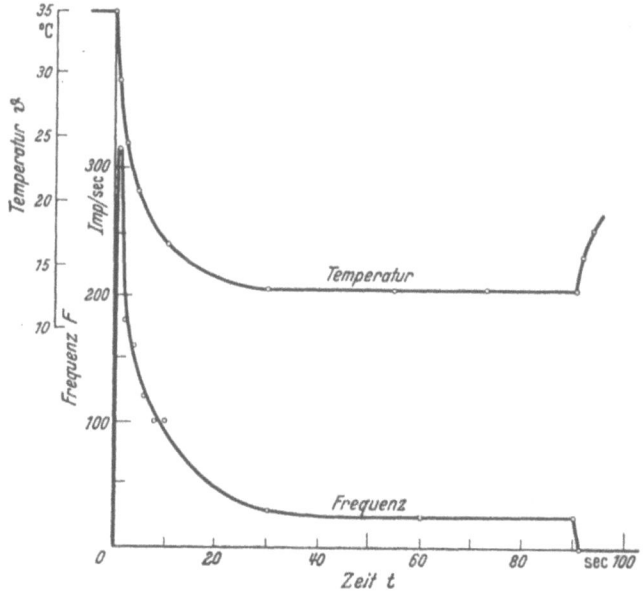

Abb. 70. Gesamte Impulsfrequenz der Kältefasern in einem dünnen Zweig des N. lingualis (Katze) bei einem Kältesprung von 35 auf 13° an der Zunge. Kurz nach Beginn des Sprunges erreicht die Impulsfrequenz ihren Maximalwert und stellt sich dann auf einen konstanten Endwert ein. [Nach HENSEL u. ZOTTERMAN, Acta physiol. scand. (Stockh.) **23**, 96 (1951).]

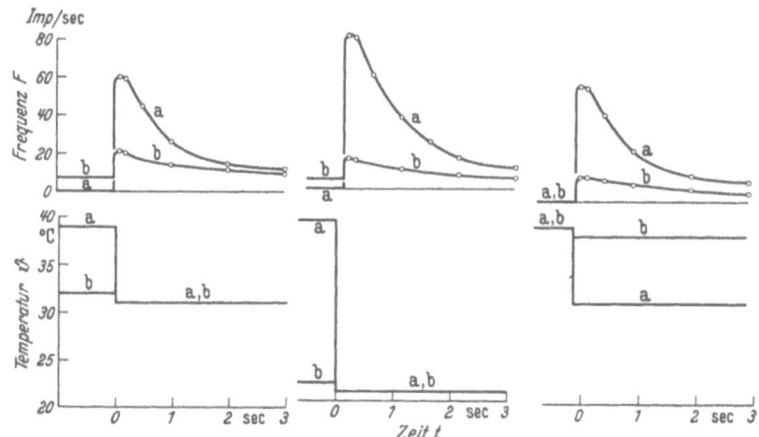

Abb. 71. Impulsfrequenz einer einzelnen Kältefaser im N. lingualis (Katze) bei verschiedenen Kältesprüngen an der Zunge. Die Maximalfrequenz der Entladung hängt im wesentlichen von der Temperaturdifferenz ab. [Nach HENSEL u. ZOTTERMAN, Acta physiol. scand. (Stockh.) **23**, 291 (1951).]

die Dauerfrequenz bei der Ausgangs- und Endtemperatur (HENSEL und ZOTTERMAN 1951a, e). Die höchsten Frequenzen, die man dabei an einer Einzelfaser beobachten kann, erreichten bis zu 150 Imp/sec. Dieser Wert ist also 15mal so hoch wie die Maximalfrequenz bei konstanten Temperaturen. Ein Beispiel der Entladungsfrequenz aller Kältefasern in einer etwas dickeren Präparation des N. lingualis bei einer Abkühlung der Zunge mittels einer gewöhnlichen wasserdurchströmten Metallthermode zeigt Abb. 70. Gleichzeitig ist die Temperatur der Zungenoberfläche registriert. Wichtig ist hier,

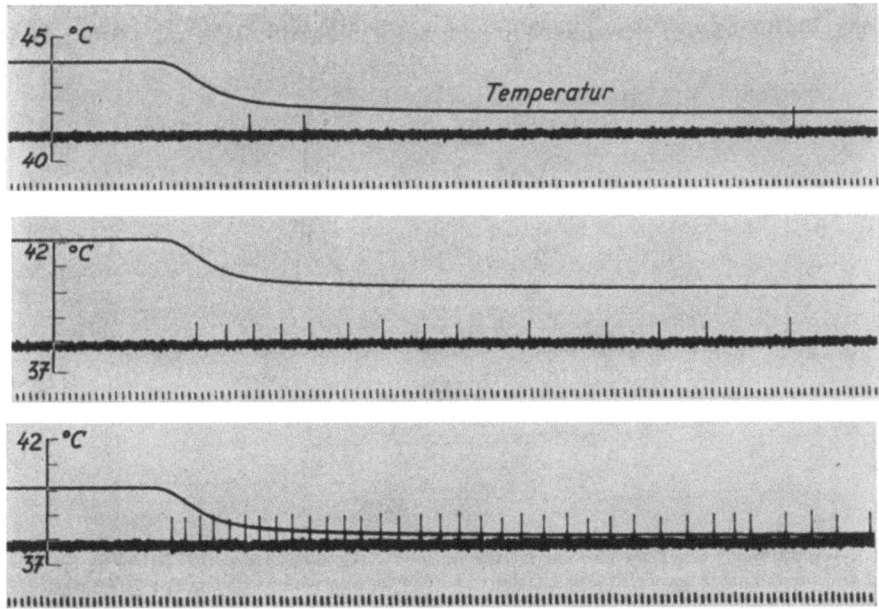

Abb. 72. Impulse einer einzelnen Kältefaser im N. lingualis (Katze) bei Kältesprungen von je 2° in verschiedenen Temperaturbereichen. Zeitmarken $1/_{50}$ sec. [Nach HENSEL u. ZOTTERMAN, Acta physiol. scand. (Stockh.) 23, 291 (1951).]

daß das Erregungsmaximum schon erreicht ist, wenn die Temperaturbewegung erst einen Bruchteil ihres Endwertes erreicht hat.

Genauere Untersuchungen an einzelnen Kältefasern bei sehr schnellen Temperatursprüngen, von denen Abb. 71 ein Beispiel wiedergibt, haben nun gezeigt, daß sowohl die Schwelle als auch das Erregungsmaximum nicht nur von der absoluten Höhe der Ausgangs- oder Endtemperatur, sondern vor allem von der *Temperaturdifferenz*, d. h. von der *Geschwindigkeit $d\vartheta/dt$* der Temperaturänderung abhängt (HENSEL und ZOTTERMAN 1951e). Durch schnelle Abkühlungen können daher die Kaltreceptoren schon in einem warmen Temperaturbereich zum Ansprechen gebracht werden, in dem eine Dauerentladung noch nicht stattfindet. Auf diese Weise läßt sich z. B. die Maximalfrequenz der Kältefaser — bei einer Endtemperatur von 21° — durch Ausgangstemperaturen von 22 und 39° im Verhältnis 1:5 verändern. Das Absinken der Frequenz geschieht größtenteils schon innerhalb der ersten Sekunden, wobei zu bedenken ist, daß der Sprung nicht völlig rechteckig ist. In diesem Falle müßte die Frequenzabnahme noch eher einsetzen und noch schneller verlaufen.

Daraus darf aber nicht gefolgert werden, daß bei schnellen Temperaturänderungen die Entladungsfrequenz der Receptoren ausschließlich von der Änderungsgeschwindigkeit $d\vartheta/dt$ abhängt. Vielmehr spielt auch hier, genau wie bei den sinnesphysiologischen Versuchen (S. 240), die *Absoluttemperatur* eine bedeutende Rolle. Dies läßt sich zeigen, wenn man gleich große Temperatursprünge, aber in verschiedenen Temperaturbereichen, erzeugt, wie in Abb. 72. Dann ist $d\vartheta/dt$ in allen Versuchen gleich groß. Wie man sieht, zeigen

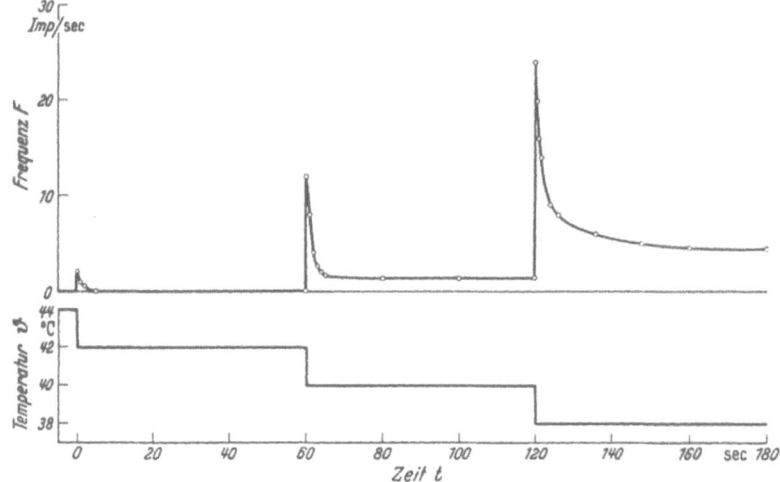

Abb. 73. Impulsfrequenzen einer einzelnen Kältefaser im N. lingualis (Katze) bei verschiedenen Kältesprüngen an der Zunge. Man sieht, daß gleichgroße Sprünge in verschiedenen Temperaturbereichen zu verschiedenen Entladungsgrößen führen. [Nach HENSEL u. ZOTTERMAN, Acta physiol. scand. (Stockh.) **23**, 291 (1951).]

aber die Entladungen nicht den gleichen Verlauf, sondern variieren sehr stark in verschiedenen Temperaturbereichen, trotz völlig identischer intracutaner Temperaturbewegungen. Besonders groß ist der Einfluß des absoluten Temperaturbereiches in der Nähe der stationären Schwellentemperatur, die für diesen Receptor etwa 38,5° beträgt.

Das Diagramm in Abb. 73 zeigt die Impulsfrequenz einer einzelnen Kältefaser als Funktion der Zeit bei Kältesprüngen von je 2° in verschiedenen Temperaturbereichen. Auch hier sieht man den erheblichen Einfluß der Absoluttemperatur auf den Verlauf der Entladung.

b) Wärmesprünge.

Wenn nach Einstellung einer konstanten Temperatur und einer konstanten Impulsfrequenz ein schneller Temperatursprung nach aufwärts auf ein konstantes Temperaturniveau erfolgt, so verschwinden die Kaltimpulse sofort und bleiben eine Zeitlang ganz gehemmt. Liegt aber das neue Temperaturniveau unterhalb der stationären Schwellentemperatur des Kaltreceptors, so beginnt er nach einiger Zeit wieder seine Tätigkeit und stellt sich schließlich auf diejenige Dauerfrequenz ein, die dem neuen Temperaturniveau entspricht.

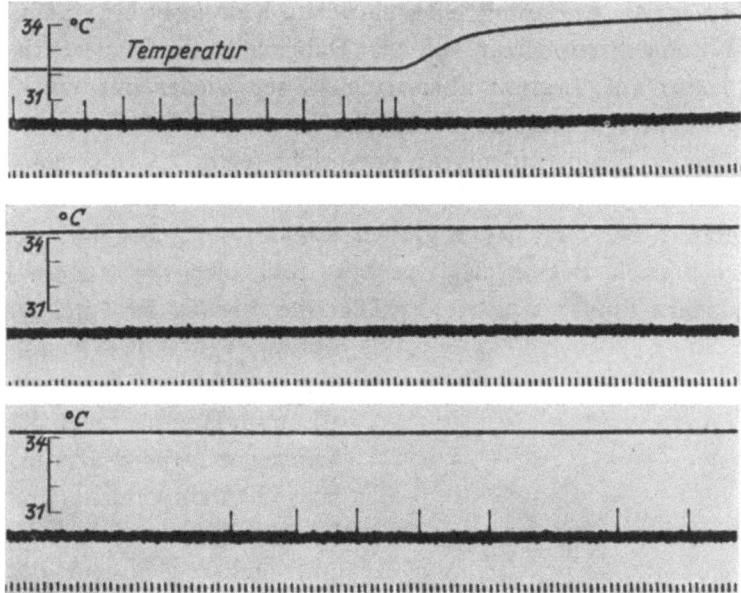

Abb. 74. Impulse einer einzelnen Kältefaser im N. lingualis (Katze) bei einem Wärmesprung an der Zunge von 32,2 auf 34,2°. Die Entladung hört zunächst auf, kehrt aber nach einiger Zeit wieder zurück. [Nach HENSEL u. ZOTTERMAN, Acta physiol. scand. (Stockh.) **23**, 291 (1951).]

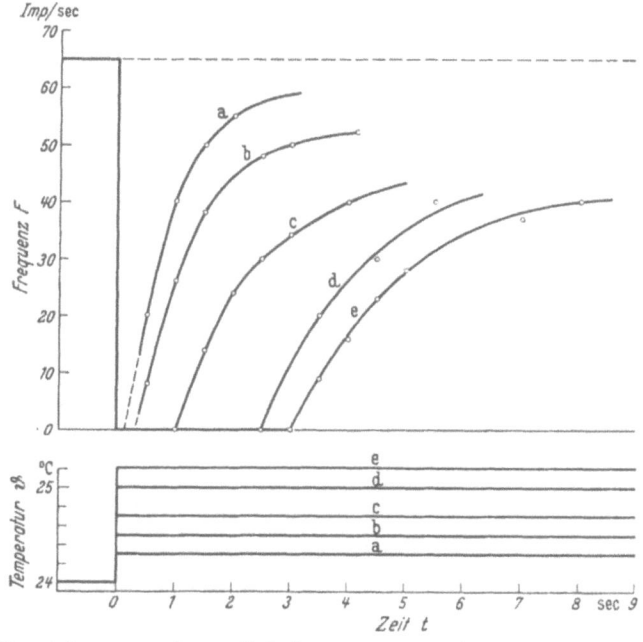

Abb. 75. Gesamte Impulsfrequenz mehrerer Kältefasern aus dem N. lingualis (Katze) bei Wärmesprüngen an der Zunge von verschiedener Größe. Die Hemmung der Kaltimpulse ist um so größer, je höher der Wärmesprung ist. [Nach HENSEL u. ZOTTERMAN, Acta physiol. scand. (Stockh.) **23**, 291 (1951).]

Während es also bei schnellen rechteckigen Abwärtssprüngen der Temperatur zu einer *„überschießenden"* Erregung des Kaltreceptors kommt, führen rechteckige Aufwärtssprünge zu einer *„überschießenden"* Hemmung der Entladung.

Abb. 74 zeigt die Entladung einer einzelnen Kältefaser bei einem Aufwärtssprung der Zungentemperatur von 2°. Dabei hört die Dauerentladung von 9 Imp/sec sofort auf, beginnt aber nach 3,8 sec wieder mit einer Frequenz von 6 Imp/sec und stellt sich dann allmählich auf den Frequenzwert ein, der dem höheren Temperaturniveau entspricht (etwa 7,5 Imp/sec). Das Diagramm in Abb. 75 stellt die Impulsfrequenz einer Präparation mit etwa 6—8 Kältefasern bei verschieden großen Aufwärtssprüngen dar. Das impulsfreie Intervall nach Beginn des Sprunges und auch die weitere Frequenzzunahme dauern um so länger, je größer der Sprung ist. Bei sehr großen Sprüngen, z. B. von 10 auf 40°, kann das impulsfreie Intervall mehrere Minuten dauern. Liegt die Endtemperatur aber tiefer als die stationäre Schwellentemperatur, so erscheinen die Impulse schließlich doch wieder und stellen sich auf die entsprechende konstante Frequenz ein.

Die quantitativen Versuche an einzelnen Kaltreceptoren führen zu demselben Ergebnis, wie die sinnesphysiologischen Versuche: Die Erregung ist in erster Linie abhängig von der Temperatur und der Zeit.

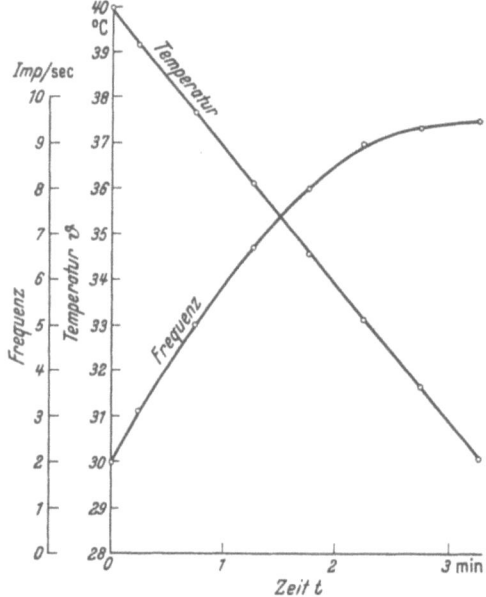

Abb. 76. Impulsfrequenz einer einzelnen Kältefaser im N. lingualis (Katze) bei einer langsamen linearen Abkühlung der Zunge von −0,05°/sec.

c) *Langsame Temperaturänderungen.*

Langsame *Abkühlungen* von zeitlich linearem Verlauf, wie in Abb. 76, führen zu einer kontinuierlich ansteigenden Entladungsfrequenz des Receptors. Dies entspricht genau den sinnesphysiologischen Ergebnissen (S. 239), wonach eine Temperaturänderung von konstanter Änderungsgeschwindigkeit zu einer kontinuierlich sich ändernden Temperaturempfindung führt.

Bei einer *Aufwärmung*, die mit mäßiger Geschwindigkeit verläuft oder die nur kleinere Beträge erreicht, haben wir dieselben Verhältnisse vor uns, wie bei der Kältenachempfindung. Die genauere Untersuchung (HENSEL und ZOTTERMAN 1951b) führte zu dem Ergebnis, daß tatsächlich während einer Aufwärmung dauernd Kaltimpulse vorhanden sein können. Dies Ergebnis steht in vollem Einklang mit unseren sinnesphysiologischen Befunden, daß unterhalb einer gewissen Temperatur dauernd Kaltempfindungen vorhanden sind, auch wenn die Temperatur dabei im Steigen begriffen ist (S. 243). Der Einwand der nachträglichen seitlichen Kälteausbreitung kann hier besonders gut entkräftet werden: Bei dünnen Faserpräparationen ist das innervierte Receptorenfeld so klein, daß es allseits weit von der Thermode überragt wird. Die Vorgänge an den Thermoreceptoren können dann selbstverständlich nur von der Temperaturbewegung unter der Thermode, aber nicht von einer seitlichen Kälteausbreitung außerhalb der

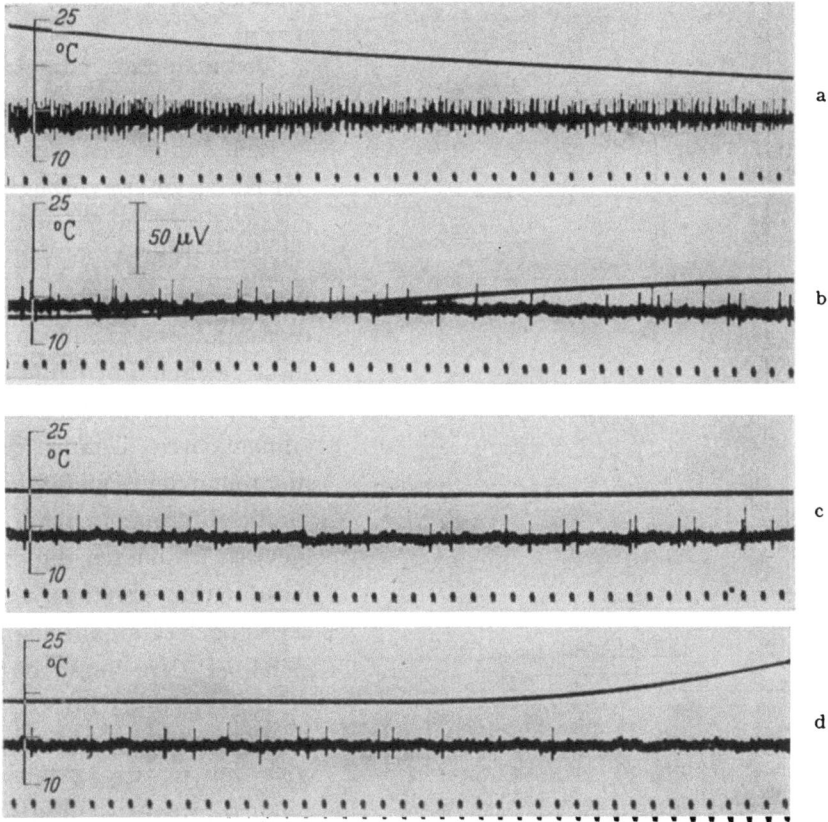

Abb. 77. Kaltimpulse in einer dünnen Präparation des N. lingualis (Katze) bei Abkühlung und Wiederaufwärmung der Zunge. a Während Abkühlung auf 13°; b bei Wiederaufwärmung auf 19°, die Kaltimpulse bleiben dauernd bestehen; c nach Wiederaufwärmung auf 19°, die Kältefaserentladung dauert an; d bei weiterer Erwärmung auf 25° verschwinden die Kaltimpulse. Zeitmarken $^1/_{15}$ sec. [Nach HENSEL u. ZOTTERMAN, Acta physiol. scand. (Stockh.) 22, 106 (1951).]

Thermode herrühren. Eine Abkühlung der Zunge auf etwa 12° und anschließende Wiederaufwärmung auf 19° zeigt Abb. 77. Während der ganzen Wiederaufwärmung bestehen die Kaltimpulse ununterbrochen weiter und hören auch dann nicht auf, wenn die Thermode eine konstante Temperatur von 19° angenommen hat. Erhöht man aber die Thermodentemperatur noch weiter, so verschwinden die Kaltimpulse. Die beiden Frequenzdiagramme (Abb. 78) zeigen den Verlauf der Impulsfrequenz einer Präparation mit mehreren Kältefasern während einer Abkühlung auf 16° und Wiederaufwärmungen auf verschieden hohe Temperaturen. Im ersten Fall bleiben die Kaltimpulse die ganze Zeit bestehen, im zweiten Fall, bei größerer Wiederaufwärmung, verschwinden sie. Beachtenswert ist die starke Einsenkung der

Frequenzkurve während der steilsten Phase der Wiedererwärmung. Sie ist das Analogon zu dem völligen Verschwinden der Impulse bei sehr steilen Erwärmungen (Abb. 75) und auch zu dem Verlauf der Kältenachempfindung mit initialem Rückgang und sekundärer Kältewelle.

3. Versuche mit umgekehrtem Temperaturgradienten.

Die Zunge des Hundes und der Katze ist ein vorzüglich geeignetes Versuchsobjekt, um die Bedeutung des intracutanen Temperaturgradienten zu studieren. Lassen sich doch infolge ihrer flachen Form und geringen Dicke leicht normale und umgekehrte Temperaturgradienten in der Schicht der Thermoreceptoren erzeugen. Auch gewisse Probleme, die bei den Gradientenversuchen am Menschen noch offenstanden, ließen sich bei den Versuchen von HENSEL und ZOTTERMAN (1951c) an der Zunge des Hundes und der Katze lösen. Das erste Problem ist, daß bei den Versuchen am Menschen das Vorhandensein tiefer Thermoreceptoren in der Nähe der Gefäße und in der Subcutis

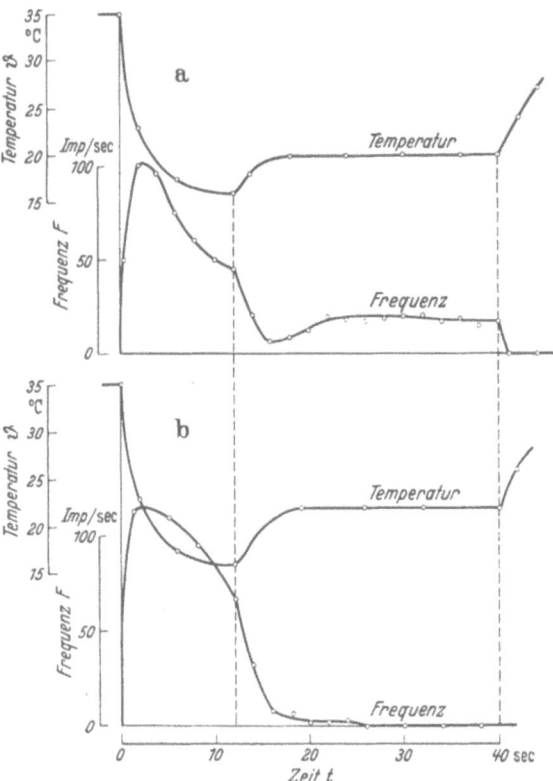

Abb. 78. Impulsfrequenz der Kältefasern in einer dünnen Präparation des N. lingualis (Katze) bei Abkühlung und Wiederaufwärmung der Zunge. a Abkühlung auf 16° und Wiederaufwärmung auf 19°, die Kaltimpulse bleiben dauernd bestehen, beachte die Einsenkung der Kurve unmittelbar nach der Aufwärmung; b Abkühlung auf 16° und Wiederaufwärmung auf 22°, die Kaltimpulse verschwinden. [Nach HENSEL u. ZOTTERMAN, Acta physiol. scand. (Stockh.) 22, 106 (1951).]

nicht mit Sicherheit ausgeschlossen werden kann. Soweit mir bekannt ist, betrifft dies allerdings nur die Warmreceptoren (BAZETT 1949a, 1950), während für die Kaltreceptoren wohl allgemein eine sehr oberflächliche Lage angenommen wird. Ein zweites wichtiges Problem bei diesen Gradientenversuchen ist der Einfluß der *Blutströmung*. Theoretisch wäre es denkbar, daß das warme strömende Blut gewisse lokale Temperaturgradienten in der Nähe der Thermoreceptoren erzeugt, die von dem Verlauf des allgemein negativen oder positiven Gradienten abweichen, eine Hypothese, die vor allem von BAZETT und MCGLONE (1930, 1932) und von BAZETT (1941, 1949a, 1950) vertreten wurde.

Der erste Einwand konnte dadurch ausgeschaltet werden, daß bei unseren Versuchen erstmals eine exakte und objektive physiologische Messung der

Receptorentiefe möglich ist, aus der die Impulse stammen. Das zweite Problem wurde durch *Unterbrechung des Blutstromes* gelöst. Wenn man die Zungenwurzel hinter der Abgangsstelle des N. lingualis unterbindet, so kann man den Blutstrom der Zunge völlig absperren, ohne den Nerven mechanisch zu schädigen. Bei den Nervenprä-

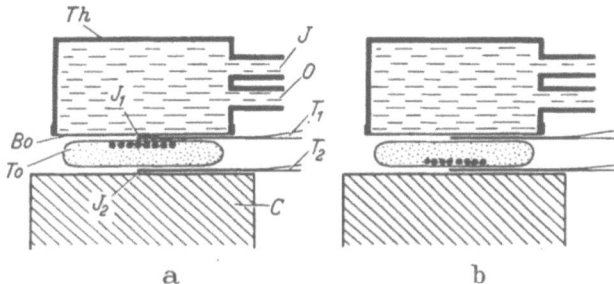

parationen wurde streng darauf geachtet, daß sie nur Kältefasern von der *Oberseite* der Zunge enthielten, was man mittels Latenzzeitmessungen leicht feststellen kann. Abb. 79 zeigt die Anordnung zur Erzeugung normaler und umgekehrter Temperaturgradienten in der Receptorenschicht an der Oberseite der Zunge.

Abb. 79. Anordnung zur Erzeugung umgekehrter Temperaturgradienten an der Zunge. *To* Querschnitt der Zunge, die Punkte deuten die Kaltreceptorenschicht an; *Th* Thermode; *Bo* vergoldeter Silberboden der Thermode; *J* Einstrom; *O* Ausstrom des Wassers; J_1, J_2 Lötstellen; *C* Korkunterlage T_1, T_2 Thermoelemente. a thermische Reizung der Receptorenschicht von oben; b Reizung von unten. [Nach HENSEL u. ZOTTERMAN, J. of Neurophysiol. 14, 377 (1951).]

Wenn man die Zunge in Normallage von der Oberseite aus kühlt, so ergibt sich der in der Abb. 80 dargestellte Verlauf der Temperaturen und Aktionspotentiale. Man sieht die steile Abkühlung der Zungenoberseite,

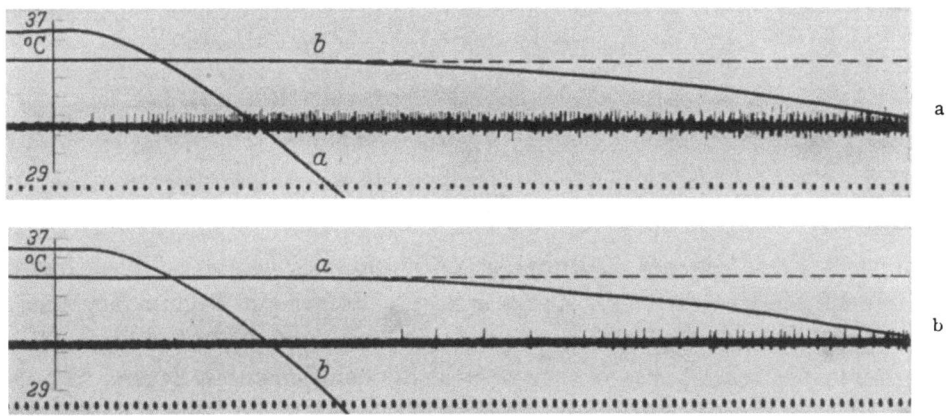

Abb. 80. Kaltimpulse in einem dünnen Zweig des N. lingualis (Katze) von der Oberseite der Zunge. a Bei Abkühlung von oben her; *a* Temperatur der Oberseite; *b* Temperatur der Unterseite. b Bei Abkühlung von unten her; *a* Temperatur der Oberseite; *b* Temperatur der Unterseite. Die Entladung der Kaltreceptoren beginnt, wenn die Receptorenschicht sich abkühlt. Die Richtung des Gradienten ist belanglos. Zeitmarken $1/_{50}$ sec. [Nach HENSEL u. ZOTTERMAN, J. of. Neurophysiol. 14, 377 (1951).]

gleichzeitig setzt eine Entladung der Kaltreceptoren ein. Nach einer Latenzzeit von etwa 1,5 sec ist die Kälte durch die ganze Zunge gedrungen, und auch die Unterseite beginnt sich langsam abzukühlen. Bei umgekehrter Zunge (Unterseite nach oben) zeigt sich trotz der rapiden Abkühlung der Unterseite kein einziger Kaltimpuls, ein Beweis, daß in dieser Nervenpräparation tatsächlich nur Receptoren von der Oberseite vorhanden waren. Erst wenn die Kälte die ganze Zunge durchsetzt hat und die Oberseite sich abzukühlen beginnt, setzen auch die Entladungen der Kaltreceptoren wieder ein. Warmreceptoren waren in der Nervenpräparation nicht vorhanden.

Um den Einfluß der Blutströmung auszuschalten, wurden auch Versuche mit gedrosseltem Blutstrom ausgeführt, die den in Abb. 81 dargestellten Verlauf zeigten: Wieder sieht man die steile Abkühlung der Zungenoberseite mit

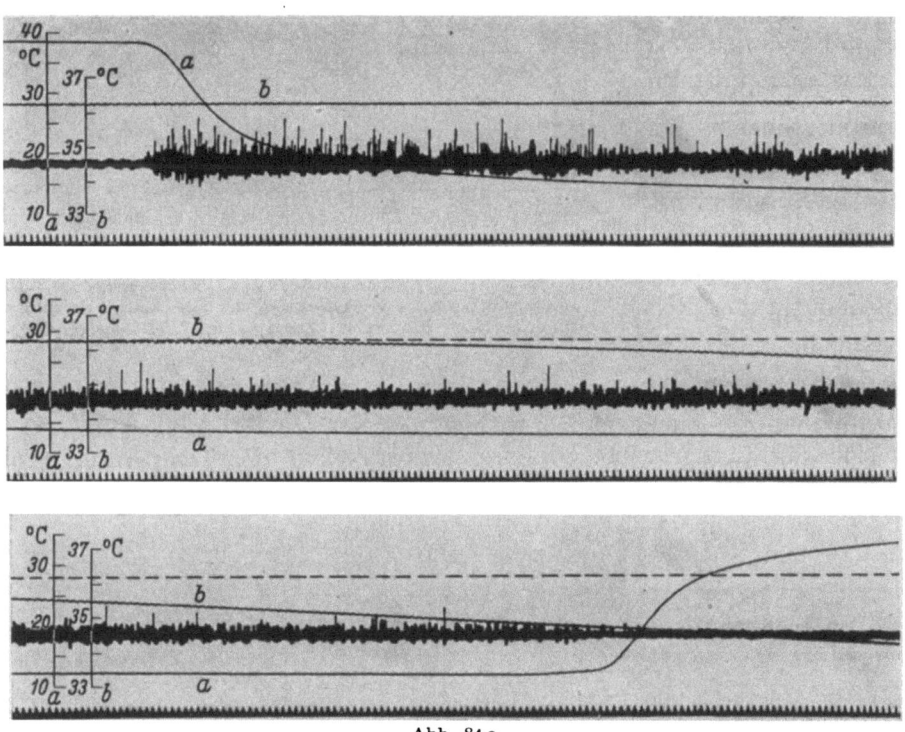

Abb. 81 a

sofortigem Einsetzen der Kaltimpulse (Abb. 81a). Nach etwa 3 sec hat die Kälte auch die Unterseite der Zunge erreicht. Sofort mit Beginn der Wiederaufwärmung hören alle Kaltimpulse auf, ein Beweis, daß alle beteiligten Kaltreceptoren tatsächlich nur in sehr oberflächlichen Schichten liegen. Abb. 81b zeigt, daß bei umgekehrter Zunge (Unterseite nach oben) auch hier die steile Abkühlung der Unterseite keine Kaltimpulse hervorruft; erst mit beginnender Abkühlung der Oberseite setzen sie ein und nehmen ständig zu, je mehr sich die Oberseite abkühlt. Bei Wiederaufwärmung der Unterseite ändern sich die Kaltimpulse, im Gegensatz zu Abb. 81a, überhaupt nicht, weil sich die Oberseite noch nicht erwärmt. Erst nach 3 sec, wenn die Wärme auch die Oberseite erreicht hat, beginnen die Kaltimpulse aufzuhören.

Schließlich führt auch die Abkühlung der Kaltreceptoren auf dem *Blutwege* durch *intraarterielle* Injektion von kalter Ringerlösung (A. lingualis) zu einer Auslösung von Kaltimpulsen, wie Abb. 82 zeigt.

Die Ergebnisse sprechen also eindeutig dafür, daß es zur Erregung der Kaltreceptoren *nicht auf intracutane Temperaturgradienten, auch nicht lokale Gradienten, sondern allein auf die einfache Abkühlung der Receptoren ankommt. Der Blutstrom hat hierbei keinen wesentlichen Einfluß.*

Es ist sehr wahrscheinlich, daß dieselbe Unabhängigkeit von intracutanen räumlichen Temperaturgradienten auch für die Warmreceptoren gilt. Zumindest

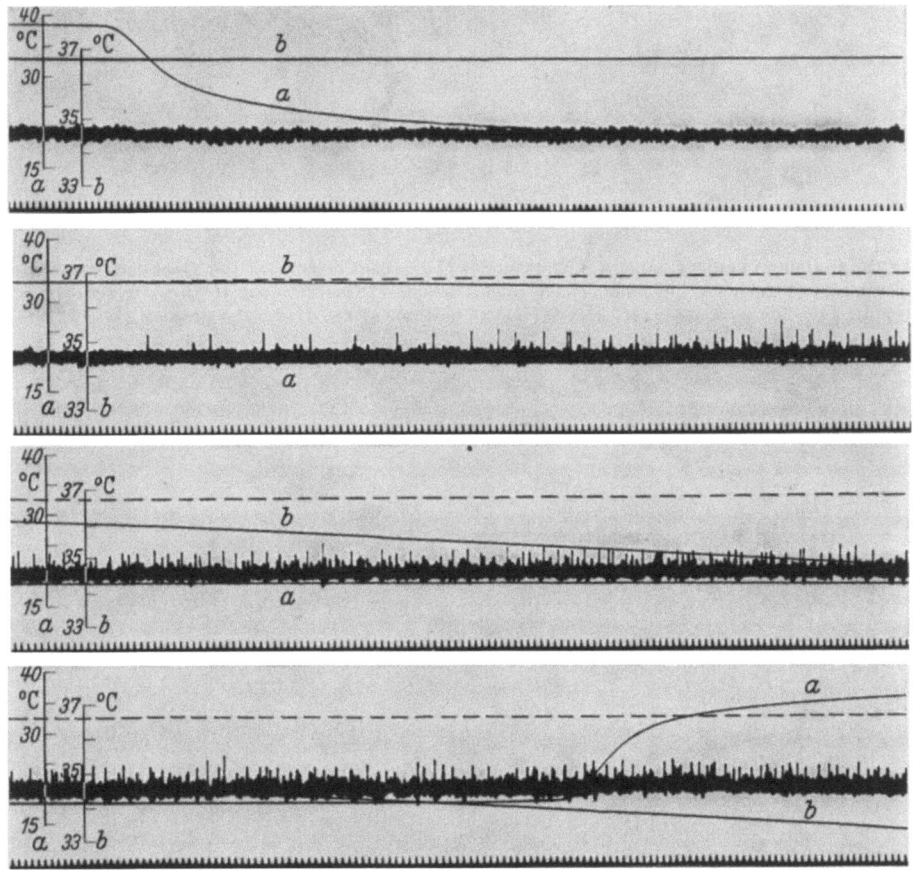

Abb. 81 b.

Abb. 81. Kaltimpulse in einer dünnen Präparation des N. lingualis (Katze). Der Blutstrom zur Zunge ist unterbrochen. Die Kurvenstücke folgen unmittelbar aufeinander. a Bei Abkühlung von oben her; *a* Temperatur der Oberseite; *b* Temperatur der Unterseite; b bei Abkühlung von unten her; *a* Temperatur der Unterseite; *b* Temperatur der Oberseite. Die Entladung der Kaltreceptoren beginnt, wenn die Receptorenschicht sich abkühlt. Die Richtung des Gradienten ist belanglos. Zeitmarken $^1/_{50}$ sec.
[Nach HENSEL u. ZOTTERMAN, J. of Neurophysiol. 14, 377 (1951).]

zeigten sie bei den Versuchen am Menschen in dieser Beziehung kein von den Kaltreceptoren abweichendes Verhalten

4. „Paradoxe" Erregung.

Wenn die Temperatur der Zunge auf über 45° erhöht wird, setzt wiederum eine Dauerentladung der Kaltreceptoren ein (DODT und ZOTTERMAN 1952b). Daß es sich dabei um Schmerzimpulse handelt, ist angesichts der völligen

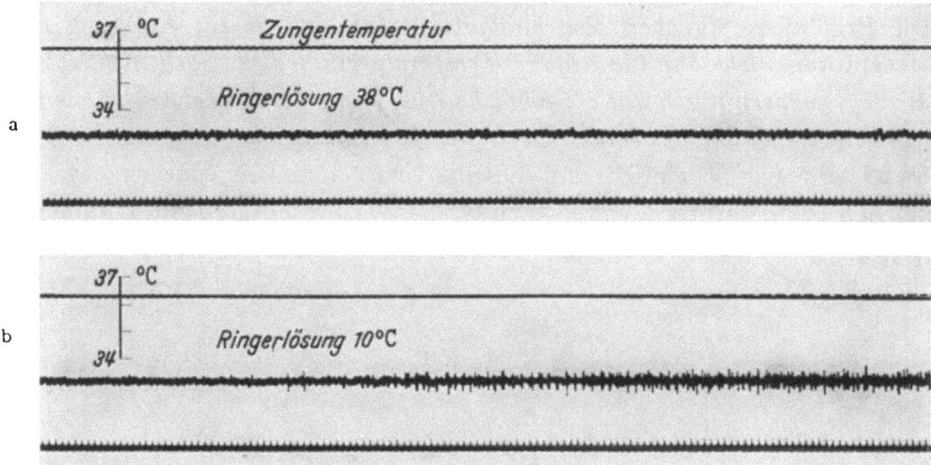

Abb. 82. Kaltimpulse in einer dünnen Präparation des N. lingualis (Hund). a Bei Injektion von warmer Ringerlösung (40⁰) in die A. lingualis; b bei Injektion kalter Ringerlösung (10⁰). Es treten deutliche Kaltimpulse auf. Zeitmarken $1/5$ sec. [Nach HENSEL u. ZOTTERMAN, J. of Neurophysiol. 14, 377 (1951).]

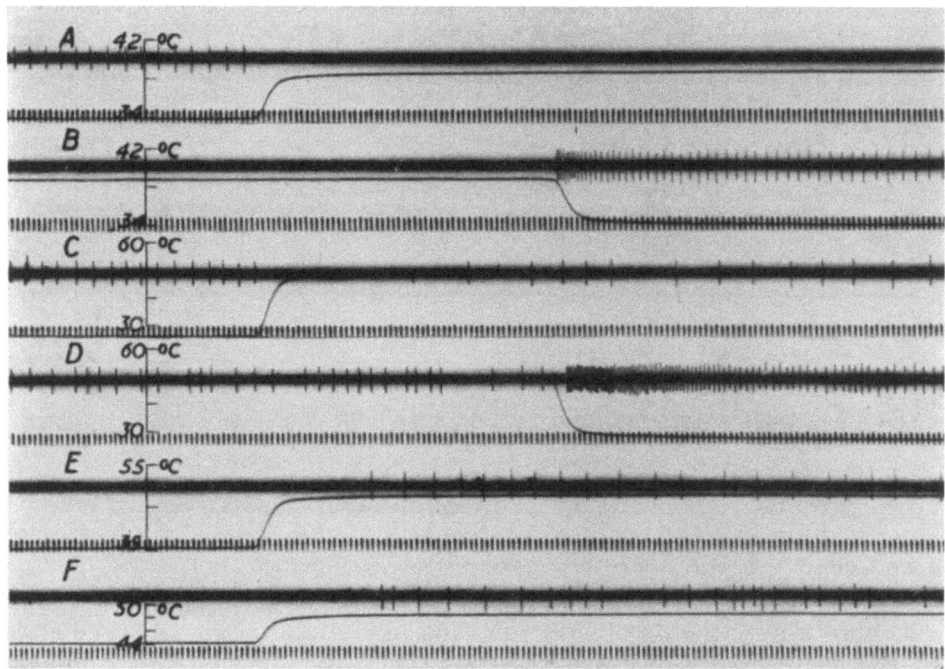

Abb. 83. „Paradoxe" Erregung eines einzelnen Kaltreceptors in der Zunge der Katze. A Temperaturerhöhung von 34 auf 38,7⁰. Die Kälteentladung hört auf. B Abkühlung. C Temperaturerhöhung von 26,3 auf 48,5⁰. Bei der hohen Temperatur setzt die Kälteentladung wieder ein. D Abkühlung. E Erwärmung von 35,6 auf 48,1⁰. F Erwärmung von 44,2 auf 48,5⁰. Zeitmarken $1/{20}$ sec. [Nach DODT u. ZOTTERMAN, Acta Physiol. Scand. (Stockh.) im Druck (1952).]

Identität der Entladung mit der normalen Kaltreceptorenentladung sehr unwahrscheinlich (Abb. 83). Die Entladung beginnt meist 5⁰ oberhalb der „stationären Schwellentemperatur" der Kältefasern, aber in keinem Fall unterhalb 45⁰. Die Maximalfrequenz mit etwa 7 Impulsen/sec wird bei 50⁰ erreicht, wie Abb. 84 zeigt. Bei noch höheren Temperaturen ist zu vermuten, daß die Entladung wieder allmählich verschwindet.

D. Entladung der Warmreceptoren.

Genauere Untersuchungen der Warmreceptoren-Entladung in der Zunge der Katze wurden von DODT und ZOTTERMAN (1952a) ausgeführt. Sie arbeiteten dabei an der Chorda tympani, da sich dort eine bessere Ausbeute an Wärmefasern erzielen ließ als am N. lingualis. Die Erregungsgesetze der Warmreceptoren stimmen in den wesentlichsten Punkten mit denen der Kaltreceptoren überein. Es findet sich auch hier die stationäre *Dauerentladung* bei konstanter Temperatur, von der Abb. 85 ein Versuchsbeispiel an einer einzelnen Wärmefaser zeigt. Die Aktion ist ziemlich unregelmäßig, was vielleicht damit zusammenhängt, daß die einzelne Nervenfaser meist mehrere Receptoren versorgt (vgl. S. 217).

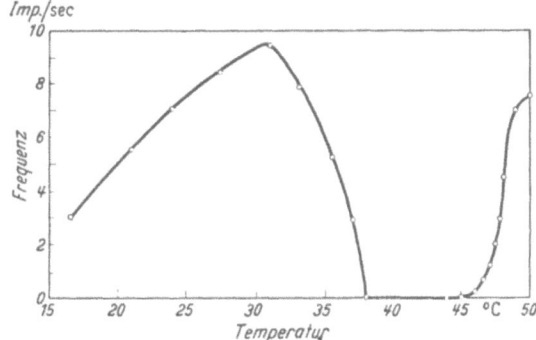

Abb. 84. Stationäre Impulsfrequenz einer einzelnen Kältefaser im N. lingualis der Katze als Funktion der Zungentemperatur. Links bei normaler, rechts bei „paradoxer" Erregung. [Nach DODT u. ZOTTERMAN, Acta physiol. scand. (Stockh.) im Druck (1952).]

In Abb. 86 ist ein Diagramm dargestellt, das die stationäre Entladungsfrequenz verschiedener Wärmefasern als Funktion der Temperatur zeigt. Der Bereich der stationären Dauerentladung reicht — mit einer Ausnahme — von 20—47°, wobei das Maximum zwischen 37,5 und 40° liegt. Auffallend ist die niedrige Maximalfrequenz von 1,5—3,7 Imp/sec, verglichen mit 10 sec bei den Kältefasern.

Bei plötzlicher Erwärmung zeigt sich eine starke Zunahme der Frequenz, die das eigentliche Kriterium dafür ist, daß es sich hierbei um eine Wärmefaser handelt (vgl. S. 277). Bei mäßigen Abkühlungen hört die Entladung der Wärmefaser auf.

Appliziert man plötzliche große Kältesprünge von 8—15°, so tritt eine Art "off-effect", d. h. eine kurze Frequenzerhöhung auf, die bald wieder verschwindet. Diese „*paradoxe*" Warmreceptorenerregung zeigt alle charakteristischen Eigenschaften, die wir auch bei der Erregung der mechanosensiblen Fasern durch Kälte (S. 296) finden. DODT und ZOTTERMAN vermuten, daß es sich dabei vielleicht um eine paradoxe Erregung des Warmreceptors oder des periphersten Teiles der Nervenfaser handelt.

E. Impulse der Thermoreceptoren bei chemischer Erregung.

Von HENSEL und ZOTTERMAN (1951f) wurde die Wirkung des *Menthols* auf die sensiblen Impulse der Thermoreceptoren näher untersucht. Die

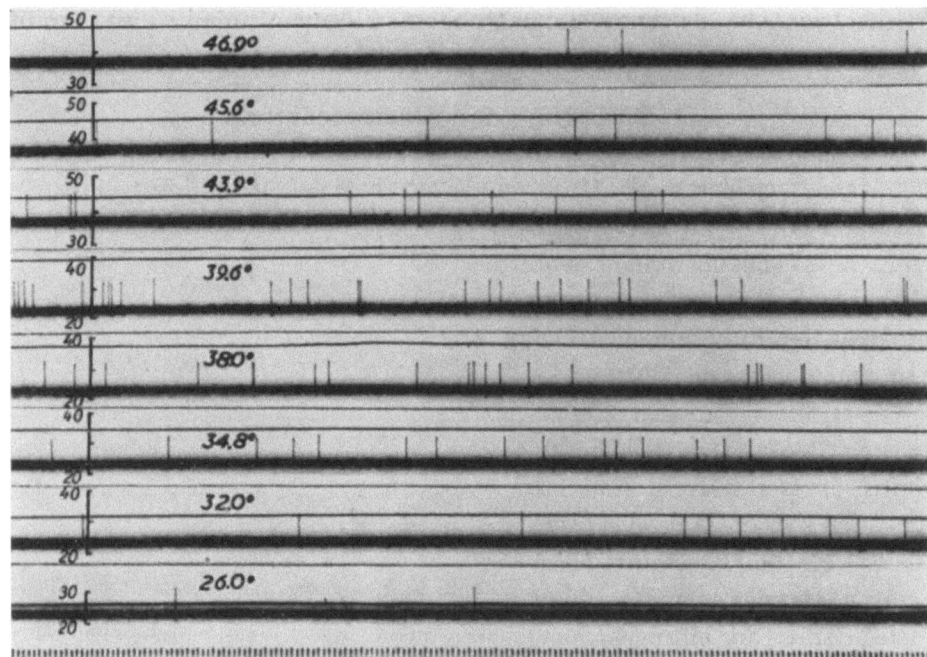

Abb. 85. Aktionspotentiale einer einzelnen Wärmefaser aus der Chorda tympani der Katze bei Reizung der Zunge mit verschiedenen konstanten Temperaturen. Zeitmarken $1/20$ sec. [Nach DODT u. ZOTTERMAN, Acta physiol. scand. (Stockh.) im Druck (1952).]

Versuche waren eine Kombination von thermischer und chemischer Reizung, wobei die Menthollösungen bei aufgesetzter Thermode zwischen die Zungenoberfläche und die Thermode deponiert wurden, so daß jede thermische Veränderung ausgeschlossen war. Die Zungenspitze ist wegen ihrer dünnen, feuchten Schleimhaut, die eine rasche Diffusion der Stoffe ermöglicht, für solche Versuche besonders geeignet.

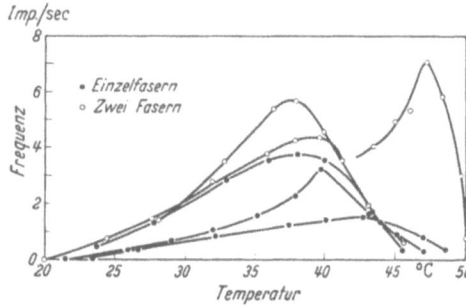

Abb. 86. Stationäre Impulsfrequenzen einzelner Wärmefasern aus der Chorda tympani der Katze als Funktion der Zungentemperatur. [Nach DODT u. ZOTTERMAN, Acta physiol. scand. (Stockh.) (im Druck) (1952).]

Wenn man, wie in Abb. 87 gezeigt ist, die Zunge auf eine konstante Temperatur von 40° bringt, sind meist keine Impulse im N. lingualis zu sehen. Die gleichzeitige Darbietung einer wäßrigen Menthollösung 1:10000 ruft sogleich eine starke Dauerentladung von Impulsen hervor, die bei Erwärmung völlig verschwinden, bei Abkühlung wiederkehren, also mit Sicherheit Entladungen der *Kaltreceptoren* sind. Gleichzeitig bemerkt man bei Erwärmung eine Entladung, die von einer Wärmefaser oder einer paradox erregten Kältefaser stammt. Diese verschwindet bei Abkühlung, während die Kaltimpulse wieder erscheinen. Auch starke, durch Menthol bedingte Entladungen werden durch entsprechende Erwärmung völlig aufgehoben. Man kann also nicht einfach von einer „inadäquaten" Reizung der Kaltreceptoren durch Menthol sprechen, sondern nur von einer *chemischen Sensibilisierung der Thermoreceptoren gegen thermische Reize. Menthol verschiebt den Aktionsbereich der Kaltreceptoren nach*

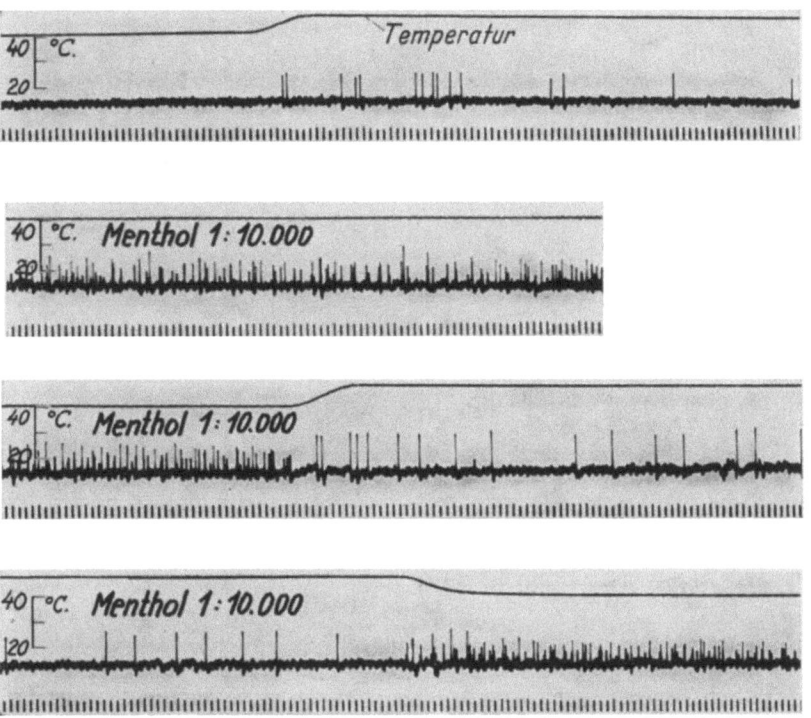

Abb. 87. Kaltimpulse in einer dünnen Präparation des N. lingualis (Katze) bei Applikation von Menthollösungen auf die Zunge. Unter Menthol 1:10000 setzt bei 40° eine starke Entladung ein, die bei höheren Temperaturen aufhört. Die Einzelfaserentladung bei 47° ist eine Wärmefaser oder eine paradox erregte Kältefaser. Zeitmarken $^1/_{50}$ sec. [Nach HENSEL u. ZOTTERMAN, Acta physiol. scand. (Stockh.) 24, 27 (1951).]

höheren Temperaturen, so daß oberhalb der stationären Schwellentemperatur (S. 275) eine Dauerentladung eintritt bzw. die Dauerentladung unterhalb der stationären Schwelle verstärkt wird.

Ein Anhalt dafür, daß Menthol in gleicher Weise auch auf die Warmreceptoren wirkt, ergab sich aus unseren bisherigen Versuchen nicht. Die Angabe in vielen pharmakologischen Lehrbüchern, daß Menthol nur deshalb einen Kälteeffekt hat, weil die Zahl der Kaltpunkte gegenüber den Warmpunkten überwiegt, entbehrt daher bis heute einer objektiven receptorenphysiologischen Grundlage.

Abb. 88 zeigt die Wirkung höherer Mentholkonzentrationen in Form einer öligen Lösung. Bei 25° ist eine Dauerentladung der Kaltreceptoren vorhanden, die von den Druckimpulsen deutlich unterschieden werden kann und die durch konzentriertes Menthol zunächst erheblich verstärkt, nach einigen Minuten aber fast völlig gehemmt wird, obwohl die Temperatur dauernd auf

25° gehalten wird. Wäscht man das überschüssige Menthol zu diesem Zeitpunkt mit warmem Wasser ab, so erholen sich die Kaltreceptoren nach 10 bis 15 min und arbeiten wieder wie zu Beginn. Dieser Effekt ist auch an der

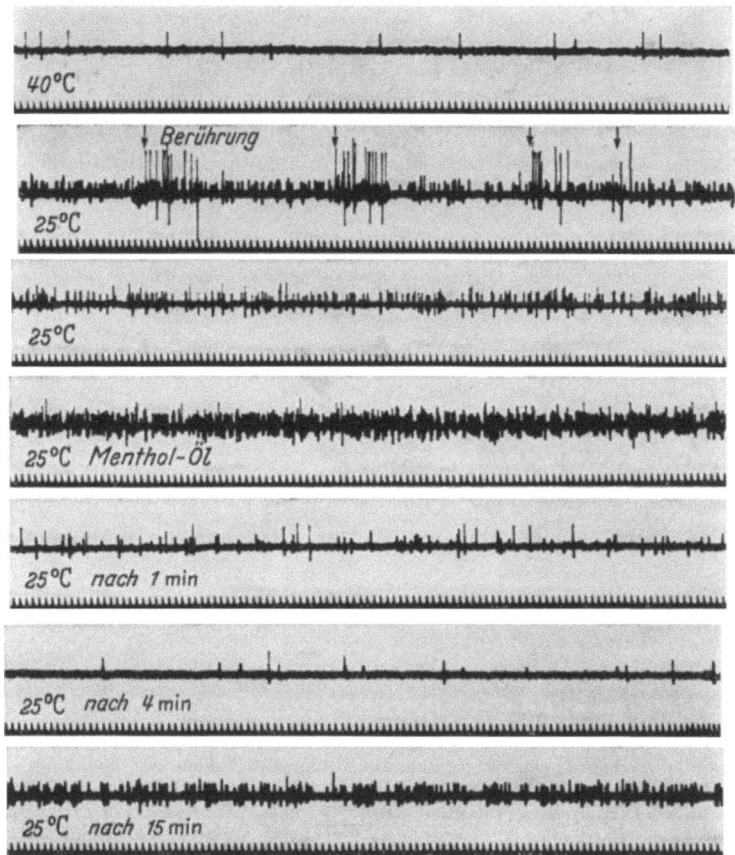

Abb. 88. Aktionspotentiale der Druck- und Kältefasern im N. lingualis (Katze) bei Abkühlung und Berührung der Zunge. Die Kälteentladung wird durch konzentrierte Menthollösung zunächst gesteigert, dann gehemmt. Zeitmarken $^1/_{50}$ sec. [Nach HENSEL u. ZOTTERMAN, Acta physiol. scand. (Stockh.) 24, 27 (1951).]

menschlichen Zunge leicht zu demonstrieren. Gleichzeitig mit der Kältehypästhesie tritt auch eine Hypästhesie aller anderen Receptoren, vor allem der Druck- und Berührungsreceptoren, ein.

Eine Schwellenbestimmung der Mentholwirkung ist in Abb. 89 dargestellt. Während die Zunge dauernd auf 40° gehalten wird, werden steigende Mentholkonzentrationen appliziert, deren Schwelle etwa bei 1:1000000 liegt, während eine Konzentration von 1:200000 schon deutliche Wirkungen hervorruft, die bei 1:100000 und 1:10000 noch erheblich ansteigen. Auch diese Entladungen können durch Erwärmung vollkommen kompensiert werden.

Die äußerst niedrigen Konzentrationen, in denen Menthol noch auf die Impulsentladung der Kaltreceptoren wirkt, dürfte dafür sprechen, daß es in

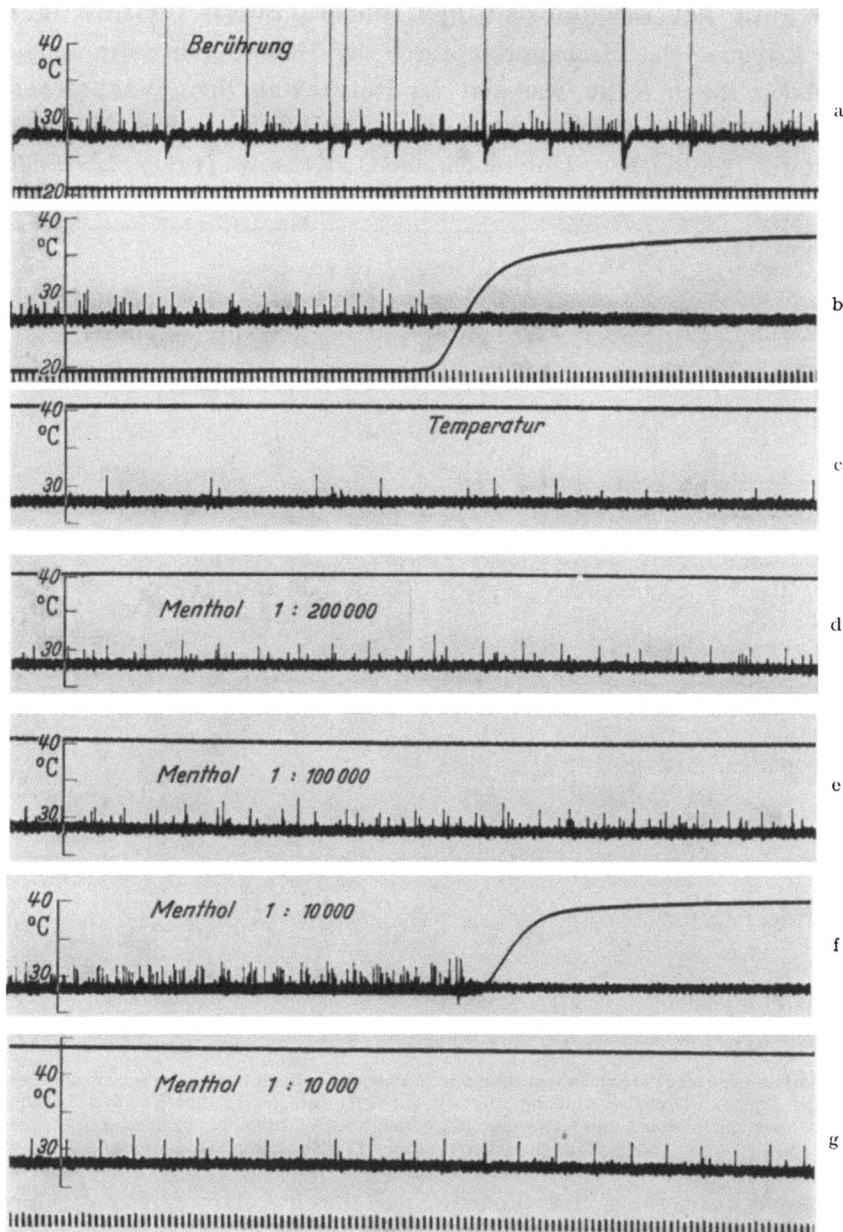

Abb. 89. Bestimmung der Schwellenwirkung des Menthols auf die Kaltimpulse im N. lingualis. a, b Abkühlung und Berührung der Zunge, kleine Kälte- und große Berührungsimpulse; c Kaltimpulse ohne Menthol, d, e Kaltimpulse bei 40° ohne und mit Menthol in steigender Konzentration; f bei schneller Erwärmung von 27 auf 40° verschwindet die mentholbedingte Entladung; g stationäre Mentholentladung bei 43°. Beachte den Unterschied gegenüber c! Zeitmarken $^{1}/_{50}$ sec. [Nach HENSEL u. ZOTTERMAN, Acta physiol. scand. (Stockh.) 24, 27 (1951).]

ein Fermentsystem eingreift, das an der Temperatursteuerung der Receptorenfrequenz beteiligt ist. Nähere Untersuchungen über diesen Vorgang stehen noch aus.

F. Erregung der mechanosensiblen Fasern durch thermische Reize.

Die Erregung der Mechanoreceptoren der Haut durch thermische Reize, insbesondere durch Kälte, war seit der Entdeckung der „WEBERschen Täuschung", daß kalte Gewichte schwerer erscheinen als warme (WEBER 1846), Gegenstand zahlreicher Untersuchungen. KIESOW (1911) bestätigte die

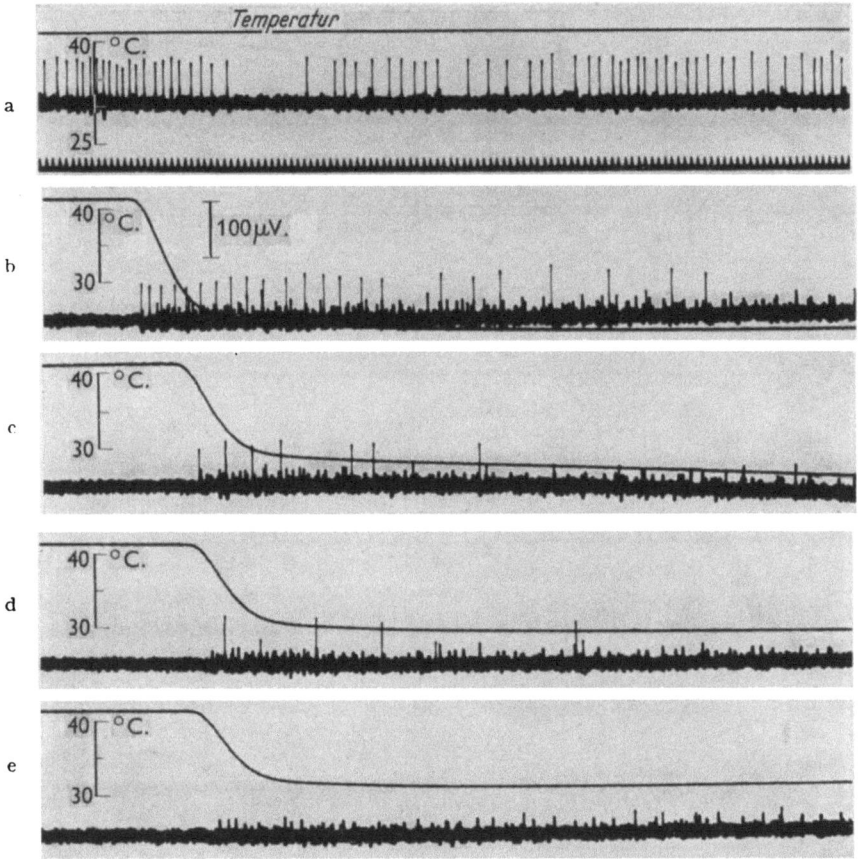

Abb. 90. Impulse in einer dünnen Präparation des N. lingualis (Katze) bei mechanischer und thermischer Reizung der Zunge. a Druck; b Kühlung von 41,5 auf 22°; c auf 26°; d auf 29°; e auf 32°. Die einzelne Druckfaser spricht auch auf Kälte an. Bei e nur noch Kaltimpulse. Zeitmarken $1/_{50}$ sec.
[Nach HENSEL u. ZOTTERMAN, J. of Physiol. 115, 16 (1951).]

„WEBERsche Täuschung" und konnte auch durch Auftropfen von Chloroform oder Äther Druckempfindungen auf der Haut hervorrufen. v. FREY (1916a, b) bestritt die Erregbarkeit der Berührungs- und Druckreceptoren durch Kälte und führte das Phänomen auf „dumpfen Kälteschmerz" zurück, wogegen GOLDSCHEIDER und HAHN (1925a) auf Grund von Versuchen mit verschiedenen Flüssigkeiten und gekühlter Luft zu dem Ergebnis kamen, daß doch eine Erregung der mechanosensiblen Nerven durch die Kälte anzunehmen sei.

HENSEL und ZOTTERMAN (1951d) untersuchten die Frage an den Aktionspotentialen der Berührungs- und Druckfasern und der Kältefasern im N. lingualis der Katze, nachdem einige Zufallsbeobachtungen ergeben hatten, daß in seltenen Fällen auch große Potentiale der β-Fasern bei starker Abkühlung der Zunge auftreten können. Die nähere Untersuchung ergab, daß diese Potentiale von den Berührungs- und Druckfasern herrühren. Zunächst ist festzuhalten, daß große Impulse von 3—5facher Amplitude der typischen Kälteimpulse bei Abkühlung nur beobachtbar sind, wenn die Nervenpräparation auch mechanosensible Fasern enthält. Ist eine einzige mechanosensible

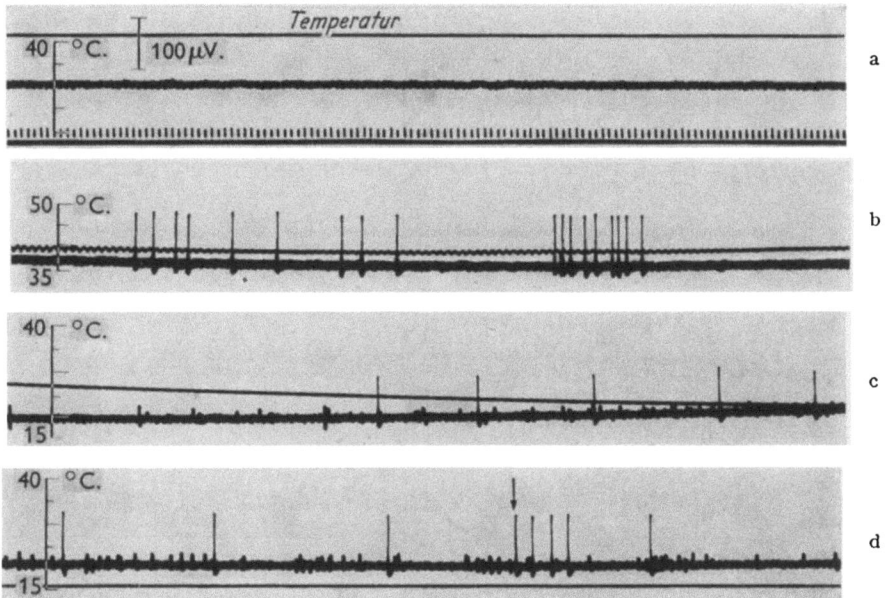

Abb. 91. Impulse in einer dünnen Präparation des N. lingualis (Katze) bei lokaler Reizung des Receptorenfeldes einer einzelnen Berührungsfaser. a ohne Reizung; b mechanische Reizung; c Abkühlung; d Abkühlung, beim Pfeil mechanische Reizung. Zeitmarken $1/_{50}$ sec. [Nach HENSEL u. ZOTTERMAN, J. of. Physiol. 115, 16 (1951).]

Faser vorhanden, was sich an der Einzelfaserentladung bei Druckreizen zeigt, so zeigen auch die großen Impulse bei Abkühlung, sofern sie überhaupt auslösbar sind, immer denselben Typ der Einzelfaserentladung wie bei Druckreizen. Im Gegensatz dazu führen Erwärmungen, auch wenn sie bis zur Zerstörung der Receptoren gehen, nach den Befunden von DODT und ZOTTERMAN (1952b) zu keiner Erregung der Mechanoreceptoren.

Abb. 90 zeigt die Aktionspotentiale einer Nervenpräparation, die außer Kältefasern noch eine einzelne funktionierende mechanosensible Faser enthält. Abkühlung der Zunge löst hier neben den gewöhnlichen Kaltimpulsen dieselbe große Einzelfaserentladung aus, wie mechanische Reizung der Zunge. Die Entladung hört schon nach kurzer Zeit auf, während die Kaltimpulse beliebig lange dauern. Auch ist die Entladung nur durch große Abkühlung auszulösen, während bei kleineren Abkühlungen nur die typischen Kaltimpulse zu sehen sind. Zur näheren Identifizierung der Receptoren, von denen diese „großen Kaltimpulse" ausgehen, wurde das Receptorenfeld einer einzelnen mechanosensiblen Faser auf der Zunge aufgesucht und mittels einer sehr kleinflächigen

Thermode lokal gekühlt (Abb. 91). Auch hier sieht man die völlige Identität der durch lokalen Druck und durch lokale Abkühlung erzeugten Einzelfaserentladung. Beachtenswert ist das völlige Fehlen von kleinen Impulsen bei

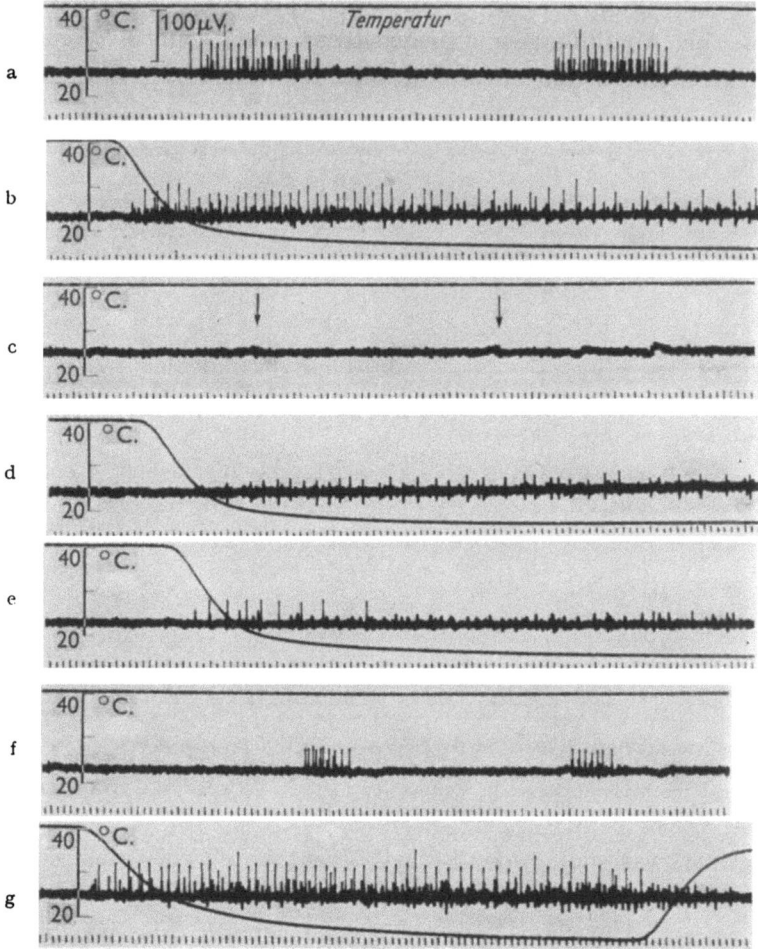

Abb. 92. Wirkung lokaler Narkose auf die mechanische und thermische Erregbarkeit der Druckreceptoren. Impulse einer dünnen Präparation des N. lingualis (Katze). a Druck; b Abkühlung, monophasische Entladungen der Druckfasern; c nach lokaler Stichnarkose der Druckreceptoren, die Pfeile zeigen den Druck an; d Abkühlung, die große monophasische Entladung ist verschwunden; e Stadium der Erholung, Abkühlung; f zweimaliger Druck; g Abkühlung einige Minuten später. Zeitmarken $^{1}/_{50}$ sec.
[Nach HENSEL u. ZOTTERMAN, J. of Physiol. 115, 16 (1951).]

bloßem Druck auf das Receptorenfeld. Am besten geht die Identität der Faser, von der die großen Impulse stammen, aus dem Versuch mit lokalem Druck während der Abkühlung hervor, wobei nur eine einfache Frequenzerhöhung der großen Impulse erfolgt.

Durch Ausschaltung der mechanosensiblen Felder konnten diese an sich schon eindeutigen Befunde noch weiter erhärtet werden. Die Abb. 92 und 93 zeigen das Ergebnis der Ausschaltung der mechanosensiblen Endorgane durch Stichanästhesie nach ENDRES (1930) oder durch lokale Quetschung mit einer feinen Klemme, wobei der Receptor am äußersten Zungenrand lag. In beiden Präparationen sieht man zunächst die mechanosensible Entladung durch Druck auf die warme Zunge, dann dieselbe Entladung bei Abkühlung, zusammen mit den typischen Kaltimpulsen. Nach lokaler Ausschaltung des

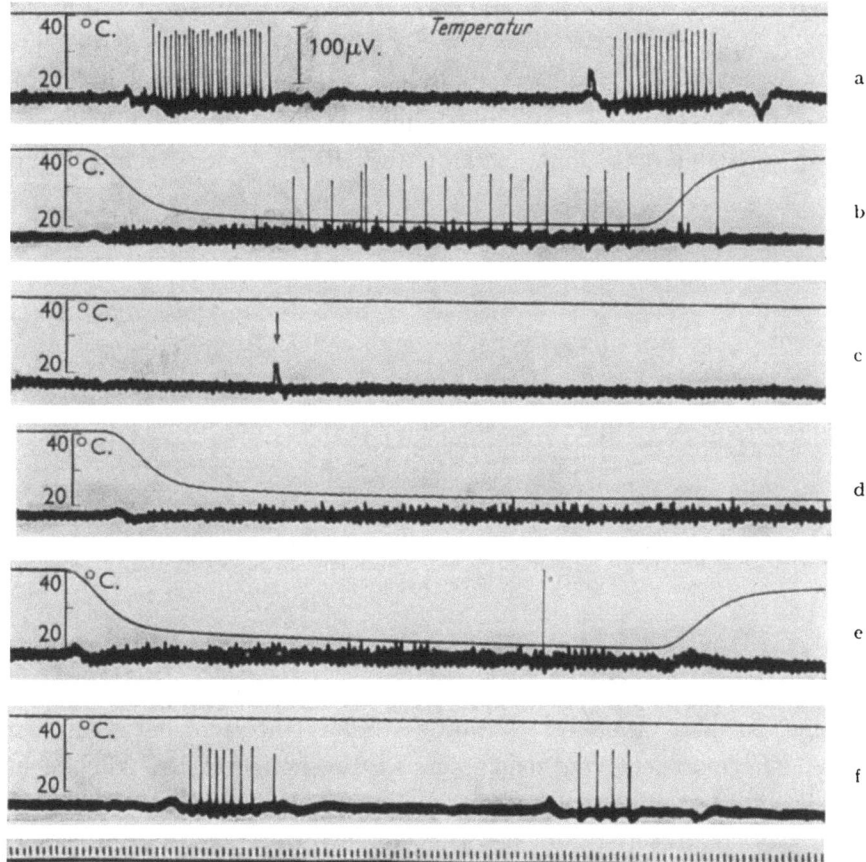

Abb. 93. Reversible Ausschaltung eines Mechanoreceptors durch lokalen Druck. Impulse einer dünnen Präparation des N. lingualis (Katze). a Druck; b Kühlung, Entladung der einzelnen Druckfaser; c nach lokaler Quetschung des Druckreceptors, beim Pfeil wird ein Druckreiz ausgeübt; d Abkühlung, es sind nur noch die kleinen Kaltimpulse zu sehen. e Abkühlung während der Erholung; f Druck. Zeitmarken $1/_{50}$ sec. [Nach HENSEL u. ZOTTERMAN, J. of Physiol. 115, 16 (1951).]

mechanosensiblen Receptorenfeldes bleibt die typische Entladung der Druckfasern sowohl bei Druck als auch bei Abkühlung aus, während die Kaltimpulse auch weiterhin auslösbar sind. Nach Erholung kehrt die Erregbarkeit durch Druck wie auch durch Kälte zurück.

Aus den Versuchen geht zweierlei hervor: einerseits ist die Erregbarkeit der Mechanoreceptoren bzw. mechanosensiblen Fasern durch Kälte erwiesen, andererseits zeigt sich aber doch die relativ hohe *Spezifität* der Thermoreceptoren und der Mechanoreceptoren. Im allgemeinen sind die Mechanoreceptoren auch durch starke Abkühlungen nicht erregbar, wie Abb. 94 zeigt (s. auch Abb. 59). Hier handelt es sich um eine einzelne Berührungs- oder

Druckfaser, die auf mechanische Reizung leicht, auf starke Abkühlung überhaupt nicht anspricht. Bei dieser Präparation ist der seltene Fall eingetreten, daß sie neben der einzelnen mechanosensiblen Faser keine einzige funktionierende Kältefaser enthält.

Wie es scheint, sind die dicksten β-Fasern (12—15 μ) bzw. deren Endorgane höchst spezifisch für mechanische Reize und durch Kälte praktisch nicht erregbar, während die dünneren β-Fasern (8—10 μ) zuweilen auf Kälte ansprechen. Ob es in diesem Falle angebracht ist, von „Mechano-Thermoreceptoren" zu sprechen oder von „inadäquater" Reizung der Mechanoreceptoren

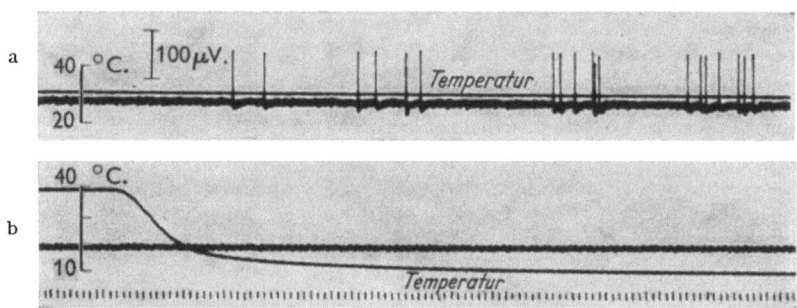

Abb. 94. Impulse einer einzelnen Druckfaser im N. lingualis (Katze). a Druck; b Abkühlung. Der Receptor zeigt keine Reaktion. Zeitmarken ¹/₅₀ sec. [Nach HENSEL u. ZOTTERMAN, J. of Physiol. 115, 16 (1951).]

durch Kälte, ist eine Frage der Terminologie; es erscheint aber berechtigt, dies Phänomen doch eher als inadäquate Reizung aufzufassen, da es erstens eine Ausnahme ist und zweitens charakteristische Unterschiede gegenüber den „echten" Thermoreceptoren zeigt: das Ansprechen erst bei erheblichen Abkühlungen und vor allem das rasche Abklingen bei konstanten Temperaturen, während das Charakteristikum der Thermoreceptoren gerade ihre Dauertätigkeit ist (s. S. 273). Immerhin könnte aber die Tatsache, daß gewisse Receptoren sowohl auf thermische als auch auf mechanische Reize ansprechen, auf ein *gemeinsames Grundprinzip der Receptorenfunktion* hinweisen.

Es ist sehr wahrscheinlich, daß es sich hier wirklich um eine Kältereizung des Mechano-*Receptors* oder mindestens der Nervenfaser in unmittelbarer Nähe des Receptors und nicht etwa des *Nervenstammes* handelt, wie in Versuchen von BERNHARD und GRANIT (1946), v. EULER (1947), GRANIT und LUNDBERG (1947) und LUNDBERG (1948). Die Potentiale, die durch die Kälte ausgelöst werden, sind in Form und Höhe vollkommen identisch mit den Potentialen, die bei Druckreiz der Receptoren entstehen. Auch eine punktuelle Kühlung des Receptorenfeldes einer einzelnen Druckfaser, ohne nennenswerte Kühlung des Nervenstammes, löst die charakteristischen Impulse aus, während eine isolierte Ausschaltung des Receptors durch punktuelle Quetschung zu einem Verschwinden aller Impulse führt, auch wenn der ganze übrige Nervenstamm großflächig gekühlt wird. Auch eine *mechanische* Reizung des Druckreceptors bei der Abkühlung, etwa durch lokale Vasoconstriction, erscheint ausgeschlossen, da die Impulse mit großer Präzision und manchmal mit Latenzzeiten von nur einigen hundertstel Sekunden ansprechen und bei Erwärmung wieder aufhören und außerdem eine deutliche quantitative Abhängigkeit von der Größe der Abkühlung zeigen (Abb. 90).

VI. Theorie der Thermoreception.
A. Diskussion der Temperatursinnestheorien.

Die Behandlung der bisherigen Theorien des Temperatursinnes soll nur in kürzester Form erfolgen, da das meiste schon in den beiden vorhergehenden Abschnitten ausgeführt wurde. Abgesehen von den Ansätzen, die *chemische* Faktoren in die Theorie einbeziehen und die gesondert besprochen werden, kann man die Theorien in 3 Gruppen einteilen:

1. Temperatur-Theorien.

Nach der Theorie von HAHN (1926, 1927a, b, 1928, 1929, 1930a, b, 1936, 1949), der sich auch PÜTTER (1927), FROHWEIN (1930), KAESTNER (1931), GOLDSCHEIDER (GOLDSCHEIDER und HAHN 1932), BUDDENBROCK (1937) u. a. angeschlossen haben, ist der adäquate Reiz für die Erregung der Temperaturnerven die *Temperatur ϑ*. Den negativen Zeitfaktor (S. 232) beschreibt die Theorie durch eine „physiologische" Adaptation. Der Verlauf der Temperaturempfindung bzw. Erregung der Thermoreceptoren gliedert sich nach dieser Anschauung in zwei grundsätzlich verschiedene, zeitlich aufeinanderfolgende Phasen: die Phase der *Erregung* und die Phase der *Adaptation*. Das Fundament der Theorie ist das „*Gesetz der konstanten Summe*" von Adaptationstemperatur und Temperaturdifferenz zwischen Adaptations- und Reiztemperatur. Danach wäre z. B. bei Temperatursprüngen nach abwärts auf ein- und dieselbe konstante Endtemperatur (Reiztemperatur) das Erregungsmaximum der Kaltreceptoren immer *gleichgroß*, unabhängig von der Höhe der Ausgangstemperatur (Adaptationstemperatur), so daß „die Erregung der Kältenerven in überhaupt keiner Abhängigkeit von der Größe bzw. Geschwindigkeit der Temperaturveränderung ihrer Endorgane steht, sondern einzig durch die tatsächliche Temperatur des Reizobjektes bestimmt wird" (HAHN 1928).

Der Beginn der „Adaptation" ist nach HAHN durch die Überschreitung des Empfindungsmaximums bzw. des Erregungsmaximums der Temperaturnerven definiert. Als physikalische Bedingung für das Einsetzen der Adaptation wird die Annäherung der Receptorentemperatur auf etwa $0,3°$ an die Reiztemperatur (bzw. die Unterschreitung einer bestimmten Mindestgeschwindigkeit der Temperaturbewegung (in der Größenordnung zwischen 0,004 bis $0,018°/sec$) angesehen.

Auf seinerzeit von HENSEL (1950b) erhobene theoretische Einwände gegen verschiedene Punkte der HAHNschen Theorie brauchen wir hier nicht näher einzugehen, da neuerdings sowohl am Menschen (unveröff.), als auch bei objektiver Registrierung der Thermoreceptorenerregung im Tierversuch (HENSEL und ZOTTERMAN 1951a, b, e) der experimentelle Beweis erbracht werden konnte, *daß das „Gesetz der konstanten Summe" nicht gilt*.

1. Beim „Grundversuch" von HAHN an der Hand ergaben die thermoelektrischen Registrierungen sowohl an der Hautoberfläche, als auch in 0,05 mm Tiefe (mittlere Tiefe der Thermoreceptoren nach HAHN) einen völlig anderen Temperaturverlauf als ihn HAHN vermutete. Beispielsweise beträgt 3 sec (Zeit des Empfindungsmaximums) nach Eintauchen der auf 16° adaptierten Hand in Wasser von 36° die Temperaturdifferenz zwischen Receptorentemperatur und Wassertemperatur nicht Bruchteile eines Grades, sondern rund 7° (s. S. 200).

2. Die Registrierung der Thermoreceptorenimpulse ergab auch bei den schnellsten, oszillographisch registrierten Temperatursprüngen (bis zu 250°/sec = 15000°/min), also nach HAHN unter sicherer Vermeidung jeglicher „Adaptation", daß das Erregungsmaximum der Kältenerven deutlich von der *Temperaturdifferenz* abhängt (S. 280).

3. Genau wie im sinnesphysiologischen Versuch am Menschen ergab die Registrierung der afferenten Impulse, daß das Erregungsmaximum keineswegs erst eintritt, wenn die Endtemperatur bis auf 0,3° erreicht ist (bzw. die Änderungsgeschwindigkeit der Receptorentemperatur den Wert von 0,004—0,018°/sec unterschritten hat), sondern schon bedeutend früher; bei schnellen Temperatursprüngen kann die Tätigkeit der Receptoren sogar schon mit maximaler Größe beginnen (Abb. 63 und 72). Das Erregungsmaximum wird sowohl am ganzen Nerven als auch an der Einzelfaser schon zu einem Zeitpunkt überschritten, an dem die registrierte Reiztemperatur erst einen Bruchteil ihres Endwertes erreicht hat. Die Änderungsgeschwindigkeit kann beim Überschreiten des Erregungsmaximums noch bis zu 10°/sec betragen, das ist mehr als das 2000fache des von HAHN (1949) für diese Reiztemperatur angegebenen Wertes.

Ein Wort sei hier noch zu der klassischen Theorie des Temperatursinnes von HERING (1877) gesagt, die trotz der Einwände, die schon PÜTTER (1922) erhob, auch heute noch als einer der möglichen Standpunkte diskutiert wird. Es handelt sich hierbei gar nicht um eine Theorie, sondern um reine *Tautologie*.

Nach HERING entsteht eine Temperaturempfindung folgendermaßen: 1. „Wenn ich an einer Hautstelle weder Wärme noch Kälte empfinde, so ist die Temperaturempfindung an dieser Stelle sozusagen auf dem *Nullpunkte*; die Eigentemperatur, welche der nervöse Apparat der Haut dabei hat, darf als die *Nullpunkttemperatur* bezeichnet werden."

2. „Jede Eigentemperatur des nervösen Apparates, welche über der Nullpunkttemperatur liegt, wird als Wärme, jede unterhalb der Nullpunkttemperatur liegende als Kälte empfunden."

Die tautologische Struktur der HERINGschen Theorie ist leicht einzusehen: Der zweite Satz ergibt sich rein logisch aus dem ersten: „Die Empfindung entsteht, wenn die Hauttemperatur von derjenigen Temperatur abweicht, bei der keine Empfindung vorhanden ist."

Strenger und kürzer läßt sich diese Tautologie mittels der Logistik beweisen. Wenn ϑ_0 die Nullpunkttemperatur und E die Empfindung ist, kann man den 1. Satz der HERINGschen Theorie folgendermaßen schreiben:

$$\vartheta_0 \equiv \sim E$$

($\equiv$ Äquivalenzzeichen, $\sim$ Negationszeichen).

In Worten: Die Nullpunkttemperatur ist äquivalent der Nichtempfindung. Der 2. Satz lautet:

$$E \equiv \sim \vartheta_0.$$

In Worten: Die Empfindung ist äquivalent der Nicht-Nullpunkttemperatur. Beide Sätze sind logisch dasselbe, was durch den Ausdruck

$$[(\vartheta_0 \equiv \sim E) \equiv (E \equiv \sim \vartheta_0)]$$

wiedergegeben wird. Der Satz kann mittels der „Wahrheitswerttafeln" streng als Tautologie nachgewiesen werden. (Über Wahrheitsfunktionen und Wahrheitswerttafeln vgl. CARNAP 1929, REENPÄÄ 1947.)

2. Zeitgradienten-Theorien.

Hierher gehört die WEBERsche Theorie des Temperatursinnes (1846). Nach dieser Auffassung ist der adäquate Reiz für die Thermoreceptoren der *zeitliche Temperaturgradient $d\vartheta/dt$*, also der Differentialquotient der Temperatur nach der Zeit. Der negative Zeitfaktor der Adaptation ist in der Reizbedingung implizit enthalten, wodurch sich die Einführung einer zusätzlichen „physiologischen" Adaptation erübrigt. Der WEBERschen Theorie schlossen sich später die meisten Forscher an, z. B. HOLM (1903a, b), THUNBERG (1905), GERTZ (1921 a, b), v. FREY (1910b, 1929a, b, 1930), v. FREY und Mitarbeiter (1930), PIÉRON (1935), v. SKRAMLIK (1937) u. a., während ihr insbesondere HERING (1877), HAHN (1926, 1927a, b, 1928, 1929, 1930a, b, 1936, 1949) und GOLDSCHEIDER und HAHN (1932) widersprachen. Neuere experimentelle Gegenbeweise gegen die WEBERsche Auffassung wurden von HENSEL (1950b), STOECKLE (1950) und HENSEL und ZOTTERMAN (1950b, 1951a, b, c) erbracht (S. 235 ff. u. 273 ff. Wir können uns hier mit einer kurzen Zusammenstellung der wesentlichen Gegenbeweise begnügen:

1. Bei konstanter Intracutantemperatur können Dauerempfindungen vorhanden sein.

2. Auch während einer relativen Aufwärmung können Kaltempfindungen vorhanden sein („Kälte-Nachempfindung").

3. Temperatursprünge gleicher Größe, d. h. Temperaturbewegungen gleicher Änderungsgeschwindigkeit, führen in verschiedenen Temperaturbereichen zu verschiedenen Temperaturempfindungen.

4. Die Thermoreceptoren zeigen bei konstanter Temperatur eine Dauerentladung.

5. Die Frequenz dieser Dauerentladung ist eine Funktion der absoluten Temperatur.

6. Während relativer Erwärmungen können Kaltimpulse vorhanden sein.

7. Temperatursprünge gleicher Größe führen in verschiedenen Temperaturbereichen zu verschiedenen Entladungsfrequenzen der Thermoreceptoren.

Sämtliche Tatsachen sind unvereinbar mit der WEBERschen Theorie, wobei die sinnesphysiologischen Einwände durch die elektrophysiologischen Befunde in allen Punkten erhärtet werden.

3. Raumgradienten-Theorien.

Auch zu den Anschauungen, nach denen der *räumliche Temperaturgradient $d\vartheta/dx$* oder der Differentialquotient der Temperatur nach dem Ort in irgendeiner Form als „adäquater Reiz" für die Thermoreceptoren zu betrachten ist, haben wir nichts Wesentliches mehr hinzuzufügen. Die alte VIERORDTsche Theorie wurde bereits von HERING widerlegt. Aber auch die neueren Modifikationen der räumlichen Gradiententheorie, wonach Gradienten in verschiedenen Hautschichten, unabhängig von ihrer Richtung (EBBECKE 1917) lokale Gradienten in der Nähe der Blutgefäße (BAZETT und McGLONE 1930, 1932a, BAZETT 1941, 1949, 1950) oder die Änderungsgeschwindigkeit der Richtung und Steilheit des Gradienten (WINDISCH 1931, REIN 1949) der adäquate Reiz für die Thermoreceptoren sind, lassen sich mit den neueren experimentellen Befunden nicht mehr vereinigen.

Nach sämtlichen Gradiententheorien führt beispielsweise eine *Versteilerung* des normalen Gradienten der obersten Hautschichten zu einer Erregung der *Kaltreceptoren*, während sich aus den sinnesphysiologischen und elektrophysiologischen Versuchen klar ergibt, daß auch eine *Abflachung* dieses Gradienten in gleicher Weise eine Erregung der Kaltreceptoren herbeiführt, wenn nur die Haut in toto dabei abgekühlt wird. Auf welche Weise diese Abflachung des Gradienten erreicht wird, ob durch Kühlung von der Unterseite her — mit oder ohne Drosselung des Blutstromes — oder durch intravenöse oder intraarterielle Kühlung, ist dabei gleichgültig.

B. Die zentrale Schwelle.

Alle bisherigen Befunde sprechen dafür, daß die Schwellen der bewußten Temperaturempfindung *zentrale* Schwellen sind (vgl. v. WEIZSÄCKER 1926, SCHRIEVER 1936). In erster Linie geht dies aus den Reizflächenversuchen hervor (s. S. 246).

Eine nähere Abgrenzung der peripheren und zentralen Bedingungen der Temperaturempfindung kann erst erwartet werden, wenn direkte Einblicke in die peripheren Vorgänge durch Registrierung der afferenten Impulse der Temperaturfasern möglich sind. Soweit Versuche dieser Art vorliegen (HENSEL und ZOTTERMAN 1951e), brachten sie eine weitgehende Bestätigung der aus den Flächenversuchen gezogenen Folgerungen. Wenn wir die an der Katze und am Hund gefundene Funktionsweise der Thermoreceptoren auf den Menschen übertragen können, was für die allgemeinen Gesetzmäßigkeiten sicherlich möglich ist, so sprechen auch die elektrophysiologischen Ergebnisse eindeutig für eine zentrale Schwelle, die wesentlich höher liegt, als die Schwelle des Receptors. Eine konstante Temperatur von beispielsweise 35 bis 36°, die an der menschlichen Zunge noch keinerlei Temperaturempfindung hervorruft, führt bei einzelnen Kaltreceptoren schon zu einer erheblichen Dauerentladung.

Der Begriff der zentralen Schwelle besagt, daß eine gewisse, an die *zentralen Teile des Nervensystems gelangende Impulsfrequenz und Impulszahl überschritten* sein muß, bevor eine bewußte Temperaturempfindung eintritt (HENSEL und ZOTTERMAN 1951e). Von der auftretenden „*Gesamtwirkung*" hängt es ab, ob die zentrale Erregung unterschwellig oder überschwellig ist. Schon SCHRIEVER (1936) war zu der ähnlichen Auffassung gelangt, „daß wir unmittelbar die summative ‚Gesamtwirkung' der Impulse wahrnehmen. Doch nehmen wir diese wohl nicht ganz wahr, sondern erst nach Überschreitung einer gewissen Stärke." Über die Lokalisation dieser zentralen Vorgänge können wir heute nur Vermutungen äußern. Wahrscheinlich sind alle Regionen, in denen Summation stattfinden kann, also spinale, subcorticale und corticale Gebiete, daran beteiligt.

1. Zeitliche und räumliche Summation.

Die zentrale „Gesamtwirkung" der afferenten Impulse kann auf zweierlei Weise zustande kommen:

1. Durch „zeitliche Summation" der afferenten Impulse (temporal summation). Hierbei käme es auf die Impulsfrequenz und Impulszahl der einzelnen afferenten Faser an.

2. Durch „räumliche Summation" („Verstärkung", v. FREY) der afferenten Impulse (spatial summation), wobei der entscheidende Faktor die Zahl der Fasern ist, die gleichzeitig erregt sind.

Zeitliche und räumliche Summation können sich wechselseitig vertreten. Als anatomische Grundlage dieser Vertretbarkeit nimmt man eine weitgehende Überschneidung der zentralen Ausbreitungsgebiete der afferenten Nervenfasern an (SCHRIEVER 1936), so daß die zeitlichen und räumlichen Faktoren an ein und demselben anatomischen Substrat angreifen.

Für die Temperaturempfindung wäre demnach bis zu einer gewissen Flächengröße eine bestimmte Impulsfrequenz bzw. Impulszahl der Einzelfaser einer bestimmten Zahl von Fasern *äquivalent*. Dies stimmt mit allen experimentellen Ergebnissen der Temperatursinnesphysiologie und der Elektrophysiologie der Thermoreceptoren sowie mit den Erfahrungen an anderen flächenhaften Sinnen (Drucksinn, Auge) sehr gut überein. Diejenigen Reizparameter, die die Entladung des einzelnen Thermoreceptors beeinflussen (Temperatur und Zeit) können innerhalb weiter Grenzen gegen den Parameter der Reizfläche ausgetauscht werden.

Bei anderen Funktionen kennt man diese Äquivalenz von zeitlicher und räumlicher Summation ebenfalls. Dies haben vor allem SCHRIEVER und Mitarbeiter an den verschiedensten Reflexen gezeigt (SCHRIEVER 1936). Bei fortschreitender Durchschneidung der Fasern eines afferenten Nerven war eine fortlaufende Erhöhung der Reizfrequenz erforderlich, um denselben Summationseffekt zu erzielen.

2. Sinnesphysiologische Bedeutung der zentralen Schwelle.

Mit der Verbindung von Impulsphysiologie und Sinnesphysiologie stehen wir noch ganz am Anfang. Beim Temperatursinn scheint aber die Möglichkeit zu bestehen, die peripheren afferenten Vorgänge und die Temperaturempfindung direkt zu vergleichen, da die reizmetrischen Bestimmungsstücke heute für beide hinreichend bekannt sind. Es ist zu hoffen, daß die zukünftige Forschung über die Bedeutung der zentralen Faktoren auf allen Sinnesgebieten noch mehr zutage fördern wird, während bisher das Interesse fast nur den zentralen Vorgängen beim Schmerz galt.

Wenn man unter Einführung der zentralen Schwelle die sinnesphysiologischen Befunde mit den afferenten Impulsen der Thermoreceptoren vergleicht, so ergibt sich eine recht gute Übereinstimmung. Wie wir gesehen haben, ist die Schwellenbedingung der Temperaturempfindung von den Parametern der Temperatur, Zeit und Fläche abhängig (S. 235 ff):

$$E \ni f(\vartheta, t, F),$$

während für die Erregungsfrequenz n/t eines einzelnen Thermoreceptors zwei Parameter, Temperatur und Zeit, wesentlich sind:

$$\frac{n}{t} \ni \Psi(\vartheta, t).$$

n Zahl der afferenten Impulse, t Zeit.

Die Einführung der zentralen Schwelle als Größe der „Gesamtwirkung" G ergibt dann folgende Schwellenbedingung der Temperaturempfindung:

$$E \ni \Phi(G) \ni \varphi \frac{N}{t} \ni f(\vartheta, t, F),$$

wobei N die Gesamtzahl aller afferenten Impulse ist. Es ist hier die Schwellenbedingung der Temperaturempfindung auf drei verschiedene Arten formuliert: als *äußerer* „Reiz", als *peripherer* Vorgang im Nerven und als *zentrale* „Gesamtwirkung".

Man kommt also grundsätzlich zu demselben reizmetrischen Ansatz, wenn man sinnesphysiologisch die Empfindungsschwelle oder impulsphysiologisch die „Gesamtwirkung" der afferenten Impulse einsetzt. Hiermit wird zumindest sehr wahrscheinlich, daß die neurophysiologische „Entsprechung" der bewußten Temperaturempfindung tatsächlich die „Gesamtwirkung" der afferenten Impulse ist.

C. Zum Problem der Receptorenenergetik.

Die *stationäre Dauererregung* der Thermoreceptoren macht eine grundlegende Revision der Vorstellung notwendig, daß jedes Sinnesorgan nur arbeitet, wenn eine *Energieübertragung zwischen Außenwelt und Körper* stattfindet, wobei die Stromlinien des Energiestromes das Sinnesorgan durchsetzen (ZWAARDEMAKER 1905). Diese Vorstellung bedeutet, auf den Temperatursinn angewandt: „Temperaturgleichgewichte kommen selbstredend nicht zur Wahrnehmung, stationäre Wärmeströmungen nur in extremen Fällen (ZWAARDEMAKER). Einen ähnlichen Standpunkt vertritt v. SKRAMLIK (1937), wenn er schreibt: „Es unterliegt keinem Zweifel, daß ohne ein Temperaturgefälle, also ohne eine Wärmeströmung, Temperaturempfindungen *nicht* auftreten können."

Auch v. FREY (1929b) machte den „grundsätzlichen Einwand", „daß nicht recht einzusehen ist, wie Temperaturen als solche reizend wirken sollen, solange sie innerhalb der schmerzerregenden Grenzen bleiben. Zu jeder Art von Reizung bedarf es einer Arbeitsleistung an der nervösen Substanz bzw. an dem vorgeschalteten Transformator, die zwar meist äußerst klein, aber nicht Null sein kann. Temperaturen stellen ebensowenig eine Arbeitsleistung dar, wie Schwingungszahlen von Stimmgabeln oder wie Geschwindigkeiten, wenn sie auch als Faktoren in Energiemaße eingehen. A. PÜTTER hat zwar die Vermutung ausgesprochen, die Temperatur wirke als Reiz dadurch, daß sie die Geschwindigkeit der chemischen Umsetzungen in den Sinnesorganen in positivem oder negativem Sinne beschleunigt; diese Auffassung ist indessen kaum mit der Erfahrung zu vereinigen, daß die Unterschiedsempfindlichkeit des Temperatursinnes am größten ist bei 28° und bei höheren und tieferen Temperaturen abnimmt."

Auf die Formulierung der Temperatur als Energiedimension (ZWAARDEMAKER 1905), z. B. als die mittlere kinetische Energie der Moleküle, wollen wir hier nicht näher eingehen. Die elektrophysiologischen Versuche haben inzwischen gezeigt, daß eine stationäre Dauererregung der Kaltreceptoren auch dann möglich ist, wenn Temperaturgleichgewicht zwischen beiden Seiten der Receptorenschicht herrscht, der räumliche und zeitliche Temperaturgradient also = 0 wird. In diesem Falle herrscht ein thermisches *Energiegleichgewicht* zwischen Außenwelt und Receptor, bei dem kein Austausch von Wärmeenergie durch den Receptor hindurch stattfindet. *Es müssen sich also im Receptor „spontane" stationäre Vorgänge, in erster Linie wohl chemischer Art, abspielen, ohne daß von außen her eine thermische Arbeitsleistung am Receptor erfolgt.*

Daß keine Receptorenerregung ohne Energieaufwand möglich ist, ist selbstverständlich; diese Energie muß aber nicht unbedingt von außen als thermische Energie zugeführt werden, sondern kann ebensogut aus einem Stoffwechselprozeß im Receptor selbst stammen. Es ist daher auch nicht sinngemäß, die Schwellen des Temperatursinnes in Analogie zum Auge und Ohr (ZWAARDEMAKER 1905, V. KRIES 1923, AUTRUM 1948, DE VRIES 1948) in Arbeits- oder Leistungsgrößen anzugeben, wie bei ZWAARDEMAKER (1905), GEBLEWICZ (1935), HARDY und OPPEL (1937, 1938), OPPEL und HARDY (1937a, b), HARDY und Mitarbeiter (1939), EBAUGH und THAUER (1949), THAUER und EBAUGH (1952), es sei denn, man kennt die Energie des Spontanprozesses im Receptor.

Wenn man die neueren Untersuchungen der afferenten Impulse verschiedener Receptoren betrachtet, so findet man, daß eine solche „Spontantätigkeit" ohne äußere thermische oder mechanische Arbeitsleistung am Receptor gar nicht so selten ist. Der wesentliche Unterschied, den man meist in der „Spontantätigkeit" zentralnervöser Elemente und der nicht spontanen Tätigkeit der peripheren nervösen Elemente sieht, ist somit kein prinzipieller.

Es erscheint berechtigt, neben die allgemeine Konzeption der Sinnesreceptoren als *Energietransformatoren* für äußerlich zugeführte freie Energie ein anderes, nicht minder universelles Prinzip zu setzen: den *Sinnesreceptor als rhythmisch spontan tätiges Organ, das seine Energie aus einem stationären*

Stoffwechselprozeß bezieht, der von außen nur im Sinne einer „Frequenzmodulation" beeinflußt wird, wobei eine äußere Arbeitsleistung am Receptor nur bei einer Frequenz*änderung* erforderlich ist (BURTON 1939a).

Die Sinnesorgane, die so arbeiten, gehören zu denjenigen, die bei konstanter Reizintensität nur eine unvollständige „Adaptation" zeigen. Das sind vor allem die Thermoreceptoren und verschiedene Mechanoreceptoren, die bei konstanter Kraft, also im mechanischen Energiegleichgewicht, dauernd arbeiten. Tabelle 11 zeigt, daß ein solches Prinzip der Receptorentätigkeit ziemlich weit verbreitet ist.

Tabelle 11. *Zusammenstellung einiger „spontan" tätiger Receptoren.*

Receptor	Tier	Autor
Bogengangsreceptoren	(Raja)	LOWENSTEIN u. SAND (1940), LEDOUX (1949)
Otolithenreceptoren	(Raja)	LOWENSTEIN u. ROBERTS (1950)
Druckreceptoren (*nicht* PACINIsche Körperchen!)	(Katze)	GRAY u. MATTHEWS (1951)
Seitenlinienorgane	(Ameiurus)	HOAGLAND (1933a, b)
Seitenlinienorgane	(Raja)	SAND (1937)
Druckreceptoren . . . ·. . . .	(Raja)	SAND (1938)
LORENZINIsche Ampullen . . .	(Raja)	SAND (1938)
Pressoreceptoren des Carotissinus	(Hund, Katze)	BRONK u. STELLA (1935), LANDGREN (1952)
Muskelspindeln	(Frosch)	ADRIAN u. ZOTTERMAN (1926a), ADRIAN (1928), MATTHEWS (1931), KATZ (1950a)
Muskelspindeln	(Katze)	MATTHEWS (1933), HUNT u. KUFFLER (1951a, b)
Dehnungsreceptoren der Lunge		ADRIAN (1933)
Thermoreceptoren	(Hund, Katze)	HENSEL u. ZOTTERMAN (1951a, b, e), DODT u. ZOTTERMAN (1952a, b), HENSEL (1952b)

D. Der Erregungsvorgang der Thermoreceptoren.

1. Chemische Theorien.

Bei der Beeinflussung der Entladungsfrequenz durch die Temperatur wird man wohl in erster Linie an temperaturabhängige *chemische* Reaktionen in den Thermoreceptoren denken. Ansätze in dieser Richtung wurden schon von verschiedenen Autoren gemacht, erstmals wohl von PÜTTER (1922, 1924, 1927), der die Ansicht äußerte: „Die Temperatur wirkt als Reiz dadurch, daß sie die Geschwindigkeit der chemischen Umsetzungen in den Sinnesorganen beschleunigt (im positiven oder negativen Sinne)." Diese Anschauung, die der allgemeinen chemischen Theorie der Reizvorgänge PÜTTERs (1918) entspringt, gewinnt durch die elektrophysiologische Analyse der Thermoreceptorentätigkeit wieder erhöhtes Interesse, nachdem sie zunächst durch v. FREY (1929b) abgelehnt worden war.

O'CONNOR (1932, 1935a, b, 1936a, b, 1938 und O'CONNOR und Mitarbeiter 1935) äußerten ebenfalls die Vermutung, daß der Vorgang der Receptorenerregung in temperaturabhängigen chemischen Reaktionen zu suchen sei. Nach ihren Untersuchungen zeigt die Aktivität der Kaltreceptoren verschiedene Erregbarkeitsmaxima bei 29, 35 und 38°, die in Zusammenhang mit ihrem chemischen Umsatz stehen sollen. O'CONNOR (1943, 1949, 1950) vermutet dabei einen Zusammenhang zwischen dem O_2-Verbrauch und den Fettsäuren, die bei bestimmten Temperaturen monomolekulare Filme bilden und dadurch die Wirkung der Oxydationsfermente beeinflussen sollen. Bei unseren Impulsregistrierungen der Thermoreceptoren konnten wir derartige mehrfache Maxima nicht beobachten; vor allem lagen die Maxima der einzelnen Thermoreceptoren bei ganz verschiedenen Temperaturen, was sich nur schwer mit der Auffassung O'CONNORs vereinbaren läßt.

Die *osmotische* Modellvorstellung der Thermoreceptorenerregung von KLEINSTEUBER (1938), die vor allem aufgestellt wurde, um dem auf S. 306 zitierten Einwand v. FREYS zu begegnen, ist nicht brauchbar, da sie den experimentellen Tatsachen, insbesondere der stationären Dauererregung der Thermoreceptoren bei konstanten Temperaturen, nicht entspricht. Es sei hier übrigens bemerkt, daß diese Modellvorstellung auch nicht geeignet ist, die Ansicht v. FREYS zu entkräften, daß zu jeder Erregung der Thermoreceptoren eine Temperaturveränderung notwendig sei; auch das Modell von KLEINSTEUBER arbeitet nur bei Temperaturveränderungen; bei konstanter Temperatur stellt sich seine Leistung dagegen immer auf Null ein.

2. Formale Darstellung der Receptorenerregung.

a) Receptorenentladung bei konstanter und veränderlicher Temperatur.

Abb. 95 zeigt eine schematische Zusammenfassung der Kaltreceptorenerregung bei verschiedenen Temperatursprüngen. Wie wir gezeigt hatten, steigt die Entladungsfrequenz bei konstanten Temperaturen zunächst mit der Temperatur an, erreicht ein Maximum und fällt dann bei noch höheren Temperaturen steil ab bis zum Wert 0 („stationäre Schwellentemperatur"). Die stationäre Entladung der Kaltreceptoren besitzt also in kalten Temperaturbereichen einen positiven, in warmen Bereichen dagegen einen negativen Temperaturkoeffizienten der Entladungsfrequenz.

Im Bereich des positiven Koeffizienten beobachtet man bei Temperatursprüngen das in Abb. 95 A schematisch dargestellte Verhalten. Dieser Verlauf der Receptorenentladung ist derselbe, wie ihn SAND (1938) an den Thermoreceptoren von *Raja* beobachtete und, wegen des gegensätzlichen Verhaltens von Anfangs- und Endfrequenz bei Temperatursprüngen, als „paradoxe" Reaktion bezeichnete. Die Beobachtungen SANDs stellen also einen Teilausschnitt aus dem allgemeinen Verhalten der Kaltreceptoren dar.

Im Bereich des negativen Temperaturkoeffizienten nimmt die Receptorenentladung bei Temperatursprüngen den in Abb. 95 B dargestellten Verlauf.

Die Impulsfrequenzen in t_1 und t_3 sind ziemlich genau die *Spiegelbilder* von t_2 und t_4. Nur kann die Impulsfrequenz bei den Aufwärtssprüngen natürlich nicht negative Werte erreichen, sondern bricht bei 0 ab. Es ist aber zu vermuten, daß sich im Zeitpunkt t_2 und t_4 unterschwellige Vorgänge abspielen, die symmetrisch zu den Vorgängen in t_1 und t_3 verlaufen und von einem

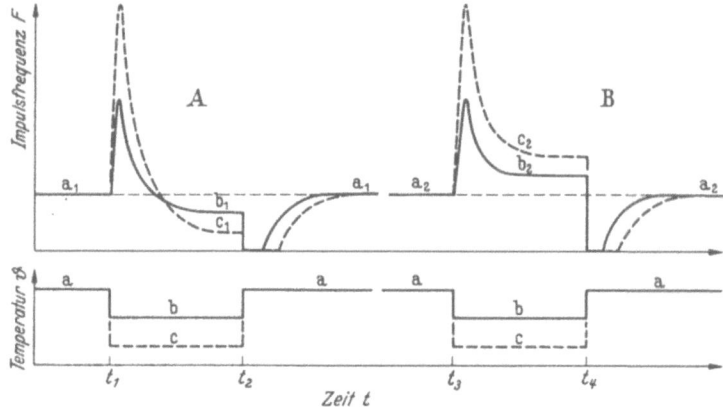

Abb. 95. Schematische Darstellung der wesentlichen quantitativen Gesetzmäßigkeiten der Entladung eines einzelnen Kaltreceptors. *A* Impulsfrequenz im kalten Bereich (von der stationären Maximalfrequenz an gerechnet). Bei der konstanten Temperatur *a* arbeitet der Receptor mit konstanter Frequenz a_1. Fällt die Temperatur auf *b*, so steigt die Frequenz auf einen Maximalwert und fällt dann auf die konstante Endfrequenz b_1 ab. Beim Rückwärtssprung der Temperatur auf *a* hört die Entladung zunächst auf und stellt sich dann auf die Anfangsfrequenz a_1 ein. Bei tieferen Kältesprüngen auf *c* ist das Frequenzmaximum größer, die Endfrequenz c_1 aber *kleiner* als die Endfrequenz b_1. Beim Rückwärtssprung der Temperatur auf *a* ist das impulsfreie Intervall länger, bevor sich die Frequenz wieder auf den Ausgangswert a_1 einstellt. *B*. Impulsfrequenz im warmen Bereich (von der stationären Maximalfrequenz an gerechnet). Die Verhältnisse sind dieselben, bis auf die stationäre Endfrequenz, die hier um so *größer* ist, je *tiefer* die Temperatur ist.

gewissen Zeitpunkt an wieder überschwellig werden. Hier setzt dann die sichtbare Receptorenentladung wieder ein (s. S. 312).

Wenn wir im folgenden versuchen, einige Gesichtspunkte zur formalen Deutung der Gesetzmäßigkeiten der Receptorenentladung zu geben, so beschränken wir uns hierbei auf die normale Tätigkeit der Kaltreceptoren. Über die Warmreceptoren und die „paradoxen" Erregungen liegen noch zu wenig quantitative experimentelle Befunde vor.

Bei der Deutung der stationären und der instationären Kaltreceptorenentladung wird man von zwei wesentlichen Tatsachen ausgehen müssen:

1. Die Entladungsfrequenz der Kaltreceptoren im stationären Zustand zeigt mit ansteigender Temperatur zunächst einen *positiven*, dann einen *negativen* Temperaturkoeffizienten.

2. Im instationären Zustand ist die Entladungsfrequenz bedeutend höher bzw. niedriger als im stationären Zustand. Die Entladung zeigt also eine *überschießende Erregung* oder eine *überschießende Hemmung* vor Einstellung des stationären Zustandes.

Es liegt auf der Hand, daß keine dieser Erscheinungen sich durch die Annahme eines einfachen negativ oder positiv temperaturabhängigen Prozesses beschreiben läßt. Dagegen lassen sich die wesentlichen experimentellen Tatsachen recht gut darstellen, wenn man sie als *Differenz zweier positiv temperaturabhängiger Prozesse* auffaßt, von denen der eine *erregend*, der andere *hemmend* wirkt. Diese Hypothese wurde erstmals von SAND (1938) geäußert, der einen Ansatz mit einem temperaturabhängigen Erregungsprozeß und einem Hemmungsprozeß zur Deutung seiner Befunde an den Thermoreceptoren von *Raja* aufstellte. Wir wollen im folgenden versuchen, die Vorstellung zweier temperaturabhängiger Prozesse unter einigen Modifikationen des SANDschen Ansatzes weiter auszubauen und vor allem auch einige quantitative Werte zu gewinnen.

Als Grundlage unserer Überlegungen seien zwei Vorgänge angenommen: ein Erregungsprozeß E und ein Hemmungsprozeß H. Ihre Differenz soll der tatsächlichen Receptorenfrequenz F entsprechen.

$$F = E - H. \tag{1}$$

Welcher Art diese Vorgänge sind, steht ganz offen. Man mag sie sich als Konzentration einer „Erregungssubstanz" und einer „Hemmungssubstanz" vorstellen oder, mehr in elektrischen Begriffen, als Prozesse, die zur Erzeugung eines negativen oder positiven „generator potential" im Receptor führen.

Die beiden temperaturabhängigen Prozesse E und H könnte man sich im *stationären* Zustand so vorstellen, daß beide mit steigender Temperatur stark ansteigen, wobei $E > H$. Oberhalb des stationären Erregungsmaximums würde die Differenz beider Prozesse kleiner, bis sich die Kurven schließlich bei der stationären Schwellentemperatur schneiden, wobei $E = H$ und die Impulsfrequenz somit 0 wird. Bei noch höheren Temperaturen wäre dann $E < H$.

Für den *instationären* Zustand ergibt sich folgender Verlauf: Wenn die Temperatur von ϑ_1 auf ϑ_2 springt, bewegt sich E und H von dem konstanten Ausgangswert E_1 und H_1 auf einen neuen konstanten Endwert E_2 und H_2. Die Einstellung dieses neuen stationären Zustandes erfolgt nicht momentan, sondern benötigt eine gewisse Zeit, und kann, wie alle derartigen Vorgänge, in erster Näherung als Exponentialfunktion beschrieben werden.

Eine solche exponentielle Einstellung ergäbe sich beispielsweise aus der Annahme, daß E und H proportional der Konzentration von Substanzen sind. Bei konstanter Temperatur herrscht eine konstante Konzentration, die man sich als stationären Zustand zwischen der Reaktionsgeschwindigkeit der Substanzbildung und der Abdiffusion der Substanz aus dem Receptor vorstellen könnte (BURTON 1939a). Wenn die Reaktionsgeschwindigkeit mit dem Temperatursprung auf einen anderen Wert springt, stellt sich exponentiell ein neuer stationärer Zustand der Konzentration ein.

Der Ansatz von SAND, in dem E und H direkt als Reaktionsgeschwindigkeiten aufgefaßt sind, macht dagegen die äußerst schwierige Annahme eines Zeitfaktors in der Einstellung der Reaktionsgeschwindigkeit erforderlich.

Das Wesentliche ist, daß die beiden Vorgänge E und H *verschiedene* Zeitkonstanten haben, und zwar dauert die Einstellung von E wesentlich *länger* als die Einstellung von H. Dies ergibt sich, in Übereinstimmung mit den Ergebnissen von SAND (1938) aus dem Verlauf der Frequenzkurven der Receptorenentladung, bei denen die Maximalfrequenz bei schnellen Temperatursprüngen praktisch momentan erreicht wird.

Wenn entsprechend S. 311 bei konstanter Temperatur ϑ_1 die Erregung E_1, die Hemmung H_1 und die Impulsfrequenz F_1 vorhanden ist, während bei konstanter Temperatur ϑ_2 die Werte E_2, H_2 und F_2 betragen, so ergibt sich bei einem schnellen Temperatursprung von ϑ_1 auf ϑ_2 das in Abb. 96 dargestellte Bild, für das die Ansätze gelten

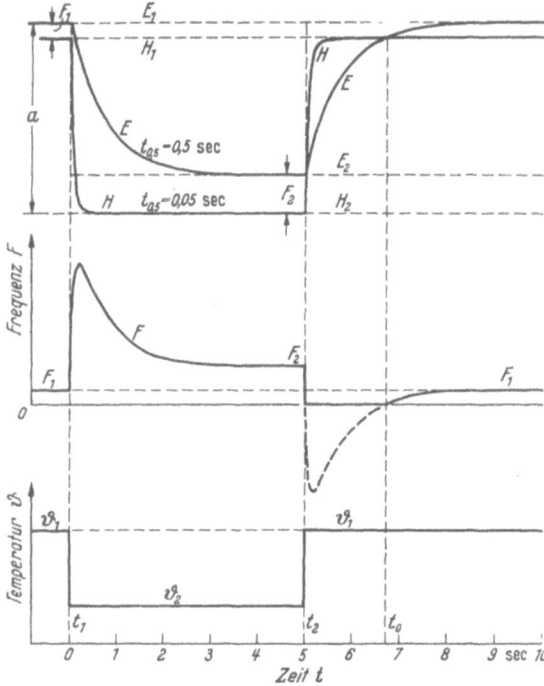

Abb. 96. Zeitlicher Verlauf des Erregungsprozesses E, des Hemmungsprozesses H und ihrer Differenzkurve F bei einem Kältesprung von ϑ_1 auf ϑ_2 und einem Wärmesprung von ϑ_2 auf ϑ_1. Weiteres siehe Text.

$$E = (a - F_2)\, e^{-t/k_E} + F_2$$
$$H = (a - F_1)\, e^{-t/k_H} \qquad (2)$$

und für die Frequenz F
$$F = (a - F_2) e^{-t/k_E} + F_2 - (a - F_1)\, e^{-t/k_H}, \qquad (3)$$

wobei k_E und k_H die Zeitkonstanten von E und H, t die Zeit und a eine Konstante ist ($a = E_1 - H_2$).

Springt die Temperatur wieder vom Wert ϑ_2 auf den Ausgangswert ϑ_1, so wird E sogleich von H überholt, was mit dem sofortigen Verschwinden aller Kaltimpulse bei schneller Erwärmung übereinstimmt. Zur Zeit t_0 wird H wiederum von E überholt. Dort setzen dann die Impulse wieder ein.

Wenn der Aufwärtssprung sehr klein ist, dann wird E nicht mehr von H gekreuzt, d. h. die Kaltreceptorenentladung sinkt nur in ihrer Frequenz ab, bleibt aber trotz der Erwärmung dauernd bestehen. Dasselbe gilt auch für langsame Aufwärmungen.

Eine genauere Analyse der Temperaturabhängigkeit der beiden Prozesse E und H im stationären Zustand war uns auf Grund der bisher vorliegenden experimentellen Daten noch nicht möglich, insbesondere auch keine Angabe ihrer Temperaturkoeffizienten. Versuchsweise gingen wir zunächst von der Annahme aus, daß die Temperaturabhängigkeit von E und H in einfacher Weise der VAN'T HOFF-ARRHENIUSschen Regel folgt, und versuchten die

Temperaturkoeffizienten μ zu errechnen (vgl. NERNST 1926, SIZER 1943, HÖBER 1950), doch zeigte sich, daß die Temperaturabhängigkeit offenbar

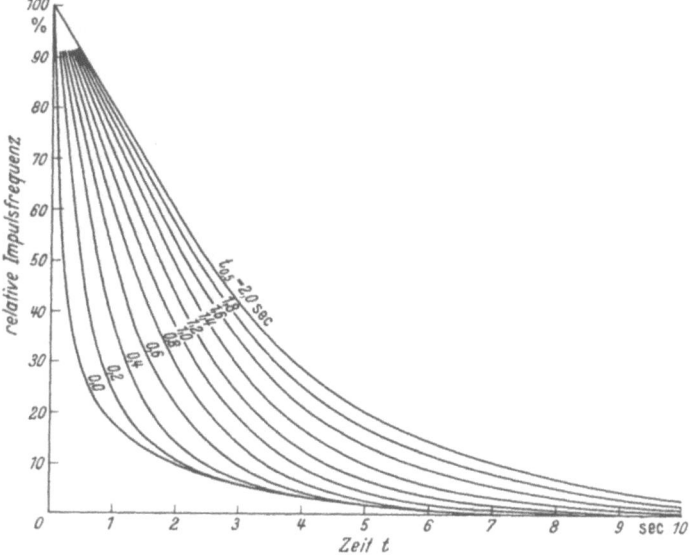

Abb. 97. Graphische Darstellung der resultierenden Impulsfrequenz eines Kaltreceptors innerhalb der ersten 10 sec nach einem Kältesprung, wie sie durch Überlagerung der intracutanen Temperaturbewegung in 0,15 mm Tiefe (mittlere Tiefe der Kaltreceptoren) und des exponentiell abklingenden Erregungsprozesses E zustande kommen muß. Die Kurven wurden für Halbwertzeiten des Prozesses E von 0 bis 2,0 sec errechnet. Die Kurve bei der Halbwertzeit 0 ist die intracutane Temperaturbewegung. Weiteres siehe Text.

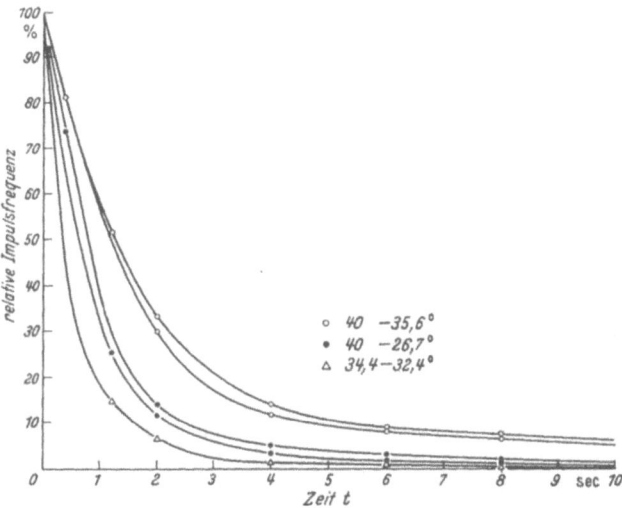

Abb. 98. Experimenteller Verlauf der relativen Impulsfrequenz verschiedener einzelner Kaltreceptoren bei annähernd rechteckigen Kältesprüngen an der Hautoberfläche. Die Größe der Sprünge ist jeweils bei den Kurven angegeben.

komplizierter verlaufen muß. Die Bestimmung wird vor allem auch dadurch erschwert, daß wir immer nur die Differenz $E - H$ an der Impulsfrequenz messen können; ferner finden wir in extremen Temperaturbereichen Besonderheiten, wie periodische Entladung der Kältereceptoren und ein zweites niedrigeres Maximum (bei kalten Temperaturen) und paradoxe Entladungen (bei warmen Temperaturen). Und schließlich ist die Postulierung nur zweier Prozesse eine Mindestannahme; genau so gut könnten es auch mehrere sein.

Um für die nachfolgenden Berechnungen eine Unterlage zu gewinnen, versuchten wir, einige Werte der Konstante a wenigstens größenordnungsmäßig durch steile Temperatursprünge von verschiedenen Ausgangs- und Endtemperaturen zu bestimmen. Unter der Annahme, daß sich E sehr langsam, H sehr rasch auf den neuen Zustand einstellt, entspräche die Maximalfrequenz unmittelbar nach dem Sprung annähernd der Differenz $E_1 - H_2$ für die beiden Temperaturen.

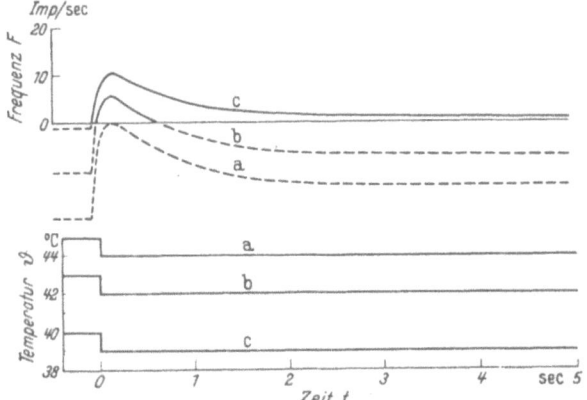

Abb. 99. Berechneter Verlauf der Impulsfrequenz eines einzelnen Kaltreceptors bei Kältesprüngen von je 1° in verschiedenen Temperaturbereichen.

Für die Bestimmung der Zeitkonstanten k_E und k_H im *instationären* Zustand kann man in erster Näherung davon ausgehen, daß k_H sehr klein ist gegenüber k_E, d. h. daß die Halbwertzeit $t_{0,5\,H}$ kurz ist gegenüber $t_{0,5\,E}$. Daraus folgt, daß das Abklingen der Frequenz nach Überschreiten des Maximums im wesentlichen durch k_E bestimmt ist. Die Halbwertzeit $t_{0,5}$ hängt mit der Zeitkonstanten k durch folgende Beziehung zusammen:

$$e^{-t/k} = 0,5; \quad t_{0,5} = k \cdot \ln 2 = 0,693\, k.$$

Bei den bisher von uns untersuchten Temperaturbewegungen ist zu berücksichtigen, daß es sich nicht um reine Rechtecksprünge, sondern um komplizierte Temperaturbewegungen an den Receptoren handelt (s. S. 187). Die registrierte Kurve der Impulsfrequenz kommt also durch eine Überlagerung der intracutanen Temperaturbewegung und der Zeitkonstante k_E zustande.

Abb. 97 zeigt eine Schar solcher Kurven. Der Darstellung ist die intracutane Temperaturbewegung in der Zunge in 0,15 mm Tiefe zugrundegelegt, die etwa der mittleren Tiefe der Thermoreceptoren entspricht. Für diese Form der Temperaturbewegung wurden graphisch die Abklingkurven von E ermittelt für die Halbwertzeiten von 0—2 sec. Die Kurve bei der Halbwertzeit 0 deckt sich mit der intracutanen Temperaturbewegung.

Durch Probieren, welcher Kurve des Diagramms in Abb. 97 sich die gemessenen Kurven, von denen Abb. 98 einige Beispiele zeigt, am besten anschmiegen, wurde eine Reihe von Halbwertzeiten $t_{0,5\,E}$ ermittelt. Sie liegen zwischen 0,2 und 0,8 sec.

Eine Ermittlung von k_H mit genügender Genauigkeit war bisher nicht möglich, da sie ganz in die Fehlerbreite der intracutanen Temperaturbewegung

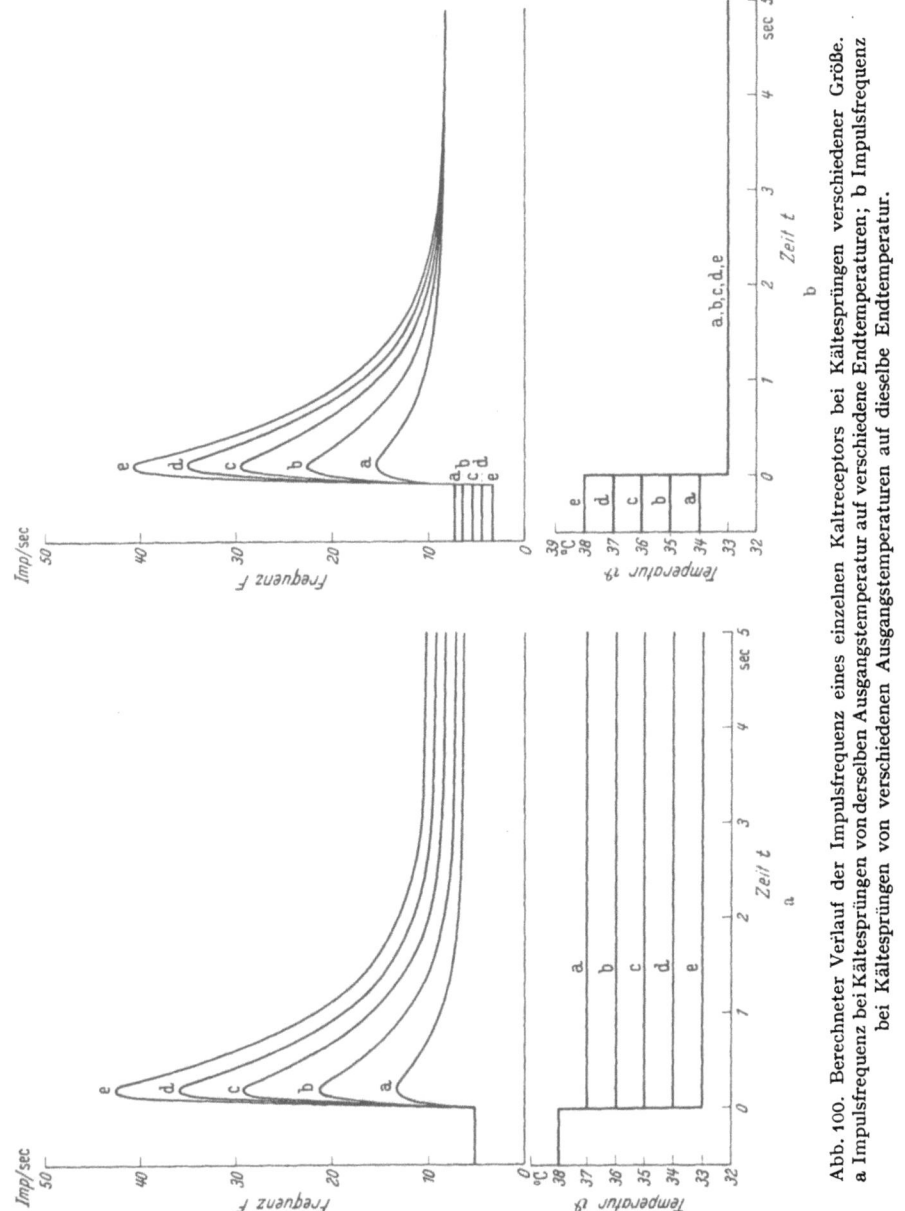

Abb. 100. Berechneter Verlauf der Impulsfrequenz eines einzelnen Kältreceptors bei Kältesprüngen verschiedener Größe. a Impulsfrequenz bei Kältesprüngen von derselben Ausgangstemperatur auf verschiedene Endtemperaturen; b Impulsfrequenz bei Kältesprüngen von verschiedenen Ausgangstemperaturen auf dieselbe Endtemperatur.

fällt. Ihre Größe dürfte aber den Wert 0,1 nicht überschreiten, die Halbwertzeit $t_{0,5\,H}$ also nicht länger als einige hundertstel Sekunden sein.

b) Einige Folgerungen aus den theoretischen Ansätzen[1].

Die folgenden Kurven geben einige aus den formalen Ansätzen errechnete Beispiele für den Verlauf der Entladungsfrequenz bei verschiedenen

---
[1] Die numerische Rechenarbeit erfolgte unter der dankenswerten Mitarbeit von Herrn Dr. K. BRÜCK.

Temperaturbewegungen. Abb. 99 zeigt die berechnete Impulsfrequenz F bei Kältesprüngen von je 1° in verschiedenen absoluten Temperaturbereichen. Die Werte E und H wurden gemäß S. 314 bestimmt; als Halbwertzeit wurde $t_{0,5\,E} = 0{,}5$ sec und $t_{0,5\,H} = 0{,}05$ sec eingesetzt, wie sie größenordnungsmäßig den experimentellen Werten entsprechen dürften. Wie ersichtlich, läßt sich das experimentelle Ergebnis richtig darstellen, daß oberhalb der stationären Schwellentemperatur durch schnelle Abkühlungen Kaltimpulse auslösbar sind und Frequenzmaximum F_m und Endfrequenz F_2 in tieferen Temperaturbereichen ansteigen (Abb. 72).

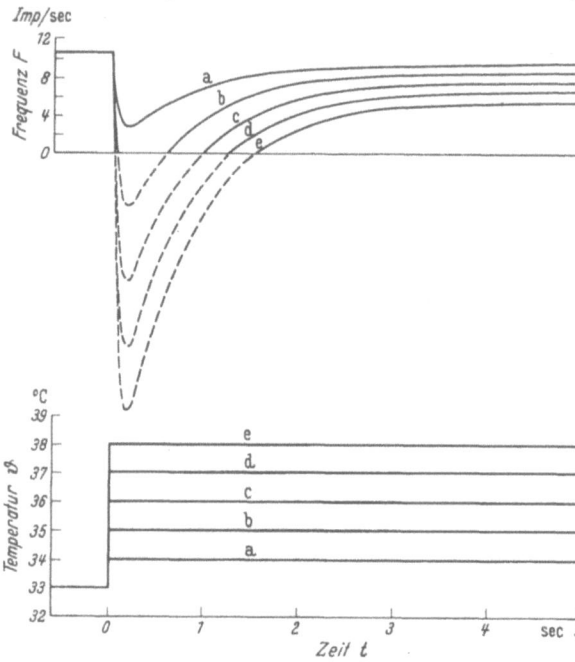

Abb. 101. Berechneter Verlauf der Impulsfrequenz eines einzelnen Kaltreceptors bei Wärmesprüngen verschiedener Größe. Beim kleinsten Wärmesprung geht die Impulsfrequenz nicht mehr auf 0 zurück.

Abb 100a zeigt Kältesprünge von verschiedenen Ausgangstemperaturen auf dieselbe Endtemperatur ϑ_2. Je größer der Sprung, um so größer die berechnete Maximalfrequenz F_m bei gleicher Endfrequenz F_2. Ebenso ergibt sich bei Kältesprüngen von derselben Ausgangstemperatur auf verschiedene Endtemperaturen (Abb 100b), daß das Frequenzmaximum F_m von der Temperaturdifferenz abhängig ist. Bei den Wärmesprüngen in Abb. 101 dauert das errechnete impulsfreie Intervall um so länger, je größer der Sprung ist. Bei sehr kleinen Wärmesprüngen geht die Impulsfrequenz nicht mehr auf 0 zurück, sondern sinkt nur auf einen Minimalwert ab, um dann wieder anzusteigen. Dasselbe beobachtet man auch bei langsameren Aufwärmungen (Phänomen der „Kältenachempfindung").

In Abb. 102 ist die berechnete Impulsfrequenz bei linearen Temperaturänderungen dargestellt. Das Maximum wird um so später erreicht und ist um so kleiner, je langsamer die Temperaturbewegung sich vollzieht. Bei der Erwärmung tritt bei den langsameren Geschwindigkeiten kein völliges Aufhören der Kälteimpulse ein. Versuche mit derartigen Temperaturbewegungen wurden noch nicht gemacht; es handelt sich also um theoretische Voraussagen.

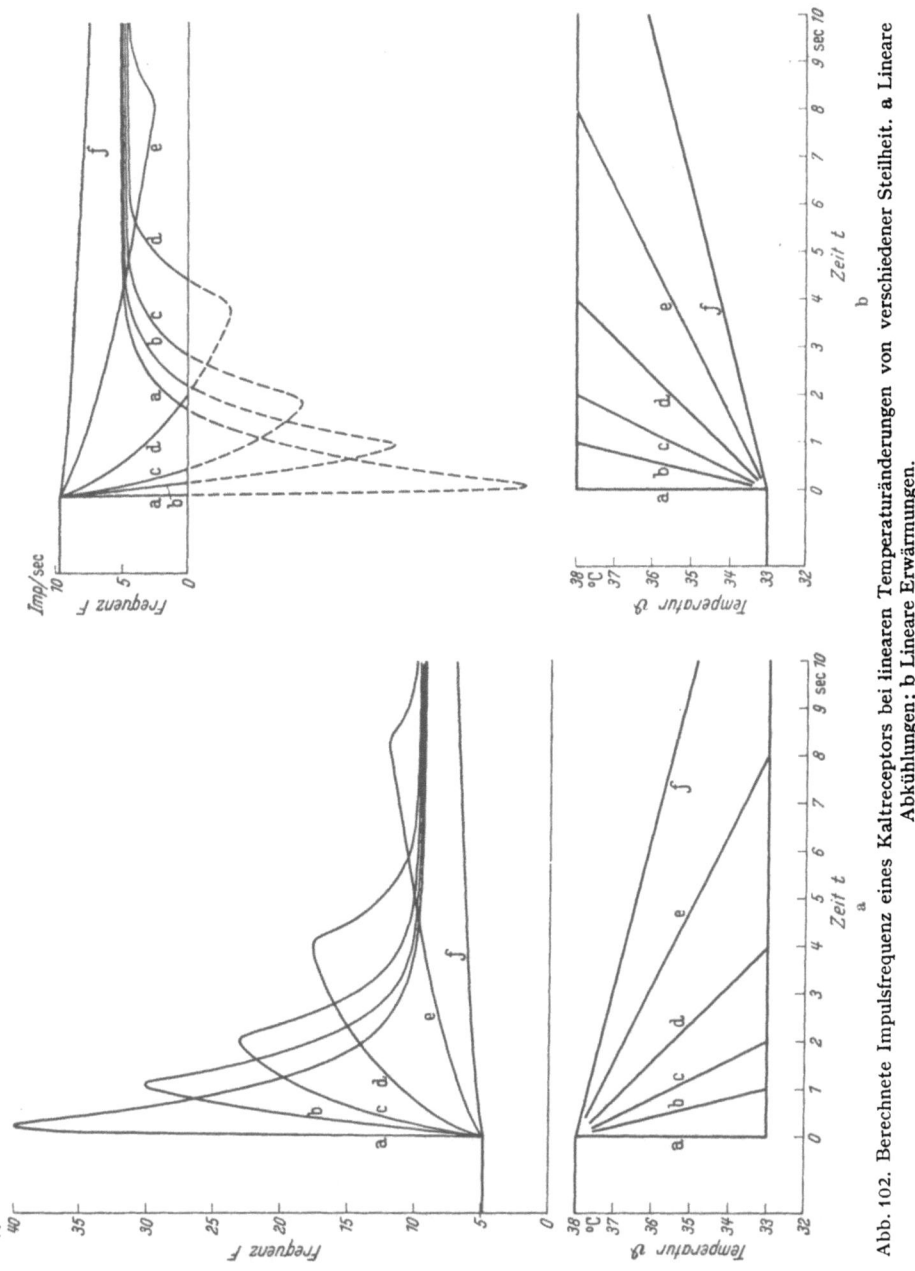

Abb. 102. Berechnete Impulsfrequenz eines Kaltreceptors bei linearen Temperaturänderungen von verschiedener Steilheit. a Lineare Abkühlungen; b Lineare Erwärmungen.

3. Zur Kenntnis der Receptorenprozesse.

Über die Natur der Prozesse in den Thermoreceptoren, die schließlich zu der temperaturabhängigen Entladung führen, ist heute noch so wenig bekannt, daß man kaum Vermutungen äußern kann. Weder weiß man, wie die rhythmische Entladung der Sinnesreceptoren überhaupt zustande kommt (vgl. ADRIAN und ZOTTERMAN 1926a, BETHE 1941a, b, BERNHARD und Mitarbeiter 1942, GRANIT und SKOGLUND 1943, BETHE und SCHAEFER 1947,

KATZ 1950a, b u. a.), noch weiß man, welche Zusammenhänge zwischen thermischen, chemischen und elektrischen Vorgängen im Thermoreceptor bestehen.

Bezüglich „Aktionssubstanzen" (v. MURALT 1946) sind unsere Kenntnisse bei den sensiblen Receptoren sehr spärlich. Einige Versuche ergaben einen erhöhten Acetylcholingehalt sensibler Endorgane (HELLAUER und UMRATH 1948a, b). Ferner wurde die Auslösung afferenter Impulse in sensiblen Haut- und Mesenterialreceptoren durch intraarterielle Acetylcholininjektionen (GRAY 1947) und die Sensibilisierung der Kältepunkte beim Menschen durch Acetylcholin und Prostigmin (BING und SKOUBY 1950) beschrieben.

a) Allgemeine Temperaturwirkungen und „generator potential".

Auch unsere heutigen Vorstellungen aus der allgemeinen Nerven- und Elektrophysiologie über die Temperaturabhängigkeit bioelektrischer Erscheinungen sind kaum geeignet, Licht auf den Erregungsvorgang der Thermoreceptoren zu werfen. Die zahlreichen bisherigen Arbeiten (Literatur bei SCHAEFER 1940; neuere Literatur bei LUNDBERG 1948 und HODGKIN und KATZ 1949) befassen sich fast ausschließlich mit der Temperaturabhängigkeit der Erregbarkeit, der Leitungsgeschwindigkeit, sowie der Höhe des Ruhe- und Aktionspotentials und seiner verschiedenen Anteile. Daß lokale Abkühlung eines Nerven ein negatives Ruhepotential bewirkt, ist seit langem bekannt. Für das Ruhepotential des Kaltblüternerven *(Loligo)* fanden HODGKIN und KATZ (1949) eine Abnahme bei höheren Temperaturen, ebenso für die Höhe des Spike-Potentials, wobei der Temperaturkoeffizient des Ruhepotentials sehr klein, der des Aktionspotentials bedeutend größer war. LUNDBERG (1948) gibt für das Membranpotential der A-Fasern des Warmblüters ein Maximum bei 37°, für die C-Fasern ein Maximum von 25° an, das durch erhöhte Ca-Konzentrationen nach höheren, durch Ca-Entzug nach niederen Temperaturen verschoben werden kann.

Die Temperaturabhängigkeit des Membranpotentials ist insofern von einem gewissen Interesse für die Thermoreceptorenerregung, als die unmittelbare „Vorstufe" der fortgeleiteten rhythmischen Entladung eine *„lokale Depolarisation"* oder ein negatives *„generator potential"* im Receptor zu sein scheint, das bei Überschreiten eines gewissen kritischen Wertes („firing level") zur Auslösung der rhythmischen Entladungsserie führt. Dies Verhalten wurde an verschiedenen Receptoren gefunden („transducer effect", STEVENS und DAVIS 1938; „generator potential", BERNHARD und Mitarbeiter 1942, GRANIT und SKOGLUND 1943, GRANIT 1947; „sensory pre-potential", KATZ 1950a, b). Das lokale elektrotonische „generator potential" im Receptor soll möglicherweise der direkte elektrische Reiz für die rhythmische Entladung der afferenten Nervenfaser sein (BERNHARD und Mitarbeiter 1942, GRANIT und SKOGLUND 1943).

Von KATZ (1950b) wurde an den sensiblen Muskelreceptoren, deren formale Erregungsgesetze außerordentliche Ähnlichkeit mit denen der Thermoreceptoren haben, festgestellt, daß die Entladungsfrequenz des Receptors eine lineare Funktion der Größe seines „sensory pre-potentials" ist. Die „Adaptation" geht mit einem Abnehmen des negativen elektrotonischen Potentials, die „überschießende" Erregung und Hemmung bei schnellen Reizänderungen mit dem Auftreten lokaler negativer und positiver Potentiale einher. Die Größe des lokalen Potentials bei den Muskelreceptoren hängt von 2 Faktoren ab: 1. von der absoluten Größe des Reizes, 2. von der Geschwindigkeit der Reizänderung, zeigt also genau dieselben Gesetzmäßigkeiten, wie die Entladungsfrequenz der Muskelreceptoren (MATTHEWS 1933), und der Thermoreceptoren (HENSEL und ZOTTERMAN 1950e). Danach wäre bei den Kaltreceptoren zu vermuten, daß oberhalb einer gewissen Temperatur ein sehr geringes negatives oder sogar schwach positives elektrotonisches Potential vorhanden ist, das bei kälteren Temperaturen immer stärker negativ wird, um dann wieder schwächer zu werden. Bei Temperatursprüngen würden dann überschießende stark negative oder positive Potentiale auftreten, die zur überschießenden Erregung oder Hemmung führen. Das Problem ist dadurch natürlich nur verschoben, denn die Frage bleibt bestehen: welcher Art sind die Prozesse, deren thermische Beeinflussung zu negativen oder positiven elektrotonischen Potentialen führt?

b) „Künstliche" Thermoreceptoren.

Wieweit die Auslösung rhythmischer Entladungen durch *direkte thermische Reizung des Nerven* (GRANIT und SKOGLUND 1945, BERNHARD und GRANIT 1946, C. V. EULER 1947, GRANIT und LUNDBERG 1947, KLENSCH 1951) mit dem adäquaten Erregungsvorgang der Thermoreceptoren zu vergleichen ist, bedarf noch weiterer Klärung. Erschwerend für einen Vergleich ist, daß die Tätigkeit eines solchen „künstlichen Thermoreceptors" bisher quantitativ weit unübersichtlicher ist, als die Entladung der natürlichen Thermoreceptoren.

GRANIT und SKOGLUND (1945) und BERNHARD und GRANIT (1946) fanden, daß lokale Abkühlung eines abgeschnittenen Nervenendes bei Warmblüter, aber auch Erwärmung (BERNHARD und GRANIT 1946) eine erhöhte Elektronegativität und gleichzeitig eine vermehrte rhythmische Entladung hervorruft, wie Abb. 103 zeigt. Dem entsprechen auch die neueren Befunde von KLENSCH (1951), daß Abkühlung eines parabiotischen Froschnerven eine Vermehrung, Erwärmung eine Verminderung der rhythmischen Spontanentladung bewirkt. Die verschiedenen Befunde führt C. V. EULER (1947) darauf zurück, daß Abkühlung und Erwärmung Impulse in verschiedenen Fasern auslösen, und zwar in dicken markhaltigen Fasern bei Abkühlung, in dünnen markhaltigen und marklosen Fasern bei Erwärmung, so daß sich bei verschiedenen Nerven und unter verschiedenen Versuchsbedingungen ganz verschiedene Resultate ergeben müssen. Auch in den Versuchen von GRANIT und LUNDBERG (1947) ergab die Abkühlung eine Reizung der dicken, die Erwärmung eine selektive Reizung der dünnen Fasern.

Gegenüber den Thermoreceptoren zeigt das Verhalten des Nerven also doch erhebliche Unterschiede. So betont v. EULER (1947), daß bei adäquater Reizung der Kaltreceptoren gerade in den dünnen Fasern Impulse auftreten (vgl. ZOTTERMAN 1936, HENSEL und ZOTTERMAN 1951a—e), während bei direkter Kältereizung des Nerven gerade das Gegenteil der Fall ist. Ferner ist zu erwähnen, daß bei plötzlicher Wiedererwärmung eines gekühlten Nerven die Kälteentladung momentan verstärkt wird („off"-effect, GRANIT und LUNDBERG 1947), während bei den Kaltreceptoren gerade eine Hemmung der Entladung eintritt. Dem stehen allerdings die Befunde von KLENSCH (1951) gegenüber, der eine Hemmung der Entladung bei der Wiedererwärmung eines gekühlten Nerven fand.

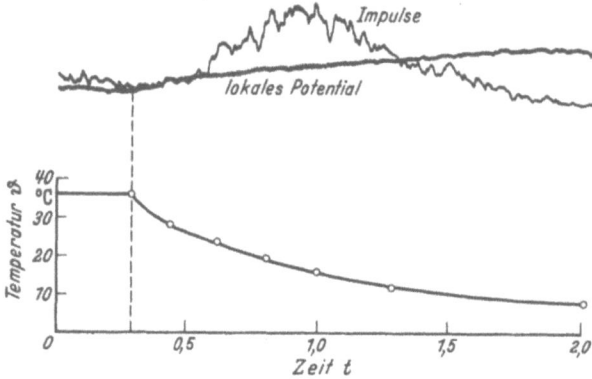

Abb. 103. „Künstlicher" Thermoreceptor. Durchschnittenes Nervenende bei lokaler Kühlung. Mit fortschreitender Kühlung entsteht eine erhöhte Negativität der gekühlten Stelle. Gleichzeitig setzt eine fortgeleitete Spontanentladung von Impulsen ein. [Nach BERNHARD u. GRANIT, J. Gen. Physiol. **29**, 257 (1946).]

E. Vergleichende Betrachtung der Receptorenerregung.

Die allgemeinen formalen Gesetzmäßigkeiten der Thermoreceptorenerregung findet man auch bei vielen anderen Receptoren. Die Annahme liegt deshalb nahe, daß es sich um ein weitverbreitetes *allgemeines Prinzip* handelt, das bei den einzelnen Receptorentypen in verschiedenen Richtungen spezialisiert ist (vgl. KATZ 1950a, b, KLENSCH 1949, 1951).

Die *„Adaptation"* ist eine Erscheinung, die *allen* sensiblen Receptoren gemeinsam ist, wobei große Unterschiede quantitativer Art vorkommen (ADRIAN 1928a). Zweifellos handelt es sich bei der Adaptation um nichts anderes als um die *instationären Vorgänge bei Einstellung eines gestörten stationären Zustandes auf ein neues stationäres Gleichgewicht*, wie wir es formal für die Thermoreceptoren beschrieben hatten. Auch BURTON (1939a) kommt durch eine allgemeine kinetische Betrachtung der stationären Zustände in lebenden Organismen zu einer ähnlichen Auffassung der Adaptation:

„The transition to a new steady state involves a "cost of transition" both in energy and chemical substance. Analysis of the kinetics of transition shows that an "overshooting of the mark", impossible in equilibrium systems, occurs under certain conditions

between the diffusion constants of the system. The biological phenomena known as "adaptation" may represent this "overshooting of the mark".

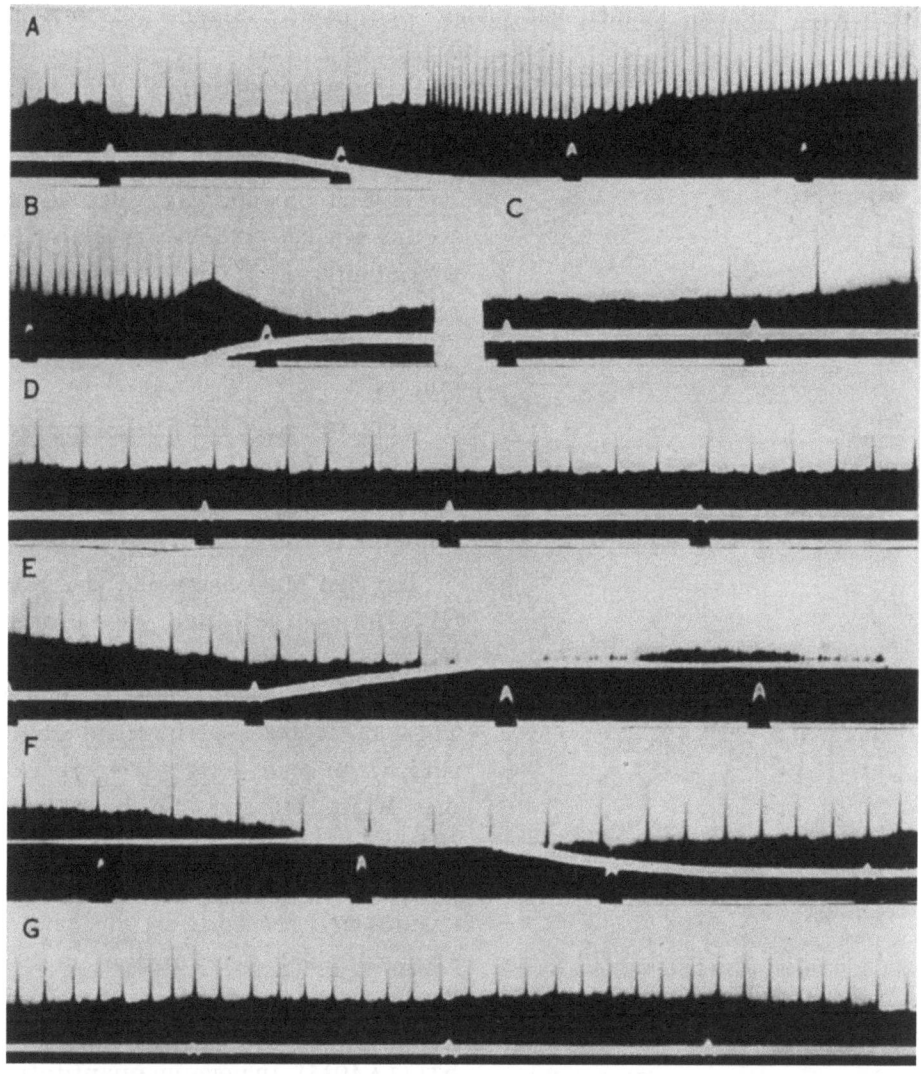

Abb. 104. Aktionspotentiale einer Einzelfaser aus dem Seitenlinienorgan von *Raja* bei wechselnder Ablenkung durch verschiedene Strömungsgeschwindigkeit des Wassers. Die Strömungsgeschwindigkeit ist durch die weiße Kurve am unteren Rand registriert. Ausschlag nach unten = Erhöhung der Strömungsgeschwindigkeit. Bei konstanter Strömung ist eine konstante Dauerentladung vorhanden, deren Frequenz bei plötzlicher Erhöhung der Strömung eine „überschießende Erregung", bei plötzlicher Verlangsamung der Strömung eine „überschießende Hemmung" zeigt. Zeitmarken in Sekunden.
[Nach SAND, Proc. Roy. Soc. Lond. B **123**, 472 (1937).]

Viele Receptoren zeigen eine stationäre Daueraktion bei konstantem Reiz und „überschießende" Erregung und Hemmung bei schnellen Änderungen der Reizintensität, also Erscheinungen, die im Gegensatz zu den Einfaktoren-Ansätzen der Adaptation von HOAGLAND (1935c) an rasch adaptierenden Berührungsreceptoren (ADRIAN und Mitarbeiter 1931), nur durch 2 Faktoren darstellbar sind.

Von den Receptoren, deren quantitative Reizgesetze an Einzelfaserpräparationen elektrophysiologisch genügend untersucht sind, um Vergleiche anstellen zu können, kennen wir bisher 5 Gruppen aus ganz verschiedenen Tierklassen und mit verschiedener Funktion, die dieselben grundlegenden Gesetzmäßigkeiten zeigen: 1. Die LORENZINIschen Ampullen der Fische; 2. die Seitenlinienorgane der Fische; 3. die Muskelspindeln des Kalt- und Warmblüters; 4. die Pressoreceptoren des Carotissinus und der Aorta; 5. die Thermoreceptoren des Warmblüters.

Abb. 103 zeigt die Entladung eines einzelnen Seitenlinienorganes (SAND 1937), die alle oben geschilderten Besonderheiten erkennen läßt.

Bei den Muskelspindeln der Katze (MATTHEWS 1933) und des Frosches (KATZ 1950a, b) findet man quantitative Erregungsgesetze, die denen der Thermoreceptoren verblüffend ähnlich sind, wenn man statt der Temperatur die Kraft einsetzt. Abb. 105 zeigt Beispiele.

Bei den Pressoreceptoren des Carotissinus und der Aorta ist die spontane Dauertätigkeit bei konstantem Blutdruck bekannt, deren Frequenz eine Funktion des Druckes ist (BRONK und STELLA 1935). In neueren quantitativen Untersuchungen konnte LANDGREN (1952) zeigen, daß auch die Zeitgesetze der Pressoreceptorenerregung eine genaue formale Analogie zu denen der Thermoreceptoren aufweisen (Abb. 106 und 107).

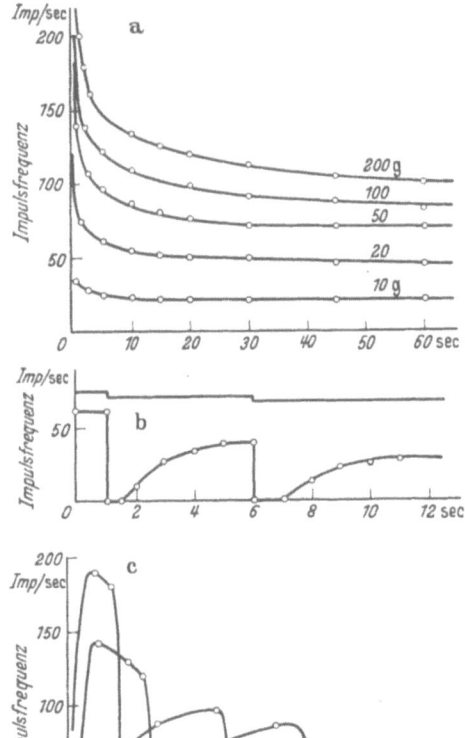

Abb. 105. Impulsfrequenz einer einzelnen Muskelspindel der Katze bei verschiedener mechanischer Belastung. a Rechteckig ansteigende Belastungen verschiedener Größe; b rechteckig abfallende Entlastungen; c linear ansteigende Belastungen verschiedener Geschwindigkeit. [Nach MATTHEWS, J. of Physiol. 78, 1 (1933).]

Zwischen den quantitativen Gesetzen der Mechano- und Thermoreceptorenerregung besteht also eine große Ähnlichkeit, die dadurch noch mehr betont ist, daß die Mechanoreceptoren auch eine mehr oder weniger ausgeprägte *thermische* Erregbarkeit zeigen, so die cutanen Druckreceptoren des Warmblüters (S. 296) und die Seitenlinienorgane (HOAGLAND 1933b, SAND 1937). Es erhebt sich die Frage: Was ist überhaupt ein Thermoreceptor? Dies dürfte im wesentlichen nur ein *quantitatives* Problem innerhalb der allgemeinen Temperaturabhängigkeit von Lebensvorgängen sein.

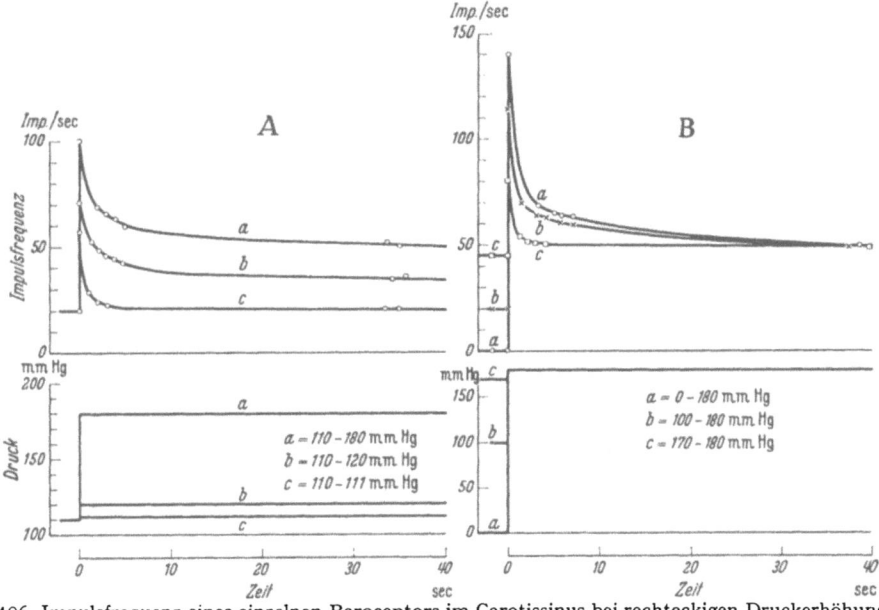

Abb. 106. Impulsfrequenz eines einzelnen Baroceptors im Carotissinus bei rechteckigen Druckerhöhungen. A Druckerhöhung von gleichem Ausgangsdruck auf verschiedene Enddrucke. B Druckerhöhung von verschiedenen Ausgangsdrucken auf gleichen Enddruck. [Nach LANDGREN, Acta physiol. scand. (Stockh.) 26, 1 (1952).]

VII. Thermoreceptoren und Temperaturregulation.
A. Allgemeines.

Die Bedeutung der Thermoreceptoren für die Thermoregulation ist ein noch wenig erforschter Teil der Thermoreceptoren-Physiologie. Dies liegt einerseits an der bisherigen ungenügenden Kenntnis der Thermoreceptoren, andererseits aber daran, daß auch fundamentale Fragen der Thermoregulation heute noch nicht hinreichend geklärt sind.

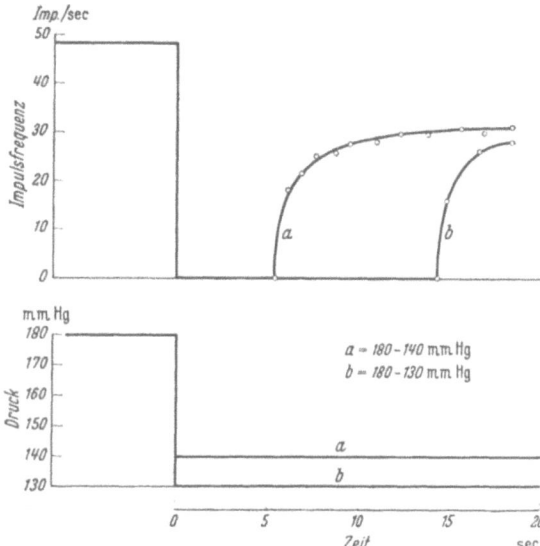

Abb. 107. Impulsfrequenz eines einzelnen Baroceptors im Carotissinus bei rechteckigen Druckerniedrigungen. [Nach LANDGREN, Acta physiol. scand. (Stockh.) 26, 1 (1952).]

Bis zum Beginn dieses Jahrhunderts beschäftigte sich die Thermoreceptorenforschung ausschließlich mit den bewußten Temperaturempfindungen, wohl vorwiegend unter dem Einfluß der damals mehr „erkenntnismäßig" als „biologisch" eingestellten Sinnesphysiologie. Selbst

v. FREY (1910b) widmet der Frage der Temperaturregulation in seiner Monographie über den Temperatursinn nur eine Bemerkung von wenigen Zeilen:

"Über die Beziehungen des Temperatursinnes zur Wärmeregulation lassen sich experimentell begründete Angaben bis jetzt nicht machen. Immerhin wird man mit Wahrscheinlichkeit sagen können, daß sie keine sehr engen oder vorherrschenden sind. Dagegen spricht die kleine Schwankungsbreite der Körpertemperatur, verglichen mit der weitgehenden Umstimmbarkeit der temperaturempfindlichen Organe und die jeder Willkür entzogene Automatie der chemischen, sowie eines großen Teiles der physikalischen Wärmeregulation. Es ist wenig ansprechend, die Ausbildung eines Sinnesapparates anzunehmen zur Regulierung von Leistungen, die sich völlig außerhalb der Grenzen des Bewußtseins abspielen."

Durch die etwa um dieselbe Zeit unternommenen Versuche KAHNs und zahlreiche spätere Versuche anderer Forscher (Literatur bei THAUER 1939), die zeigten, daß *direkte* thermische Einflüsse auf bestimmte Gehirnabschnitte thermoregulatorische Vorgänge auszulösen vermögen, wurde das Interesse noch mehr von den reflektorischen, durch die Thermoreceptoren ausgelösten Vorgängen abgelenkt.

Das Verdienst, die Bedeutung der Thermoreceptoren für die Temperaturregulation ins rechte Licht gerückt zu haben, gebührt vor allem REIN (1930, 1931), der mittels der Thermostromuhr nachweisen konnte, daß ganz erhebliche thermoregulatorische Durchblutungsänderungen bei lokaler Wärme- und Kälteeinwirkung auf die Haut vor sich gehen. "Eine thermische zentrale Erregung über das Blut ist dabei völlig ausgeschlossen, und es liegt kein Grund vor, für die beschriebenen tiefgreifenden Umstellungen des gesamten Kreislaufes nicht von den Thermoreceptoren der Haut ausgehende Reflexe verantwortlich zu machen, deren Reflexbogen aber sehr weit zentralwärts — etwa über den Thalamus — verläuft" (REIN 1931).

Seither besteht über die große Bedeutung der Thermoreceptoren für die Wärmeregulation kein Zweifel mehr, zumal in zahlreichen Untersuchungen der neueren Zeit immer mehr Bausteine zu dieser Auffassung beigetragen wurden. Nur über die Einzelheiten des Funktionsablaufes, den Anteil an der Gesamtthermoregulation und sein Zusammenwirken mit den anderen wärmeregulatorischen Vorgängen ist noch sehr wenig bekannt.

B. Temperaturempfindung und Wärmeregulation.
1. Scheinbare Widersprüche zwischen sinnesphysiologischen und thermoregulatorischen Tatsachen.

Die größte Schwierigkeit, die sich bislang für das Verständnis der Thermoreceptorenfunktion im Dienste der Wärmeregulation ergab, waren fundamentale Widersprüche zwischen den *sinnesphysiologischen* Anschauungen über die Tätigkeitsweise des Temperatursinnes und den Tatsachen der *Temperaturregulation*. Der wesentlichste Punkt ist schon in der Bemerkung v. FREYs

(S. 306) angedeutet und wurde meist stillschweigend übergangen, bis er später durch AUERSPERG (1937) und THAUER (1939) klar herausgearbeitet wurde: „Nach E. H. WEBERS Theorie — und übereinstimmend mit den praktischen Erfahrungen — kommt eine Temperaturempfindung dann nicht zustande, wenn die Änderung der Temperatur sehr langsam vor sich geht (,Einschleichen'), in anderen Fällen hört sie auf, wenn die Temperaturveränderung, die anfänglich eine Empfindung hervorgerufen hat, zum Stillstand gekommen ist, d. h. das Temperaturgefälle gegenüber der Außenwelt konstant geworden ist. Das aber heißt, daß im ersten Fall gar keine Erregung eintritt, trotzdem der Wärmeentzug sich ändert, während im zweiten die anfänglich bestehende Erregung abklingt, obwohl die Außenbedingungen konstant bleiben. Auf die Wärmeregulation übertragen, würde dies bedeuten, daß man den Wärmeentzug vergrößern oder verkleinern kann, ohne die Regulationsmechanismen in Gang zu setzen bzw., daß diese Mechanismen ihre Tätigkeit mangels Erregung wieder einstellen würden, trotzdem der Wärmeentzug gleichbleibt.

Dem widersprechen aber die Tatsachen, denn 1. bleibt die Körpertemperatur des Menschen bzw. der Tiere auch dann konstant, wenn man sich in die Abkühlung oder Erwärmung „einschleicht", 2. hören die Wärmeregulationsapparate auch dann nicht auf zu arbeiten, wenn keine Temperaturveränderung mehr stattfindet, das Gefälle also konstant bleibt. Das hieße demnach Fortbestehen der reflektorischen Einflüsse auf die Erfolgsorgane der Wärmeregulation, ohne daß (nach der WEBERschen Theorie) die Bedingungen für eine Erregung der Thermoreceptoren erfüllt wären" (THAUER 1939).

Es erübrigt sich, auf die seinerzeit von THAUER erwogenen Hilfsannahmen zur Überbrückung der Diskrepanzen näher einzugehen, da sich inzwischen durch die neueren sinnesphysiologischen und elektrophysiologischen Befunde eine einfache Auflösung der Widersprüche ergeben hat.

2. Auflösung der Widersprüche durch neuere Befunde.

Der Nachweis der stationären *Dauertätigkeit* der Thermoreceptoren bei konstanter Temperatur, deren Intensität nur eine Funktion der Absoluttemperatur ist, wirft ein völlig neues Licht auf die Frage: „Thermoreceptoren und Wärmeregulation" und scheint uns im Prinzip die endgültige Klarstellung der thermoregulatorischen Funktion der Thermoreceptoren und die Beseitigung der Widersprüche mit der Sinnesphysiologie zu bedeuten. Es kann heute als sichergestellt gelten, daß innerhalb weiter Temperaturbereiche, ja vielleicht sogar bei jeder Temperatur, ein ständiger Strom afferenter Impulse aus den Thermoreceptoren an die Zentralorgane fließt. Die Gesamtintensität dieses „*thermosensiblen Tonus*" (HENSEL und ZOTTERMAN 1951e) könnte man in erster Näherung ausdrücken durch die *Gesamtzahl der afferenten Impulse je*

Zeiteinheit, also durch den schon früher beschriebenen Wert N/t. Dieser Wert ist, wie auf S. 306 näher ausgeführt, im wesentlichen von 3 Faktoren abhängig: 1. von der Absoluttemperatur ϑ, 2. von der Zeit t und 3. von der Fläche F.

Bei *konstanter* Hauttemperatur hängt die Größe N/t von der Absoluttemperatur der Haut und von der Größe der Hautfläche ab. Wenn man eine gleiche Empfindlichkeit und Dichte der Receptoren am ganzen Körper annimmt, so wäre der thermosensible Tonus eine direkte Funktion der *integralen Hauttemperatur*. Selbstverständlich ist dies eine grobe Vereinfachung, denn bekanntlich ist die Dichte und Empfindlichkeit der Thermoreceptoren an den einzelnen Körperstellen ganz verschieden. Es gehen daher die einzelnen Körperregionen mit einem ganz verschiedenen „Gewicht" in den Gesamtwert des thermosensiblen Tonus ein. Eine Sonderstellung nimmt dabei zweifellos das *Trigeminusgebiet* ein, das eine sonst nirgends vorhandene Dichte der Thermoreceptoren aufweist.

Es ist anzunehmen, daß die zentrale Schwelle der bewußten Temperaturempfindung *höher* liegt, als die Schwelle für das Auftreten thermoregulatorischer Vorgänge (HENSEL und ZOTTERMAN 1951e, GRANT 1951), daß also ein gewisser Teil der thermoregulatorischen Sensibilität sich *unter* der Bewußtseinsschwelle vollzieht. Auch auf anderen Sinnesgebieten wurden solche „subsensorischen" reflektorischen Wirkungen beschrieben, bei denen die Erregungsschwelle des Zentralnervensystems unter der Schwelle der bewußten Empfindung liegt (GERSUNI 1945).

Diese Annahme ist indessen nicht unbedingt erforderlich, um die thermoregulatorischen Vorgänge mit den Temperaturempfindungen in Einklang zu bringen, denn tatsächlich ist die „Adaptationsbreite" der Temperaturempfindung, wenn man den *ganzen* Körper der Temperatur aussetzt, äußerst gering. Wenn man den Bereich der „Behaglichkeit" („comfort") als Maß nimmt, so liegt er nach übereinstimmenden Angaben bei einer integralen Hauttemperatur von etwa 32—33°, wobei bereits Abweichungen von 1° nach oben und unten zu deutlichen Kühl- bzw. Schwülempfindungen führen (WEZLER und NEUROTH 1949, HARDY 1950 u. a.). Vielleicht abgesehen von einer äußerst schmalen Indifferenzzone, ist am Gesamtkörper kaum eine vollständige „Adaptation" oder ein „Einschleichen" möglich (MARÉCHAUX und SCHÄFER 1949, HENSEL 1951b). Temperaturempfindung und Wärmeregulation verhalten sich hier weitgehend analog (vgl. S. 247).

Erwähnenswert scheint mir eine Beobachtung von AUERSPERG (1937) zu sein, der bei einer Patientin mit Thalamushyperpathie ein fast völliges Fehlen der „Adaptation" und des „Einschleichens" bei thermischer Reizung der Hand fand. Der Befund wäre vielleicht so zu deuten, daß eine Senkung der zentralen Schwelle durch Übererregbarkeit des Thalamus stattgefunden hat, wodurch nunmehr auch kleine Reizflächen die Gesetzmäßigkeiten der großen Flächen zeigen. Wie AUERSPERG selbst betonte, verhält sich also hier die Temperaturempfindung der Hand ähnlich wie die Thermoregulation.

Bei *zeitlichen Temperaturänderungen* gewinnt auch die *Geschwindigkeit* der Temperaturänderung, also der Zeitfaktor, Einfluß auf die Größe des thermosensiblen Tonus.

Bei schnellen Abkühlungen äußert sich die überschießende Erregung der Kaltreceptoren nicht nur in einer anfänglich stärkeren Kaltempfindung, sondern auch in einer initialen *überschießenden Thermoregulation* mit anschließender partieller „Adaptation". Dies gilt sowohl für die physikalische als auch für die chemische Regulation. Nach NAFE und WAGONER (1937b) hängt bei Temperatursprüngen das Ausmaß und die Art der initialen cutanen Gefäßreaktionen nicht nur von der Endtemperatur ab, sondern auch von der Geschwindigkeit und Richtung der Temperaturänderung. Der Endwert der thermoregulatorischen Einstellung ist dagegen nur von der absoluten Temperatur abhängig, entsprechend der konstanten Impulsfrequenz der Thermoreceptoren.

Für die chemische Temperaturregulation gelten ähnliche Gesetzmäßigkeiten. Abbildung 111a (S. 335) zeigt den

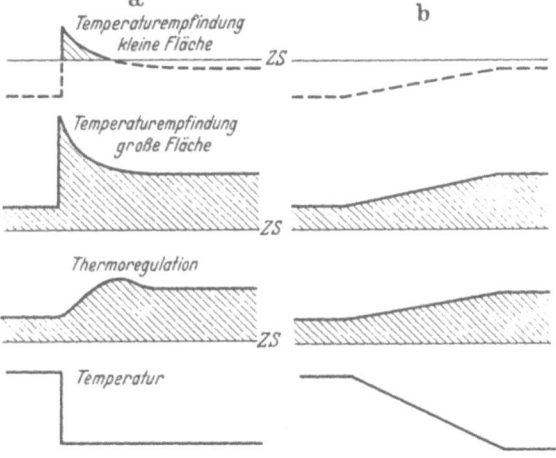

Abb. 108. Schematische Darstellung der Kaltempfindung und der Thermoregulation. a Bei schneller Abkühlung; b bei langsamer Abkühlung auf denselben Endwert. ZS Zentrale Schwelle.

O_2-Verbrauch einer Versuchsperson bei schneller Abkühlung. Kurz nach Beginn der Kühlung steigt der O_2-Verbrauch zunächst steil an, um sich dann auf einen niedrigeren Wert zu „adaptieren". Dasselbe Verhalten fand auch GOLLWITZER-MEIER (1937). Diese charakteristische zweiphasische Reaktion bei schnellen Abkühlungen, die auch von BAZETT und Mitarbeitern (1937) beschrieben wurde, geht parallel mit dem reflektorischen Muskeltonus [GÖPFERT und Mitarbeiter 1952 (Abb. 111b)], dem Kältezittern und Frostschaudern und mit der subjektiven Empfindung des Frierens (KÖNIG 1944). Beachtenswert ist hier der Gang der Rectaltemperatur, der beweist, daß diese initiale Kältereaktion ausschließlich peripher-reflektorisch und nicht etwa durch die absinkende Bluttemperatur ausgelöst wird.

Sogar bei der allgemeinen Temperaturabhängigkeit von Lebensprozessen wurde neuerdings ein Zeitfaktor nachgewiesen. Plötzliche Erwärmung von Organismen auf eine bestimmte Temperatur ergibt oftmals einen viel höheren Temperaturkoeffizienten μ, als langsame Einstellung derselben Temperatur im Laufe mehrerer Tage (PRECHT 1949). Es zeigen also selbst Vorgänge, die bisher als das klassische Beispiel für die Wirkung der absoluten Temperatur galten, Erscheinungen des „Einschleichens" und der „Adaptation".

Wie aus der zusammenfassenden, schematischen Darstellung in Abb. 108 zu ersehen ist, sind mit den vorstehend geschilderten Tatsachen *alle prinzipiellen Widersprüche zwischen Thermoreceptorenerregung, Temperaturempfindung und Wärmeregulation beseitigt.*

3. Temperaturempfindungen und „Reflexempfindungen".

Wie auf S. 227 ausgeführt wurde, treten neben den eigentlichen Temperaturempfindungen auch stark affektbetonte Erlebnisse auf, die man als „Frieren" und als „Schwüle" bezeichnen kann. Es erhebt sich die Frage, ob diese Erlebnisse dem Kreis der Temperaturempfindungen zuzuordnen oder streng von diesen zu trennen sind. Für die letztere Auffassung ist vor allem EBBECKE (1917, 1944a, 1948) eingetreten, der das „Frieren" und die „Schwüle" in den Bereich der „*Reflexempfindungen*" einordnet. Dieser Begriff besagt, daß wir hierbei den *Erregungszustand wärmeregulatorischer Reflexzentren* wahrnehmen. Für diese Annahme lassen sich viele Gründe anführen, namentlich die enge Koppelung des subjektiven Frierens und Fröstelns mit thermoregulatorischen Reflexen (Vasoconstriction, Kältezittern, Erhöhung des O_2-Verbrauches). Aus zahlreichen Versuchen ist bekannt, daß hierbei eine weitgehende Parallelität besteht (THAUER 1939, PERERA 1941, THAUER und WEZLER 1942, KÖNIG 1944). Ferner zeigt auch die direkte zentrale Beeinflussung des Kältezitterns durch CO_2-Atmung (HENSEL 1949c), daß die Verstärkung des Zitterns mit starkem subjektivem Frieren verbunden ist. Auch bei hypnotischer Beeinflussung ergibt sich eine strenge Koppelung zwischen den objektiven und den subjektiven Kältereaktionen (GESSLER und HANSEN 1927, v. EIFF 1951). Diese bezieht sich nach v. EIFF im wesentlichen auf subjektives Frieren und chemische Wärmeregulation, während die Änderungen der vasomotorischen Kältereaktionen in der Hypnose bedeutend geringer sind.

Daß *Kaltempfindung* und *Frieren*, bzw. *Warmempfindung* und *Schwüle* nicht identisch sind, ist zweifellos richtig. Dafür spricht schon die zentrale Auslösung des Frierens, Fröstelns und Schauderns durch nichtthermische Reize (Fieber, psychische Einwirkungen usw., EBBECKE 1948). Eine Einschränkung ist aber bei dieser Unterscheidung zu machen: Im Falle einer *peripheren* thermischen Einwirkung auf den Körper ist es völlig unmöglich, scharf auseinanderzuhalten, was an einer Sensation „Temperaturempfindung" und was „Reflexempfindung" ist. Namentlich ist es *ganz willkürlich, die Dauerempfindungen bei großflächigen thermischen Reizen etwa nur als „Reflexempfindungen"* zu betrachten. Nachdem heute die Dauererregung der Thermoreceptoren erwiesen ist, lassen sich die Argumente, die EBBECKE (1948) für eine derartige Trennung anführt, nicht mehr aufrechterhalten. Insbesondere beweist das Fehlen der „Adaptation" beim „Frieren" oder „Warmsein" nichts gegen die Herkunft aus den Thermoreceptoren. Dazu kommt, daß auch im *kleinflächigen* sinnesphysiologischen Versuch — etwa an der Hand — Dauerempfindungen bekannt sind. (Ein Einwand, der schon von GOLDSCHEIDER und HAHN (1925b) erhoben wurde.) Und schließlich: woher sollte bei äußerer thermischer Reizung der erhöhte zentrale Tonus kommen, der als „Reflexempfindung" wahrgenommen wird, wenn nicht aus den Thermoreceptoren? Temperaturempfindung und Reflexempfindung sind also in diesem Falle Ausdruck *ein und desselben Geschehens, nämlich der Thermoreceptorenerregung,* die sich einerseits als lokalisierte Temperaturempfindung, anderseits als allgemeine, stark affektbetonte „Reflexempfindung" äußert. Daß in einzelnen Fällen ein allgemeines Frösteln ohne deutlich lokalisierte Temperaturempfindungen vorhanden sein mag, würde nur besagen, daß die Schwelle der subcorticalen zentralen Erregung niedriger liegt, als die Schwelle der bewußten Temperaturempfindung. Im allgemeinen sind aber beim peripher ausgelösten „Frieren" bei aufmerksamer Beobachtung auch lokale Sensationen vorhanden, denen man den Charakter von Temperaturempfindungen nicht absprechen kann.

„Frieren" und „Schwüle" hängen sehr stark von der *thermoregulatorischen Gesamtlage* des Organismus ab und nicht nur von der lokalen Hauttemperatur. So ist aus dem täglichen Leben bekannt, daß Abkühlung einer Körperstelle bei allgemeiner Überwärmung als „angenehm kühl" empfunden wird, während dieselbe Abkühlung bei leicht unterkühltem Körper zu unangenehmem Frostschaudern führen kann. Auch die Beobachtung, daß die „Behaglichkeit" nicht so sehr von der Temperatur einzelner Körperstellen, sondern vorwiegend von der *integralen Hauttemperatur* abhängt (WEZLER und NEUROTH 1949, HARDY 1950 u. a.) spricht dafür, daß wir es hier mit einer *zentralen integrativen* Größe zu tun haben. Dies wird durch Messungen von BØJE und Mitarbeitern (1948) bestätigt, bei denen Versuchspersonen von der einen Seite her mit Wärme angestrahlt wurden, während sie auf der anderen Seite abkühlten. Obwohl „Behaglichkeit" angegeben wurde, empfanden sie doch auf der einen Seite „warm", auf der anderen „kalt". Wenn bei heißer Umgebung nur ein Arm gekühlt wird, kann „Behaglichkeit" erzielt werden (BURCH und SODEMAN 1944). Der Effekt bleibt nach Abschnürung des Armes aus. Ob dies ein Beweis dafür ist, daß die Bluttemperatur die auslösende Ursache ist, steht heute noch offen.

C. Physikalische Temperaturregulation.
1. Vasomotorik.

Die Auslösung vasomotorischer Reaktionen auf Kälte- und Wärmereize ist seit alters her bekannt. Die Untersuchungen auf diesem Gebiet sind äußerst zahlreich, wenn auch in vielen Fällen unter unzureichenden Versuchsbedingungen ausgeführt.

Ein Wort zur Methodik: Von den mannigfachen Verfahren zur Messung thermoregulatorischer Durchblutungsänderungen ist eigentlich nur eins einwandfrei: die direkte

Messung der Durchblutung am Gefäß mittels *Stromuhr*. Von den indirekten Messungen ist die *Strömungscalorimetrie* noch am geeignetsten. Alle anderen Methoden sind aus physiologischen oder physikalischen Gründen mehr oder weniger unzureichend. Schon gegen das Verfahren der Calorimetrie im *stehenden* Medium lassen sich Einwände erheben (ASCHOFF 1948a, HENSEL 1951b). *Plethysmographische* Methoden — seien sie mechanisch oder photoelektrisch — sind nicht eindeutig, da sie nur die Blutfülle, aber nicht das Stromzeitvolumen messen. Letzteres kann man zwar durch venöse Drosselung bestimmen, doch nur an bestimmten Stellen und nicht ohne erheblichen Eingriff in den Ablauf der natürlichen Vasomotorik. Außerdem können sich z. B. Haut- und Muskeldurchblutung gegensätzlich verhalten, was im Plethysmogramm nicht zum Ausdruck kommt. Die Messung der *Hauttemperatur* schließlich ist überhaupt *kein zuverlässiges Maß für die Durchblutung*, aus Gründen, die schon früher kurz auseinandergesetzt wurden (s. S. 175).

Es bedarf keiner ausführlichen Erörterung, daß die thermischen Einwirkungen auf die Vasomotorik — außer von den Thermoreceptoren — noch auf vielen anderen Wegen bekannter und unbekannter Art ausgelöst werden können. Unter diesen sind vor allem zu nennen: 1. Direkte thermische Wirkungen auf die Gefäße, 2. Bildung vasoaktiver Stoffe in der Haut durch den thermischen Reiz, 3. Reizung anderer Nerven, insbesondere der cutanen Schmerznerven, 4. direkte Wirkungen der veränderten Bluttemperatur fern von der Reizstelle.

a) *Lokale Veränderung der Hautdurchblutung.*

Daß lokale Kühlung in der Regel zu einer Vasoconstriction, lokale Erwärmung zu einer Dilatation der Hautgefäße führt, ist ein allgemein bekannter und mit den verschiedensten Methoden erhobener Befund (Literatur bei THAUER 1939, ferner ASCHOFF 1944a, e, 1948a—c, ASCHOFF und KAEMPFFER 1948, PERKINS und Mitarbeiter 1948, GREENFIELD und Mitarbeiter 1951a, b). Auch gegensätzliche Reaktionen werden beschrieben: Vasoconstrictionen bei Wärmereizen (NAFE und WAGONER 1938), insbesondere aber die „LEWISsche Reaktion": ein Durchbrechen der Vasoconstriction durch dilatatorische Phasen bei extremer lokaler Kälteeinwirkung (LEWIS 1927, LEWIS und Mitarbeiter 1930, ASCHOFF 1944c, d, KRAMER und SCHULZE 1948, GREENFIELD und Mitarbeiter 1951a, b).

Die lokale Vasomotorik der Haut schließt nicht nur eine Beteiligung verschiedener Gefäßabschnitte ein, sondern auch eine große Zahl verschiedener Reaktionen. Direkte Temperaturwirkungen auf die Gefäße, „Axonreflexe" aus Thermoreceptoren, Schmerz- und Gefäßnerven, Bildung vasoaktiver Stoffe und schließlich auch reflektorische Wirkungen über höhere Abschnitte des Zentralnervensystems, ausgehend von den genannten sensiblen Endorganen, dürften gemeinsam daran beteiligt sein. Daß es sich nicht nur um spinale oder höhere Reflexe handelt, zeigen Versuche an sympathektomierten oder ganz abgetrennten Körperteilen, bei denen die lokalen vasomotorischen Temperaturwirkungen erhalten bleiben (LEWASCHEW 1881, PISSEMSKI 1914, HYNDMAN und WOLKIN 1941b, PERKINS und Mitarbeiter 1948 u. a.). Den

Anteil der Thermoreceptoren an ihrem Zustandekommen einwandfrei abzugrenzen, ist unmöglich, zumal der größte Teil der Versuche mit Temperaturen ausgeführt wurde, die bis in die Zone des Wärme- und Kälteschmerzes hineinreichen.

b) Konsensuelle Gefäßreaktionen.

Viel klarer als im Falle lokaler Reaktionen ist die Beteiligung der Thermoreceptoren beim Zustandekommen cutaner vasomotorischer Reaktionen fernab von der thermisch beeinflußten Hautstelle. Diese „konsensuelle" Reaktion, etwa von einer Hand auf die andere, ist schon seit BROWN-SÉQUARD bekannt und später in zahllosen Experimenten untersucht worden (Literatur bei THAUER 1939, ferner DUTHIE und MCKAY 1940, KERSLAKE und COOPER 1945, FERRIS und Mitarbeiter 1947, BADER und MEAD 1949), ebenso wie die Wirkungen allgemeiner Abkühlung oder Erwärmung auf die Vasomotorik einzelner Hautgefäßgebiete oder die Hautgefäße des ganzen Körpers (WEZLER 1935, BURTON und BAZETT 1936, WINSLOW und Mitarbeiter 1937, MURLIN 1938, THAUER und WEZLER 1942, BARCROFT und EDHOLM 1946, FETCHER und Mitarbeiter 1949, BELDING und Mitarbeiter 1949, WEZLER und NEUROTH 1949 u. a.).

Ob die Thermoreceptoren der alleinige Ausgangspunkt nervös-reflektorischer Fernwirkungen sind, ist noch nicht entschieden. STEWART und WALKER (1913) beschrieben einen Patienten, bei dem von der thermanästhetischen Hand nach peripherer Nervenläsion noch konsensuelle Gefäßreaktionen auslösbar waren. Zu gegensätzlichen Befunden kamen FRANKE und GESSLER (1925) und GESSLER (1928) (vgl. auch NAFE und WAGONER 1937a, b, 1938 und LEHMANN 1939). Sicher ist aber, *daß normalerweise bei schmerzfreien Temperaturreizen den Thermoreceptoren der Hauptanteil an der Auslösung konsensueller Gefäßreflexe zukommt.*

Ein Beispiel für die Auslösung einer konsensuellen Vasoconstriction von einer Hand auf die andere, aufgenommen mit lokaler Strömungscalorimetrie, zeigt Abb. 109. Beim Eintauchen der Hand in kaltes Wasser tritt an der anderen Hand eine kräftige Vasoconstriction auf, die nach dem Herausnehmen der Hand wieder zurückgeht. Man sieht ferner den vasomotorischen Zustand bei Behaglichkeitstemperatur, der durch ein rhythmisches Spiel von arterieller Vasoconstriction und Dilatation charakterisiert ist (WILKINS und Mitarbeiter 1938, GRANT und PEARSON 1938, BURTON 1939b, BURTON und TAYLOR 1940, ASCHOFF 1944b, BRECHT und PULFRICH 1948, HENSEL 1951b). Die Amplitude dieser Rhythmik, deren Ursache noch ungeklärt ist, ist an den verschiedenen Körperstellen sehr ungleich ausgeprägt und nimmt allgemein von distal nach proximal ab, wie die Kurve in Abb. 110 zeigt. Die mittlere Periodendauer der Schwankungen beträgt etwa 60 sec. Die Rhythmik ist nicht durch Schwankung der afferenten Impulse aus den Thermoreceptoren zu erklären, da sie im temperaturkonstanten Vollbad erhalten

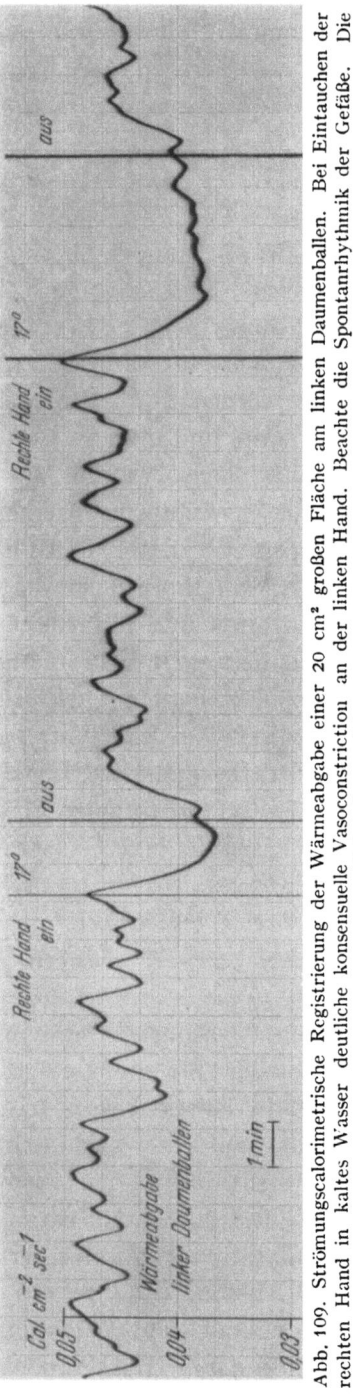

Abb. 109. Strömungscalorimetrische Registrierung der Wärmeabgabe einer 20 cm² großen Fläche am linken Daumenballen. Bei Eintauchen der rechten Hand in kaltes Wasser deutliche konsensuelle Vasoconstriction an der linken Hand. Beachte die Spontanrhythmik der Gefäße. Die Eichskala muß lauten: 0,003—0,005.

bleibt (BURTON und TAYLOR 1940). Es handelt sich mit großer Wahrscheinlichkeit um *zentrale* Schwankungen des Vasoconstrictorentonus, wofür auch die Synchronisation der Rhythmen an verschiedenen Körperstellen spricht (BURTON und TAYLOR 1940 HENSEL 1952a).

Für alle thermisch ausgelösten Gefäßreaktionen gilt dasselbe, was wir schon bei der Auslösung der subjektiven Allgemeinempfindungen gesehen hatten: sie hängen stark von der *thermoregulatorischen Gesamtlage* des Organismus ab. Wenn die Mittellage nach der Seite einer allgemeinen Kälte- oder Wärmereaktion verschoben wird, wird die Amplitude der vasomotorischen Schwankungen kleiner (BURTON und TAYLOR 1940, BRECHT und PULFRICH 1948 HENSEL 1952a); bei höheren Temperaturen wird außerdem ihre Frequenz erhöht (BURTON und TAYLOR 1940). Auch die lokalen und konsensuellen Reaktionen auf thermische Reize sind bei verschiedener Gesamteinstellung stark verändert (ASCHOFF 1944b, SPEALMAN 1945a, FORSTER und Mitarbeiter 1946, FERRIS und Mitarbeiter 1947, BRECHT und PULFRICH 1948, BELDING und Mitarbeiter 1949, BADER und MEAD 1949). Die allgemeine thermoregulatorische Einstellung kann dabei die lokalen Einflüsse überwiegen. RAPAPORT und Mitarbeiter (1949) zeigten, daß selbst in extrem kalter Luft von —34° die Temperatur der bloßen Hand nicht unter +21° heruntergeht, wenn der übrige Körper gut gewärmt wird, wogegen die Handtemperatur sofort sinkt, wenn allgemeines Frieren eintritt.

Die konsensuellen thermischen Gefäßreaktionen an den *Schleimhäuten der Atemwege* verlaufen in der Regel *gleichsinnig* mit der Haut (HILL 1932a, b, 1936a—c, DUFTON und BEDFORD 1933, WINSLOW und Mitarbeiter 1934, MARSHAK und VERESCHAGIN 1935, V. DISHOECK 1935, LEHMANN 1939, RALSTON und KERR 1944, ASCHOFF 1944b). Dies ist insofern verwunderlich, als man nach der allgemeinen Lehrmeinung in der Kälte eine Vasodilatation annimmt (angeblich zur Erwärmung der Atemluft). Das „freiere Atmen", wenn man aus einem überhitzten Raum ans offene Fenster oder ins Freie tritt, soll nach HILL zum Teil aus dieser reflektorischen Kälte-Vasoconstriction beruhen.

Ein sehr merkwürdiger Befund wurde von HILL (s. oben) erhoben, der bei Bestrahlung einer beliebigen Körperstelle mit langwelligem Infrarot eine Vasodilatation, mit kurzwelligem Infrarot eine Vasoconstriction der Nasenschleimhaut fand. Nach LEHMANN (1939) soll sich diese Erscheinung auch an anderen Körperstellen auslösen lassen. Bestätigungen dieses Befundes (v. DISHOECK 1935, LEHMANN 1939) stehen auch negative Befunde gegenüber (DUFTON und BEDFORD 1933, WINSLOW und Mitarbeiter 1934). Ob die Hypothese von LEHMANN zutrifft, daß der HILLsche Nasenreflex von Endorganen der Haut ausgeht, die nicht identisch mit den Thermoreceptoren sind und auf die Richtung

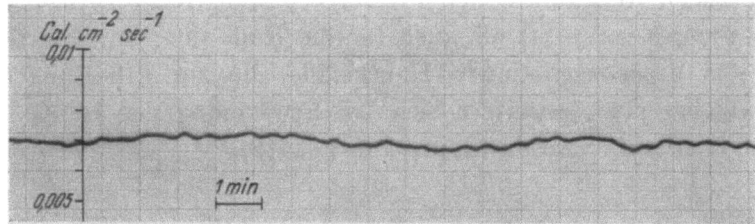

Abb. 110. Strömungscalorimetrische Registrierung der Wärmeabgabe einer 20 cm² großen Fläche am Oberschenkel. Die Wärmeabgabe beträgt rund $1/8$ des Daumenballens, die Spontanrhythmik der Gefäße ist kaum zu sehen. Die Eichskala muß lauten: 0,0005—0,001.

des intracutanen Temperaturgradienten ansprechen sollen, bedarf weiterer experimenteller Klärung.

Auch an den Gefäßen des *Magen-Darmtraktes* lassen sich konsensuelle Reaktionen bei thermischer Reizung der Haut beobachten. Daß es sich hier nicht um Wärmeleitungseffekte handelt, zeigt ihr Verschwinden nach Paravertebralanästhesie (FREUDE 1926). Es scheint sich dabei im wesentlichen um segmentale und intersegmentale Rückenmarkreflexe zu handeln, da sie auch am Spinaltier zu beobachten sind (KUNTZ 1945). Nach der Mehrzahl der Untersucher verläuft die Gefäßreaktion gleichsinnig mit den Hautgefäßen, zeigt also eine Vasoconstriction bei Abkühlung und eine Vasodilatation bei Erwärmung der Haut (FREUDE 1926, RUHMANN 1926, 1927, GESENIUS 1936, BRÜHL 1937, KUNTZ und HASELWOOD 1940, KUNTZ 1945 u. a.). Im Gegensatz dazu fand REIN (1931) bei Hunden eine mächtige Mehrdurchblutung der A. mesenterica cran. bis zu 40% des Ausgangswertes. Es würde zu weit führen, die Gründe für diese abweichenden Befunde zu erörtern. Sie lassen sich kaum vergleichen, wenn man die äußerst heterogenen Versuchsanordnungen und Versuchsobjekte in Betracht zieht.

Umgekehrt wurden bei *innerer* thermischer Reizung des Magens vasomotorische Veränderungen an der äußeren Haut beschrieben (ALDENHOVEN und KORTH 1932, VOLL 1939, HENSCHEL und Mitarbeiter 1949). Für die reflektorische Genese spricht die sehr geringe Änderung der Rectaltemperatur, die ALDENHOVEN und KORTH (1932) beobachteten, im Gegensatz zu den recht beträchtlichen Änderungen der Hauttemperatur. Dies beweist allerdings noch nicht das Vorhandensein *spezifischer* Thermoreceptoren des Magens (extreme Reiztemperaturen!).

Die *Muskeldurchblutung* verhält sich bei äußeren thermischen Reizen meist *antagonistisch* zur Hautdurchblutung (REIN 1931 u. a.). Dabei ändert sich manchmal die Gesamtdurchblutung einer Extremität in der Wärme überhaupt nicht; nach Ligatur der Hautgefäße tritt jedoch eine deutliche Minderung der Muskeldurchblutung ein. Nach den Untersuchungen von REIN (1931) ist es wahrscheinlich, daß die Vasomotorik des Muskels bei thermischer Reizung nicht reflektorisch, wie bei den Hautgefäßen, sondern

„in erster Linie durch die Stoffwechselvorgänge des Muskels selbst reguliert wird." Es würde sich also hier um einen sekundären Effekt der Thermoreceptorenerregung handeln.

BING und Mitarbeiter (1945) und BING und SKOUBY (1947) beschrieben einen „cutaneomuskulären Reflex", der sich in einer initialen lokalen Erhöhung der Muskeltemperatur unter einer gekühlten Hautstelle äußert. Der Effekt bleibt nach Spinalanästhesie und nach Drosselung des Blutstromes bestehen und verschwindet bei Lokalanästhesie. Die Autoren nehmen eine lokale, durch Axonreflexe aus den Thermoreceptoren ausgelöste Vasodilatation der Muskelgefäße an.

Eine Betrachtung der gesamten *Kreislaufveränderungen* im Dienste der Temperaturregulation liegt nicht im Rahmen dieses Aufsatzes, da diese mit den Thermoreceptoren nur mehr oder weniger *indirekt* zusammenhängen. Allgemein kann man sagen, daß die *thermoregulatorischen* Kreislaufveränderungen den *pressoregulatorischen übergeordnet* sind. Dies gilt sowohl für die drucksteuernden Reflexe aus den Pressoreceptoren (REIN 1929b, REIN und RÖSSLER 1929, REIN 1931) als auch für die Rolle der Haut als Gebiet der „kollateralen Vasoconstriction". Hautgefäße, die zur Erhaltung des Blutdruckes verengt sind, erweitern sich bei Erwärmung der Haut, trotz eintretenden Kreislaufkollapses (SPRINGORUM 1938).

2. Schweißsekretion, Polypnoe und Piloarrektion.

Für eine Beteiligung der Thermoreceptoren an der Auslösung der *Schweißsekretion* sprechen zahlreiche Befunde, vor allem ihr Eintreten ohne merkliche Änderung der Rectaltemperatur (GESSLER 1928, THAUER 1939, GRANT 1951 u. a.). Den Befund (HILL 1921), daß die Schweißsekretion sofort nachläßt, wenn die Hand in kaltes Wasser getaucht wird, aber nicht, wenn die Hand vorher abgeschnürt wurde, deutet HILL so, daß die Schweißsekretionshemmung durch die Abkühlung des Blutes zustande kommt. Ein direkter Beweis dafür liegt bis heute noch nicht vor (GESSLER 1928, KÖNIG 1943), da eine Senkung der Rectaltemperatur im HILLschen Versuch meist nicht festzustellen ist. Hier muß man aber vor allem an die Möglichkeit denken, daß die Temperatur der maßgebenden Zentren (Hypothalamus) erheblich von der Rectaltemperatur abweichen kann (HEMINGWAY 1948, MEAD und BONMARITO 1949, GLASER 1949, GRANT 1951). Jedenfalls ist der HILLsche Versuch bis jetzt nicht beweisend für eine entscheidende Beteiligung der Bluttemperatur. Parallel mit der Abnahme der Schweißsekretion bei lokaler Kühlung geht das Nachlassen der subjektiven Schwüleempfindung. Dieser Effekt läßt sich ebenfalls durch Abstauen des Blutstromes unterdrücken.

Ähnlich liegen die Verhältnisse bei der Auslösung der *Polypnoe* und des „Hechelns" bei Tieren, bei der ebenfalls die Beteiligung reflektorischer Einflüsse aus den Warmreceptoren angenommen wird (HAMMOUDA 1933, PINKSTON und Mitarbeiter 1934, STRÖM 1950e). Die Polypnoe kann bei äußerer Erwärmung schon auftreten, bevor eine nennenswerte Steigerung der Kerntemperatur zu beobachten ist. Durch periphere Erwärmung kann nach den neueren Befunden von STRÖM (1950e) am unnarkotisierten Hund ein größerer Effekt erzielt werden, als durch alleinige lokale Erwärmung des Hypothalamusgebietes. PINKSTON und Mitarbeiter geben an, daß die reflektorische Komponente der Polypnoe nach Exstirpation des Großhirnes ausfallen soll, wogegen die direkte Wirkung der erhöhten Bluttemperatur erhalten bleibt. Für die Kontraktion der *Arrectores pilorum*, die nur bei Tieren eine thermoregulatorische Bedeutung haben, gelten im wesentlichen dieselben afferenten Auslösungsvorgänge, wie für Vasoconstriction und Kältezittern (s. S. 337). Bekannt ist, daß nicht nur durch Kältereize eine „Gänsehaut" ausgelöst werden kann, sondern auch durch plötzliche starke Wärmereize, z.B. beim Einsteigen in ein heißes Bad.

D. Chemische Temperaturregulation.

Wir wollen hier nicht in die Diskussion der alten Frage eingreifen, ob die erhöhte Wärmebildung in der Kälte ausschließlich auf das Kältezittern bzw. den erhöhten „reflektorischen Muskeltonus" (SCHAEFER 1949) zurückzuführen ist, oder ob noch eine chemische Wärmeregulation im

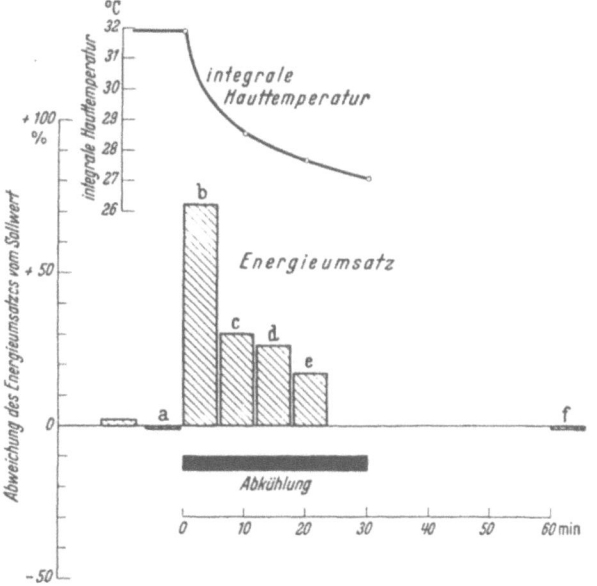

Abb. 111a. Verlauf der integralen Hauttemperatur und des Energieumsatzes während eines Kälteversuches in der Klimakammer. Raumtemperatur 10°, relative Feuchte 50%, Windstille. Plötzlicher Beginn der Abkühlung durch Aufdecken der mit einem Badeanzug bekleideten Versuchsperson. *a* Zustand vor Kälteeinwirkung; *b—e* während der Auskühlung; *f* nach Wiedererwärmung. [Nach GÖPFERT u. Mitarbeitern, Z. exper. Med. (im Druck) (1952), ergänzt durch Messungen der integralen Hauttemperatur nach HENSEL, Pflügers Arch. 252, 107 (1949).]

„engeren Sinne" vorhanden ist. Seit langem ist bekannt, daß der *überwiegende* Anteil der chemischen Wärmeregulation zweifellos von der Muskeltätigkeit herrührt, was auch in neuerer Zeit vielfach bestätigt wurde (HEMINGWAY und STARKE 1941, THAUER und WEZLER 1943 u. a.). Dies gilt nicht nur für das makroskopisch sichtbare Kältezittern, sondern auch für den reflektorischen Muskeltonus bei äußerlich völlig ruhiger Muskulatur. Registrierungen der Aktionspotentiale mit hoher Verstärkung (GÖPFERT und Mitarbeiter 1952) ergaben, daß die Höhe des O_2-Verbrauches bei Abkühlung weitgehend parallel der Höhe des Muskeltonus verläuft (Abb. 111a und b).

Für die Erhöhung des Muskeltonus und das Kältezittern ist die periphere Auslösung durch die *Kaltreceptoren* sichergestellt. Bei äußerer Abkühlung tritt Kältezittern bzw. Erhöhung des O_2-Verbrauches auf, auch wenn sich

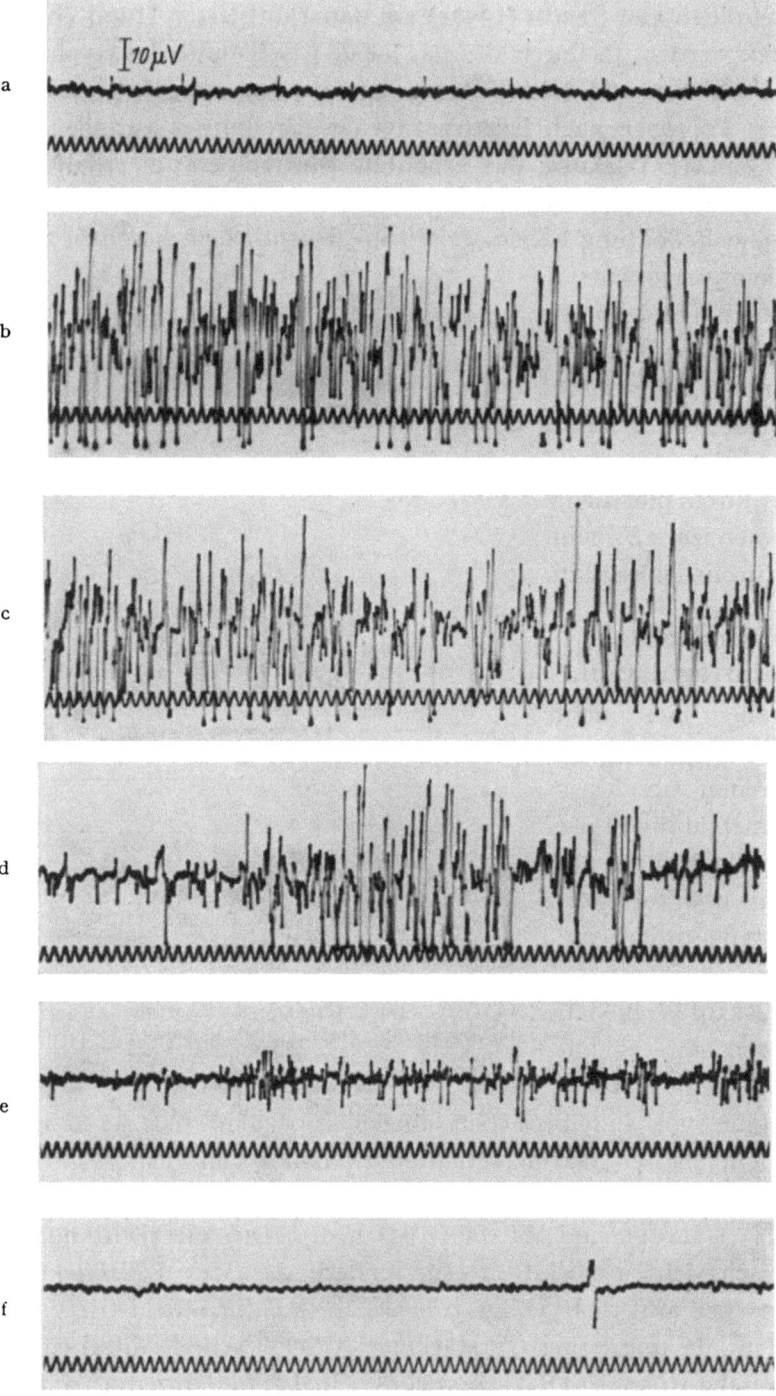

Abb. 111b. Muskelpotentiale der ruhenden Versuchsperson beim Abkühlungsversuch in Abb. 111a. Die Buchstaben entsprechen den Phasen der Umsatzmessungen in der vorigen Abbildung. Zeiteichung: 50 Hz. [Nach GÖPFERT u. Mitarbeitern, Z. exper. Med. (im Druck) (1952).]

die Bluttemperatur nicht ändert oder sogar meist etwas ansteigt (GESSLER 1928, JUNG und Mitarbeiter 1937, KÖNIG 1943, 1944). Die Frage, ob Kältezittern oder erhöhte chemische Wärmeregulation auch durch eine Senkung der *Bluttemperatur* ausgelöst werden kann, ist noch nicht hinreichend geklärt. Wenn durch Kohlensäurebäder die Bluttemperatur unter die Norm gesenkt wird, ohne die Kaltreceptoren zu erregen (LILJESTRAND und MAGNUS 1922, GOLLWITZER-MEIER 1937), bleibt eine Erhöhung des O_2-Verbrauches zunächst aus, tritt aber bei weiterer Abkühlung doch ein. Ob dies tatsächlich nur ein Effekt der sinkenden Bluttemperatur ist, und ob hier die O_2-Verbrauchssteigerung „auch bei kritischster Bewertung aller Faktoren

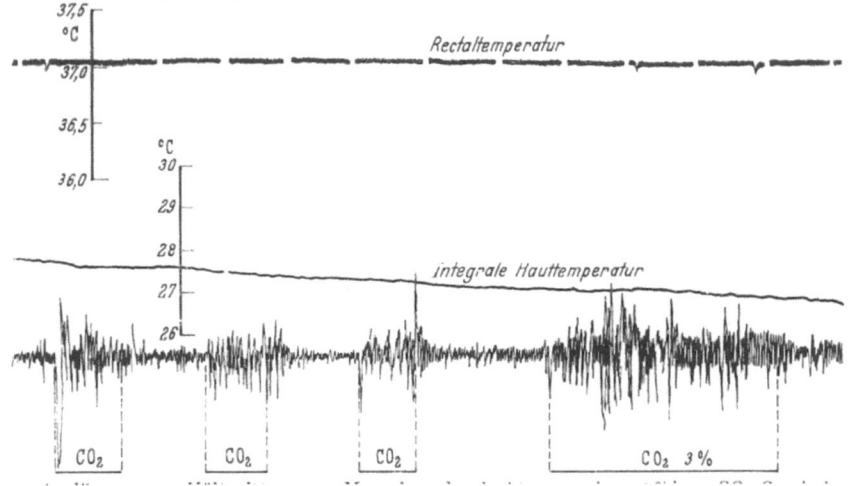

Abb. 112. Auslösung von Kältezittern am Menschen durch Atmung eines 3%igen CO_2-Gemisches nach einer 20 min langen Auskühlung des unbekleideten, liegenden Körpers bei 10° Raumtemperatur. Es ist die Zitterbewegung der Oberschenkelmuskulatur registriert. Zeitmarken der Rectaltemperaturkurve 1 min.
[Nach HENSEL, Pflügers Arch. **252**, 107 (1949).]

mit Sicherheit als ein Vorgang echter chemischer Wärmeregulation anzusprechen" ist, möchten wir nach den Ergebnissen der Muskeltonusregistrierungen (S. 335) dahingestellt sein lassen. Auch die letzten Befunde von GLASER und JONES (1951), daß Kältezittern durch Rückfluß von peripher gekühltem Blut ausgelöst werden kann, scheinen mir wegen der ungenügenden Ausschaltung peripherer Faktoren noch kein Beweis für die zentrale Wirkung der Bluttemperatur zu sein.

Wie auch die endgültige Entscheidung sein mag: wesentlich ist, daß *normalerweise* bei Kältebelastungen das Kältezittern bzw. die erhöhte Wärmebildung schon bei völlig normaler Bluttemperatur einsetzt.

Das Kältezittern, das durch den Strom afferenter Impulse aus den Kaltreceptoren aufrechterhalten wird, kann auch durch *zentrale* Einflüsse verändert werden. Abb. 112 zeigt, daß es durch CO_2-Inhalation gesteigert wird (HENSEL 1949c). Der Effekt tritt etwa 15 sec nach Inhalation des CO_2-Gemisches auf und ist mit Sicherheit nicht durch eine Veränderung der Hauttemperatur bewirkt.

Dämpfend auf die Erregbarkeit der zentralen Strukturen des Kältezitterns wirken O_2-Mangel und Sedativa (PERERA 1941), Calciuminjektionen führen zum sofortigen Verschwinden des Kältezitterns (PERERA 1941), wahrscheinlich durch Erregung der peripheren Warmreceptoren (s. S. 256). Bekannt ist, daß es durch den Willen weitgehend beeinflußt werden kann, mehr noch durch Hypnose (GESSLER und HANSEN 1927, V. EIFF 1951).

E. Die Sonderstellung des Trigeminusgebietes.

Die Hautregionen, die vom Trigeminus sensibel versorgt werden, besitzen bei Mensch und Tier eine besondere Bedeutung als Ausgangspunkt afferenter thermoregulatorischer Impulse. Schon die Temperatursinnes-Topographie

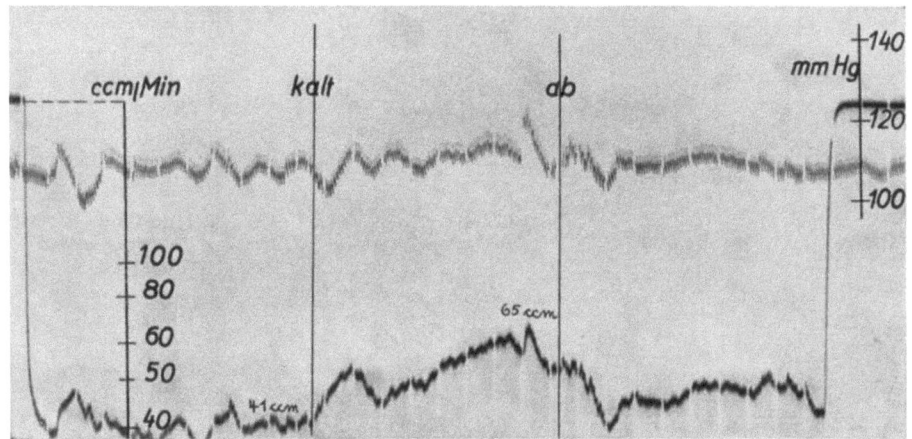

Abb. 113. Kälteversuch beim Hund. Obere Kurve: arterieller Blutdruck. Eichung rechts. Untere Kurve: Durchblutung der A. carotis communis. Eichung links. Bei „kalt" wird das Orificium nasi des Hundes mit Eis gekühlt. Bei „ab" wird die Kühlung aufgehoben. [Nach REIN, Erg. Physiol. 32, 28 (1931).]

zeigt, daß Kaltreceptoren (STRUGHOLD und PORZ 1931) und Warmreceptoren (REIN 1925b) hier in einer sonst nirgends erreichten Dichte vorhanden sind. Diese Befunde werden bestätigt durch Aktionsstromregistrierungen der spezifischen Temperatursinnesfasern in den Hautästen des N. trigeminus (HENSEL 1952b, S. 271). Dem entspricht die Auslösbarkeit thermoregulatorischer Reflexe, die von EBBECKE (1944b) als „Wind- und Wetterreflexe" zusammengefaßt wurden. Als erster hat wohl REIN (1930) auf die besondere thermoregulatorische Bedeutung dieses Gebietes hingewiesen und diese Anschauung experimentell erhärtet. Gerade bei Tieren, wie Hund und Katze, ist die Sonderstellung des Trigeminusgebietes besonders ausgeprägt, da es im Gegensatz zum größten Teil des Körpers nur sehr spärlich mit Haaren bedeckt oder völlig haarlos ist. Ganz ähnliche Verhältnisse werden auch beim Menschen künstlich erzeugt, der ja auch unter allen klimatischen Verhältnissen das Gesicht unbedeckt läßt.

Abb. 113 zeigt die Wirkung einer lokalen Abkühlung der Schnauze des Hundes auf die Durchblutung der A. carotis comm. Man sieht die deutliche

Mehrdurchblutung, die nach EBBECKE (1944b) vor allem mit der Temperaturkonstanthaltung des Gehirnes zusammenhängen soll.

Am Menschen ist die besondere Bedeutung des Trigeminusgebietes ebenfalls erwiesen. HARDY und OPPEL (1937) zeigten, daß die Empfindlichkeit

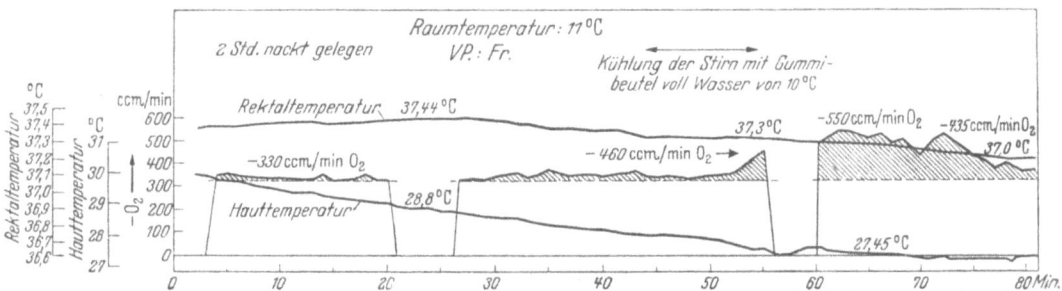

Abb. 114. Kälteversuch am Menschen. Durch Auflegen eines mit Wasser von 10° gefüllten Gummibeutels auf das Gesicht wird die Steigerung der Wärmebildung vorzeitig ausgelöst. [Nach KÖNIG, Pflügers Arch. **247**, 497 (1944).]

für Warmreize hier größer ist, als an allen anderen Körperstellen. Dem entsprechen auch die thermoregulatorischen Tatsachen. Nach KÖNIG (1943, 1944) soll lokale Kühlung der Stirn eine stärkere Erhöhung der chemischen Wärmeregulation auslösen, als die Kühlung anderer Körperstellen, wovon Abb. 114 ein Beispiel gibt. Weitere Befunde, die zeigen, daß auch die Vasomotorik besonders stark vom Trigeminusgebiet aus in Gang gesetzt werden kann, wurden von WEBER (1944), BADER und MACHT (1948), WAGNER und Mitarbeitern (1951) und HENSEL (1952a) erhoben.

So läßt sich durch leichte kühle Bewindung des Gesichtes eine starke Vasoconstriction der Hände auslösen (Abb. 115).

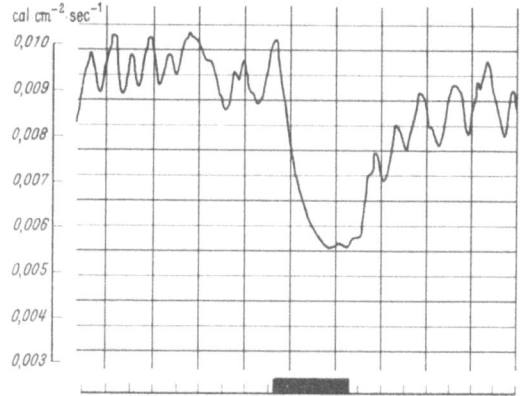

Abb. 115. Strömungscalorimetrische Registrierung des Wärmestromes an den Fingern der rechten Hand. Während der Marke Kühlung des Gesichtes mit Ventilator. Zeitmarken 1 min. [Nach HENSEL, Z. Kreislaufforschg **41**, 251 (1952).]

Zu der Gruppe von Reflexen, bei denen die Thermoreceptoren des Trigeminusgebietes eine besondere Rolle spielen, gehören schließlich die Trigeminus-Schluck- und Kreislaufreflexe bei Mensch und Tier (EBBECKE 1943a—c, 1944b, EBBECKE und KNÜCHEL 1943).

F. Die Bedeutung der Thermoreceptoren für den „Regelvorgang" der Temperatur.

Welche Bedeutung den Thermoreceptoren für die Steuerung der gesamten thermoregulatorischen Vorgänge zukommt, kann nach unseren gegenwärtigen

Kenntnissen nur mit einigen Vorbehalten entschieden werden. Ist doch die Erforschung der Thermoregulation selbst noch viel zu sehr im Fluß, als daß auf diesem Gebiete endgültige Aussagen gemacht werden könnten. So viel läßt sich aber heute mit Sicherheit sagen, *daß die Bedeutung der Thermoreceptoren hierbei sehr groß* ist. Für denjenigen Anteil der Thermoreceptorenerregung, der zur *bewußten Temperaturempfindung* und zu *affektiven* Erlebnissen führt, die dann bewußte Willenshandlungen zur Unterstützung der Thermoregulation veranlassen, liegt die große Bedeutung der Thermoreceptoren klar auf der Hand, so daß sich ein weiteres Eingehen erübrigt. Es sei aber erwähnt, daß durch die Reizgesetze des Temperatursinnes die bewußte Temperaturempfindung gerade dann besonders stark wird, wenn eine gewisse „kritische" thermoregulatorische Situation vorliegt: 1. *extreme* Absoluttemperaturen, 2. *schnelle* Temperaturänderungen, 3. *große* Flächen, also unsere bekannten Faktoren ϑ, t und F (S. 235ff).

Während die einzelnen Faktoren, mit deren Hilfe der Organismus seine Kerntemperatur konstant hält, heute qualitativ und quantitativ gut bekannt und in zahlreichen Arbeiten zusammenfassend dargestellt sind (ISENSCHMID 1926, BAZETT 1927, LEFÈVRE 1929, BOHNENKAMP 1932, DU BOIS 1937, BURTON 1939c, THAUER 1939, PFLEIDERER und BÜTTNER 1940, SCOTT und BAZETT 1941, ASCHOFF 1948d, LEE 1948, BAZETT 1949, HARDY 1950, GRANT 1951 u. a.), ist das Zentralproblem der Temperaturregulation, der eigentliche „Regelvorgang", immer noch nicht befriedigend gelöst. Immerhin sind in neuerer Zeit doch viele Tatsachen bekanntgeworden, die es erlauben dürften, wenigstens ein annähernd richtiges Bild zu entwerfen von der Steuerung der thermoregulatorischen Vorgänge und insbesondere von der Rolle, die die Thermoreceptoren dabei spielen.

1. Zentrale thermosensitive Strukturen.

Zahlreiche Versuche haben gezeigt, daß gewisse Gebiete des *Hypothalamus* durch eine hohe *Thermosensibilität* ausgezeichnet sind, die sich in der Auslösung thermoregulatorischer Reaktionen bei lokaler Erwärmung dieser Regionen äußert. Die Frage nach der genaueren Lokalisation dieser „*Wärmezentren*", sowie das eng damit verknüpfte, in der letzten Zeit lebhaft diskutierte Problem ihrer Ersetzbarkeit, liegt außerhalb unseres Themas. Wir verweisen auf die zusammenfassenden Darstellungen von THAUER (1939), RANSON und MAGOUN (1939) und RANSON (1940), sowie auf weitere Arbeiten von CLARK (1940), MANSFELD und MÉSZÁROS (1940), BEATON und Mitarbeiter (1941), TEN CATE (1941), HERMANN und Mitarbeiter (1942), v. ISSEKUTZ (1943), STOLL (1943), KELLER und BLAIR (1946), BLAIR und KELLER (1946), MANSFELD (1947), KELLER (1948), FOLKOW und Mitarbeiter (1949a, b), ELIASSON und STRÖM (1950), STRÖM (1950a—e), O'CONNOR (1938, 1943, 1949, 1950), O'CONNOR und MCKEEVER (1950).

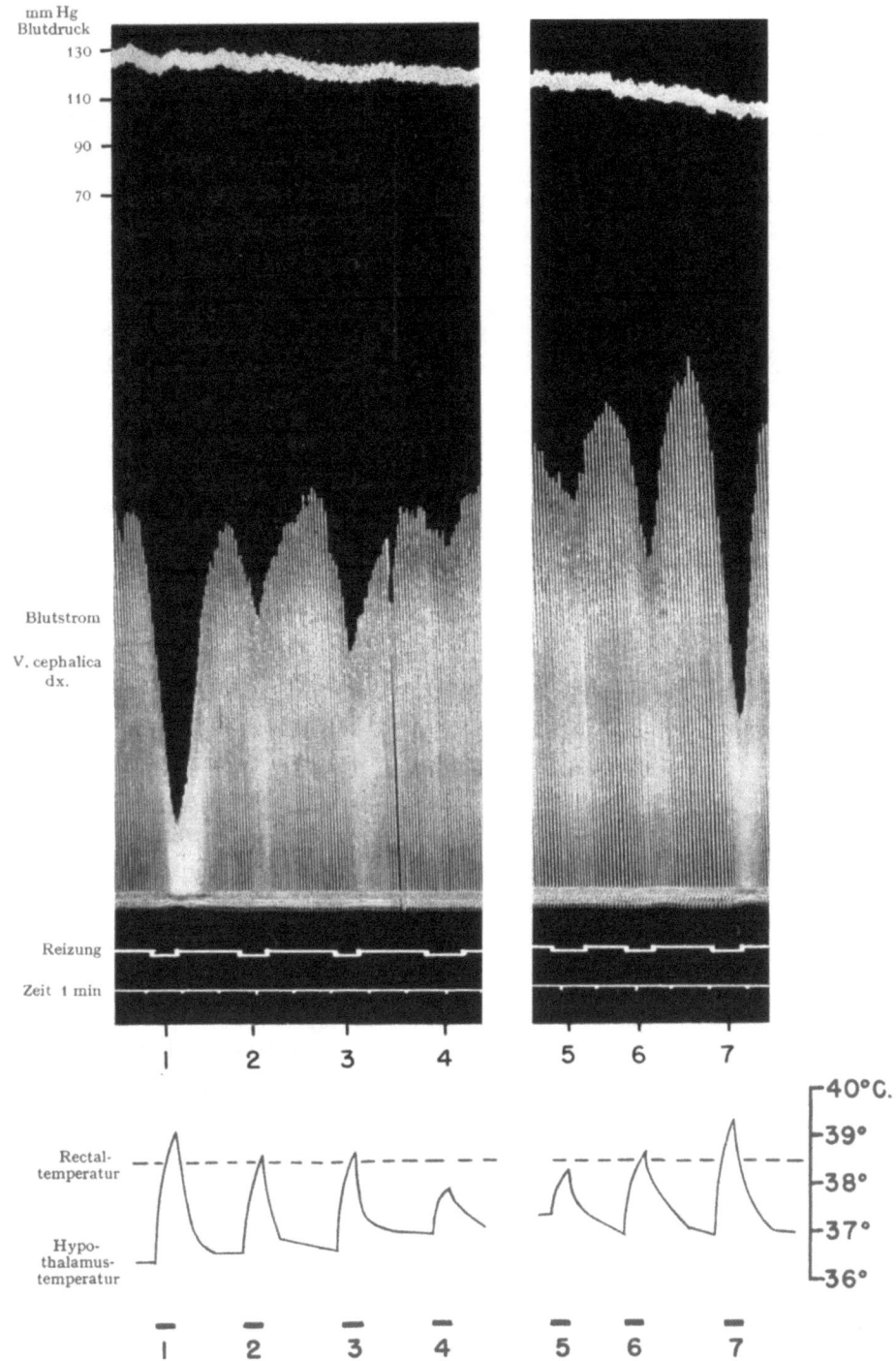

Abb. 116. Lokale Hypothalamuswärmung bei der Katze. Urethannarkose. *1—7* Diathermieheizung mit Nadelelektroden. Senkung der Kurve bedeutet Vasodilatation. [Nach STRÖM, Acta physiol. scand. (Stockh.) **20**, Suppl. 70, 48 (1950).]

Es kann heute wohl mit Sicherheit angenommen werden, daß *„normalerweise* der Hypothalamus einziger und ausschließlicher Sitz des zentralen

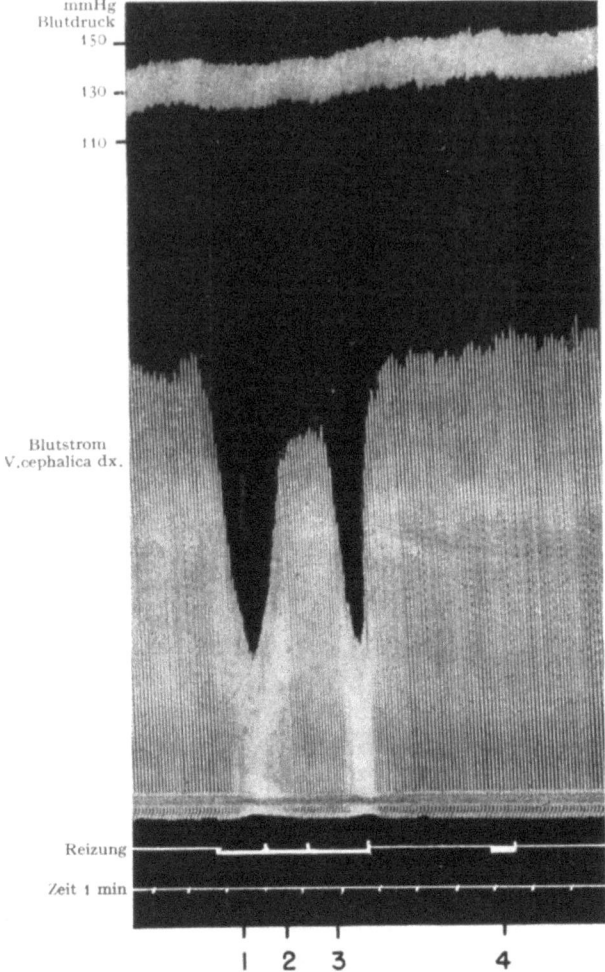

lamus anterior bei der Katze. Urethannarkose. Silberelektroden. *1* bis *3* Diathermieheizung, *2* und *4* konduktive Kühlung. Senkung der Kurve bedeutet Vasodilatation. [Nach STRÖM, Acta physiol. scand. (Stockh.) **20**, Suppl. 70, 48 (1950).]

Wärmeregulationsapparates ist" (THAUER 1941), was natürlich nichts gegen dessen Ersetzbarkeit durch andere Organe besagt.

Die ältere Auffassung, daß die Temperaturregulationszentren sowohl *kältesensitiv* als auch *wärmesensitiv* seien, und daß durch zentrale Abkühlung ein „Wärmezentrum", durch Erwärmung ein „Kühlzentrum" erregt würde (H. H. MEYER 1920), wie man aus den zahlreichen lokalen Abkühlungs- und Erwärmungsversuchen (Literatur bei THAUER 1939 und STRÖM 1950b) schloß, konnte durch die Untersuchungen der letzten Zeit nicht bestätigt werden. Zunächst ist gegen alle diese Versuche einzuwenden, daß Effekte überhaupt erst bei völlig unphysiologischen Temperaturen (Differenzen von vielen Graden gegenüber der Normaltemperatur!) auftraten. Ferner geht aus den letzten Versuchen von FOLKOW und Mitarbeitern (1949 a, b) und STRÖM (1950a—e) hervor, daß in Übereinstimmung mit den lokalen Diathermieversuchen von MAGOUN und Mitarbeitern (1938), HEMINGWAY und Mitarbeitern (1940) und BEATON und Mitarbeitern (1941) sich zwar schon bei geringfügigen lokalen Erwärmungen des Hypothalamus ant. deutliche thermoregulatorische Wirkungen erzielen lassen, daß aber lokale Unterkühlungen des gesamten Hypothalamusgebietes bis zu einigen Graden praktisch wirkungslos bleiben. Unter Bedingungen, wie sie normalerweise auftreten, kommt der Unterkühlung der „Wärmezentren" keine nennenswerte physiologische Bedeutung zu.

Abb. 116 zeigt eine Registrierung des cutanen Blutstromes in der vorderen Extremität der Katze (V. cephalica) während einer genau lokalisierten, thermoelektrisch registrierten Erwärmung des Hypothalamus ant. Man sieht, daß schon bei geringfügiger Erwärmung, die ganz innerhalb des physiologischen Bereiches liegt, eine deutliche Vasodilatation einsetzt, die eine recht genaue Proportionalität zur Höhe der Hypothalamustemperatur zeigt. Bei stärkerer und längerer Erwärmung tritt auch eine Erhöhung der Atemfrequenz ein.

Dagegen ist aus Abb. 117 zu ersehen, daß auf Abkühlung des Hypothalamus keine Vasoconstriction erfolgt, obwohl die Dilatation bei geringfügiger Erwärmung sehr ausgeprägt ist.

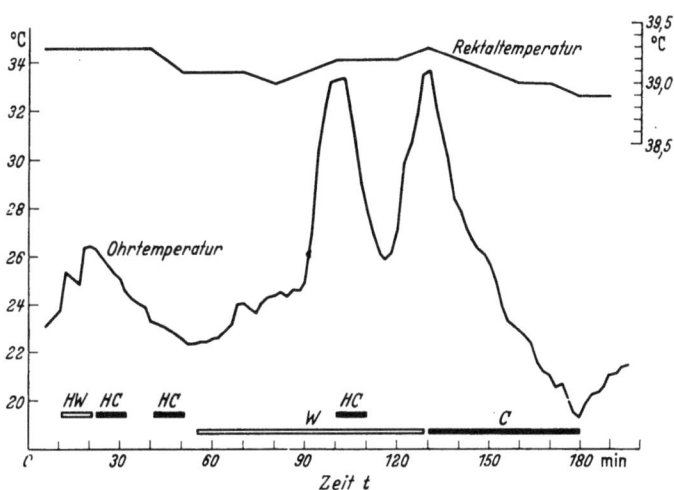

Abb. 118. Wärmung und Kühlung des Hypothalamus beim unnarkotisierten Hund mit Silberthermode. *HW* Hypothalamuswärmung; *HC* Hypothalamuskühlung; *W* Hautwärmung; *C* Hautkühlung. [Nach STRÖM, Acta physiol. scand. (Stockh.) 21, 271 (1950).]

Auch Versuche am Hund ohne Narkose führten zu demselben Ergebnis (STRÖM 1950c), daß Erwärmung des Hypothalamus erhebliche Vasodilatationen, Abkühlung dagegen nur dann eine nennenswerte Constriction auslöst, wenn durch vorhergehende Erwärmung eine Erregung der „wärmesensitiven" Strukturen mit Vasodilatation vorhanden war. Abb. 118 zeigt eine Registrierung der Ohrtemperatur beim nichtnarkotisierten Hund. Wenn auch die Hauttemperatur kein einwandfreies Maß für die Durchblutung ist, so geht doch aus der Kurve eindeutig hervor, daß durch Hypothalamuskühlung nur die Wirkung der vorherigen Erwärmung mit Vasodilatation wieder zur Norm zurückgebracht wird, darüber hinaus aber keine Vasoconstriction erreicht werden kann. Kühlung der Haut führt dagegen sofort zu einer erheblichen Vasoconstriction.

In Übereinstimmung mit der physiologisch festgestellten Thermosensibilität des Hypothalamusgebietes steht die Beobachtung von C. v. EULERs (1950), daß bei Erwärmung des Hypothalamus langsame lokale Potentialänderungen auftreten, die sonst an keiner anderen Hirnregion ausgelöst werden können. Die Empfindlichkeit dieser Potentiale gegenüber Erwärmungen ist sehr groß; ihr Betrag ändert sich, wie aus Abb. 119 entnommen werden kann, bei 0,1° Temperaturerhöhung um 0,5—1 mV. Durch Kontrollversuche konnte gezeigt werden, daß es sich um lokale Wirkungen der Temperatur und nicht etwa um reflektorische Vorgänge handelt. Welcher Zusammenhang zwischen diesen ,,Temperaturpotentialen" und der Thermoregulation besteht, ist noch nicht

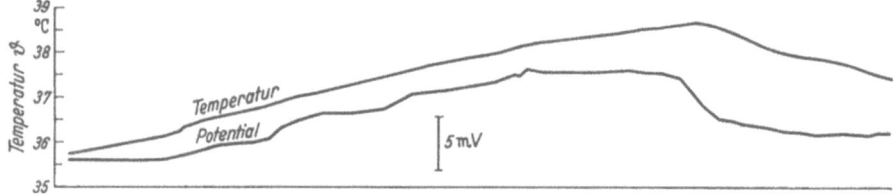

Abb. 119. Temperatur des Hirnstammes und ,,Temperaturpotential" des Hypothalamus anterior bei der Katze. Urethannarkose. Gesamtdauer des Versuches 15 min. [Nach C. v. EULER, J. Cellul. a. Comp. Physiol. **36**, 333 (1950).]

bekannt; es ließ sich aber zeigen, daß z. B. eine enge Korrelation zwischen der Höhe des Potentials und der Intensität der Polypnoe oder des ,,Hechelns" besteht.

2. Die Integration der peripheren und zentralen Thermosensibilität.

Als auslösende Faktoren zur Ingangsetzung der Temperaturregulation kennen wir heute mit Sicherheit

1. die afferenten Impulse aus den Thermoreceptoren,
2. die direkten Wirkungen der Bluttemperatur auf die ,,Zentren".

Dabei macht die alte Streitfrage ,,periphere Thermoreceptoren oder Bluttemperatur?" nach unseren neueren Erkenntnissen immer mehr der Einsicht Platz, daß die *Temperaturregulation weder aus der Wirkung der Bluttemperatur noch aus den afferenten Impulsen der Thermoreceptoren allein, sondern nur durch das Zusammenwirken beider Faktoren* zu verstehen ist.

Viele Effekte, die angeblich durch die veränderte Bluttemperatur ausgelöst sein sollen, z. B. bei Erwärmung und Abkühlung des Carotidenblutes (s. THAUER 1939), Diathermieheizung des Kopfes (BRENNING und HULTMAN 1942), Essen von Eis oder Trinken kalter Flüssigkeiten (KÖNIG 1943, 1944 u. a.), dürften allerdings in Wirklichkeit Reflexe aus den äußerst sensiblen Thermoreceptorenfeldern des Trigeminusgebietes oder zumindest von solchen überlagert sein. Doch liegen mit den Erfolgen der lokalen Hypothalamuserwärmungen genügend Beweise für eine tatsächliche zentrale Wirkung der Bluttemperatur vor.

Die Bluttemperatur wirkt dabei aller Wahrscheinlichkeit nach auf *dieselben* zentralen Strukturen, an die auch die afferenten Impulse aus den Thermoreceptoren gelangen: "Changes in ambient temperature of the hypothalamus and afferent nervous stimuli of peripheral or central origin are distinct types of stimulus to the hypothalamic neurons, and the manner, in which they are integrated remains a matter for conjecture, but the responses to both are chanelled through the same efferent connections" (GRANT 1951). Hierbei wird man sich die Wirkung der Bluttemperatur wohl im Sinre einer *Erregbarkeitssteuerung* der zentralnervösen Elemente gegenüber den ankommenden afferenten Impulsen vorstellen müssen. Ob auch ohne afferenten Einstrom eine *Spontantätigkeit* der Zentren, etwa im Sinne einer temperaturabhängigen Dauerentladung, vorhanden ist, wissen wir noch nicht (GRANT 1951). Somit

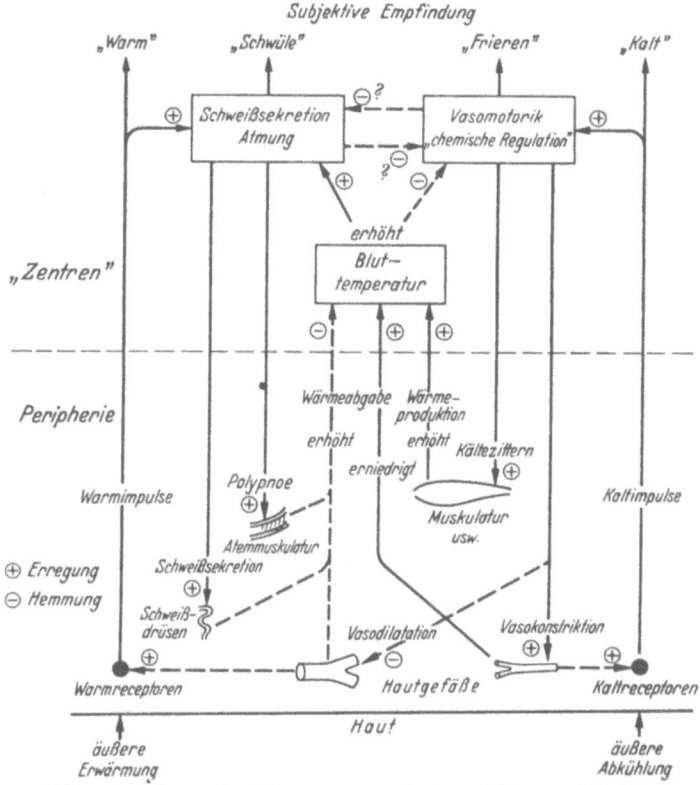

Abb. 120. Schema der Temperaturregulation. Weiteres siehe Text.

wäre der *Tonus der „Wärmezentren", der die Intensität der Thermoregulation bestimmt, eine Funktion des Einstroms von afferenten Impulsen und der durch die Bluttemperatur gesteuerten Erregbarkeit der Zentren*. Dieser Gedanke, der meines Wissens in seinen Anfängen auf REIN (1949) zurückgeht und später vor allem von KÖNIG (1943, 1944) ausgebaut wurde, gewinnt durch die Tatsachen, die in den letzten Jahren bekannt wurden, immer mehr an Wahrscheinlichkeit.

Das Schema in Abb. 120 gibt einen Überblick über das mutmaßliche Zusammenwirken der peripheren und zentralen Vorgänge der Thermoregulation, wie wir es uns auf Grund unserer heutigen Kenntnisse vorstellen können. Die zentralen Strukturen, von denen die *Wärmeabgabe* in Gang gesetzt wird, beziehen eine fördernde Tonisierung vor allem aus der erhöhten *Bluttemperatur*, ferner aus den peripheren *Warmreceptoren*. Für Schweißsekretion und Polypnoe kann man eine direkte erregende bzw. erregbarkeitssteigernde Temperaturwirkung annehmen, für die Vasodilatation, die wir hier als Hemmung der Constriction auffassen, kann man entweder, wie STRÖM (1950a), eine Wärmeerregung von Hemmungsneuronen, oder aber eine direkte Erregbarkeitsminderung der betreffenden Zentren annehmen. Eine solche direkte Hemmungswirkung der erhöhten Temperatur scheint mir durchaus möglich zu sein, da wir dasselbe ja auch von den Kaltreceptoren her kennen (s. S. 273). Beide Möglichkeiten, die im Endeffekt auf dasselbe herauskommen, sind in dem Schema berücksichtigt.

Die *Wärmespeicherung*, d. h. Vasoconstriction und erhöhte Wärmeproduktion, steht unter der *fördernden* Wirkung der peripheren *Kaltimpulse* und unter der *hemmenden* der erhöhten *Bluttemperatur*, sei es nun direkt oder durch reziproke Hemmung. Man müßte nach den Befunden von STRÖM annehmen, daß das Erregbarkeitsmaximum etwa bei der normalen Körpertemperatur oder dicht darunter liegt, so daß Unterkühlung des Blutes keine nennenswerte Erregbarkeitssteigerung mehr bewirkt. Bei stärkerer Unterkühlung der Zentren tritt wieder eine Erregbarkeitssenkung ein, für die auch die Unterkühlungsversuche von GROSSE-BROCKHOFF und SCHOEDEL (1943) und anderer Untersucher sprechen.

Der Regelvorgang der Temperatur spielt sich danach folgendermaßen ab: In der *Kälte*, bei der die Abkühlung primär immer *peripher* einsetzt, tritt eine Erhöhung des thermosensiblen Tonus aus den Kaltreceptoren ein, der zu einer. Vasoconstriction und erhöhten Wärmeproduktion und damit zu einem Ansteigen der Kerntemperatur führt (vgl. Abb. 120). Diese führt zu einer Herabsetzung der zentralen Erregbarkeit gegenüber den Kaltimpulsen (direkt oder durch reziproke Hemmung) und damit wieder zu einem Nachlassen der Vasoconstriction und Wärmeproduktion. Die Bluttemperatur sinkt ab, die zentrale Erregbarkeit steigt wieder und das Spiel beginnt von neuem. Vielleicht hängt hiermit die Beobachtung von NEUROTH (1948) zusammen, daß das Kältezittern periodisch auftritt und jede Zitterperiode von einer Vasodilatation (Ansteigen der Hauttemperatur) gefolgt ist.

Durch eine solche „*negative Rückkopplung*", die das Prinzip jedes Regelvorganges ist, ist eine Einregulierung der Bluttemperatur auf ein konstantes Niveau überhaupt erst möglich. Wie KÖNIG (1943) ausführte, wäre durch die bloße Wirkung der peripheren Receptoren ein Regelvorgang nicht denkbar, denn Erregung der Kaltreceptoren müßte zu einer Vasoconstriction und Abkühlung der Haut, diese zu stärkerer Kaltreceptorenerregung führen usw., also zu einer positiven Rückkopplung oder einem circulus vitiosus (s. Schema).

In der *Wärme* setzt die Temperaturerhöhung, infolge der Wärmestauung, primär im allgemeinen im *Körperkern* ein; sofern eine starke lokale Erwärmung der Haut (starke Sonnenbestrahlung usw.) stattfindet, kommt noch eine periphere Komponente hinzu. Normalerweise ist der Hauptfaktor für die Ingangsetzung der Wärmeabgabe, im Gegensatz zur Kälteregulation, zweifellos die *zentrale* Temperatur (GRANT 1951), während den peripheren Warmreceptoren eine mehr unterstützende Funktion bei direkter peripherer Erwärmung zukommen dürfte. Dafür spricht die Tatsache, daß Wärmestauungen mit Erhöhung der Bluttemperatur meist schon bei Hauttemperaturen eintreten, die noch keine erhebliche Erregung der Warmreceptoren hervorrufen. Vielleicht ist in diesem Zusammenhang auch die auffallend spärliche Versorgung des Körpers mit Warmreceptoren (REIN 1925b) zu verstehen.

In der Wärme ergibt sich folgender Regelvorgang: Erhöhung der Bluttemperatur mit oder ohne zusätzliche periphere Warmimpulse, Erregung der Schweißsekretion und Atmung, sowie Hemmung der Vasoconstriction, erhöhte Wärmeabgabe mit Senkung der Bluttemperatur zur Norm, dadurch wieder Erregbarkeitsherabsetzung der Zentralorgane mit Nachlassen der Wärmeabgabe usw. Derselbe Regulationsvorgang läuft auch im Falle *primärer* Erhöhung der Wärmebildung ab.

Wie man sieht, sind also kältesensitive hypothalamische Elemente zum Ablauf der Regelvorgänge eigentlich gar nicht erforderlich, und — wenn man teleologische Gesichtspunkte einführen will — auch gar nicht sinnvoll, da nennenswerte Abkühlungen im täglichen Leben ausnahmslos an der Peripherie einsetzen. Selbst wenn also eine gewisse zentrale Kältesensibilität vorhanden wäre, würde sie für die normalen Regulationsvorgänge kaum eine Bedeutung erlangen.

Ob mehr die *physikalische* oder mehr die *chemische* Wärmeregulation in Anspruch genommen wird, ist individuell außerordentlich verschieden. Nach WEZLER und NEUROTH (1949) betragen beispielsweise die individuellen Unterschiede der O_2-Verbrauchssteigerung bei derselben Kältebelastung bis zu 100%. Da aber die Kerntemperatur in allen Fällen praktisch konstant gehalten wird, ist anzunehmen, daß eine umgekehrt proportionale Koordination von physikalischer und chemischer Regulation vorhanden sein muß (Hyperbelfunktion). Daß dies tatsächlich so ist, haben WEZLER und NEUROTH in umfangreichen Versuchen gezeigt.

Aus unserem Schema der Thermoregulation wird leicht verständlich, daß bei gleicher thermischer Belastung sich chemische und physikalische Regulation zwangsläufig umgekehrt proportional verhalten müssen. Wird bei Kältebelastungen z. B. die chemische Regulation individuell übermäßig angespannt, so steigt die Bluttemperatur und es tritt eine Vasodilatation ein, also ein Nachlassen der physikalischen Kälteregulation. Umgekehrt muß eine übermäßige Anspannung der physikalischen Regulation durch denselben Mechanismus die chemische Regulation hemmen. Über die Ursachen, warum einmal mehr chemisch, einmal mehr physikalisch reguliert wird, wissen wir allerdings noch nichts.

Der Regelvorgang der Körpertemperatur ist unter anderem durch folgende Eigenschaften charakterisiert: Erstens ist die Intensität der Heiz- und Kühlvorgänge quantitativ nach der Stärke des Reizes *abgestuft*, zweitens wird sowohl mit der Heizung, als auch mit der Kühlung geregelt, und drittens sitzen die „Fühlorgane" des Reglers nicht nur an der *zentralen* Stelle, die geregelt wird, sondern außerdem noch an der *Peripherie*, an der die Auskühlung (in selteneren Fällen auch die Überwärmung) beginnt. Es wird dadurch der Regulationsvorgang gegen äußere Temperatureinflüsse bereits in Gang gesetzt, wenn diese das Körperinnere noch gar nicht erreicht haben. Interessanterweise verwendet man ein derartiges Prinzip auch in der modernen Regeltechnik. Auch unter diesem Gesichtspunkt scheint uns das empfindliche, allen Witterungseinflüssen unmittelbar ausgesetzte Trigeminusgebiet als peripherer „Temperaturfühler" von ganz besonderer Bedeutung zu sein.

Daß sich aus einem solchen Zusammenwirken der peripheren und zentralen Thermosensibilität auch die Erscheinungen bei Fieber und Muskelarbeit usw. ableiten lassen, braucht nicht näher ausgeführt zu werden. Bei beiden würde es sich in unserem Schema im wesentlichen um eine stärkere Tonisierung der Vasoconstriction und „chemischen Wärmeregulation" handeln, bei der Wirkung der „Heizgifte" (Pyrifer usw., vgl. THAUER 1939, 1942; BRUNS und Mitarbeiter 1950) wohl zum großen Teil durch eine Erregbarkeitssteigerung der Zentren gegenüber den afferenten Kaltimpulsen. Dies ist daraus zu schließen, daß das Frieren und der Schüttelfrost des Fieberanstieges sehr stark von der Hauttemperatur abhängt (GRANT 1951). Dieser stärkere Tonus bewirkt so lange ein Ungleichgewicht zwischen Wärmebildung und Wärmeabgabe, bis die Bluttemperatur so weit angestiegen ist, daß sie durch Hemmung der Wärmespeicherungsvorgänge und stärkere Erregung der Wärmeabgabevorgänge wieder ein Gleichgewicht zwischen Wärmebildung und Wärmeabgabe bewirkt, womit die Temperatur konstant wird, aber eben auf einem entsprechend höheren Niveau. Auf diesem Niveau wird dann wie im normalen Zustand reguliert. Daß es sich beim Fieber tatsächlich um eine Verschiebung des wärmeregulatorischen Niveaus und nicht um eine bloße Wärmestauung handelt, weiß man seit langem (s. THAUER 1939). Auch die Erhöhung der Körpertemperatur bei Muskelarbeit ist keine passive Wärmestauung, sondern eine Höherstellung der Thermoregulation, wie NIELSEN (1938) gezeigt hat. Wird die zusätzliche Tonisierung wieder weggenommen, so tritt bei der hohen Bluttemperatur nunmehr wieder ein Ungleichgewicht zwischen Wärmebildung und -abgabe zugunsten der letzteren ein: unter Vasodilatation, Schweißausbruch und Schwüleempfindung sinkt die Temperatur zur Norm ab, um sich dort wieder einzuregulieren.

Eine solche Auffassung vom Zusammenwirken der Thermoreceptoren mit den übrigen Vorgängen der Thermoregulation, wie sie hier in kurzen Zügen entwickelt wurde, kann nicht mehr als eine Andeutung sein. Manches davon ist heute gesichert, vieles noch hypothetisch. Möge es eine Anregung sein zur weiteren Erforschung dieses wahrhaft zentralen physiologischen Problems!

Literatur.

ACHELIS, J. D.: Über Umstimmung der Sensibilität. Pflügers Arch. **226**, 212 (1931).
— Untersuchungen über die Hautsensibilität. VI. Pflügers Arch. **242**, 644 (1939).
ADRIAN, E. D.: The impulses produced by sensory nerve endings. Part. I. J. of Physiol. **61**, 49 (1926a).

ADRIAN, E. D.: The impulses produced by sensory nerve endings. Part IV. J. of Physiol. **62**, 33 (1926b).
— The basis of sensation. London 1928.
— Impulses in sympathetic fibres and in slow afferent fibres. J. of Physiol. **70**, XX (1930).
— Sensory impulses produced by heat and injury. J. of Physiol. **74**, 17P (1932a).
— The mechanism of nervous action. London 1932b.
— The messages in sensory nerve fibres and their interpretation. Proc. Roy. Soc. Lond. B **109**, 1 (1932c).
— Afferent impulses in the vagus and their effect on respiration. J. of Physiol. **79**, 332 (1933).
— Afferent discharges to the cerebral cortex from peripheral sense organs. J. of Physiol. **100**, 159 (1941).
— The physical background of perception. Oxford 1947.
— McK. CATELL and H. HOAGLAND: Sensory discharges in single cutaneous nerve fibres. J. of Physiol. **72**, 377 (1931).
—, and Y. ZOTTERMAN: The impulses produced by sensory nerve endings. Part II. J. of Physiol. **61**, 151 (1926a).
— — The impulses produced by sensory nerve endings. Part III. J. of Physiol. **61**, 465 (1926b).
AKERT, K., u. F. KESSELRING: Kältezittern als zentraler Reizeffekt. Helv. Physiol. Acta **9**, 290 (1951).
ALDENHOVEN, H., u. C. KORTH: Untersuchungen über die Temperatur des Venenblutes. I. Dtsch. Arch. klin. Med. **173**, 412 (1932).
ALLEN, F., and P. A. MACDONALD: The sensation of temperature, pain and pressure. Quart. J. Exper. Physiol. **16**, 321 (1927).
ALRUTZ, S.: Studien auf dem Gebiete der Temperatursinne. I. Skand. Arch. Physiol. (Berl. u. Lpz.) **7**, 321 (1897).
— Studien auf dem Gebiete der Temperatursinne. II. Skand. Arch. Physiol. (Berl. u. Lpz.) **10**, 340 (1900).
ALSTON, J. H.: The spatial condition of the fusion of warmth and cold in heat. Amer. J. Psychol. **31**, 303 (1920).
AMIN, N.: On dissociation of heat and cold sensory paths in spinal cord. Investigation of case. J. Egypt. Med. Assoc. **29**, 173 (1946).
ANDERSSON, B., S. LANDGREN, L. OLSSON and Y. ZOTTERMAN: The sweet taste fibres of the dog. Acta physiol. scand. (Stockh.) **21**, 105 (1950).
ARDASHNIKOWA, L. T.: Die physiologischen Erscheinungen der Akklimatisation. II. Arch. biol. Nauk (russ.) **39**, 573 (1935).
ARONOFF, S., and K. M. DALLENBACH: Adaptation of warm spots under continuous and intermittent stimulation. Amer. J. Psychol. **48**, 485 (1936).
ASCHOFF, J.: Grundversuche zur Temperaturregulation. Über vergleichende Meßwerte zur Beurteilung der Wärmeabgabe an Wasser. Pflügers Arch. **247**, 469 (1943).
— Grundversuche zur Temperaturregulation. Vergleich unterschiedlicher Wärmedurchgangsbedingungen am Modellkörper und an der Hand. Pflügers Arch. **247**, 480 (1944a).
— Mitteilung zur spontanen und reflektorischen Vasomotorik der Haut. Pflügers Arch. **248**, 171 (1944b).
— Die Vasodilatation einer Extremität bei örtlicher Kälteeinwirkung. Pflügers Arch. **248**, 178 (1944c).
— Über die Kältedilatation der Extremität des Menschen in Eiswasser. Pflügers Arch. **248**, 183 (1944d).
— Über die Interferenz temperaturregulatorischer und kreislaufregulatorischer Vorgänge in den Extremitäten des Menschen. Pflügers Arch. **248**, 197 (1944e).
— Einige allgemeine Gesetzmäßigkeiten physikalischer Temperaturregulationen. I. Pflügers Arch. **249**, 125 (1948a).

Aschoff, J.: Zur Regulationsbreite der physikalischen Temperaturregulation. II. Pflügers Arch. **249**, 137 (1948b).
— Die obere Extremität im Dienste der Temperaturregulation. III. Pflügers Arch. **249**, 148 (1948c).
— Physiologie der Temperaturregulation. Naturforschung und Medizin in Deutschland 1939—1946, Bd. 58 II, S. 77. Wiesbaden 1948d.
—, u. F. Kaempffer: Über den Wärmedurchgang durch die Haut und seine Änderung bei Vasokonstriktion. Pflügers Arch. **249**, 112 (1948).
Auersperg, A.: Temperatursinn und Wärmeregulation. Wien. klin. Wschr. **1937** I, 330.
Autrum, H.: Über Energie- und Zeitgrenzen der Sinnesempfindung. Naturwiss. **35**, 361 (1948).
Bader, M. E., and M. B. Macht: Indirect peripheral vasodilatation produced by the warming of various body areas. J. Appl. Physiol. **1**, 215 (1948).
—, and J. Mead: The effect of local cooling and heating of the finger and wrist during exposure to high ambient temperature. Feder. Proc. **8**, 6 (1949).
Bailey, R. A., and P. Glees: Lamination and fibre size of the human spino-thalamic tract. J. of Physiol. **113**, 37P (1951).
Balke, B., H. D. Cremer, K. Kramer u. H. Reichel: Untersuchungen zur Kälteanpassung. Klin. Wschr. **1944**, 204.
Barcroft, H., and O. G. Edholm: Temperature and blood flow in the forearm. J. of Physiol. **104**, 366 (1946).
Basler, A.: Über die Verschmelzung rhythmischer Wärme- und Kälteempfindungen. Pflügers Arch. **151**, 226 (1913).
— Hautsinne. Handwörterbuch der Naturwissenschaften, Bd. V, S. 245. Jena 1914.
Bazett, H. C.: Physiological responses to heat. Physiol. Rev. **7**, 531 (1927).
— Methods of investigation of sensation in man and theoretical value of results obtained. A. Research Nerv. a. Ment. Dis. Proc. **15**, 83 (1935).
— Temperature sense in man. In Temperature, its measurement and control in science and industry, S. 489. New York 1941.
— Blood temperature and its control. Amer. J. Med. Sci. **218**, 483 (1949a).
— Regulation of body temperature. In Newburgh, Physiology of heat regulation and the science of clothing. Philadelphia 1949b.
— A theory of reflex control of temperature at rest and during exercise. Abstr. 18. Internat. Physiol.-Congr. Copenhagen 1950, S. 93.
—, and B. McGlone: Temperature gradients in the tissues in man. Amer. J. Physiol. **82**, 415 (1927).
— — Experiments on the mechanism of stimulation of end-organs for cold. Amer. J. Physiol. **93**, 632 (1930).
— — Modification of the latency of warmth sensation by interference through paradoxical stimulation of cold end-organs. Amer. J. Physiol. **97**, 504 (1931).
— — Studies in sensation. II. Arch. of Neur. **27**, 1031 (1932a).
— — Studies in sensation. III. Arch. of Neur. **28**, 71 (1932b).
—, and R. J. Brocklehurst: The temperature in the tissues which accompany temperature sensations. J. of Physiol. **69**, 88 (1930).
— — R. G. Williams and H. M. Lufkin: Sensation. I. Arch. of Neur. **27**, 489 (1932).
— L. Love, M. Newton, L. Eisenberg, R. Day and R. Forster: Temperature changes in blood flowing in arteries and veins in man. J. Appl. Physiol. **1**, 3 (1948a).
— E. S. Mendelson, L. Love and R. Libet: Precooling of blood in the arteries, effective heat capacity and evaporative cooling as factors modifying cooling of the extremities. J. Appl. Physiol. **1**, 169 (1948b).
— J. C. Scott, M. E. Maxfield and M. D. Blithe: Effects of baths at different temperatures on oxygen exchange and on the circulation. Amer. J. Physiol. **119**, 93 (1937).

BEATON, L. E., W. A. MCKINLEY, C. M. BERRY and S. W. RANSON: Localisation of cerebral center activating heat-loss mechanisms in monkeys. J. of Neurophysiol. **4**, 478 (1941).
—, and C. R. LEININGER: Spinal distribution of thermoregulatory pathways in the monkey. J. of Neurophysiol. **6**, 37 (1943).
BECKER, H., u. H. FRÖHLE: Untersuchungen über die Hautsensibilität. III. Pflügers Arch. **238**, 592 (1937).
BEETZ, F.: Über die von den weiblichen Geschlechtswerkzeugen auslösbaren Empfindungsqualitäten. Arch. Gynäk. **162**, 106 (1936).
BELDING, H. S., J. MEAD and M. E. BADER: Digital skin temperature and blood flow relationship following change in environmental temperature. Feder. Proc. **8**, 10 (1949).
BELONOSCHKIN, B.: Über die Kaltreceptoren der Haut. Z. Biol. **93**, 487 (1933a).
— Physiologisch-anatomische Untersuchungen über die Empfänger der Kaltempfindung. Z. Zellforschg **18**, 555 (1933b).
BENDER, M. B.: Extinction and precipitation of cutaneous sensations. Arch. of Neurol. **54**, 1 (1945).
BERNHARD, C. G., and R. GRANIT: Nerve as model temperature end organ. J. Gen. Physiol. **29**, 257 (1946).
— R. GRANIT and C. R. SKOGLUND: The breakdown of accomodation — nerve as model sense organ. J. of Neurophysiol. **5**, 55 (1942).
BETHE, A.: Die biologischen Rhythmus-Phänomene als selbständige bzw. erzwungene Kippvorgänge betrachtet. Pflügers Arch. **244**, 1 (1941a).
— Wie kann man sich die Transformierung eines kontinuierlichen Lichtreizes in eine Reihe rhythmischer Aktionsströme vorstellen? Pflügers Arch. **244**, 583 (1941b).
—, u. H. SCHAEFER: Erregungsgesetze einer Blinkschaltung im Vergleich zu denen biologischer Objekte. Pflügers Arch. **249**, 313 (1947).
BING, H. I., A. CARLSTEN and S. CHRISTIANSEN: The effect on muscular temperature produced by cooling normal and ultraviolet radiated skin. Acta med. scand. (Stockh). **121**, 577 (1945).
—, and A. P. SKOUBY: A cutaneo muscular reflex in man. Acta physiol. scand. (Stockh.) **14**, 80 (1947).
— — Influence of skin temperature on number of reacting cold spots. Acta physiol. scand. (Stockh.) **18**, 190 (1949).
— — Sensitization of cold receptors by substances with acethylcholine effect. Acta physiol. scand. (Stockh.) **21**, 286 (1950).
BISHOP, G. H.: Neural mechanisms of cutaneous sense. Physiol. Rev. **26**, 77 (1946).
—, and P. HEINBECKER: The afferent function of non-myelinated or C-fibres. Amer. J. Physiol. **114**, 179 (1935).
BLAIR, J. R., and A. D. KELLER: Complete and permanent elimination of the hypothalamic thermogenetic mechanism without affecting the adequacy of heat loss mechanism. J. of Neuropath. **5**, 240 (1946).
BLIX, M.: Experimentella bidrag till lösning av fragan om hudnervernas specifiska energi. Uppsala Läk.för. Förh. **18**, 87 (1883).
— Experimentelle Beiträge zur Lösung der Frage über die spezifische Energie der Hautnerven. I. Z. Biol. **20**, 141 (1884).
— Experimentelle Beiträge zur Lösung der Frage über die spezifische Energie der Hautnerven. II. Z. Biol. **21**, 145 (1885).
BOEKE, J.: Innervationsstudien. IV. Z. mikrosk.-anat. Forschg **33**, 276 (1933).
— Nervenregeneration. In Handbuch der Neurologie, Bd. I, S. 995. Berlin 1935.
— Problems of nervous anatomy. Oxford 1940.
BOHNENKAMP, H.: Über das Gesetz des Energiewechsels. Erg. Physiol. **34**, 848 (1932).
—, u. W. PASQUAI: Das Verstärkungsgesetz. Seine Beziehungen zum MACHschen Kontrastgesetz. Dtsch. Z. Nervenheilk. **126**, 138 (1932).

Bohnenkamp, H., u. M. Schroer: Der Einfluß ruhender und bewegter „reiner" Wärmereize auf den Schwellenwert der Wärmeempfindung. Dtsch. Z. Nervenheilk. **126**, 143 (1932).

du Bois, E.: The mechanism of heat loss and temperature regulation. London 1937.

du Bois Reymond, R.: Über chemische Reizung des Temperatursinnes. Arch. f. Anat. **1893**, 187.

Bøje, O., M. Nielsen and J. Olesen: Committee for the study of domestic heating. Contribut. 9. Copenhagen 1948.

Boring, E. G.: Cutaneous sensation after nerve-division. Quart. J. Exper. Physiol. **10**, 1 (1916).

Braun, O., u. F. Mayer: Untersuchungen über die Warmempfindungen der Haut. Inaug.-Diss. Heidelberg 1944.

Brecht, K., u. K. Pulfrich: Über langsame Durchblutungsschwankungen der menschlichen Haut und ihre Beeinflußbarkeit. Pflügers Arch. **249**, 609 (1948).

Brenning, R., u. E. Hultman: Wie wird die Wärmeregulation beim Menschen durch Erwärmung des Gehirns mit Kurzwellenbehandlung beeinflußt? Uppsala Läk.för. Förh. **47**, 305 (1942).

Breuer, H.: Über die Wärmeleitung des Muskels und Fettes. Pflügers Arch. **204**, 442 (1924).

Bronk, D. W., and G. Stella: The response to steady pressures of single end organs in the isolated carotid sinus. Amer. J. Physiol. **110**, 708 (1935).

Brown, G. L., and W. A. Maycock: Vascular reactions of the cat after total sympathectomy. J. of Physiol. **97**, 273 (1940).

Brück, K., u. H. Hensel: Die variable Innentemperatur der Extremitäten als Faktor des lokalen Wärmedurchganges. Physiologen-Tagg. Hamburg 1952.

Brücke, E. Th. v.: Einflüsse des vegetativen Nervensystems auf Vorgänge innerhalb des animalischen Systems. Erg. Physiol. **34**, 220 (1932).

Brühl, W.: Gastroskopische Untersuchungen über die Wirkung thermischer Hautreize auf den Magen. Dtsch. med. Wschr. **1937** I, 129.

Bruns, F., F. Hahn u. W. Schild: Untersuchungen zur Pharmakologie der Wärmeregulation. 1. Mitt. Arch. exper. Path. u. Pharmakol. **209**, 104 (1950).

Buddenbrock, W. v.: Grundriß der vergleichenden Physiologie, Bd. I. Berlin 1937.

Büttner, R.: Über den Einfluß der Blutzirkulation auf die Wärmeverfrachtung in der Haut. Strahlenther. **55**, 333 (1936).

Bujas, Z.: La sensibilité au froid en fonction de temps. Année psychol. **38**, 140 (1937).

— L'évolution de la sensation du froid en fonction de la durée d'excitation. Année psychol. **39**, 184 (1940).

Burch, G. E., and W. A. Sodeman: Effect of cooling isolated parts upon the comfort of man resting in hot humid environment. Proc. Soc. Exper. Biol. a. Med. **55**, 190 (1944).

Burnett, N. C., and K. M. Dallenbach: The experience of heat. Amer. J. Psychol. **38**, 418 (1927).

—, C. Newton and K. M. Dallenbach: Heat intensity. Amer. J. Psychol. **40**, 484 (1928).

Burton, A. C.: The properties of the steady state compared to those of equilibrium as shown in characteristic biological behaviour. J. Cellul. a. Comp. Physiol. **14**, 327 (1939a).

— The range and variability of the blood flow in the human fingers and the vasomotor regulation of body temperature. Amer. J. Physiol. **127**, 437 (1939b).

— Temperature regulation. Ann. Rev. Physiol. **1**, 109 (1939c).

—, and H. C. Bazett: A study of the average temperature in the tissues, of the exchange of heat and vasomotor responses in man by means of bath calorimeter. Amer. J. Physiol. **117**, 36 (1936).

— F. C. Scott, B. McGlone and H. C. Bazett: Slow adaptations in the heat exchanges of man to changed climatic conditions. Amer. J. Physiol. **129**, 84 (1940).

Burton, A. C., and R. M. Taylor: A study of the adjustment of peripheral vascular tone to the requirements of the regulation of body temperature. Amer. J. Physiol. **129**, 565 (1940).

Carnap, R.: Abriß der Logistik. Wien 1929.

— Logische Syntax der Sprache. Wien 1934.

Chambers, W. W., and W. F. Windle: Site of action of a bacterial pyrogen in cats with central nervous system lesions. Feder. Proc. **6**, 89 (1947).

Celander, O., u. B. Folkow: Are parasympathetic vasodilator fibres involved in depressor reflexes from the baroceptor regions? Acta physiol. scand. (Stockh.) **23**, 64 (1951).

Clark, D., J. Hughes and H. S. Gasser: Afferent function in the group of nerve fibres of slowest conduction velocity. Amer. J. Physiol. **114**, 69 (1935).

Clark, G.: Temperature regulation in chronic cervical cats. Amer. J. Physiol. **130** 712 (1940).

Cushing, H.: A note upon the faradic stimulation of the postcentral gyrus in conscious patients. Brain **32**, 44 (1909).

Cutulo, F.: A preliminary study of the psychology of heat. Amer. J. Psychol. **29**, 442 (1918).

Dallenbach, K. M.: The temperature spots and end-organs. Amer. J. Psychol. **39**, 402 (1927).

— Pain. History and present status. Amer. J. Psychol. **52**, 331 (1939).

Diehl, F.: Über die Reizung sensibler Nerven nach Ausschaltung ihres peripheren Feldes. Pflügers Arch. **224**, 678 (1930).

Dishoeck, H. A. E. v.: Infra-red radiation and nasal obstruction. J. of Hyg. **35**, 185 (1935).

Dodt, E.: The behaviour of thermoreceptors at low and high temperatures with special reference to Ebbeckes temperature phenomena. Acta physiol. scand. (Stockh.) (im Druck) (1952).

— — and Y. Zotterman: Mode of action of warm receptors. Acta physiol. scand. (Stockh.) (im Druck) (1952a).

— — The discharge of specific cold fibres at high temperatures. (The paradoxical cold.) Acta physiol. scand. (Stockh.) (im Druck) (1952b).

Dole jr., V. P., and R. S. Morison: A note on the question of reflex activation of dorsal root dilators. Amer. J. Physiol. **130**, 304 (1940).

Drury, A. N., and K. M. Dallenbach: The response of cold spots under successive stimulation. Amer. J. Psychol. **43**, 496 (1931).

Dufton, A. F., and O. T. Bedford: Nose — opening rays. J. of Hyg. **33**, 476 (1933).

Dusser de Barenne, J. G.: Central levels of sensory integration. A. Research Nerv. a. Ment. Dis. Proc. **15**, 274 (1935).

Duthie, J. J. R., and R. M. I. MacKay: Vasomotor reflexes in the control of body temperature in man. Brain **63**, 295 (1940).

Earhart, R. H., and K. M. Dallenbach: The response of warm spots under successive stimulation. Amer. J. Psychol. **45**, 729 (1933).

Ebaugh jr., F. G., and R. Thauer: Measurement of cold and warm tresholds of subjects exposed to environments from 18^0 C to 38^0 C. Feder. Proc. **8**, 38 (1949).

— — Influence of various environmental temperatures on the cold and warm tresholds. J. Appl. Physiol. **3**, 173 (1950).

Ebbecke, U.: Über die Temperaturempfindungen in ihrer Abhängigkeit von der Hautdurchblutung und von den Reflexzentren. Pflügers Arch. **169**, 395 (1917).

— Physiologie der Wärme. In Müller-Pouillets Lehrbuch der Physik, Bd. III/1, S. 1133. Braunschweig 1926.

— Reflexgesetzmäßigkeiten des menschlichen Schluckreflexes bei seiner Auslösung von der Gesichtshaut her. Pflügers Arch. **246**, 675 (1943a).

— Über die Erregbarkeitsgrade beim Eintauch-Schluckreflex (Trigeminus-Schluckreflex). Pflügers Arch. **247**, 222 (1943b).

EBBECKE, U.: Über den Reflexrhythmus beim Eintauch-Schluckreflex. Pflügers Arch. **247**, 234 (1943c).
— Über Reflexempfindungen, insbesondere Kitzel- und Juckempfindungen. Pflügers Arch. **248**, 220 (1944a).
— Der Gesichtsreflex des Trigeminus als Wärmeschutzreflex (Wind- und Wetterreflex) des Kopfes. Klin. Wschr. **1944**b, 141.
— Schüttelfrost in Kälte, Fieber und Affekt. Klin. Wschr. **1948**, 609.
—, u. F. KNÜCHEL: Über den Trigeminus-Atem-, Schluck- und Herzreflex beim Kaninchen. Pflügers Arch. **247**, 255 (1943).
EIFF, A. W. v.: Der Einfluß der Hypnose auf Temperaturempfindung und Wärmeregulation. Z. exper. Med. **117**, 261 (1951).
ELIASSON, S., and G. STRÖM: On the localization in the cat of hypothalamic and cortical structures influencing cutaneous blood flow. Acta physiol. scand. (Stockh.) **20**, Suppl. 70, 113 (1950).
ENDRES, G.: Punktionsnarkose von Receptoren. Z. Biol. **89**, 536 (1930).
ERLANGER, J., and H. S. GASSER: Electrical signs of nervous activity. Philadelphia 1937.
EULER, C. v.: Selective responses to thermal stimulation of mammalian nerves. Acta physiol. scand. (Stockh.) **14**, Suppl. 45, 1 (1947).
— Slow „temperature potentials" in the hypothalamus. J. Cellul. a. Comp. Physiol. **36**, 333 (1950).
FERRIS, B. G., R. E. FORSTER, E. L. PILLON and W. R. CHRISTENSEN: Control of peripheral blood flow: Responses in the human hand when extremities are warmed. Amer. J. Physiol. **150**, 304 (1947).
FETCHER, E. S., J. F. HALL and H. G. SHAUB: The skin temperature of an extremity as a measure of its blood flow. Science (Lancaster, Pa.) **110**, 422 (1949).
FOLKOW, B., G. STRÖM and B. UVNÄS: Cutaneous vasodilation elicited by local heating of the anterior hypothalamus in cats and dogs. Acta physiol. scand. (Stockh.) **17**, 317 (1949a).
— — — Efferent nervous pathways involved in cutaneous vasodilation induced by activation of hypothalamic heat loss mechanisms. Acta physiol. scand. (Stockh.) **17**, 327 (1949b).
— — — Do dorsal root fibres convey centrally induced vasodilator impulses? Acta physiol. scand. (Stockh.) **21**, 145 (1950).
FOERSTER, O.: Über Störungen der Thermoregulation bei Erkrankungen des Gehirns und Rückenmarks und bei Eingriffen am Zentralnervensystem. Jb. Psychiatr. **52**, 1 (1935).
— Symptomatologie der Erkrankungen des Rückenmarks. In Handbuch der Neurologie, Bd. V, S. 1. Berlin 1936.
FORSTER, R. E., B. G. FERRIS jr. and R. L. DAY: The relationship between total heat exchange and blood flow in the hand at various ambient temperatures. Amer. J. Physiol. **146**, 600 (1946).
FRANKE, C., u. H. GESSLER: Untersuchungen über die Wärmeregulation. II. Mitt. Pflügers Arch. **207**, 376 (1925).
FRANZ, S. J.: Temperature sensations following nerve division. Amer. J. Physiol. **23**, XXII (1909).
FREINATIS, K. M.: Die Bedeutung der Reizfläche für die Adaptation des Temperatursinnes. Inaug.-Diss. Heidelberg 1949.
FREUDE, E.: Über viscerale Reflexe auf lokale thermische Hautreize. Z. exper. Med. **53**, 769 (1926).
FREY, M. v.: Beiträge zur Sinnesphysiologie der Haut. III. Ber. Ges. Wiss. **47**, 166 (1895).
— Die sensorischen Funktionen der Haut und der Bewegungsorgane. In TIGERSTEDTS Handbuch der physiologischen Methodik, Bd. III, Abt. 1, S. 1. Leipzig 1910a.
— Physiologie der Sinnesorgane der menschlichen Haut. Erg. Physiol. **9**, 351 (1910b).
— Warum pflegt ein kaltes Gewicht schwerer zu erscheinen, als ein gleichschweres warmes? Sitzgsber. physik.-med. Ges. Würzburg **1916**a, 27.

FREY, M. v.: Die WEBERsche Täuschung oder die scheinbare Schwere kalter Gewichte. Z. Biol. **66**, 411 (1916b).
— Zur Theorie der Temperaturempfindung. Amer. J. Physiol. **90**, 351 (1929a).
— Die Haut als Sinnesfläche. In Handbuch der Haut- und Geschlechtskrankheiten, Bd. I/2, S. 91. Berlin 1929b.
— Mechanism of temperature sensations. Amer. J. Physiol. **94**, 505 (1930).
—, P. OTT u. H. SCHRIEVER: Wie kommen Temperaturempfindungen zustande ? Z. Biol. **90**, 161 (1930).
—, u. W. WEBELS: Über die der Hornhaut und Bindehaut des Auges eigentümlichen Empfindungsqualitäten. Z. Biol. **74**, 173 (1922).
FROHWEIN, G.: Über den Reizort, die Empfindlichkeit und die Erregbarkeit der Temperaturnerven. Pflügers Arch. **225**, 591 (1930).
FULTON, J. F.: Textbook of Physiology, S. 313. Philadelphia u. London 1950.
GANTER, G.: Zur Frage der Temperaturempfindlichkeit des Magens. Med. Klin. **1921**, 865.
GEBLEWICZ, E.: La relation du temps d'action liminaire avec l'intensité pour les stimulations thermiques. C. r. Soc. Biol. Paris **118**, 748 (1935).
— Contribution à l'étude de la persistance apparente des sensations thermiques en fonction de l'intensité d'excitation. C. r. Soc. Biol. Paris **122**, 1258 (1936).
— La sommation spatiale des excitations thermiques. Année psychol. **39**, 199 (1940).
GELLHORN, E., and J. D. NORTHUP: The influence of spinal irradiation on cutaneous sensations. II. Amer. J. Physiol. **104**, 537 (1933).
GERARD, M. W.: Afferent impulses of the trigeminal nerve: The intramedullary course of the painful, thermal and tactile impulses. Arch. of Neur. **9**, 306 (1923).
GERNANDT, B., and Y. ZOTTERMAN: Intestinal pain: An electrophysiological investigation on mesenteric nerves. Acta physiol. scand. (Stockh.) **12**, 56 (1946).
GERSUNI, G. V.: Sensory and subsensory responses from external stimuli. Izvest. Akad. Nauk SSSR, Ser. Biol. **2**, 228 (1945).
GERTZ, E.: Psychophysische Untersuchungen über die Adaptation im Gebiet der Temperatursinne und über ihren Einfluß auf die Reiz- und Unterschiedsschwellen. I. Hälfte. Z. Sinnesphysiol. **52**, 1 (1921a).
— Psychophysische Untersuchungen über die Adaptation im Gebiete der Temperatursinne und über ihren Einfluß auf die Reiz- und Unterschiedsschwellen. II. Hälfte. Z. Sinnesphysiol. **52**, 105 (1921b).
GESENIUS, H.: Über Tiefenhyperämie, zugleich ein Beitrag zur Wirkungsweise der Ultrakurzwellen. Dtsch. med. Wschr. **1936 II**, 1533.
GESSLER, H.: Die Wärmeregulation des Menschen. Erg. Physiol. **26**, 185 (1928).
—, u. K. HANSEN: Über die suggestive Beeinflußbarkeit der Wärmeregulation in der Hypnose. Dtsch. Arch. klin. Med. **156**, 352 (1927).
GILMER, B. v. H.: The relation of cold sensitivity to sweat duct distribution and neurovascular mechanisms of skin. J. of Psychol. **13**, 307 (1942).
GILSBACH, C.: Die Wirkung großflächiger Temperaturreize von verschiedener Steilheit. Inaug.-Diss. Heidelberg 1949.
GLASER, E. M.: The effect of cooling and of various means of warming on the skin and body temperature of men. J. of Physiol. **109**, 366 (1949).
—, and R. V. H. JONES: Initiation of shivering by cooled blood returning from the lower limbs. J. of Physiol. **114**, 277 (1951).
GÖPFERT, H., A. W. v. EIFF u. C. HOWIND: Quantitative Beziehungen zwischen Energiestoffwechsel und reflektorischem Muskeltonus bei der Thermoregulation. Z. exper. Med. (im Druck) (1952).
GOLDSCHEIDER, A.: Gesammelte Abhandlungen. Leipzig 1898.
— Zur physiologischen Wirkung der Kohlensäurebäder. Med. Klin. **1911**, 766.
— Über Irradiation und Hyperästhesie im Bereich der Hautsensibilität. Pflügers Arch. **165**, 1 (1916).

GOLDSCHEIDER, A., Weitere Mitteilungen zur Physiologie der Sinnesnerven der Haut. Pflügers Arch. **168**, 36 (1917).
— Temperatursinn des Menschen. Handbuch der normalen und pathologischen Physiologie, Bd. 11, S. 131. Berlin 1926.
—, u. R. EHRMANN: Untersuchungen über den Temperatursinn. I. Pflügers Arch. **206**, 303 (1924).
—, u. H. HAHN: Untersuchungen über den Temperatursinn. II. Pflügers Arch. **206**, 308 (1924a).
— — Untersuchungen über den Temperatursinn. IV. Pflügers Arch. **206**, 337 (1924b).
— — Untersuchungen über den Temperatursinn. V. Pflügers Arch. **208**, 544 (1925a).
— — Untersuchungen über den Temperatursinn. VI. Pflügers Arch. **208**, 559 (1925b).
— — Temperatursinn des Menschen. In Handbuch der normalen und pathologischen Physiologie, Bd. 18, S. 276. Berlin 1932.
—, u. G. JOACHIMOGLU: Untersuchungen über den Temperatursinn. III. Pflügers Arch. **206**, 325 (1924).
GOLDSCHEIDER, F.: Über die Wärmebewegungen der Haut bei äußeren Temperatureinwirkungen. Arch. f. Anat. **1889**, 511.
GOLLWITZER-MEIER, K.: Beiträge zur Wärmeregulation auf Grund von Bäderwirkungen. Klin. Wschr. **1937 II**, 1418.
GOLTZ, F., u. I. R. EWALD: Der Hund mit verkleinertem Rückenmark. Pflügers Arch. **63**, 362 (1896).
GOETHE: Zur Farbenlehre. Didaktischer Teil, 6. Abt. Sämtl. Werke, Bd. 37, S. 249. Stuttgart u. Tübingen 1840.
GRANIT, R.: Sensory mechanisms of the retina. London 1947.
—, u. A. LUNDBERG: Heat and cold-sensitive mammalian nerve fibres. Some somatic reflexes to thermostimulation. Acta physiol. scand. (Stockh.) **13**, 334 (1947).
—, and C. R. SKOGLUND: Accomodation and autorhythmic mechanism in single sensory fibres. J. of Neurophysiol. **6**, 337 (1943).
— — Effect of temperature on artificial synapse formed by cut end of mammalian nerve. J. of Neurophysiol. **8**, 211 (1945).
GRANT, R. T.: Physiological effects of heat and cold. Ann. Rev. Physiol. **13**, 75 (1951).
—, and R. S. PEARSON: The blood circulation in the human limb; observations on the differences between the proximal and distal parts and remarks on the regulation of body temperature. Clin. Sci. **3**, 119 (1938).
GRAY, J. A. B.: A single sensory-ending preparation. J. of Physiol. **106**, 11P (1947).
—, and P. B. C. MATTHEWS: Response of pacinian corpuscles in the cat's toe. J. of Physiol. **113**, 475 (1951).
GREENFIELD, A. D. M., J. T. SHEPHERD and R. F. WHELAN: The proportion of the total hand blood flow passing through the digits. J. of Physiol. **113**, 63 (1951a).
— — — Cold vasodilatation and cold vasoconstriction. J. of Physiol. **113**, 6P (1951b).
GRÖBER, H.: Die Grundgesetze der Wärmeleitung und des Wärmeüberganges. Berlin 1921.
GROSSE-BROCKHOFF, F., u. W. SCHOEDEL: Über die Änderungen der Erregbarkeit von Atem- und Kreislaufzentrum bei rascher Unterkühlung. Pflügers Arch. **246**, 664 (1943).
GRÜNEISEN, E.: Über die Bestimmung des metallischen Wärmeleitvermögens und über sein Verhältnis zur elektrischen Leitfähigkeit. Ann. Physik **3**, 43 (1900).
HAHN, H.: Die Reize und die Reizbedingungen des Temperatursinnes. I. Pflügers Arch. **215**, 133 (1926).
— Die Reize und die Reizbedingungen des Temperatursinnes. II. Pflügers Arch. **217**, 36 (1927a).
— Neue Anschauungen vom Temperatursinn. Dtsch. med. Wschr. **1927 I b**, 52.
— Über den Erregungsvorgang der Temperaturnerven. Arch. Psychol. **65**, 41 (1928).
— Ein neues sinnesphysiologisches Gesetz. Klin. Wschr. **1929 I**, 1016.
— Die psychophysischen Konstanten und Variablen des Temperatursinnes. I. Z. Sinnesphysiol. **60**, 162 (1930a).

Hahn, H.: Die psychophysischen Konstanten und Variablen des Temperatursinnes. II. Z. Sinnesphysiol. **60**, 198 (1930b).
— Neue Methoden zur Untersuchung des Temperatursinnes. In Handbuch der biologischen Arbeitsmethoden, Abt. V, Teil 7, S. 919. Berlin u. Wien 1930c.
— Die unmittelbare Ursache der Temperaturempfindung. Klin. Wschr. **1936 I**, 931.
— Beiträge zur Reizphysiologie. Heidelberg 1949.
—, u. G. Frohwein: Situs inversus von Temperaturnerven. Z. physik. Ther. **35**, 138 (1928).
Hammouda, M.: The central and reflex mechanism of panting. J. of Physiol. **77**, 319 (1933).
Hardy, J. D.: Physiological responses to heat and cold. Ann. Rev. Physiol. **12**, 119 (1950).
—, and Th. W. Oppel: Studies in temperature sensation. III. J. Clin. Invest. **16**, 533 (1937).
— — Studies in temperature sensation. IV. J. Clin. Invest. **17**, 771 (1938).
— H. G. Wolff and H. Goodell: Studies on pain sensation. I. Amer. J. Physiol. **126**, 523 P (1939).
— — — Studies on pain. A new method for measuring pain treshold: Observations on spatial summation of pain. J. Clin. Invest **19**, 649 (1940).
— — — The pain treshold in man. A. Research Nerv. a. Ment. Dis. Proc. **23**, 1 (1943).
Hattingberg, I. v.: Sensibilitätsuntersuchungen an Kranken mit Schwellenverfahren. Sitzgsber. Heidelberg. Akad. Wiss., Math.-naturwiss. Kl. **1939**, 10.
Hauer, P.: Die Kaltempfindlichkeit der Genitalien. Z. Biol. **85**, 265 (1926).
Head, H., and W. H. R. Rivers: A human experiment in nerve division. Brain **31**, 323 (1908).
— — and I. Sherren: The consequences of injury to the peripheral nerves in man. Brain **28**, 116 (1905a).
— — — The afferent nervous system from a new aspect. Brain **28**, 99 (1905b).
Heilbrun, W.: Über den der Temperaturempfindung zugrundeliegenden Reizvorgang. Dtsch. Z. Nervenheilk. **101**, 290 (1928).
Heinbecker, P., G. H. Bishop and J. O'Leary: Pain and touch fibres in peripheral nerves. Arch. of Neur. **29**, 771 (1933).
Hellauer, F., u. K. Umrath: Die cholinerge Natur der Sinneszellen. Pflügers Arch. **250**, 704 (1948a).
— — Über die Aktionssubstanz der sensiblen Nerven. Pflügers Arch. **249**, 619 (1948b).
Helmholtz, H. v.: Die Tatsachen in der Wahrnehmung. Berlin 1879.
Hemingway, A.: Rectal temperature patterns of dogs during peripheral vasodilatation and vasoconstriction induced by the immersion method. Amer. J. Physiol. **155**, 442 P (1948).
—, T. Rasmussen, H. Wyckoff and A. T. Rasmussen: Effects of heating hypothalamus of dogs by diathermie. J. of Neurophysiol. **3**, 329 (1940).
—, and R. H. Starke: An investigation of chemical temperature regulation. Amer. J. Physiol. **134**, 596 (1941).
Henriques, F. C., and A. R. Moritz: Studies in thermal injury. I. Amer. J. Path. **23**, 531 (1947).
Henschel, A., H. L. Taylor and A. Keys: Some responses of man to internal thermal stimulation. Feder. Proc. **8**, 73 (1949).
Hensel, H.: An apparatus for the continuous recording of the integral skin temperature and the skin temperature of various places of the body. Submarine Med. Monogr., Ann. II, 1. 1948.
— Ein Gerät zur fortlaufenden Registrierung der integralen Hauttemperatur und der Hauttemperaturen einzelner Körperstellen („Thermointegralschreiber"). Pflügers Arch. **251**, 388 (1949a).
— Ein vollautomatischer Thermointegralschreiber. Pflügers Arch. **252**, 103 (1949b).
— Auslösung von Kältezittern durch Kohlensäureatmung. Pflügers Arch. **252**, 107 (1949c).

HENSEL, H.: Die intracutane Temperaturbewegung bei Einwirkung äußerer Temperaturreize. Pflügers Arch. **252**, 146 (1950a).
— Temperaturempfindung und intracutane Wärmebewegung. Pflügers Arch. **252**, 165 (1950b).
— Intracutane Wärmeleitfähigkeits- und Temperaturmessungen. Abstr. 18. Internat. Physiol.-Congr. Copenhagen 1950c, S. 541.
— Wärmeleitfähigkeitsmessungen an der lebenden menschlichen Haut. (Noch nicht veröffentlicht.) (1951a).
— Ein Strömungscalorimeter für beliebige Körperstellen. Z. exper. Med. **117**, 587 (1951b).
— Ein neues Verfahren zur peripheren Durchblutungsregistrierung an beliebigen Körperstellen. Z. Kreislaufforschg **41**, 251 (1952a).
— Afferente Impulse aus den Thermoreceptoren der äußeren Haut. Pflügers Arch. (im Druck) (1952b).
— Wärme- und Temperaturleitung in der lebenden Haut. Experientia (im Druck) (1952c).
—, L. STRÖM and Y. ZOTTERMAN: Electrophysiological measurements of depth of thermoreceptors. J. of Neurophysiol. **14**, 423 (1951).
—, and Y. ZOTTERMAN: The cold receptor discharge and the intracutaneous temperature gradient. Abstr. 18. Internat. Physiol.-Congr. Copenhagen 1950a, S. 249.
— — The persisting cold sensation. Abstr. 18. Internat. Physiol.-Congr. Copenhagen 1950b, S. 250.
— — The response of the cold receptors to constant cooling. Acta physiol. scand. (Stockh.) **22**, 96 (1951a).
— — The persisting cold sensation. Acta physiol. scand. (Stockh.) **22**, 106 (1951b).
— — Action potentials of cold fibres and intracutaneous temperature gradient. J. of Neurophysiol. **14**, 377 (1951c).
— — The response of mechanoreceptors to thermal stimulation. J. of Physiol. **115**, 16 (1951d).
— — Quantitative Beziehungen zwischen der Entladung einzelner Kältefasern und der Temperatur. Acta physiol. scand. (Stockh.) **23**, 291 (1951e).
— — The effect of menthol on the thermoreceptors. Acta physiol. scand. (Stockh.) **24**, 27 (1951f).
HERGET, C. M., L. P. GRANATH and J. D. HARDY: Thermal sensation and discrimination in relation to intensity of stimulus. Amer. J. Physiol. **134**, 645 (1941a).
— — — Warmth sense in relation to area of skin stimulated. Amer. J. Physiol. **135**, 20 (1941b).
—, and J. D. HARDY: Temperature sensation: the spatial summation of heat. Amer. J. Physiol. **135**, 426 (1942).
HERING, E.: Grundzüge einer Theorie des Temperatursinnes. Sitzgsber. Wien. Akad., Abt. III, **75**, 101 (1877).
— Der Temperatursinn. In HERMANNs Handbuch der Physiologie, Bd. III/2, S. 415. Leipzig 1880.
HERINGA, G. C.: Untersuchungen über den Bau und die Entwicklung des sensiblen peripheren Endapparates. Amsterdam 1920.
HERMANN, H., et G. MORIN: Sur l'origine bulbaire du frisson thermique central. C. r. Soc. Biol. Paris **115**, 1120 (1934).
HERMANN, H., G. MORIN et J. VIAL: Equilibre thermique et thermorégulation dans les premiers jours consécutifs à la destruction médullaire chez le chien. C. r. Soc. Biol. Paris **136**, 228 (1942).
HEUBNER, W.: Über pharmakologische Hautreaktionen. Klin. Wschr. **1923**, 2037.
HILL, L.: Cooling and warming of the body by local application of cold and heat. J. of Physiol. **54**, 137P (1921).
— Infra-red rays and ventilation. I. J. of Physiol. **74**, 1P (1932a).
— Infra-red rays and ventilation. II. J. of Physiol. **75**, 8P (1932b).
— Narrowing of the air tubes of the lung produced by close warm conditions. J. of Physiol. **87**, 17P (1936a).

HILL, L.: The measurement of the air-way of the nose and nose-opening rays. J. of Hyg. **36**, 1 (1936b).
— Effects of partial obstruction of the airways of the lungs and the influence of sources of heat. J. of Hyg. **36**, 602 (1936c).
HIRSCH, I., u. H. SCHRIEVER: Beitrag zur Sensibilität der Zunge, des Kehlkopfes und der hinteren Rachenwand. Z. Biol. **89**, 1 (1930).
HIRSCHSOHN u. MAENDL: Studien zur Dynamik der endovenösen Injektion bei Anwendung von Calcium. Wien. Arch. inn. Med. **4**, 379 (1922).
HOAGLAND, H.: Electric responses from the lateral-line nerves of catfish. J. Gen. Physiol. **16**, 695 (1933a).
— Quantitative analysis of responses from lateral-line nerves of fishes. II. J. Gen. Physiol. **16**, 715 (1933b).
— Quantitative aspects of cutaneous sensory adaptation. J. Gen. Physiol. **16**, 911 (1933c).
HODGKIN, A. L., and B. KATZ: The effect of temperature on the electrical activity of the giant axon of the squid. J. of Physiol. **109**, 240 (1949).
HÖBER, R.: Physical chemistry of cells and tissues. Philadelphia u. Toronto 1950.
HÖGYES, A.: Beiträge zur physiologischen Wirkung der Bestandteile des Capsicum annuum (Spanischer Pfeffer). Arch. exper. Path. u. Pharmakol. **9**, 117 (1878).
HOGG, B. M.: Slow impulses from the cutaneous nerves of the frog. J. of Physiol. **84**, 250 (1935).
HOLM, K. G.: Die Dauer der Temperaturempfindungen bei konstanter Reiztemperatur. Skand. Arch. Physiol. (Berl. u. Lpz.) **14**, 242 (1903a).
— Über zurückbleibende Temperaturempfindungen. Skand. Arch. Physiol. (Berl. u. Lpz.) **14**, 249 (1903b).
„Hütte": S. 173. Berlin 1936.
HUNT, C. C., and S. W. KUFFLER: Further study of efferent small-nerve fibres to mammalian muscle spindles. Multiple spindle innervation and activity during contraction. J. of Physiol. **113**, 283 (1951a).
— — Stretch receptor discharges during muscle contraction. J. of Physiol. **113**, 298 (1951b).
HYNDMAN, O. R., and J. WOLKIN: Sympathetic nervous system. Influence on sensibility of heat and cold and on certain types of pain. Arch. of Neur. **46**, 1006 (1941a).
— — The autonomic mechanism of heat conservation and dissipation. I. Amer. Heart. J. **22**, 289 (1941b).
ISENSCHMID, R.: Physiologie der Wärmeregulation. Handbuch der normalen und pathologischen Physiologie, Bd. 17, S. 3. Berlin 1926.
ISSEKUTZ jr., B. v.: Die Wärmeregulation nach Halsmarkdurchschneidung. Pflügers Arch. **247**, 204 (1943).
JAHNKE u. EMDE: Tafeln höherer Funktionen, S. 26. Leipzig 1948.
JAKOB, M.: Wärmeleitung. In MÜLLER-POUILLETS Lehrbuch der Physik, Bd. III/1, S. 871. Braunschweig 1926.
JENKINS, W. L.: Adaptation in isolated cold spots. Amer. J. Psychol. **49**, 1 (1937a).
— Studies in thermal sensitivity. 1. J. of Exper. Psychol. **21**, 670 (1937b).
— Studies in thermal sensitivity. 2. J. of Exper. Psychol. **22**, 84 (1938a).
— Studies in thermal sensitivity. 3. J. of Exper. Psychol. **22**, 164 (1938b).
— Studies in thermal sensitivity. 5. J. of Exper. Psychol. **22**, 451 (1938c).
— Studies in thermal sensitivity. 6. J. of Exper. Psychol. **22**, 564 (1938d).
— Studies in thermal sensitivity. 7. J. of Exper. Psychol. **23**, 411 (1938e).
— Studies in thermal sensitivity. 8. J. of Exper. Psychol. **23**, 417 (1938f).
— Studies in thermal sensitivity. 9. J. of Exper. Psychol. **24**, 278 (1939a).
— Studies in thermal sensitivity. 10. J. of Exper. Psychol. **24**, 439 (1939b).
— Studies in thermal sensitivity. 11. J. of Exper. Psychol. **25**, 302 (1939c).
— Studies in thermal sensitivity. 12. J. of Exper. Psychol. **25**, 373 (1939d).

JENKINS, W. L.: Studies in thermal sensitivity. 13. J. of Exper. Psychol. **25**, 519 (1939e).
— Studies in thermal sensitivity. 14. J. of Exper. Psychol. **27**, 76 (1940).
— Studies in thermal sensitivity. 15. J. of Exper. Psychol. **28**, 517 (1941a).
— Studies in thermal sensitivity. 16. J. of Exper. Psychol. **29**, 413 (1941b).
— Studies in thermal sensitivity. 17. J. of Exper. Psychol. **29**, 511 (1941c).
— A new basis for cutaneous temperature sensitivity. In: Temperature. Its measurement and control in science and industry, S. 502. New York 1941d.
JIRMUNSKAJA, E. A.: Electrophysical analysis of the influence of sympathetic nervous system on the cutaneous reception. Fiziol. Ž. **28**, 491 (1940).
JUNG, R., J. DOUPE and E. A. CARMICHAEL: Shivering: A clinical study of the influence of sensation. Brain **60**, 28 (1937).
KAPPERS, C. U. A., G. C. HUBER and E. C. CROSBY: The comparative anatomy of the nervous system in vertebrates including man. New York 1936.
KAESTNER, E.: Methodisches zur Bestimmung der Reizorte der Temperaturnerven. Z. Sinnesphysiol. **62**, 110 (1931).
KASTORF, F.: Über die Verschmelzung der Wärmeempfindung bei ryhthmisch erfolgenden Reizen. Z. Biol. **71**, 1 (1920).
KATZ, B.: Action potentials from a sensory nerve ending. J. of Physiol. **111**, 248 (1950a).
— Depolarization of sensory terminals and the initiation of impulses in the muscle spindle. J. of Physiol. **111**, 261 (1950b).
KAUFMANN, H.: Temperatursinn und Reizfläche. Inaug.-Diss. Heidelberg 1950.
KELLER, A. D.: Descending nerve fibres subserving heat maintenance functions coursing with the cerebrospinal tracts through the pons. Amer. J. Physiol. **154**, 82 (1948).
—, and J. R. BLAIR: Further observations on the distribution at the level of the pons of descending nerve fibres subserving heat regulating functions. Amer. J. Physiol. **147**, 500 (1946).
KERSLAKE, D. McK., and K. E. COOPER: Vasodilation in the hand in response to heating the skin elsewhere. Clin. Sci. **9**, 31 (1945).
KLEESSENS, J. H. M.: Schmerz- und Temperaturwahrnehmungen bei Erkrankungen des Rückenmarkes. Nederl. Tijdschr. Geneesk. **64**, 2118 (1920).
— Sur la façon dont les fibres sensibles à la douleur et à la température atteignent le cordon latéral du côté croisé de la moelle épinière. Arch. néerl. Physiol. **9**, 106 (1924).
KLEINSTEUBER, W.: Eine physikalisch-chemische Deutung der Temperatursinnestheorie von HAHN. Z. Sinnesphysiol. **67**, 97 (1938).
KLENSCH, H.: Serienentladungen an druckparabiotischen Nervenstellen. Pflügers Arch. **252**, 369 (1949).
— Parabiotische Nervenstelle als Modell eines Thermo-Receptors. Pflügers Arch. **253**, 355 (1951).
KLUG, F.: Untersuchungen über die Wärmeleitung der Haut. Z. Biol. **10**, 73 (1874).
KÖNIG, F. H.: Bluttemperatur und Wärmeregulation. I. Pflügers Arch. **246**, 693 (1943).
— Bluttemperatur und Wärmeregulation. II. Pflügers Arch. **247**, 497 (1944).
KRAMER, K., u. W. SCHULZE: Die Kältedilatation der Hautgefäße. Pflügers Arch. **250**, 141 (1948).
KRAUSE, W.: Die terminalen Körperchen der einfach sensiblen Nerven. Hannover 1860.
KRIES, J. V.: Allgemeine Sinnesphysiologie. Leipzig 1923.
KROGH, A.: Sympathetic innervation of the cold spots, brought about in a reflex from the pharynx to the skin in man. Skand. Arch. Physiol. (Berl. u. Lpz.) **71**, 1 (1934).
KUNTZ, A.: Anatomic and physiologic properties of cutaneo-visceral reflex arcs. J. of Neurophysiol. **8**, 421 (1945).
—, and J. W. HAMILTON: Afferent innervation of the skin. Anat. Rec. **71**, 387 (1938).
—, and L. A. HASELWOOD: Cutaneo-visceral vasomotor reflexes in the cat. Proc. Soc. Exper. Biol. a. Med. **43**, 517 (1940).
LANDGREN, S.: On the excitation mechanism of the carotid baroceptors. Acta physiol. scand. (Stockh.) **26**, 1 (1952).

LANIER, L. H., H. M. CARNEY and W. D. WILSON: Cutaneous innervation. An experimental study. Arch. of Neur. **34**, 1 (1935).
LEDOUX, A.: Activité electrique des nerfs des canaux semi-circulaires du saccule et de l'utricule chez la grenouille. Acta otolaryng. (Stockh.) Suppl. **78**, 46 (1949).
LEE, D. H. K.: Heat and cold. Ann. Rev. Physiol. **10**, 365 (1948).
LEFEVRE, J.: Chaleur animale et bioénergétique. Traité de Physiologie normale et pathologique, Bd. VIII, S. 353. Paris 1929.
LEHMANN, G.: Der L. HILLsche Nasenreflex und seine Bedeutung für die Kenntnis der thermoregulatorischen Hautreflexe. Arb.physiol. **10**, 418 (1939).
LEVINE, H. A., and K. M. DALLENBACH: Adaptation of cold spots under continuous and intermittent stimulation. Amer. J. Psychol. **48**, 490 (1936).
LEWASCHEW, S.: Über das Verhalten der peripherischen vasomotorischen Zentren zur Temperatur. Pflügers Arch. **26**, 60 (1881).
LEWIS, T.: The blood vessels of the human skin and their responses. London 1927.
— Pain. New York 1942.
—, I. HAYNAL, W. KERR, E. STERN and E. M. LANDIS: Observations upon the reactions of the vessels of the human skin to cold. Heart **15**, 177 (1930).
—, and E. E. POCHIN: Effects of asphyxia and pressure on sensory nerves of man. Clin. Sci. **3**, 141 (1938).
LILJESTRAND, G., u. R. MAGNUS: Die Wirkungen des Kohlensäurebades beim Gesunden nebst Bemerkungen über den Einfluß des Hochgebirges. Pflügers Arch. **193**, 527 (1922).
LOMHOLT, S.: Untersuchungen über die Wärmeverteilung in der Haut bei starker Bestrahlung mit sichtbaren Lichtstrahlen. Strahlenther. **35**, 324 (1930).
LOWENSTEIN, O., and T. D. M. ROBERTS: The equilibrium function of the otolith organs of the thornback ray (raja clavata). J. of Physiol. **110**, 392 (1950).
—, and A. SAND: The individual and integrated activity of the semicircular canals of the elasmobranch labyrinth. J. of Physiol. **99**, 89 (1940).
LUNDBERG, A.: Potassium and the differential thermosensitivity of membrane potential, spike and negative after-potential in mammalian A and C fibres. Acta physiol. scand. (Stockh.) **15**, Suppl. 50, 1 (1948).
MACHT, M. B.: Autonomous spinal responses to thermal stimuli. A study of spinal man. Feder. Proc. **6**, 161 (1947).
MAGOUN, H. W., F. HARRISON, J. R. BROBECK and S. W. RANSON: Activation of heat loss mechanisms by local heating of the brain. J. of Neurophysiol. **1**, 101 (1938).
MANASSE, P.: Über die Empfindlichkeit des Trommelfells auf äußere Reize. Z. Hals-usw. Heilk. **3**, 69 (1922).
MANSFELD, G.: Hormonal and nervous factors in the regulation of the body temperature. Experientia **3**, 353, 398 (1947).
—, u. E. MESZAROS: Über das Nichtvorhandensein einer zentrenlosen Wärmeregulation. Arch. exper. Path. u. Pharmakol. **196**, 609 (1940).
MARECHAUX, E. W., u. K. E. SCHÄFER: Über Temperaturempfindungen bei Einwirkung von Temperaturreizen verschiedener Steilheit auf den ganzen Körper. Pflügers Arch. **251**, 765 (1949).
MARSHAK, M. E., u. N. K. VERESCHAGIN: Die physiologischen Probleme der Akklimatisation I. Arch. biol. Nauk (russ.) **39**, 563 (1935).
MASLOW, A. F.: Physiologische Akklimatisationserscheinungen. III. Mitt. Bull. Biol. Méd. expér. URSS **1**, 59 (1936).
MATTHEWS, B. H. C.: The response of a single end organ. J. of Physiol. **71**, 64 (1931).
— Nerve endings in mammalian muscle. J. of Physiol. **78**, 1 (1933).
MAY, P.: Über sensorische Nerven und periphere Sensibilitäten. Erg. Physiol. **8**, 657 (1909).
McGLONE, B., and H. C. BAZETT: The temperature of the air in contact with the skin. Amer. J. Physiol. **82**, 452 (1927).

Mead, J., and C. L. Bonmarito: Reliability of rectal temperatures as an index of internal body temperature. J. Appl. Physiol. **2**, 97 (1949).
Mendelson, E.: Measurement of the superficial temperature gradient in man. Amer. J. Physiol. **114**, 642 (1935).
Mertin, R.: Über die Kaltempfindung auf der kaltpunktfreien Haut. Inaug.-Diss. Heidelberg 1947.
Meyer, H. H.: Die Wärmeregulation im menschlichen Körper. Naturwiss. **1920 II**, 751.
Mountcastle, V., and E. Henneman: Pattern of tactile representation in thalamus of cat. J. of Neurophysiol. **12**, 85 (1949).
Müller, J.: Handbuch der Physiologie des Menschen. Koblenz 1840.
Muralt, A. v.: Die Signalübermittlung im Nerven. Basel 1946.
Murlin, J. R.: Skin temperature, ist measurement and significance for energy metabolism. Erg. Physiol. **42**, 153 (1939).
Nafe, J. P., and K. S. Wagoner: The dependency of cold upon vascular action: Studies with nerve block. Amer. J. Psychol. **49**, 636 (1937a).
— — The effect of adaptation upon vascular reactions to thermal stimuli. Amer. J. Psychol. **49**, 645 (1936).
— — The effect of pain upon peripheral blood volume. Amer. J. Psychol. **51**, 118 (1938).
Nernst, W.: Theoretische Chemie. Stuttgart 1926.
Neuroth, G.: Die Hauttemperatur im Dienste der Wärmeregulation. Pflügers Arch. **250**, 396 (1948).
Nielsen, M.: Die Regulation der Körpertemperatur bei Muskelarbeit. Skand. Arch. Physiol. **79**, 193 (1938).
O'Connor, J. M.: The nature of the metabolic regulation of the body temperature and its relation to temperature sensations. Proc. Roy. Irish Acad. **40**, 175 (1932).
— The physiological basis of sensation of cold. I. Proc. Roy. Irish Acad. **42**, 327 (1935a).
— The physiological basis of sensation of cold. III. Proc. Roy. Irish Acad. **42**, 351 (1935b).
— The physiological basis of sensation of cold. IV. Proc. Roy. Irish Acad. **43**, 23 (1936a).
— The physiological basis of sensation of cold. V. Proc. Roy. Irish Acad. **43**, 34 (1936b).
— The physiological basis of sensation of cold. VI. Proc. Roy. Irish Acad. **44**, 129 (1938).
— The regulation of the body temperature. Irish J. Med. Sci. **1943**.
— The control of the body temperature by fatty acids and monolayers. Faraday Soc. Discuss. **1949**, 160.
— Fatty acid and the influence of temperature on the oxygen consumption of animal tissue. Proc. roy. Irish Acad. **53**, 42 (1950).
—, and W. P. McKeever: The influence of temperature on mammalian tissue oxidation and its relation to the normal body temperature. Proc. Roy. Irish Acad. **53**, 33 (1950).
—, M. Moriarty and O. Fitzgerald: The physiological basis of sensation of cold. II. Proc. Roy. Irish Acad. **42**, 345 (1935).
Olmsted, J. M. D.: The special senses. Ann. Rev. Physiol. **7**, 509 (1945).
Oppel, T. W., and J. D. Hardy: Studies in temperature sensation. I. J. Clin. Invest. **16**, 517 (1937a).
— — Studies in temperature sensation. II. J. Clin. Invest. **16**, 525 (1937b).
„Pain": Research. Assoc. Nerv. a. Ment. Dis. Proc. **23**, 1 (1943)
Perera, G. A.: Clinical and physiological characteristics of chill. Arch. Int. Med. **68**, 241 (1941).
Perkins, J. F., M. C. Li, F. Hoffmann and E. Hoffmann: Sudden Vasoconstriction in denervated or sympathectomized paws exposed to cold. Amer. J. Physiol. **155**, 165 (1948).
Petrow, V., and I. Jakowlew: On the relation between the amount of heat and time of exposure of the skin at treshold sensation. Fiziol. Ž. **28**, 343 (1940).
Pfaffmann, C.: Afferent impulses from teeth due to pressure and noxious stimulation. J. of Physiol. **97**, 207 (1939).

Pfaffmann, C.: Gustatory afferent impulses. J. Cellul. a. Comp. Physiol. **17**, 243 (1941).
Pfleiderer, H.: Kontaktwärme und Wärmestrahlung. In Erforschung und Praxis der Wärmebehandlung in der Medizin, S. 41. Dresden 1937.
—, u. K. Büttner: Bioklimatologie. In Lehrbuch der Bäder- und Klimaheilkunde, Bd. II, S. 676. Berlin 1940.
Pieron, H.: Le toucher. Traité de physiologie normale et pathologique, Bd. 10/II, S. 1055. Paris 1935.
Pinkston, J. O., P. Bard and D. McRioch: The response to changes in environmental temperature after removal of portions of the forebrain. Amer. J. Physiol. **109**, 515 (1934).
Pissemski, S. A.: Über den Einfluß der Temperatur auf die peripheren Gefäße (isoliertes Kaninchenohr). Pflügers Arch. **156**, 426 (1914).
Planck, M.: Einführung in die Theorie der Wärme, S. 1. Leipzig 1930.
Platon: Sämtliche Werke, Bd. III, S. 150. Heidelberg 1950.
Precht, H.: Die Temperaturabhängigkeit von Lebensprozessen. Z. Naturforschg **4b**, 26 (1949).
Pshonik, A. T.: Analyse der Temperaturempfindung der Haut. Mitt. I. Fiziol. Ž. **26**, 30 (1939a).
— Analyse der Temperaturempfindung der Haut. II. Mitt. Fiziol. Ž. **26**, 46 (1939b).
Pütter, A.: Studien zur Theorie der Reizvorgänge. Pflügers Arch. **171**, 201 (1918).
— Die Unterschiedsschwellen des Temperatursinnes. Z. Biol. **74**, 237 (1922).
— Die Feinheit des Temperatursinnes. Z. Biol. **81**, 309 (1924).
— Der adäquate Reiz für die Organe der Temperaturempfindung. Z. Biol. **86**, 89 (1927).
Purkinje, J.: Sinne im allgemeinen. In Wagners Handwörterbuch der Physiologie, Bd. III/1, S. 352. Braunschweig 1846.
Quensel, W.: Über die Faserspezifität in sensiblen Hautnerven. Pflügers Arch. **248**, 1 (1944).
Ralston, H. J., and W. J. Kerr: Vascular responses of the nasal mucosa to thermal stimuli with some observations on skin temperature. Amer. J. Physiol. **144**, 305 (1944).
Randall, W. C.: Sweat gland activity and changing patterns of sweat secretion on the skin surface. Amer. J. Physiol. **147**, 391 (1946).
Ranson, S. W.: The hypothalamus. Baltimore 1940.
—, and H. W. Magoun: The hypothalamus. Erg. Physiol. **41**, 56 (1939).
Rapaport, S. I., E. S. Fetcher, H. G. Shaub and J. F. Hall: Control of blood flow to the extremities at low ambient temperatures. J. Appl. Physiol. **2**, 61 (1949).
Reenpää, Y.: Über Wahrnehmen, Denken und messendes Versuchen. Bibliotheca biotheoretica, Ser. D III. Leiden 1947.
— Die Schwellenregeln in der Sinnesphysiologie und das psychophysische Problem. Sitzgsber. Heidelberg. Akad. Wiss., Math.-naturwiss. Kl., Abh. 13 **1949**.
— Die Dualität des Verstandes. Sitzgsber. Heidelberg. Akad. Wiss., Math.-naturwiss. Kl., Abh. 7 **1950**.
Reichenbach, H.: Wahrscheinlichkeitslehre. Leiden 1935.
Rein, H.: Beiträge zu der Lehre von der Temperaturempfindung der menschlichen Haut. Z. Biol. **82**, 189 (1925a).
— Über die Topographie der Warmempfindung. Beziehungen zwischen Innervation und receptorischen Endorganen. Z. Biol. **82**, 513 (1925b).
— Untersuchungen über die Warmempfindung der Zunge. Z. Biol. **82**, 545 (1925c).
— Die Hauttemperatur des Menschen. Handbuch der Haut- und Geschlechtskrankheiten, Bd. I/2, S. 8. Berlin 1929a.
— Über die Bedeutung der wichtigsten Gefäßgebiete für Blutdruck und Wärmeregulation und ihre gegenseitige Abhängigkeit. Amer. J. Physiol. **90**, 491 (1929b).
— Die Einwirkung von Kältereizen im Gebiete des N. ethmoidalis ant. auf die Durchblutung der A. carotis. Z. Biol. **89**, 31 (1930).
— Vasomotorische Regulationen. Erg. Physiol. **32**, 28 (1931).

Rein, H.: Physiologische Grundlagen zum Verständnis von Wärme- und Kälteschäden am menschlichen Organismus. Arch. f. Dermat. **184**, 23 (1943).
— Über Durchblutungsmessungen an Organen in situ, insbesondere mit der Thermostromuhr. Erg. Physiol. **45**, 514 (1944).
—, u. R. Rössler: Die Abhängigkeit der vasomotorischen Blutdruckregulation bei akuten Blutverlusten von den thermoregulatorischen Blutverschiebungen im Gesamtkreislaufe. Z. Biol. **89**, 237 (1929).
—, u. H. Strughold: Untersuchungen über die Raumschwellen der Warmempfindung. Z. Biol. **82**, 553 (1925).
— — Die Simultanschwellen der Kaltempfindung. Z. Biol. **87**, 599 (1928).
Renqvist-Reenpää: Allgemeine Sinnesphysiologie. Wien 1936.
Roeder, F.: Grundversuche zur Frage der Wärmeregulation des Menschen. I. Mitt. Z. Biol. **95**, 164 (1934).
Ruffini, A.: Sulla presenza di nuove forme di terminazioni nervose nello strato papillare e subpapillare della cute dell'uomo. Siena 1898.
Ruhmann, W.: Über viscerale Reflexe auf lokale thermische Hautreize. II. Z. exper. Med. **52**, 338 (1926).
— Über viscerale Reflexe auf lokale thermische Hautreize. III. Z. exper. Med. **57**, 740 (1927).
Sahs, A. L., and J. F. Fulton: Somatic and autonomic reflexes in spinal monkeys. J. of Neurophysiol. **3**, 258 (1940).
Sand, A.: Mechanism of the lateral sense organs of fishes. Proc. Roy. Soc. Lond. B **123**. 472 (1937).
— The function of the ampullae of Lorenzini, with some observations on the effect of temperature on sensory rythms. Proc. Roy. Soc. Lond. B **125**, 524 (1938).
Sanders, F. K.: Special senses, cutaneous sensation. Ann. Rev. Physiol. **9**, 553 (1947).
Sans, K.: Die Heißempfindung bei chemischer Reizung der äußeren Haut. Inaug.-Diss. Heidelberg 1949.
Schaefer, H.: Elektrophysiologie, Bd. I u. II. Wien 1940 u. 1942.
— Über das Tonusproblem. Ärztl. Forschg **3**, 185 (1949).
Schmaltz, G.: Über die Reizvorgänge an den Endorganen des N. octavus. Pflügers Arch. **208**, 424 (1925).
Schmidt, R.: Die Empfindung der äußeren Haut bei Reizung durch Säuren, Laugen und Chloroform. Inaug.-Diss. Heidelberg 1949.
Schneyer, J.: Der Einfluß von Hautreizen auf die Reizschwelle des Temperatursinnes. Med. Klin. **1936 I**, 387.
Schreiner, H. J.: Das Wärmegefühl nach Calciuminjektionen. Inaug.-Diss. Göttingen 1936.
Schriever, H.: Über den Wärmeschmerz. Z. Biol. **85**, 67 (1926).
— Über Schmerzqualitäten. Verh. physik.-med. Ges. Würzburg, N. F. **52**, 139 (1927).
— Über den Kälteschmerz. I. Mitt. Z. Biol. **87**, 427 (1928a).
— Über den Kälteschmerz. II. Mitt. Z. Biol. **87**, 449 (1928b).
— Die Summation nervöser Erregungen. Erg. Physiol. **38**, 877 (1936).
—, u. H. Strughold: Über die der Nasen- und Rachenschleimhaut eigentümlichen Empfindungsqualitäten. Z. Biol. **84**, 193 (1926).
Schroer, H.: Über Somatisierung und Objektivierung von reinen Temperaturreizen. Untersuchungen zur Neuro-Physiologie und Pathologie. IV. Mitt. Dtsch. Z. Nervenheilk. **126**, 162 (1932).
Schumacher, G. A., H. Goodell, J. D. Hardy and H. G. Wolff: Uniformity of the pain treshold in man. Science (Lancaster, Pa.) **92**, 110 (1940).
Schwenkenbecher, A.: Über Mentholvergiftung des Menschen. Münch. med. Wschr. **1908**, 1495.
Scott, J. C., and H. C. Bazett: Temperature regulation. Ann. Rev. Physiol. **3**, 107 (1941).

Sensation: Its mechanism and disturbances. Baltimore 1935.
SHERMAN, J. C., and A. J. ARIEFF: Dissociation between pain and temperature in spinal lesions. J. Nerv. Dis. **108**, 285 (1948).
SHERRINGTON, C. S.: Cutaneous sensations. In SCHÄFERS Textbook of Physiology, Bd. II, S. 920. Edinburgh u. London 1900.
— Notes on temperature after spinal transsection with some observations on shivering. J. of Physiol. **58**, 405 (1924).
SIDOROWA, L. M.: Die physiologischen Erscheinungen der Akklimatisation. IV. Arch. biol. Nauk (russ.) **39**, 601 (1935).
SIZER, I. W.: Effects of temperature on enzyme reactions. Adv. Enzymol. **3**, 42 (1943).
SKRAMLIK, E. v.: Über die Lokalisation der Empfindungen bei den niederen Sinnen. Z. Sinnesphysiol. **56**, 69 (1924).
— Psychophysiologie des Temperatursinnes. In Psychophysiologie der Tastsinne. Arch. f. Psychol. (Erg.-Bd.) **4**, 244 (1937).
SMITH, D. E., W. C. RANDALL and A. B. HERTZMAN: Some cutaneous responses to „reflex cooling". Feder. Proc. **7**, 116 (1948).
SPALTEHOLZ, W.: Die Verteilung der Blutgefäße in der Haut. Arch. f. Anat. **1893**, 1.
— Die Arterien der menschlichen Haut. Leipzig 1895.
— Blutgefäße der Haut. Handbuch der Haut- und Geschlechtskrankheiten, Bd. I/1, S. 379. Berlin 1927.
SPEALMAN, C. R.: Effect of ambient air temperature and of hand temperature on blood flow in the hand. Amer. J. Physiol. **145**, 218 (1945a).
— A characteristic of human temperature regulation. Proc. Soc. Exper. Biol. a. Med. **60**, 11 (1945b).
SPEISER, M.: Über den Druck- und Wärmesinn an den äußeren Genitalien. Arch. f. Gynäk. **146**, 137 (1931).
SPILLER, W. G.: Remarks on the central representation of sensation. J. Nerv. Dis. **42**, 399 (1915).
SPRINGORUM, W.: Die Bedeutung der Hautgefäße für den Gesamtkreislauf. Klin. Wschr. **1938 I**, 11.
STARY, Z.: Über Erregung der Wärmenerven durch Pharmaka. Arch. exper. Path. u. Pharmakol. **105**, 76 (1925).
STEIN, J., u. V. v. WEIZSÄCKER: Der Abbau der sensiblen Funktionen. Dtsch. Z. Nervenheilk. **99**, 1 (1927).
— — Zur Pathophysiologie der Sensibilität. Erg. Physiol. **27**, 657 (1928).
STEVENS, S. S., and H. DAVIS: Hearing. New York 1938.
STEWART, G. N., and O. C. WALKER: Vasomotor reflexes elicited by heat and cold from areas deprived of temperature sensibility by a traumatic lesion. Arch. Int. Med. **11**, 383 (1913).
STOECKLE, T.: Adaptation des Temperatursinnes bei konstanter Intracutantemperatur. Inaug.-Diss. Heidelberg 1950.
STÖHR jr., PH.: Das peripherische Nervensystem. In Handbuch der mikroskopischen Anatomie des Menschen, Bd. IV/1, S. 202. Berlin 1928.
— Lehrbuch der Histologie und mikroskopischen Anatomie des Menschen. Berlin 1951.
STOLL, W. A.: Beziehungen des Hypothalamus zur Temperaturregulierung. Helvet. physiol. Acta **1**, 329 (1943).
STOOKEY, B.: Further light on the transmission of pain and temperature within the spinal cord.: Human cordotomy to abolish pain sense without destroying temperature sense. J. Nerv. Dis. **69**, 552 (1929).
STRÖM, G.: Observationer rörande den centralnervösa regleringen av blodflödet genom huden. Inaug.-Diss. Lund 1950a.
— Influence of local thermal stimulation of the hypothalamus of the cat on cutaneous blood flow and respiratory rate. Acta physiol. scand. (Stockh.) **20**, Suppl. 70, 47 (1950b).

Ström, G.: Influence of skin temperature on vasodilator response of hypothalamic heating in the cat. Acta physiol. scand (Stockh.) **20**, Suppl. 70, 77 (1950c).
— Vasomotor responses to thermal and electrical stimulation of frontal lobe and hypothalamus. Acta physiol. scand. (Stockh.) **20**, Suppl. 70, 83 (1950d).
— Effect of hypothalamic cooling on cutaneous blood flow in the unanaesthetized dog. Acta physiol. scand. (Stockh.) **21**, 271 (1950e).
Strughold, H.: Die Schwellen des Kältesinnes am Auge, bestimmt mit Reizen von kleiner Fläche und geringer Wärmekapazität. I. Mitt. Z. Biol. **83**, 201 (1925a).
— Die Topographie des Kältesinnes in der Mundhöhle. V. Mitt. Z. Biol. **83**, 515 (1925b).
— Die spezifischen Empfänger der Kaltempfindung. Verh. physik.-med. Ges. Würzburg **51**, 31 (1926).
—, u. M. Karbe: Die Topographie des Kältesinnes auf Cornea und Conjunctiva, ein Beitrag zur Frage nach den spezifischen Empfängern desselben. Z. Biol. **83**, 189 (1925a).
— — Die Dichte der Kaltpunkte im Lidspaltenbereich des Auges. III. (II. gemeinsame) Mitt. Z. Biol. **83**, 207 (1925b).
— — Vitale Färbung des Auges und experimentelle Untersuchung der gefärbten Nervenelemente. IV. (III. gemeinsame) Mitt. Z. Biol. **83**, 297 (1925c).
—, u. R. Porz: Die Dichte der Kaltpunkte auf der Haut des menschlichen Körpers. Z. Biol. **91**, 563 (1931).
Taeger, H.: Der Wirkbereich von Temperaturreizen. Z. Sinnesphysiol. **63**, 262 (1933).
Ten Cate, J.: Die Bedeutung des Zentralnervensystems für die Wärmeregelung. Nederl. Tijdschr. Geneesk. **1942**, 638.
Thauer, R.: Der Mechanismus der Wärmeregulation. Erg. Physiol. **41**, 607 (1939).
— Wärmezentrum und Wärmeregulation. Klin. Wschr. **1941 II**, 969.
— Der Einfluß der Narkose auf die normale Wärmeregulation und das Fieber, zugleich ein Beitrag zur Frage des zentralen Wärmeregulationsmechanismus („Wärmezentrum"). Pflügers Arch. **246**, 372 (1942).
—, u. F. G. Ebaugh: Die Unterschiedsschwelle der Kalt- und Warmempfindung in Abhängigkeit von der absoluten Luft- bzw. Hauttemperatur. Pflügers Arch. **255**, 27 (1952).
—, u. K. Wezler: Wärmeregulatorische Umstellungen des Organismus bei wechselnden Klimabedingungen (Temperatur, Feuchtigkeit, Windgeschwindigkeit). II. Luftfahrtmed. **7**, 237 (1942).
— — Der Stoffwechsel im Dienste der Wärmeregulation. (Erste und zweite chemische Wärmeregulation). Z. exper. Med. **112**, 95 (1943).
Thunberg, T.: Untersuchungen über die relative Tiefenlage der kälte-, wärme- und schmerzperzipierenden Nervenenden in der Haut und über das Verhältnis der Kältenervenenden gegenüber Wärmereizen. Skand. Arch. Physiol. (Berl. u. Lpz.) **11**, 382 (1901).
— Untersuchungen über die bei einer einzelnen momentanen Hautreizung auftretenden zwei stechenden Empfindungen. Skand. Arch. Physiol. (Berl. u. Lpz.) **12**, 394 (1902).
— Physiologie der Druck-, Temperatur- und Schmerzempfindungen. V. Die Kälte- und Wärmeempfindungen. In Nagels Handbuch der Physiologie des Menschen, Bd. III, S. 669. Braunschweig 1905.
Tower, S. S.: Nerve impulses from receptors in cornea. Proc. Soc. Exper. Biol. a. Med. **32**, 590 (1935).
Trotter, W.: A lecture on the sensibility of the skin in relation to the neurological theory. Lancet **1924**, 1252.
—, and H. M. Davies: Experimental studies in the innervation of the skin. J. of Physiol. **38**, 134 (1909).
— — The peculiarities of sensibility found in cutaneous areas supplied by regenerating nerves. J. Psychol. u. Neur. **20** (Erg.-H.) 102 (1913).

UPRUS, V., G. B. GAYLOR and E. A. CARMICHAEL: Shivering: A clinical study with especial references to the afferent and efferent pathways. Brain **58**, 220 (1935).
VIHERJUURI, H. J.: Finnische Sauna. Stuttgart 1943.
VOLL, M. M.: Physiologische Erscheinungen der Akklimatisation. III. Arch. biol. Nauk (russ.) **39**, 581 (1935).
— Physiologische Akklimatisationserscheinungen. IV. Bull. Biol. Méd. expér. URSS **1**, 295 (1936).
— Effect of thermal stimulation of the gastro-intestinal tract on the temperature of the stomach, intestine and skin. Arch. biol. Nauk (russ.) **55**, 29 (1939).
— Restitution of temperature sensitivity and of skin temperature after repeated local application of cold and heat. Fiziol. Ž. **28**, 235 (1940a).
— Niveau de sensation de chaleur et de froid chez l'enfants au printemps et à l'automne. Pédiatr. **7/8**, 8 (1940b).
DE VRIES, H.: Die Reizschwelle der Sinnesorgane als physikalisches Problem. Experientia **4**, 205 (1948).
WAGNER, R., D. J. ATHANASIOU u. E. BAUEREISEN: Reaktionen des arteriellen Blutdruckes beim Menschen auf örtliche Kältereize. Z. Biol. **104**, 214 (1951).
WALSHE, F. M. R.: Anatomy and physiology of cutaneous sensibility; critical review. Brain **65**, 48 (1942).
WARD, A. A.: Somatic functions of the nervous system. Ann. Rev. Physiol. **12**, 421 (1950).
WEBER, E. H.: Der Tastsinn und das Gemeingefühl. In WAGNERs Handwörterbuch der Physiologie, Bd. III/2, S. 481. Braunschweig 1846.
WEBER, H.: Versuche über das sensible Trigeminusgebiet als Ausgangsstelle von Kreislaufreflexen. Pflügers Arch. **248**, 143 (1944).
WEDDELL, G.: Pattern of cutaneous innervation in relation to cutaneous sensibility. J. of Anat. **75**, 346 (1941a).
— The multiple innervation of sensory spots of the skin. J. of Anat. **75**, 441 (1941b).
— Clinical significance of pattern of cutaneous innervation. Proc. Roy. Soc. Med. **34**, 776 (1941c).
— Axonal regeneration in cutaneous nerve plexuses. J. of Anat. **77**, 49 (1942).
— Anatomy of cutaneous sensibility. Brit. Med. Bull. **3**, 167 (1945).
—, L. GUTTMANN and E. GUTMANN: Local extension of nerve fibres into denervated areas of skin. J. of Neur. **4**, 206 (1941).
—, J. A. HARPMAN, D. G. LAMBLEY and L. YOUNG: The innervation of the musculature of the tongue. J. of Anat. **74**, 255 (1940).
WEIGMANN, R.: Über die Wirkung einiger Pharmaka auf die Sinnesreceptoren der Haut. Arch. exper. Path. u. Pharmakol. **212**, 116 (1950).
WEIZSÄCKER, V. v.: Einleitung zur Physiologie der Sinne. In Handbuch der normalen und pathologischen Physiologie, Bd. XI/1, S. 1. Berlin 1926.
— Anatomie, Physiologie und Pathologie des sensiblen Systems. Pathophysiologie der Sensibilität. Dtsch. Z. Nervenheilk. **1928**, 101, 184, 252.
— Der Gestaltkreis. Stuttgart 1950.
WEZLER, K.: Die Wirkung von Temperaturreizen auf den arteriellen Puls. Z. Biol. **96**, 261 (1935).
—, u. G. NEUROTH: Die Koordinierung von physikalischer und chemischer Wärmeregulation. Z. exper. Med. **115**, 127 (1949).
WHITEHEAD, A. N., and B. RUSSELL: Principia mathematica, Bd. I. Cambridge 1925.
WILKINS, R. W., J. DOUPE and H. W. NEWMAN: The rate of blood flow in the normal fingers. Clin. Sci. **3**, 403 (1938).
WILLIAMS, R. G., B. McGLONE and H. C. BAZETT: A comparison of the histology and physiology of the sensory end organs of the prepuce. Amer. J. Med. Sci. **178**, 887 (1929).
WINDISCH, E.: Untersuchungen über den adäquaten Reiz für die Wärmereceptoren. Z. Biol. **91**, 126 (1931).

Winslow, C. E. A., A. L. Greenburg and L. P. Herrington: The influence of heat and light upon nasal obstruction. Amer. J. Hyg. **20**, 195 (1934).
— L. P. Herrington and A. P. Gagge: Physiological reactions of the human body to various atmospheric humidities. Amer. J. Physiol. **120**, 288 (1937).
Wolf, S., and H. G. Wolff: Human gastric function. Oxford 1944.
Wolff, S., and J. D. Hardy: Studies on pain. Observations on pain due to local cooling and on factors involved the ,,cold pressor effect". J. Clin. Invest. **20**, 521 (1941).
Woollard, H. H.: Observations on the terminations of cutaneous nerves. Brain **58**, 352 (1935).
— Anatomy of peripheral sensation. Brit. Med. J. **2**, 861 (1936a).
— Intra-epidermal nerve endings. J. of Anat. **71**, 54 (1936b).
—, and J. A. Harpman: Discontinuity in the nervous system of coelenterates. J. of Anat. **73**, 559 (1939).
— G. Weddell and J. A. Harpman: Observations on neurohistological basis of cutaneous pain. J. of Anat. **74**, 413 (1940).
Zotterman, Y.: Studies in the peripheral nervous mechanism of pain. Acta med. scand. (Stockh.) **80**, 185 (1933).
— Action potentials in the glossopharyngical nerve and in the chorda tympani. Skand. Arch. Physiol. (Berl. u. Lpz.) **72**, 73 (1935).
— Specific action potentials in the lingual nerve of cat. Skand. Arch. Physiol. (Berl. u. Lpz.) **75**, 105 (1936).
— Touch, pain and tickling: an electrophysiological investigation on cutaneous sensory nerves. J. of Physiol. **95**, 1 (1939a).
— The nervous mechanism of touch and pain. Acta psychiatr. (København) **14**, 91 (1939b).
— The special senses. Part III. Ann. Rev. Physiol. **3**, 475 (1941).
Zuckerman, S., and T. C. Ruch: Spinal roots and tracts in the regulation of skin temperature. Amer. J. Physiol. **109**, 116 (1934).
Zwaardemaker, H.: Die physiologisch wahrnehmbaren Energiewanderungen. Erg. Physiol. **4**, 423 (1905).

Kontraktion, ATP-Cyclus und fibrilläre Proteine des Muskels[1].

Von

H. H. Weber[2] und Hildegard Portzehl.

Mit 26 Abbildungen.

Inhaltsverzeichnis.
                                                                        Seite
A. Einleitung 370
B. Der isolierte Arbeitscyclus und die physikalischen Eigenschaften von Actomyosingelen 372
   I. Die Isolierung des Arbeitscyclus 372
      a) Modelle, in denen der Arbeitscyclus isoliert abläuft 372
      b) Die Herstellung und allgemeine Eigenschaften der Modelle 374
  II. Der elastische Zustand bei Ruhe, Starre und Kontraktion von Muskel und Modell 376
      a) Der Dehnungszustand der Kontraktion im Zustand der Starre und der Ruhe 376
      b) Der Dehnungswiderstand der contractilen Struktur während der Kontraktion 378
      c) Die Elastizitätsgrenze in Anwesenheit und Abwesenheit von ATP . . 380
      d) Der Zustand der Ruhe, der Kontraktion, der Starre und der Kontraktur 380
      e) Analyse der Weichmacherwirkung von ATP und anderen Polyphosphaten 381
 III. Der isolierte Arbeitscyclus und seine Thermodynamik 382
      a) Spannung und Verkürzung 382
      b) Das Quick release recovery-Phänomen 384
      c) Die Abhängigkeit der Kontraktion von der Temperatur 385
      d) Die Doppelbrechung und ihre Änderung bei der Kontraktion von Skeletmuskel und Fasermodell 386
      e) Die Erschlaffung bei Ersatz des ATP durch andere Weichmacher und die Kontraktionstheorien von Wöhlisch, Kuhn und Pauling . . . 389
      f) Die Erschlaffung bei Vergiftung der ATP-Spaltung und die Thermodynamik von Szent Györgyi 392
      g) ATP-Spaltung und Arbeitscyclus 393
      h) Geschwindigkeit und Nutzeffekt des isolierten Arbeitscyclus 398
      i) Unterschiede zwischen den isolierten Arbeitscyclen und den Arbeitscyclen der verschiedenen lebenden Muskeln 400
      k) Die ionalen Bewegungen des Arbeitscyclus und seine Abgrenzung gegenüber dem Erregungs- und Überleitungscyclus 402
C. Die fibrillären Muskelproteine und ihre Reaktionen 404
   I. Historisches und Nomenklatur 405
  II. Löslichkeit, Gelzustand und Krystall 408
 III. Die elektrische Ladung 412
 IV. Teilchengewicht und Teilchenform 418
      a) L-Myosin 418
      b) Tropomyosin 422

---

[1] Dem Andenken des großen Lehrers und Freundes Otto Meyerhof gewidmet.
[2] Physiologisches Institut, Universität Tübingen.

	Seite
c) Actin	423
d) Actomyosin	425
V. Reaktionen der fibrillären Proteine	428
a) Die Reaktion der L-Myosinteilchen mit den Actinteilchen	428
b) Die Reaktion der G-Actinteilchen miteinander	433
c) Die Reaktion der Actinteilchen mit ATP	435
d) Die Reaktion zwischen L-Myosin, Actomyosin und ATP	436
1. Die ATP-Spaltung durch Actomyosin und L-Myosin	436
2. Der Einfluß des ATP auf die Sol-Gel-Umwandlung	439
3. Der ATP-Einfluß auf Actomyosin in Lösung	441
4. Der ATP-Einfluß auf Actomyosin im Gel	445
Anhang: Andere fermentative Wirkungen des Myosin	445
VI. Die Isolierung der fibrillären Muskelproteine	446
a) Die Extrahierbarkeit	446
b) Die Fraktionierung und Reindarstellung	449
Anhang: Die Beurteilung des Denaturierungsgrades und der Actin-L-Myosin-Proportion im Actomyosin	451
D. Fibrilläre Muskelproteine und die Mikrostruktur des Skeletmuskels	451
I. Der Anteil von F-Actin und L-Myosin an der Gesamtmenge der Muskelproteine	452
II. Actomyosin und die Feinstruktur des ruhenden Muskels	454
a) Die fibrilläre Feinstruktur des ruhenden Muskels	454
b) Die fibrilläre Feinstruktur des kontrahierten Muskels	458
III. Die Veränderungen der fibrillären Muskelproteine bei Kontraktur und Ermüdung	459
E. Schluß	461
Literatur	462

A. Einleitung.

Die bedeutende — aber zunächst vage — Vorstellung, das Leben sei thermodynamisch ein stationärer Zustand, bekam ihren präzisen und anschaulichen Inhalt durch die Feststellung, daß es sich hierbei um wohldefinierte Ketten chemisch und energetisch gekoppelter Cyclen des Auf- und Abbaues handelt. Diesen grundsätzlichen und außerordentlichen Fortschritt verdanken wir OTTO MEYERHOF. Dieser Fortschritt nahm seinen Ausgang von MEYERHOFs Muskelstudien und dank dieser Studien sind die Kettenreaktionen des Muskels auch heute noch am besten bekannt (vgl. DUBUISSON 1948d).

In seinem Arbeitskreis (MEYERHOF 1930, LOHMANN 1936, LUNDSGAARD 1934, v. MURALT 1935) wurde gefunden, daß der Betriebs- und besonders der Arbeitsstoffwechsel des Muskels mit dem Adenosintriphosphat(ATP)-abbau beginnt, daß die Energielieferung weiterer anaerober Cyclen, nämlich des Phosphokreatin- und besonders des Milchsäurecyclus für den Wiederaufbau des ATP sorgt und daß die Kohlenhydrat- und Energieverschwendung in der Abbauphase des Milchsäurecyclus schließlich oxydativ wieder rückgängig gemacht wird (MEYERHOF-Quotient). Die Ausarbeitung dieses faszinierenden Bildes geschah in enger Zusammenarbeit oder in fruchtbarer

Diskussion mit den Arbeitskreisen von HILL (vgl. 1932), EMBDEN (vgl. LEHNARTZ 1933) und PARNAS (vgl. 1935, 1937).

20 Jahre hindurch war es eine offene Frage und häufig eine Streitfrage, wie diese Kette energieliefernder chemischer Cyclen mit der Muskelmechanik, d. h. mit dem Arbeitscyclus aus Kontraktion und Erschlaffung verbunden sei: Wird die Spaltungsenergie des ATP der Arbeitsleistung unmittelbar zugeführt oder dient auch diese Energie nur dazu, eine andere Substanz, die noch unbekannte unmittelbare Betriebssubstanz der Muskelmaschine nach ihrem Verbrauch wieder zu restituieren. Und erst recht konnte trotz aller Bemühungen nicht entschieden werden, ob die notwendige Energie dem Arbeitscyclus in der Kontraktions- oder in der Erschlaffungsphase zugeführt wird.

Diese Lage hat sich geändert. Wir wissen heute, daß der ATP-Zerfall die unmittelbare Energiequelle des Arbeitscyclus ist, daß die Übertragung der Spaltungsenergie während der Kontraktion und nicht während der Erschlaffung erfolgt und daß ATP außerdem selbst die Verkürzungssubstanz und nicht nur die Energiequelle der Contraction ist.

Wir wissen nichts darüber, durch welchen molekularen Mechanismus ATP und ATP-Spaltung die Formänderung des contractilen Actomyosinteilchens verursacht.

Die vitale Contraction ist nicht das Anfangsglied, sondern ein Zwischenglied in der Reaktionskette des arbeitenden Muskels. Im lebenden Muskel beginnt die Reaktionskette mit jenen Cyclen von Depolarisation, Umpolarisation und Repolarisation der Muskelmembran, die als Erregungswelle bezeichnet werden. Anschließend läuft von jedem Punkt der erregten Membran ein Überleitungsprozeß in die Tiefe der Muskelfaser bis zur innersten contractilen Fibrille — und zwar mit einer Geschwindigkeit, die vielfach größer ist als die höchste Diffusionsgeschwindigkeit irgendeines Stoffes in wäßriger Lösung (A. V. HILL 1950a nach Überlegungen von B. KATZ).

Wenige Millisekunden später findet durch den ganzen Faserquerschnitt hindurch eine explosive Wärmebildung statt (A. V. HILL 1950b, 1951b). Gleichzeitig ändert sich der Zustand des contractilen Proteins — erkennbar an einer Änderung der Lichtstreuung (D. K. HILL 1949), der elastischen Eigenschaften (A. V. HILL 1950d, 1951a, 1951b) und am gespannten Muskel der RAUHschen Nase („latency relaxation", RAUH 1922, SANDOW 1947, ABBOTT und RITCHIE 1951). Und erst einige Millisekunden später beginnt die Kontraktion.

Damit aber ergibt sich als *zweites* Problem die Abgrenzung des eigentlichen Arbeitscyclus gegenüber den *vorangehenden* Gliedern der Reaktionskette und gleichzeitig auch das Problem des Anschlusses an den Anfangsteil dieser Reaktionskette.

Das Problem der Abgrenzung kann heute gleichfalls als weitgehend gelöst angesehen werden. Über die Art des Anschlusses können gewisse Vermutungen geäußert werden.

Denn es ist möglich, den Arbeitscyclus im ganzen aus der Kettenreaktion des Muskels experimentell herauszulösen. Und damit gegen die Auslöse- (Erregungs- und Überleitungs)-vorgänge abzugrenzen; und es ist ferner möglich, auch den Kontraktionsvorgang von dem Erschlaffungsvorgang experimentell zu trennen und so die Bedingungen dieser beiden Vorgänge isoliert zu untersuchen.

Diese Isolierung erfolgt durch schrittweise Zerlegung und Vereinfachung des Muskels. In der ersten Stufe bleibt die ganze Struktur der fibrillären Proteine erhalten (Fasermodell). In der zweiten Stufe handelt es sich um geordnete Systeme aus reinem Actomyosin — dem contractilen Protein (Fadenmodell). In der dritten Stufe ist das Actomyosingel ungeordnet, in der vierten Stufe ist das Actomyosin gelöst und in der fünften Stufe in seine Komponenten Actin und L-Myosin getrennt[1].

Im folgenden wird berichtet werden, welche Eigenschaften die Systeme dieser Stufen besitzen und welche Vorgänge sich an ihnen abspielen bei Zusatz von ATP und anderen Polyorthophosphaten. Bei den ersten drei Stufen des Abbaues handelt es sich um die Analyse des Contractions- und Erschlaffungsvorganges als Phänomen. Bei der Beschreibung des gelösten Actomyosin und seiner Komponenten sowie der Reaktionen all dieser Proteine mit ATP und verwandten Substanzen wird diskutiert werden, wieweit die berichteten Tatsachen Bausteine für das Verständnis des *molekularen* Mechanismus des Arbeitscyclus liefern.

B. Der isolierte Arbeitscyclus und die physikalischen Eigenschaften von Actomyosingelen.

I. Die Isolierung des Arbeitscyclus.

a) Modelle, in denen der Arbeitscyclus isoliert abläuft.

1932 wurde der orientierte (Acto)„myosin"-Faden als Modell für die mechanischen, polarisationsoptischen und röntgenoptischen Eigenschaften des Muskels eingeführt (G. BOEHM und H. H. WEBER 1932 und H. H. WEBER 1934a, b).

1939 fanden ENGELHARDT und LJUBIMOVA, daß solche Fäden Adenosintriphosphat (ATP) spalten und dabei dehnbarer werden. Die Wirkung des ATP auf die Dehnbarkeit nennen wir weiterhin seine „Weichmacher"-Wirkung.

---

[1] In dieser Arbeit wird der contractile Proteinkomplex mit Actomyosin bezeichnet und seine Komponenten mit Actin und L-Myosin. Der Ausdruck Myosin wird angewendet für alle Eiweißpräparationen, von denen nicht feststeht, wieweit sie Actomyosin und L-Myosin nebeneinander enthalten, d. h. für alle Myosinpräparationen, die vor der Entdeckung des Actins hergestellt worden sind und für die A- und B-Myosine von SZENT-GYÖRGYI. Diese Nomenklatur vermeidet die doppelte Bedeutung des Wortes Myosin.

1942 entdeckte SZENT GYÖRGYI, daß der Actomyosinfaden auf ATP-Zusatz bei p_H 7,0 außerordentlich stark schrumpft, wenn auf die Trocknung bei der Orientierung und damit auch auf die Orientierung selbst verzichtet wird (SZENT GYÖRGYI 1942). Gleichzeitig erschien eine Studie, in der versucht wurde, in Gegenwart von Schwermetallionen die Fäden ohne vorhergehende Trocknung zu dehnen und zu orientieren (GERENDÁS 1942). Sie zeigte, daß nach Schwermetallzusatz die rigiden Actomyosinfäden durch Dehnung orientiert werden können. Doch verschwindet dabei die ATP-Wirkung ganz (Cu^{++}) oder weitgehend (Zn^{++}). Die Reste der ATP-Wirkung aber schienen nicht mehr eine Schrumpfung in allen Dimensionen, sondern nur noch eine Verkürzung der Länge zu sein. Seit dieser Zeit wurde die Schrumpfung des Fadens von SZENT GYÖRGYI und seinen Schülern „Kontraktion" genannt. 1947 gelang es BUCHTHAL, Actomyosinfäden durch unvollständige Trocknung ohne Zusätze dehnbar zu machen und teilweise zu orientieren. Solche Fäden zeigten in 2×10^{-3} m ATP eine reine Längskontraktion, wenn sie unbelastet waren. Bei Belastung verkürzten sie sich nicht, sondern verlängerten sich auf ATP-Zusatz, unter Umständen beträchtlich (BUCHTHAL, DEUTSCH, G. KNAPPEIS und A. PETERSEN 1947). BUCHTHAL lehnte daraufhin einen Zusammenhang der Schrumpfung und Kontraktion der Fäden mit der Muskelkontraktion ab (ähnlich auch PERRY, REED, ASTBURY und SPARK 1948, J. JAKOB 1945, A. SANDOW 1949, W. T. ASTBURY 1947).

Inzwischen hatte VARGA (1946, im Laboratorium von SZENT GYÖRGYI) gefunden, daß etwa 100 μ dicke Mikrotomschnitte von Muskeln, die mit Wasser extrahiert und gefroren waren, sich im ATP-Bad auf 30 % ihrer ursprünglichen Länge verkürzen. Über die dabei entwickelte Spannung konnte er nichts angeben, weil solche Präparate unter Spannung zerreißen.

SZENT GYÖRGYI ersetzte 1949 den Mikrotomschnitt durch Faserbündel des M. psoas des Kaninchens von 0,2—0,5 mm Durchmesser und fand dann Spannungen bis zu 2 kg/cm².

1950 wurde bekannt, daß es möglich ist, geordnete Actomyosinfäden und glycerinextrahierte Einzelfasern von Muskeln herzustellen, die so dünn sind, daß ungespaltenes ATP im stationären Zustand der Diffusion auch den Mittelpunkt des Querschnittes erreicht (A. WEBER und H. H. WEBER 1950, 1951, A. WEBER 1951, H. PORTZEHL und H. H. WEBER 1950, H. PORTZEHL 1951b, H. H. WEBER 1950c). Mit diesen Modellen wird — anders als mit den früheren Präparaten — der Arbeitscyclus des lebenden Muskels so getreu imitiert, daß kein Zweifel besteht, daß es sich um die Isolierung des beinahe unveränderten Arbeitscyclus handelt. Gleichzeitig sind die Kontraktionsbedingungen sehr viel schärfer definiert als bei den Präparaten SZENT GYÖRGYIs und seiner Mitarbeiter.

Alle diese Präparate vermögen nicht nur zu kontrahieren, sondern auch zu erschlaffen (Abschnitt B III). Dies *gilt nicht* für die Kontraktion, die beim

Auftauen eines gefrorenen Muskels auftritt. Diese Kontraktion ist schon lange bekannt (DU BOIS-REYMOND 1849, KÜHNE 1864, HERMANN 1871). 1949 wurde sie von SZENT GYÖRGYI ebenfalls als ATP-Kontraktion durch das ATP des Muskels erklärt (SZENT GYÖRGYI sowie BORBIRO und SZENT GYÖRGYI 1949, CREPAX und HERION 1950, CREPAX 1951, GODEAUX 1950a).

Schließlich hat sich auch die von SZENT GYÖRGYI entdeckte Schrumpfung ungeordneter Actomyosingele und von Actomyosinflöckchen (Superpräcipitation) auf ATP-Zusatz als bedingungsgleich mit der voll entwickelten Kontraktion geordneter Aktomyosinsysteme erwiesen (vgl. Abschnitt C V d 3). Superpräcipitation und Schrumpfung stellen demnach ein technisch besonders einfaches Mittel dar, Einflüsse auf die Kontraktion qualitativ zu prüfen (SZENT GYÖRGYI 1951a, H. H. WEBER 1952).

b) Herstellung und allgemeine Eigenschaften der Modelle.

Die Brauchbarkeit der extrahierten Muskelfaser und des Actomyosinfadens ist limitiert durch ihre Dicke. Denn im stationären Zustand nimmt die ATP-Konzentration (C) im Innern dieser Modelle infolge der ATP-Spaltung durch das Actomyosin von außen nach innen ab — entsprechend der MEYERHOF-Formel (O. MEYERHOF und W. SCHULZ 1927)

$$C = \frac{A r^2}{4 D} + J$$

(A = Spaltungsrate, r = Radius des Cylinders, D = Diffusionskonstante). In dieser Gleichung gibt das erste Glied die Konzentrationsabnahme auf dem Diffusionsweg vom Bad ins Innere und J die Konzentration im Zentrum des Modells an, falls die Außenkonzentration größer ist als die Konzentrationsabnahme auf dem Diffusionsweg $\left(C > \frac{A r^2}{4 D}\right)$. Im entgegengesetzten Fall bleibt in dem Modellcylinder ein zentraler Kern frei von ATP (A. WEBER 1951, H. H. WEBER 1950c). Er verfälscht dadurch, daß er an der Kontraktion nicht teilnimmt und außerdem „starr" ist (vgl. Abschnitt B II), die Kontraktionsphänomene mindestens in quantitativer Hinsicht. Das ist immer der Fall bei Faser*bündeln*.

Die Formel zeigt ferner, daß die Konzentration des Bades C um so leichter hinter $\frac{A r^2}{4 D}$ zurück bleibt, je niedriger sie ist, falls die Spaltungsrate A konzentrationsunabhängig ist. Dies ist bei der Spaltung niedriger ATP-Konzentrationen durch Actomyosin weitgehend der Fall (W. HASSELBACH 1952a). Die WARBURG-MEYERHOFsche Grenzschichtdicke hat demnach für jede ATP-Konzentration einen anderen Wert.

Diese Grenzschichtdicke ist genau berechenbar für das Fasermodell auf Grund der Studien von W. HASSELBACH (1951 und 1952b). Die Diffusionskonstante im Innern der Modellfaser beträgt $3-2 \times 10^{-8}$ (nach Messung der Grenzschichtdicke des ATP-Umsatzes an wasser-glycerinextrahierten Muskelscheiben und der Eindringungstiefe von ATP in Modellfasern verschiedener Dicke). Die Diffusionskonstante von ATP ist also im Innern der Modellfaser etwa 100 mal kleiner als bei freier Diffusion (4×10^{-6} A. WEBER 1951). Hieraus und aus der Umsatzrate des Fasermodells ergibt sich die erlaubte obere Grenze der Faserdicke für jede ATP-Konzentration. Bei physiologischer ATP-Konzentration $\sim 5 \times 10^{-3}$ mol. darf die Dicke der Warmblüterfaser 30 μ nicht überschreiten.

Für Fasermodelle aus glatter Muskulatur (G. und M. ULBRECHT 1952) und für Actomyosinfäden (H. PORTZEHL 1951 b) scheint ein Durchmesser bis zu etwa 60 μ erlaubt zu sein — infolge der kleineren Spaltungsrate A. Für die Skeletmuskelfaser des Kaltblüters fehlen bisher Angaben.

Wenn ein Actomyosinfaden sich unter Entwicklung von Spannung verkürzen soll, darf die Eiweißkonzentration nicht zu niedrig sein. Denn dann sind die Kohäsionskräfte zu klein. Die Eiweißkonzentration darf aber auch nicht zu hoch sein, weil dann die Eiweißteilchen zu unbeweglich werden. Konzentrationen zwischen 6 und 10% scheinen sich am besten zu bewähren. Der frisch gespritzte Faden hat eine Konzentration von höchstens 1—2,5%. Wird er nach BUCHTHAL und Mitarbeitern (1947) wenige Minuten an der Luft getrocknet, so steigt die Eiweißkonzentration an der Oberfläche des Fadens viel höher als in der Mitte. Bei der Dehnung steigt infolgedessen die Doppelbrechung und die Orientierung in den Randschichten viel stärker. Solche Inhomogenität der Konzentration und der Orientierung wird vermieden, wenn die Trocknung in nahezu wasserdampfgesättigter Atmosphäre bei 1° C stattfindet, nachdem die Fäden vorher mit einer Glycerin-Wassermischung durchtränkt sind. Die Trocknungszeit wird so auf Stunden ausgedehnt, so daß Mitte und Oberfläche des Fadens im Wassergleichgewicht bleiben. Die Eiweißkonzentration am Schluß aber ist bestimmt durch den Glycerinanteil der Glycerin-Wassermischung und kann weder an der Oberfläche noch in der Mitte des Fadens überschritten werden (H. PORTZEHL und H. H. WEBER 1950 und H. PORTZEHL 1951 b).

Alle Modelle denaturieren in Stunden in wäßriger Lösung. In Glycerin (Dichte 1,23) sinkt die Arbeitsfähigkeit von Fasermodellen aus dem glatten Adductor posterior von Anodonta celensis in wenigen Tagen sogar bei —20° C stark ab (G. und M. ULBRECHT 1952). Fasermodelle aus Kaninchenpsoas halten sich in Glycerin bei 0° C schon etwa 14 Tage, Fäden aus Kaninchenactomyosin sogar Monate ohne erkennbare Abnahme der Leistungsfähigkeit.

Die Muskelfasern verlieren bei der Extraktion mit Wasser-Glycerinmischungen 20% des Muskelproteins, vor allem die Myogene (SZENT GYÖRGYI 1949). Der Anteil des Actomyosins am Modell wächst hierdurch von $\sim$50% im lebenden Muskel (HASSELBACH und SCHNEIDER 1951) auf $\sim$65%.

Von den Krystalloiden bleiben nur einige Kationen — hauptsächlich K' — als Gegenionen der Proteine zurück. Doch wird das K' gegen Na' ausgetauscht, wenn die Extraktionslösungen mit Na-Salz gepuffert sind (HARRIS 1950).

Actomyosinfäden aus mehrfach umgefälltem Actomyosin enthalten kein anderes Protein. Der Krystalloidgehalt ist ausschließlich durch das Bad bestimmt.

Infolgedessen können die Eigenschaften der Modellkontraktion, die der extrahierten Muskelfaser (Fasermodell) und dem Actomyosinfaden (Fadenmodell) gemeinsam sind, dem Actomyosin zugeschrieben werden.

Ein völlig neuartiges Verfahren der Herstellung geordneter und eiweißreicher Actomyosinfäden ist die Herstellung aus Oberflächenfilmen im Langmuir-Trog (HAYASHI 1951a). Daß Actomyosin monomolekulare Schichten auf neutralen wäßrigen Salzlösungen bildet, ist schon länger bekannt (Moss und RIDEAL 1935, DERVICHIAN 1939, MUNCH-PETERSEN 1948). Werden solche Filme übermäßig komprimiert, so kollabieren sie in streifenförmigen Falten. In solchen Streifen sind die Einzelteilchen in beträchtlichem Maße längsorientiert. Trotz der Oberflächendenaturierung kontrahieren sich die Streifen mit beträchtlicher Spannung maximal auf 50% der Ausgangslänge.

II. Der elastische Zustand bei Ruhe, Starre und Kontraktion von Muskel und Modell.

a) Der Dehnungszustand der Kontraktion im Zustand der Starre und der Ruhe.

Es ist sicher, daß der Dehnungswiderstand des Skeletmuskels so lange überwiegend durch den Dehnungswiderstand der contractilen Substanz selbst

Tabelle 1. *Vergleich des Dehnungswiderstandes und des ATP-Gehaltes zwischen starren und frischen Muskeln.*

Starre durch	Dehnungswiderstand starr/normal	ATP-Gehalt starr/normal	Autor
Absterben (Totenstarre) . . .	∼10	∼1/10	BATE SMITH und BENDALL 1947 und 1949, TH. ERDÖS 1943
Auftauen	—	∼1/10	P. CREPAX und HERION 1950
Chloroform	∼10	∼1/10	TH. ERDÖS 1943
Fluorid	—	∼1/10	J. GODEAUX 1950a
Monohalogenacetat + Reizung.	∼10	∼1/10	TH. ERDÖS 1943

bestimmt wird, wie die Länge des Muskels seine Gleichgewichtslänge nicht oder nur sehr wenig überschreitet. Bei stärkerer Dehnung über die Gleichgewichtslänge hinaus geht der elastische Widerstand mehr und mehr auf Sarkolemm und Bindegewebe über (RAMSAY und STREET 1940 und 1941, BUCHTHAL und KAISER 1949, A. V. HILL 1949a, 1950c, C. CASELLA 1951)[1].

Infolgedessen kann der Dehnungswiderstand der contractilen Substanz nur dann als Dehnungswiderstand des Gesamtmuskels gemessen werden, wenn

---
[1] Zwischen den zitierten Autoren bestehen allerdings Differenzen über den Grad der Dehnung, bei dem der elastische Widerstand des Sarkolemms merklich wird, und über die Höhe seines Anteils am Gesamtwiderstand bei höheren Dehnungsgraden.

der Muskel vorher — durch Reizung ohne Belastung — in einen erschlafften, aber verkürzten Ausgangszustand gebracht ist, ferner, wenn er sich in Kontraktion oder Kontraktur befindet, und schließlich, wenn er von der Gleichgewichtslänge aus ($\sim 0{,}8$ der Ruhelänge in situ) nur wenig gedehnt wird.

Tabelle 2. *Der Einfluß von ATP auf den Elastizitätsmodul von Skeletmuskel und Fasermodell.* (Nach H. PORTZEHL 1952.)

1	2	3	4	5	6	7	8	9	10
Versuchsgruppe	Präparat	Zustand	Temperatur (°C)	Ausgangslänge = $\dfrac{L}{L_0} \times 100$	$EM \cdot 10^5 =$ g·cm^{-2} $L \cdot \Delta L^{-1}$ mit ATP	ohne ATP	$\dfrac{EM_{ATP}}{EM_{ohne\,ATP}}$	Zahl der Versuche	Autor
1	Kaninchenpsoas	frisch unkontrahiert	~ 20	100	610	—	}0,12		
		starr	~ 20	100	—	5000			
		frisch unkontrahiert	~ 20	100	900	—	}0,18		
		starr	~ 20	100	—	4900			
		frisch unkontrahiert	~ 20	100	890	—	}0,12		BATE-SMITH und BENDALL 1947 und 1949
		starr	~ 20	100	—	7400			
	Froschsartorius	frisch unkontrahiert	~ 20	100	100	—			WÖHLISCH und CLAMANN 1936
			~ 20	100	150	—			
			?	100	500	—			BUCHTHAL 1942
	Mittelwert	frisch unkontrahiert	—	100	500	—	}0,14		
		starr		100	—	6000			
2	Modellfaser	unkontrahiert[1]	~ 3	90	380	—	}0,06	5	
		starr[1]			—	7000		3	PORTZEHL 1952
3		unkontrahiert[1]	~ 20	~ 50	600	—	}0,15	4	
		starr[1]			—	4600		4	
4		kaum kontrahiert[2]	~ 1	~ 70	680	—	}0,08	2	
		starr[2]			—	8350		2	

[1] Anmerkung für Gruppe 2 und 3. Starr: 10^{-2} m Phosphat, p_H 7 + 10^{-3} m MgCl$_2$. Unkontrahiert: Ebenso + 3×10^{-3} m ATP und 4×10^{-4} m Salyrgan.

[2] Anmerkung für Gruppe 4. Kaum kontrahiert: 10^{-2} m Phosphat, p_H 7 + 7×10^{-3} m ATP nach Vorbehandlung mit Grahamsalz. Starr: Jeweils ebenso, aber ohne ATP.

Dann zeigt sich, daß der Dehnungswiderstand in der Starre um mindestens eine Zehnerpotenz größer ist wie der Dehnungswiderstand des ruhenden lebenden Muskels (vgl. Tabelle 1 und 2). Es ist dabei gleichgültig, auf welche Weise diese Starre erzeugt ist (Tabelle 1) und ob die Starre mit einer Verkürzung (Kontraktur) verbunden ist oder nicht (BATE SMITH und BENDALL 1947 und 1949).

Dagegen scheint weitgehendes oder völliges Verschwinden des Muskel-ATP Voraussetzung der Starre zu sein (Tabelle 1). Besonders charakteristisch ist die Tatsache, daß Monohalogenacetat und die anderen thiolopriven Substanzen nur dann zu einer Starre führen, wenn durch Muskelreizung dafür gesorgt ist, daß der vitale ATP- und Phosphokreatinbestand aufgebraucht wird. Dieser Verbrauch tritt unter thiolopriven Substanzen besonders schnell ein, weil sie alle den restituierenden Kohlenhydratcyclus blockieren (GODEAUX 1950b).

Da alle anderen Stoffwechselprozesse außer dem ATP- und dem Phosphokreatinabbau bei den verschiedenen Starreformen verschieden verlaufen, ist offenbar die normale hohe Dehnbarkeit des ruhenden lebenden Muskels an die Gegenwart einer genügenden ATP- oder Phosphokreatinkonzentration gebunden.

Diese Alternative wird durch das Verhalten der glycerin-wasserextrahierten Muskelfaser entschieden. Ohne ATP und ohne Phosphokreatin hat solche Modellfaser aus dem Kaninchenpsoas den gleichen hohen Elastizitätsmodul (EM) wie der Kaninchenpsoas in Totenstarre (vgl. Tabelle 2, Spalte 7). Ohne Phosphokreatin, aber mit einer [ATP] von 7×10^{-3} mol. hat sie den etwa 10mal kleineren EM des lebenden ruhenden Muskels (Tabelle 2, Spalte 6). Doch muß durch Salyrgan die ATP-Spaltung und ATP-Kontraktion vollständig verhindert oder aber durch tiefe Temperatur im Verein mit Mg-Mangel sehr stark abgeschwächt werden.

Schon ENGELHARDT und LJUBIMOVA (1939) hatten entdeckt, und SZENT GYÖRGYI hat es immer wieder betont (1949, 1951), daß ATP als Weichmacher auf Actomyosin wirkt. Die Ergebnisse der Tabelle 2 (H. PORTZEHL 1952) zeigen darüber hinaus, daß ATP der *einzige physiologische* Weichmacher des lebenden Muskels zu sein scheint.

b) Der Dehnungswiderstand der contractilen Struktur während der Kontraktion.

Es ist sehr viel darüber diskutiert worden, ob der EM des lebenden Muskels während der Kontraktion größer sei als in Ruhe (vgl. in diesem Band Beitrag von H. REICHEL, ferner GASSER und HILL 1924, STEINHAUSEN 1926, BUCHTHAL 1942, 1951a, A. V. HILL 1949a, 1950d). Diese Diskussion ist im ganzen weniger eine Diskussion um experimentelle Befunde als eine Diskussion um die Definition des „wahren" EM im Zustand der Kontraktion. Denn der EM des ruhenden Muskels ist inkonstant und hängt von seinem Dehnungszustand, d. h. von der vorgegebenen relativen Länge und Spannung ab. Auf der anderen Seite ist es nur möglich, den Dehnungswiderstand von ruhendem und kontrahiertem Muskel entweder bei gleicher Länge oder aber bei gleicher Spannung zu vergleichen. Das bedeutet, es wird der Dehnungswiderstand des ruhenden Muskels entweder mit dem Dehnungswiderstand des isometrisch oder aber des isotonisch kontrahierten Muskels verglichen. Der Dehnungswiderstand des isotonisch kontrahierten Muskels ist aber dem Dehnungswiderstand des ruhenden Muskels außerordentlich viel ähnlicher als der Dehnungswiderstand des isometrisch kontrahierten Muskels. Letzterer beträgt zwischen Gleichgewichts- und Ruhelänge mindestens das 5fache des ruhenden Muskels (GASSER und HILL 1924, BUCHTHAL 1942), während ersterer auch im Höchstfall den doppelten Wert noch nicht einmal zu erreichen scheint (BUCHTHAL 1942, BUCHTHAL und KAISER 1951). Erst in jüngster Zeit ist es gelungen, die elastischen Eigenschaften der contractilen Substanz im aktiven und im ruhenden Zustand gleichzeitig bei gleicher Länge und Spannung miteinander zu vergleichen, weil sich gezeigt hat, daß die die Kontraktion begleitende innere Umwandlung der contractilen Substanz schon in der Mitte der Latenz einsetzt. Infolgedessen ist in der 2. Hälfte der Latenz der EM des gereizten Muskels höher als der des ruhenden Muskels und zwar um 50% (A. V. HILL 1950d).

Die außerordentliche Variabilität des Dehnungswiderstandes des kontrahierten Muskels je nach den Bedingungen erweckt den Verdacht, daß dieser Dehnungswiderstand nicht allein elastisch bedingt ist. Dieser Verdacht gewinnt außerordentlich an Sicherheit durch die Beobachtungen von A. V. HILL (1938, 1939a, 1939b, 1950a, 1950b, 1950c, 1951b), daß der kontrahierte Muskel bei Längenänderungen Wärmemengen aufnimmt

Tabelle 3. *Elastizitätsmoduln des Fasermodells in Kontraktion, Starre und Erschlaffung.* (Nach H. PORTZEHL 1952.)

1	2	3	4	5	6	7	8	9
Versuchsgruppe	Präparat	Zustand	Temperatur (°C)	Ausgangslänge = $\frac{L}{L_0} \cdot 100$	$EM \cdot 10^5 =$ $g \cdot cm^{-2} \cdot L \cdot \Delta L^{-1}$		$\frac{EM_{ATP}}{EM_{ohne\ ATP}}$	Zahl der Versuche
					mit ATP	ohne ATP		
1	Modellfaser	kontrahiert[1]	~20	60—70	2200	—	0,4[2]	6
	Modellfaser	starr[1]			—	5400		5
2	Modellfaser	kontrahiert[1]	~20	68	1100	—	—	1
	Modellfaser	unkontrahiert[1]		67	250	—	—	1

[1] Starr: 10^{-2} m Phosphat (p_H 7) + 10^{-3} m MgCl$_2$. Kontrahiert: Ebenso + 3×10^{-3} m ATP. Unkontrahiert: Ebenso + 3×10^{-3} m ATP + 4×10^{-4} m Salyrgan.

[2] Daß das starre Modell härter ist als das kontrahierte Modell, wurde zuerst von A. WEBER (1951) angegeben. Weil damals noch nicht bekannt war, daß sich das Modell ohne ATP im Zustand der Starre befindet, wurde der falsche Schluß gezogen, das contractile Modell sei — im Gegensatz zum lebenden Muskel — kontrahiert weicher als unkontrahiert (H. H. WEBER 1951a und 1952).

und abgibt (positive und negative Verkürzungswärme), deren Größe unabhängig ist von der Spannung, die dabei herrscht, und von der Arbeit, die dabei umgesetzt wird. Also scheinen Längenänderungen im kontrahierten Zustand nicht nur von elastischen, sondern auch von betriebschemischen Zustandsänderungen begleitet zu sein.

Alle diese Zustandsänderungen beruhen offenbar auf Reaktionen zwischen ATP und Actomyosin. Denn auch der Dehnungswiderstand glycerin-wasserextrahierter Muskelfasern wächst auf das 5fache, wenn ATP-haltige Fasern durch Entgiftung der ATP-Spaltung isometrisch aus dem Zustand der Ruhe in den Zustand der Kontraktion gebracht werden (Tabelle 3, Gruppe 2).

Auch der Dehnungswiderstand der kontrahierten Faser erreicht nur etwa 40% des Dehnungswiderstandes der starren Faser. Da die starre Faser 10mal härter ist als die ruhende Faser, ergibt sich so indirekt noch einmal ein Anwachsen des scheinbaren EM auf den 4fachen Betrag beim Übergang von der Ruhe zur Kontraktion.

Beim Fadenmodell mit seinem niedrigeren Eiweißgehalt scheint der Dehnungswiderstand in Starre, Kontraktion und Ruhe jeweils etwa 10mal kleiner zu sein als in Skeletmuskel und Fasermodell des Warmblüters (PORTZEHL 1950b, 1952).

c) Die Elastizitätsgrenze in Anwesenheit und Abwesenheit von ATP.

Der starre und der lebende Muskel unterscheiden sich nicht nur in ihrem elastischen Widerstand gegen Dehnung sondern auch in der Lage der Elastizitäts- und Zerreißgrenze: Lebende Muskeln in Ruhe wie in Kontraktion können um 50—100% ihrer Länge praktisch reversibel gedehnt werden, ohne zu zerreißen (A. SZENT GYÖRGYI 1949). Der starre Muskel dagegen reißt bereits bei verhältnismäßig bescheidenen Dehnungen und muß außerdem sehr langsam gedehnt werden, wenn die Dehnung reversibel sein soll. Auch dieser Unterschied beruht auf der Anwesenheit und Abwesenheit von ATP. Auch ATP-freie Fasermodelle zerreißen bereits bei einer schnellen Dehnung um 3—4% (SZENT GYÖRGYI 1949). Sehr langsam kann die Modellfaser auch um 30—40% gedehnt werden, ohne makroskopisch zu zerreißen. Aber die Elastizitätsgrenze ist dann weit überschritten; denn die Fasern verkürzen sich bei Entlastung nur noch ganz unvollständig (vgl. Abb. 1). Außerdem werden die Modellfasern durch solche Dehnung polarisationsoptisch inhomogen, d. h. die Struktur ihres contractilen Systems wird geschädigt.

d) Der Zustand der Ruhe, der Kontraktion, der Starre und der Kontraktur.

1. Die Weichmacherwirkung des ATP sorgt dafür, daß das ATP-haltige contractile System des Muskels um 50—100% gedehnt werden kann, ohne daß Schädigungen eintreten. Für diese Wirkung ist es gleichgültig, ob sich das contractile System im Zustand der Ruhe oder im Zustand der Verkürzung befindet.

2. Setzt die Weichmacherwirkung des ATP den Dehnungswiderstand herab — und zwar im Ruhezustand auf mindestens $^1/_{10}$ und im Kontraktions-

zustand auf die Hälfte des Starrewertes. Dies gilt dann, wenn der Dehnungszustand in allen Fällen bei gleicher und nicht zu hoher Ausgangslänge des Systems gemessen wird (etwa der Gleichgewichtslänge).

3. Wird das ATP erschöpft oder entfernt, so wird das contractile System starr. Seine Zerreißgrenze, seine Elastizitätsgrenze und seine Dehnbarkeit sind klein, der Dehnungswiderstand ist groß.

Das contractile System erstarrt in dem Zustand der Verkürzung und der Spannung, in dem es sich in dem Augenblick gerade befindet, in dem der ATP-Mangel eintritt. Falls das contractile System gerade im Zustand der Kontraktion erstarrt, ist die Starre begleitet von einer Kontraktur. Dies ist häufig der Fall, wenn die Erschöpfung des ATP auf rapider Spaltung durch chemische Einwirkungen oder durch chemische Einwirkungen im Verein mit Reizung des Muskels beruht (LUNDSGAARD-Effekt). Die Starre ist nicht von einer Kontraktur begleitet, wenn die erschöpfende ATP-Spaltung sehr langsam verläuft (oft bei der Totenstarre). Es ist also zweckmäßig, Kontraktur, Starre und

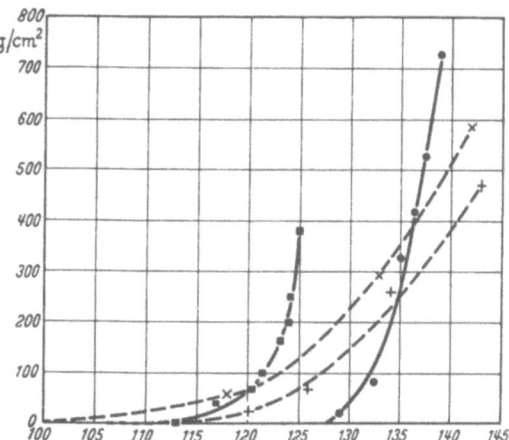

Abb. 1. Abhängigkeit der Spannung von der Länge bei schrittweisem Release der gedehnten Modellfaser (ausgezogene Kurve nach A. WEBER 1951) und des M. psoas des Kaninchens (gestrichelte Kurve nach A. SZENT GYÖRGYI 1949). Ordinate: Spannung in g/cm². Abszisse: Relative Länge = $L/L_0 \cdot 100$.

die Kombination von beidem auch in den Fällen scharf voneinander zu unterscheiden, in denen Starre und Kontraktur in der Regel kombiniert auftreten. Während der Eintritt der Starre mit dem Verschwinden des ATP zwangsläufig gekoppelt ist, hängt das Auftreten der Kontraktur von Nebenbedingungen ab. Diese Nebenbedingungen sind ausgezeichnet analysiert für den Fall der Totenstarre: Hier tritt die Kontraktur nur ein, wenn das ATP bereits erschöpft ist, ehe exzessive Milchsäurebildung und Säuerung stattgefunden hat (BATE SMITH und BENDALL 1947 und 1949). Analog dürfte die recht regelmäßige Koppelung von Starre und Kontraktur beim LUNDSGAARD-Effekt darauf beruhen, daß hier Milchsäurebildung und Säuerung immer fehlen. Denn die Substanzen mit LUNDSGAARD-Effekt vergiften die Milchsäurebildung entweder selektiv (Fluorid) oder aber mindestens früher als die ATP-Spaltung (thioloprive Substanzen, GODEAUX 1950b).

e) **Analyse der Weichmacherwirkung von ATP und anderen Polyphosphaten.**

Die Weichmacherwirkung setzt offenbar eine Polyorthophosphatkette voraus. Denn ATP kann als Weichmacher durch Pyrophosphat, Triphosphat,

ADP (PORTZEHL 1952) und anscheinend auch durch ITP ersetzt werden. Denn auch ITP verursacht eine drastische Kontraktion des Fasermodells (LAJTHA 1950, SPICER und BOWEN 1951), und hochgradige Verkürzung setzt eine gewisse Weichheit des Systems voraus. Ferner reagieren alle Weichmacher und auch ITP in der gleichen charakteristischen Weise mit Actomyosin*lösungen* (vgl. Abschnitt C V d 2). Soweit bisher ein quantitativer Vergleich durchgeführt ist, steht ATP an der Spitze der Weichmacher (PORTZEHL 1951a, 1952).

Es ist noch nicht bekannt, welche chemischen Gruppen des Aktomyosin in der Weichmacherreaktion sich mit dem ATP verbinden. Sicher ist nur, daß es *nicht die* SH-Gruppen des Actomyosins sind, die für die ATP-*Spaltung* unentbehrlich sind und die durch Salyrgan blockiert werden. Denn Vergiftung durch Salyrgan hebt die Weichmacherwirkung des ATP nicht auf, und Zusatz von Salyrgan allein ändert die Rigidität des Actomyosin nicht (PORTZEHL 1951b, 1952).

III. Der isolierte Arbeitscyclus und seine Thermodynamik.

Durch Wasser-Glycerinextraktion sind kontraktionsfähige Fasern bisher gewonnen aus dem M. psoas des Karinchens (vgl. Arbeitskreis von SZENT GYÖRGYI, SZENT GYÖRGYI 1951a und H. H. WEBER vgl. B I a, ferner KOREY 1950) dem M. sartorius, M. rectus, Anconaeus und Cutaneus pectoris des Frosches (PORTZEHL 1952, Anhang BRECHT, BRECHT 1952), dem Limulusmuskel (SZENT GYÖRGYI 1951a, SARKAR 1951), ferner aus dem M. adductor posterior und retractor pedis von Anodonta celensis und der Längsmuskulatur des Rectums der Kuh (G. und M. ULBRECHT 1952). Der Arbeitscyclus ist vollständig durchuntersucht nur an Fasermodellen aus Kaninchenpsoas. Geordnete Actomyosinfäden sind bisher nur aus Kaninchenmuskulatur hergestellt worden. Infolgedessen wird der isolierte Arbeitscyclus systematisch vollständig nur für Actomyosinsysteme des Kaninchens gegeben. Ergebnisse, die aus Fasermodellen anderer Herkunft gewonnen sind, werden in den entsprechenden Abschnitten ergänzend hinzugefügt.

a) Spannung und Verkürzung.

Wird eine Modellfaser aus Kaninchenpsoas in einer geeigneten Lösung (10^{-2} m Na-Phosphat 1:1 $p_H \sim 6{,}9$, 10^{-3} m $MgCl_2$) spannungsfrei gestreckt befestigt, so entwickelt sie bei 18^0 C Spannungen bis 4 kg/cm², sobald das Bad auf eine [ATP] von $5-8 \times 10^{-3}$ m gebracht ist (Abb. 2, ferner A. WEBER und H. H. WEBER 1950). Das ist die Größenordnung der maximalen Spannung des Warmblütermuskels. Die Maximalspannung der Modellfaser ist dadurch begrenzt, daß sie sich selbst zerreißt (Abb. 2). Mit steigender Verkürzung wird die Spannung gradlinig kleiner. Sie erreicht bei einer Verkürzung auf 15—20% der Anfangslänge den Wert Null. Die Anfangslänge ist die Gleich-

Der isolierte Arbeitscyclus und die physikalischen Eigenschaften von Actomyosingelen. 383

gewichtslänge der ruhenden Faser nach Abtrennung von den Insertionsstellen. Sie beträgt damit etwa 80% der Ruhelänge in situ (A. WEBER 1951).

Unter den gleichen Bedingungen entwickelt der Actomyosinfaden aus Kaninchenmuskulatur eine maximale Spannung von > 200 g/cm², die auf Null fällt bei einer Verkürzung auf 30—40% der Anfangslänge. Auch hier ist die Maximalspannung dadurch begrenzt, daß sich der Faden selbst zerreißt. Zerreißfestigkeit und Spannung des Fadens sind also 20mal kleiner als bei der Faser (Abbildung 3, ferner PORTZEHL und H. H. WEBER 1950).

Wird das Actomyosin für den Faden nicht aus Muskelextrakt isoliert, sondern

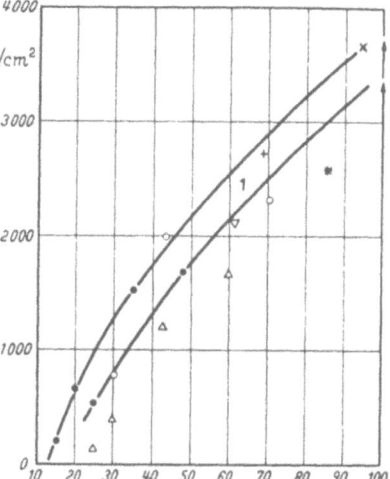

Abb. 2. ATP-Kontraktion des Fasermodells (nach A. WEBER 1951). Ordinate: Spannung in g/cm². Abszisse: Relative Länge (Gleichgewichtslänge ohne ATP = 100). + × * eingerissene Fasern. (Kaninchen.)

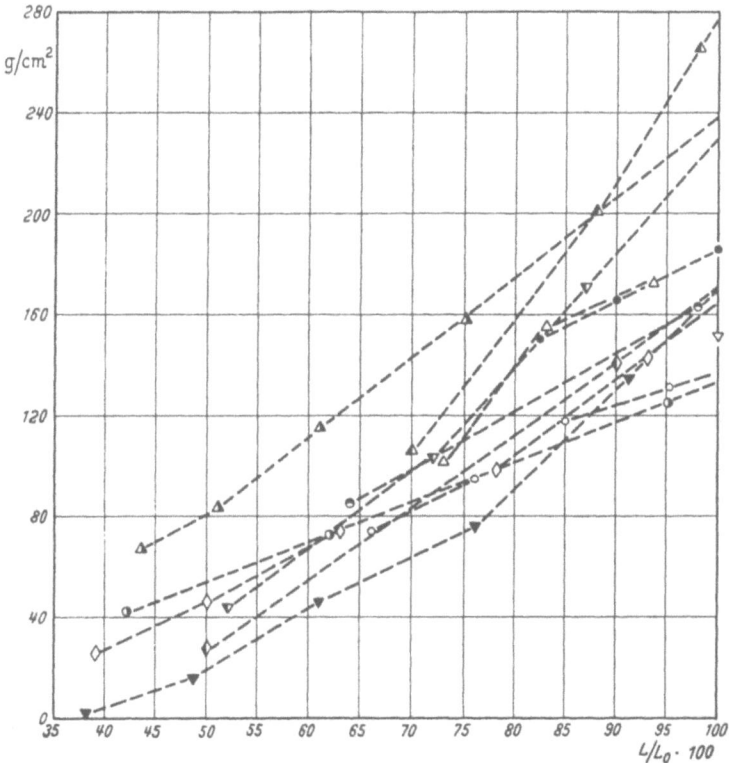

Abb. 3. ATP-Kontraktion des Fadenmodells (nach PORTZEHL 1951/b). Ordinate: Spannung in g/cm². Abszisse: Relative Länge (Gleichgewichtslänge ohne ATP = 100). (Kaninchen.)

aus reiner monodisperser L-Myosinlösung (H. PORTZEHL 1950a, H. PORTZEHL, G. SCHRAMM und H. H. WEBER 1950) und STRAUBscher Actinlösung

(STRAUB 1942, SZENT GYÖRGYI 1947) im Verhältnis 3,8:1 gemischt, so scheint die maximale Spannung kleiner, dagegen die maximale Verkürzung dieselbe zu sein. Diese Werte gelten für optimale [ATP] (PORTZEHL 1950b).

Der Schwellenwert des Fasermodells liegt bei 2×10^{-5} m ATP (A. WEBER 1951). Der Schwellenwert des Actomyosinfadens ist etwa derselbe (PORTZEHL 1950b).

Die maximale Verkürzung scheint bei allen bisher untersuchten Fasermodellen ähnlich zu sein und weitgehend unabhängig davon, aus welchen Muskeln das Modell gewonnen ist. Dagegen ist die maximale Spannung der Modelle aus verschiedenartigen Muskeln sehr verschieden (vgl. Tabelle 4). Die Maximalspannung der Modelle scheint dabei der Maximalspannung der lebenden Muskel parallel zu gehen.

Die bisher aufgeführten Spannungen sind immer registriert bei fortschreitender Verkürzung der Modelle. Werden die Spannungen registriert, während die Modelle gedehnt werden, so ist derselben Länge eine höhere Spannung zugeordnet. Der Unterschied zwischen der Spannung bei Dehnung und bei Verkürzung ist um so größer, je größer die Geschwindigkeit der Längenänderungen ist (A. WEBER 1951, H. PORTZEHL 1951b). Das ist ebenso beim Muskel in Kontraktion (LEVIN und WYMAN 1927).

b) Quick release recovery-Phänomen.

Wird ein Froschmuskel während eines isometrischen Tetanus plötzlich losgelassen, so daß er sich mindestens um 10% verkürzen kann, so bricht seine Spannung vollständig zusammen und entwickelt sich dann neu. Bei einer Verkürzung auf ∼90% wächst sie in ∼0,15″, bei einer Verkürzung auf ∼60% in ∼0,4″ auf die Gleichgewichtsspannung der neuen Länge (Abb. 4). Das ist das „Quick release recovery"-Phänomen von GASSER und HILL (1924). Grundsätzlich das gleiche Phänomen wird auch bei glatten Muskeln gefunden (Holothuria, A. V. HILL 1926).

Dasselbe release recovery-Phänomen tritt bei Fasermodellen aus quergestreifter und glatter Muskulatur und beim Fadenmodell auf, wenn sie aus

Tabelle 4. *Maximale Spannung und Verkürzung von Fasermodellen verschiedener Herkunft.*

Fasermodell aus	Maximale Spannung kg/cm²	Maximale Verkürzung der Gleichgewichtslänge %
Kaninchenpsoas	4[1]	∼85[1, 5, 3]
Froschmuskel	1[2]	∼70[3]
Anodonta: Adductor posterior, gelber Teil	5[4]	>80[4]
Adductor posterior, weißer Teil	1[4]	>80[4]
Retractor pedis	—	>70[4]
Rectum vom Rind (Längsmuskel)	0,6[4]	∼80[4]

[1] A. WEBER 1951. — [2] K. BRECHT 1952. — [3] SZENT GYÖRGYI 1951a. — [4] G. und M. ULBRECHT 1952. — [5] VARGA 1946.

isometrischer ATP-Kontraktion plötzlich losgelassen werden (Abb. 4). Hier genügt zum völligen Zusammenbruch der Spannung sogar schon eine Verkürzung um 5% (Abb. 4).

Dieses Phänomen findet sich nur bei der vitalen und Modellkontraktion. Es findet sich nicht einmal beim mechanisch gespannten ruhenden Muskel oder beim Modell ohne ATP (Abb. 5). Hier fällt die Spannung beim quick release nur wenig unter die neue Gleichgewichtsspannung, die dann durch eine kleine elastische Nachwirkung erreicht wird — ähnlich wie bei den Polyacrylsäuremodellen von W. KUHN und HARGITAY (1951).

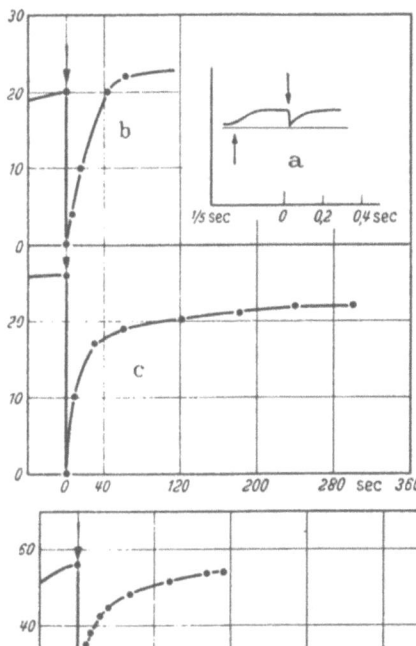

c) Die Abhängigkeit der Kontraktion von der Temperatur.

Die Spannung schwach gedehnter, unkontrahierter Actomyosinsysteme (Muskel wie Modell) nimmt zwischen 0 und

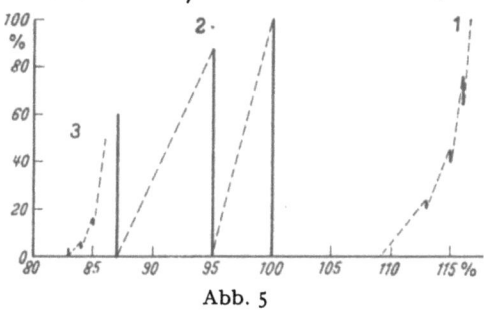

Abb. 4. Spannungsänderung beim „Quick release". Ordinate: Spannung in Skalenteilen. Abszisse: Zeit. a) Froschsartorius (nach GASSER und HILL 1924). ↑ Beginn der Kontraktion. ↓ „Release" von 100 auf 90% der Länge. b) Fasermodell, Kaninchenpsoas (nach A. WEBER 1951). ↓ „Release" von 72 auf 67% der Länge. c) Fadenmodell (nach H. PORTZEHL 1951b). „Release" von 94 auf 91% und d) Fasermodell aus Rinderrectum (nach G. und M. ULBRECHT 1952). „Release" von 97% auf 87. ↓

Abb. 5. Der Betrag der Spannungsänderung durch elastische Nachwirkung in Abwesenheit von ATP im Vergleich mit dem „Quick release recovery"-Phänomen in Gegenwart von ATP. Ordinate: Spannung in Prozent. Abszisse: Relative Länge. 1. Ohne ATP, 2. mit ATP, 3. nach Wiederauswaschen des ATP. (Nach A. WEBER 1951.)

20°C mit steigender Temperatur nur sehr wenig zu (vgl. Kurve 3 und 3a der Abb. 6, für den Muskel ferner auch WÖHLISCH und GRÜNING 1943 und G. KNAPPEIS 1948).

Wird der Muskel mit passender Frequenz so gereizt, daß die Entwicklung der tetanischen Spannung möglichst wenig von Erschlaffungsvorgängen gestört wirt, so wird die Spannungsabhängigkeit der Temperatur außerordentlich viel größer. Das gleiche gilt für die Modelle, sobald sie sich in *Kontraktion* befinden.

Die Temperaturabhängigkeit der Spannung nimmt dabei in recht verschiedenem Umfang zu, wenn es sich einerseits um die Kontraktion von Kaltblütermuskeln und Modellen handelt, das andere Mal um die Kontraktion von Warmblütermuskel und Modellen. Beim Kaltblüter erhöht sich die Temperaturabhängigkeit der Spannung durch die vitale wie durch die Modellkontraktion zwischen 0 und 15° C auf etwa das Dreifache des Ruhewertes (Kurve 2a der Abb. 6).

Beim Warmblüter beträgt diese Erhöhung etwa das Zehnfache, auch für das Fadenmodell (vgl. Kurve 1, 1a und 1b der Abb. 6). Das zeigt, daß diese artspezifischen Unterschiede der Temperaturabhängigkeit nicht auf der morphologischen Verschiedenheit der komplexen Muskelmaschine, sondern auf einem Unterschied in den Eigenschaften des Actomyosin selbst beruhen.

Ebenso wie die Spannung steigt auch die Verkürzung der Modell- und Muskelkontraktion von 0° an beträchtlich mit der Temperatur (VARGA 1946, HAJDU 1950a und VARGA 1950a).

Nach Mitteilungen aus dem Arbeitskreis von SZENT GYÖRGYI sollen oberhalb des Temperaturoptimums Spannung und Verkürzung bei Tetanus und Modellkontraktion mit steigender Temperatur in recht guter Übereinstimmung wieder abnehmen (SZENT GYÖRGYI 1951a, HAJDU 1950a, 1950b, 1951, VARGA 1950b). Das Temperaturoptimum soll bei Fröschen im Sommer bei 20° und im Winter bei 15° C (HAJDU 1951), bei Warmblütern bei ~30° überschritten sein (VARGA 1950b). Doch scheint diese Übereinstimmung der Temperaturabhängigkeit weniger eindeutig. Denn 1. denaturieren die Modelle bei Temperaturen höher als 20° C recht schnell (MATOLTSY 1950); 2. findet PORTZEHL (1951b, H. H. WEBER 1951a), daß die Verkürzung des Actomyosinfadens mit steigender Temperatur nie abnimmt, während die Spannung nur dann sinkt,

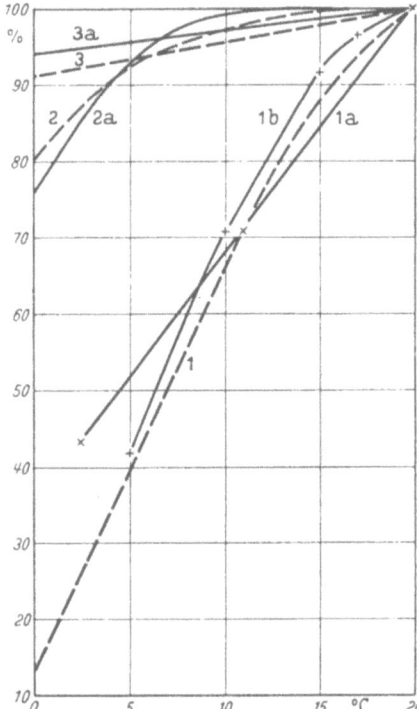

Abb. 6. Abhängigkeit der Spannung von der Temperatur (Mittelwerte). Ordinate: Spannung in Prozent der Spannung bei 20° C (1, 1a, 1b, 3, 3a), bzw. in Prozent der Spannung bei 15° C (2 und 2a). Abszisse: Temperatur. Kurve 1: Tetanisches Zwerchfell der Ratten (nach HAJDU 1950a); 1a: Modellfaser (Kaninchenpsoas nach A.WEBER 1951) und 1b: Actomyosinfäden (Kaninchenmuskel nach H. PORTZEHL 1951b) in 3×10^{-3} m ATP. Kurve 2: Tetanischer Muskel des Frosches (nach A. V. HILL 1951a); 2a: Froschmuskel in Taukontraktur (nach HAJDU 1950b). Kurve 3: Modellfaser (Kaninchenpsoas) ohne ATP (nach A. WEBER 1951); 3a: Ruhender Muskel des Frosches. (Nach W. JOSENHANS 1949.)

wenn sie vorher hoch war, und 3. findet A. V. HILL (1951a) kein Temperaturoptimum der Spannung des tetanischen Froschmuskels bis zu einer Temperatur von 28° C.

d) Die Doppelbrechung und ihre Änderung bei der Kontraktion von Skeletmuskel und Fasermodell.

Bei der Muskelkontraktion nimmt die Doppelbrechung ab, weniger bei isometrischer Kontraktion (A. V. MURALT 1932), sehr beträchtlich dagegen, wenn Verkürzung erlaubt ist (v. EBNER 1916). Das Ausmaß der Doppelbrechung ist also bei der Muskelkontraktion ganz erheblich bestimmt durch die Änderung der Teilchenform und nicht oder nur unwesentlich durch den Übergang aus dem inaktiven in den aktiven Zustand. Es erhebt sich die Frage, auf welcher Änderung der Feinstruktur die Abhängigkeit der Doppelbrechung von der Muskellänge beruht.

Es ist polarisationsoptisch (H. H. WEBER 1934b, 1939) und röntgenoptisch (ASTBURY und DICKENSON 1935, 1940) gesichert, daß die *passiven* Längenänderungen von Actomyosinsystemen nicht auf Richtungsänderungen, sondern ausschließlich auf Längenänderungen der einzelnen Eiweißstäbchen beruhen Es ist die Frage, ob das gleiche für die *aktiven* Längenänderungen gilt. Falls diese Frage polarisationsoptisch beantwortet werden soll, so muß ermittelt werden, wie sich die Änderung der Doppelbrechung bei aktiver Kontraktion auf Eigen- und Stäbchendoppelbrechung verteilt. Das ist möglich nur bei der Modellkontraktion, die durch Auswaschen des ATP in jedem Zustand der Verkürzung und Spannung fixiert werden kann. Auch beim Modell ändert sich die Doppelbrechung einigermaßen deutlich nur bei isotonischer Kontraktion (H. H. WEBER 1951b).

Tabelle 5 zeigt, daß der intakte Muskel und das Modell unkontrahiert wie in isotonischer Kontraktion die gleiche Gesamtdoppelbrechung haben. Im unkontrahierten Zustand — nur in diesem kann auch die Eigen- und Stäbchendoppelbrechung des intakten Muskels gemessen werden — ist ebenfalls die Verteilung der Gesamtdoppelbrechung auf Eigen- und Stäbchendoppelbrechung für Muskel und Modell gleich. Es erscheint infolgedessen berechtigt, anzunehmen, daß das gleiche auch für den isotonisch-kontrahierten Zustand gilt.

Tabelle 5. *Doppelbrechung von Skeletmuskel und Fasermodell.*
(Nach H. H. WEBER 1951b, korrigiert.)

Doppelbrechung	Modell	Muskel	Modell	Muskel
Zustand	kontrahiert		unkontrahiert	
Eigendoppelbrechung $\times 10^3$ . . .	$0{,}68^1$	—	$1{,}1^1$	$0{,}85^3$
Stäbchendoppelbrechung $\times 10^3$.	$0{,}74^1$	—	$1{,}6^1$	$1{,}65^3$
Gesamtdoppelbrechung $\times 10^3$ . .	$1{,}4^1$	$1{,}4^2$	$2{,}7^1$	$2{,}5^3$

[1] G. STRÖBEL 1952. — [2] v. EBNER 1916. — [3] E. FISCHER 1947.

Das bedeutet, daß bei der isotonischen Kontraktion Eigen- und Stäbchendoppelbrechung proportional abnehmen.

Dagegen wäre es falsch, aus der Abnahme der Stäbchendoppelbrechung auf eine Verkürzung der Stäbchen zu schließen: Denn die Stäbchendoppelbrechung fällt bei der Kontraktion nur in Wasser und Äthylalkohol, in allen anderen Imbibitionsflüssigkeiten (vom Alkohol-Anilingemisch bis zum Methylenjodid) bleibt sie unverändert (vgl. Tabelle 6, Reihe 2 mit Reihe 1).

Nun ist seit langem durch Vergleich zwischen der Quellungsabhängigkeit der Doppelbrechung einerseits und des Röntgendiagramms andererseits gesichert, daß Mischkörper aus Eiweißstäbchen Wasser auch in die Stäbchen aufnehmen. Diese intramicellare Quellung tritt nur bei Wasser und Äthylalkohol auf (H. H. WEBER 1934b, vgl. auch D. NOLL und H. H. WEBER 1934). Sie setzt den Brechungsindex der Eiweißstäbchen herab und vermindert dadurch die Stäbchendoppelbrechung, auch wenn sich Form und Lage der Stäbchen gar nicht verändern (H. H. WEBER 1934b).

Daß sich bei der Kontraktion Form und Lage der Stäbchen nicht verändert, folgt aus der Konstanz der Stäbchendoppelbrechung in den Imbibierungsmitteln, die nur in die Zwischenräume und nicht in die Stäbchen selbst aufgenommen werden.

Die Abnahme der Stäbchendoppelbrechung in *wäßrigem* Milieu bedeutet also nur, daß die Stäbchen bei der Verkürzung mehr Wasser aufnehmen.

Wenn die Stäbchendoppelbrechung durch andere Lage oder Gestalt der Stäbchen kleiner wird, dann findet sich diese Verminderung in allen Imbibitionsmitteln. Auch solche Verminderung wird beim Fasermodell gefunden: Wenn nämlich der Durchmesser des Fasermodells zu groß ist ($> 30\,\mu$), dann bleibt der Faserkern ATP-frei, kontrahiert sich nicht und wird infolgedessen durch die Kontraktion der Randschicht passiv gestaucht. Dann verlaufen die Eiweißstäbchen im Kern nicht mehr achsenparallel sondern im Zickzack. Hierdurch werden Eigen- und Stäbchendoppelbrechung proportional erniedrigt. Sie werden beide negativ, wenn die Abweichungswinkel des Zickzacks gegen die Faserachse größer als 45° werden. In solchem Fall findet sich tatsächlich Verkleinerung oder gar Negativierung, die für Eigen- und Stäbchendoppelbrechung in allen Imbibitionsmitteln proportional ist (vgl. Reihe 3, Tabelle 6, Stäbchendoppelbrechung mit Eigendoppelbrechung).

Es ergibt sich also, daß molekular morphologisch die aktive Kontraktion und die passive Dehnung gleiche Vorgänge entgegengesetzter Richtung sind: Die in einzelnen Eiweißstäbchen achsenparallel angeordneten Peptidketten gehen bei der Kontraktion aus einem mittleren in einen stark gefalteten Zustand über, während sie bei der Dehnung gestreckt werden. Das ist die

Tabelle 6. *Eigen- und Stäbchendoppelbrechung unkontrahierter und kontrahierter Modellfasern auf einen mittleren Eiweißgehalt von 15% umgerechnet.* (Nach STRÖBEL 1952.)

	Stäbchendoppelbrechung × 10^3									Eigendoppelbrechung × 10^3
Imbitionsflüssigkeit mit Brechungsindex = n_2	Wasser	Alkohol	Alkohol-Anilingemische			Anilin	Anilin + Bromnaphthalin	Bromnaphthalin	Bromnaphthalin Methylenjodid	
	1,33	1,36	1,45	1,55	1,56	1,58	1,61	1,65	1,68	
1 unkontrahiert (3 Fasern)	1,63	1,02	0,28	0,07	0,00	0,15	0,44	0,98	1,20	1,13
2 kontrahiert ungestaucht (4 Fasern) .	0,74	0,54	0,23	0,00	0,05	0,12	0,30	1,20	1,37	0,68
3 kontrahiert gestaucht Faser I......	—	0,16	0,03	0,01	0,02	0,11	0,24	0,60	0,86	0,29
Faser II	—	−0,25	−0,10	0,00	−0,06	−0,06	—	−0,35	−0,34	−0,25

Ursache der Änderung der Eigendoppelbrechung. Die Stäbchendoppelbrechung ändert sich in organischen Imbibitionsmitteln nicht, weil die Stäbchen als Ganzes achsenparallel orientiert bleiben und weil ihre Länge auch in verkürztem Zustand immer noch so groß ist, daß sie den Voraussetzungen der WIENERschen Gleichung für Stäbchenmischkörper praktisch genügt.

Eine gewisse Stütze findet dieses Ergebnis in den elektronenmikroskopischen Aufnahmen. Die feinsten elektronenmikroskopisch noch auflösbaren Eiweißfilamente verlaufen im gedehnten, normalen und kontrahierten Zustand immer gestreckt und der Fibrillenachse parallel durch die ganze Fibrille und werden nur als Ganzes länger oder kürzer. Das polarisationsoptische Ergebnis aber erweitert diesen Befund auch auf die Eiweißelemente, die nur noch polarisationsoptisch, aber nicht mehr elektronenmikroskopisch faßbar sind (vgl. Abschnitt D II).

Die Doppelbrechung des Actomyosinfadens sagt nichts allzu Wesentliches über die Strukturänderungen bei der Kontraktion aus. Die Doppelbrechung des gestreckten Fadens ist kleiner (BUCHTHAL und Mitarbeiter 1947, H. PORTZEHL 1950b) als die Doppelbrechung der Modellfaser. Das beruht zum Teil darauf, daß die Eiweißkonzentration des Fadens niedriger ist und zum Teil auf unvollkommener Orientierung. Durch Orientierung und Wasserverlust wächst die Doppelbrechung bei Dehnung und isometrischer Kontraktion. Bei Verkürzung sinkt die Doppelbrechung (BUCHTHAL und Mitarbeiter 1947, H. PORTZEHL 1950b) ähnlich wie beim Fasermodell. Wenn sich der Faden zunächst verkürzen darf und sich dann bei fortschreitender Kontraktion spannt, kombinieren sich beide Effekte: Die Doppelbrechung fällt zunächst und steigt dann wieder (BUCHTHAL u. a. 1947, H. PORTZEHL 1950b).

e) Die Erschlaffung bei Ersatz des ATP durch andere Weichmacher und die Kontraktionstheorien von WÖHLISCH, KUHN und PAULING.

Wird das ATP aus den contractilen Modellen wieder ausgewaschen, so bleiben Spannung und Länge sehr weitgehend (Fadenmodell) oder gelegentlich vollständig erhalten (Fasermodell, A. WEBER 1951, PORTZEHL 1951a, b, H. H. WEBER 1951b, SZENT GYÖRGYI 1951a). Diese Tatsache hat zu mancherlei Erwägungen darüber geführt, welche besonderen Bedingungen notwendig wären, um den lebenden Muskel wieder erschlaffen zu lassen (SZENT GYÖRGYI 1947, 1951a). In Wirklichkeit beruht diese Unfähigkeit zu erschlaffen nur darauf, daß Muskel wie Modelle bei Entfernung aller Weichmacher *starr* werden (vgl. Abschnitt B II).

Wird die Starre des kontrahierten Fadens oder Fasermodells durch Zusatz von Weichmachern wieder aufgehoben, die nicht gleichzeitig Kontraktionssubstanzen sind, z. B. Pyrophosphat, Triphosphat oder ADP, so erschlaffen Faden und Faser (Abb. 7 und 8, ferner H. H. WEBER 1951b, E. BOZLER 1951).

Die Erschlaffung ist nicht ganz vollständig, weil die anderen Polyphosphate wesentlich schlechtere Weichmacher sind als ATP.

Daß diese Substanzen wirklich nur als Weichmacher wirken und nicht etwa durch den Prozeß der Bindung an das Actomyosin Energie liefern, die für die Erschlaffung notwendig sein könnte, läßt sich leicht zeigen: Wird etwa Pyrophosphat dem Bad des Modells von vornherein zugesetzt und seine Konzentration während des ganzen Versuches konstant gehalten, so kontrahiert das Modell trotzdem, wenn ATP zugesetzt wird, und erschlafft wieder,

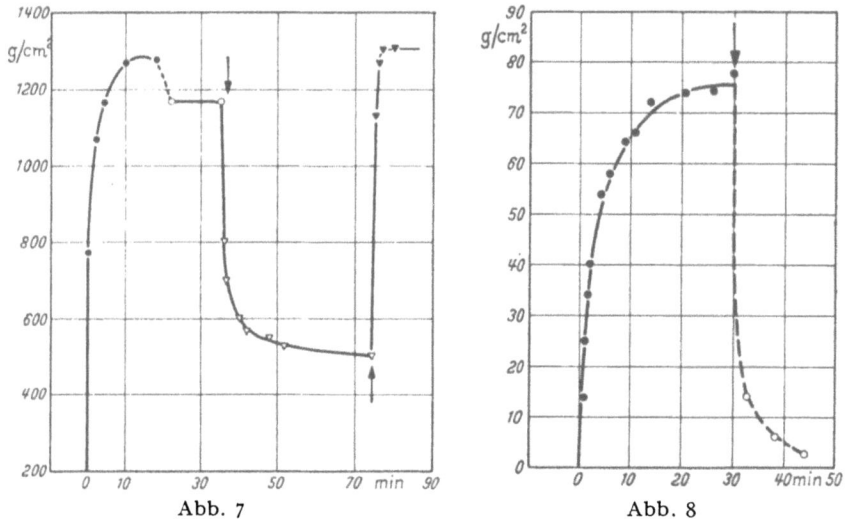

Abb. 7. Erschlaffung des Fasermodells bei Pyrophosphat-Gegenwart (nach H. PORTZEHL 1952). Ordinate: Spannung. Abszisse: Zeit. ·—·—· ATP-Kontraktion 2×10^{-3} m ATP. ----- Auswaschen; o-o- ohne ATP; ↓ 0,025 m Pyrophosphat. ↑ Zusatz von 3×10^{-3} m ATP.

Abb. 8. Erschlaffung des Fadenmodells bei Triphosphat-Gegenwart (nach H. PORTZEHL 1952). Ordinate: Spannung. Abszisse: Zeit. Wie Abb. 7. ↓ Auswaschen des ATP durch 0,04 m $Na_5P_3O_{10}$.

wenn das ATP entfernt wird. Die Erschlaffung tritt also ein, obwohl der Vorgang der Pyrophosphatbindung und seine etwaige Energietönung längst vorüber ist (Abb. 9).

Wie unspezifisch die Weichmacherwirkung sein darf, ergibt sich auch daraus, daß der kontrahiert erstarrte Actomyosinfaden von HAYASHI (1951b) nach Auswaschen des ATP durch Erhöhung der Ionenstärke auf 0,3 μ und das Fasermodell von E. BOZLER (1951) durch Harnstoff zur Erschlaffung gebracht werden konnte.

Also ist die Erschlaffung nichts anderes als das Aufhören der Kontraktion, ohne daß Starre eintritt. Die Erschlaffung ist kein aktiver Prozeß, sondern der thermodynamisch freiwillige Teil des Arbeitscyclus. Dies ist bereits von A. V. HILL (1949b) behauptet worden, weil der lebende Muskel bei der Erschlaffung keine primäre Wärmebildung zeigt, und weil der verkürzte Muskel sich nach der Erschlaffung nicht wieder verlängert, wenn keine äußeren Kräfte auf ihn einwirken. Der zweite Befund von HILL gilt nur für den ganzen Muskel (W. KÜHNE 1859, A. V. HILL 1949b), aber nicht für isolierte lebende Fasern in Ringerlösung (RAMSEY und STREET 1940, 1941). HILL erklärt diesen Widerspruch damit, daß sich die Fasern im Inneren eines ganzen Muskels — umspült von ihrer eigenen Lymphe — mehr unter physiologischen Bedingungen befinden als die isolierte Faser in einer Ringerlösung, die z. B. keinen kolloidosmotischen Druck besitzt (HILL 1949b, vgl. aber auch BUCHTHAL und KAISER 1951).

Wie dem auch sei, die Ansicht von HILL, die Erschlaffung sei kein aktiver Prozeß, wird erhärtet durch die Beobachtung des isolierten Arbeitscyclus unter den durchsichtigen Versuchsbedingungen am Modell.

Wenn aber die Erschlaffung der thermodynamisch freiwillige Anteil des Arbeitscyclus ist, muß die Kontraktion der thermodynamisch unfreiwillige Teil des Arbeitscyclus sein. Damit ist also die Streitfrage entschieden, ob die Arbeitsenergie während der *Kontraktion* vom Betriebsstoffwechsel an das contractile Protein geliefert und sofort verwendet wird (HILL 1949b, 1950a, 1951a, H. H. WEBER 1947, 1952, A. WEBER und H. H. WEBER 1951, M. DUBUISSON 1950a), oder ob sie bei der *Erschlaffung* vom contractilen Protein aufgenommen und für die

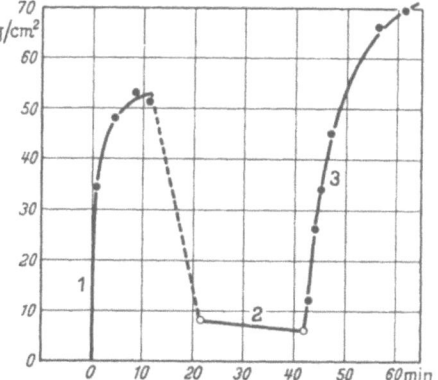

Abb. 9. Kontraktion und Erschlaffung bei Dauergegenwart von $1,5 \times 10^{-2}$ m Pyrophosphat (nach PORTZEHL 1952). Ordinate: Spannung. Abszisse: Zeit. 1. Kontraktion mit $1,6 \times 10^{-3}$ m ATP. 2. Erschlaffung durch Entfernung des ATP. 3. Kontraktion durch neue ATP-Gabe (4×10^{-3} m). (Fadenmodell.)

nächste Kontraktion gespeichert wird (BETHE 1911, WÖHLISCH 1940, W. KUHN und HARGITAY 1951, MARK PRYOR 1950, GUTH 1947, A. WEBER und H. H. WEBER 1950).

Die alte Vorstellung von E. WEBER (1846), der Muskel sei im Kontraktionszustand ein neuer elastischer Körper, hat in der modernen Kolloidchemie zwei präzise Formen angenommen: Es sind dies die thermokinetische Theorie der Muskelkontraktion von E. WÖHLISCH (1940, ferner W. KUHN und HARGITAY 1951, MARK PRYOR 1950, GUTH 1947, MORALES und CECCHINI 1951, vgl. auch BOTTS, JOHNSON und MORALES, 1951) und die Theorie von L. PAULING und COREY (1951), nach der die Actomyosinstruktur im verkürzten Zustand weniger chemisch-potentielle Energie enthält als im erschlafften Zustand. Beiden sonst gegensätzlichen Theorien ist gemeinsam, daß die Kontraktion mehr oder minder der thermodynamisch freiwillige und die Erschlaffung der thermodynamisch unfreiwillige Teil des Arbeitscyclus ist. Beide Theorien stehen somit in ihrer bisherigen Form mit den bekannten Tatsachen in einem gewissen Widerspruch.

f) Die Erschlaffung bei Vergiftung der ATP-Spaltung und die Thermodynamik von SZENT GYÖRGYI.

ATP bringt den Actomyosinfaden und das Fasermodell zur Kontraktion. ATP ist gleichzeitig von allen Polyorthophosphaten der wirksamste Weichmacher. Das ist sinnvoll, denn das contractile System darf ebensowenig starr sein, wenn es kontrahieren soll, wie wenn es erschlaffen soll. Es erhebt sich die Frage, ob es möglich ist, die Wirkung des ATP als Kontraktionssubstanz von seiner Wirkung als Weichmacher so abzutrennen, daß ATP auch als Erschlaffungssubstanz dienen kann.

Wir finden: Wird das durch ATP-Entfernung in Kontraktion erstarrte Fadenmodell durch Salyrgan vergiftet, so

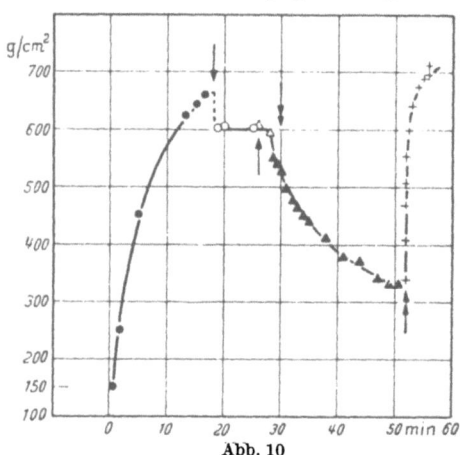
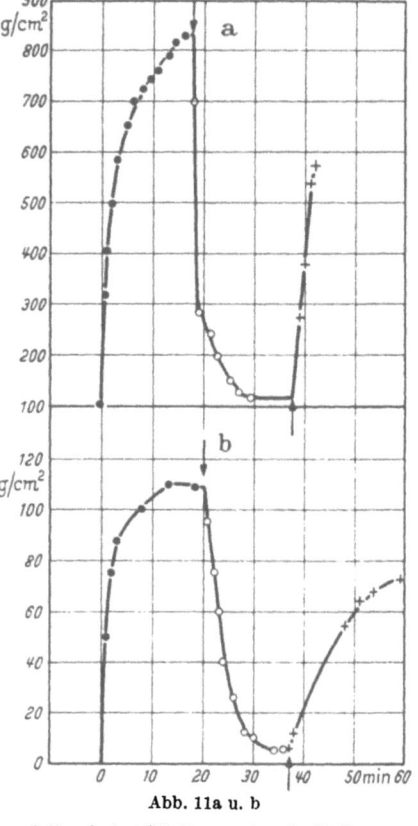

Abb. 10. Erschlaffung des kontrahiert vergifteten Fasermodelles bei ATP-Zusatz (nach H. PORTZEHL 1952). Ordinate: Spannung. Abszisse: Zeit. ·—·—· Kontraktion durch $1{,}7 \times 10^{-3}$ m ATP. ↓ Auswaschen des ATP; ↑ $6{,}6 \times 10^{-4}$ m Salyrgan; ↓ $1{,}7 \times 10^{-3}$ m ATP; ↑ $6{,}7 \times 10^{-2}$ m Cystein.

Abb. 11. Erschlaffung durch Salyrgan. a) Fasermodell; b) Fadenmodell (nach PORTZEHL 1952). Ordinate: Spannung; Abszisse: Zeit. Wie Abb. 10. ↓ 10^{-4} m Salyrgan; ↑ 2×10^{-2} m Cystein.

ändert sich nichts. Wird dann ATP von neuem hinzugefügt, so erschlafft das Modell sofort (Abb. 10). Die Erschlaffung ist unvollständig, weil bei dieser Versuchsanordnung dem Salyrgan Zeit bleibt, auch die Weichmacherwirkung des ATP zu schädigen (H. PORTZEHL 1951a, 1952). Infolgedessen erschlaffen das Fasermodell (Abb. 11a) und das Fadenmodell (Abb. 11b) praktisch vollständig, wenn die Salyrganvergiftung auf der Höhe der Kontraktion erfolgt, ohne daß ATP vorher ausgewaschen wird.

Immer aber wird aus der Erschlaffungssubstanz ATP sofort von neuem die Kontraktionssubstanz ATP, sobald die Salyrganwirkung durch Cysteinzusatz aufgehoben ist (vgl. Abb. 10, 11a und 11b). Und diese Salyrganwirkung ist eine Vergiftung der *ATP-Spaltung* durch Actomyosin (H. KUSCHINSKY und TURBA 1950a)[1]. ATP in Gegenwart von Mg'' ist demnach Kontraktionssubstanz, solange es gespalten wird, und Weichmacher, wenn es nicht gespalten wird. Die ATP-Spaltung nimmt auch stark ab, wenn die ATP-Konzentration überoptimal ist (s. Abschnitt C III g). Infolgedessen wird ATP ebenfalls zur Erschlaffungssubstanz, wenn einem Fasermodell unter optimaler ATP-Konzentration weiteres ATP zugesetzt wird (BOZLER 1951, Abb. 12).

Die Kontraktion der Modelle ist also eng gekoppelt mit einem stationären Zustand der ATP-Spaltung. Dagegen setzen die thermodynamischen Überlegungen von SZENT GYÖRGYI und seinem Kreis (1950, 1951a, b) voraus daß der kontrahierte Zustand des Muskels ein neuer Gleichgewichtszustand sei, der thermodynamisch reversibel von der Temperatur abhänge. Diese Voraussetzung betrachtet SZENT GYÖRGYI als gegeben (1951b), weil im kontrahierten Zustand des Fadenmodells einer bestimmten Temperatur immer dieselbe Spannung zugeordnet ist, unabhängig davon, ob diese Temperatur von oben oder von unten eingestellt wird. Die Spannung ist in der Tat der Temperatur exakt zugeordnet (SZENT GYÖRGYI 1949 und 1951b, A. WEBER und H. H. WEBER 1950 und 1951, H. PORTZEHL

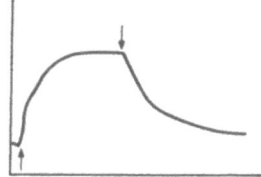

Abb. 12. Erschlaffung durch überoptimales ATP (Fasermodell, isotonisch 1 g Belastung, nach E. BOZLER 1951). Ordinate: ΔL Verkürzung. Abszisse: Zeit. a) 0,2% ATP; b) 1,5% ATP.

und H. H. WEBER 1950, VARGA 1950a, PORTZEHL 1951b). Aber diese Tatsache beruht nicht auf einem thermodynamischen Gleichgewichtszustand, sondern darauf, daß zu jeder Temperatur eine ganz bestimmte Größe der ATP-*Spaltung* gehört (vgl. B III g). Es handelt sich in Wirklichkeit um einen stationären Zustand, dessen Höhenlage temperaturabhängig ist. Infolgedessen sind die Überlegungen von SZENT GYÖRGYI nicht beweiskräftig.

g) ATP-Spaltung und Arbeitscyclus.

Die Tatsache, daß im isolierten Arbeitscyclus die Erschlaffung thermodynamisch freiwillig erfolgt (vgl. Abschnitt B III e) und daß im Arbeitscyclus des lebenden Muskels primär Wärme nur frei wird bei Kontraktion (Aktivierungs- und Verkürzungswärme, A. V. HILL 1938, 1939a, 1939b, 1950a, 1950b, 1950c, 1951b, ABBOTT 1951, FENN 1923) beweisen, daß die Energieübertragung auf das contractile System während der Kontraktionsphase und nicht während der Erschlaffungsphase erfolgt. Auch die p_H-Änderungen bei der Kontraktion des lebenden Muskels machen äußerst wahrscheinlich, daß

---

[1] Auch das ATPase-Gift Benzaldehyd (KUSCHINSKY und TURBA 1950a) läßt die Modelle aus der ATP-Kontraktion heraus völlig erschlaffen (PORTZEHL 1951a, 1952, H. H. WEBER 1951b). Da die Erschlaffung aber irreversibel und Benzaldehyd selbst ein ausgezeichneter Weichmacher ist, bleibt dieses Ergebnis theoretisch vieldeutig.

das ATP gerade während der *Kontraktions*phase gespalten wird (DUBUISSON 1950a). Der isolierte Arbeitscyclus sichert vollständig, daß ATP als Energielieferant wirksam ist. Es erhebt sich die Frage, ob das ATP die Arbeitsenergie liefert durch seine Bindung an das Actomyosin oder durch seine Spaltung durch das Actomyosin (H. H. WEBER 1951b).

Wir finden:

1. Alle Polyorthophosphate werden von Actomyosin gebunden. Dies geht aus ihrer Weichmacherwirkung (vgl. Abschnitt B II und B III e) ebenso wie aus ihrer Wirkung auf die Dissoziation auf gelöstes Actomyosin (vgl. Abschnitt C V d) hervor. Trotzdem wirken nur ATP und ITP als Kontraktionssubstanzen, die einzigen Polyorthophosphate, die von Actomyosin *gespalten* werden (vgl. PORTZEHL 1951a, 1952, SPICER und BOWEN, 1951 sowie Abschnitt B II).

2. ATP wird von Actomyosin in Abwesenheit und in Anwesenheit von Salyrgan (Abschnitt B II e und B III f) gebunden. Als Kontraktionssubstanz wirkt ATP ausschließlich, solange es gespalten wird. Wenn die Spaltung durch Salyrgan vergiftet ist, wirkt es als Erschlaffungssubstanz (Abschnitt B III f).

Argument 1 und besonders 2 zeigt, daß eine Koppelung nur zwischen ATP-Spaltung und Kontraktion besteht und nicht zwischen ATP-Bindung und Kontraktion. Dies spricht mit hoher Wahrscheinlichkeit für die ATP-*Spaltung* als Energiequelle.

Doch erscheint auch folgende Möglichkeit nicht ganz indiskutabel: Das ATP könnte vom Actomyosin in mehr als einer Art gebunden werden: z. B. in einer Weichmacherposition oder einer Kontraktionsposition, in der es gleichzeitig gespalten wird. In diesem Falle könnte die Energie für die Kontraktion aus dem Übergang aus der Weichmacherposition in die Kontraktionsposition stammen. Die Spaltungsenergie würde dann nur dazu dienen, das Nucleotid aus der Bindung in der Kontraktionsposition wieder frei zu machen, um auf diese Weise die unbegrenzte Nachlieferung von Energie zu ermöglichen[1]. Falls es eine Möglichkeit gäbe, auch in Kontraktionsposition die Spaltung zu verhindern, ergäbe sich als Konsequenz der ideale Sperrtonus, bei dem der Muskel ohne Energieumsatz in Kontraktion verharrt.

In dieser Spekulation wird die ATP-Spaltung aus der Ursache der Kontraktion zu einer zwangsläufigen Begleiterscheinung. Die wahre Ursache wäre die ATP-Bindung in Kontraktionsposition. Hiergegen spricht die sehr große Zahl von Faktoren, die Spaltung und Kontraktion in gleicher Weise beeinflussen. Denn es ist nicht sehr wahrscheinlich, daß *alle* diese Faktoren die Größe der ATP-Spaltung immer nur über die Größe der ATP-Bindung in der hypothetischen Kontraktionsposition verändern.

---

[1] Verwandte Vorstellungen scheinen auch einem Vorschlag von SZENT GYÖRGYI über den Mechanismus des Arbeitscyclus zugrunde zu liegen (1951a, und zwar S. 121).

Solche weitere Faktoren sind: die Temperatur, die überoptimale [ATP] und gewisse Ionen.

3. Die Maximalspannung des lebenden Warmblütermuskels (HAJDU 1950a) und des isolierten Arbeitscyclus des Warmblüters (Faden- und Fasermodell, vgl. Abschnitt B III c, Abb. 6) ist bei 20° C etwa 4—8mal so hoch wie bei 0° C. Die ATP-Spaltung durch Kaninchenactomyosin ist unter denselben ionalen Bedingungen ebenfalls bei 20° C 7—8mal so hoch wie bei 0° C (HASSELBACH 1952a und vgl. Abschnitt C V d 1). In dem mittleren Temperaturintervall zwischen 5 und 15° C nimmt die isometrische Spannung auf etwa das 1,8fache (Abb. 6) und die isotonische Verkürzung auf das 1,9fache (Fasermodell, KOREY 1950) zu, während die ATP-Spaltung durch Actomyosin (HASSELBACH 1952a) wie durch wasserextrahierten Muskel (BIRO und SZENT GYÖRGYI 1949) auf das 2fache ansteigt.

4. Bei vielen enzymatischen Prozessen sinkt der Umsatz wieder ab, wenn eine bestimmte Substratkonzentration überschritten wird. Dies gilt auch für die ATP-Spaltung durch Actomyosinsysteme. Die ATP-Konzentration, bei deren Überschreitung die Spaltung sinkt, ist je nach der Dispersität der Eiweißteilchen verschieden, weil 2 Wirkungen der Konzentrationszunahme miteinander konkurrieren: Wenn der Teilchendurchmesser nicht sehr klein ist, vergrößert sich mit steigender ATP-Konzentration die Spaltung, weil das ATP im stationären Zustand der Diffusion tiefer eindringt (vgl. Abschnitt B I b), und sie verkleinert sich gleichzeitig in den Außenschichten, weil dort die ATP-Konzentration bereits überoptimale Werte erreicht.

Der überoptimale Bereich beginnt ferner bei verschiedenen ATP-Konzentrationen je nach der Temperatur, der Ionenstärke und der Feinstruktur der Actomyosinsysteme (vgl. Abschnitt C V d 1). Deshalb dürfen Kontraktion und Spaltung nur für gleichartige Präparate mit ähnlichem Teilchendurchmesser in gleichem Ionenmilieu, bei gleicher Temperatur verglichen werden. Tabelle 7 zeigt, daß der überoptimale Abfall von Kontraktion[1] und ATP-Spaltung immer bei etwa derselben ATP-Konzentration beginnt, obwohl diese ATP-Konzentration selbst — je nach den Versuchsbedingungen — bis zu einer Zehnerpotenz verschieden sein kann.

5. Die Kontraktion wird ferner durch p_H, Mg''-Konzentration, durch die KCl'-Konzentration bei Mg''-Gegenwart und durch die KCl'-Konzentration ohne Mg''-Zusatz jeweils verschieden beeinflußt. Immer aber entspricht der Beeinflussung der Kontraktion eine gleichartige Beeinflussung der Spaltung (Tabelle 8). Eine Zeitlang schien es so, als wenn Mg'' die Kontraktion fördere, aber die Spaltung hemme. Neuerdings aber hat sich gezeigt (vgl. Abschnitt C V d i), daß Mg'' die Spaltung ebenso fördert wie die Kontraktion, wenn

---

[1] Superpräcipitation und Schrumpfung sind als Manifestation der Kontraktion aufzufassen (vgl. Abschnitt C V d 3). Zum Teil geht dies schon aus den Tabellen 7 und 8 selbst hervor.

dafür gesorgt ist, daß sich kein Actomyosin im Spaltungsansatz durch Ionen- und ATP-Wirkung *löst* (vgl. Abschnitt C V d 1).

Das Actomyosin bedarf offenbar für die ATP-Spaltung wie für die ATP-Kontraktion gewisser SH-Gruppen, im Gegensatz zur Weichmacherwirkung (vgl. Abschnitt B II e). Denn alle darauf untersuchten thiolopriven Substanzen vernichten bei genügender Intensität der Einwirkung nebeneinander ATP-Spaltung und ATP-Kontraktion (Tabelle 9). Auch der in Tabelle 9 registrierte Einfluß der Denaturierung hat sich mindestens in den Fällen als Folge eines SH-Schwundes ergeben, die darauf untersucht sind (BAILEY und

Tabelle 7. *Abfall von ATP-Spannung und Spaltung bei überoptimaler ATP-Konzentration.*

Präparat	Dicke	Ionen-stärke μ	Mg'' mol.	Temperatur °C	ATP-Konzentration bei Beginn des Abfalls		Manifestation der Kontraktion
					der Spaltung	der Kontraktion	
Modellfaser	Einzelfaser	0,04	10^{-3}	20	$> 10^{-2}$ m[1]	$10^{-1,7}$ m[2]	Spannung
	0,04	10^{-3}		2	$\sim 10^{-2,3}$ m[1]	$10^{-2,3}$ m[2]	Spannung
Actomyosin (Kaninchen)	präcipitierende Partikel	0,09	0	5	$10^{-2,5}$ m[3]	$10^{-2,4}$ m[3]	Superpräcipitation
		0,09	0	20	$10^{-2,2}$ m[3]	$10^{-2,2}$ m[3]	
		0,09	0	30	10^{-2} m[3]	10^{-2} m[3]	

[1] HEINZ und HOLTON 1952. — [2] A. WEBER und H. H. WEBER 1951. — [3] BIRO und SZENT GYÖRGYI 1949.

Tabelle 8. *Die Abhängigkeit der ATP-Spaltung und ATP-Kontraktion von der Konzentration anorganischer Ionen (Temperatur 20—25° C).*

Einfluß von	Spaltung	Kontraktion	Manifestation der Kontraktion	Actomyosinsystem
p_H in 0,1 m KCl + 10^{-3} m MgCl$_2$	Optimum bei p_H ~ 7[1,2]	~ 7[3]	Spannung	Fasermodell[1,2] Fadenmodell[3]
0,01 → 0,2 m KCl (+ 10^{-3} m MgCl$_2$)	maximal = 100%[1]	maximal = 100%[1,4,7]	Spannung[1,4]	Fasermodell[1,4]
0,2 → 0,4 m KCl (+ 10^{-3} m MgCl$_2$)	Abfall von 100 auf 15%[1]	Abfall von 100 auf 15%[1]	Spannung[1]	Fasermodell[1]
0 → 0,1 m KCl ohne MgCl$_2$	Anstieg auf 100%[5]		Schrumpfung[5]	Actomyosinfaden ungeordnet[5]
$\leq 10^{-2}$ m MgCl$_2$	Aktivierung[1,2,6]	Aktivierung[3,4,5]	Schrumpfung[5] Spannung[3,4]	ungeordneter Actomyosinfaden[5] Fadenmodell[3] Fasermodell[1,2,4]
$\leq 10^{-2}$ m CaCl$_2$	Aktivierung[5,8]	Hemmung[5]	Schrumpfung[5]	ungeordneter Actomyosinfaden[5]

[1] SARKAR, SZENT GYÖRGYI und VARGA 1950. — [2] PERRY 1951. — [3] PORTZEHL 1950b. — [4] A. WEBER 1950. — [5] BOWEN 1951. — [6] HASSELBACH 1952a. [7] SARKAR u. a. (1950) geben allerdings an, daß die Spannung zwischen 0,01 und 0,1 m KCl untermaximal sei. Dies steht im Widerspruch zu den Erfahrungen von A. WEBER (1950) am Fasermodell und PORTZEHL (1950b) am Fadenmodell. [8] Ferner vgl. Abschnitt C V d 1.

Tabelle 9. *Thioloprive Wirkungen auf Kontraktion und ATPase-Aktivität*[1].

Hemmung durch	Molarität	ATPase		Kontraktions		Reversibilität
		-System	-Hemmung %	-Manifestation	-Hemmung %	
H_2O_2	4×10^{-3}	L-Myosin[2, 3]	90→100	—	—	nein
	3×10^{-1}	—	—	Verkürzung[1]	+	,,
	2×10^{-1}	—	—	Schrumpfung[4]	100	,,
o-Jodoso-benzoat	1×10^{-3}	L-Myosin[2]	90	—	—	mit 10^{-2} m Cystein: ja
	1×10^{-3}	Glycerinfaser[1]	90	Verkürzung[1]	100	
Jodoacetamid	4×10^{-3}	L-Myosin[2]	90	—	—	durch Dialyse: nein
	1×10^{-1}	—	—	Schrumpfung[4]	100	
Salyrgan*	$> 2 \times 10^{-4}$	Actomyosin[5]	100	Superpräcipitation[5, 6]	100	mit 10^{-2} m Cystein: ja
				Spannung[7]	100	
Cu-Glykokoll	5×10^{-4}	Actomyosin[8]	stark	Superpräcipitation[8]	stark	ja
Alterung (20 Tage bei p_H 7,4)		Glycerinfaser[1]	80	Verkürzung[1]	100	nein
Gefällt bei p_H 5,2						
15'		Actomyosin[9]	~23	Superpräcipitation[9]	~0	
330'		,,	~75		~100	
Dialyse gegen H_2O bei p_H 6		Myosin[10]	stark	Schrumpfung[10]	0	nein

* Salyrgan = Hg-Salicylallylamid-o-acetat.
[1] KOREY 1950. — [2] BAILEY und PERRY 1947. — [3] ZIFF 1944. — [4] GODEAUX 1945. — [5] KUSCHINSKY und TURBA 1950a. — [6] KUSCHINSKY und TURBA 1950b, 1951. — [7] PORTZEHL 1952. — [8] TURBA u. a. 1950. — [9] SPICER 1950. — [10] BUCHTHAL 1947.

PERRY 1947). Aus der Tatsache, daß Ferricyanid die Kontraktion nicht beeinflußt, schließt KUSCHINSKY (KUSCHINSKY und TURBA 1950a, 1951), daß solche SH-Gruppen zur Kontraktion nicht nötig sind, die durch Ferricyanid zu SS-Gruppen oxydiert werden können.

Daß es auf die ATP-Bindung in Kontraktionsposition und nicht auf die ATP-Spaltung als unmittelbare Energiequelle ankommt, wäre sofort gesichert, wenn es gelänge, die ATP-Spaltung vollständig zu blockieren, ohne daß die Kontraktion ausbleibt. Dies ist bisher noch nie gelungen.

Doch findet sich eine vereinzelte Angabe, nach der die Schrumpfung von Actomyosinfäden nicht vermindert wird, auch wenn diese Fäden durch Dialyse bei p_H 6 (nach SINGHER und MEISTER 1945) die Fähigkeit weitgehend verloren hatten[1], ATP zu spalten (vgl. Tabelle 9). Aber die Schrumpfung erfolgte nicht gegen eine Spannung. Ihr Energiebedarf ist infolgedessen klein und schwer abzuschätzen. Es könnten deshalb beträchtliche

---
[1] Auch nach MOMMAERTS (1948) ist vollständige Inaktivierung der Actomyosin-ATPase durch Ansäuerung unmöglich, nicht einmal durch dreimalige Umfällung bei p_H 5,2.

Änderungen der Spaltungsenergie nur zu unbeträchtlichen Änderungen der Schrumpfung führen. Im übrigen berichtet Szent György das Gegenteil, die Kontraktionsfähigkeit erlösche, wenn die ATPase-Rate durch Ansäuerung auf $\leq 50\%$ des Normalwertes herabgesetzt sei (Szent Györgyi 1947, und zwar S. 121).

Der einzige Faktor, von dem es völlig gesichert ist, daß er ATP-Spaltung und Kontraktion völlig unabhängig zu beeinflussen vermag, ist die Ca''-Konzentration. Ihr Anwachsen steigert die ATP-Spaltung sehr stark, wenn kein Mg'' zugegen ist (Abschnitt C V d 1) und fördert die Kontraktion überhaupt nicht (Tabelle 8 und Abschnitt B III k). Daß die Spaltungsenergie durch Ca'' über den Bedarf der Kontraktion hinaus vermehrt werden kann, beweist selbstverständlich nichts dagegen, daß die Spaltung die Energiequelle der Kontraktion ist. Es beweist aber, daß besondere Bedingungen innegehalten werden müssen, damit die verfügbare Energie des ATP-Umsatzes tatsächlich für die Kontraktion benutzt wird.

Ebenso wächst bei der Denaturierung die Spaltungsenergie vermutlich über den Bedarf der Kontraktion hinaus, weil die Fähigkeit zur ATP-Spaltung wesentlich länger hoch bleibt als die Fähigkeit zur Kontraktion (Perry 1951). Hier wie bei der Ca-Wirkung wird das Problem des Nutzeffektes der ATP-Spaltung sichtbar (vgl. Abschnitt B III h und k).

h) Geschwindigkeit und Nutzeffekt des isolierten Arbeitscyclus.

Es steht fest, daß die Kontraktionsarbeit mit der Spaltungsenergie des ATP geleistet wird. Es ist deshalb sinnvoll, sich ein Urteil über die Größe des Nutzeffektes zu verschaffen, mit dem dies geschieht. Für die Größe dieses Nutzeffektes ist es gleichgültig, ob Spaltungsenergie oder Bindungsenergie unmittelbar auf die contractile Substanz übertragen wird.

Denn da fortlaufende ATP-Bindung nur durch fortlaufende ATP-Spaltung ermöglicht wird, bestimmt der Umsatz von Spaltungsenergie auch den Umsatz an Bindungsenergie. Beide Anschauungen unterscheiden sich nicht in der Energiebilanz sondern nur im Mechanismus: In einem Fall wird die molekulare Formänderung des Actomyosin an die Bildung und im anderen Fall an den Zerfall derselben Fermentsubstratverbindung (Actomyosin-ATP) angeschlossen.

Um die Spaltungsrate des ATP mit der Arbeitsrate des isolierten Arbeitscyclus vergleichen zu können, muß außer Spannung und Verkürzung auch die Verkürzungsgeschwindigkeit unter gegebener Belastung bekannt sein. Deren Messung ist schwierig, weil sie an mikroskopischen Faserpräparaten ($2r \leq 30\mu$) zu erfolgen hat, wenn der ganze Querschnitt von ATP erreicht werden soll (vgl. Abschnitt B I b). Sie ist besonders schwierig, weil die äußeren Schichten der Modelle bei der Berührung mit dem ATP-haltigen Bad sofort mit der Kontraktion beginnen, während der Kern des Modells erst 5—10 sec später vom ATP erreicht wird. Das bedeutet, daß die Kontraktion zunächst gegen den Widerstand des starren Kerns, also mit verminderter Geschwindigkeit erfolgt. Dieser Fehler ist kleiner, wenn die Verkürzung unter Belastung erfolgt. Denn dann steht eine gewisse Diffusionszeit vor der Geschwindigkeitsmessung zur Verfügung, nämlich die Zeit zwischen dem Eintauchen in das ATP-Bad und dem Erreichen der gewünschten Spannung. Trotzdem sind auch die Geschwindigkeiten unter Belastung — und somit auch Leistungen und Nutzeffekte — nur untere Grenzwerte (Tabelle 10).

Wird berücksichtigt, daß die Geschwindigkeit des Fasermodells aus Skeletmuskel mit viel höherer Belastung, aber auch bei viel höherer Temperatur gemessen wird, als die Geschwindigkeit des Muskels selbst, so läßt sich roh abschätzen, daß die Verkürzungsgeschwindigkeit des Fasermodells um 1 bis 2 Zehnerpotenzen kleiner sein dürfte als die des lebenden Muskels. Demgegenüber scheint die Verkürzungsgeschwindigkeit des Fasermodells aus dem langsamsten aller Muskeln der Tabelle 10 (Rinderdarm, Längsmuskel) verhältnismäßig hoch: Denn sie scheint wieder nur etwa 10mal kleiner zu sein als die Geschwindigkeit des Skeletmuskelmodells.

Das Absinken der Geschwindigkeit bei der Glycerin-Wasserextraktion des Skeletmuskels ist weitgehend energetisch bedingt: Da dabei die ATP-Spaltung durch 1 cm³ des Modells annähernd um eine Größenordnung absinkt, muß die Verkürzungsgeschwindigkeit entsprechend herabgesetzt sein, wenn Leistung und Nutzeffekt von Modell und Muskel eine vergleichbare Größe haben sollen. Trotz der Unvollkommenheiten der Methodik sieht es so aus, als wären tatsächlich Leistung und Nutzeffekt vom lebenden Muskel und Modell von der gleichen Größenordnung (Tabelle 10).

Tabelle 10. *Verkürzungsgeschwindigkeit, Leistung und Nutzeffekt der isolierten (20°) und der vitalen (0° C) Kontraktionsphase.*

Fasermodell aus	Belastung kg/cm²	Verkürzungs- geschwindigkeit in $\frac{\Delta L}{L \cdot \text{sec}} \cdot 100$ (Gleichgewichts- länge = 100%)	Grenzen des Ver- kürzungsintervalls in % der Gleich- gewichtslänge	Leistung[1] in $\frac{\mu \text{ cal}}{\text{sec}}$	Nutzeffekt %
Kaninchen[2]	0,25	5	90→ ∼80	291	3,1
	0,50	6,3	100→ ∼90	740	7,9
	0,50	11	100→ ∼90	1290	14
	0,76	4	90→ ∼80	714	7,7
	1,00	1,9	100→ ∼90	435	4,7
Anodonta celensis: gelber \} M. adductor weißer	0	∼10[3]	100→ 50	—	—
Rinderdarm (Längsmuskel)	0	2,5[3]	100→ 75	—	—
Lebender Muskel (Frosch)	∼0	130[4]→ 200[6]	∼120→ 100	anaerob	
	∼0,02	185[6]	∼120→ 110	∼900	20→ 30[5]

[1] Je Kubikzentimeter contractiler Systeme. — [2] FALK 1952. — [3] G. u. M. ULBRECHT 1952. — [4] ABBOTT u. RITCHIE 1951b. — [5] MEYERHOF 1930. — [6] HILL 1951d.

i) Unterschiede zwischen den isolierten Arbeitscyclen und den Arbeitscyclen der verschiedenen lebenden Muskeln.

Der isolierte Arbeitscyclus ist dem Arbeitscyclus des lebenden intakten Muskels in allen bekannten Zügen qualitativ vollständig und quantitativ nahezu vollständig gleich.

Es ist deshalb am einfachsten, die wenigen quantitativen Differenzen anzuführen und in ihrer Bedeutung abzuschätzen:

1. Die maximale Verkürzung lebender intakter Muskeln ist *verschieden:* Sie schwankt zwischen ∼80% bei manchen glatten Muskeln und ∼30% bei manchen Skeletmuskeln. Die maximale Verkürzung beträgt im isolierten Kreisprozeß des Fasermodells aus glatten wie aus Skeletmuskeln *immer* ∼80% (Tabelle 4).

2. Die Verkürzungsgeschwindigkeit ist ebenso für lebende glatte und Skeletmuskeln außerordentlich verschieden. Bei der Isolierung der Kontraktionsphase wird die Verkürzungsgeschwindigkeit bei Skeletmuskeln offenbar viel stärker herabgesetzt als bei sehr langsamen glatten Muskeln (Tabelle 10). Auch die Verkürzungsgeschwindigkeit der verschiedenen Muskeln wird bei der Modellherstellung offenbar nivelliert, wenn auch nicht so stark wie der Betrag der maximalen Verkürzung.

Tabelle 11. *Geschwindigkeit der Spannungsentwicklung nach release bis zur Spannung 0 (Temperatur 20° C).*

	Tierart	Halbwertszeit der Spannungsentwicklung sec	Autor
Fasermodell	Kaninchen	18	A. Weber 1951
	Anodonta {gelber Teil	10	G. und M. Ulbrecht
	Adductor {weißer Teil		1952
	Rinderrectum		
	(Längsmuskel)	10	
Actomyosinfaden	Kaninchen	15	H. Portzehl 1951b
Lebender Muskel im Tetanus	Frosch (Sartorius)	0,08	Gasser und Hill 1924
	Holothuria	4	A. V. Hill 1926

Auf die Zeitunterschiede zwischen den Modellen verschiedener Herkunft ist kein Wert zu legen, da die Halbwertszeit durch die verschiedenen Ausgangslängen des release ebenfalls beeinflußt ist.

Ähnliches scheint für die Geschwindigkeit der Spannungsentwicklung zu gelten, wenn als deren Maß der Wiederaufbau der Spannung nach einem quick release — trotz gewisser Bedenken[1] — angesehen wird (Tabelle 11). Auch hier liegt der große Sprung zwischen dem Skeletmuskel einerseits und

---
[1] Dies geschieht, weil bei der 1. Spannungsentwicklung im ATP-Bad die Diffusionszeit des ATP das Bild verzerrt. Es erscheint bedenklich wegen der gleichzeitigen Längenänderungen der in Serie liegenden elastischen Elemente (A. V. Hill 1950a, 1951c), die in Modellen verschiedener Herkunft sehr verschieden groß sein können.

den Modellen und dem glatten Muskel andererseits. Die geringe Geschwindigkeit aller Modellvorgänge ist zu fordern, weil

3. die Modelle eine wesentlich kleinere Umsatzrate für ATP haben als der lebende Skeletmuskel: Sie beträgt für 1 g Skeletmuskelmodell 0,8 Mikromol · sec^{-1} (berechnet nach HASSELBACH 1952b, SARKAR u. a. 1950 und PERRY 1951), beim lebenden Muskel im Tetanus etwa 4 Mikromol · sec^{-1} (berechnet nach LUNDSGAARD 1930), und beim Modell aus dem weißen M. adductor von Anodonta celensis 0,2 Mikromol · sec^{-1} (G. und M. ULBRECHT 1952).

Die Bewertung dieser Unterschiede zwischen Modell- und Vitalkontraktion wird erleichtert durch Beobachtungen von RAMSAY und STREET (1940, RAMSAY 1947). Die Autoren fanden, daß auch der lebende Skeletmuskel — im sog. Δ-Zustand — seine Verkürzungsgeschwindigkeit und die Geschwindigkeit der Spannungsentwicklung auf Werte herabsetzt, die den Werten des lebenden glatten Muskels sehr ähnlich sind. Gleichzeitig gewinnt die Skeletmuskelfaser im Δ-Zustand die Fähigkeit, sich von der Ruhelänge aus um etwa 80% zu verkürzen wie der glatte Muskel und alle Fasermodelle[1]: Im Δ-Zustand zeigt also die lebende Skeletmuskelfaser bei elektrischer Reizung bereits dieselben 3 Veränderungen der Kontraktion mehr oder minder ausgeprägt wie die Fasermodelle.

Da niemand bezweifeln wird, daß der Fundamentalvorgang der Kontraktion vor und nach Überführung einer lebenden Muskelfaser in den Δ-Zustand im Prinzip derselbe ist, ergibt sich folgendes Bild: Der Arbeitscyclus aller quergestreiften und glatten Muskeln und aller aus ihnen gewonnenen Modelle beruht auf dem gleichen Fundamentalvorgang. Dieser Fundamentalvorgang scheint annähernd rein dargestellt zu werden durch den isolierten Arbeitscyclus der contractilen Modelle. Denn in diesen Modellen sind die Unterschiede der verschiedenen Ausgangsmuskeln weitgehend verschwunden — bis auf die Unterschiede der maximalen Spannung. Die Unterschiede der Geschwindigkeit erscheinen beträchtlich, die der Verkürzungsmaxima vollständig nivelliert. Aus dieser Grundform hat sich der Arbeitscyclus der Skeletmuskeln und einiger glatter Muskeln auf Geschwindigkeit und Kraft spezialisiert unter Verminderung der maximalen Verkürzungsstrecke. Die Mehrzahl der glatten Muskeln hat das hohe Verkürzungsmaximum beibehalten und dafür auf die Entwicklung großer Geschwindigkeit und Kraft verzichtet.

Der gleiche Grundvorgang zwischen Actomyosin und ATP scheint so in den verschiedenen Muskelarten für Spezialzwecke verschieden überbaut. Insbesondere scheint die Spezialisierung auf Geschwindigkeit weniger durch eine besondere Eigenart des Actomyosin als durch seinen besonderen Einbau in die hoch differenzierte Struktur des Skeletmuskels bedingt zu sein.

---

[1] Einige weitere Übereinstimmungen zwischen dem Δ-Zustand des Skeletmuskels und dem am besten untersuchten glatten Muskel, dem Retractor penis (WINTON 1926) sind von geringerer Bedeutung.

Infolgedessen ist es nicht so sehr verwunderlich, daß Actin und Myosin ganz verschiedener Muskeln der Wirbeltierreihe — vom Fisch bis zum Säuger — sich zu funktionstüchtigem Actomyosin miteinander verbinden. Ja sogar das Actin der Languste bildet mit dem L-Myosin der Säuger einen mehr oder minder funktionierenden Komplex. Dagegen vermag Langusten-L-Myosin nicht mit Säuger-Actin zu reagieren (CIGADA, CITTERIO, RANZI und TOSI 1948).

k) Die ionalen Bedingungen des Arbeitscyclus und seine Abgrenzung gegenüber dem Erregungs- und Überleitungscyclus.

Die Kontraktilität aller Actomyosinsysteme besitzt eine obere Grenze der Ionenstärke, weil oberhalb bestimmter Ionenstärken das Actomyosin sich löst. Im Fasermodell und im Muskel, der vorher gefroren war (Taukontraktur) liegt diese Grenze bei 0,4—0,5 μ (A. G. SZENT GYÖRGYI 1950a, b, bestätigt von A. WEBER 1950a).

Durch Behandlung mit physiologischen oder auch unphysiologischen Weichmachern (Pyrophosphat, Bicarbonat) kann diese Grenze auf 0,1—0,2 μ herabgesetzt werden (A. G. SZENT GYÖRGYI 1950a, b, ROY 1950). Beim Actomyosinfaden liegt diese Grenze von vornherein so niedrig (H. PORTZEHL 1950b). Auflösung des Actomyosingels ist also unter anderem eine Eigenschaft der Struktur und ihrer Kohäsionskräfte und nicht einfach eine Eigenschaft der Substanz. A. G. SZENT GYÖRGYI (1950a, b) schließt aus der Tatsache, daß im ruhenden lebenden Muskel das Actomyosin trotz Gegenwart von ATP nicht kontrahiert, daß auch dort die Kohäsionskräfte sehr gering sein müssen. Und aus der Geringfügigkeit der Kohäsionskräfte schließt er weiter, daß Actomyosin im lebenden Muskel dissoziiert sein müsse. Daß sich der ruhende Muskel nicht kontrahiert, läßt sich allerdings einfacher und tatsachengerechter daraus erklären, daß er das ATP nicht spaltet (vgl. B III g).

Unterhalb des Grenzwertes der Ionenstärke können indifferente Ionen wie K′, Na′, wie die Anionen der verschiedenen Puffer sowie Cl′ weitgehend ausgetauscht werden, ohne daß sich Spannung und Verkürzung nachweisbar ändern. Es ist gesichert, daß das K′ des Muskels vollständig verlorengeht, wenn die Wasser-Glycerinextraktion der Fasern mit K′-freien und Na′-haltigen Lösungsmitteln vorgenommen wird (HARRIS 1950). Daß auch unter solchen Bedingungen die Kontraktion in K′-freien Bädern mit maximaler Spannung abläuft beweist die Irrtümlichkeit aller Ansätze, die versuchen, dem Kalium eine Rolle bei dem Fundamentalvorgang der Kontraktion zuzuschreiben (VERZAR 1943, FLECKENSTEIN 1942)[1]. Das Kalium spielt seine Rolle offenbar vor der Kontraktion bei der Erregung der Membran und vielleicht auch bei der Übertragung der Erregung von der Membran auf die Fibrillen. So mag

---

[1] Die von FLECKENSTEIN längere Zeit vertretene Anschauung, die Kaliumspeicherung in der Muskelfaser liefere durch K′- und Na′-Austausch sogar die Kontraktionsenergie, hat sich allerdings auch schon ohne die Beobachtung des isolierten Arbeitsprozesses als unhaltbar erwiesen. Sie hatte von vornherein erhebliche Schwächen (H. H. WEBER 1947). Sie verlor jede experimentelle Grundlage, als sich erwies, daß die mechanische Arbeit des Muskels auf das 5—10fache der osmotischen Arbeit des Ionenaustausches anwächst, sobald der Muskel ausreichend belastet ist. Auf diese Tatsache sei hier hingewiesen, weil sie an sehr unauffälliger Stelle publiziert ist und deswegen weniger bekannt geworden zu sein scheint als die ursprüngliche Theorie (FLECKENSTEIN, HILL und ADAM 1951 und zwar Anm. 2, S. 279).

ein anscheinend recht verbreiteter Parallelismus zwischen Depolarisation der Fasermembran und Kontraktionszustand darauf hinweisen, daß der Erregungszustand der Membran und der Fibrillen elektrisch gekoppelt sind (s. unten).

Nur das Mg'' ist offenbar für die Kontraktion selbst unersetzbar. Dies ist auffällig bei der Kontraktion durch ITP. Denn ITP vermag weder eine Superpräcipitation von reinem Actomyosin noch eine Kontraktion von Fasermodellen hervorzurufen, falls nicht eine Mg''-Konzentration $\geq 10^{-3}$ molar zugegen ist (SPICER und BOWEN 1951, vgl. ferner BUCHTHAL und Mitarbeiter 1947 mit LAJTA 1950). Etwa dieselbe Mg''-Konzentration ist außerdem Voraussetzung dafür, daß ITP gelöstes Actomyosin zur Dissoziation bringt (vgl. Abschnitt C V d 2). Schließlich beträgt die ITP-Spaltung ohne Mg'' nur 20% der Spaltung mit Mg'' (SPICER und BOWEN 1951). Ca'' aktiviert die Spaltung ebenfalls, aber vermag weder Superpräcipitation und Kontraktion des Gels noch Dissoziation der Lösung hervorzurufen (SPICER und BOWEN 1951).

Mit ATP kontrahieren sich alle Actomyosinsysteme auch ohne Mg''-Zusatz, aber langsamer mit geringerer Spannungsentwicklung wie mit Mg''. Aber alle Actomyosinsysteme enthalten auch Mg''-Spuren (10^{-7} bis 10^{-6} molar, SPICER und BOWEN 1951), die durch Auswaschen nicht entfernbar sind. Werden diese Mg''-Spuren durch Waschung mit GRAHAMschem Salz $(NaPO_3)_6$ oder Äthyldiaminotetraacetat entfernt, so verlieren die Actomyosinsysteme auch die Fähigkeit vollständig oder fast vollständig, ATP zu spalten oder mit ATP zu kontrahieren, zu superpräzipitieren oder in Lösung zu dissoziieren (H. H. WEBER 1951b, H. PORTZEHL und W. HASSELBACH 1952). Ca''-Zusatz stellt sofort die ATP-Spaltung wieder her, dagegen restituiert nur Mg''-Zusatz außer der Spaltung auch Spannung, Verkürzung, Superpräcipitation und Dissoziation. Die ATP- und ITP-Reaktionen verhalten sich völlig gleich[1], nur ist der Mg''-Bedarf der ITP-Reaktionen größer. Mg'' kann also durch Alkali-Ionen überhaupt nicht und durch Ca-Ionen ausschließlich bei der Aktivierung der Spaltung ersetzt werden.

Diese Tatsache bietet eine Möglichkeit, den Arbeitscyclus an die Membranerregung anzuschließen. Mikroskopische und elektronenmikroskopische Veraschungs- und Verdampfungsversuche scheinen zu zeigen, daß die Elektrolyte in der Fibrille nicht gleichmäßig verteilt, sondern an bestimmten Stellen lokalisiert sind (BARER 1948, DRAPER und HODGE 1949a, b). Insbesondere nehmen DRAPER und HODGE an, daß die Erdalkalien in den feinen Querbanden lokalisiert seien, die in 400 Å Abstand die Proteinfilamente der

---
[1] Daß die Folgen des Erdalkalimangels für die Reaktionen mit ATP nicht etwa durch eine Giftwirkung der Enthärtungsmittel vorgetäuscht werden, ergibt sich nicht nur aus dem gleichartigen Verhalten der ITP-Reaktionen, sondern auch daraus, daß Ca''-Zusatz nur eine und Mg''-Zusatz alle ATP-Reaktionen restituiert, obwohl die Enthärtungsmittel von beiden Ionen gebunden werden.

Fibrille kreuzen. Wenn wir die Annahme einführen, daß das Mg'' gerade in diesen Speichern *nicht sein* dürfe, wenn es seine aktivierende Wirkung auf die ATP-Spaltung und Kontraktion ausüben soll, wäre erklärt, warum der Muskel normalerweise trotz seines ATP-Gehaltes ATP nicht merklich spaltet und im Ruhezustand ist. Um eine Kontraktion einzuleiten, brauchte das Mg'' nur wenige 100 Å in den Zwischenraum dieser Banden zu wandern und, um sie zu beenden, nur die gleiche kleine Strecke zurückzuwandern. Eine elektrophoretische Wanderung der Mg'' aber ist zu erwarten, wenn das Membranpotential sinkt, und eine Rückwanderung, wenn das Membranpotential auf den alten Wert zurückkehrt. Diese Vorstellung erklärt gewisse Beobachtungen von BARER (1948) und FLECKENSTEIN (FLECKENSTEIN, HILLE, ADAM 1951 FLECKENSTEIN, WAGNER und GÖGGEL 1950, FLECKENSTEIN, BROSE, CANIS und FÖRDERER 1950) über die enge Koppelung der Dauer und Intensität von Membrandepolarisation und Fibrillenkontraktion.

Sie erklärt 2. die außerordentliche Geschwindigkeit und Gleichzeitigkeit (A. V. HILL 1950a), mit der die Fibrillenkontraktion der Membrandepolarisation (oder Umpolarisation) folgt. Denn bei Änderungen des elektrischen Feldes würden die Mg'' in der Tiefe der Faser und die Alkaliionen an der Membran im gleichen Augenblick zu wandern beginnen. Der Wanderungsweg der Mg'' an die Wirkungsstelle aber wäre sehr kurz (s. oben).

Sie erklärt 3. die Dauerkontraktion der Actomyosinmodelle bei ATP-Anwesenheit, da diese keine polarisationsfähige Membran besitzen, d. h. immer depolarisiert sind.

Die in der ersten Hälfte dieses Abschnittes vorgenommene Abgrenzung des Arbeitscyclus von den Auslösungscyclen erscheint weitgehend gesichert. Der in der zweiten Hälfte gegebene Versuch, den Arbeitscyclus an die Auslösungscyclen anzuschließen, ist mehr spekulativ.

C. Die fibrillären Muskelproteine und ihre Reaktionen.

Die Frage, durch welchen Mechanismus ATP auf die Elastizität und die Aktivität des contractilen Proteins wirkt, kann auf zwei Wegen untersucht werden.

1. Es können Daten gesammelt werden, die Aufschluß geben über die molekulare und micellare Struktur der contractilen Systeme — vom Myosingel bis zum lebenden Muskel —, ohne diese Systeme weiter abzubauen. Solche Daten wären Messungsergebnisse der Röntgeninterferenzen, der Doppelbrechung, der Lichtstreuung, des elektronenmikroskopischen Feinbaues und unter Umständen der Ultraviolettabsorption im normalen, im gedehnten und im kontrahierten Zustand.

2. Die einzelnen am Aufbau des contractilen Systems beteiligten Proteine können isoliert werden. Dann können an diesen isolierten, gegebenenfalls

gelösten, Proteinen chemische und physikalische Eigenschaften der Teilchen festgestellt werden, die für die Teilchenform, für ihre Reaktion mit ATP und anderen Polyphosphaten und für die Änderungen der Teilchenform bei solchen Reaktionen bezeichnend sind.

Auf keinem der beiden Wege ist bisher die Klärung des ATP-Actomyosinmechanismus gelungen. Die Klärung ist in Zukunft um so eher zu erwarten, je mehr die beiden Wege der Forschung in Verbindung miteinander verfolgt werden. Denn Röntgendiagramme und elektronenmikroskopische Aufnahmen lassen sich nur dann richtig auf die einzelnen Komponenten des contractilen Systems beziehen, wenn man weiß, aus welchen Komponenten dieses System überhaupt zusammengesetzt ist. Und ferner muß man wissen, wie sich diese einzelnen Komponenten röntgenoptisch, polarisationsoptisch, elektronenoptisch usw. darstellen.

Infolgedessen werden in diesem Hauptteil die einzelnen fibrillären Eiweißkörper und ihre Reaktionen dargestellt. Im letzten Hauptteil (D) werden diese Ergebnisse dann gegenübergestellt den röntgenoptischen, elektronenmikroskopischen, polarisationsoptischen usw. Ergebnissen am Muskel.

I. Historisches und Nomenklatur.

1930 gelang es EDSALL sowie v. MURALT und EDSALL mit Lösungen hoher Ionenstärke Muskelextrakte darzustellen und zu reinigen, die alle Kennzeichen von Lösungen fibrillärer Proteine besaßen.

Zu diesen Kennzeichen der fibrillären Proteine gehört auch die Strömungsdoppelbrechung. Da die Autoren tatsächlich eine hohe Strömungsdoppelbrechung fanden, und da das Protein der A-Bande doppelbrechend ist, vermuten sie mit Recht, daß auch das Protein der A-Bande in ihrem Extrakt vorhanden sei. Da aber die Strömungsdoppelbrechung zu klein und zu unregelmäßig war, um die Doppelbrechung der A-Bande zu erklären, nahmen die Autoren zu Unrecht an, ihr Extrakt enthielte auch noch andere Proteine. 1934 zeigte WEBER am Myosinfaden, daß das „Muskelglobulin" von MURALT und EDSALL eine Doppelbrechung besitzt, die durchaus genügt, die Doppelbrechung der A-Bande zu erklären, falls das Myosingel vollkommen parallel geordnet wird. Dies gilt für die Eigen- wie für die Stäbchendoppelbrechung. Infolgedessen wird das Protein von EDSALL seitdem allgemein als Myosin bezeichnet. Untersuchungen über die Quellung, das Röntgendiagramm und die elastischen Eigenschaften von Myosinfäden und Filmen ließen es 1939 als weitgehend gesichert erscheinen, daß Myosin der Baustoff der A-Bande des Skeletmuskels ist (G. BOEHM und H. H. WEBER 1932, H. H. WEBER 1934a, 1939, ASTBURY und DICKENSON 1935 und 1940). In demselben Jahr fanden ENGELHARDT und LJUBIMOVA, daß Myosin ATPase-Wirkung besitzt und daß umgekehrt der Elastizitätsmodul von Myosinfäden durch ATP erniedrigt wird.

1941 fanden J. NEEDHAM u. a., daß auch die Viscosität und Strömungsdoppelbrechung von Myosinlösungen unter ATP reversibel absinken. 1942 zeigten SCHRAMM und WEBER zum erstenmal, daß Myosinlösungen mehrere Komponenten enthalten: Eine langsam sedimentierende Komponente mit niedriger Strömungsdoppelbrechung (L-Myosin) und mehrere schnell sedimentierende Komponenten mit hoher Strömungsdoppelbrechung (S-Myosine).

Der innere Zusammenhang dieser Ergebnisse wurde 1942 und in den folgenden Jahren von SZENT GYÖRGYI und seinen Schülern (1942 und 1943) geklärt. Die Schule von SZEGED bestätigte die Befunde der NEEDHAM-Gruppe und erweitert sie dahin, daß durch ATP auch noch die Lichtstreuung von Myosinlösungen reversibel beeinflußt würde. Vor allem aber fand die SZENT-GYÖRGYI-Gruppe, daß die ATP-Wirkung nicht immer auftritt, sondern nur so weit, wie die Myosinlösung Actomyosin (S-Myosin von SCHRAMM und WEBER) enthält. Wenn es sich dagegen um eine Lösung von sog. ,,krystallisiertem" Myosin (L-Myosin von SCHRAMM und WEBER) handelt, fehlt der ATP-Einfluß. Den Abschluß fand diese Phase der Analyse durch die Entdeckung des SZENT-GYÖRGYI-Schülers F. B. STRAUB (1942), daß Actomyosin ein Komplex ist aus zwei fibrillären Proteinen, dem L-Myosin und dem Actin. Die Erniedrigung von Viscosität, Strömungsdoppelbrechung und Lichtstreuung, sowie die Erhöhung der Löslichkeit von Actomyosinlösungen durch ATP-Zusatz auf ungefähr den Wert reiner (L-)Myosinlösungen zeige, daß Actomyosin unter ATP in Actin und in L-Myosin dissoziiere. Diese Ansicht ist bisher nur einmal bestritten worden (W. K. JORDAN und G. OSTER 1948). Sie wurde auf vielen voneinander unabhängigen Wegen bestätigt.

In neuester Zeit sind noch einige weitere fibrilläre Proteine aus der Muskelfaser isoliert worden. 1946 fand BAILEY das Tropomyosin, 1951 HAMOIR das Nucleotropomyosin, 1944 BEAR das Paramyosin. Von allen diesen Proteinen scheint festzustehen, daß sie am Kontraktionsvorgang nicht beteiligt sind (BAILEY 1948 und ASTBURY 1948, SCHMITT, BEAR, HALL und JAKUS 1947).

Etwa von 1945 an charakterisierte DUBUISSON Muskelextrakte verschiedenen Salzgehaltes durch Kataphorese mit dem ,,Tiselius". Er fand dabei 3 Myosine verschiedener Wanderungsgeschwindigkeit, α, β und γ-Myosin. Das 1950 von DUBUISSON entdeckte Y-Protein ist anscheinend kein fibrilläres Protein. Es wird hier trotzdem mitbehandelt, weil es nur mit den fibrillären Proteinen zusammen extrahierbar ist und weil seine Extrahierbarkeit ebenso wie die der fibrillären Proteine — aber im Gegensatz zu allen anderen globären Proteinen — vom Funktionszustand des Muskels abhängt (vgl. Abschnitt D III).

Es ist sicher, daß das sog. ,,krystallisierte" oder ,,wasserlösliche" Myosin und das L-Myosin identisch sind (Tabelle 12). Da die Bezeichnung ,,krystallisiert" und ,,wasserlöslich" einen falschen Eindruck über die Eigenschaften dieses Protein erwecken könnte, da ferner der Ausdruck Myosin ohne weitere

Präzisierung für die unfraktionierten Mischungen dieses Proteins mit Actomyosin üblich ist, wird das Protein weiterhin ausschließlich als L-Myosin bezeichnet.

Tabelle 12. *Die Identität von L-Myosin mit Myosin von* SZENT GYÖRGYI *sowie Actomyosin mit den S-Myosinen von* SCHRAMM-WEBER.

Eigenschaften	Myosin (SZENT GYÖRGYI)	L-Myosin	Actomyosin (SZENT GYÖRGYI)	S-Myosin
Beginn des Einsalzens bei	0,04 μ bei $p_H \sim 7{,}0^1$	$\sim 0{,}04\mu$ bei $p_H \sim 7{,}0^2$	$\sim 0{,}3$ bei $p_H \sim 6{,}8^1$	0,3 bei p_H 6,8[2]
Voll eingesalzen bei	$\sim 0{,}3\ \mu^1$	$\sim 0{,}3\ \mu$ bei $p_H \sim 7{,}0^2$	$\geq 0{,}35$ bei $p_H \sim 6{,}8^1$	$\geq 0{,}35$ bei $p_H \sim 6{,}8^2$
Ausfällung als doppelbrechende Fäden (sog. Krystallisation)	ist möglich[3]	ist möglich[2]	nein	nein
Strömungsdoppelbrechung	klein[1]	klein[4]	groß[1]	groß[4]
Lichtstreuung	schwach[1]	schwach[2]	stark[1]	stark[2]
s_{20}^0	$7{,}2^{5,\,6}$	$7{,}2^7$	$\geq 50^{*,\,8,\,6}$	$\geq 90^2$
Viscosität: $Z\eta$	$0{,}2^3 \to 0{,}22^{9,\,**}$	$\sim 0{,}2^2$	$\geq 0{,}34^{13,\,9}$	$\geq 0{,}34^2$
Gefälleabhängigkeit	gering, weitgehend linear	gering, weitgehend linear	stark, nicht linear	stark, nicht linear
ATP-Wirkung auf: Gel	keine	keine	Schrumpfung oder Kontraktion[1,10]	Schrumpfung oder Kontraktion[2,11]
Lösung	keine	keine	η_{rel} fällt ungefähr auf den Wert von L-Myosin[1,12], s_{20}^0 wird zu s_{20}^0 von L-Myosin und Actin.[6,2]	
Actinwirkung auf: $Z\eta$	$0{,}2^3 \to \geq 0{,}34^{13}$	$0{,}2 \to \geq 0{,}34^2$	—	—
s_{20}^0	s_{20}^0 L-Myosin $\to s_{20}^0$ Actomyosin		—	—

* Der Unterschied in s_{20}^0 zwischen Actomyosin und S-Myosin beruht nicht auf verschiedenen Meßergebnissen, sondern ausschließlich auf verschiedener Extrapolation auf Null. — ** Die „Viscositätszahlen" $Z\eta$ sind für Myosin und Actomyosin aus den Experimenten der angeführten Autoren berechnet nach der Formel $Z\eta = \dfrac{2{,}3 \cdot \mathrm{Log}\ \eta_{rel}}{c}$ (vgl. Abschnitt C IV a).

[1] SZENT GYÖRGYI 1947. — [2] PORTZEHL, SCHRAMM und WEBER 1950. — [3] SZENT GYÖRGYI 1943. — [4] SCHRAMM und WEBER 1942. — [5] SNELLMAN und ERDÖS 1948a. — [6] JOHNSON und LANDOLT 1950. — [7] PORTZEHL 1950a. — [8] SNELLMAN und TENOW 1948. — [9] MOMMAERTS 1945a. — [10] BUCHTHAL u. a. 1947. — [11] H. PORTZEHL 1951b. — [12] H. H. WEBER 1950a. — [13] BALENOVIC und F. B. STRAUB 1942.

Es ist ebenso sicher, daß S-Myosin und Actomyosine identisch sind (Tabelle 12). Also werden weiterhin diese Actinkomplexe mit dem bezeichnenden Ausdruck Actomyosin benannt.

Es ist ebenfalls anerkannt, daß β-Myosin mit L-Myosin identisch ist und daß α-Myosin zu den Actomyosinen gehört (Tabelle 13). Allgemeine Angaben über diese beiden Proteine — etwa über Löslichkeit, Viscosität, Doppelbrechung — werden deshalb in den Tabellen unter Actomyosin und L-Myosin mit angeführt; doch wird ein Sternchen an den entsprechenden Zahlen darauf hinweisen, daß die betreffenden Angaben an α- und β-Myosin gefunden sind. Die kataphoretischen Daten werden mit der Nomenklatur von DUBUISSON diskutiert. Doch wird bei α-Myosin Actomyosin und bei β-Myosin L-Myosin in Klammern hinzugefügt. Das in einigen Arbeiten der DUBUISSON-Schule als γ-Myosin bezeichnete Protein ist identisch mit dem Protein, das in anderen Arbeiten dieser Schule als Contractin bezeichnet ist.

Tabelle 13. *Über die wahrscheinliche Identität von α- und β-Myosin mit Actomyosin und L-Myosin nach* SZENT GYÖRGYI. *(Ergänzt nach* DUBUISSON 1950d.)

L-Myosin	Myosin β (DUBUISSON)
In wäßriger Lösung: Transparentes Gel, strömungsdoppelbrechend.	In wäßriger Lösung: Transparentes Gel, strömungsdoppelbrechend.
Fällt aus in 0,04 m KCl.	Trübung des Gels bei 0,03 m KCl.
Gelöst in 0,5 m KCl, nicht strömungsdoppelbrechend, klare Lösung.	Gelöst in 0,5 m KCl, strömungsdoppelbrechend, klare Lösung.
Verbindet sich mit dem Actin des Muskelstromas bei langer Extraktion.	Wird zu α-Myosin bei langer Extraktion.
Enthält 3% Lipoide.	Enthält keine Lipoide.
Kann in regelmäßigen Fäden (Krystalle?) ausfallen.	Mögliche Ausfällung als Fäden.
Überwiegend in kurzen Extrakten; vollständig gelöst in KCl: 0,3 μ^2	75% Ausbeute aus kurzen Extrakten. Vollständig gelöst in KCl: 0,25 μ p_H 7,0[1].
Elektrophoretische Wanderungsgeschwindigkeit bei ~0,3 μ p_H 7,14: $-2{,}6 \cdot 10^{-5} cm^2 \times Volt^{-1} \times sec^{-1}$ [3].	Elektrophoretische Wanderungsgeschwindigkeit bei ~0,4 μ, p_H 7,15: $-2{,}5 \cdot 10^{-5} cm^2 \times Volt^{-1} \times sec^{-1}$ [4].
Actomyosin (SZENT GYÖRGYI)	Myosin α (DUBUISSON)
Sehr viscöse Lösung mit sehr starker Strömungsdoppelbrechung.	Sehr viscöse Lösung mit sehr starker Strömungsdoppelbrechung.
Überwiegend in langfristigen Extrakten.	90% Ausbeute aus langfristigem Extrakt.
Niederschlag wird beim Stehen sehr unlöslich.	Niederschlag wird beim Stehen sehr unlöslich.
Vollständig gelöst in KCl: 0,35 m, p_H 6,5 bis 6,7[2].	Vollständig gelöst in NaCl-Puffer: 0,35 m, p_H 7,4[5].

[1] DUBUISSON 1948a. — [2] SZENT GYÖRGYI 1947. — [3] ERDÖS und SNELLMAN 1948. — [4] DUBUISSON 1950b. — [5] HAMOIR 1947.

II. Löslichkeit, Gelzustand und Krystall.

Alle bekannten fibrillären Proteine der Muskelzelle sind Globuline, die in salzfreier Lösung am isoelektrischen Punkt (I.P.) unlöslich sind (Tabelle 14). Dies gilt auch für das gelegentlich als wasserlöslich bezeichnete L-Myosin. Denn die Behauptung, L-Myosin sei bei Abwesenheit von Salz wasserlöslich, bezieht sich auf seinen Zustand bei p_H 7, während der I.P. des L-Myosin bei p_H 5,4 liegt. Die Behauptung läuft also darauf hinaus, daß der p_H 7 bereits außerhalb der isoelektrischen Flockungszone des L-Myosin liegt. Die Behauptung selbst ist zweifelhaft, da nach SARKAR (1950) die makroskopisch erkennbare Flockungszone in salzfreier Lösung von p_H 8—p_H 3 reicht. Vor allem aber erweist sich das scheinbar gelöste L-Myosin in salzfreier Lösung elektronenmikroskopisch als ungelöst. Es handelt sich um ein elektronenmikroskopisches Fadennetz, während echt gelöstes L-Myosin oberhalb der Einsalzgrenze einen elektronenmikroskopisch nicht auflösbaren Eiweißfilm gibt (SNELLMAN und ERDÖS 1948b). Es ist also nicht zweckmäßig, das L-Myosin als ,,wasserlösliches" Myosin zu bezeichnen.

Die Flockung des L-Myosin wird bei p_H 7 mit steigender Ionenstärke bis 0,03 (0,03 m KCl) dichter und kompakter. Oberhalb 0,05 μ ist die Einsalzgrenze überschritten: Das L-Myosin geht mehr und mehr in den echten Lösungszustand über und ist bei etwa 0,3 μ vollständig gelöst (vgl. Tabelle 15).

Auch vom Actomyosin, dessen I.P. in salzfreier Lösung ebenfalls bei p_H 5,4 liegt, behauptet SZENT GYÖRGYI (1947 und 1951a), daß seine Löslichkeit

Tabelle 14. *Isoelektrische Flockungszone und isoelektrischer Punkt der fibrillären Muskelproteine.*

Protein	Tierart	Isoelektrischer Punkt			Isoelektrische Fällungszone	
		Methode	p_H	Salz	p_H	Salz
Actomyosin[6]	Kaninchen	Flockungs-optimum	5,4	—	7,4 → 4,3	—
Actomyosin[1]	Karpfen	Kataphorese	5,4	0,015 μ Phosphatpuffer		
Actomyosin[1]	Karpfen	Quellungs-minimum	5,4	0,015 μ Phosphatpuffer	8,0 → 4,5	0,015 μ Phosphatpuffer
Actomyosin[6]	Kaninchen	Flockungs-optimum	7,0 4,0	0,03 m KCl 0,5 m KCl	8,1 → 5,9 4,7 → 3,2	0,03 m KCl 0,5 m KCl
Actomyosin*,[2]	Kaninchen	Flockungs-optimum	5,6	0,5 m KCl		
L-Myosin[3]	Kaninchen	Elektrophorese vgl. Abb. 14a	5,4	0,1, 0,5 m KCl +0,05 m K-Veronalacetatpuffer		0,1 → 0,5 m KCl
Vgl. ferner SARKAR Abb. 13						
Actin[4]	Kaninchen	Flockungs-optimum	4,8	0,01 m Acetatpuffer	6,5 → 4,8	—
Tropomyosin[5]	Kaninchen	Flockungs-optimum	5,1	0,01 m NaCl	4,5 → 6,5	

* Gefunden an α-Myosin. — [1] E. ROTH 1946. — [2] HAMOIR 1947. — [3] ERDÖS und SNELLMAN 1948. — [4] STRAUB 1942. — [5] BAILEY 1948. — [6] SARKAR 1950.

Tabelle 15. *Ein- und Aussalzen der fibrillären Proteine.*

Protein	Tierart	p_H	Einsalzen bei µ			Aussalzen bei µ		
			Beginn	maximaler Effekt	Salz	p_H	Beginn	maximaler Effekt	Salz
Actomyosin	Kaninchen	5,6	$0,5^{1,*}$	—	KCl	$5,4 \to 5,5$	—	$3,39^{1,*}$	$(NH_4)_2SO_4$
	Kaninchen	$6,5 \to 6,7$	$\sim 0,3^{2,3}$	$\geq 0,35^{2,7}$	KCl	$6,2 \to 6,4$	$2,8^{13,*}$	$3,3^{13,*}$	$(NH_4)_2SO_4$
	Karpfen	7,0	$0,24^4$	$\geq 0,3^4$	KCl	—	—	—	—
	Kaninchen	7,6	$0,43^{1,*}$	$<0,85^{1,*}$	$\frac{\mu \text{ Acetat}}{\mu \text{ Phosph.}} = \frac{2}{1}$	—	—	—	—
L-Myosin	Kaninchen	$6,5 \to 6,9$	$\sim 0,04^{5,6,7,2}$	$\sim 0,3^2$	KCl	$6,2 \to 6,4$	$4,4^{12}$	$4,77^{12}$	$(NH_4)_2SO_4$
	Kaninchen	7,0		$>0,25^{11,*}$	KCl		$4,25^{13,*}$	$4,75^{13,*}$	$(NH_4)_2SO_4$
Actin	Kaninchen	$6,0 \to 7,0$	von Null an löslich^8		KCl	7,0	$2,0^{14}$	7,3	KCl
Tropomyosin	Kaninchen	7,0	von Null an löslich^9		NaCl	7,0	$5,45^9$	$8,0^{15}$	$(NH_4)_2SO_4$
Nucleotropomyosin	Fisch	7,0	$0,06^{15}$	—	KCl	7,0	$6,1^{15}$		$(NH_4)_2SO_4$
Y-Protein	Kaninchen	$>7 <7,6$	von 0,005 µ an löslich^{10}		Phosphat	$\sim 6,0$	—	$4,4^{16}$	$(NH_4)_2SO_4$
Paramyosin	Muscheln (Adduktoren)	$6,0 \to 7,0$	$\geq 0,45^{10}$	$\geq 0,6^{10}$	KCl		—		

* Gefunden an α- bzw. β-Myosin. — [1] G. HAMOIR 1947. — [2] PORTZEHL u. a. 1950. — [3] MOMMAERTS und PARRISH 1951. — [4] ROTH 1946. — [5] WEBER und MEYER 1933. — [6] KAMP 1941. — [7] SZENT GYÖRGYI 1947. — [8] STRAUB 1942. — [9] K. BAILEY 1948. — [10] SCHMITT u. a. 1947. — [11] DUBUISSON 1948a. — [12] SNELLMAN und GELOTTE 1950. — [13] M. DUBUISSON 1946a. — [14] STRAUB 1943. — [15] HAMOIR 1951. — [16] DUBUISSON 1950g.

bis 0,03 μ abnehme. Doch ist diese Angabe nicht bestätigt. Bei weiterem Ansteigen der Ionenstärke ändert sich die Löslichkeit nur wenig bis 0,3 μ d. h. bis zur Einsalzgrenze. Dann steigt sie steil an und bleibt von 0,35 μ an bis zur Aussalzgrenze konstant (Tabelle 15).

Sieht man von diesen Unregelmäßigkeiten beim Einsalzen ab, die außerdem beim Tropomyosin, Nucleotropomyosin und Actin fehlen, so ergibt sich für p_H 7 folgende Reihenfolge der Löslichkeit: Tropomyosin > Nucleotropomyosin > L-Myosin > Actomyosin. In dieser Reihenfolge steigt die Ionenstärke, die für das Einsalzen nötig ist, und fällt die Ionenstärke des Aussalzens (Tabelle 15).

In diese Reihe abnehmender Löslichkeit lassen sich Paramyosin, Actin und Y-Protein nicht einordnen (vgl. Tabelle 15). Für das Paramyosin fehlen Aussalzdaten ganz, während die Daten für das Einsalzen (Tabelle 15) sich nur auf die Auflösung der Paramyosinfibrillen beziehen, die im übrigen nur in den Adduktoren mancher Muscheln vorkommen (SCHMITT u. a. 1947). Es fehlen Angaben über das Einsalzen von gereinigtem Paramyosin. Das Y-Protein ist schon bei einer Ionenstärke von $\sim 5 \times 10^{-3} \mu$ gelöst, wird aber auf der anderen Seite bereits bei 4,4 μ — wenigstens aus dem Extrakt — zusammen mit Actomyosin gefällt. Beim Actin aber sind die Löslichkeitsverhältnisse kompliziert durch den reversiblen Übergang von G- in F-Actin (s. Abschnitt C V b).

Im unlöslichen Zustand vermag nur das Tropomyosin, Krystalle zu bilden (BAILEY 1948, HAMOIR 1951). (Tropomyosin ist überhaupt das einzige fibrilläre Protein der KMEF[1]-Gruppe, das krystallisiert werden kann.) Alle fibrillären Proteine des Muskels bilden dagegen leicht Gele, die makroskopisch amorph aussehen. Doch herrscht auch in diesen Gelen im Mikrobereich eine elektronenmikroskopisch erkennbare Ordnung. Diese Mikroordnung beruht auf der Tendenz der fibrillären Proteine, durch Seite an Seite — und Ende zu Ende — Aggregation Fäden zu bilden, die im Elektronenmikroskop erkennbar sind. Der Aufbau des Gels aus solchen Fäden ist nachgewiesen beim Actomyosingel (PERRY u. a. 1948) und an salzfreiem L-Myosin bei p_H 7,0 (SNELLMAN und ERDÖS 1948b). Beim L-Myosin wachsen diese Bezirke parallel aggregierter Eiweißstäbchen sehr leicht zu mikroskopisch erkennbaren doppelbrechenden Fäden heran (SZENT GYÖRGYI 1943, H. H. WEBER 1947). Wenn diese Fäden kurz sind, werden sie von SZENT GYÖRGYI Krystalle genannt (1943). Das elektronenmikroskopische Bild zeigt, daß es sich nicht um Krystalle, sondern um kurze Fäden handelt (ROZSA und A. STAUDINGER 1948, SNELLMAN und ERDÖS 1948b, SZENT GYÖRGYI 1951a). Auch F-Actin — unlöslich bei einem $p_H \leq 6,0$ (STRAUB 1942) — zeigt zwischen p_H 7,0 und 6,0 Fäden (JAKUS und HALL 1947).

---

[1] Keratin-Myosin-Epidermis-Fibrin-Gruppe.

Actin (STRAUBs F-Actin 1942), Actomyosin und Tropomyosin (BAILEY 1948) sind aber auch bei etwa neutraler Reaktion in salzhaltiger Lösung zu Filamenten aggregiert, d. h. unter Bedingungen, unter denen die Proteine makroskopisch löslich sind. Diese fibrilläre Aggregation ist in Lösung durch Viscositätszunahme und Strömungsdoppelbrechung erkennbar. Nach Eintrocknung der Lösung finden sich im elektronenmikroskopischen Bild einzelne und vernetzte Fäden (ARDENNE und H. H. WEBER 1941, JAKUS und HALL 1947, ASTBURY, PERRY, REED und SPARK 1947, ASTBURY, REED und SPARK 1948, ROZSA, SZENT GYÖRGYI und WYCKHOFF 1949, JAKUS und HALL 1947). Bei stärker alkalischer Reaktion ($p_H > 8{,}0$ Actin STRAUB 1943, $p_H > 12{,}0$ Tropomyosin, TSAO u. a. 1951) findet keine fadenförmige Aggregation mehr statt.

III. Die elektrische Ladung.

Die komplizierten Beziehungen zwischen Ionenstärke und Löslichkeit unterhalb der Einsalzgrenze, die sich bei L-Myosin und vielleicht sehr abgeschwächt auch bei Actomyosin finden (s. oben), sind verknüpft mit der Frage nach der Lage des I.P. dieser beiden Proteine. Der SZENT GYÖRGYI-Schüler SARKAR (1950) findet die Lage der I.P. beider Proteine von der Ionenstärke abhängig: In salzfreier Lösung soll der I.P. beider Proteine bei p_H 5,4 liegen. Mit zunehmender Ionenstärke sollen dann Flockungszone und der Umschlagspunkt der Kataphorese zunächst nach der alkalischen Seite und weiterhin wieder sehr beträchtlich nach der sauren Seite wandern (Abb. 13b). Die Schrumpfung der Präcipitate beider Proteine bei p_H 7 und 0,03 μ soll darauf beruhen, daß bei dieser Ionenstärke (0,03 m KCl) der I.P. gerade bei p_H 7 liege[1] (vgl. auch A. SZENT GYÖRGYI 1951a). Daß das Flockungsoptimum bei höherer Ionenstärke weit ins Saure wandert, wird von ERDÖS und SNELLMAN (1948) für L-Myosin bestätigt (Abb. 13). Für Actomyosin steht die entsprechende Behauptung im Widerspruch zu Beobachtungen von HAMOIR (Tabelle 14)[2]. Schließlich wird auch für L-Myosin die behauptete Verschiebung des kataphoretischen Umschlagspunktes bei höherer Ionenstärke durch ERDÖS und SNELLMAN nicht bestätigt: Diese Autoren finden den Umschlagspunkt in Ca- und Mg-Lösungen von 0,075—0,48 μ immer bei $p_H > 8$ und in KCl-Lösungen von 0,15—0,55 μ immer bei 5,4 (Abb. 14 und Tabelle 14). Es bedarf also unbedingt weiterer Klärung, ob und wieweit der I.P. von L-Myosin und besonders Actomyosin überhaupt verschoben wird. Der I.P. von Actin und Tropomyosin scheint gesichert zu sein (Tabelle 14).

---

[1] Diese Schrumpfung der Präcipitate kann aber ebensogut durch einen DONNAN-Effekt erklärt werden, wenn der I.P. nicht verschoben wird, sondern bei p_H 5,4 bleibt (vgl. H. H. WEBER 1952).

[2] Sicher ist SARKARs Angabe unrichtig, die Fällungszone für Actomyosin in 0,25 m KCl sei in das p_H-Intervall von 6—4,3 verschoben. Denn bei dieser Ionenstärke wird bei p_H 7 alles Actomyosin quantitativ ausgefällt. Hierauf beruhen alle quantitativen Abtrennungsverfahren des Actomyosins (vgl. Abschnitt IV).

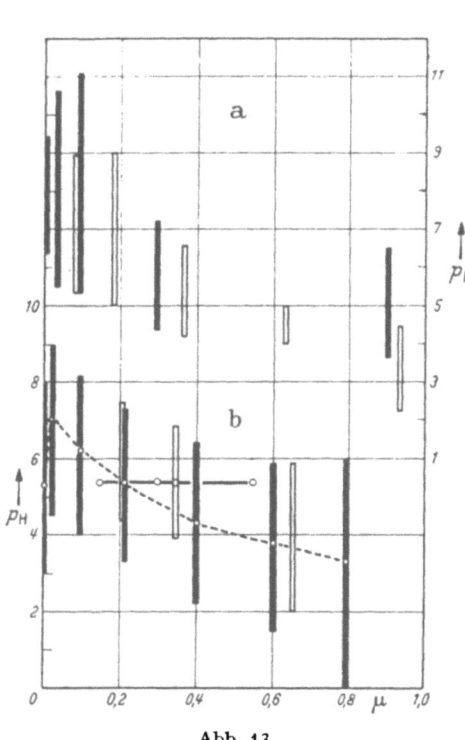
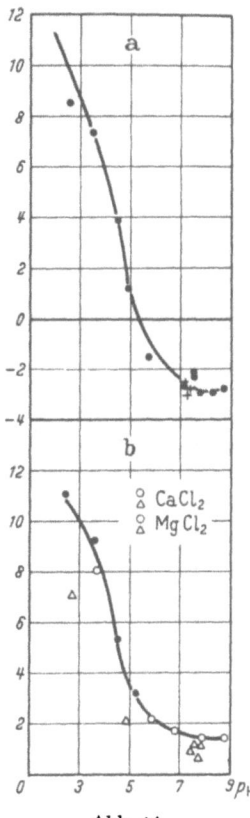

Abb. 13. Abb. 14.

Abb. 13. Die Abhängigkeit der Fällung des L-Myosin von p_H und Ionenstärke in Ca″, Mg″ und K′-Lösungen. Ordinate: Ionenstärke. Abszisse: p_H. Die Höhe der Streifen gibt das p_H-Intervall der Fällung. a) Helle Streifen CaCl₂ (ERDÖS und SNELLMAN 1948), schwarze Streifen MgCl₂ (SARKAR 1950). b) In KCl-Lösung: helle Streifen (ERDÖS und SNELLMAN 1948), schwarze Streifen (SARKAR 1950). o-o-o- Umschlagspunkte der kataphoretischen Wanderung nach ERDÖS und SNELLMAN, ·—·—·—· nach SARKAR.

Abb. 14. Die Wanderungsgeschwindigkeit des L-Myosin in Abhängigkeit von p_H und Katioen (nach ERDÖS und SNELLMAN 1948). Ordinate: Wanderungsgeschwindigkeit × 10^5 in $cm^2 \times Volt^{-1} \times sec^{-1}$. Abszisse: p_H. a) ·—·—· in 0,1 bis 0,5 m KCl, + + nach DUBUISSON (1948b, 1950b, 1946b, HAMOIR 1949), in NaCl-Phosphatgemisch 0,4 μ. b) In CaCl₂ und MgCl₂ (0,03 bis 0,24 m) o < 0,1 m, △ > 0,1 m.

Tabelle 16. *Zahl der sauren und basischen Gruppen des L-Myosin.*

Saure Gruppen		Basische Gruppen	
Art	Zahl millimol / gr-L-Myosin	Art	Zahl millimol / gr-L-Myosin
Glutaminsäure . . .	+1,503	Histidin	0,155
Asparaginsäure . . .	+0,669	Lysin	0,814
NH₃	−0,857	Arginin	0,423
R-COOH	1,3	Basische Gruppen . . .	1,4
Elektrotitrometrisch .	∼1,65 *,1 → ∼1,75 *,2		1,46³ → 1,50⁴ → 1,55¹,²

* Die elektrotitrimetrischen Werte der Gruppen beruhen auf Vergleich der Kurven von DUBUISSON und HAMOIR (1943) und MIHALYI (1950). Die elektrotitrimetrischen Werte der Carboxylgruppen sind aus diesen Kurven durch Analyse nach I. LICHTENSTEIN (1939) und H. H. WEBER (1942) ermittelt.

[1] MIHALYI 1950. — [2] DUBUISSON-HAMOIR 1943. — [3] BAILEY 1944. — [4] SALTER 1926.

Tabelle 17. *Kataphoresegeschwindigkeiten der fibrillären Proteine.*

Protein	Tierart	µ	Salze	p_H	$\dfrac{10^5 \cdot cm^2}{Volt \cdot sec}$	Die Bestimmung wurde gemacht im:
α-Myosin (Actomyosin)	Kaninchen	0,35	0,2 m NaCl + 0,052 m Phosphat	7,4	— 3,0[1]	1-Std-Extrakt
	,,	0,4	0,25 m NaCl + 0,052 m Phosphat	7,35	— 3,1[2,3]	1-Std-Extrakt
	,,	0,4	?	7,15	— 2,7[4]	Gesamtmyosin, ausgefällt aus 1-Std-Extrakt
	,,	0,4	?	7,15	— 2,7[4]	Gesamtmyosin, ausgefällt aus 24-Std-Extrakt
	Schnecke (Fußmuskel)	0,4	?	7,1	— 2,8[4]	Gesamtmyosin, ausgefällt aus 1-Std-Extrakt
β-Myosin (L-Myosin)	Kaninchen	0,35	0,2 m NaCl + 0,052 m Phosphat	7,4	— 2,8[1]	1-Std-Extrakt
	,,	0,4	0,25 m NaCl + 0,052 m Phosphat	7,35	— 2,9[2]	1-Std-Extrakt
	,,	0,4	?	7,15	— 2,5[4]	Gesamtmyosin, ausgefällt aus 1-Std-Extrakt
	,,	0,4	?	7,15	— 2,5[4]	Gesamtmyosin, ausgefällt aus 24-Std-Extrakt
	Karpfen	0,35	?	7,1	— 2,9[5]	Isolierten β-Myosin, aus 10-min-Extrakt
	Schnecke (Fußmuskel)	0,4	?	7,1	— 2,6[4]	Gesamtmyosin, ausgefällt aus 1 Std-Extrakt
L-Myosin	Kaninchen	0,15	0,1 m KCl + 0,05 m K-Veronal-acetatpuffer	4,5	+ 3,85[6]	
	,,	0,55	0,5 m KCl + 0,05 m K-Veronal-acetatpuffer	4,98	+ 1,21[6]	
	,,	0,55		5,75	— 1,51[6]	
	,,	0,3	0,25 m KCl + 0,05 m K-Veronal-acetatpuffer	7,14	— 2,6[6]	1mal krystallisierten Myosin
	,,	0,15		7,5	— 2,2[6]	
	,,	0,55		7,5	— 2,32[6]	
	,,	0,3		7,8	— 2,9[6]	
γ-Myosin = Contraction	Kaninchen	0,4	0,25 m NaCl + 0,052 m Phosphat	7,35	— 2,25[3]	1-Std-Extrakt
	,,	0,4	?	7,15	— 2,1[4]	Gesamtmyosin, ausgefällt aus 1-Std-Extrakt
	,,	0,4	?	7,15	— 2,1[4]	Gesamtmyosin, ausgefällt aus 24-Std-Extrakt
	Schnecke (Fußmuskel)	0,4	?	7,1	— 1,95[4]	Gesamtmyosin, ausgefällt aus 1-Std-Extrakt

Für das L-Myosin scheint die Quantität der elektrischen Ladungen, die sich aus der H-Bindung und Abgabe ergibt, zwischen p_H 2 und 11 durch die Elektrotitrationskurven von MIHALYI (1950) recht gut gesichert, nur bei der Kurve in salzfreier Lösung sind die in der Fällungszone auftretenden DONNAN-Effekte nicht in Rechnung gestellt (vgl. dazu HOLLWEDE und H. H. WEBER 1938, LICHTENSTEIN 1939). Alle Kurven in salzhaltiger Lösung dürften unverzerrt sein. Im großen und ganzen sind diese Kurven außerdem der Elektrotitrationskurve von DUBUISSON und HAMOIR mit unfraktioniertem Myosin recht ähnlich.

Infolgedessen kann aus diesen Kurven die Gesamtzahl der Carboxylgruppen und der basischen Gruppen des L-Myosin recht gut abgelesen werden. Sie stimmt mit der Zahl aus der Bausteinanalyse bei den basischen Gruppen überein, während die bausteinanalytische Carboxylzahl — wie auch bei anderen Proteinen nicht selten — zu niedrig ist (Tabelle 16, vgl. auch MIHALYI 1950).

SZENT GYÖRGYI (1951a) hat versucht, aus der Verschiebung des I.P. und aus der H-Bindungskurve (MIHALYI 1950) zu schätzen, welche Beträge an Kationen und Anionen vom L-Myosin in verschiedenen Salzlösungen gebunden werden. Das Wissen um diese Beträge wäre ein wichtiger Baustein für die Erklärung des molekularen Mechanismus der Kontraktion. Die Ergebnisse, die durch das an sich sehr aussichtsreiche Verfahren gewonnen sind, sind so lange sehr fraglich, so lange die Verschiebung des I.P. nicht zweifelsfrei erwiesen ist.

F-Actin	Kaninchen	0,4	0,25 m NaCl + 0,054 m Phosphat	7,4	−6,3[7]	KCl aktivierten Extrakt aus Acetontrockenpulver
G-Actin	Kaninchen	0,15	?	7,6	−9,3[7]	
	,,	0,4	0,25 m NaCl + 0,054 m Phosphat	7,4	−4,6[7]	F-Actinlösung durch NaJ depolymerisiert
	,,	0,4	?	7,4	−4,55[8]	0,6 m NaJ-Extrakt aus Muskelbrei nach vorangegangener Myosinextraktion ($3 \times 0,65 \mu$ KCl-Puffer)
	Kaninchen	0,15	?	7,6	−6,4[7]	F-Actinlösung durch NaJ depolymerisiert
Tropomyosin	Kaninchen	0,4	?	7,3	−5,6[9]	Tropomyosinlösung nach BAILEY
Tropomyosin		0,35	0,1 μ Phosphat + 0,25 μ NaCl	7,1	−4,3[10]	Isoliertes Tropomyosin oder Nucleotropomyosin
Nucleotropomyosin	Fisch	0,15	0,1 μ Phosphat + 0,05 μ NaCl	7,4	−6,9[10]	
		0,15	0,1 μ Acetat + 0,05 μ NaCl	3,5	+6,15[10]	
Y-Protein	Kaninchen	0,4	?	7,4	−2,7[11]	Isoliert
		0,1	?	7,6	−3,4[11]	

[1] DUBUISSON 1948b. — [2] DUBUISSON 1950b. — [3] DUBUISSON 1950d. — [4] DUBUISSON 1946b. — [5] HAMOIR 1949. — [6] ERDÖS und SNELLMAN 1948. — [7] DUBUISSON 1950c. — [8] DUBUISSON und FABRY-HAMOIR 1950. — [9] DUBUISSON 1950e. — [10] HAMOIR 1951. — [11] DUBUISSON 1950g.

Andere Schätzungen der von L-Myosin gebundenen Salzionen sind gewonnen von BANGA (zitiert nach A. SZENT GYÖRGYI 1947) und SZENT GYÖRGYI (1947 und 1951 b) durch Bestimmung der Ionen im gewaschenen L-Myosinpräparat. Da dieses Verfahren nicht gestattet, zwischen „Gegenionen" des Proteins und wirklich „gebundenen" Ionen zu unterscheiden, sind die Schätzungen auf dieser Grundlage auch theoretisch anfechtbar.

Die Bestimmung der elektrischen Ladung der fibrillären Proteine ist bei dem gegenwärtigen Stand der Muskelforschung von sehr viel größerer praktischer als theoretischer Bedeutung. Infolge der Differenziertheit der elektrischen Wanderungsgeschwindigkeit der Eiweißkörper gestattet die quantitative Kataphorese die Entscheidung über die Zahl der Proteine in einem Gemisch und über die elektrophoretische Einheitlichkeit gereinigter Proteine. Infolgedessen liegen über die Wanderungsgeschwindigkeit der Muskelproteine bei $p_H \sim 7$ sehr zahlreiche und sorgfältige Ergebnisse vor, besonders aus dem Arbeitskreis von DUBUISSON (Tabelle 17).

Auffällig ist hier die außerordentlich hohe Wanderungsgeschwindigkeit von F-Actin und die immer noch sehr hohe Wanderungsgeschwindigkeit des durch NaJ depolymerisierten F-Actin (G-Actin?). Die geringere negative Ladung von G-Actin ist zu erwarten, weil das Protein bei seiner Polymerisierung H' abgibt (DUBUISSON 1950c und DUBUISSON und MATTHIEU 1950, vgl. Abschnitt C V b). Der Vergleich der Wanderungsgeschwindigkeiten von β- und L-Myosin bei $p_H \sim 7$ bestätigt die Identität dieser beiden Proteine. Ferner findet sich ein besonders langsam wanderndes Myosin, das γ-Myosin oder Contractin, von dem noch unbekannt ist, ob es zu den Actomyosinen oder dem L-Myosin gehört.

Nur für das L-Myosin ist die Abhängigkeit der Wanderungsgeschwindigkeit vom ionalen Milieu innerhalb weiterer p_H-Grenzen quantitativ bekannt: Sie wird nicht erkennbar beeinflußt von Na', K', Cl', Phosphat', Veronal' und Acetat' zwischen 0,15 und 0,55 μ (vgl. Tabelle 17 und Abb. 14a). Die Abhängigkeit vom p_H ist — wie bei fast allen Proteinen — auf der sauren Seite des I.P. sehr viel stärker als auf der alkalischen Seite.

Eine Sonderstellung nehmen die Ionen der Erdalkalien Ca'' und Mg'' ein (vgl. Abb. 14b): Sie erhöhen die kathodische Wanderungsgeschwindigkeit bei p_H 3,0 um $\sim 2 \times 10^{-5}$ und bei p_H 7,5 um $\sim 4,3 \cdot 10^{-5} \cdot cm^2 \cdot Volt^{-1} \cdot sec^{-1}$, so daß bei p_H 7,5 aus einer anodischen Wanderungsgeschwindigkeit von $2,9 \times 10^{-5}$ eine kathodische Wanderungsgeschwindigkeit von $1,4 \times 10^{-5}$ wird. Ca'' und Mg'' werden vom L-Myosin fest gebunden. Der gebundene Betrag ist auf der sauren Seite des I.P. kleiner als auf der alkalischen Seite, aber bis 2,5 noch immer ungewöhnlich hoch. Der I.P. wird durch die Bindung dieser positiven Ionen von p_H 5,4 auf < 9,0 verschoben (Abb. 14). Ca'' und Mg'' sind die beiden Ionen, die die ATPase-Wirkung des L-Myosin und des L-Myosin-Actinkomplexes tiefgehend beeinflussen (s. Abschnitt C V d 1).

Tabelle 18. *Die Teilchenkonstanten der fibrillären Muskelproteine.*

Protein	$s_{20}^0 \times 10^{13}$	$D_{20}^0 \times 10^7$	Teilchengewicht	berechnet aus	Achsenverhältnis* $1/\varrho$	berechnet aus	Länge und Dicke in Å		Methode	Dispersität
Actomyosin (natürliches) (künstliches)	$> 90 \to \gg 280^1$ $\gg 280^1$	—	—	—	—	—	$0{,}5\,\mu \to 5\,\mu$	$50 \to 250^{9,\,10}$	elektronenmikroskopisch	poly
L-Myosin	$7{,}2^{2,\,3}$ $7{,}1^1$	$0{,}87^8$	858000^8 840000^8	s_{20}^0 und D_{20}^0 osmotisch	93^8 $100^{8,\,12}$	s_{20}^0 und D_{20}^0 s_{20}^0 und M. G. osmotisch	1500^{11} $2200 \to 2400^8$	$22 \to 24^8$	Lichtstreuung s_{20}^0, D_{20}^0 und M. G. osmotisch	homo
F-Actin	$> 50^{3,\,5}$ $> 65^1$	—	—	—	—	—	$1\,\mu \to 5\,\mu^{9,\,14}$	$\sim 100^{9,\,14}$	elektronenmikroskopisch	poly
G-Actin	$\sim 3{,}4^6$	—	70000^{13}	minimale Tryptophaneinheit	—	—	—	—	—	homio
Tropomyosin polymer (Dimer) in $0{,}27\,\mu$	$2{,}9^{7,\,4}$	$2{,}4^7$ ($c = 0{,}6\%$)	93000^7 88000^7	s_{20}^0 und D_{20}^0 osmotisch	56^7 $(111)^{12}$	s_{20}^0 und D_{20}^0 (osmotisch)	—	—	—	homio
Trypomyosin monomer in Harnstoff und Säure	—	—	53000^{15}	osmotisch	$26^{**,\,15}$	viskosimetrisch	385^{15}	$\sim 15^{15}$	aus Achsenverhältnis, M. G. und Röntgendiagramm	homo

* Unkorrigiert für Hydratation. — ** Korrigiert für Hydratation. — [1] PORTZEHL u. a. 1950. — [2] SNELLMAN und ERDÖS 1948a. — [3] JOHNSON und LANDOLT 1950. — [4] HAMOIR 1951. — [5] MOMMAERTS 1951a. — [6] SNELLMAN und GELOTTE 1950. — [7] BAILEY u. a. 1948. — [8] PORTZEHL 1950a. — [9] JAKUS und HALL 1947. — [10] ARDENNE und WEBER 1941. — [11] MOMMAERTS 1951b. — [12] H. H. WEBER 1950b. — [13] STRAUB, zitiert nach SZENT GYÖRGYI 1947. — [14] ROZSA u. a. 1949. — [15] TSAO u. a. 1951.

Das Mg-Ion ist außerdem unentbehrlich für die Kontraktion aller ungelösten Actomyosinsysteme und die Dissoziation des gelösten Actomyosin.

Gereinigtes L-Myosin (β-Myosin) wandert bei $p_H \sim 7$ elektrophoretisch einheitlich sowohl in KCl wie CaCl$_2$-Lösungen (Erdös und Snellman 1948, bestätigt von Mommaerts und Parrish 1951).

IV. Teilchengewicht und Teilchenform.

a) L-Myosin.

Verhältnismäßig zahlreich und gut gesichert sind die Angaben über Gewicht und Form der L-Myosinteilchen. Portzehl, Schramm, Weber (1950) untersuchten die Sedimentation von L-Myosin an 25 Präparationen, die sich auf einen Zeitraum von fast 5 Jahren verteilten. Sie finden, daß die Sedimentationskonstanten aller dieser Präparationen in dem Konzentrationsbereich 0,95—0,03% L-Myosin schwach und geradlinig von der Eiweißkonzentration abhängen. Die Extrapolation dieser Geraden auf die Konzentration Null ergibt $s_{20}^0 = 7{,}1$ (vgl. Abb. 19). Snellman und Erdös (1948a, b) finden $s_{20}^0 = 7{,}2$ — allerdings auf Grund einer einzigen Kurve mit nur 6 Meßpunkten. Der gleiche Wert wird von Johnson und Landolt (1950) in einer vorläufigen Mitteilung angegeben. Ein Wert von Mommaerts und Parrish (1951) von 6,7 ist inzwischen widerrufen (Mommaerts 1951d).

Wenn L-Myosinlösungen denaturieren, so tritt neben die ursprüngliche Konzentrationsgradientenkurve eine zweite Konzentrationsgradientenkurve, deren Integral mit fortschreitender Denaturierung auf Kosten der ursprünglichen Kurve größer und größer wird (H. H. Weber 1950a, b, Portzehl u. a. 1950, Snellman und Erdös 1948a). Die Sedimentationsgeschwindigkeit des ursprünglichen Konzentrationsgradienten ändert sich dabei nicht. Die Denaturierung vollzieht sich also nicht in einer kontinuierlichen Änderung des Gesamtmyosin, sondern in scharfen Denaturierungsstufen, von denen sich bisweilen mehrere nebeneinander in derselben Lösung vorfinden (Abb. 19, Kurve 1a und Abschnitt C IV). Die Denaturierungsprodukte haben immer höhere Sedimentationskonstanten als das L-Myosin. Die Konstante $s_{20}^0 \sim 15$ scheint sich durch besondere Stabilität auszuzeichnen (Abb. 19, Kurve 1a).

Die Bestimmung der Diffusionskonstanten des L-Myosin ist schwierig, weil hierbei — im Gegensatz zum Sedimentationsverfahren — Denaturierungsprodukte die Bestimmung entscheidend verfälschen In L-Myosinlösungen bilden sich schon bei der Reindarstellung des Proteins sehr leicht solche Denaturierungsprodukte (vgl Abschnitt C VI). Vor allem aber bilden sie sich spontan auch in völlig einheitlichen Präparaten im Laufe der Zeit und zwar bei 0° C etwa vom 10.—14. Tage an (Portzehl u. a. 1950) bei 20° C schon in wenigen Tagen. Infolgedessen bedarf die Messung der Diffusion des L-Myosin einer Diffusionskammer, in der der Versuch in 6 bis 8 Std beendet ist. Ob das Präparat dann noch einheitlich ist, kann durch die Sedimentation geprüft werden. Es kann ferner geprüft werden durch die Gestalt der Diffusionsgradientenkurve selbst: Bei strenger Monodispersität der Teilchen sind die Diffusionsgradientenkurven saubere und symmetrische Binomialkurven (Abb. 15). Ob sie das sind, wird erkannt aus der gradlinigen Abhängigkeit des Quadrates der Breite der Kurve vom log der Höhe (log H), in der die Breite jeweils gemessen ist (Abb. 16).

Solche streng monodispersen Diffusionsgradientenkurven sind bisher nur von H. PORTZEHL (1950a, vgl. auch H. H. WEBER 1950b) mit der Diffusionszelle von BERGOLD erhalten worden (vgl. Abb. 15 und 16)[1]. Sie zeigen, daß L-Myosin streng monodispers diffundiert. Sie führen zu Diffusionskonstanten, die von der L-Myosinkonzentration 0,7% bis zur Konzentration 0,04% von 0,55 bis 0,84 × 10^{-7} steigen. D_{20}^0 ergibt sich zu 0,87 ($\pm$ 0,03) × 10^{-7}.

Ebenso wie die Diffusion ist auch die Sedimentation streng

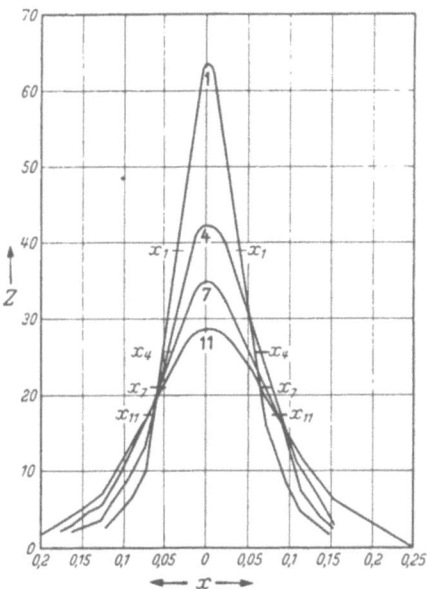
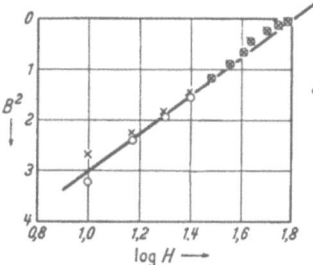

Abb. 15. Diffusionsgradientenkurven von L-Myosin. Ordinate: Z in $1/100$ mm. Abszisse: x in cm. Kurve 1 nach 150′, 4 nach 330′, 7 nach 450′, 11 nach 780′; x_1, x_4, x_7, x_{11}: Wendepunkte der einzelnen Kurven. (Nach PORTZEHL 1950a.)

Abb. 16. Monodisperse Diffusion von L-Myosin. Ordinate: (Breiten der Gradientenkurve)^2 = B^2. Abszisse: log H. ×-×-× (Breite)^2 von der Symmetrieachse nach links, 0-0-0 nach rechts (nach PORTZEHL 1950a).

monodispers. Dies zeigt Abb. 17. Hier ist mit Hilfe der Diffusionskonstanten der Versuchskonzentration (0,64 × 10^{-7} für $c = 0,25\%$) nach BERGOLD und SCHRAMM (1947) berechnet, wieviel die Gradientenkurve x_1 durch Diffusion bis zur Aufnahme x_{10} breiter wird. Es ergibt sich dann die durch Kreise gekennzeichnete Kurve x_{10}. Sie fällt mit der experimentell gefundenen Gradientenkurve x_{10} im rechten Schenkel zusammen. Ihr linker Schenkel verläuft schräger und liegt weiter von der Symmetrieachse ab als der linke Schenkel der gefundenen Gradientenkurve. Die gefundene Kurve ist also nicht breiter sondern sogar schmaler als sie bei Monodispersität sein sollte.

---

[1] Die Diffusionsversuche von SNELLMAN und ERDÖS (1948a) dauern bei 20° C 5 bis 7 Tage. Die Diffusionsgradientenkurven sind infolgedessen völlig unsymmetrisch. Die daraus berechneten Werte für die Diffusionskonstante und das Teilchengewicht sind in Tabelle 18 nicht berücksichtigt.

Das beruht auf der Abhängigkeit der Sedimentationsgeschwindigkeit von der Eiweißkonzentration: Denn die letzten durch die Diffusion zurückbleibenden Eiweißteilchen sedimentieren mit der Sedimentationskonstanten $s_{20}^0 = 7,1$, weil ihre Konzentration ~ 0 ist. Am Gipfelpunkt der Gradientenkurve aber sedimentieren die Teilchen mit $s_{20} = 6,2$, weil die Konzentration im Ansatz 0,25% ist. Die letzten Teilchen sollten um 14% schneller sedimentieren als die Teilchen am Gipfelpunkt der Kurve. Tatsächlich ist der Fußpunkt des vorderen Schenkels der gefundenen Gradientenkurve x_{10} (bei der Ordinatenhöhe $Z = 5$) etwa um 10% schneller gewandert als der Fußpunkt der berechneten Kurve (Abb. 17), d. h. die Verschmälerung der gefundenen Kurve x_1 gegenüber der berechneten Kurve x_{10} beruht innerhalb der Fehlergrenze der Methodik auch *quantitativ* auf der Abhängigkeit der Sedimentationsgeschwindigkeit von der Eiweißkonzentration. L-Myosin diffundiert nicht nur streng monodispers, sondern es sedimentiert auch streng monodispers. Also sind alle L-Myosinteilchen sowohl in ihrer Größe als auch in ihrer Form untereinander gleich.

Für die Teilchengröße ergibt sich aus D_{20}^0 und s_{20}^0 858000 ($\pm$ 30000). Das Achsenverhältnis beträgt dann 98 ($\pm$ 4), falls die Hydratation nicht berücksichtigt wird.

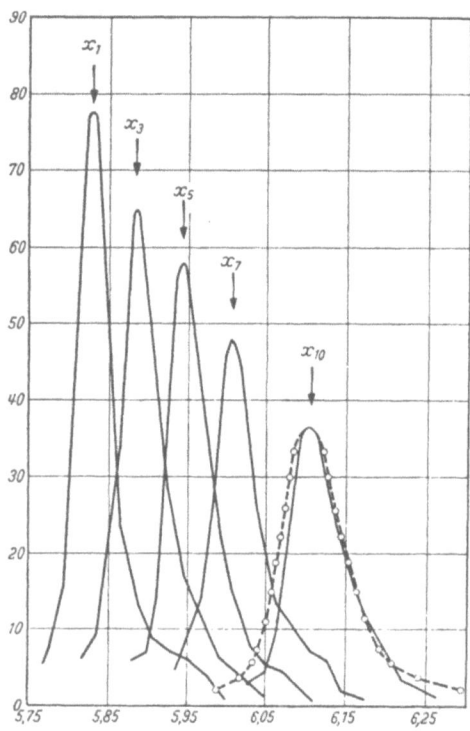

Abb. 17. Monodisperse Sedimentation von L-Myosin. Ordinate: Z in $^{1}/_{100}$ mm. Abszisse: Achsenabstand x in Zentimeter. —— Sedimentationsgradienten gefunden; o — o — o berechnet für x_{10} aus x_1 und D_{20}. (Nach Portzehl 1950a.)

Die strenge Monodispersität des L-Myosin gestattet die Prüfung dieser Daten auf osmotischem Weg (H. Portzehl 1950a). Wird auch hier die Methodik so gewählt, daß Denaturierung vermieden wird (Weber und Portzehl 1949), so ergibt sich eine $\frac{P}{c} - c$ Kurve, aus der sich ein Teilchengewicht von 840000 ($\pm$ 33000) errechnet. Nach G. V. Schulz (1947) folgt aus der $\frac{P}{c}$ Kurve ferner ein Achsenverhältnis von 128.

Das osmotische Teilchengewicht und das Teilchengewicht nach Svedberg stimmen sehr gut überein. Die Übereinstimmung des Achsenverhältnisses der beiden Verfahren ist befriedigend (Tabelle 18).

Wird in Anbetracht der geringeren Schärfe der Diffusionsbestimmung dem osmotischen Teilchengewicht der Vorzug gegeben und das Achsenverhältnis nach dem lange bewährten Verfahren von SVEDBERG zugrunde gelegt, so ist das L-Myosinteilchen ein Eiweißstab, der 22—24 Å dick und 2200—2400 Å lang ist. Das Teilchengewicht darf als gesichert angesehen werden. Die Längen der Achsen sind dadurch weniger sicher, daß die Hydration unberücksichtigt ist. Dies gilt trotz der Übereinstimmung der osmotischen und der SVEDBERG-Ergebnisse, weil die Formel von G. V. SCHULZ über das Achsenverhältnis in ähnlicher Weise von der Hydration beeinflußt wird wie die SVEDBERG-Formel.

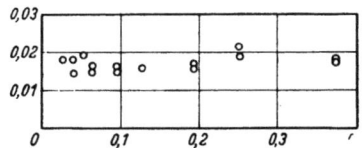

Abb. 18. Löslichkeit von L-Myosin bei Variation der Bodenkörpermenge an L-Myosin (nach MOMMAERTS und PARRISH 1951). Ordinate: Prozent gelöstes L-Myosin. Abszisse: Prozent Gesamt-L-Myosin im KCl-K-Phosphatpuffer p_H 6,6, $\mu = 0,125$.

Der auf Lichtstreuung beruhende scheinbare Absorptionskoeffizient — berechnet auf eine 1%ige Lösung von L-Myosin — ist orientierend mit 0,05 cm^{-1} angegeben (PORTZEHL u. a. 1950). Er scheint mit abnehmender Konzentration der Versuchslösung zuzunehmen. Für die Winkeldissymmetrie der Lichtstreuung findet MOMMAERTS (1951b) einen Wert von 1,57 für blaues und 1,42 für grünes Licht. Er berechnet daraus nach OSTER (OSTER 1948, OSTER u. a. 1947) eine Teilchenlänge von 1500 Å (Tabelle 18).

Die Viscosität aller Myosine hängt von der Konzentration ab nach der Arrheniusformel $\log \eta_{rel} = K \cdot c$ (J. T. EDSALL 1930, H. H. WEBER 1947, weitere Autoren vgl. Abb. 20). Infolgedessen ist die Viscositätszahl[1]

$$Z\eta = \frac{\eta_{spez}}{c_{(\lim c=0)}} = \frac{\ln \eta_{rel}}{c} = \frac{2,303 \cdot \log \eta_{rel}}{c} = 2,303 \cdot K.$$

Da die Viscosität des L-Myosin nur sehr wenig vom Gefälle abhängt (MOMMAERTS 1945a und vgl. ferner Abb. 21), stimmen die Werte aller Autoren bei recht verschiedenen Gefällen recht gut überein. Bei einem Gefälle größer als 1000 ist $Z\eta \sim 0,2$.

Das L-Myosin ist nicht nur monodispers und elektrisch einheitlich, sondern anscheinend auch von einheitlicher Löslichkeit: Sie beträgt bei p_H 6,6 und einer Ionenstärke von 0,125 μ 0,0174% —, gleichgültig ob das System 0,02 oder 0,4% L-Myosin enthält (MOMMAERTS und PARRISH 1951, vgl. Abb. 18). Das L-Myosin folgt also der für reine Substanzen gültigen Phasenregel.

Der innere Aufbau des einzelnen Myosinteilchens: Der neueste Stand der Bausteinanalyse ist nach BAILEY (1948) in Tabelle 19 angegeben. Die Zusammensetzung ist der Aminosäurekomposition des Tropomyosin außerordentlich ähnlich (Tabelle 19).

Außerdem scheinen beide Proteine aus Cyclopeptiden aufgebaut zu sein (BAILEY 1951). Denn die Analyse nach SANGER (1945) ergibt erst für nahezu 10 Teilchen von Tropomyosin und für 1—2 Myosinteilchen eine Endgruppe, obwohl aus Teilchendurchmesser und Röntgendiagramm geschlossen werden muß, daß jedes Tropomyosinstäbchen aus 2 Peptidketten (vgl. Abschnitt

---

[1] Da bei $Z\eta$ die Konzentration c in g/l gemessen wird, ist: $10 Z\eta$ = „intrinsic viscosity" = $[\eta]$.

C IV b) und jedes L-Myosinteilchen sogar aus ~ 8 nebeneinander liegenden Peptidketten besteht (PORTZEHL 1950a).

Durch die röntgenoptische Untersuchung des Actin (ASTBURY u. a. 1947) ist indirekt sichergestellt, daß das Weitwinkeldiagramm des unfraktionierten Myosin (BOEHM und WEBER 1932, ASTBURY und DICKENSON 1935 und 1940) das Diagramm des L-Myosin ist. Dieses Diagramm zeigt je nach dem Dehnungszustand des makroskopischen Fadens oder Films ebenso wie die übrigen Proteine der K-m-e-f-Gruppe[1] ein α- und ein β-Diagramm. Es ist sicher, daß sich die Peptidketten im β-Diagramm in einem verhältnismäßig gestreckten Zustand befinden. Die einzelnen Peptidketten sind dabei durch H-Brücken zu einigermaßen ebenen Schichten miteinander verbunden, die zur Teilchenachse parallel aufeinander liegen. Die feinere Architektur ist strittig (ASTBURY 1949, PAULING und COREY 1951). Das α-Diagramm stellt sich ASTBURY aus dem β-Diagramm so entstanden vor, daß die einzelnen Peptidschichten oder Roste quer zur Längsrichtung des Teilchens gefaltet werden. Nach PAULING und COREY (1951) findet die Verkürzung aus dem β- in den α-Zustand dadurch statt, daß sich die Peptidketten — durch Sprengung von H-Brücken — aus dem ebenen Rost lösen und zu sog. α-Spiralen einschnurren[2]. Eine weitere Diskussion der einander entgegenstehenden Ansichten erscheint zur Zeit verfrüht und vorläufig auch deshalb nicht lohnend, weil das ungedehnte Myosinsystem immer, auch bei der Kontraktion (vgl. Abschnitt D II b) ein α-Diagramm und nie ein β-Diagramm zeigt.

L-Myosin enthält eine prosthetische Phosphorgruppe. Der Phosphorgehalt von 0,04—0,07% (BATE-SMITH 1938, BAILEY 1942, LAJTHA 1948) wird von BUCHTHAL u. a. (1948, 1949) weiter aufgegliedert: 30% Orthophosphat, 30% Pyrophosphat und 40% schwer hydrolysables organisches Phosphat[3]. Außerdem finden die Autoren auf 1,65 Mol Phosphat 1 Mol Adenin sowie Ribose in der gleichen Größenordnung.

Hiermit stimmt die Angabe von LAJTA (1951) gut überein, daß von den 0,06% P des lipoidfreien L-Myosin 0,02% Phosphoprotein-P und 0,04% Nucleoprotein-P sei.

b) Tropomyosin.

L-Myosin und Tropomyosin besitzen keine endständigen Aminogruppen (BAILEY 1951), haben beide eine sehr ähnliche Aminosäurezusammensetzung (Tabelle 19), gehören

---

[1] = Keratin-Myosin-Epidermis-Fibrin.

[2] Diese Vorstellung wird vor allem dem bei weitem punktreichsten und dem einzig indizierbaren Röntgendiagramm des Muskels (getrockneter Mytilus-Muskel) von LOTMAR und PICKEN (1942) gerecht, das nach ASTBURY nicht gedeutet werden kann.

[3] BUCHTHAL u. a. (1949) beziehen ihre analytischen Daten nicht auf das Gramm L-Myosin, sondern auf das Gramm wasserhaltiger L-Myosinfäden. Es wird angenommen, daß ihre Präparate je Gramm L-Myosin denselben Gesamtphosphor enthalten, wie die Präparate der anderen Autoren. Dies wäre der Fall, wenn die Myosinfäden ~ 1% Eiweiß enthalten. Dieser Wert ist nach unseren Erfahrungen nicht unplausibel.

beide röntgenoptisch zur K-m-e-f-Gruppe der Proteinsystematik von ASTBURY (ASTBURY u. a. 1948). L-Myosin kann durch Harnstoff depolymerisiert werden (WEBER und STÖVER 1933, GREENSTEIN und EDSALL 1940) und zwar irreversibel (ARDENNE und WEBER 1941, SNELLMAN und ERDÖS 1948a, SZENT GYÖRGYI und Mitarbeiter 1944).

Diese Depolymerisation des L-Myosin führt zu Teilchengewichten von der Größenordnung 10^5 (WEBER und STÖVER 1933). Die Tropomyosinteilchen sind viel kleiner, aber sie polymerisieren in Neutralsalzlösungen höherer Ionenstärke ebenfalls zu Teilchengewichten $\sim 10^5$ (s. unten). Und in physiologischen Salzlösungen geht die Polymerisation offenbar sogar noch weiter, die Lösungen werden stark doppelbrechend, und das elektronenmikroskopische Bild zeigt Eiweißstäbchen und Fibrillen (ASTBURY u. a. 1948).

Auch diese Tropomyosinaggregate werden durch Harnstoff unter Denaturierung depolymerisiert. Denn das Krystallisationsvermögen geht irreversibel verloren (TSAO, BAILEY und G. S. ADAIR 1951). Die Depolymerisation selbst aber ist — anders als beim L-Myosin — reversibel. Außerdem ist durch Harnstoff depolymerisiertes L-Myosin polydispers (SNELLMAN und ERDÖS 1948a), während das depolymerisierte Tropomyosin sehr wahrscheinlich monodispers (s. unten) ist.

Und so ist L-Myosin nicht einfach ein Polymeres des Tropomyosin, aber Tropomyosin mag ein bestimmter Baustein (vgl. Abschnitt C VI a) oder eine physiologische Vorstufe des L-Myosin sein (BAILEY 1948). Die Molekulardaten des Tropomyosin sind ebenfalls recht genau bekannt: Bei etwa neutraler Reaktion und einer Ionenstärke $\mu \sim 0,27$ ergibt sich aus s_{20}^0 und D_{20}^0 ein Teilchengewicht ~ 90000. Derselbe Wert ergibt sich osmotisch (BAILEY u. a. 1948). Nach SVEDBERG er-

Tabelle 19. *Analyse von Kaninchenmyosin und Tropomyosin.* (Nach BAILEY 1948.) Resultate berechnet mit einem N-Gehalt von 16,7%.

	Tropomyosin Mol Reste 100 g	Myosin Mol Reste 100 g
Cystin	0,0063	0,0117
Methionin	0,0188	0,0228
Tyrosin	0,0172	0,0188
Tryptophan	—	0,0039
Glycin	—	0,0253
Alanin	0,0988	0,0730
Valin	0,0267	0,0221
Leucin	0,1190	0,1190
Phenylalanin	0,0279	0,0262
Prolin	0,0113	0,0167
Serin	0,0417	0,0412
Threonin	0,0244	0,0429
Histidin	0,0055	0,0155
Arginin	0,0448	0,0423
Lysin	0,1074	0,0814
Glutaminsäure	0,2236	0,1503
Asparariginsäure	0,0684	0,0669
Amido-N	0,0636	0,0857
Summe	0,8418	0,7800

rechnet sich ein Achsenverhältnis von 56.

In konzentrierter Harnstofflösung sowie in sauren Lösungen $p_H < 2,78$ sinkt das osmotische Teilchengewicht auf 53000, d. h. auf den Minimalwert, der sich aus der Histidinbestimmung ergibt. Da die Beeinflussung durch Säure voll reversibel ist — das Tropomyosin krystallisiert hinterher ebensogut wie vorher —, ist dieses Teilchengewicht offenbar für das wahre Monomere des Tropomyosin bezeichnend. Das Teilchengewicht in 0,27 μ bei p_H 7,0 entspricht also einer im Mittel dimeren Aggregation.

Mit Hilfe sehr sorgfältiger Viscositätsmessungen unter Berücksichtigung des Gefälles, der Relaxationszeit und der Hydratation errechnen T. C. TSAO, K. BAILEY und G. S. ADAIR (1951) ein Achsenverhältnis von 26. Unter Berücksichtigung des röntgenoptischen α-Diagrammes kommt er so zu einem Eiweißstäbchen aus Polypeptidketten mit einem Querschnitt $\sim 20 \times 10$ Å und einer Länge von 385 Å.

c) Actin.

Actin ist in salzfreier Lösung bei einem $p_H > 6,0$ ein globäres Protein (G-Actin STRAUB 1943). Es polymerisiert fibrillär (F-Actin), wenn in salzfreier

Lösung p_H 6,0 (JAKUS und HALL 1947) und in salzhaltiger Lösung p_H 8,0 unterschritten wird (STRAUB 1943).

G-Actin sedimentiert bei einem $p_H \sim 7{,}0$ mit einem etwas verwaschenen Meniscus. Die Geschwindigkeit bei einer Konzentration $\sim 0{,}2\%$ variiert von Präparat zu Präparat zwischen 3,2 S (SNELLMAN, ERDÖS und TENOW 1949) und 3,7 S (PORTZEHL u. a. 1950). Größenordnungsmäßig erlaubt diese Sedimentationskonstante für ein globäres Protein ein Teilchengewicht von 70000. 70000 aber soll das minimale Tryptophangewicht des Actin sein (STRAUB zitiert nach SZENT GYÖRGYI 1947). Elektronenmikroskopisch ist G-Actin nicht auflösbar (JAKUS und HALL 1947), außer wenn es beim Eintrocknen zu kugelförmigen Klümpchen aggregiert (ASTBURY u. a. 1947, SNELLMAN und GELOTTE 1950).

F-Actin sedimentiert bei $p_H \sim 7{,}0$ in Lösungen wechselnder Ionenstärke ziemlich gut reproduzierbar mit Geschwindigkeiten $\sim 50-65$ S (PORTZEHL u. a. 1950, JOHNSON und LANDOLT 1950, MOMMAERTS 1951a).

Das elektronenmikroskopische Bild zeigt lange Fäden von ~ 100 Å (80 bis 140 Å) Dicke und wechselnder $(1-\gg 5\,\mu)$ Länge (JAKUS und HALL 1947, ROSZA u. a. 1949). Die verhältnismäßige Schärfe und Reproduzierbarkeit der Sedimentationskonstanten beruht offenbar auf der gleichförmigen Dicke der Primärfäden. Denn bei sehr langen Fäden hängt die Sedimentationsgeschwindigkeit im wesentlichen nur noch von ihrer Dicke und nicht mehr von ihrer Länge ab[1].

Die große und wechselnde Länge der Fäden findet ihren Ausdruck in hoher und von Präparat zu Präparat recht unterschiedlicher Viscosität: $Z\eta \dfrac{\eta_{spez}}{c_{(c=0)}} 0{,}19-0{,}34$ (JAISLE 1951).

Infolge der enormen Länge der Actinfäden werden F-Actinlösungen schon bei sehr kleinen Schergeschwindigkeiten strömungsdoppelbrechend (STRAUB 1943).

Der Elementarfaden des F-Actin zeigt bei genügender Vergrößerung elektronenmikroskopische Perioden in der Längsrichtung von ~ 300 Å (ROZSA u. a. 1949). Röntgenoptisch findet sich eine meridionale Periodizität von

---

[1] Nach SVEDBERG ist $s = (1-V_s)\dfrac{M}{f} = 0{,}20\,\dfrac{M}{f}$. Die Reibung ($f$) ist eine Funktion der Oberfläche. Ist das Teilchen sehr lang und dünn, so ist die Oberfläche des Querschnittes an den beiden Enden gegenüber den seitlichen Oberflächen des Teilchens zu vernachlässigen. Wird die Länge solcher Teilchen auf das n-fache vergrößert, so wachsen das Teilchengewicht (M) und die seitliche Oberfläche — und damit auch die Reibung — beide proportional auf das n-fache.
$$s_2 = 0{,}20\,\frac{M_2}{f_2} = 0{,}20\,\frac{n \cdot M_1}{n \cdot f_1} = 0{,}20\,\frac{M_1}{f_1} = s_1$$
Wird dagegen das Teilchengewicht M_1 durch seitliche Aggregation auf $M_2 = n M_1$ erhöht, so wird die seitliche Oberfläche und damit die Reibung um $\sqrt{n}$ vergrößert:
$$s_2 = 0{,}2 \cdot \frac{M_2}{f_2} = 0{,}2 \cdot \frac{n \cdot M_1}{\sqrt{n}\, f_1} = 0{,}2 \cdot \sqrt{n} \cdot \frac{M_1}{f_1} = \sqrt{n} \cdot s_1$$

mindestens 54 Å, wahrscheinlich aber 108 Å, neben Kleinwinkelinterferenzen, die in den bisher allein vorliegenden *Weit*winkelaufnahmen noch nicht aufgelöst werden können (ASTBURY u. a. 1947, ASTBURY 1948). Die elektronenmikroskopische Periodizität mag das dreifache der röntgenoptischen Periodizität sein. Eine gesicherte Analyse bedarf augenscheinlich der röntgenoptischen *Klein*winkelaufnahmen.

Die G-Actinteilchen treten bei der Polymerisation offenbar in Gruppen von einem Durchmesser von 100 Å und einer Länge von 300 Å zusammen, die sich dann ihrerseits zu den langen Fäden aneinanderreihen. Wird ein G-Actinfilm in situ durch KCl zu F-Actin polymerisiert, so zeigt sich, daß die F-Actinfäden nicht unabhängig voneinander entstehen: Sie liegen hinterher weitgehend in parallelen Bändern und zwar so, daß sie mit einer Periodizität von 300 Å quergestreift erscheinen. Es sieht also so aus, als wenn die Sekundäreinheiten der Polymerisation, die Segmente von 100 · 300 Å nicht nur zu einer wohlgeordneten Längsaggregation sondern auch in gewissem Umfang zu geordneter Queraggregation neigen (ROZSA u. a. 1949). Diese Tatsache ist von Interesse im Hinblick auf das elektronenmikroskopische Bild der Muskelfibrille (vgl. Abschnitt D II).

d) Actomyosin.

Nach der Sedimentationsgeschwindigkeit zu schließen, gibt es mehrere natürliche Actomyosine. Jedes sedimentiert einzeln mit scharf definierter Geschwindigkeit, aber die Geschwindigkeiten sind von Präparat zu Präparat verschieden (vgl. Abb. 19). Häufig finden sich mehrere scharf getrennte Geschwindigkeiten nebeneinander (PORTZEHL u. a. 1950). Bei einheitlichen Präparationen zeigt sich die Sedimentationsgeschwindigkeit konzentrationsabhängig nach der Formel $\frac{1}{s_{20}} = \frac{1}{s_{20}^0} + K \cdot c$. In dieser Formel bedeutet c die Konzentration und K eine Konstante, die in den bisher vorliegenden Versuchen auch bei sehr verschiedenen Sedimentationsgeschwindigkeiten der Präparate ~ 8 war. Wird nach dieser Formel auf s_{20}^0 extrapoliert, so ergeben sich Werte > 90 bis mehrere 100 Svedberg[1], (vgl. Abb. 19, WEBER 1950a und b, PORTZEHL u. a. 1950, nach JOHNSON und LANDOLT 1950 ist $s_{20}^0 > 60$).

Es war bisher nicht möglich, bei Diffusionsmessungen saubere binomiale Diffusionsgradientenkurven zu erhalten (BERGOLD, PORTZEHL, WEBER 1945).

Dies dürfte darauf beruhen, daß die Actomyosinteilchen Fäden von großer und sehr verschiedener Länge sind. Dies zeigt das elektronenmikroskopische

---
[1] Durch geradlinige Extrapolation auf 0 über eine relativ große Strecke ohne Versuchspunkte hinweg ist es möglich, aus denselben Messungsergebnissen bei höheren Eiweißkonzentrationen auf die kleineren Werte für $s_{20}^0 = 50$ Svedberg zu extrapolieren (SNELLMAN und TENOW 1948). Das Extrapolationsverfahren des Textes scheint uns aber besser gesichert (vgl. dazu PORTZEHL u. a. 1950).

Bild dann, wenn die Stammlösungen sehr stark verdünnt werden. Man sieht dann Einzelfäden, deren Länge zwischen einigen 1000 Å und mehreren μ variiert. Ihre Dicke schwankt in der Regel zwischen 50 und 250 Å mit dem Schwerpunkt zwischen 120 und 150 Å (HALL, JAKUS und SCHMITT 1946, ARDENNE und WEBER 1941).

Auch die natürlichen Actomyosinfäden sind so lang, daß s_{20}^0 nur noch durch die Dicke und nicht durch die Länge bestimmt werden dürfte. s_{20}^0 des Actin ist ungefähr gleich s_{20}^0 der Actomyosinfraktion, die am langsamsten

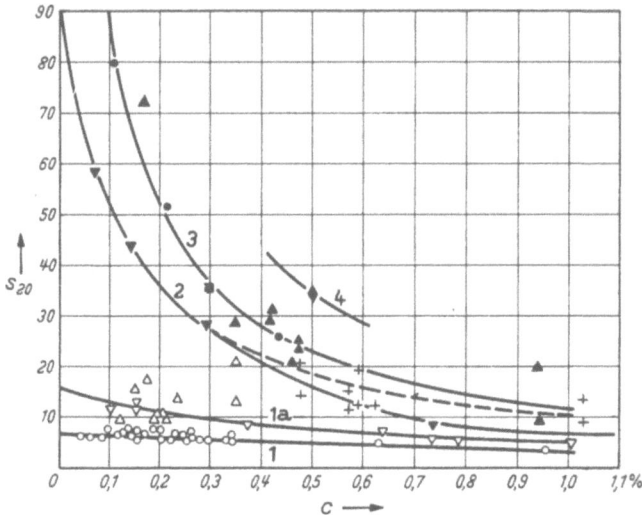

Abb. 19. Sedimentationskurven von L-Myosin und Actomyosinen. Ordinate: S_{20}. Abszisse: Eiweißkonzentration in Prozent. ○ reines einheitliches L-Myosin. ▽ denaturiertes einheitliches L-Myosin. △ Komponenten aus Mischungen aus reinem und denaturiertem L-Myosin. ● ▼ ◆ ■ einheitliche natürliche Actomyosine. + natürliche Actomyosine mit 2 Komponenten. ▲ Actomyosin aus Aktin und L-Myosin. Kurve 1: L-Myosin; Kurve 1a: denaturiertes L-Myosin $s_{20}^0 = 15$. Kurven 2, 3, 4: Actomyosin. Die gestrichelte Kurve 2 ist extrapoliert nach der Formel $\frac{1}{s_{20}} = \frac{1}{90} + 8{,}5 \cdot c$. (Nach PORTZEHL u. a. 1950.)

sedimentiert. Der Vergleich der Sedimentationskonstanten von Actin und natürlichem Actomyosin bestätigt also die Aussagen der elektronenmikroskopischen Bilder: Im statistischen Mittelwert sind die Fäden *natürlichen* Actomyosins nicht oder nur unerheblich dicker als die Fäden des F-Actin.

Außerdem bestätigt der Vergleich der Sedimentationskonstanten mit den elektronenmikroskopischen Aufnahmen, daß die natürlichen Actomyosinfäden auf diesen Aufnahmen nicht etwa durch Aggregation beim Eintrocknen vergröbert sind. Denn s_{20}^0 von natürlichem Actomyosin ist mindestens 10mal größer als von L-Myosin. Das aber heißt, daß der Querschnitt 100mal oder der Durchmesser 10mal größer sein soll (vgl. Anm. Abschnitt C IV c-Actin) Da der L-Myosindurchmesser gegen 20 Å ist, würde der mittlere Durchmesser der elektronenmikroskopischen natürlichen Actomyosinfäden sich hiernach sogar zu ~ 200 Å errechnen. Die Dicke der Fäden ist von Bedeutung für die Frage nach dem Feinbau des Actomyosinkomplexes.

Auffällig ist die Tatsache, daß die elektronenmikroskopisch feststellbare Streuung in der Dicke der Fäden (50—250 Å) in der Sedimentationsgeschwindigkeit keinen Ausdruck findet. Wahrscheinlich sedimentieren die Fäden dieses Durchmesserbereiches infolge ihrer ungeheuren Länge auch in sehr dünner Lösung nicht mehr unabhängig voneinander, so daß die Lösung homodisperser erscheint, als sie ist[1].

Der Vergleich zwischen Sedimentationsversuch und elektronenmikroskopischer Aufnahme macht es also wahrscheinlich, daß beim F-Actin und Actomyosin die elektronenmikroskopischen Fäden keine Artefakte sind und zweitens daß das Elektronenmikroskop dem Sedimentationsdiagramm an Auflösungsvermögen überlegen ist.

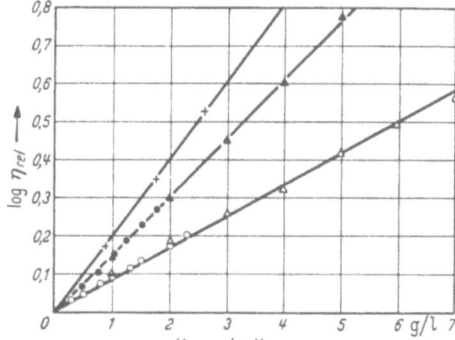

Abb. 20. Viscosität und Konzentration von Actomyosin und L-Myosin. Ordinate: log η_{rel}. Abszisse: Proteinkonzentration. Actomyosin: × — × — × nach JAISLE 1951; ·—·—· nach BALENOVIC und STRAUB 1942; ▲—▲ MOMMAERTS 1945a. L-Myosin: o—o nach GUBA und STRAUB 1943; △—△ MOMMAERTS 1945a.

„Künstliche" Actomyosine aus F-Actin und L-Myosin scheinen mit höherer Geschwindigkeit zu sedimentieren als „natürliche" Actomyosine (Abb. 19, WEBER 1947, SNELLMAN und ERDÖS 1949). Auch elektronenmikroskopisch werden offenbar nie so feine Fäden gefunden wie im natürlichen Actomyosin (JAKUS und HALL 1947, PERRY u. a.

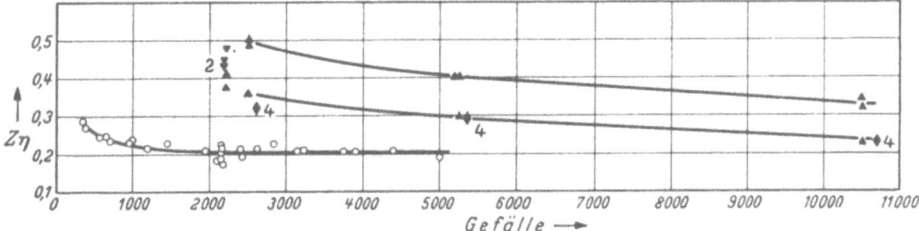

Abb. 21. Gefälle und Viscositätszahl. Ordinate: $Z\eta$; Abszisse: Gefälle. o o o einheitliches L-Myosin. Ausgefüllte Symbole: Actomyosine. Die Ziffern 2 und 4 bezeichnen die gleichen Präparate wie in Abb. 19. (Nach PORTZEHL u. a. 1950.)

1948, SNELLMAN und ERDÖS 1948b) auch nicht, wenn dieselben Autoren beide F-Actomyosine mit derselben elektronenmikroskopischen Technik vergleichen (JAKUS und HALL 1947).

Die elektronenmikroskopisch festgestellten außerordentlich verschiedenen Längen und die Vernetzung der Actomyosinfäden findet viscosimetrisch ihren Ausdruck in sehr hoher, sehr wechselnder, bei hohen Konzentrationen von Strukturviscosität überlagerten Viscosität. Dies gilt für natürliches Actomyosin (PORTZEHL u. a. 1950) wie für künstliches Actomyosin (JAISLE 1951). Die Viscosität scheint von der Konzentration recht genau nach der

---

[1] Solche scheinbare Monodispersität ist analysiert durch SIGNER und GROSS (1934) durch Mischung verschiedener homodisperser und genau bekannter Linearkolloide.

Arrheniusbeziehung abzuhängen: $\log \eta'_{rel} = K \cdot c$ (Abb. 20). $Z\eta$ berechnet sich dann gleich $\dfrac{2{,}303 \cdot \log \eta'_{rel}}{c_{(\text{pro mille})}}$.

Viscosität und $Z\eta$ hängen viel stärker vom Gefälle ab als beim L-Myosin (Abb. 21 und vgl. auch MOMMAERTS 1945a). Die $Z\eta$-Werte bei einem Geschwindigkeitsgradienten von etwa 2000 streuen beim *natürlichen* Actomyosin zwischen 0,3 und 0,5 (PORTZEHL u. a. 1950). Beim optimalen Mischungsverhältnis von Actin und Myosin variieren die Viscositätszahlen *künstlicher* Actomyosinlösungen zwischen $Z\eta \sim 0{,}45$ und $\sim 1{,}0$ (JAISLE 1951). Zwischen der Höhe der Sedimentationskonstanten und der Viscositätszahl besteht keinerlei Proportionalität: Höhere Sedimentationskonstanten können mit kleineren Viscositätszahlen verbunden sein und vice versa. Auch die Viscosität gestattet demnach nur qualitative Aussagen über Teilchenform und Größe.

Die Strömungsdoppelbrechung des Actomyosin ist wesentlich höher als die des L-Myosin (SZENT GYÖRGYI und Mitarbeiter, SCHRAMM und WEBER 1942). Sie ist noch nicht unter quantitativ definierten Bedingungen gemessen.

Der scheinbare Absorptionskoeffizient infolge Lichtstreuung (PORTZEHL u. a. 1950) und die „angular dissymmetry" sind wesentlich größer als beim L-Myosin (JORDAN und OSTER 1948, MOMMAERTS und PARRISH 1951). Der scheinbare Absorptionskoeffizient ist $\sim 0{,}5$ cm^{-1}.

Röntgenoptische Erfahrungen an reinen Actomyosinfilmen und -pudern bringen keine neuen Gesichtspunkte über die Diskussion von BAILEY (1944) hinaus.

Bei der Dehnung von Actomyosinfilmen scheinen chemische Änderungen aufzutreten. So beziehen SCHAUENSTEIN und TREIBER (1950) sowie BÜRGERMEISTER und SCHAUENSTEIN (1949) Änderungen des Ultraviolett-Absorptionsspektrums und der elektrischen Leitfähigkeit auf Enolisierungen und Entstehung von H-Brücken zwischen benachbarten Peptidketten unter Ausbildung eines energieleitenden Systems nach WIRTZ (1947).

Die Beteiligung von H-Brücken an der Ausbildung der Kohäsionskräfte wird auch von BOTTS und MORALES (1951) angenommen: Frisch gespritzte ungedehnte Actomyosinfäden verraten durch thermodynamisch anormales Verhalten hohe Beweglichkeit der einzelnen Actomyosinketten. Die Ketten werden durch Trocknung und Wiederquellung des Fadens verfestigt. Dabei ändert sich die Ultrarotabsorption und zwar maximal bei der Frequenz $3290 \cdot$ cm^{-1}, der für H-Brücken charakteristischen Stelle des Spektrums. Außerdem werden Actomyosinfilme und -fäden durch zahlreiche Substanzen aufgelöst, von denen bekannt ist, daß sie H-Brücken angreifen.

Selbst in extrem niedriger Konzentration ist Actomyosin in Verbindung mit fluorescierenden Farbstoffen in der Lage zu phosphorescieren. Diese Fähigkeit nimmt bei Dissoziation durch ATP ab (SZENT GYÖRGYI 1947). Für dieses Phänomen sind verschiedene Erklärungen möglich.

V. Reaktionen der fibrillären Proteine.

a) Die Reaktion der L-Myosinteilchen mit den Actinteilchen.

Werden F-Actin und L-Myosinlösungen zusammengegeben, so wächst die Viscosität (STRAUB 1942, 1943, BAILEY und PERRY 1947, WEBER 1950b und a,

JAISLE 1951, SNELLMAN und ERDÖS 1949) in der Regel auf Werte, die höher sind als bei den natürlichen Actomyosinen (vgl. Abschnitt C IV d).

Im einzelnen hängt dieses Anwachsen vom Mischungsverhältnis F-Actin zu L-Myosin ab.

Die quantitativen Verhältnisse sind schwer übersichtlich, weil der Reinheitsgrad der Actinlösungen nach STRAUB verschieden und nicht vollkommen ist (A. WEBER 1949, JAISLE 1951, MOMMAERTS 1951a, SPICER und GERGELY 1951, A. G. SZENT GYÖRGYI 1951b). Infolgedessen haftet den Angaben über das Mischungsverhältnis eine gewisse Unsicherheit an, zumal den Reinheitskorrekturen der einzelnen Autoren verschiedene Methoden zugrunde liegen. Infolgedessen werden die Eigenschaften künstlicher Actomyosine geordnet nach der Art der angewendeten Korrekturen.

1. Als Actinmenge wird die unkorrigierte Eiweißmenge bezeichnet, die mit der STRAUBSchen Methode extrahiert ist. Der Viscositätsgipfel liegt in diesem Fall bei einem Mischungsverhältnis von 3 Teilen L-Myosin zu 2 Teilen F-Actin (STRAUB 1942, SNELLMAN und ERDÖS 1949, JAISLE 1951), falls die Proteinkonzentration 0,2% nicht oder nicht wesentlich überschreitet.

Die wahre Viscosität wird in Mischungen höheren Actingehaltes überlagert von Strukturviscosität, besonders wenn die gesamte Proteinkonzentration 0,2% überschreitet. Hierdurch kann der Gipfel der scheinbaren Viscosität bis zu dem Mischungsverhältnis 2 L-Myosin zu 3 F-Actin verschoben werden (JAISLE 1951, H. H. WEBER 1952).

Gewichtsproportion der L-Myosin-F-Actinverbindungen. SNELLMAN und ERDÖS (1949) finden in L-Myosin-Actinmischungen nur dann weder die Sedimentationskonstante des L-Myosin noch des F-Actin, wenn die Proportion L-Myosin zu F-Actin 3:1 ist. Aus Lösungen mit einem höheren Anteil an L-Myosin soll nach diesen Autoren ebenfalls ein Actomyosin von der Zusammensetzung 3:1 sich bilden und der Überschuß an L-Myosin frei bleiben (SNELLMAN und ERDÖS 1949).

Wird das gebildete Actomyosin durch Superpräcipitation bei $0{,}13\,\mu$ entfernt und der etwaige Überschuß einer der beiden Mischungskomponenten im Überschuß bestimmt, so ergibt sich als Äquivalenzpunkt das Verhältnis 2 L-Myosin zu 1 F-Actin (SPICER und GERGELY 1951).

2. Wird als Actin nur der Proteinanteil der Actinlösung angesehen, der sich mit L-Myosin verbindet, so liegt das Viscositätsmaximum ebenfalls bei dem Verhältnis 3 L-Myosin zu 2 F-Actin (JAISLE 1951). Dagegen ergibt sich aus den eben zitierten Versuchen von SPICER und GERGELY (1951) nach Vornahme der Reinheitskorrektur der Äquivalenzpunkt vollständiger Superpräcipitation bei dem Verhältnis 4 L-Myosin zu 1 F-Actin. Außerdem finden die Autoren im Gegensatz zu SNELLMAN und ERDÖS (1949), daß bei anderen als den äquivalenten Proportionen ein Teil der jeweiligen Überschußkomponente ebenfalls gebunden wird. Das bedeutet, dieser Anteil der betreffenden Komponente wird locker gebunden. Bei ihnen vereinigt sich L-Myosin und

F-Actin also überhaupt nicht stoichiometrisch sondern in mehr oder minder wechselnden Proportionen. Das Verhältnis 4:1 zeichnet sich bei ihnen nur durch besondere Bindungsfestigkeit aus.

In Abschnitt C V d 1 wird gezeigt werden, daß in F-Actin-L-Myosinmischungen die von 1 mg Gesamtprotein erreichte Spaltungsgeschwindigkeit steil bis zu einem Actinanteil von 1 Actin auf 6 L-Myosin ansteigt. Weiterhin steigt sie nur noch unmerklich bis zu 4 Actin auf 6 L-Myosin der actinreichsten untersuchten Mischung (HASSELBACH 1952a). Demnach würde sich für die ATPase-Aktivität ein ausgezeichnetes Mischungsverhältnis von L-Myosin zu F-Actin von 6:1, für die Bindungsfestigkeit von 4:1, als Viscositätsmaximum von 1,5:1 ergeben, während nach SNELLMAN und ERDÖS (1949) sich überhaupt nur 3 L-Myosin mit 1 F-Actin streng stoichiometrisch verbinden dürften. Fügen wir hinzu, daß die STRAUBschen Actinlösungen auf Grund der Actinbindung an L-Myosin nach JAISLE (1951) zu etwa 80—90%, nach A. G. SZENT GYÖRGYI (1951b) zu 60%, nach SPICER und GERGELY (1951) zu 50% und auf Grund ihrer Polymerisationsfähigkeit nach MOMMAERTS (1951a) nur zu 40% als rein betrachtet werden dürfen, so erscheint jeder Versuch, die Actomyosineigenschaften aus der Bindungsproportion der Komponenten zu erklären, als reichlich spekulativ. Dafür, daß das Mischungsverhältnis 3 bis 4 L-Myosin zu 1 Teil F-Actin eine besondere Aufmerksamkeit verdient, dafür scheint in erster Linie zu sprechen, daß im lebenden Muskel die Proportion 3—4 L-Myosin zu 1 F-Actin vorliegt (HASSELBACH und SCHNEIDER 1951).

Auch künstliche Actomyosinlösungen enthalten mehrere sehr verschieden schnell sedimentierende Fraktionen (WEBER 1947, SNELLMAN und GELOTTE 1950, JOHNSON und LANDOLT 1950). Ferner ist die Viscosität künstlicher Actomyosinlösungen sehr verschieden, auch bei gleichem Mischungsverhältnis (JAISLE 1951, vgl. Abschnitt C IV d). Für den Fall eines einzigen stöchiometrisch zusammengesetzten Actomyosins müßte somit angenommen werden, daß immer derselbe Komplex Fäden sehr verschiedener Länge und Dicke bildet. Das ist möglich. Es könnte aber auch so sein, daß die physikalisch verschiedenen Actomyosine verschiedenen — wahrscheinlich scharf getrennten — Stufen der chemischen Komplexbildung zwischen F-Actin und L-Myosin entsprechen.

Wenn sich erst einmal F-Actin und L-Myosin in Lösung zu Actomyosin vereinigt haben, ist es bisher noch nicht gelungen, sie präparativ vollständig wieder voneinander zu trennen. Trotzdem besteht kein Zweifel, daß auch natürliches Actomyosin wirklich ein Actomyosinkomplex ist. 1. Gelang es STRAUB (1942) und A. G. SZENT GYÖRGYI (1951b), aus natürlichem Actomyosin mit ganz verschiedenen Verfahren dieselben Actinlösungen zu extrahieren wie aus dem Muskel, allerdings nur unvollständig. 2. Reagieren künstliche und natürliche Actomyosinfäden und -lösungen mit ATP in der gleichen typischen Weise (vgl. Abschnitt C V d).

Darum kann aus dem Verhalten natürlicher Actomyosinlösungen geschlossen werden, daß die Komplexbildung thermodynamisch irreversibel ist: Aus Extrakten lassen sich durch mehrfache fraktionierte Umfällungen Präparate darstellen, in denen mit den heutigen Mitteln kein freies L-Myosin aufzufinden ist.

Dagegen tritt die Sedimentationsgeschwindigkeit des L-Myosin dann wieder auf, wenn die Actomyosinlösung auf Grund anderer Zeichen — Verschwinden der ATP-Empfindlichkeit — als denaturiert anzusprechen ist (PORTZEHL u. a. 1950, vgl. auch JOHNSON und LANDOLT 1950).

Die Dissoziation des Actomyosinkomplexes ist offenbar nur möglich, wenn sich die Affinität der beiden Komponenten von selbst oder durch chemische Einflüsse (ATP) vermindert. Solche Verminderung der gegenseitigen Affinität tritt z. B. im Lauf der Zeit ein (JAISLE 1951). Sie verläuft verhältnismäßig schnell, wenn die Ionenstärke sehr hoch ($> 1\,\mu$) oder die Reaktion sehr alkalisch ist ($p_H > 7,5$) (EDSALL und MEHL 1940, GUBA 1943, PORTZEHL u. a. 1950). Sie macht sich in langsamem Absinken der Viscosität, der Strömungsdoppelbrechung und der ATP-Empfindlichkeit bemerkbar. Diese Effekte sind partiell reversibel, wenn die Actomyosinlösung durch Dialyse wieder auf eine Ionalität von $\lesssim 0,6\,\mu$ und einen $p_H \lesssim 7$ gebracht wird (J. NEEDHAM u. a. 1942, PORTZEHL u. a. 1950). Auch bei dieser Ionalität nimmt die F-Actin-L-Myosin-Affinität ab, aber viel langsamer und anscheinend irreversibel. Sie vermindert sich schneller, wenn die L-Myosin- und F-Actinlösungen getrennt aufbewahrt werden, als wenn sie zu Actomyosin vereinigt sind (JAISLE 1951, SPICER 1949).

Die abnehmende Reaktionsfähigkeit zwischen L-Myosin und Actin beruht offenbar auf der Inaktivierung von SH-Gruppen.

Sie tritt momentan ein durch alle Oxydantien und Sulfhydrilreagentien (BAILEY und PERRY 1947, vgl. Tabelle 20). Auch gegen den chemischen Angriff sind die freien SH-Gruppen der getrennten Komponenten empfindlicher als nach der Vereinigung zum Actomyosinkomplex: Oxarsanbehandlung des L-Myosin verhindert die Komplexbildung, dagegen vermag Oxarsan das einmal gebildete Actomyosin nicht wieder aufzuspalten (TURBA u. a. 1950). Dies mag auch bei einer Reihe anderer Reagentien (der Tabelle 20) so sein. Salygarn und Cu-Glykokoll verhindern die Komplexbildung und spalten ebenfalls den Actomyosinkomplex auf (TURBA und Mitarbeiter 1950, KUSCHINSKY und TURBA 1950b, 1951).

Werden die SH-Gruppen entweder nur am L-Myosin (BAILEY und PERRY 1947) oder aber nur am F-Actin (KUSCHINSKY und TURBA 1950b, 1951) ausgeschaltet, so gibt nur die Ausschaltung der L-Myosin-SH-Gruppen einen Effekt. Die Ausschaltung der F-Actin-SH-Gruppen beeinträchtigt die Bildung des Actomyosinkomplexes nicht. Es reagieren also anscheinend die

Tabelle 20. *SH-Gruppen und Bildung des Actomyosinkomplexes.*

Behandlung		Viscositätswirkung	Reversibilität
des Proteins	mit		
L-Myosin	4×10^{-3} m H_2O_2[1]	Anstieg mit F-Actin um 85% gehemmt	nein
L-Myosin	$3,5 \times 10^{-5}$ m Jod[1]	Anstieg mit F-Actin um 65% gehemmt	nein
L-Myosin	10^{-3} m Jodosobenzoat[1]	Anstieg mit F-Actin um 80% gehemmt	mit 10^{-2} m Cystein: ja
L-Myosin	4×10^{-2} m Jodoacetamid[1]	Anstieg mit F-Actin um 80% gehemmt	durch Dialyse: nein
L-Myosin	2×10^{-4} m Chloromercuribenzoat[1]	Anstieg mit F-Actin um 100% gehemmt	mit Cystein ja, bis 80—100%
Actomyosin	$1,5 \times 10^{-4}$ m Salyrgan*,[2]	Anstieg mit F-Actin um 70% gehemmt, 100% Abfall**	mit 10^{-3} m Cystein: ja
Actomyosin	5×10^{-4} m Cu-Glykokoll[3]	Anstieg mit F-Actin um 100% gehemmt, 80% Abfall**	ja
Actomyosin	5×10^{-4} m Oxarsan[3]	Anstieg mit F-Actin um 100% gehemmt, kein Abfall**	ja
L-Myosin	Alterung 77 Tage[1]	Anstieg mit F-Actin um 97% gehemmt	nein

* Salyrgan = Hg-Salicylallylamid-o-acetat. — ** 100% Viscositätsabfall = Abfall auf Viscositätswert von voll dissoziiertem Actomyosin. — [1] BAILEY und PERRY 1947. — [2] KUSCHINSKY und TURBA 1950a, b, 1951. — [3] TURBA u. a. 1950.

SH-Gruppen des L-Myosin mit unbekannten Gruppen des F-Actin[1] (KUSCHINSKY und TURBA 1950b, 1951).

Actomyosin wird fernerhin von Harnstoff und einigen Guanidinderivaten mehr oder minder reversibel abgebaut, von denen einige die Zahl der titrierbaren SH-Gruppen vermehren, andere vermindern (GREENSTEIN und EDSALL 1940).

Wird G-Actin mit einem Überschuß an L-Myosin gemischt, so steigt die Viscosität nicht. Wird dann ATP hinzugegeben, so steigt die Viscosität in üblicher Weise, sobald das ATP durch die ATPase-Wirkung des L-Myosin gespalten ist. Das bedeutet: Das G-Actin wird quantitativ vom L-Myosin gebunden, so daß es sich in der salzhaltigen L-Myosinlösung nicht zu F-Actin polymerisieren kann. Diese Polymerisation tritt aber ein, sowie das G-Actin durch die ATP-Wirkung vom L-Myosin abdissoziiert. Nach Spaltung des ATP vereinigen sich L-Myosin und F-Actin von neuem zu

---

[1] Auch die Tatsache, daß sich die Ultrarotbanden der SH-Gruppen nicht in Banden von S—S-Gruppen verwandeln, spricht dafür, daß die Actomyosinbildung nicht auf einer gegenseitigen Bindung der S—H-Gruppen *beider* Komponenten beruht (MORALES, LAKI, GERGELY und CECCHINI 1951).

dem *fibrillären* Actomyosin mit seiner hohen Viscosität (STRAUB 1943, LAKI und CLARK 1951a[1]).

Es müssen also G-Actomyosin und F-Actomyosin unterschieden werden. G-Actomyosinteilchen können bis jetzt von L-Myosinteilchen physikalisch nicht sicher unterschieden werden. SNELLMAN und GELOTTE (1950) behaupten, die Sedimentation von L-Myosin würde durch die Zugabe von G-Actin polydispers.

b) Die Reaktion der G-Actinteilchen miteinander.

G-Actinteilchen sind bei $p_H \sim 7{,}0$ nur bei völliger Abwesenheit von Salz und L-Myosin isoliert existenzfähig. Falls nur Salz und kein L-Myosin zugegen ist, polymerisieren die Einzelteilchen (STRAUB 1943).

Die Geschwindigkeit der Polymerisation hängt ausgesprochen von der Art und der Konzentration der Ionen ab (FEUER, MOLNAR, PETTKO und STRAUB 1948). Für Alkalichloride ist die Polymerisationsgeschwindigkeit zwischen 0,1 und 0,15 μ am größten und nimmt in höheren Konzentrationen recht steil wieder ab. Die Halbwertszeit der Polymerisation beträgt optimal etwa 15'. Ähnliche Halbwertszeiten werden von Mg'' und Ca'' bereits in Konzentrationen $\sim 10^{-3}$ m erreicht.

Während diese Erhöhung der Polymerisationsgeschwindigkeit durch Mg'' erhalten bleibt, wenn gleichzeitig m/10 Alkali in der Lösung ist, hemmen sich Alkali und Ca'' gegenseitig in ihrem Geschwindigkeitseffekt sehr stark (FEUER u. a. 1948). Der Umfang dieser Hemmung hängt von dem Verhältnis K':Ca'' ab. Die Hemmung ist am kleinsten, wenn dieses Verhältnis etwa 50:1 ist (STRAUB, FEUER und LAJOS 1948).

Die Mg''-Spuren sind für die Polymerisation durch Alkalisalze unentbehrlich! Die Polymerisation bleibt aus, wenn alles Mg'' durch Calgon entfernt ist.

Dabei ist Mg'' durchaus entbehrlich in dem Teil des Polymerisationsvorganges, in dem die langen Actinfäden gebildet werden: Wird G-Actin mit $2{,}5 \times 10^{-4}$ m Mg'' versetzt, so ändert sich die Viscosität zunächst nicht. Wird dann dieses Mg'' vollständig durch Calgon entfernt und die Lösung anschließend auf eine Konzentration von 0,1 m KCl gebracht, so setzen sofort Polymerisations- und Viscositätssteigerung ein. Das Mg'' bereitet also offenbar ausschließlich die Polymerisation zu viscosimetrisch erkennbaren Fäden vor, vielleicht indem es die Aggregation der Actinteilchen zu den SZENT GYÖRGYIschen Einheiten von $100 \cdot 300$ Å (vgl. Abschnitt C IV c) ermöglicht. Daß das Calgon wirklich alles Mg'' entfernt hat, zeigt sich durch das völlige Ausbleiben jeder Polymerisation zu F-Actin, wenn der Zusatz von Mg'' und Calgon in der Vorperiode gleichzeitig stattfindet (FEUER u. a. 1948).

---

[1] LAKI und CLARK selbst ziehen allerdings die Bildung von G-Actomyosin bei Mischung von G-Actin mit L-Myosin nicht in Betracht. Die Viscositätssteigerung der Actomyosinlösung nach Zusatz und Wiederaufspaltung von ATP erscheint ihnen deshalb als bisher ungelöstes Problem.

Der Ioneneinfluß als Ursache der Polymerisation legt es nahe, an eine Beteiligung der ionogenen Gruppen des Actins selbst zu denken. Tatsächlich findet DUBUISSON (1950c), daß die Polymerisation einer G-Actinlösung von p_H 8,0 und einem Bicarbonatgehalt von 7×10^{-3} m mit einer beträchtlichen H'-Abgabe verbunden ist: Die Lösung nimmt bei Polymerisation durch 0,05 m $CaCl_2$ einen p_H von 6,8 und bei Polymerisation durch 0,1 m KCl einen p_H von 7,2 an. Wird dieselbe Lösung in eine Atmosphäre mit 5% CO_2 gebracht und dadurch auf $p_H \sim 7{,}2$ angesäuert, so setzt 1 g Actin bei der Polymerisierung durch $CaCl_2$ (0,05 m) 45×10^{-2} Millimol H' bzw. CO_2'' frei und bei einer Polymerisierung durch 0,1 m KCl merkwürdigerweise nur etwa $2{,}5 \times 10^{-2}$ Millimol. Es bleibt offen, ob dieser beträchtliche Unterschied nur auf der verschiedenen Polymerisationsgeschwindigkeit (s. oben) bei begrenzter Versuchsdauer beruht. Daß bei der Polymerisation H' abgegeben wird, paßt zu der Feststellung, daß die negative Ladung und Wanderungsgeschwindigkeit des F-Actin größer ist als die des depolymerisierten G-Actin (Abschnitt C III).

Die Fähigkeit des G-Actin zur Polymerisation geht spontan langsam (in Abwesenheit von ATP schnell, vgl. Abschnitt C V c) verloren, sie wird außerdem durch eine Reihe chemischer Reagentien zerstört. Fast alle diese Stoffe

Tabelle 21. *Beeinflussung der Umwandlung von G-Actin in F-Actin.*

1		2	
Einflüsse, die die Polymerisierung verhindern oder rückgängig machen		Stoffe, die antagonistisch zu den Stoffen in der Spalte 1 wirken	
Einflüsse	Autor	Stoffe	Autor
Hg(II)-salicyl-allylamido-acetat (Salyrgan)	KUSCHINSKY und TURBA 1950b	Cystein	TURBA u. a. 1950
Cu-Glykokoll	TURBA u. a. 1950	Ascorbinsäure	STRAUB und FEUER 1950
m-Amino-p-oxyphenyl-arsen (III)-oxyd (Oxarsan)	TURBA u. a. 1950		
Cystin Methylenblau $KMnO_4$	G. FEUER		
KJ > 0,5 mol	STRAUB 1942		
Dialyse	STRAUB und FEUER 1950		

sind entweder Oxydationsmittel oder Sulfhydrilreagentien (Tabelle 21, Spalte 1). Die Schutzmittel gegen diese Denaturierungen sind entweder Reduktionsmittel oder Träger von SH-Gruppen (Tabelle 21, Spalte 2).

Also scheinen die freien SH-Gruppen im reduzierten Zustand für die Polymerisierung des G-Actin zu F-Actin ebenso notwendig zu sein wie für die Bildung des Actomyosinkomplexes aus F-Actin und L-Myosin. Nur handelt es sich im ersten Fall um die SH-Gruppen des Actin und im zweiten Fall um die SH-Gruppen des L-Myosin.

Auf Oxydation der SH-Gruppen mag auch die Spontandenaturierung des G-Actin beruhen! Sie wird nämlich durch Ascorbinsäure verzögert (STRAUB und FEUER 1950). Außerdem aber wird sie durch ATP verhindert (s. Abschnitt C V c). Und ATP scheint unter Beteiligung von SH-Gruppen gebunden zu sein (vgl. Abschnitt C V a und C V d).

c) Die Reaktion der Actinteilchen mit ATP.

Polymerisation und Depolymerisation des Actin bedeuten eine eingreifende Änderung der Struktur einer Komponente des contractilen Protein. Also verdient die Frage Aufmerksamkeit, ob ATP etwas mit diesem Vorgang zu tun hat. Die vorliegenden Befunde sind nur zum Teil gesichert.

Folgende Tatsachen scheinen gesichert zu sein: 1. G-Actinlösungen enthalten kleine und wechselnde Mengen an ATP (STRAUB und FEUER 1950, DUBUISSON und MATHIEU 1950, LAKI, BOWEN und CLARK 1950, MOMMAERTS 1951a).

Nach Enteiweißung ist ATP festgestellt a) durch Nachweis des ATP-Effektes auf Actomyosinlösung (STRAUB und FEUER 1950), b) durch Bausteinanalyse der isolierten Substanz, c) durch Phosphatbestimmung vor und nach 7′ Hydrolyse (DUBUISSON und MATHIEU 1950), d) durch Ultraviolettabsorption (LAKI u. a. 1950, 1951b, MOMMAERTS 1951a), e) durch Reduktion[1] von Coenzym II (Triphosphopyridinnucleotid) (LAKI u. a. 1950), f) nach KALCKARs Methode (1947) (LAKI und CLARK 1951b, A. G. SZENT GYÖRGYI 1951a).

2. ATP schützt G-Actin vor Denaturierung: Wenn F-Actin durch 0,6 m KJ depolymerisiert wird, wenn ein isoelektrisches Actinpräparat mehrfach mit ATP-freier Lösung gewaschen wird oder wenn eine G-Actinlösung ausgiebig gegen eine ATP-freie Lösung dialysiert wird, so verlieren alle diese Präparate die Fähigkeit zur Polymerisation bei Salzzusatz. Der Verlust ist irreversibel, auch bei nachträglichem Zusatz von ATP. Werden zur Waschung, Dialyse oder KJ-Depolymerisation dagegen ATP-haltige Lösungen verwendet, bleibt die Fähigkeit der Polymerisation erhalten (STRAUB und FEUER 1950, LAKI u. a. 1950, MOMMAERTS 1951a, A. G. SZENT GYÖRGYI 1951a).

3. Aus der Schutzwirkung des ATP kann mit Sicherheit gefolgert werden, daß mindestens ein Teil des variablen ATP-Betrages an das G-Actin gebunden ist, wahrscheinlich unter Beteiligung der Sulfhydrylgruppen (s. unten).

Weniger sicher ist die Antwort auf die Frage, ob ATP für den Vorgang der Polymerisierung selbst notwendig ist. Zur Beurteilung sind 2 Arten von Befunden heranzuziehen: 1. Die Denaturierung des ATP-freien G-Actin kann eingeschränkt werden, wenn die Entfernung des ATP auf fermentativem Wege sehr schnell geschieht. Dann findet man auf Salzzusatz eine außerordentlich

---

[1] Die Reduktion erfolgt durch die Oxydation von Hexose-6-Phosphat in Anwesenheit von WARBURG und CHRISTIANs Zwischenferment (1932). Die Glykose wird durch Hexokinase und ATP verestert (KORNBERG 1950).

geringfügige Polymerisation, die sich auf Zusatz von ATP erheblich verstärkt, etwa auf den halben Betrag des unbehandelten Actin (LAKI u. a. 1950). Dieser Befund ist zweideutig. Er kann bedeuten, daß der ATP-Zusatz die noch unvollständige Denaturierung teilweise rückgängig gemacht hat. Er kann aber auch bedeuten, daß ATP bei dem Polymerisationsvorgang selbst mitwirkt. 2. Finden sich uneinheitlich Angaben darüber, ob ATP bei der Polymerisierung des G-Actin gespalten wird. STRAUB und FEUER (1950) geben an, 40—80% des ATP-Gehaltes der G-Actinlösung würde im Laufe der Polymerisierung in ADP und Phosphat gespalten. Der zeitliche Verlauf der Spaltung und der Polymerisierung stimme genau überein. LAKI u. a. (1950, 1951b), sowie A. G. SZENT GYÖRGYI (1951a) finden einen sehr wechselnden (10—50%), aber immer vorhandenen Unterschied des ATP-Gehaltes zwischen G- und F-Actinlösung. Nach MORALES, LAKI, GERGELY und CECCHINI (1951) wird bei der Polymerisation die Ultrarotbande (930 cm^{-1}) größer, die auf gebundenes ADP bezogen wird, und die entsprechende ATP-Bande (911 cm^{-1}) schwächer. DUBUISSON und MATHIEU (1950) finden dagegen keine ATP-Spaltung[1].

Wenn ATP gespalten würde, würde dies mit hoher Wahrscheinlichkeit für seine Mitwirkung bei der Polymerisation sprechen.

STRAUB und FEUER (1950) meinen, daß F-Actin einen höheren Energiegehalt habe als G-Actin. Der daraus resultierende Energiebedarf der Polymerisierung soll durch die ATP-Spaltung geliefert werden. Sie vervollständigen den energetischen Zirkel durch die Annahme, bei der Depolymerisierung des F-Actin werde die Depolymerisierungsenergie zur Resynthese des ATP verwendet. Diese Ansicht wird von keinem der Nachuntersucher bestätigt (LAKI und CLARK 1951b, A. G. SZENT GYÖRGYI 1951a).

Um zusammenzufassen: Es scheint sicher, daß es dissoziables ATP-G-Actin gibt und daß nach der Dissoziation das G-Actin ungewöhnlich schnell denaturiert. Es scheint ferner sicher, daß die Depolymerisierung des F-Actin nicht mit ATP-Bildung verläuft. Weitergehende Aussagen über die Rolle des ATP bei Polymerisierung und Depolymerisierung des Actin scheinen noch weiterer Untersuchungen zu bedürfen.

d) Die Reaktion zwischen L-Myosin, Actomyosin und ATP.

ATP wirkt nicht spezifisch auf die kolloidalen Eigenschaften des *L-Myosin*. Dagegen werden die kolloidalen Eigenschaften des *Actomyosin* im Sol- wie im Gelzustand tiefgehend beeinflußt. Dabei spalten Actomyosin und L-Myosin das ATP.

1. Die ATP-Spaltung durch Actomyosin und L-Myosin.

Wenn Myosinpräparate in üblicher Weise ausreichend gereinigt sind, wird nur die endständige Phosphatgruppe des ATP abgespalten. Gereinigte Myosin-

---

[1] Auch wenn in Wirklichkeit alles ATP bei der Polymerisation gespalten werden sollte, würde diese Spaltung keineswegs reichen, um die H-Abgabe bei der Polymerisation (Abschnitt C V b) zu erklären: Die H-Abgabe bei der Polymerisation durch CaCl$_2$ wäre nur erklärbar durch die Spaltung einer ATP-Menge von 33% des Actingewichtes (DUBUISSON und MATHIEU 1950).

präparate besitzen also nur ATPase- und nicht ADPase-Wirkung (ENGELHARDT und LJUBIMOVA 1939, D. NEEDHAM 1942, BAILEY 1942, SZENT GYÖRGYI und Mitarbeiter 1942 und 1943).

Eine Abtrennung auch der ATPase-Wirkung vom Myosinpräparat ohne gleichzeitige Denaturierung scheint bisher noch nicht einwandfrei gelungen zu sein (SZENT GYÖRGYI 1947, POLIS und MEYERHOF 1947, MOMMAERTS 1948b).

Daß die ATPase-Gruppen nicht gleichmäßig über das Myosinpartikel verteilt sind, ist durch die bedeutungsvollen Versuche von POLIS und MEYERHOF (1947) gezeigt. Diesen Autoren gelang es durch Lantanfällung L-Myosin so zu fraktionieren, daß eine der Fraktionen etwa die 4fache ATPase-Aktivität besaß wie das ursprüngliche Myosin. Ob ähnliches durch Trypsinandauung zu erreichen ist, ist strittig (GERGELY 1950, LAJTHA 1951).

Die ATPase-Gruppen sind außerordentlich empfindlich gegen Schwermetalle, Sulfhydrilreagentien und Oxydationsmittel. Ebenso wie die polymerisierenden Gruppen des G-Actin werden auch diese Gruppen in der Regel restauriert durch reduzierende Substanzen, Schwermetallkomplexbildner oder Träger von SH-Gruppen. Es sind also ebenfalls SH-Gruppen (SZENT GYÖRGYI 1942, BAILEY 1942, POLIS und MEYERHOF 1947 und Tabelle 20).

Die ATP-Spaltung durch F-Actomyosin und durch L-Myosin wird im Sol- wie im Gelzustand durch steigende Salzkonzentrationen bis zu einem Optimum aktiviert (BANGA 1942).

Die ATP-Spaltung und die aktivierende Wirkung der Salze ist beim L-Myosin unabhängig davon, ob das L-Myosin als Sol oder Gel vorliegt: als Sol (BAILEY 1942) wie als Gel (BANGA 1942) wird L-Myosin — ATPase durch Mg'' *allein* kaum oder nicht aktiviert. Die *KCl-Aktivierung* des Sols wie des Gels wird durch Mg'' in gleicher Weise gehemmt (vgl. BANGA 1942 mit BANGA 1943). Im Sol (BAILEY 1942) und im Gel (BANGA 1942) aktiviert Ca'' bei weitem am meisten von allen untersuchten Ionen. Die Kurve der Abhängigkeit der ATP-Spaltung von der KCl-Konzentration zeigt keinerlei Stufe oder Knick, wenn die Ionenstärke des KCl die Löslichkeitsgrenze des L-Myosins überschreitet. Die Kurve hat ein flaches Maximum bei etwa 0,2 m, also gerade bei einer KCl-Konzentration, bei der das L-Myosin teils gelöst, teils als Gel vorliegt (BANGA und SZENT GYÖRGYI 1943, BIRO und SZENT GYÖRGYI 1949, HASSELBACH 1952a).

Die Ergebnisse über die Größe und die Aktivierbarkeit der Actomyosin-ATPase ergaben noch vor einem Jahr ein außerordentlich verwirrendes und widerspruchsvolles Bild. Das hat folgende Gründe:

1. Die ATPase des Actomyosingels wirkt sehr viel stärker und unter ganz anderen Bedingungen, als die ATPase des Actomyosinsols.

2. Die Ionenstärke, bei der das Actomyosin aus dem Gel- in den Solzustand übergeht, wird sehr stark durch den p_H, die Konzentration von Ca'' und Mg'',

die Temperatur, die Actomyosinstruktur und vor allem auch die ATP-Konzentration beeinflußt (vgl. Abschnitt C V d 2 und 3, BIRO und SZENT GYÖRGYI 1949, HASSELBACH 1952a).

3. *Genau die gleichen Faktoren, die die Sol-Gel-Umwandlung beeinflussen, beeinflussen gleichzeitig die ATPase Aktivität beider Zustände, und zwar ganz verschieden.*

Die durch den Sol-Gel-Übergang gegebene Komplikation ist von SZENT GYÖRGYI immer wieder betont worden. Doch wurde dieser Gesichtspunkt in den zahlreichen Arbeiten der ATPase Forscher nicht recht fruchtbar, weil die präzisen Bedingungen und die Variabilität der Gel-Sol-Umwandlung ungenügend bekannt waren (vgl. Abschnitt C V d 2 und 3).

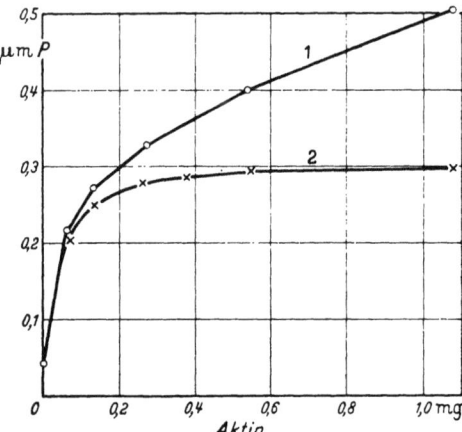

Abb. 22. Steigerung der ATPase-Aktivität von L-Myosin durch Actinzusatz (nach HASSELBACH 1952). Abszisse: Actinzusatz in mg Eiweiß, zugefügt zu 1,56 mg L-Myosin. Ordinate: Anfangsgeschwindigkeit der Spaltung in μM Phosphat je Minute je mg L-Myosin in Kurve 1, je mg Eiweiß (Actomyosin) in Kurve 2; $T = 23^\circ$ C, 0,06 μ, p_H 6,9, 10^{-4} m Mg^{++}. 0,83 $\times 10^{-3}$ m ATP.

Sie sind heute ausreichend bekannt, um vollständig ungelöstes Actomyosingel mit vollständig gelöstem Actomyosinsol und mit L-Myosin vergleichen zu können. Dann ergibt sich ein durchsichtiges und widerspruchfreies Bild:

1. Die Aktivität von L-Myosin und Actomyosinsol stimmt unter allen Bedingungen quantitativ überein (HASSELBACH 1952a). Die ATPase des gelösten Actomyosinsols ist also die L-Myosin ATPase. In 0,1 molarem KCl wird die L-Myosin-ATPase durch die Komplexbildung mit Actin bei $p_H \sim 7$ sehr stark und bei $p_H \sim 9$ gar nicht aktiviert. Denn bei $p_H \sim 9$ ist das Actomyosin gelöst (BIRO und SZENT GYÖRGYI 1949). Die Aktivierung durch Actin steigt bei Mg''-Gegenwart bis zu einer L-Myosin-Actinproportion = 3:2 auf das 12fache (0,06 μ, 10^{-4} Mg'', 10^{-3} m ATP, 23° C). Dies gilt, wenn die Spaltung auf das Milligramm L-Myosin bezogen wird (vgl. Abb. 22).

2. Das Actomyosingel hat sein p_H-Optimum bei $p_H \sim 7$ (KIELLEY und MEYERHOF 1948, SARKAR u. a. 1950, PERRY 1951). Die L-Myosin-ATPase hat ohne Erdalkali oder mit Mg'' zwischen $p_H \sim 7$ und 9,5 überhaupt kein ausgesprochenes Optimum, bei Aktivierung mit Ca'' ein hohes und steiles Optimum bei $p_H \sim 9,5$ (KIELLEY und MEYERHOF 1948).

3. Der ATP-Umsatz des Actomyosingels ist von der ATP-Konzentration von 2×10^{-4} molar an bis zur Lösungsgrenze des Gels unabhängig. Die Aktivität von Actomyosinsol und L-Myosin fällt mit steigender ATP-Konzentration von $0,4 \times 10^{-3}$ m bis 7×10^{-3} m langsam und gradlinig ab (HASSELBACH 1952a).

4. Der ATP-Umsatz des KCl-aktivierten Actomyosingels wird bis zu einer Mg''-Konzentration von 5×10^{-4} molar um 100—300% gesteigert (PERRY 1951, SARKAR u. a. 1950. HASSELBACH 1952a)[1]. Der Umsatz durch KCl-aktiviertes L-Myosin (und KCl-aktiviertes Actomyosinsol) fällt mit steigender Mg''-Konzentration bis zu 10^{-1} molar Mg'' stetig ab (HASSELBACH 1952a).

5. Ca-Ionen fördern sowohl Actomyosin- wie L-Myosin-ATPase (BANGA und SZENT GYÖRGYI 1943, BOWEN 1951, PERRY 1951, HASSELBACH 1952a). Aber die Förderung der Actomyosin-ATPase beträgt nur $1/3$ der Förderung der L-Myosin-ATPase (HASSELBACH 1952a).

Die außerordentliche Fülle abweichender Angaben beruht darauf, daß die Aktivität der ATPase statt an undissoziierten Actomyosingel an mehr oder minder dissoziertem Actomyosin gemessen wurde. Dies ist der Fall in allen Messungen, die bei $p_H \sim 7$ und einer Ionenstärke $\gtrsim 0,15$ bis $0,20 \mu$ mit extrahiertem Actomyosin gemacht sind und ist ferner der Fall in fast allen Messungen bei $p_H \gtrsim 8$ (vgl. Abschnitt C V d 2). Solche Messungen sind alle Messungen von MOMMAERTS und SERAIDARIAN (1947), ein Teil der Messungen von BANGA und SZENT GYÖRGYI (1943) sowie von KIELLEY und MEYERHOF (1949) und SPICER und BOWEN (1951). Dagegen sind die Messungen der ATPase-Aktivität von PERRY (1951) und SARKAR u. a. (1950) am Fasermodell — trotz der gleichen ionalen Bedingungen — Messungen der Actomyosin- und nicht der L-Myosinaktivität (vgl. Abschnitt C V d 2).

Alle beschriebenen Phosphatase-Wirkungen des Aktomyosin scheinen die Anwesenheit von Erdalkalispuren zur Voraussetzung zu haben. Dies gilt für die ATP- wie die ITP-Spaltung. Die ITP-Spaltung beträgt in Lösung ohne Zusatz von Erdalkalien nur 20% der Spaltung, die in Lösungen mit einem Erdalkaligehalt von 10^{-3} molar gefunden wird. Die ATP-Spaltung kann nur durch Entfernung der am Eiweiß haftenden Erdalkalispuren (vgl. SPICER und BOWEN 1951) mit Hilfe von Enthärtungsmitteln auf 10% des Ausgangswertes herabgedrückt werden. Im Gegensatz zu den Kolloidwirkungen (Kontraktion: Abschnitt B III k, Dissoziation: Abschnitt C V d 3) kommt die Spaltung nicht nur auf Mg'' sondern auch auf Ca''-Zusatz wieder voll in Gang (SPICER und BOWEN 1951, HASSELBACH 1952a).

2. Der Einfluß des ATPs auf die Sol-Gel-Umwandlung.

Die Ionenstärke der Sol-Gel-Umwandlung wird durch ATP sehr beträchtlich erniedrigt: während bei p_H 7 in ATP-Abwesenheit die Umwandlung bei $0,34 \mu$ beginnt und bei $0,28 \mu$ beendet ist, beginnt sie bei Gegenwart von 1×10^{-3} molar ATP „scheinbar" auch bei $0,3 \mu$, aber endet erst bei etwa $0,1 \mu$ (Abb. 23). Wo sie in Wahrheit beginnt, kann zur Zeit noch nicht sicher angegeben werden. Denn die Actomyosinlösung dissoziiert bei ATP-Gegenwart im L-Myosin und

---

[1] Etwa 5×10^{-4} molar Mg'' als Optimalkonzentration ist schon 1942 von BANGA gefunden.

Actin (vgl. Abschnitt C V d 3). Da aber L-Myosin erst oberhalb 0,3 μ voll gelöst ist (vgl. Abschnitt C II) könnten die Gelreste, die zwischen 0,2 und 0,3 μ noch vorhanden sind, auch L-Myosingel sein. Für diese Deutung könnte die Tatsache sprechen, daß sich die Sol-Gel-Umwandlung des Actomyosin ohne ATP sehr scharf vollzieht, während sie mit ATP sich über dasselbe breite Intervall der Ionenstärke erstreckt, wie die Sol-Gel-Umwandlung des L-Myosins. Die Auflösung des Gels beginnt bei um so niedrigerer Ionenstärke, je höher die ATP-Konzentration ist.

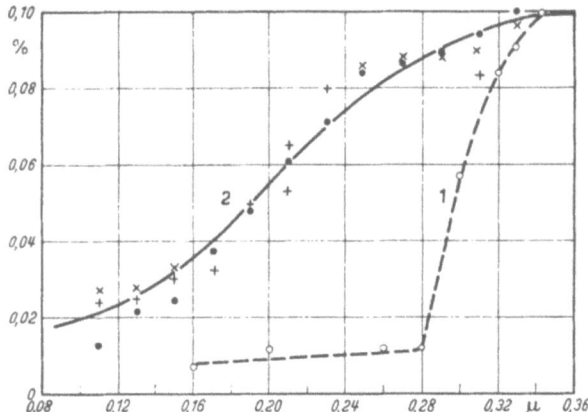

Abb. 23. ATP-Einfluß auf Actomyosinlöslichkeit (nach HOF-SCHNEIDER 1952). Ordinate: gelöstes Eiweiß in Prozent. Abszisse: Ionenstärke. 1. Ohne ATP; 2. mit 1×10^{-3} m ATP. ● ohne Erdkali, × mit 10^{-3} m $MgCl_2$, + mit 10^{-3} m $CaCl_2$. Das lösliche Eiweiß der Kurve 1 unterhalb 0,28 μ ist überschüssiges L-Myosin.

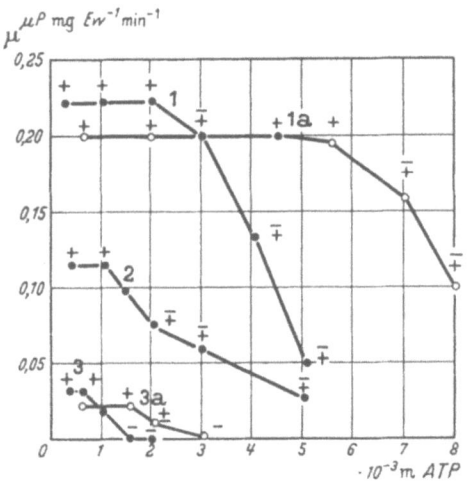

Abb. 24. Einfluß von [ATP] und [Mg··] auf Actomyosinlösungen verschiedener Temperatur (nach HASSELBACH 1952). Ordinate: Anfangsrate der ATP-Spaltung (μmol Phosphat × mg Eiweiß$^{-1}$ × Min.$^{-1}$). Abszisse: [ATP]; Kurvengruppe 1 20° C, Gruppe 2 10° C, Gruppe 3 0° C, Kurve 1—3 mit 10^{-4} m Mg··, 1a und 3a ohne Mg··; alle Kurven 0,075 μ; p_H = 7. + vollständige Superpräcipitation, ± teilweise Superpräcipitation — fehlende Superpräcipitation.

Die Ionenstärke der Sol-Gel-Umwandlung von ATP-freiem und ATP-haltigem Actomyosin scheint durch Ca″, Mg″ und Senkung der Temperatur nicht wesentlich beeinflußt zu werden (HOFSCHNEIDER 1952), obwohl durch diese 3 Faktoren die Ionenstärke erniedrigt wird, unterhalb derer Superpräzipitation möglich ist (Abb. 24, HASSELBACH 1952a, A. SZENT GYÖRGYI 1951a, GERGELY und SPICER 1951).

Es gilt also für gereinigtes Actomyosin in erster Annäherung: in Anwesenheit üblicher ATP-Konzentrationen (0,5 bis 5×10^{-3} molar) ist das Gel auf jeden Fall teilweise gelöst, wenn die Ionenstärke größer als 0,1 μ ist. Diese Zahlen gelten für $p_H \sim 7$. Bei p_H 8 scheint die Grenzionenstärke bereits bei 0,05 μ zu liegen (SPICER 1951)[1].

---

[1] In der Arbeit von SPICER wird der durch ATP gelöste Anteil des Actomyosingehaltes daran erkannt, daß er ausfällt bzw. gelatiniert, sobald das ATP wieder gespalten ist. Die Ionenstärke, bei der neben dem momentan entstandenen Superpräcipitat solche nachträgliche Gelatinierung stattfindet, erniedrigt sich von p_H 7—p_H 8 um etwa 0,05.

Die Grenze zwischen Gel- und Solzustand des Actomyosinsystems liegt im Fasermodell sehr viel höher, weil der Actomyosingehalt des Fasermodells etwa 10mal so hoch ist wie der Gehalt des gereinigten Actomyosingels. Dies geht daraus hervor, daß die — der Superpräcipitation analoge — ATP-Kontraktion der Fasermodelle erst bei Ionenstärken $\gtrsim 0{,}5\,\mu$ verschwindet (A. G. SZENT GYÖRGYI 1950a, b, ROY 1950). Das hat zur Folge, daß Fasermodelle bei pH 7 auch noch zwischen 0,1 und 0,2 μ reine *Actomyosin*-ATPase-Aktivität zeigen (PERRY 1951, SARKAR u. a. 1950). Auch mit Gel aus gereinigtem Actomyosin läßt sich dies Verhalten des Fasermodells in gewissem Umfang durch eine längere Vorperiode in superpräcipitiertem Zustand nachahmen (HASSELBACH 1952a).

3. Der ATP-Einfluß auf Actomyosin in Lösung.

ATP wirkt auf den kolloidalen Zustand von Actomyosinlösungen und Actomyosingel ganz verschieden.

In Actomyosinlösungen erniedrigt es 1. die Viscosität, 2. die Strömungsdoppelbrechung, 3. die Lichtstreuung, 4. die Phosphorescenz und 5. die Sedimentationsgeschwindigkeit (NEEDHAM u. a. 1941, SZENT GYÖRGYI und Mitarbeiter 1942, 1943, 1947, WEBER 1947, 1950a, b, PORTZEHL u. a. 1950, SNELLMAN und TENOW 1948).

Die ersten 4 Änderungen zeigen, daß Actomyosinlösungen durch ATP mehr oder weniger ihren fibrillären Charakter verlieren. Fadenpartikel können kürzer werden auf 2 Wegen: Sie können sich 1. kontrahieren oder verknäueln oder 2. können sie in kleinere Teilchen dissoziieren.

JORDAN und OSTER (1948) suchen diese Alternative durch Bestimmung der Winkelabhängigkeit der Lichtstreuung zu beurteilen. Sie entscheiden sich für eine Verkürzung der Fäden durch Verknäuelung. Diese Deutung ist schon qualitativ kaum haltbar, weil unter ATP die Sedimentationskonstante des Actomyosin auf wenige Prozent ihres ursprünglichen Wertes absinkt. Denn die Sedimentationskonstante müßte ansteigen, wenn die Teilchen sich der Kugelform nähern, ohne daß ihre Masse dabei abnimmt. Die Ansicht, die ATP-Wirkung sei nur eine Formänderung der Teilchen, erscheint ganz unhaltbar, wenn man die Ergebnisse der anderen Methoden quantitativ berücksichtigt.

1. Gleichgültig, ob s_{20}^0 vor ATP-Zusatz so groß ist, daß es nicht mehr gemessen werden kann („gel like" Komponente von SNELLMAN und ERDÖS 1949, JOHNSON und LANDOLT 1950), ob $s_{20}^0 \gg 280$ oder ~ 90 ist (PORTZEHL u. a. 1950), es findet sich immer nach ATP-Zusatz nur noch die Komponente mit $s_{20}^0 = 7{,}1$ (H. H. WEBER 1947, PORTZEHL u. a. 1950, SNELLMAN und ERDÖS 1949, bestätigt auch durch MOMMAERTS 1951c). Das aber ist die Sedimentationskonstante des freien L-Myosin. SNELLMAN und ERDÖS (1949) geben

darüber hinaus an, daß sie bisweilen auch noch die viel schwerer sichtbare Sedimentationsbande des freien F-Actin gefunden hätten.

2. Auf ATP-Zusatz fällt die Viscositätszahl $Z\eta$ der Actomyosinlösung auf die Summe der $Z\eta$-Werte ihres Actin- und L-Myosinanteils. Das ist immer der Fall, gleichgültig, in welcher Proportion L-Myosin und Actin gemischt waren (H. H. WEBER 1950a, b und Abb. 25; bestätigt von MOMMAERTS 1951c). Das wird in Abb. 25 daran erkannt, daß im Mischungsdiagramm der Viscosität die $Z\eta$-Werte durch ATP-Zusatz exakt auf die Verbindungsgrade der L-Myosinstammlösung mit der Actinstammlösung fallen.

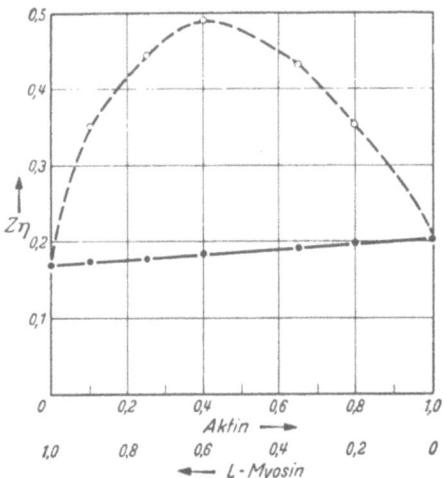

Abb. 25. $Z\eta$ von L-Myosin-F-Actin-Mischungen (WEBER und KEREKJARTO 1952). Ordinate: $Z\eta$. Abszisse: Mischungsverhältnis in Gewichtsteilen. Kurve 1: Vor Zusatz von ATP. Kurve 2: 2 min nach Zusatz von ATP.

3. Schließlich zeigt die Gleichheit der ATPase-Wirksamkeit von Actomyosin- und L-Myosinlösungen, daß in ATP-Gegenwart das L-Myosin frei ist (vgl. C V d 1).

Also beruht die ATP-Wirkung nicht auf einer Formänderung, sondern auf einer Dissoziation der Actomyosinteilchen. Die höhere Löslichkeit des F-Actomyosin in ATP-Gegenwart erklärt sich aus dem Übergang des schwer löslichen Actomyosin (s. Abschnitt C II) in das verhältnismäßig leicht lösliche L-Myosin und das wasserlösliche F-Actin.

Und wieder erhebt sich die Frage: Beruht der ATP-Effekt auf der Anwesenheit und Bindung des ATP oder auf seiner Spaltung? Diese Alternative ist für die Actomyosindissoziation in Lösung einfacher und sicherer zu entscheiden als für die Schrumpfung oder Kontraktion im Gel: Die Dissoziation kann anscheinend durch eine größere Anzahl von anorganischen und organischen Polyphosphaten und von SH-Komplexbildnern bewirkt werden (Tabelle 22). Die Mehrzahl dieser Substanzen aber wird gar nicht vom F-Actomyosin gespalten (vgl. Tabelle 22, Spalte 5). Andererseits spalten Actomyosinlösungen ATP ohne zu dissoziieren, wenn sie Ca-Ionen, aber keine Mg-Ionen enthalten (HASSELBACH 1952a)[1]. Also wird die Dissoziaton des gelösten Actomyosin nicht durch Spaltung, sondern durch Bindung des Reaktionspartners bewirkt.

Aber nicht jede Form der ATP-Bindung (und auch der ITP-Bindung) führt zur Dissoziation, sondern nur eine Bindung, die auch Mg-Ionen einschließt (HASSELBACH 1952a und SPICER und BOWEN 1951). Bei völliger

---

[1] Doch müssen hierfür auch die Mg''-Spuren entfernt sein, die in jedem Actomyosin gebunden von vornherein vorhanden sind (vgl. Abschnitt C V d 1 und ferner Abschnitt B III k).

Abwesenheit der Erdalkalien mag die Unfähigkeit des gelösten Actomyosin, unter ATP oder ITP zu dissoziieren, auf *fehlender* ATP-Bindung beruhen. In Ca''-Gegenwart aber wird das ATP gebunden — sonst würde es nicht gespalten — und trotzdem findet bei völligem Fehlen des Mg'' keine Dissoziation statt (HASSELBACH 1952a).

Im Gegensatz zur Schrumpfung und Kontraktion ist die Dissoziation des Actomyosin vollständig reversibel, wenn die wirksame Substanz entfernt wird. So treten F-Actin und L-Myosin spontan von neuem zusammen, wenn ATP

Tabelle 22. *Reagentien, unter deren Einwirkung Actomyosin dissoziiert.*

1	2	3			4		5
Konzentration	Substanz	Versuchsbedingungen bei $\sim 0{,}55\,\mu$ und $p_H \sim 7$			Effekt		Spaltung der Substanz
		$MgCl_2$	Temperatur °	Methode	Dissoziation in %	Spontane Resynthese	
$5{,}4 \times 10^{-4}$ m	ATP[1]	0	0	Viscosität	100	ja	ja
$2{,}5 \times 10^{-4}$ m	ATP[4]	10^{-3} m	20	Viscosität[4] Sedimentation[8]	100	in 30' nein	sehr klein
4×10^{-3} bis 5×10^{-2} m	ATP[2]	0	20	Strömungsdoppelbrechung[2] Sedimentation[9]	100	ja	ja
3×10 m^{-2}	ITP[2]	0	20	Strömungsdoppelbrechung	75	ja	ja
?	ITP[4]	0	20	Viscosität	0	—	ja
?	ITP[4]	10^{-3} m	20	Viscosität	100?	ja?	ja
?	ITP[4]	0	0	Viscosität	100	ja?	ja
10^{-4} m	Na-Triphosphat[4]	10^{-2} m	18	Viscosität	0	—	nein*
10^{-4} m	Na-Triphosphat[4]	10^{-2} m	0	Viscosität	100	nein	nein
10^{-3} m	Na-Triphosphat[4]	10^{-2} m	18	Viscosität	80	nein	nein
10^{-3} m	Na-Triphosphat[4]	0	0	Viscosität	50	nein	nein
10^{-3} m	Na-Triphosphat[4]	0	18	Viscosität	0	—	nein
3×10^{-2} m	Na-Triphosphat[2]	0	20	Strömungsdoppelbrechung	0	—	nein
$\gtrsim 6 \times 10^{-5}$ m	Na-Pyrophosphat[7]	0	0	Viscosität	100	nein	nein
$\leq 3 \times 10^{-3}$ m	Na-Pyrophosphat[7]	0	23	Viscosität	0	nein	nein
3×10^{-2} m	Na-Pyrophosphat[2]	0	20	Strömungsdoppelbrechung	0	—	nein
5×10^{-4} m	Na-Pyrophosphat[4]	10^{-2} m	17	Viscosität	100?	nein	nein
$1{,}5 \times 10^{-4}$ m	Hg II-salicylallylamid-o-essigsäure[5]	?	20	Viscosität	100	nein	nein
5×10^{-4} m	Cu II-Glykokoll[6]	?	20	Viscosität	100?	nein	nein

[1] SZENT GYÖRGYI und Mitarbeiter 1942 und 1943. — [2] DAINTY u. a. 1944. — [3] KLEINZELLER 1942. — [4] MOMMAERTS 1948. — [5] KUSCHINSKY und TURBA 1950b. [6] TURBA u. a. 1950. — [7] STRAUB 1943. — [8] SNELLMAN und ERDÖS 1949. — [9] WEBER 1950a.

* BAILEY (1944) findet, daß Triphosphat nicht gespalten wird. DAINTY u. a. (1944) finden eine schwache Triphosphatspaltung, aber die Autoren nehmen selbst an, sie hätten in ihrem Myosinpräparat eine fermentative Verunreinigung.

oder ITP gespalten sind (kontrolliert an Sedimentation, Viscosität und Strömungsdoppelbrechung, Tabelle 22). Die spontane Resynthese bleibt aus, wenn die wirksame Substanz vom Myosin nicht gespalten wird (vgl. Tabelle 22, Spalte 4 mit 5). Dies gilt auch für ATP selbst, wenn die Spaltung durch Mg''-Zusatz ganz oder fast ganz unterdrückt wird (Tabelle 22).

Also beruht offenbar nur die Resynthese des dissoziierten Actomyosin auf der Spaltung der wirksamen Substanz. Das aber heißt: die Wirkung der dissoziierenden Polyorthophosphate — und besonders des ATP — hat wahrscheinlich nichts zu tun mit dem Fundamentalvorgang der Kontraktion (vgl. Abschnitt B III f und g). Die Dissoziation des gelösten F-Actomyosin zeigt dagegen, daß die dissoziierend wirkenden Substanzen die Kohäsionskräfte des Actomyosinsystems herabzusetzen vermögen. Also mag die Wirkung auf die Dissoziation etwas zu tun haben mit der „Weichmacherwirkung" der Polyorthophosphate, der zweiten fundamentalen Wirkung des ATP auf contractile Modelle (vgl. Abschnitt B II).

Wieweit ADP eine Dissoziation von F-Actomyosinlösungen hervorruft, steht noch nicht fest. DAINTY u. a. (1944) und MOMMAERTS (1948) finden zwar geringe Effekte, doch halten die Autoren ihre Actomyosinpräparate für zu unrein, um diese Frage entscheiden zu können.

Alle wirksamen anorganischen und organischen Polyphosphate — außer ATP selbst — wirken bei 0^0 in den angewandten Konzentrationen besser als bei höheren Temperaturen (STRAUB 1943 und MOMMAERTS 1948). Dies könnte dafür sprechen, daß ihre Bindung an F-Actomyosin beträchtlich exotherm ist. Doch fehlt bisher eine Prüfung dieser Ansicht.

Die Actomyosindissoziation beansprucht unter Wirkung der SH-Komplexbildner (TURBA u. a. 1950), und bei ungünstigen Temperaturverhältnissen auch unter der Wirkung der Polyphosphate (MOMMAERTS 1948) meßbare Zeit. Da die Einstellung von ionalen Gleichgewichten unmeßbar schnell verläuft, mögen in diesen Fällen die Primärreaktionen von langsam verlaufenden Sekundärreaktionen überlagert sein.

Fragen wir nach dem Mechanismus, durch den die Dissoziation des F-Actomyosin bewirkt wird, so finden wir: Die SH-Komplexbildner (Salyrgan, Cu-Glykokoll) *ersetzen* nicht nur die Dissoziationswirkung des ATP (Tabelle 20), sondern hemmen gleichzeitig auch alle anderen ATP-Wirkungen (Tabelle 20). Das sieht so aus, als wären ATP, SH-Komplexbildner und Actin an dieselben Gruppen des L-Myosin gebunden, und zwar an die SH-Gruppen. Die alte SZENT GYÖRGYISCHE Vorstellung erweitert und präzisiert sich damit dahin: Die bindenden Gruppen des L-Myosin sind SH-Gruppen. Ihre Affinität ist zu Actin < ATP < angeführte SH-Komplexbildner.

Wie SH-Gruppen ATP binden, bleibt offen. Der naheliegende Gedanken, es könne sich um Veresterung handeln (BINKLEY 1945), scheint kaum haltbar, weil sich nach den technisch glänzenden Messungen von FABRY-HAMOIR (1950) der p_H bei der Zugabe von ATP zu Actomyosin nicht ändert. Selbst wenn der begrenzende Faktor der ATP-Actomyosinbindung nur jener Teil der SH-Gruppen sein sollte, der nach SINGER und BARRON (1944) bei der ATP-

Spaltung reagiert, sollte die p_H-Verschiebung noch $\sim 0{,}01$[1] sein. Der mittlere Fehler der Messungen aber beträgt 0,05 m V $\sim 0{,}003$ im p_H[2].

4. Der ATP-Einfluß auf Actomyosin im Gel.

Mg''-haltiges Actomyosin wird durch ATP zu Schrumpfung, Superpräcipitation oder Kontraktion veranlaßt, falls die Ionenstärke nicht zu hoch ist (vgl. Abschnitt C V d 2). Was molekularmorphologisch bei diesen Vorgängen geschieht, ist unbekannt: Das Weitwinkelröntgendiagramm zeigt vor und nach ATP-Zugabe zu gereinigtem Actomyosin (PERRY u. a- 1948) die gleiche α-Konfiguration. Elektronenmikroskopisch finden PERRY u .a. (1948) nach der ATP-Zugabe nur eine verstärkte Faserbildung (Seite an Seite Aggregation), während SNELLMAN und ERDÖS (1949) gerade ein Verschwinden der fadenförmigen Actomyosinpartikel und Verklumpung („Clusters") finden. Die Bilder von PERRY u. a. sind am „natürlichen" Actomyosin — d. h. mit einem Überschuß von L-Myosin — die Bilder von SNELLMAN und ERDÖS mit „künstlichem" Actomyosin im Verhältnis 3 L-Myosin zu 1 F-Actomyosin gewonnen.

BUCHTHAL u. a. 1949 legten sich schließlich noch die Frage vor, ob bei der Fadenschrumpfung chemische Veränderungen am F-Actomyosin stattfinden. Sie finden, daß F-Actomyosinfäden (und auch Fäden von L-Myosin) nach ATP-Behandlung (2×10^{-3} molar) und 7—12maliger Waschung ihren Gehalt an Phosphat, Adenosin und Ribose auf das 3—5fache des ursprünglichen Gehaltes erhöht haben. Das Verhältnis der verschiedenen Phosphatfraktionen (vgl. Abschnitt C IV a) ändert sich dabei nicht erkennbar. Die Reaktion ist für ATP ebenso streng spezifisch wie Schrumpfung und Kontraktion. Daß sie auch an Actomyosin- und L-Myosin*lösung* ähnlich verläuft, spricht dafür, daß sie mit dem Fundamentalvorgang der Kontraktion unmittelbar nichts zu tun hat (vgl. LAJTA 1951). Wieweit es sich bei diesem Vorgang um Transphosphorylierung oder Phosphonucleotidbindung handelt, scheint noch offen zu sein (BUCHTHAL u. a. 1947, LAJTA 1951).

Anhang: Andere fermentative Wirkungen des Myosin.

Ausreichend gereinigtes Myosin ist unfähig, Phosphat von irgendeiner der krystalloiden Phosphatverbindungen auf irgendeine andere zu übertragen. Dagegen gibt MENNE 1943 an, Myosin könne Arginin, Histidin, Glykocyamin und Cholin in Kreatin umwandeln. Die anderen Hauptfraktionen der Muskeleiweißkörper vermögen das nicht zu tun. Da

---

[1] Diese Differenz ist sehr klein. Aber die vorzügliche Technik der Arbeit und die außerordentliche Erfahrung des Laboratoriums von DUBUISSON in der Messung kleinster p_H-Differenzen lassen es fast sicher scheinen, daß auch diese kleine Differenz der Beobachtung nicht entgangen wäre.

[2] Selbstverständlich ändert sich der p_H vom Augenblick der Mischung an in fortschreitendem Maße, weil das ATP gespalten wird. Die erste Messung findet aber meist nach 15—20 sec statt, und die p_H-Zeitkurven sind dann rückwärts extrapoliert auf den Augenblick der Mischung.

aber sein Myosin nur 1mal umgefällt und 5mal gewaschen ist, bleibt es offen, ob nicht auch diese fermentative Fähigkeit bei mehrfacher Umfällung des Myosin verlorengeht.

Fraktioniertes und 3mal umgefälltes L-Myosin scheint recht erhebliche Desaminasewirkung auf AMP zu besitzen (HERMANN und JOSEPOVITS 1949, vgl. auch SUMMERSON und MEISTER 1944, TAVER und MORALES 1951). Da LAKI und CLARK (1951b) Desaminierung von Adenosinnucleotid durch Actin finden, mag die Desaminasewirkung des Actomyosins auf seiner Actinkomponente beruhen.

VI. Die Isolierung der fibrillären Muskelproteine.

a) Die Extrahierbarkeit.

Da bei $p_H \geq 6$ eine Ionenstärke $\sim 0{,}6\,\mu$ für alle fibrillären Proteine die Einsalzgrenze überschreitet, liegt die Erwartung nahe, daß aus frischem Muskelbrei alle fibrillären Proteine in eine Lösung dieser Ionalität übergehen.

Die Beobachtung bestätigt diese Erwartung nicht: Tropomyosin geht ausschließlich aus *Fisch*muskel in den Extrakt über[1]. Und mit Sicherheit kann bei $p_H \sim 6$ das L-Myosin erschöpfend extrahiert werden, ohne daß *Actin* in nachweisbarer Menge in den Extrakt übergeht.

Die Löslichkeit bestimmt offenbar die Extrahierbarkeit nicht allein. Das ist selbstverständlich. Es ist kaum vorstellbar, daß F-Actin- oder F-Actomyosinfäden von mehreren μ Länge am Austritt nicht durch die unlöslichen Muskelstrukturen schon rein mechanisch weitgehend gehindert werden sollen. Es ist ja eine alte Erfahrung, daß F-Actomyosin- und F-Actinlösungen nicht einmal durch übliches Filterpapier filtriert werden können, ohne daß sich das Filter verstopft.

Wenn die Actomyosinfilamente durch ATP, Pyrophosphat oder KJ zur Dissoziation gebracht werden, wird das L-Myosin extrahierbar (SZENT GYÖRGYI und Mitarbeiter 1943, DUBUISSON 1950f, HASSELBACH und SCHNEIDER 1951). Es ist in diesem Fall nicht einmal nötig, den Muskel überhaupt zu zerkleinern (AMBERSON, ERDÖS, CHINN und LUDES 1949).

Die F-Actinfäden des Muskels werden extrahierbar, wenn sie in G-Actin verwandelt werden, entweder ohne Denaturierung (Verfahren von STRAUB 1942 und 1943, vgl. auch SZENT GYÖRGYI 1947 oder durch KJ + ATP, A. G. SZENT GYÖRGYI 1951a) oder aber durch KJ ohne ATP unter gleichzeitiger Denaturierung (DUBUISSON 1950f und DUBUISSON und FABRY-HAMOIR 1950).

Geschieht das nicht, so hängt die Extraktionsgeschwindigkeit des F-Actin von der Dichte der umhüllenden unlöslichen Muskelstruktur ab. Diese Muskelstruktur wird aufgelockert durch alkalische Reaktion und sie wird dichter mit der Annäherung an den I.P. ($p_H \sim 6$). Diese Muskelstruktur kann mechanisch mehr oder minder weit zerstört werden. Infolgedessen ist F-Actin bei $p_H \sim 6$ aus einem Muskel, der nur mit der Fleischmaschine zerkleinert ist, überhaupt nicht extrahierbar (HASSELBACH und SCHNEIDER 1951).

---

[1] Vergleiche die Elektrophoresediagramme von DUBUISSON 1950d mit den Diagrammen von 1950e, sowie HAMOIR 1951 (s. auch BAILEY 1948).

Bei p_H 7,5 wird das Actin unter gleichen Bedingungen sehr langsam und meist unvollständig in 24—48 Std extrahiert. So wird das relativ actinreiche Myosin B von SZENT GYÖRGYI erhalten (BANGA und SZENT GYÖRGYI 1942). Wird der mit dem Latapie hergestellte Muskelbrei anschließend etwa 4' mit dem waring blendor behandelt, so läßt sich das F-Actin bei p_H 6 wie bei p_H 7,5 gleich schnell und erschöpfend extrahieren (HASSELBACH und SCHNEIDER 1951). Wird das L-Myosin auch erst nach der blendor-Behandlung extrahiert, so treten L-Myosin und F-Actin gleichzeitig aus und bilden Actomyosin[1]. Der Anteil des F-Actin wächst dabei mit der Dauer der blendor-Behandlung. Dies geht aus Abb. 26 hervor, in der der wachsende Actinanteil sich durch steigende ATP-Empfindlichkeit zu erkennen gibt. Werden schließlich die umhüllenden Strukturen ganz beseitigt — durch Isolierung der Muskelfibrillen nach SCHICK und HASS (1949) oder PERRY (1951) — so lösen sich diese Muskelfibrillen in 0,6 molar KCL-Lösung sofort zu einer typischen Actomyosinlösung (SCHICK und HASS 1949, PERRY 1951).

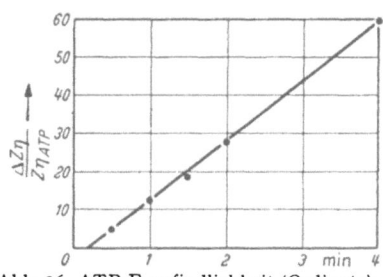

Abb. 26. ATP-Empfindlichkeit (Ordinate) des 20' Extraktes in Abhängigkeit von der Dauer der Blendorbehandlung (Abszisse).

Es ist also nicht nötig, die Schwierigkeiten bei der Extraktion von Actin mit einer chemischen Bindung dieses Proteins an unlösliche Strukturbestandteile zu begründen (STRAUB 1942, SZENT GYÖRGYI 1947). Die Ansicht, L-Myosinlösung sei ein besonders gutes Extraktionsmittel für Actin, weil die Affinität des Actin zu dem gelösten L-Myosin größer sei als zu den unlöslichen Strukturproteinen (STRAUB 1942, 1943) hat sich nicht bestätigt. In gena en Vergleichsversuchen zeigt sich, daß L-Myosinlösung den Salzlösungen gleicher Ionalität als Extraktionsmittel nicht im geringsten überlegen ist (HASSELBACH und SCHNEIDER 1951, vgl. auch CSAPO 1950).

Daß die Extraktionsgeschwindigkeit außer durch den Grad der Zerkleinerung auch noch durch wachsende Ionenstärke erhöht wird (DUBUISSON 1947), läßt sich im Rahmen dieser Anschauungen durch 2 Faktoren begründen: 1. Die zur Lösung notwendige Ionenstärke im Inneren der Muskelpartikel wird bei einem hohen Konzentrationsgefälle der Salze schneller erreicht. Das spielt bei einer 20 min-Extraktion sicher eine Rolle. 2. Sehr hohe Ionenstärken können eine gewisse Dissoziation des Actomyosinkomplexes als Voraussetzung jeder Extraktion bewirken (vgl. Abschnitt C V a). Dies spielt eine Rolle dann,

---

[1] Es ist wahrscheinlich, daß die Blendorbehandlung nicht nur die diffusionshemmenden Strukturen zerstört, sondern auch die langen F-Actinfäden mehr oder minder zerschlägt. Feststellbar ist dies nicht, weil mechanisch zerstörte F-Actinfäden spontan regenerieren. Dies ist von ROZSA und STAUDINGER 1948 elektronenmikroskopisch belegt für Actinfäden, die durch Ultraschall zerstört waren.

wenn der Spiegel des Muskel-ATP reduziert ist (Ermüdung, Kontraktur) und andere spezifisch dissoziierende Ionen fehlen (vgl. Abschnitt C V d 3 und Tabelle 22).

Für die Extrahierbarkeit von L-Myosin und Actin scheint also zu gelten: Sie hängt allein ab von der gegenseitigen Bindung dieser Proteinpartikel und von der mechanischen Behinderung der Diffusion durch die umhüllenden Muskelstrukturen (vgl. auch DUBUISSON 1947).

Komplizierter scheinen die Verhältnisse beim Tropomyosin zu liegen. Warmblütertropomyosin scheint bisher identifiziert zu sein nur in salzhaltigen Extrakten aus Trockenpulvern, die mit Alkohol-Äther (BAILEY 1948), Aceton, Carbondisulfid und Petroläther (DUBUISSON 1950a) getrocknet waren.

Daß es im Muskelextrakt noch nicht identifiziert ist, mag auf seiner geringen Menge beruhen. Dafür spricht auch die Isolierung von Fischtropomyosin (und Nucleotropomyosin) aus Extrakten einer Ionenstärke von 0,35 μ zwischen p_H 5,5 und 7,0 (HAMOIR 1951). Der Anteil des Tropomyosin an den Trockenpulverextrakten und an den Fischextrakten bei p_H 5,5 ist dagegen verhältnismäßig hoch, weil die Hauptmasse der anderen Proteine durch die organischen Trocknungsmittel bzw. dem sauren p_H unlöslich geworden sind.

Aber Tropomyosin ist wasserlöslich. Trotzdem ist es aus Trockenpulver auch dann gewinnbar, wenn der Trocknung des Muskelbreies eine mehrfache Extraktion der wasserlöslichen Proteine vorhergegangen ist (DUBUISSON 1950a). Und ferner kann es aus dem Trockenpulver nicht mit Wasser, sondern nur mit Salzlösungen (optimale Ionenstärke 1 μ) extrahiert werden (BAILEY 1948, DUBUISSON 1950e). Tropomyosin befindet sich also tatsächlich vor der Extraktion in einem anderen Zustand als hinterher.

Wenn aus dem Muskelbrei vor der Trocknung außer den globären Proteinen auch noch das *L-Myosin* extrahiert wird, so nimmt die Ergiebigkeit des Trockenpulvers an *Tropomyosin* ab. Diese Abnahme ist um so größer, je höher die Ionenstärke bei der Extraktion des L-Myosin war. Wenn sie 1 μ betrug, sinkt die Tropomyosinausbeute des Pulvers auf 20% des Normalwertes ab (BAILEY 1948). Diese Tatsache und die nahe Verwandtschaft zwischen L-Myosin und Tropomyosin (vgl. Abschnitt C IV a und b) legen den Gedanken nahe, daß Tropomyosin zu den Bausteinen des L-Myosin gehöre und von L-Myosin durch die sukzessive Einwirkung organischer Lösungsmittel und konzentrierter Salzlösung abgespalten würde. Diesem Gedanken widerspricht der glatte Übergang aus dem Fischmuskel in die Extraktionslösung und der Befund BAILEYs (1948), daß reine L-Myosinpräparate nach Alkohol-Ätherfällung an Salzlösungen von 1 μ keine nennenswerten Eiweißmengen abgeben.

Paramyosin scheint bisher noch nicht aus dem Muskel im eigentlichen Sinne extrahiert worden zu sein. Es wird aus gewissen Molluskenmuskeln gewonnen, indem durch Zerreiben in EDSALL-WEBER-Lösung die Struktur zerstört und ein großer Teil der anderen Proteine gelöst wird. Dann finden sich in diesen Lösungen intakte Paramyosinfibrillen, die sich bei einer Ionenstärke von 0,6 μ auflösen (F. O. SCHMITT, BEAR, HALL, JAKUS 1947).

b) Die Fraktionierung und Reindarstellung.

Die Variabilität der Extraktion gestattet es, die Reindarstellung der einzelnen Proteine bereits mit der Extraktion zu beginnen durch eine Art von fraktionierter Extraktion. Die höchste Vollendung hat dieses Verfahren bei der Reindarstellung des Actin nach STRAUB (1942 und 1943) gefunden.

Durch eine kurze Extraktion des frischen Muskelbreies durch Salzlösung mit 0,6 μ wird der größte Teil des L-Myosin und der globulären Proteine beseitigt. Durch mehrere Waschungen mit alkalischem H_2O wird der Rest der globären Proteine entfernt, während der Rest des L-Myosin durch Aceton denaturiert wird. Bei der Extraktion des Trockenpulvers mit CO_2-freiem H_2O geht dann nur Actin in Lösung (durch elektrische Kataphorese geprüft DUBUISSON 1950c), weil das Tropomyosin durch reines Wasser nicht extrahierbar ist. Die Geschwindigkeit des Verfahrens und die frühe Beendigung autolytischer postmortaler Veränderungen des Muskels durch das Aceton verhüten weitgehend (DUBUISSON 1950c) aber in wechselndem Umfang die Denaturierung des Actin[1] (MOMMAERTS 1951a). Ein Teil des extrahierten G-Actin aber scheint immer seine Fähigkeit zur Polymerisation (MOMMAERTS 1951a) und zur Komplexbildung mit L-Myosin (JAISLE 1951) verloren zu haben.

Der undenaturierte Anteil des G-Actin wird nach Überführung in F-Actin auf der Ultrazentrifuge niedergeschlagen und dann mit ATP-haltigem Wasser (vgl. Abschnitt C V) als G-Actin wieder gelöst (MOMMAERTS 1951a).

Auf wesentlich einfachere Weise scheinen sich fast ebenso reine Actinlösungen zu ergeben nach dem Verfahren von A. G. SZENT-GYÖRGYI (1951b): Nach zweimaliger Vorextraktion mit Salzlösung (Entfernung des L-Myosin) und Waschung des Muskelbreis mit Wasser (Entfernung globärer Proteine) wird der Breirest mit 1,5 molar KJ (Actindepolymerisierung) und 2×10^{-2} molar ATP (Denaturierungsschutz) extrahiert. Das Eiweiß, das bei einer Verdünnung auf $\sim 0,4\ \mu$ in Lösung bleibt, wird bei einer Temperatur $\sim 0^0$ C durch Alkoholzusatz gefällt, und nach Entfernung von Alkohol und KJ durch Schnelldialyse als Actinlösung verwendet.

---

[1] Actin kann an sich auch aus frischem Muskelbrei isoliert extrahiert werden (A. G. SZENT GYÖRGYI 1951b und Abschnitt D I). Dann aber muß das L-Myosin vorher *erschöpfend* beseitigt sein. Dies geschieht durch wiederholte Extraktion verhältnismäßig grob zerkleinerten Muskels (Fleischmaschine) bei $p_H \sim 6$ mit 0,6 molar KCl. Das dauert aber so lange, daß das Actin in nicht unerheblichem Umfange denaturiert (HASSELBACH und SCHNEIDER 1951). Die hohe Bedeutung des Aceton besteht darin, daß es das L-Myosin unlöslich macht, seine Bindung mit dem Actin aufhebt, F-Actin in G-Actin umwandelt und gleichzeitig spontane Denaturierungsvorgänge stoppt.

L-Myosinextrakte sind weitgehend, bisweilen völlig frei von Actin bzw. von Actomyosin, wenn der p_H sauer (6,0—6,5) ist und die Extraktion kurz dauert (PORTZEHL u. a. 1950, JAISLE 1951). Das ist das Prinzip der A-Extraktion (A-Myosin von SZENT GYÖRGYI und Mitarbeiter 1942 und 1943). Solche Extrakte eignen sich für die Reindarstellung des L-Myosin. Das L-Myosin hat aber eine Neigung, im Laufe der Zeit und der Reinigungsmanipulation zu denaturieren (vgl. Tabelle 23). Diese Gefahr ist besonders groß bei dem von SZENT GYÖRGYI so genannten Krystallisationsverfahren (Tabelle 23 und SNELLMAN und ERDÖS 1948a). Es hat sich dagegen als besonders schonendes Verfahren völliger Reindarstellung bewährt, zunächst die globären Proteine und das ATP durch Fällung des Gesamtmyosin bei einer Ionalität von $\sim 0{,}04\,\mu$ und einem $p_H \sim 6{,}5$ zu entfernen. Hierauf wird die Lösung des Niederschlages fraktioniert bei einer Ionenstärke $\sim 0{,}3\,\mu$. Dann fällt das Actomyosin aus und das L-Myosin bleibt in Lösung. Die Umfällung des L-Myosin kann bis zu 4mal wiederholt werden, ohne daß Denaturierungsprodukte auftreten, falls die Gesamtzeit 5 Tage nicht überschreitet (vgl.

Tabelle 23. *Denaturierung des L-Myosin nach Sedimentationsbestimmungen.*
(Nach PORTZEHL u. a. 1950.)

1	2	3	4	5	6	
Versuchs-Nr.	Präparat	Behandlung des Präparates	Alter post mortem in Tagen	L-Myosinanteil S_{20} $(c=0)$	Denaturierter L-Myosinanteil S_{20} $(c=0)$	
1	L_1	Extrakt	1	7,1	100%	∅
2	L_2		14	7,1	77%	höhere Komponente 23%
3	L_3		15	7,1	92%	>15 8%
4	L_3		16	7,1	76%	<12 24%
5	L_1	1mal umgefällt	5	7,1	100%	∅
6	L_1	1mal umgefällt und fraktioniert	8	7,1	100%	∅
7	L_1	1mal krystallisiert	4	7,1	100%	∅
8	L_2		13	7,1	87%	~ 12 13%
9	L_2		4	7,1	100%	∅
10	L_4	fraktioniert und 2mal umgefällt	6	7,1	100%	∅
11	L_1		15	7,1	100%	∅
12	L_2		19	7,1	68%	~ 15 17% <15 15%
13	L_1	2mal krystallisiert	8	7,1	84%	12 16%
14	L_2		12	7,1	66%	>12 19% <12 15%
15	L_3	2mal krystallisiert und 1mal umgefällt	9	7,1	67%	<15 33%
16	L_4	fraktioniert und 3mal umgefällt	5	7,1	100%	∅
17	L_5		13	7,1	65%	<15 35%
18	L_6	fraktioniert und 4mal umgefällt	5	7,1	100%	∅
19	L_7		9	7,1	47%	~ 12 39% ~ 15 14%

Tabelle 23). Diese Feststellungen sind von MOMMAERTS und PARRISH[1] (1951) bestätigt.

Das Actomyosin, das bei der Fraktionierung ausgefallen ist, kann durch weitere Umfällung von dem eingeschlossenen L-Myosin befreit werden. Auch hier tritt im Laufe der Zeit und der Umfällungen eine Denaturierung ein. Während die Viscosität selbst sich nicht viel ändert, nimmt ihre ATP-Empfindlichkeit zuerst langsam, dann schneller ab. Wenn die Denaturierung weit fortgeschritten ist, finden sich auf der Ultrazentrifuge in steigendem Umfang die Sedimentationskonstanten des L-Myosin und seiner Denaturierungsprodukte. Es ist empfehlenswert, bei der Isolierung von natürlichem Actomyosin von 24 Std-Extrakten (p_H 7—7,5) auszugehen. Denn diese Extrakte sind reich an Actomyosin (PORTZEHL u. a. 1950).

Der Tropomyosinextrakt nach BAILEY (1948) enthält außer Tropomyosin die Proteine der Myogengruppe und denaturiertes G-Actin[2] (DUBUISSON 1950e). Es werden infolgedessen eine Reihe von Umfällungen und am Schluß Krystallisation zur völligen Reindarstellung benötigt (BAILEY 1948).

Anhang: Die Beurteilung des Denaturierungsgrades und der Actin-L-Myosinproportion im Actomyosin.

Da die Viscosimetrie bequem und wenig zeitraubend ist, wird sie vielfach zur Charakterisierung der fibrillären Muskelproteine gebraucht. Die Viscositätszahl $Z \eta$ (vgl. Abschnitt C IV a) gestattet eine gewisse Beurteilung der Reinheit von L-Myosinlösung sowie des Zustandes von F-Actinlösungen. Wird die Viscositätsänderung einer Lösung auf ATP-Zusatz untersucht, so ist eine sehr empfindliche Aussage darüber möglich, ob diese Lösung undenaturiertes Actomyosin enthält. Ist die ATP-Wirkung groß, so wird man vermuten, daß der Actomyosingehalt höher ist, als wenn sie klein ist.

STRAUB (1942) hat versucht, aus der ATP-Empfindlichkeit von Actomyosinlösungen viscosimetrisch die Actin-L-Myosinproportion quantitativ zu erschließen. Dies Verfahren hat sich nicht bewährt (PORTZEHL u. a. 1950, JAISLE 1951).

Die quantitative Schätzung der Proportion L-Myosin: F-Actomyosin ist nur möglich durch Auswertung der Konzentrationsgradientenkurven in der Ultrazentrifuge und im Tiselius (DUBUISSON 1946b).

D. Fibrilläre Muskelproteine und die Mikrostruktur des Skeletmuskels.

Die Analyse der contractilen Modelle (Abschnitt B) hat gezeigt, daß die Kontraktion, die Schrumpfung und die Superpräcipitation des F-Actomyosin anscheinend auf dem gleichen Fundamentalprozeß beruhen wie die Kontraktion des lebenden Muskels. Die Analyse der fibrillären Proteine und ihrer

---

[1] MOMMAERTS führt die letzten beiden Umfällungen des bereits gereinigten L-Myosin nach der Art der sog. „Rekristallisation" nach SZENT GYÖRGYI (1943) durch. Da er hierbei schnell (15 min) bei 0° C arbeitet, schadet diese „Rekrystallisation" nicht. Doch erhöht sie die Reinheit des Präparates nicht.

[2] Soweit das G-Actin nicht denaturiert ist, ist es F-Actin, weil die Extraktionslösung Salz enthält. Der lange F-Actinfaden aber vermag durch die umgebende Muskelstruktur nicht auszutreten (s. oben).

Reaktionen (Abschnitt C) hat gezeigt, daß dieser Fundamentalprozeß nur abläuft, wenn sich das F-Actomyosin im Gelzustand befindet. Die Analyse hat nicht gezeigt, auf welcher Änderung der Eiweißstruktur dieser Fundamentalprozeß beruht.

Es fragt sich, ob diese Lücke durch die Analyse des Feinbaues des Muskels selbst ausgefüllt werden kann. Denn es liegen wesentlich mehr polarisationsoptische, röntgenoptische und vor allem elektronenmikroskopische Ergebnisse über den Muskel vor als über die Actomyosingele.

Sie werden hier so weit erörtert, wie sie für die Identifizierung des Actomyosin im Muskel von Bedeutung sein könnten.

I. Der Anteil von F-Actin und L-Myosin an der Gesamtmenge der Muskelproteine.

Um beurteilen zu können, welche Muskelstrukturen aus Actomyosin aufgebaut sind, muß zunächst bekannt sein, wie groß der Anteil des L-Myosin und des F-Actin an der Menge der Muskeleiweißkörper ist. Diese Anteile konnten bisher nicht bestimmt werden, weil bei erschöpfender Extraktion sich in den meisten der nacheinander gewonnenen Extraktionen sowohl L-Myosin wie F-Actin gleichzeitig vorfanden. Das so entstandene F-Actomyosin aber kann nur unvollständig wieder getrennt werden (STRAUB 1942, A. G. SZENT GYÖRGYI 1951b).

Wie HASSELBACH und SCHNEIDER fanden (1951), ist aber eine fraktionierte Extraktion der beiden Proteine möglich: Das L-Myosin läßt sich bei einer Ionenstärke von $0{,}6\,\mu$ und $p_H \sim 6$ aus grob zerkleinertem Muskelbrei zusammen mit den globären Proteinen erschöpfend extrahieren, ohne daß F-Actin dabei austritt. Dieses L-Myosin kann nun isoliert und quantitativ bestimmt werden (vgl. Abschnitt C VI). Wird dann der Muskelbrei ausreichend mit dem WARING-Blendor zerkleinert, so geht nur noch Actin in Lösung, dessen Menge so ebenfalls bestimmt werden kann. Dem Rückstand sind dann noch 3—5% an Proteinsubstanzen durch 30%ige Harnstofflösung zu entziehen. Diese Proteinsubstanzen würden gleichzeitig das Maximum an zurückgebliebenem L-Myosin oder Actin darstellen. Nach GERENDAS und MATOLTSY (1948) sollte dieses durch Harnstoff extrahierbare Protein allerdings N-Protein sein, dessen Lösung durch negative Strömungsdoppelbrechung charakterisiert ist. Es ist aber weder DUBUISSON und FABRY-HAMOIR (1950) noch HASSELBACH und SCHNEIDER (1951) in unserem Laboratorium gelungen, solche negative Strömungsdoppelbrechung zu finden.

Bei solcher fraktionierten Extraktion des Kaninchenmuskels werden 38% an L-Myosin und 13—15% an Actin erhalten. Die Proportion L-Myosin zu Actin beträgt demnach 2,5 → 3 L-Myosin zu 1 Actin. Die Gesamtmenge des F-Actomyosin ist etwa 52% der Muskelproteine. Dieser Betrag könnte sich auf etwa 56% erhöhen, wenn auch das harnstoffextrahierbare Protein als Actomyosin angesehen wird.

Die Übereinstimmung des Actomyosinwertes von BATE-SMITH (1937) mit der Summe des L-Myosin und Actin von HASSELBACH und SCHNEIDER (1951) ist ausreichend[1]. Den weiteren Erörterungen werden für das Kaninchen die Werte von HASSELBACH und SCHNEIDER zugrunde gelegt (Tabelle 24).

Tabelle 24. *Fibrilläre Proteine des Muskels.* (In Prozent des Eiweiß.)

Autoren	Muskel	L-Myosin %	Actin %	Summe des Gesamteiweißes %	Summe des extrahierbaren Eiweißes %	Stroma %
WEBER und MEYER* 1933	Kaninchen	39	?	?	?	17
BATE-SMITH 1937	Kaninchen	57		57	68	16
HASSELBACH und SCHNEIDER 1951	Kaninchen	38	14	52	62—75	20 (16 nach Harnstoff)
BAILEY 1939	Torpedo	68		68	75	10
REAY und KUCHEL 1936	Schellfisch	67		67	69	3
DYER, FRENCH und SNOW 1949	Kabeljau	76		76	78	3

* Der Wert von WEBER und MEYER sollte eigentlich ein Actomyosinwert sein. Er ist es offenbar deshalb nicht, weil die Autoren unter Bedingungen (p_H 8—9) extrahierten, von denen wir heute wissen, daß sie das Actin — wenigstens in Abwesenheit von ATP — zerstören. Infolgedessen dürfte in diesen Versuchen der Hauptanteil des Actin nach irreversibler Depolymerisierung als globäres Protein bestimmt sein.

Der Actomyosingehalt der Fische scheint mit etwa 70% des Gesamteiweißes wesentlich höher zu liegen als der Actomyosingehalt der Säugetiere. Dieser Unterschied verschwindet, wenn der Actomyosingehalt auf das extrahierbare Eiweiß bezogen wird, weil der Stromagehalt der Säugetiere viel höher ist. Das Stroma aber mag in erster Linie Stützgewebe und Blutgefäße des Muskels repräsentieren. Der Anteil des Actomyosin am Faserinhalt betrüge dann bei Fisch und Säugetier 70—75%.

Als Gesamtbetrag des Muskels an Tropomyosin sind bis jetzt 6% des Muskeleiweißes nachgewiesen (BAILEY 1948). Es ist nicht unwahrscheinlich, daß dieser Betrag bei der hier gegebenen Einteilung im L-Myosinwert enthalten ist.

---

[1] Die Resultate von BATE-SMITH werden in der Literatur recht verschieden angegeben (vgl. BAILEY 1944, DYER, FRENCH und SNOW 1950, HASSELBACH und SCHNEIDER 1951). Dies beruht darauf, daß BATE-SMITH in seiner Arbeit unmittelbar gefundene und mit verschiedenen Korrekturen versehene Werte nebeneinander angegeben hat. Die in der Tabelle 22 angeführten Zahlen sind der kritischen Auswahl von BAILEY (1944) entnommen.

II. Actomyosin und die Feinstruktur des Muskels.
a) Die fibrilläre Feinstruktur des ruhenden Muskels.

Es ist zu erwarten, daß folgende Eigenschaften von F-Actin und L-Myosin im Muskel wiedererkannt werden können: 1. Die Röntgendiagramme, 2. die fadenförmige Teilchengestalt, 3. die Doppelbrechung.

Tatsächlich ist das Weitwinkeldiagramm des Muskels das wohlorientierte α-Diagramm des L-Myosin. MACARTHUR (1943) und ASTBURY (1948) haben außerdem wahrscheinlich gemacht, daß die Mehrzahl der von BEAR (1945) gefundenen Kleinwinkelperioden mit den F-Actinperioden (vgl. Abschnitt C IV c) identisch sind. Also sind beide Proteine offenbar auch im Muskel fibrillär, wohlgeordnet und liegen parallel zur Längsachse der Muskelfaser. Ob der Gesamtbetrag geordnet ist oder nur ein Teil — etwa in bestimmten Abschnitten der Sarkomeren — bleibt offen.

Faserparallele Anordnung von Fadenpartikeln liegt in den A-Banden der Muskelfibrillen vor. Denn diese zeigen nebeneinander positive Eigen- und Stäbchendoppelbrechung (vgl. Tabelle 5 und 6). Es galt deswegen lange Zeit als gesichert, daß diese Abschnitte aus Actomyosin aufgebaut seien, und als wahrscheinlich, daß alles Actomyosin in diesen Abschnitten untergebracht sei (H. H. WEBER 1934a, 1939).

Diese Annahme stößt angesichts der neuen Ergebnisse über den Actomyosinanteil der Muskelfaser (s. oben) auf beträchtliche Schwierigkeiten. Denn die A-Banden umfassen bei den meisten Wirbeltiermuskeln etwa 65% des Volumens der Fibrille (HÜRTHLE 1930, HOLZ 1932, BUCHTHAL, KNAPPEIS und LINDHARD 1936, LUNDI 1944). Das gesamte Fibrillenvolumen erreicht höchstens 60—80% des Faservolumens. Und also ließe sich das Actomyosin in den A-Abschnitten nur unterbringen unter der Annahme, daß die Eiweißkonzentration in der A-Bande wesentlich höher sei als im übrigen Muskel. Ferner zeigen die ausgezeichneten elektronenmikroskopischen Aufnahmen der letzten Jahre übereinstimmend, daß achsenparallele Eiweißfäden nicht nur durch die A-Bande sondern auch durch die I-Bande hindurchlaufen. Diese Fäden sehen so ähnlich aus wie die elektronenmikroskopischen Photographien von Fäden aus reinem F-Actin und reinem Actomyosin (WOLPERS 1944, HALL, JAKUS und SCHMITT 1945 und 1946, DRAPER und HODGE 1949a, ROZSA, SZENT GYÖRGYI und WICKOFF 1950, HOFFMANN-BERLING und KAUSCHE 1950).

Die Dicke der Fäden wird verschieden angegeben: Einheitlich 40 Å bei Fröschen (HOFFMANN-BERLING und KAUSCHE 1950), einheitlich beim Kaninchen 100 Å (ROZSA, SZENT GYÖRGYI und WYCKOFF 1950), einheitlich 160 Å bei der Kröte bufo marinus (DRAPER und HODGE 1949a) und schließlich uneinheitlich bei Frosch und Kaninchen von 50—250 Å mit einem statistischen Schwerpunkt ∼ 130 Å (HALL, JAKUS und SCHMITT 1946, ASHLEY u. a. 1951). Die Differenzen erklären sich zum Teil daraus, daß bei metallbeschatteten

Bildern die Dicke gleichgesetzt wird dem Abstand von der Mitte des einen Filaments bis zur Mitte des Nachbarfilaments (DRAPER und HODGE 1949a, ROZSA u. a. 1950). Auf den gefärbten Bildern wird dagegen dieser Abstand unterteilt in Dicke des Filaments und Zwischenraum. So ergänzen HOFFMANN-BERLING und KAUSCHE 1950 den Durchmesser des Filaments von 40 Å durch einen Zwischenraum von 70 Å und kommen damit ebenfalls auf einen Abstand von 110 Å. Ähnliches mag für die kleinen (50 Å) Durchmesser der gefärbten Bilder von HALL, JAKUS und SCHMITT (1946) gelten. Es scheint also im Filamentenbündel eine Querperiodizität am häufigsten zu sein, die etwas größer als 100 Å ist. Eine Querperiodizität von 115 Å wird von BEAR (1945) auf Grund seiner Kleinwinkelröntgenaufnahmen angegeben. Doch bleibt offen, ob die Fäden selbst nicht vielleicht häufig viel dünner sind.

Im Filamentenbündel der Fibrille zeigen die Filamente außerdem eine Längsperiode. Sie wird elektronenmikroskopisch meistens mit 400 Å angegeben und zwar für Frosch, Kröte und Kaninchen übereinstimmend (HALL u. a. 1946, DRAPER und HODGE 1949, ROZSA u. a. 1950). Dagegen geben HOFFMANN-BERLING und KAUSCHE (1950) für den Frosch eine gleichartig aussehende Periode von 230 → 300 Å mit einem sehr ausgesprochenen statistischen Schwerpunkt bei 250 Å an. Die SZENT GYÖRGYI-Gruppe glaubt, diese kleinere Periode beim Kaninchen in günstigen Fällen neben der Periode von 400 Å erkennen zu können.

Es ist zweifelhaft, wieweit alle diese Längsperioden noch erkannt werden können, wenn es sich um einzelne aus dem Gesamtverband herausgerissene Filamente handelt. Die Meinungen der angeführten Autoren sind in dieser Frage unsicher und geteilt. Eine Längsperiodizität $\sim$ 400 Å findet sich auch röntgenoptisch in vielen Muskeln (BEAR 1945).

Das Gesamtvolumen der Filamente einer Fibrille ist strittig: Außer der Unsicherheit über den Anteil von Filament und Zwischenraum an der Querperiodizität $\sim$ 115 Å ist strittig, wieweit die Fibrille überhaupt von Bündeln von Filamenten erfüllt ist. DRAPER und HODGE (1949) und ferner PEASE und BAKER (1944) und ASHLEY (1951) nehmen an, die Fibrille sei eine Art Röhre und achsenparallele Filamente bildeten ausschließlich deren dünne Wand. Sie begründen diese Ansicht unter anderem mit der außerordentlich guten elektronenmikroskopischen Durchstrahlbarkeit, die es gestattet, selbst in verhältnismäßig breiten Fibrillen alle Filamente einzeln zu erkennen. Die anderen Autoren nehmen ausgesprochen (ROZSA, SZENT GYÖRGYI und WYCKOFF 1950) oder unausgesprochen (HALL u. a. 1946, HOFFMANN-BERLING und KAUSCHE 1950) an, der ganze Fibrillenquerschnitt sei von Filamenten erfüllt.

Wir vergleichen diese Daten mit den Daten über die reinen Proteine des Actomyosinkomplexes. Die Länge der Muskelfilamente erlaubt es, sie sowohl als F-Actomyosin wie als F-Actinfäden anzusprechen.

Beim Vergleich der Dicken muß die elektronenmikroskopische Präparation berücksichtigt werden: Angaben über sehr geringe Fadendurchmesser (∼50 Å) finden sich bei Muskelfilamenten wie bei den Fäden des natürlichen Actomyosin (vgl. Abschnitt C IV d) nur, wenn die Präparate gefärbt sind (HALL, JAKUS und SCHMITT 1946, HOFFMANN-BERLING und KAUSCHE 1950). Bei metallbeschatteten Präparaten sind dagegen nie Dicken unter 100 Å gefunden worden (DRAPER und HODGE 1949, ROZSA u. a. 1950). Es erscheint deshalb richtig, gereinigte Präparate und Muskelfilamente nur so weit zu vergleichen wie die elektronenmikroskopischen Aufnahmen mit gleicher Präparationstechnik hergestellt sind.

Metallbeschattete Fäden von künstlichem (aus G-Actin polymerisiertem) F-Actin sind 100 Å dick (JAKUS und HALL 1947, ROZSA, SZENT GYÖRGYI und WYCKOFF 1949). Fäden von natürlichem Actomyosin scheinen etwa ebenso dick zu sein. Denn sie haben eine sehr ähnliche Sedimentationskonstante und eine ähnliche Breite im metallbeschatteten elektronenmikroskopischen Präparat (Abschnitt C IV d). Also können die Muskelfilamente auch ihrer Dicke nach sowohl F-Actin als auch F-Actomyosinfäden sein.

Die Deutung der Längsperioden ist zweifelhaft. Längsperioden von 400 Å sind an F-Actin und F-Actomyosinfäden bisher noch nicht gefunden worden. ROZSA u. a. (1950) meinen, daß sie auch im Muskel mit der inneren Struktur der Filamente nichts zu tun haben, sondern auf periodisch wiederkehrender Auflagerung schmaler Banden beruhen, die quer über die Filamente hinweglaufen. DRAPER und HODGE (1949) sind gegenteiliger Meinung. Es wäre wünschenswert, Actomyosinfäden oder geordnete Actomyosinfilme auf diese Perioden zu untersuchen, vor allem auch röntgenoptisch mit Schmalwinkelaufnahmen. Da die Längsperioden von 300 Å im künstlichen Actinfaden sehr markant hervortreten (Abschnitt C IV c), ist die SZENT GYÖRGYI-Gruppe geneigt, die Muskelfilamente als Actinfäden anzusehen (ROZSA u. a. 1950).

Die Situation ist nicht sehr klar, aber es ergibt sich eine verhältnismäßig klare Alternative, wenn die im Muskel vorhandenen Mengen an F-Actin und L-Myosin in die Betrachtung einbezogen werden:

1. Die Filamente können nur dann F-Actinfäden sein, wenn DRAPER und HODGE (1949) mit ihrer Ansicht Recht haben, daß nur ein kleiner Teil des Fibrilleninhaltes aus Filamenten besteht, denn nur etwa 15% des Muskeleiweiß ist F-Actin. Das L-Myosin muß sich dann im Muskel in einer Verteilung befinden, die elektronenmikroskopisch nicht auflösbar ist. Als Ort des L-Myosin wäre die A-Bande verdächtig, da sie in allen metallbeschatteten Bildern viel dicker ist als die I-Bande (ROZSA u. a. 1950, MORGAN u. a. 1950, DRAPER und HODGE 1949a, ASHLEY u. a. 1951, REED und RUDALL 1948).

2. Werden die Muskelfilamente mit dem Actomyosin gleichgesetzt[1], so muß man annehmen, daß diese Actomyosinfäden praktisch die ganze Fibrille erfüllen. Denn das Actomyosin stellt etwa 60—70% des Faserinhaltes (Abschnitt D I).

Diese beiden Möglichkeiten führen zu verschiedenen Konsequenzen bei der Erklärung der Doppelbrechung. Die Doppelbrechung der A-Bande ist 10mal so hoch wie die Doppelbrechung der I-Bande (W. J. SCHMIDT 1934). Die Möglichkeit 1 gestattet es, anzunehmen, das gesamte L-Myosin sei zwischen den Filamenten ausschließlich in der A-Bande achsenparallel so angeordnet, daß es dort hohe Eigen- und Stäbchendoppelbrechung verursacht. Es liegt dann nahe, anzunehmen, daß die parallel gelagerten L-Myosinstäbchen (vgl. Abschnitt C IV a) mit ihrer Länge von $\sim$ 2000 Å die Ursache der Stäbchendoppelbrechung und die 8—10 Peptidketten in jedem einzelnen Stäbchen die Ursache der Eigendoppelbrechung sind. Solche Struktur wäre elektronenmikroskopisch nicht auflösbar.

Die zweite Möglichkeit zwingt zu Hilfshypothesen: Eine in der ganzen Sarkomere gleiche positive Actomyosindoppelbrechung soll in der I-Bande durch eine annähernd ebenso große negative Doppelbrechung kompensiert werden.

Nach GERENDAS und MATOLTSY (1948) beruht diese Kompensation auf dem N-Protein mit negativer Eigendoppelbrechung und positiver Stäbchendoppelbrechung. Es gelang keinem Nachprüfer, dieses Protein zu finden (vgl. Abschnitt D I). Ferner: Wenn irgendein negativ doppelbrechendes Protein im wasserhaltigen Muskel die positive Doppelbrechung des Actomyosin kompensiert, dann müßte nach der Extraktion des Actomyosin die I-Bande des wasserhaltigen Muskels ebenso stark negativ doppelbrechend sein wie die A-Bande vor der Extraktion positiv doppelbrechend war. Das ist noch nie beobachtet worden — auch von GERENDAS und seinen Mitarbeitern nicht[2].

HOFFMANN-BERLING und KAUSCHE (1950) nehmen an, in der I-Bande werde die positive Eigendoppelbrechung durch negative Formdoppelbrechung kompensiert. Als Träger der negativen Formdoppelbrechung betrachten sie die oben besprochenen Querbanden, die die Eiweißfilamente im Abstand von

---

[1] Wenn außerdem die Filamente aus einem durchgehenden F-Actinfaden mit anhängendem L-Myosin bestehen sollten (SZENT GYÖRGYI 1947, ROZSA u. a. 1950), so dürfte der durchgehende F-Actinfaden nur einen Durchmesser $\sim$ 50 Å haben, weil $^3/_4$ des Filamentquerschnittes vom L-Myosin beansprucht werden müßte. Denn die L-Myosinmenge ist 3mal so groß wie die F-Actinmenge (vgl. Abschnitt D I).

[2] Dagegen behaupten GERENDAS und Mitarbeiter, nach der Actomyosinextraktion werde die in Wasser annähernd isotrope I-Bande stark negativ bei Durchtränkung mit Flüssigkeiten, deren Brechungsindex $\sim$1,5 sei. Diese Beobachtung wäre nicht imstande, die Isotropie der normalen actomyosinhaltigen I-Bande in Wasser zu erklären, sondern höchstens die Isotropie bei einem Brechungsindex der Zwischenflüssigkeit von $\sim$1,5. Außerdem konnte die Beobachtung selbst trotz aller Mühe in unserem Laboratorium nie bestätigt werden (HASSELBACH und SCHNEIDER 1951).

300—400 Å überlagern oder verbinden. Die A-Banden sind trotz der gleichen Querbanden nach Ansicht der Autoren positiv doppelbrechend, weil dort jede Art von Formdoppelbrechung fehlt. Denn in der A-Bande hätten die Zwischenräume infolge ihres hohen Proteingehaltes denselben Brechungsindex wie die Filamente selbst. Es bleibe dort also nur die positive Eigendoppelbrechung übrig. Der Vorschlag wird den Verhältnissen im wasserhaltigen Muskel gerecht. Er übersieht aber, daß für die A-Bande positive Form- und Eigendoppelbrechung nebeneinander nachgewiesen sind (NOLL und WEBER 1934, E. FISCHER 1944).

Überhaupt müßte jede Kompensationstheorie der Doppelbrechung berücksichtigen, daß die aus positiver Stäbchen- und Eigendoppelbrechung zusammengesetzte Gesamtdoppelbrechung aller geordneten Actomyosinsysteme sich mit dem Brechungsindex des Imbibitionsmittel stark ändert (H. H. WEBER 1934b), während die I-Bande in allen diesen Imbibitionsmitteln nahezu isotrop ist. Infolgedessen müßte der kompensierende Faktor nicht nur in einem, sondern in allen Imbibitionsmitteln eine negative Doppelbrechung besitzen, die immer ungefähr ebenso groß ist, wie die positive Doppelbrechung des Actomyosin. Ein solcher negativer Faktor ist nicht sehr wahrscheinlich.

Und so scheint es doch wahrscheinlicher, daß alles L-Myosin in den A-Banden zentralisiert ist. Dies gilt trotz der Schwierigkeiten, das L-Myosin dort vollständig unterzubringen. Dann stände für die Filamente der I-Bande nur der kleine Actinanteil zur Verfügung. Hiermit würde sich die von DRAPER und HODGE (1949a) vermerkte kleine Anzahl der Filamente erklären.

b) Die fibrilläre Feinstruktur des kontrahierten Muskels.

Die Schwierigkeiten polarisationsoptische, röntgenoptische sowie elektronenmikroskopische Ergebnisse zur Deckung zu bringen, vergrößern sich bei der Betrachtung des kontrahierten Zustands. Dafür fällt die Schwierigkeit weg, die Eiweißmengen richtig auf die Sarkomere zu verteilen.

Die Gesamtdoppelbrechung des lebenden Muskels nimmt bei der Kontraktion ab (v. MURALT 1932, ferner Tabelle 5). An der Kontraktion des Modelles läßt sich zeigen, daß die Abnahme der Gesamtdoppelbrechung nur die Eigendoppelbrechung betrifft. Dem entsprechend verlaufen die Eiweißfilamente des elektronenmikroskopischen Bildes im kontrahierten Muskel genau so gerade und achsenparallel durch die Fibrille wie im unkontrahierten Zustand. Die einzige elektronenmikroskopische Änderung der Eiweißfilamente besteht nach DRAPER und HODGE (1949a) in einer Verkürzung ihrer Längsperiodizität, die der Verkürzung der ganzen Sarkomere recht gut parallel gehen soll. Das aber würde heißen, daß auch der kolloidale Umbau, der zur Kontraktion führt, sich an kleineren Teilchen im Inneren des einzelnen Filamentes vollziehen muß, die mit dem Elektronenmikroskop nicht mehr erkennbar sind.

Die Situation wird rätselhaft, wenn die Röntgenergebnisse einbezogen werden. ASTBURY (1947) hat in wundervollen Bildern von Muskeln in allen Kontraktionsstadien gezeigt, daß sich bei einer Verkürzung auf weniger als die Hälfte an dem normalen α-Diagramm fast nichts ändert. Die sehr geringe Zunahme der „angular dispersion" bestätigt das elektronenmikroskopische Ergebnis, daß die Achsenparallelität der fraglichen Eiweißstrukturen weitgehend erhalten bleibt. Daß außerdem das Diagramm ein α-Diagramm bleibt, spricht gegen Umfaltung der einzelnen Peptidketten. So kommt ASTBURY zu dem Schluß, daß die entscheidenden molekularen Vorgänge bei der Kontraktion des lebenden Muskels gar nicht an den Strukturen stattfinden, auf denen das Weitwinkeldiagramm beruht. Gesicherte Angaben über Änderungen des Schmalwinkeldiagramms bei der Kontraktion fehlen.

Bei der Kontraktion verschiebt sich der Bereich hoher Elektronendichte (gefärbte Bilder) und Materialdichte (beschattete Bilder) aus der A-Bande in die I-Bande bis zur Z-Scheibe. Das heißt er verschiebt sich in höchstens $1/20$ sec, um etwa $1\,\mu$. Sollte die elektronendichte Substanz L-Myosin sein und sollte das L-Myosin durch elektrische Kataphorese verschoben werden, so müßte die Potentialdifferenz zwischen M- und Z-Scheibe etwa 10 Millivolt oder 100 Volt · cm^{-1} betragen (vgl. Tabelle 17). Da die Diffusionsgeschwindigkeit des L-Myosin um mehrere Zehnerpotenzen kleiner ist (vgl. Tabelle 8), kommt ein Transport durch Diffusion nicht in Frage. Was bei der Bildung des sog. Konzentrationsstreifens wirklich aus der A-Bande zur Z-Scheibe wandert, ist unbekannt.

Das elektronenmikroskopische Bild kontrahierter und unkontrahierter Fasermodelle scheint dem Bild der intakten, kontrahierten und unkontrahierten Muskelfaser völlig gleich zu sein (ASHLEY u. a. 1951).

III. Die Veränderungen der fibrillären Muskelproteine bei Kontraktur und Ermüdung.

Auch das Spektrum der elektrischen Wanderungsgeschwindigkeiten der fibrillären Proteine ändert sich, wenn der Muskel statt in Ruhe in Kontraktion oder Kontraktur extrahiert wird: Die Bande des β-Myosin (L-Myosin), α-Myosin (Actomyosin) und des Y-Proteins verschwinden ganz oder fast ganz. Dafür tritt die Bande des γ-Myosin oder Kontraktin in hoher Intensität auf, die beim ruhenden Muskel ganz oder fast ganz fehlt (Tabelle 25). Der Effekt ist der gleiche bei rigor mortis, Halogen-Acetatstarre und bei Fixation des Tetanus durch flüssige Luft (DUBUISSON 1948c, DUBUISSON 1950d, CREPAX und HERION 1950, CREPAX, JAKOB und SELDESLACHTS 1950).

Es ist wahrscheinlich, daß das Verschwinden der α- und β-Banden auf der Dissoziationsunfähigkeit des Actomyosin nach Erschöpfung des Muskel-ATP beruht (Abschnitt C VI a)[1]. DUBUISSON (DUBUISSON und MATHIEU 1948) selbst hält diese Erklärung für ungenügend: Zwar verschwinden α- und β-Myosin aus kurzfristigen Extrakten auch dann, wenn das ATP ausgewaschen wird, aber sie erscheinen in vollem Umfang wieder, wenn hinterher sofort ATP zugegeben wird. Das Verschwinden der α- und β-Bande durch Muskelarbeit ist dagegen durch ATP-Zusatz nicht reparabel (Tabelle 26). Der Unterschied im Erfolg der beiden Versuchsanordnungen braucht aber keine andere Ursache zu haben als Denaturierung des Actomyosin in der Zeit des ATP-Mangels. Denn bei der Denaturierung verliert das Actomyosin seine Fähigkeit, auf ATP-Zusatz zu dissoziieren (vgl. Abschnitt C VI b).

Tabelle 25. *Die Änderung des Muskelzustandes und der Verteilung der elektrophoretischen Komponenten bei p_H 7,1, 0,35 µ und 40 min Extraktionszeit.* (Nach CREPAX, JAKOB und SELDESLACHTS 1950.)

Zustand des Muskels	Anteil der Komponente am Extrakteiweiß		
	β	α	γ
Unermüdet . . .	12%	7%	2%
Kontraktur . . .	0	4,5%	13,5%

Dagegen kann das Auftreten des γ-Myosin nicht auf so einfache Weise gedeutet werden. Hier dürfte es sich entweder um eine Umladung der anderen Myosinkomponenten handeln oder um die Freisetzung einer präformierten Komponente, die im ruhenden Muskel zu fest gebunden ist, um extrahiert werden zu können. Schließlich könnte es sich um die Neubildung aus anderen Proteinen handeln. Zwischen diesen Möglichkeiten kann zur Zeit nicht entschieden werden. Doch würde jede dieser Möglichkeiten sehr deutlich darauf hinweisen, daß bei der Kontraktion Eiweißreaktionen mitspielen, die wir noch nicht kennen und die sich auch im elektronenmikroskopischen Bild der Muskelfaser nicht erkennbar widerspiegeln.

Tabelle 26. *ATP- und Myosinausbeute bei p_H 7,3, 0,5 µ und 20 min Extraktionszeit.* (Nach DUBUISSON und MATHIEU 1948.)

Zustand des Muskels	Vorbehandlung	Extrahiert: g Myosin / 10 g Muskel
Unermüdet	keine	0,43
Unermüdet	ATP ausgewaschen	0,04 → 0,08
Unermüdet	ATP ausgewaschen und frisch zugesetzt	0,54
Ermüdet	keine	0,24
Ermüdet	ATP zugesetzt	0,24

Um zusammenzufassen: Die elektronenmikroskopisch erkennbaren Filamente sind in der A- und I-Bande gleich. Die Doppelbrechung ist in beiden Banden ungleich. Der Anteil der Filamente am Volumen der Fibrille ist

---

[1] Daß bei p_H 7 der Eiweißgehalt von Muskelextrakten bei Ermüdung und Kontraktur sinkt, ist zuerst von DEUTICKE (1932) festgestellt worden. Daß dieses Absinken ausschließlich die Myosinfraktion betrifft, wurde von KAMP (1941) gezeigt und von DUBUISSON (1947) bestätigt. Daß dieser Effekt in seiner Intensität dem Verschwinden des ATP streng parallel geht, ist von ERDÖS (1943) behauptet und wird von dem Arbeitskreis um DUBUISSON bestritten (DUBUISSON und MATHIEU 1948, CREPAX, JACOB, SELDESLACHTS 1950, CREPAX 1951, GODEAUX 1950a).

unsicher. Infolgedessen ist eine sichere Aussage darüber noch nicht möglich, wie sich die bekannten Mengen von L-Myosin, Actin und Actomyosin auf die einzelnen Formelemente der Sarkomere verteilen. Die letzten Struktureinheiten des L-Myosin und des F-Actin sind elektronenmikroskopisch nicht auflösbar. Wahrscheinlich gilt das gleiche auch für die letzten Struktureinheiten des natürlichen Actomyosinkomplexes.

Die Funktionseinheiten der Filamente sind mit Sicherheit elektronenmikroskopisch nicht erkennbar: Denn die Filamente zeigen bei der Kontraktion keine andere Veränderung als eine Verkürzung. Dennoch sind diese Filamente keine in sich abgeschlossenen contractilen Verbände. Denn ihre Kontraktion verläuft parallel zu gewissen Verschiebungen, die außerhalb der Filamente in der Fibrille von der A-Bande zur Z-Scheibe stattfinden. Die Geschwindigkeit dieser Verschiebungen läßt es gerade noch möglich erscheinen, daß es sich um elektrophoretische Wanderung von Proteinen handelt und schließt eine Proteinwanderung durch Diffusion aus.

Die elektrophoretischen Verschiedenheiten der Myosine aus ruhendem und kontrahiertem Muskel sprechen ebenfalls für Vorgänge, die elektronenmikroskopisch nicht faßbar sind.

E. Schluß.

1920 entdeckte MEYERHOF (1920a, b, c) den ersten chemischen Kreisprozeß der Biologie, den Milchsäurecyclus. Nicht viel mehr als 15 Jahre dauerte es, bis die Kette energieliefernder Cyclen bis zum ATP-Cyclus in ihrer chemischen, energetischen und enzymatischen Koppelung klar erkannt war. Man kann diese Periode als den ersten Akt der von OTTO MEYERHOF eingeleiteten dramatischen Entwicklung der Physiologie der Kettenreaktionen bezeichnen. Sein Ergebnis war beispielgebend für das tiefere Verständnis der Lebenserscheinungen.

Etwa ebensolange hat es gedauert, bis es gelang, das vorderste Glied dieser Kette, den ATP-Cyclus, an den Arbeitscyclus des Muskels anzuschließen. Damit ist die Verbindung mit dem lange und intensiv bearbeiteten Gebiet der mechanischen Leistungen und Eigenschaften des Muskels hergestellt. Dies kann vielleicht als der zweite Akt der Entwicklung angesehen werden. Er hat unsere Kenntnis speziell der Muskelphysiologie vertieft und vereinheitlicht: Es ist nun gesichert, daß der Arbeitscyclus aller Muskeln — vom langsamsten glatten bis zum schnellsten quergestreiften Muskel — auf demselben Fundamentalprozeß beruht: Auf dem Wechsel von Spaltung und Nichtspaltung des actomyosingebundenen Adenosintriphosphates. Wir lernten, daß die Energie des ATP-Cyclus in der Kontraktionsphase auf den Arbeitscyclus übertragen wird. Wir lernten den Arbeitscyclus gegen die Auslösecyclen abzugrenzen, und gewinnen damit die Ansicht, ihn an die Auslösecyclen anzuschließen.

Wir sehen schließlich, daß der Fundamentalprozeß immer mit dem gleichen hohen Verkürzungsmaximum und immer mit sehr geringer Geschwindigkeit verläuft. Die hohe Geschwindigkeit und das niedrige Verkürzungsmaximum der schnellen Muskel scheint also nicht auf der Besonderheit ihres Fundamentalprozesses, sondern auf den Besonderheiten der Gesamtmaschine zu beruhen. Wieweit das gleiche für die Verschiedenheit der Kraft starker und schwacher Muskeln gilt, ist noch unsicher. Der zweite Akt ist offenbar noch nicht ganz beendet.

Der dritte Akt wird die Analyse des Mechanismus des Fundamentalprozesses sein. Für ihn liegt bereits soviel Material vor, daß es den größeren Teil dieses Berichtes beanspruchte. Es war aber noch nicht möglich, dieses Material im Sinne einer Theorie zu ordnen. Solche Theorie würde wahrscheinlich wieder von großer allgemeinbiologischer Bedeutung sein — wie die Befunde von MEYERHOF, die diese ganz Entwicklung bestimmten. Denn es mehren sich die Anzeichen, daß der Mechanismus des Fundamentalprozesses sehr ähnlich ist für alle vitale Motilität — von den höchstdifferenzierten Muskeln bis zu den Kernspindeln.

Literatur.

ABBOTT, C.: J. of Physiol. **112**, 438 (1951).
—, and J. M. RITCHIE: (a) J. of Physiol. **113**, 330 (1951).
— — (b) J. of Physiol. **113**, 336 (1951).
AMBERSON, W., T. ERDÖS, B. CHINN and H. LUDES: J. of Biol. Chem. **181**, 405 (1949).
ARDENNE, M. v., u. H. H. WEBER: Kolloid-Z. **97**, 322 (1941).
ASHLEY, C. A., K. R. PORTER, D. E. PHILPOTT and G. M. HASS: J. of Exper. Med. **94**, 9 (1951).
ASTBURY, W. T.: Trans. Faraday Soc. **34**, 377 (1938).
— Proc. Roy. Soc. Lond., Ser. B **134**, 303 (1947).
— Proc. 6. Internat. Congr. Exper. Cytology 1948, S. 234.
— Brit. J. Radiol. **22**, 355 (1949).
—, and S. DICKENSON: Nature (Lond.) **135**, 95, 1765 (1935).
— — Proc. Roy. Soc. Lond., Ser. B **129**, 307 (1940).
— S. V. PERRY, R. REED and L. C. SPARK: Biochim. et Biophysica Acta **1**, 379 (1947).
— R. REED and L. C. SPARK: Biochemic. J. **43**, 282 (1948).
BAILEY, K.: Biochemic. J. **33**, 255 (1939).
— Biochemic. J. **36**, 121 (1942).
— Adv. Protein Chem. **1**, 289 (1944).
— Nature (Lond.) **157**, 368 (1946).
— Biochemic. J. **43**, 271 (1948).
— Biochemic. J. **49**, 23 (1951).
— GUTFREUND and OGSTON: Biochemic. J. **43**, 279 (1948).
—, and S. V. PERRY: Biochim. et Biophysica Acta **1**, 506 (1947).
BALENOVIC, K., and F. B. STRAUB: Stud. Inst. Med. Chem. Szeged **2**, 17 (1942).
BANGA, I.: Stud. Inst. Med. Chem. Szeged **1**, 27 (1942).
— Stud. Inst. Chem. Med. Szeged **3**, 64 (1943).
—, and A. SZENT GYÖRGYI: Stud. Inst. Med. Chem. Szeged **1**, 5 (1942).
— — Stud. Inst. Med. Chem. Szeged **3**, 72 (1943).
BARER, R.: Biol. Rev. Cambridge philos. Soc. **23**, 159 (1948).

BATE-SMITH, E. C.: Proc. Roy. Soc. Lond., Ser. B **124**, 136 (1937).
— Report Food Invest. Bd. D.S.I.R. 22 (1938).
—, and BENDALL: J. of Physiol. **106**, 177 (1947).
— — J. of Physiol. **110**, 47 (1949).
BEAR, R. S.: J. Amer. Chem. Soc. **66**, 2043 (1944).
— J. Amer. Chem. Soc. **67**, 1625 (1945).
BERGOLD, G., H. PORTZEHL u. H. H. WEBER: Unveröffentlicht (1945).
—, u. G. SCHRAMM: Z. Naturforschg **2b**, 108 (1947).
BETHE, A.: Pflügers Arch. **142**, 291 (1911).
BINKLEY, F.: Science (Lancaster, Pa.) **102**, 477 (1945).
BIRO, N. A., u. A. G. SZENT GYÖRGYI: Hungar. Acta physiol. **2**, 1 (1949).
BOEHM, G., u. H. H. WEBER: Kolloid-Z. **61**, 269 (1932).
BORBIRO, H., and A. SZENT GYÖRGYI: Biol. Bull. **96**, 162 (1949).
BOTTS, J., u. M. MORALES: J. Cellul. a. Comp. Physiol. **37**, 27 (1951).
— D. J., F. H. JOHNSON u. M. F. MORALES: J. Cellul. a. Comp. Physiol. **37**, 247 (1951).
BOWEN, W. J.: Amer. J. Physiol. **165**, 10 (1951).
BOZLER, E.: Amer. J. Physiol. **167**, 276 (1951).
BRECHT, K. u. O. EPPLE: Pflügers Arch. **255**, 315 (1952).
BUCHTHAL, F.: Det. Danske Videnskat. Selskab. Biol. Med. **2**, 1 (1942).
— Det. Danske Videnskat. Selskab. Biol. Med. **17**, 1 (1947).
— Persönliche Mitteilung 1951.
— A. DEUTSCH, G. KNAPPEIS and A. MUNK-PETERSEN: Nature (Lond.) **162**, 965 (1948).
— — — — Acta physiol. scand. (Stockh.) **16**, 326 (1949).
— — — u. A. PETERSEN: Acta physiol. scand. (Stockh.) **13**, 167 (1947).
—, u. E. KAISER: Acta psychiatr. (Københ.) **24**, 333 (1949).
— Det. Danske Videnskat. Selskab. Biol. Med. **21**, 1 (1951).
— G. KNAPPEIS u. J. LINDHARD: Skand. Arch. Physiol. (Berl. u. Lpz.) **73**, 162 (1936).
BÜRGERMEISTER, E., u. E. SCHAUENSTEIN: Mh. Chem. **80**, 310 (1949).
CASELLA, C.: Acta physiol. scand. (Stockh.) **21**, 380 (1951).
CIGADA, M., CITTERIO, RANZI u. TOSI: Experientia **4**, 480 (1948).
CREPAX, P.: Biochim. et Biophysica Acta **7**, 87 (1951).
—, and A. HÉRION: Biochim. et Biophysica Acta **6**, 54 (1950).
— JACOB and SELDESLACHTS: Biochim. et Biophysica **4**, 410 (1950).
CSAPO, A.: Amer. J. Physiol. **160**, 46 (1950).
DAINTY, M., A. KLEINZELLER, A. S. C. LAWRENCE, M. MIALL, J. NEEDHAM, D. NEEDHAM and SHIH CHANG-SHENG: J. Gen. Physiol. **27**, 355 (1944).
DERVICHIAN: Nature (Lond.) **44**, 629 (1939).
DEUTICKE, K. J.: Z. physiol. Chem. **210**, 97 (1932).
DRAPER, M. H., and A. J. HODGE: (a) Austral. J. Exper. Biol. a. Med. Sci. **27**, 465 (1949).
— — (b) Nature (Lond.) **163**, 576 (1949).
DU BOIS REYMOND: Untersuchungen über tierische Elektrizität, Bd. 2, S. 181. 1849.
DUBUISSON, M.: Pflügers Arch. **239**, 314 (1937).
— J. of Physiol. **94**, 461 (1939).
— Arch. internat. Physiol. **51**, 133 (1941).
DUBUISSON, M.: (b) Experientia **2**, 258 (1946).
— (a) Experientia **2**, 412 (1946).
— Experientia **3**, 372 (1947).
DUBUISSON, M.: (a) Bull. Cl. Sc., Ser. 5 **1948**, 34.
— (b) Experientia **6**, 437 (1948).
— (c) Proc. 6. Internat. Congr. Exper. Cytology 1948, S. 257.
— (d) Les proteines musculaires exposes annuals de biochemie medicale, IX. ser. Paris: Masson & Co. 1948.
DUBUISSON, M.: (a) Proc. Roy. Soc. Lond., Ser. B **137**, 63 (1950).
— (b) Biochim. et Biophysica Acta **4**, 25 (1950).

DUBUISSON, M.: (c) Biochim. et Biophysica Acta **5**, 426 (1950).
— (d) Biol. Rev. Cambridge philos. Soc. **25**, 46 (1950).
— (e) Experientia **6**, 269 (1950).
— (f) Biochim. et Biophysica Acta **5**, 489 (1950).
— (g) Nature (Lond.) **166**, 1116 (1950).
DUBUISSON, M., u. C. FABRY-HAMOIR: Experientia **6**, 102 (1950).
—, et G. HAMOIR: Arch. internat. Physiol. **53**, 308 (1943).
—, u. L. MATHIEU: Experienta **4**, 152 (1948); **6**, 103 (1950).
DYER, W. J., H. V. FRENCH and J. M. SNOW: J. Fisheries Res. Canada **7**, 585 (1950).
EBNER, v.: Pflügers Arch. **163**, 179 (1916).
EDSALL, J. T.: J. of Biol. Chem. **89**, 289 (1930).
—, and J. W. MEHL: J. of Biol. Chem. **133**, 409 (1940).
ENGELHARDT, W. A.: Adv. Enzymol. **6**, 147 (1946).
—, and LJUBIMOVA: Nature (Lond.) **144**, 668 (1939).
ERDÖS, TH.: Stud. Inst. Med. Chem. Szeged **3**, 51 (1943).
—, and O. SNELLMAN: Biochim. et Biophysica Acta **2**, 642 (1948).
FABRY-HAMOIR, C.: Biochim. et Biophysica Acta **4**, 445 (1950).
FALCK, W.: Erscheint 1952.
FENN, W. O.: J. of Physiol. **58**, 175 (1923).
— J. of Physiol. **58**, 373 (1923).
FEUER, G., F. MOLNAR, E. PETTKOW u. F. B. STRAUB: Hungar. Acta physiol. **1**, 150 (1948).
FISCHER, E.: J. Cellul. a. Comp. Physiol. **23**, 113 (1944).
— Ann. New York Acad. Sci. **47**, 783 (1947).
FLECKENSTEIN, A.: Pflügers Arch. **246**, 411 (1942).
— W. BROSE, H. J. CANIS u. A. FÖRDERER: Arch. exper. Path. u. Pharmakol. **209**, 235 (1950).
— H. HILLE u. W. E. ADAM: Pflügers Arch. **253**, 264 (1951).
— E. WAGNER u. K. H. GÖGGEL: Pflügers Arch. **253**, 38 (1950).
GASSER, H., and A. V. HILL: Proc. Roy. Soc. Lond., Ser. B **96**, 398 (1924).
GERENDAS, M.: Stud. Inst. Med. Chem. Szeged **1**, 47 (1942).
—, u. A. G. MATOLTSY: Hungar. Acta physiol. **1**, 124 und 128 (1948).
GERGELY, J.: Federat. Proc. **9**, 176 (1950).
—, and S. S. SPICER: Biochim. et Biophysica Acta **6**, 456 (1951).
GODEAUX, J.: Bull. Soc. roy. Sci. Liège **100**, 216 (1945).
— (a) Arch. internat. Physiol. **58**, 7 (1950).
— (b) J. of Physiol. **42**, 901 (1950).
GREENSTEIN, J. P., and J. T. EDSALL: J. of Biol. Chem. **133**, 397 (1940).
GUBA, F.: Stud. Inst. Med. Chem. Szeged **3**, 40 (1943).
GUTH: Ann. New York Acad. Sci. **47**, 715 (1947).
HAJDU, S.: (a) Enzymologia **14**, 187 (1950).
— (b) Enzymologia **14**, 194 (1950).
— Arch. internat. Physiol. **59**, 58 (1951).
HALL, C. E., M. A. JAKUS and F. O. SCHMITT: J. Appl. Physics **16**, 459 (1945).
— — — Biol. Bull. **90**, 32 (1946).
HAMOIR, G.: Experientia **3**, 498 (1947).
— Bull. Soc. Chim. biol. **31**, 118 (1949).
— Biochemic. J. **48**, 146 (1951).
HARRIS, E. G.: Persönliche Mitteilung von A. V. HILL. 1950.
HASSELBACH, W.: Ber. Physiol. (Dtsch. Physiol.-Kongr. Mainz, August) **1951**.
HASSELBACH, W.: (a) Z. Naturforschg **7b** 163 (1952).
— (b) Z. Naturforschg **7b**, 334 (1952).
—, u. G. SCHNEIDER: Biochem. Z. **321**, 462 (1951).
HAYASHI, T.: (a) Federat. Proc. **10** Nr 1, Part. 1 (1951).

Hayashi, T.: (b) Persönliche Mitteilung 1951.
Heinz, E., u. F. Holton: Naturforschg. **7**b, 386 (1952).
Hermann, V. Sz., and G. Josepovits: Nature (Lond.) **164**, 845 (1949).
Hermann, L.: Pflügers Arch. **4**, 189 (1871).
Hill, A. V.: Proc. Roy. Soc. Lond., Ser. B **100**, 108 (1926).
— Physiologic. Rev. **12**, 56 (1932).
— Proc. Roy. Soc. Lond., Ser. B **126**, 136 (1938).
Hill, A. V.: (a) Proc. Roy. Soc. Lond., Ser. B **127**, 434 (1939).
— (b) Proc. Physic. Soc. **51**, 1 (1939).
Hill, A. V.: (a) Proc. Roy. Soc. Lond., Ser. B **136**, 399 (1949).
— (b) Proc. Roy. Soc. Lond., Ser. B **136**, 420 (1949).
— (c) Proc. Roy. Soc. Lond., Ser. B **136**, 210 (1949).
Hill, A. V.: (a) Proc. Roy. Soc. Lond., Ser. B **137**, 40 (1950).
— (b) Proc. Roy. Soc. Lond., Ser. B **137**, 268 (1950).
— (c) Nature (Lond.) **166**, 415 (1950).
— (d) Proc. Roy. Soc. Lond., Ser. B **137**, 320 (1950).
Hill, A. V.: (a) Nature (Lond.) **167**, 377 (1951).
— (b) Revue Canad. Biol. **10**, 103 (1951).
— (c) Proc. Roy. Soc. Lond., Ser. B **138**, 325 (1951).
— (d) Proc. Roy. Soc. Lond., Ser. B **138**, 329 (1951).
Hill, D. K.: J. of Physiol. **108**, 292 (1949).
Hoffmann-Berling, H., u. G. A. Kausche: Naturforschg **5**b, 139 (1950).
Hollwede, W., u. H. H. Weber: Biochem. Z. **295**, 205 (1938).
Holz, B.: Pflügers Arch. **230**, 246 (1932).
Hürthle, K.: Pflügers Arch. **223**, 685 (1930).
Jacob, J.: Bull. Soc. roy Sci. Liège **3**, 100 (1945).
Jaisle, F.: Biochem. Z. **321**, 451 (1951).
Jakus, M. A., and C. E. Hall: J. of Biol. Chem. **167**, 705 (1947).
Johnson, P., and R. Landolt: Nature (Lond.) **165**, 430 (1950).
Jordan, W. K., and G. Oster: Science (Lancaster, Pa.) **108**, 188 (1948).
Josenhans, W.: Z. Biol. **103**, 61 (1949).
Kalckar, H. M.: J. of Biol. Chem. **167**, 445, 461 (1947).
Kamp, F.: Biochem. Z. **307**, 226 (1941).
Kielley, W. W., and O. Meyerhof: J. of Biol. Chem. **176**, 591 (1948).
Kleinzeller: Biochemic. J. **36**, 729 (1942).
Knappeis, G.: Abstract, Comunic. VI. Scand. Physiol.-Kongr. Oslo 1948.
Korey, S.: Biochim. et Biophysica Acta **4**, 58 (1950).
Kornberg, A.: J. of Biol. Chem. **182**, 779 (1950).
Kühne, W.: Arch. Anat. u. Physiol. **1859**, 815.
— Untersuchungen über Protoplasma und die Kontraktilität. Leipzig 1864.
Kuhn, W., u. B. Hargitay: Z. Elektrochemie angew. physik. Chem. **55**, 490 (1951).
Kuschinsky, G., u. F. Turba: (a) Experientia **6**, 103 (1950).
— — (b) Naturwiss. **37**, 425 (1950).
— — Biochim. et Biophysica Akta **6**, 426 (1951).
Lajtha, A.: Hungar. Acta physiol. **1**, 134 (1948).
— Enzymologia **14**, 254 (1950).
— Enzymologia **14**, 284 (1951).
Laki, K., W. Bowen and A. Clark: J. Gen. Physiol. **33**, 437 (1950).
—, and A. M. Clark: (a) Arch. Biochem. a. Biophysics **30**, 187 (1951).
— — (b) J. of Biol. Chem. **191**, 599 (1951).
Lehnartz, E.: Erg. Physiol. **35**, 874 (1933).
Levin and Wyman: Proc. Roy. Soc. Lond., Ser. B **101**, 218 (1927).
Lichtenstein, I.: Biochem. Z. **303**, 13 (1939).

LOHMANN, K.: Der Stoffwechsel des Muskels. In Handbuch der Biochemie, Erg.-W. 3, S. 370. 1936.
LOTMAR, W., u. L. E. R. PICKEN: Helvet. chim. Acta **25**, 538 (1942).
LUNDI, G.: Acta physiol. scand. (Stockh.) **7**, Suppl. 20, 86 (1944).
LUNDSGAARD, E.: Biochem. Z. **217**, 162 (1930).
— Biochem. Z. **269**, 308 (1934).
MACARTHUR, J.: Nature (Lond.) **152**, 38 (1943).
MARK PRYOR: Progr. Biophysics **1**, 216 (1950).
MATOLTSY, G.: Enzymologia **14**, 212 (1950).
MENNE, F.: Z. physiol. Chem. **279**, 105 (1943).
MEYERHOF, O.: (a) Pflügers Arch. **182**, 232 (1920).
— (b) Pflügers Arch. **182**, 284 (1920).
— (c) Pflügers Arch. **185**, 11 (1920).
— Die chemischen Vorgänge im Muskel. Berlin: Springer 1930.
— The Main Chemical Phases of the Recovery of Muscle. Ann. New York Acad. Sci. **47**, 815 (1947).
—, u. W. SCHULZ: Pflügers Arch. **217**, 547 (1927).
MIHALYI, E.: Enzymologia **14**, 224 (1950).
MOMMAERTS, W. H. F. M.: (a) Ark. Kem, Mineral. Geol. 19/17, 1 (1945).
— (b) Ark. Kem, Mineral. Geol. 19/18 1 (1945).
— J. Gen. Physiol. **31**, 361 (1948).
MOMMAERTS, W. F. H. M.: (a) J. of Biol. Chem. **188**, 559 (1951).
— (b) J. of Biol. Chem. **188**, 553 (1951).
— (c) Exper. Cell. Research **2**, 133 (1951).
— (d) Persönliche Mitteilung 1951.
MOMMAERTS, W. F. H. M., and R. G. PARRISH: J. of Biol. Chem. **188**, 545 (1951).
—, and K. SERAIDARIAN: J. Gen. Physiol. **30**, 401 (1947).
MORALES, M. F., L. P. CECCHINI: J. Cellul. a. Comp. Physiol. **37**, 107 (1951).
— M. F., K. LAKI, J. GERGELY u. L. P. CECCHINI: J. Cellul. a. Comp. Physiol. **37**, 477 (1951).
MORGAN, C., G. ROZSA, SZENT GYÖRGYI, A. and R. W. G. WYCKOFF: Science (Lancaster, Pa.) **111**, 201 (1950).
MOSS u. RIDEAL: Nature (Lond.) **136**, 260 (1935).
MUNCK-PETERSEN, A.: Nature (Lond.) **162**, 537 (1948).
MURALT, A. V.: Pflügers Arch. **230**, 299 (1932).
— Erg. Physiol. **37**, 406 (1935).
—, and J. T. EDSALL: J. of Biol. Chem. **89**, 315, 351 (1930).
NEEDHAM, D. M.: Biochemic. J. **36**, 113 (1942).
NEEDHAM, J., A. KLEINZELLER, M. MIALL, M. DAINTY, D. M. NEEDHAM and A. S. C. LAWRENCE: Nature (Lond.) **150**, 46 (1942).
— SHIH-CHANG-SHEN, D. M. NEEDHAM and A. S. C. LAWRENCE: Nature (Lond.) **147**, 766 (1941).
NOLL, D., u. H. H. WEBER: Pflügers Arch. **235**, 234 (1934).
OSTER, G.: Chem. Reviews **43**, 319 (1948).
— P. M. DOTY and B. M. ZIMM: J. Amer. Chem. Soc. **69**, 1193 (1947).
PARNAS, J. K.: Klin. Wschr. **1935** I, 1017.
— Enzymforschg **6**, 57 (1937).
PAULING, L., and R. B. COREY: Proc. Nat. Acad. Sci. U.S.A. **37**, 261 (1951).
PEASE, D. C., and R. F. BAKER: Amer. J. Anat. **84**, 175 (1949).
PERRY, S. V.: Biochemic. J. **48**, 257 (1951).
— R. REED, W. T. ASTBURY and L. C. SPARK: Biochim. et Biophysica Acta **2**, 674 (1948).
POLIS, D., and O. MEYERHOF: J. of Biol. Chem. **169**, 389 (1947).
PORTZEHL, H.: (a) Naturforschg **5**b, 75 (1950).
— (b) Nicht veröffentlicht. 1950.

Portzehl, H.: (a) Ber. Physiol. (Dtsch. Physiol.-Kongr. Mainz) 1951.
— (b) Naturforschg 6b, 355 (1951).
Portzehl, H.: Naturforschg 7b 1 (1952).
—, u. W. Hasselbach: Erscheint 1952.
— G. Schramm u. H. H. Weber- Naturforschg 5b, 61 (1950).
—, u. H. H. Weber: Naturforschg 5b, 123 (1950).
Ramsey, R. W.: Ann. New York Acad. Sci. 47, 110 (1947).
—, and S. F. Street: J. Cellul. a. Comp. Physiol. 15, 11 (1940).
— — Biol. Symp. 3, 9 (1941).
Rauh, F.: Z. Biol. 76, 25 (1922).
Reay, G. A., and C. C. Kuchel: Dep. Sci. Ind. Res. Rep. Food. Invest. 93 (1936).
Reed, R., and K. M. Rudall: Biochim. et Biophysica Acta 2, 19 (1948).
Roth, E.: Biochem. Z. 318, 74 (1946).
Rozsa, G., u. M. Staudinger: Makromolekulare Chem. 2, 66 (1948).
— Szent Györgyi and R. W. G. Wyckoff: Biochim. et Biophysica. Acta 3, 561 (1949).
— — — Exper. Cell. Research 1, 194 (1950).
Roy, S. C.: Enzymologia 14, 261 (1950).
Salter, W. T.: Proc. Soc. exper. Biol. a. Med. 24, 116 (1926).
Sandow, A.: Ann. New York Acad. Sci. 47, 895 (1947).
— Ann. Rev. Physiol. 11, 297 (1949).
Sanger, S.: Biochemic. J. 39, 507 (1945).
Sarkar, N. K.: Enzymologia 14, 237 (1950).
— Enzymologia 14, 288 (1951).
— A. G. Szent Györgyi u. L. Varga: Enzymologia 14, 267 (1950).
Schauenstein, E., and E. Treiber: J. Polymer. Sci. 5, 145 (1950).
Schick, A. F., and G. M. Hass: Science (Lancaster) 109, 486 (1949).
Schmidt, W. J.: Z. Zellforschg 21, 224 (1934).
Schmitt, F. O., R. S. Bear, L. E. Hall u. M. A. Jakus: Ann. New York Acad. Sci. 47, 799 (1947).
Schramm, G., u. H. H. Weber: Kolloid-Z. 100, 242 (1942).
Schulz, G. V.: Z. Naturforschg 2a, 348 (1947).
Signer, R., u. H. Gross: Helvet. chem. Acta 36, 726 (1934).
Simha, R.: J. Physic. Chem. 44, 25 (1940).
Singer, T. P., and E. S. G. Barron: Proc. Soc. Exper. Biol. a. Med. 56, 120 (1944).
Singher, H. O., and A. Meister: J. of Biol. Chem. 159, 491 (1945).
Snellman, O., u. Th. Erdös: (a) Biochim. et Biophysica Acta 2, 650 (1948).
— — (b) Biochim. et Biophysica Acta 2, 660 (1948).
— — Biochim. et Biophysica Acta 3, 523 (1949).
— — and M. Tenow: Proc. 6. Internat. Congr. Exper. Cytology 1949, S. 247.
—, and B. Gelotte: Exper. Cell. Research. 1, 234 (1950).
—, u. M. Tenow: Biochim. et Biophysica Acta 2, 384 (1948).
Spicer, S.: Arch. of Biochem. 25, 369 (1950).
— J. of Biol. Chem. 190, 257 (1951).
—, and W. J. Bowen: J. of Biol. Chem. 188, 741 (1951).
—, and J. Gergely: J. of Biol. Chem. 188, 179 (1951).
Steinhausen, W.: Pflügers Arch. 212, 31 (1926).
Straub, F. B.: Stud. Inst. Med. Chem. Szeged 2, 3 (1942).
— Stud. Inst. Med. Chem. Szeged 3, 23, 38 (1943).
—, and G. Feuer: Biochim. et Biophysica Acta 4, 455 (1950).
— — and I. Lajos: Nature (Lond.) 162, 217 (1948).
Ströbel, G.: Z. Naturforschg 7b 102 (1952).
Summerson, W. M., and A. Meister: Abstr. Div. of Biol. Chem. 108. meeting. Amer. Chem. Soc. 42b. 1944.
Szent Györgyi, A.: Stud. Inst. Med. Chem. Szeged 1, 17 (1942).

Szent Györgyi, A.: Stud. Inst. Med. Chem. Szeged **3**, 76 (1943).
— Chem. Musc. Contraction New York Acad. Press 1947.
— Biol. Bull. **96**, 140 (1949).
— Enzymologia **14**, 177 (1950).
Szent Györgyi, A.: (a) Chemistry of Muscular Contraction, 2. Aufl. New York: Acad. Press Inc. 1951.
— (b) Nature (Lond.) **167**, 380 (1951).
Szent Györgyi, A. u. Mitarb.: Stud. Inst. Med. Chem. Szeged **1** u. **2** (1942); **3** (1943).
— u. Mitarb.: Stud. Inst. Med. Chem. Szeged **1944**.
Szent Györgyi, A. G.: (a) Enzymologica **14**, 246 (1950).
— (b) Enzymologica **14**, 252 (1950).
Szent Györgyi, A. G.: (a) Arch. Biochem. a. Biophysics **31**, 99 (1951).
— (b) J. of Biol. Chem. **192**, 361 (1951).
Taver, E., and M. F. Morales: J. Cellul. a. Comp. Physiol. **37**, 235 (1951).
Tsao, T. G., K. Bailey and G. S. Adair: Biochemic. J. **49**, 27 (1951).
Turba, F., G. Kuschinsky u. H. Thomann: Naturwiss. **37**, 453 (1950).
Ulbrecht, G. u. M.: Z. Naturforschg **1952**.
Varga, L.: Hungar. Acta physiol. **1**, 1 (1946).
Varga, L.: (a) Enzymologia **14**, 196 (1950).
— (b) Enzymologia **14**, 212 (1950).
Verzar, F.: Theorie der Muskelkontraktion. Basel: Benno Schwabe & Co. 1943.
Warburg, O., u. W. Christian: Biochem. Z. **254**, 438 (1932).
Weber, A.: Unveröffentlicht. 1949.
— Unveröffentlicht. 1950.
— Biochim. et Biophysica Acta **7**, 214 (1951).
—, u. H. H. Weber: Z. Naturforschg **5b**, 124 (1950).
— — Biochim. et Biophysica Acta **7**, 339 (1951).
Weber, E.: Muskelbewegung. In Handwörterbuch der Physiologie, Bd. 3, Teil 2, S. 110. Braunschweig 1846.
Weber, H. H.: (a) Erg. Physiol. **36**, 103 (1934).
— (b) Pflügers Arch. **235**, 205 (1934).
Weber, H. H.: Naturwiss. **27**, 33 (1939).
— Eiweißkörper als Riesenionen. Schr. Königsberg. gelehrte Ges., Naturwiss. Kl. **18**, 45 (1942).
— Fiat Rev. Naturforchsung und Medizin in Deutschland 1939—1946, Physiol. Teil III, Abschnitt Muskel, S. 1. Wiesbaden: Dietrich 1947.
Weber, H. H.: (a) Biochim. et Biophysica Acta **4**, 12 (1950).
— (b) Proc. Roy. Soc. Lond., Ser. B **137**, 50 (1950).
— (c) 16. Internat. Physiol.-Kongr. 1950, S. 62.
Weber, H. H.: (a) Nature (Lond.) **167**, 381 (1951).
— (b) Z. Elektrochem. angew. physik. Chem. **55**, 511 (1951).
Weber, H. H. u. H. Portzehl: Adv. Protein Chem. **7**, 161 (1952).
—, u. K. Meyer: Biochem. Z. **266**, 137 (1933).
—, u. R. Stöver: Biochem. Z. **259**, 269 (1933).
—, u. H. Portzehl: Makromolekulare Chem. **3**, 132 (1949).
—, u. B. v. Kérekjartó: Z. Naturforschg **7b** 94 (1952).
Winton, F. R.: J. of Physiol. **61**, 368 (1926).
Wirtz, K.: Z. Naturforschg **2b**, 94 (1947).
Wöhlisch, E.: Naturwiss. **28**, 305, 326 (1940).
—, u. Clamann: Pflügers Arch. **237**, 590 (1936).
—, u. W. Grüning: Pflügers Arch. **246**, 469 (1943).
Wolpers, C.: Dtsch. med. Wschr. **1944**, 495.
Ziff, J.: J. of Biol. Chem. **25**, 153 (1944).

Muskelelastizität[1].

Von

H. Reichel.

Mit 26 Textabbildungen.

Inhaltsverzeichnis.

	Seite
Einleitung	469
I. Elastische Strukturen	470
1. Molekularer Aufbau	470
2. Micellarstrukturen	471
3. Histologischer Aufbau	474
II. Statische Elastizität	476
1. Elastische Eigenschaften des ganzen Muskels	476
2. Bindegewebstheorie	480
3. Elastische Eigenschaften der Einzelfaser	481
4. Sarkolemmtheorie	483
5. Elastisches Verhalten des Myosinfadens. Molekulartheorie der Muskelelastizität	484
6. Stoffliche Abhängigkeit der statischen Elastizität	488
7. Weitere Faktoren	489
III. Dynamische Elastizität	491
1. Elastische Nachwirkung. Modelle der Muskelelastizität	493
2. Momentanwirkung. Stoffliche Abhängigkeit der dynamischen Elastizität	498
IV. Elastizität im Kontraktionszustand	503
1. Längenspannungsdiagramm	503
2. Plastische Eigenschaften des kontrahierten Muskels	512
3. Elastisches Verhalten des kontrahierten Muskels unter statischen und semidynamischen Bedingungen	513
4. Elastisches Verhalten des kontrahierten Muskels unter dynamischen Bedingungen	518
5. Elastisches Verhalten des Actomyosinmodells	525
6. Träger der Elastizität im Ruhe- und Kontraktionszustand. Kritik der Modelltheorien	526
7. Hillsche Gleichung	528
V. Änderungen physiologischer und physikalischer Eigenschaften bei Dehnung	531
VI. Querelastizität und Muskelhärte	532
VII. Thermoelastische Eigenschaften	533
VIII. Elastizität und Thermodynamik	538
1. Ruhezustand	538
2. Isometrische Kontraktion	539
3. Isotonische Kontraktion	542
Literatur	545
Nachtrag	554

Einleitung.

Die Elastizität des Muskels verdient aus zwei Gründen das Interesse des Biologen. Einmal ist sie ein typisches Beispiel für die Elastizität eines anisotropen organischen Faserstoffes und dann ist sie eine Eigenschaft, die für die

---

[1] Aus dem Physiologischen Institut der Universität München.

physiologische Funktion des Muskels von grundlegender Bedeutung ist. Im Experiment bietet sie dem Untersucher den großen Vorteil auch mit einfachen Methoden einer Messung zugänglich zu sein. Seitdem es daher eine messende Physiologie gibt, sind Arbeiten über das Problem der Muskelelastizität veröffentlicht worden. Inzwischen ist die einschlägige Literatur so angewachsen, daß es nicht mehr möglich ist sie vollständig zu referieren. Die hier getroffene Auswahl berücksichtigt im wesentlichen die seit 1920 erschienenen Arbeiten, frühere Ergebnisse nur insofern, als sie grundlegend und für das Verständnis notwendig sind.

I. Elastische Strukturen.
1. Molekularer Aufbau.

Der Muskel hat mit allen anderen elastischen Körpern pflanzlicher und tierischer Herkunft eine außerordentlich hohe Dehnbarkeit mit großer Zerreißfestigkeit und starken elastischen Nachwirkungen gemeinsam. Alle diese Eigenschaften sind ohne Ausnahme an Faserstrukturen aus hochpolymerisierten Eiweißketten komplizierter Bauart gebunden (GARNER 1926, K. H. MEYER 1929). HERZOG (1924), sowie BÖHM und WEBER (1931), ferner ASTBURY und DICKINSON (1940) haben im Röntgendiagramm den Nachweis erbracht, daß die submikroskopischen Strukturen des Muskels Fasercharakter zeigen. Der anisotrope Aufbau ist außerdem durch das optische Verhalten bewiesen: der Muskel ist doppelbrechend (v. EBNER 1882, FISCHER 1936, v. MURALT 1932, BUCHTHAL u. Mitarbeiter 1936). Die nähere Analyse dieser Doppelbrechung hat ergeben, daß sie sowohl auf Eigen- als auch Stäbchendoppelbrechung beruht (STÜBEL). Daraus geht hervor, daß nicht nur die Atomgruppen innerhalb eines Teilchens fadenähnlich in einer Achse angeordnet, sondern daß außerdem die Teilchen selbst einachsig parallel orientiert sind. Als wesentliche Bausteine des Fasergerüstes sind die Moleküle des Myosins erkannt worden. Die Fadenform dieser Moleküle ist elektronenmikroskopisch nachgewiesen (SNELLMAN und ERDÖS). Das extrahierte Myosin erweist sich nicht als ein einheitlicher Körper. H. H. WEBER (1948) ist es gelungen, in Myosinlösungen durch Sedimentation in der Ultrazentrifuge ein schnell sedimentierendes schweres S-Myosin von einem langsam sedimentierenden leichten L-Myosin zu trennen. Beide Stoffe können je nach Art und Dauer der Extraktion isoliert dargestellt werden. S-Myosin erhält man nach kurzfristiger, L-Myosin nach prolongierter Extraktion. Das schwere Myosin ist mit dem von SZENT GYÖRGYI und seiner Schule (BANGA und SZENT GYÖRGYI) entdeckten Actomyosin identisch, das eine Verbindung des L-Myosins mit dem Stromaeiweiß Actin darstellt. Fäden von Actomyosin verkürzen sich unter der Wirkung von Adenosintriphosphorsäure (ATP) (ENGELHARDT 1940). In welcher Weise das Actin in die L-Myosinmoleküle im Muskel eingebaut ist, läßt sich nicht mit Sicherheit sagen. Theoretisch kann die Bildung von Actomyosinsystemen auf zweierlei Art erfolgen: entweder lagern sich geschlossene Systeme von Actin an solche des L-Myosins oder einzelne Teilchen beider Stoffe vereinigen sich untereinander (SZENT GYÖRGY). Die Bindung beider Stoffe findet aber nicht in beliebigen Proportionen statt (H. PORTZEHL, G. SCHRAMM und H. H. WEBER), wie ursprünglich von SZENT GYÖRGYI und seiner Schule angenommen worden ist. Unklar ist auch die Frage, zu welchen Anteilen die beiden Myosine in der frischen Muskelfaser enthalten sind. Nach SZENT GYÖRGYI sind die extrahierten Myosinfäden wahrscheinlich nicht mit irgendwelchen im lebenden Muskel vorhandenen Stoffen identisch; denn alle Myosine erweisen sich als außerordentlich labil (ENGELHARDT 1942). Ferner hat sich herausgestellt, daß es eine ganze Reihe von Actomyosinen gibt (H. H. WEBER 1948) und daß außer dem S- und L-Myosin noch andere Myosine, z. B. das Tropomyosin (BAILEY) im Muskel vorkommen. Dagegen ist das L-Myosin ein einheitlicher Stoff mit monodispersen Eigenschaften (H. PORTZEHL 1950). Nach BANGA u. Mitarbeiter (1947) sind an das eigentliche Fasergerüst des Myosins mehrere eiweißähnliche und andere Stoffe adsorbiert, von denen die ATP der wichtigste ist. Der Baustoff der Muskelfibrillen erweist sich so als ein äußerst kompliziertes System, dessen einzelne Bestandteile wir vermutlich noch nicht alle kennen. Der Vergleich der extrahierten Eiweißstoffe mit den in situ befindlichen ist daher nur bedingt möglich (s. a. DUBUISSON 1947).

Dieser Vorbehalt mag aber nur für die chemische Konstitution, nicht für die grundsätzlichen strukturellen Eigenschaften gelten. Der Feinbau des Muskels und des L-Myosinfadens scheint bis in Einzelheiten übereinzustimmen: das Faserdiagramm ist identisch, optisches Verhalten und Doppelbrechung von derselben Größenordnung (H. H. WEBER 1934). Auch die mechanischen Eigenschaften sind vergleichbar. Der niedrige Elastizitätsmodul des Muskels findet sich neben allen charakteristischen Nachdehnungserscheinungen im Faden wieder. ENGELHARDT (1942) hat daher den Myosinfaden förmlich als Modell des Muskels angesehen. Die Analogie ist wahrscheinlich nicht nur eine zufällige, obwohl die Extraktion die chemische Konstitution des Myosins und damit auch seine mechanischen Eigenschaften verändern kann (SZENT GYÖRGYI 1947).

2. Micellarstrukturen.

Aus dem Faserdiagramm des Muskels kann geschlossen werden, daß die Polypeptide des Myosins in Form von Ketten achsenparallel angeordnet sind. K. H. MEYER (1929) nimmt für die Eiweißmoleküle derartiger Faserstrukturen eine Dicke von 0,6—0,7 mμ und eine Länge von 30—50 mμ an. Mehrere Fadenmoleküle liegen in Bündeln zusammen, die nach NÄGELI Micellen oder Stäbchen genannt werden. Die Micellarstruktur von Muskel und Myosinfaden ist in jüngster Zeit durch die Elektronenmikroskopie unmittelbar nachgewiesen worden. Nach HALL u. Mitarbeiter (1946) haben die kleinsten, eben noch erkennbaren Fadenstrukturen (Elementarfibrillen) einen Durchmesser von 5—25 mμ und eine sehr variable Länge. WOLPERS (1944) hat dieselben Befunde erhoben. Die physikalisch bestimmten Dimensionen der Myosinteilchen sind noch kleiner. In monodispersen Lösungen lassen sich Durchmesser und Länge der Stäbchen durch Bestimmung ihrer Diffusions- und Sedimentationskonstanten ermitteln. Für das L-Myosin liegen zuverlässige Angaben aus der Schule von H. H. WEBER vor. Das einzelne Stäbchen ist 2,2—2,4 mμ dick und 220—240 mμ lang, bei einem durchschnittlichen Molekulargewicht des Teilchens von 850000 (H. PORTZEHL 1950). Die Dimensionen der Actomyosinteilchen sind weniger gesichert. Doch ist die Sedimentationskonstante von S-Myosin ungefähr 15mal, die Viscosität 1,5—2mal größer als die von L-Myosin; daraus kann geschlossen werden, daß sowohl die Dicke als auch die Länge des Actomyosinteilchens erheblich über den entsprechenden Werten des L-Myosins liegen müssen (H. H. WEBER 1948, H. PORTZEHL 1950).

Aus dem Querschnitt des L-Myosinteilchens läßt sich nach H. H. WEBER (1948) berechnen, daß ungefähr 7 Peptidketten in einer Micelle vereinigt sind. Ihre Anordnung ist nach der Ansicht von K. H. MEYER (1929) weniger regelmäßig als im Kautschuk, jedoch regelmäßiger als in der Seide. Zwischen den Ketten sind starke senkrecht zur Längsachse wirksame Kohäsionskräfte anzunehmen, die die Ketten zusammenhalten. Die Natur dieser Kräfte ist ein noch strittiges Problem. Nach K. H. MEYER (1929) sind die achsenparallelen Hauptvalenzketten durch Seitenketten unsolvatisierter Gruppen nach Art der Schwefelbrücken im vulkanisierten Kautschuk miteinander verbunden. SCHRAMM und H. H. WEBER (1942) lehnen derartige Querglieder grundsätzlich ab; sie sind der Ansicht, daß die Längenänderungen der Ketten reibungslos erfolgen, also nicht von gegenseitigen Bindungen behindert werden. Direkte Beweise sind weder für die eine noch für die andere Theorie erbracht worden.

Nach SCHRAMM und WEBER befindet sich in den Räumen zwischen den Hauptvalenzketten Wasser. Das Einzelteilchen enthält maximal nur 20 bis 30% Wasser und hat die Eigenschaften eines einachsig positiv doppelbrechenden Krystalls (v. MURALT 1932). Muskelfasern und Myosinfäden sind mit einem Wassergehalt bis zu 80% wesentlich wasserreicher als die Micelle. Daraus läßt sich folgern, daß die Räume zwischen den parallel angeordneten Micellen mit Wasser angefüllt sein müssen. Beim Einfrieren des Muskels erscheinen Eiskrystalle nur zwischen den Fibrillen (HÜRTHLE). Austrocknen des Muskels läßt den Querschnitt, nicht die Länge schrumpfen. Wasserspalten sind also nur parallel zur Längsachse vorhanden. Sie sind breit genug (einige Millimikrone), um Kohäsionskräfte zwischen den Stäbchen zu verhindern und reibungslose Längenänderungen zu ermöglichen (nach SCHRAMM und WEBER). K. H. MEYER (1929) nimmt an, daß die Micellen durch chemische Brücken miteinander ,,vernäht" und in einem Netzwerk verflochten seien. Im Muskel sind aber solche Querverbindungen kaum denkbar; die Möglichkeit, die Muskelfasern bis in kleinste submikroskopische Fäden aufzuspalten und das Myosin isoliert zu extrahieren, spricht nicht dafür, daß starke Kräfte chemischer oder struktureller Art die Micellen in der Querrichtung aneinander heften (BULL). Die elektronenoptisch sichtbare Elementarfibrille wird als eine ununterbrochene Kette von hintereinandergeschalteten Micellen aufgefaßt. Ungeklärt ist noch die Frage, wie die Stäbchen an ihren Enden längs der Achse miteinander verknüpft sind. Jedenfalls sind in der Faserrichtung sehr starke Kohäsionskräfte zu fordern. K. H. MEYER (1929) hält Nebenvalenzketten für die bindenden Glieder, die die Hauptvalenzketten der Teilchen an ihren Enden überlappen. BULL erörtert die Möglichkeit, daß zwischen den Enden der an sich starren Myosinstränge biegsame Ketten geschaltet sein könnten. Unmittelbare End-zu-Endverbindungen der Hauptvalenzketten ohne chemische Brücken werden von SCHRAMM und WEBER (1942) angenommen.

Muskeln verschiedener Tierklassen unterscheiden sich in ihrem submikroskopischen Aufbau nicht. BÖHM und WEBER (1932) haben an Muschel-, Krebs- und Froschmuskeln dasselbe Röntgendiagramm gefunden. ROTH (1947) hat aus Fischmuskeln die gleichen Myosinfraktionen extrahieren können, die bisher nur aus Kaninchenmuskeln gewonnen worden waren. Der glatte Muskel zeigt in seinem Feinbau die gleichen strukturellen Eigenschaften wie der quergestreifte Muskel. Beide enthalten Myosin (v. MURALT und EDSALL 1930), das Elementarfibrillen bildet, beide verhalten sich optisch und mechanisch ähnlich wie Myosinfäden (FISCHER 1936). Im quergestreiften Muskel kommen allerdings nach NOLL und H. H. WEBER (1935) nur der Q-Scheibe Myosineigenschaften zu. Q-Substanz, glatte Muskelfasern und Myosinfaden sind optisch stark anisotrop. Als Mischkörper im Sinn der WIENERschen Theorie zeigen sie außer der Eigendoppelbrechung eine ausgesprochene Stäbchendoppelbrechung. Tabelle 1 gibt einige Werte für die Gesamtdoppelbrechung.

Die Anisotropie der Q-Schicht beruht auf der Anisotropie des Myosins: Imprägnation von Muskelfasern und Myosinfäden mit Lösungen verschiedener Brechungsindices ändert die Doppelbrechung in gleicher Weise (GERENDAS und MATOLTSY). Auch die I-Substanz ist doppelbrechend (W. I. SCHMIDT

Tabelle 1. *Doppelbrechung des Muskels (nach E. FISCHER 1941).*

Tierart	Objekt	Gesamtdoppelbrechung	Stäbchendoppelbrechung	Eigendoppelbrechung	Berechnungsindex
Kaninchen	Myosinfaden	$3,5 \cdot 10^{-3}$	$1,9 \cdot 10^{-3}$	$1,6 \cdot 10^{-3}$	1,56
Frosch	Skeletmuskel	$2,4 \cdot 10^{-3}$	$1,6 \cdot 10^{-3}$	$0,8 \cdot 10^{-3}$	1,51
Ratte	Skeletmuskel	$2,2 \cdot 10^{-3}$	$1,3 \cdot 10^{-3}$	$0,9 \cdot 10^{-3}$	1,52
Phascolosoma	Glatter Muskel	$2,6 \cdot 10^{-3}$	$1,4 \cdot 10^{-3}$	$1,2 \cdot 10^{-3}$	1,55
Thyone	Glatter Muskel	$1,9 \cdot 10^{-3}$	$1,2 \cdot 10^{-3}$	$0,7 \cdot 10^{-3}$	1,52

1934, 1935), aber 10mal weniger als die Q-Substanz. Die Anisotropie der I-Schicht ist daher wesentlich geringer als die des Myosinfadens. Die Gesamtdoppelbrechung der Muskelfaser beträgt nur 40% der Doppelbrechung des Myosinfadens (NOLL und H. H. WEBER 1935). H. H. WEBER (1935) hat daraus geschlossen, daß die I-Schichten nicht aus Myosin bestehen, die Fibrillen also nicht homogen sind. Nach den elektronenmikroskopischen Untersuchungen ungefärbter Präparate (HALL u. Mitarbeiter 1946) ist die Querstreifung auch in den submikroskopischen Strukturen in Form transversaler Bänder nachzuweisen. WOLPERS hat ergänzend beobachtet, daß die Elementarfibrillen im Q-Abschnitt streng längs gebündelt sind, im I-Abschnitt sich aber kegelförmig zuspitzen und sich in Richtung zur Zwischenscheibe auffasern. Der geringere Grad der Stäbchendoppelbrechung in den I-Scheiben kann daher auf die geringere Ordnung der Micellen und die kleinere Dichte der Matrix zurückgeführt werden (HÜRTHLE 1931). Diese Auffassung wird auch von HALL u. Mitarbeitern vertreten. Querstreifung läßt sich in an sich homogenen Stoffen künstlich erzeugen; werden im Kautschukstreifen einzelne Abschnitte einer starken Dehnung unterzogen, so treten stark doppelbrechende Bänder auf, die mit weniger doppelbrechenden Schichten abwechseln (EBBECKE 1938b). Man wird daher aus der Querstreifung nicht schließen können, daß Q- und I-Schicht aus verschiedenen Stoffen aufgebaut sind. Gegen eine solche Annahme sprechen auch die Befunde von ETTISCH (1933), wonach die Querstreifung bei erhaltener Fibrillenstruktur durch einfache optische Mittel reversibel geändert werden kann.

3. Histologischer Aufbau.

Die Elektronenoptik hat auch im Bereich der mikroskopisch sichtbaren Strukturen unsere Erkenntnis erweitert. Nach WOLPERS ist die bisher umstrittene Z-Membran, die die I-Schicht durchsetzt, ein reelles Gebilde. HALL u. Mitarbeiter (1946) halten das Material der Z-Membran für nicht kollagen und nehmen an, daß sie die Myofibrille völlig durchdringt, also nicht durchlöchert ist, wie WOLPERS behauptet hat. Die Bedeutung dieser Membran liegt auf der Hand: sie erhält die Fibrillen in ihrer achsenparallelen Anordnung. Sie mag auch daran schuld sein, daß benachbarte Segmente von Q und I paralleler Fibrillen immer auf derselben Höhe liegen und ihre gegenseitige Lage auch bei Längenänderungen beibehalten. Derselben Aufgabe scheinen die bandartigen Mittelscheiben M zu dienen. Die Höhe einer einzelnen Abteilung (Q + I) beträgt nach BUCHTHAL u. Mitarbeitern (1936) $2{,}2\,\mu$.

Die Muskelfasern sind aus einer Anzahl von Elementarfibrillen mit den entsprechenden Wasserspalten zusammengesetzt. Sie durchziehen unter Umständen den ganzen Muskel von einem Ansatz zum anderen (LINDHARD 1931). Die Länge der Einzelfasern kann in menschlichen Muskeln bis zu

12 und 13 cm betragen (FELIX 1887). Meist sind die Fasern kürzer als die Gesamtlänge des Muskels (HARREVELD) und überlappen sich an 1 bis 2 Stellen. Die Dicke der Faser beträgt 50—100 μ (LINDHARD 1931). In den meisten Vertebratenmuskeln gehen die Fasern an den Muskelenden unmittelbar in die Sehnenfasern über. Dies ist nach W. I. SCHMIDT (1936) der bevorzugte Weg, auf dem sowohl die aktiven vom Muskel entwickelten Kräfte auf die Sehne als auch umgekehrt die passiven an der Sehne angreifenden Kräfte auf die Muskelfasern übertragen werden.

Das die Fasern umhüllende Sarkolemm ist durch die Z-Membran mit den Fibrillen verbunden. HÄGGQUIST (1926) hält es daher auch für möglich, daß das Sarkolemm die Rolle des Kraftüberträgers spielt. Aber seine außerordentlich hohe Dehnbarkeit (NAGEL) läßt es dafür wenig geeignet erscheinen. Das Sarkolemm enthält nicht nur längsgerichtete Fasern, sondern außerdem noch ein Fasernetz, das sich wie das Maschenwerk eines Strickstrumpfes bei Dehnung streckt (LUBOSCH).

Nach NAGEL sind die Sarkolemmhüllen der Muskelfasern durch lockeres Bindegewebe miteinander verknüpft. Diese von FENEIS als neutrale Bindegewebsfasern bezeichneten Fasern verlaufen im unbelasteten Zustand schräg oder in Spiralen um die Muskelfaser herum, bevor sie in das Maschenwerk des Sarkolemms einmünden. Sie ordnen sich erst bei starker Belastung parallel zur Muskelfaserrichtung an und erhöhen damit die Zerreißfestigkeit des Muskels, ohne im physiologischen Dehnungsbereich seine Elastizität zu beeinflussen.

Im Endomysium sind außer den neutralen Bindegewebsfasern noch Bindegewebsmembranen enthalten (FENEIS), die wie Tücher in den Räumen zwischen den Muskelfasern parallel zu diesen aufgehängt sind. Ihr histologischer Feinbau besteht aus gekreuzten Fasern, die vorwiegend unelastisches Material, zum kleineren Teil aber auch elastisches Material enthalten. Die Membranen machen alle Längenänderungen der Muskelfasern mit; sie sollen nach FENEIS die Reibung zwischen den Fasern bei Deformationen verringern.

Herz- und glatter Muskel stimmen im fibrillären Aufbau mit dem Skeletmuskel überein. Sie unterscheiden sich aber wesentlich von diesem durch den syncytialen Charakter ihrer Faserstruktur (HÄGGQUIST 1931). Der glatte Muskel enthält im Gegensatz zum quergestreiften Muskel kein Sarkolemm.

Inwieweit die einzelnen histologischen Strukturen als Träger der elastischen Muskeleigenschaften in Frage kommen, wird weiter unten ausführlich erörtert. Als contractile Strukturen haben die Myofibrillen zu gelten. Nach neueren Anschauungen (KRÜGER u. Mitarbeiter) sollen für die langsame tonische und für die schnelle nichttonische Kontraktion verschiedene Strukturen verantwortlich sein. Da diese Theorie umstritten (BRECHT und FENEIS) und in ihrer Bedeutung für die Elastizität des Muskels nicht untersucht worden ist, wird sie hier nicht weiter berücksichtigt.

II. Statische Elastizität.
1. Elastische Eigenschaften des ganzen Muskels.

Der Muskel ist ein elastisch anisotroper Körper; d. h. seine elastischen Eigenschaften sind nicht in allen Achsen gleich. In der zur Faserrichtung senkrechten Achse ist z. B. seine Zugresistenz kleiner, seine Druckresistenz aber größer als in Faserrichtung. Hier interessiert nur die in der Faserachse wirksame Elastizität, da nur sie normalerweise beansprucht wird. Die sog. Quer- und Torsionselastizität wird in einem besonderen Kapitel kurz erörtert.

Das Wesen der Elastizität beruht auf der Eigenschaft eines Körpers bei Dehnung oder Belastung Kräfte zu entwickeln, die ihn in den ursprünglichen Zustand zurückzutreiben suchen. Wenn daher irgend ein Material auf sein elastisches Verhalten geprüft werden soll, so muß es Längen- oder Spannungsänderungen ausgesetzt werden. Am Muskel ist die mechanische Reaktion auf solche Änderungen sehr stark abhängig von der Zeit, in der sie erfolgen. Nach jeder relativ schnellen Dehnung oder Belastung treten elastische Nachwirkungen auf, die über Stunden andauern können. Es empfiehlt sich daher, zwischen statischer und dynamischer Elastizität zu unterscheiden. Statisch wird ein Zustand genannt, bei dem sich auch nach längerer Zeit an Länge und Spannung des Muskels nichts ändert. Da die Nachwirkung aber nur asymptotisch ihren Nullwert erreicht, so ist statisches Gleichgewicht im eigentlichen Sinn des Wortes überhaupt nicht zu verwirklichen (BLIX 1893). Nach einer stillschweigenden Übereinkunft werden daher in der physiologischen Praxis solche Zustände als statisch bezeichnet, in denen die *wesentlichen* elastischen Nachwirkungen abgeklungen und die Längenspannungsänderungen in der Zeiteinheit klein genug sind, um vernachlässigt werden zu können.

Die Elastizität des Muskels wird durch den YOUNGschen Modul E angegeben

$$E = \frac{\Delta k \cdot l_0}{q \cdot \Delta l} \qquad (1)$$

(k = Gewicht, l_0 = Länge bei der Spannung 0, $\frac{k}{q}$ = Spannung[1], q = Querschnitt, Δl = Verlängerung).

Die technische Maßeinheit des Elastizitätsmoduls ist kg/mm². Seine Bestimmung entspricht dem Vorgehen in der Technik: der Muskel wird mit verschiedenen Gewichten k belastet und seine jeweilige Längenänderung nach Abklingen der Nachdehnung gemessen oder umgekehrt: der Muskel wird passiv um bestimmte Strecken Δl verlängert und die jeweilige Spannung k/q ermittelt, die er bei den verschiedenen Längen entwickelt.

Methodische Bemerkungen. Die Angabe von E in kg/mm² erfordert 4 Messungen, nämlich die von k, Δl, l_0 und q.

---

[1] Als „Spannung" wird in sehr vielen Arbeiten auch das am Muskel angreifende Gewicht oder die von ihm ausgeübte Kraft bezeichnet; das Verhältnis der Kraft zum Querschnitt ist dann die sog. „spezifische Spannung".

Kraft k. Als Kraftmesser wird gewöhnlich eine Blattfeder verwendet, die vom Muskel durchgebogen wird. Die Eigenschwingungszahl des registrierenden Systems ist für statische Versuche belanglos; für dynamische Versuche muß sie möglichst hoch sein Für genaue Messungen ist eine Korrektur des Fehlers, der infolge der Durchbiegung von Feder, Membran usw. den Ausschlag verfälscht, notwendig. Große Empfindlichkeit wird durch optische Registrierung erreicht. Für Messungen an Muskelfasern sind besonders empfindliche Methoden erforderlich. RAMSEY und STREET geben einen Quarzhebel an, dessen Bewegungen auf einen Quarzfaden übertragen und mit 250facher Vergrößerung abgebildet werden. BUCHTHAL (1942) mißt die Spannung von Fasern mittels eines Kondensatormikrophons. HILL (1949a) benutzt zum Nachweis minimaler Spannungen die Änderung des elektrischen Widerstandes in einem $60\,\mu$ dicken Nickeleisendraht.

Längenänderung Δl. Als Längenmesser des ganzen Muskels dient der sog. isotonische, um eine feste Achse drehbare Hebel, an dem der Muskel unmittelbar angreift. An Muskelfasern können die Längenänderungen fotoelektrisch registriert oder unmittelbar mikroskopisch beobachtet werden (BUCHTHAL 1942).

Gleichgewichtslänge l_0. l_0 wird ermittelt, indem der völlig erschlaffte Muskel so lange gedehnt wird, bis der Kraftmesser eben einen Ausschlag zeigt. Die Länge des so fixierten Muskels kann mit den üblichen Methoden gemessen oder fotografisch bestimmt werden. Für die Muskelfaser ist dasselbe Verfahren anwendbar. Exakte Bestimmungen von l_0 sind nur möglich, wenn die Objekte schwerelos (etwa in RINGER-Lösung) untersucht werden, da ihr Eigengewicht bereits zu beträchtlichen Verlängerungen führt. Außerdem ist eine hohe Empfindlichkeit des Spannungsmessers erforderlich. Bei allen Messungen sind die großen physiologischen Schwankungen zu berücksichtigen, denen die Länge l_0 unterworfen ist.

Querschnitt q. q kann entweder direkt durch photographische Aufnahme (WAGNER 1926) oder indirekt durch Messung des Durchmessers und Berechnung ermittelt werden (RAMSEY und STREET). Die Querschnitte in Muskel und Faser können über die ganze Länge sehr verschieden sein. Sie sind meist nicht rund, sondern oval oder elliptisch. Für den Elastizitätsmodul ist der *mittlere* Querschnitt maßgebend. Deswegen wird q auch aus dem Volumen, dem spezifischen Gewicht und der Länge ermittelt (HILL 1950a, WALTER u. a.). Dabei gehen die Meßfehler der Längenbestimmung auch in den Querschnitt ein.

Der YOUNGsche Modul gilt streng nur für Längenänderungen, die relativ klein sind gegenüber der Gesamtlänge des untersuchten Materials. Der Muskel kann sich aber um das Doppelte seiner ursprünglichen Länge ausdehnen. Für solche ,,endlichen" Dehnungen (O. FRANK 1906) wird die mathematische Formulierung wesentlich komplizierter. Außerdem bezieht sich der YOUNGsche Modul nur auf Körper, die dem HOOKEschen Gesetz folgen, die also auf Längenänderungen mit immer gleichen Spannungsänderungen in dem gesamten Dehnungsbereich antworten. Der Muskel gehorcht dem HOOKEschen Gesetz aber nicht. Es empfiehlt sich daher nur sehr kleine Längenänderungen zu untersuchen und diese in Beziehung zu den auftretenden Kraftänderungen zu setzen. Dann ist das Verhältnis

$$S = \frac{\Delta k}{\Delta l} \tag{2}$$

ein Maß für die Steifheit, oder sein reziproker Wert $\Delta l/\Delta k$ ein Maß für die Dehnbarkeit.

Die *Dehnungskurve* des Muskels zeigt einen nach der Längenkoordinate konvexen Verlauf (Abb. 1). Eine Proportionalität zwischen Gewicht und

Verlängerung nach Art des HOOKEschen Gesetzes besteht also nicht. Der *Elastizitätsmodul* nimmt mit steigenden Gewichten zu. Werte für verschiedene Muskeln und Tierklassen sind in der Tabelle 2 angegeben. Er beträgt im Mittel 0,01 kg/mm². Der Muskel zählt damit zu den dehnbarsten Körpern, die wir kennen. Trotzdem ist seine *Zerreißfestigkeit* in der Längsrichtung außerordentlich hoch: der Froschmuskel zerreißt bei einer Spannung von 0,040 bis 0,090 kg/mm² (20° C) (WALTER), der Menschenmuskel bei einer Spannung von 0,09 kg/mm² (WOEHLISCH u. Mitarbeiter 1926). Die *Zerreißlängen* liegen für den Froschmuskel bei 150% der Ausgangslänge, für den Menschenmuskel bei 200% (WOEHLISCH u. Mitarbeiter 1926). Die diesen Werten zugrunde liegenden Bestimmungen der Länge l_0 sind zum Teil am frei hängenden Muskel durchgeführt worden, ohne Rücksicht auf das Eigengewicht, das auch im unbelasteten Zustand den Muskel über seine natürliche Länge hinaus dehnt. Die relativen Zerreißlängen sind daher wahrscheinlich zu niedrig, die Werte des Elastizitätsmoduls zu hoch bemessen. Nur die Zerreißspannungen, in denen der Fehler der Längenmessung nicht enthalten ist, dürfen als allgemein verbindlich angesehen werden, soweit der Querschnitt zuverlässig bestimmt worden ist.

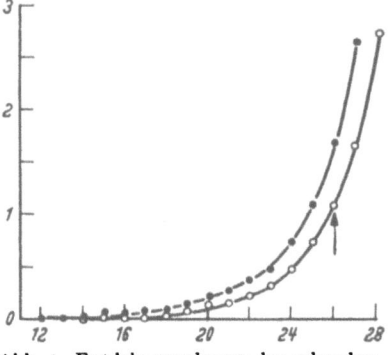

Abb. 1. Entdehnungskurve des ruhenden Muskels (M. sartorius, Kröte). ● = 16°C; ○ = 0°C. Ordinate: Spannung in Gramm; Abszisse: Länge in Millimeter. Länge des Muskels im Körper 26 mm (Pfeil). (Nach HILL 1949a.)

Die Dehnungskurven des quergestreiften und glatten Muskels unterscheiden sich nicht wesentlich. Die Kurve des glatten Muskels verläuft allerdings im Bereich niedriger Spannungen sehr viel flacher als die des Skeletmuskels (WINTON 1926). Der M. retractor penis des Hundes kann z. B. von 2 auf 6 cm ohne merklichen Spannungsanstieg gedehnt werden. Die auf-

Tabelle 2. *Elastizitätsmodul des Muskels.*

Tierart	Muskel	Präparat	E (kg/mm²)	Autor
Frosch	Skeletmuskel	Ganzmuskel	0,007—0,027	WALTER
Frosch	Skeletmuskel	Faserbündel	0,01—0,028	SICHEL (1934)
Frosch	Skeletmuskel	Einzelfaser	0,005	BUCHTHAL (1942)
Mensch	Skeletmuskel	Ganzmuskel	0,01—0,28	WÖHLISCH (1926) u. Mitarb.
Meerschweinchen	Skeletmuskel	Faserbündel	0,00046	HONCKE
Kaninchen	Skeletmuskel	Myosinfaden	0,15	H. H. WEBER (1948)
Frosch	Herzmuskel	Streifen	0,00036—0,0034	WÖHLISCH u. CLAMANN (1936)
Frosch	Herzmuskel	Fasernbündel	0,001	LUNDIN

fallend hohe Dehnbarkeit der glatten Muskeln wird durch „plastische" Eigenschaften erklärt, die in diesen Muskeln besonders ausgesprochen sind (s. u.).

Eine mathematische Analyse der Dehnungskurve ist mehrfach versucht worden. Sie setzt möglichst statische Längenänderungen voraus, die am besten bei stufenweiser Entdehnung erreicht werden. WERTHEIM hat die Kurve als eine hyperbolische Funktion beschrieben. Nach RAMSEY und STREET geben auch andere Gleichungen den Verlauf der Dehnungs- bzw. Entdehnungskurve richtig wieder. BRISBIN und ALLEN, sowie HILL (1949a) u. a. halten die Kurve für eine exponentielle Funktion. Nach HILL ist der Kraftzuwachs Δk der absoluten Kraft k proportional, wenn der Muskel immer um gleiche Beträge Δl gedehnt oder entdehnt wird (Abb. 12).

$$\frac{\Delta k}{k} = \text{constant}. \quad (3)$$

Der Muskel ist in zweifacher Weise unvollkommen elastisch:

1. Die Entdehnungskurve, die durch stufenweise Entlastung des vorbelasteten Muskels erhalten wird, liegt immer —

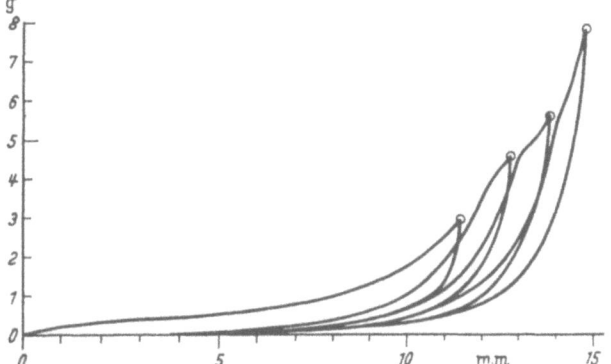

Abb. 2. Dehnungs- und Entdehnungskurven des ruhenden Muskels (M. sartoruis, Frosch). Ordinate: Spannung in Gramm; Abszisse: Länge in Millimeter. Belastungsänderung 5,1 g/min. Temperatur 21° C. In jedem Dehnungscyclus steigt die Belastung etwas höher an als im vorhergegangenen. (Nach SULZER 1928.)

auch bei unendlich langsamen Zustandsänderungen — unter der Dehnungskurve (BLIX 1893). Gleichen Gewichten entsprechen also immer größere Längen während der Entlastung als bei der Belastung. Im Laufe eines vollständigen Dehnungscyclus erleidet der Muskel einen Arbeitsverlust, der geometrisch der durch beide Kurven eingeschlossenen Fläche entspricht.

2. Wird ein frisch excidierter Skeletmuskel gedehnt und wieder vollständig entdehnt, so bleibt eine irreversible Verlängerung auch nach längerem Zuwarten bestehen: der Muskel nimmt eine neue Gleichgewichtslänge an (SULZER 1928). Der Dehnungsrückstand nimmt mit der Größe der ursprünglichen Belastung zu. Die Wiederholung des Dehnungs-Entdehnungsversuches führt zu einer erneuten irreversiblen Verlängerung, die kleiner ist als im ersten Versuch (Abb. 2) Jede folgende Dehnung läßt die Kurve von einem neuen Nullpunkt der Längenkoordinate entspringen: die Kurve „wandert" in Richtung größerer Längen (O. F. RANKE 1934). Die Entdehnungskurve hat immer dieselbe Charakteristik und erscheint nach Eintritt der irreversiblen Verlängerung parallel gegen die ursprüngliche Kurve verschoben (SULZER 1928). Die Abstände zwischen zwei aufeinanderfolgenden Dehnungskurven werden mit der Zahl der bereits stattgefundenen Dehnungen immer kleiner. Nach 50 bis

60 Dehnungen fallen die Hysteresisschleifen schnell nacheinander ausgeführter Dehnungscyclen praktisch zusammen (BÄSSLER 1950); die irreversible Verlängerung nähert sich einem Maximalwert. Der Arbeitsverlust ist am größten während der ersten Dehnung und wird kleiner mit jeder folgenden Dehnung; er erreicht schließlich einen Minimalwert, wird aber niemals Null (SULZER 1928). Das beschriebene Verhalten ist besonders am glatten Muskel beobachtet worden, der sich in der geschilderten Weise um mehr als 100% seiner ursprünglichen Länge verlängern kann (JORDAN 1918, BOZLER 1931).

Die geschilderten elastischen Eigenschaften sind einer molekulartheoretischen Deutung zugänglich. Hierzu muß aber die sehr entscheidende und in dem letzten Jahrzehnt häufig diskutierte Frage geklärt werden, welche Faserstrukturen im ruhenden Muskel überhaupt als eigentliche Träger der Elastizität angesprochen werden können. Im besonderen ist zu entscheiden, ob die Muskelfasern oder Bindegewebsfasern oder unter Umständen beide für das elastische Verhalten des Ganzmuskels verantwortlich zu machen sind.

2. Bindegewebstheorie.

BANUS und ZETLIN (1938) haben an isolierten von Muskelsubstanz befreiten Fascien des Gastrocnemius (Frosch) Dehnungskurven aufgenommen und gefunden, daß sie denselben exponentiellen Verlauf haben wie die vorher am intakten Muskel gewonnenen Kurven. Sie schließen daraus, daß das Bindegewebe im wesentlichen den Elastizitätsmodul des Muskels bestimme, die Muskelfasern selbst aber in dem untersuchten Bereich viel dehnbarer und folglich für das elastische Verhalten des Muskels unerheblich seien. Der Vergleich von Bindegewebs- und Muskelelastizität ist aber nur bedingt möglich, da die Ausgangslängen in beiden Fällen nicht dieselben sind: die isolierte Fascienhülle ist länger als der intakte Muskel. Die gleiche Charakteristik der Dehnungskurve beweist nur, daß Bindegewebe und Muskel dieselbe Dehnbarkeit [nach Gl. (2)] haben, sie beweist aber nicht, daß das Bindegewebe *die* elastische Struktur des Muskels schlechthin sei. Ist im besonderen die Länge des Bindegewebes größer als die des Muskels, so kann im normalen Dehnungsbereich das Bindegewebe elastisch überhaupt nicht beansprucht sein und spannungslos zwischen den Muskelfasern hängen.

Ein weiterer Versuch, die Muskelelastizität dem Bindegewebe zuzuschreiben, stammt von WALTER. WALTER läßt am Frosch den M. gastrocnemius einer Seite atrophieren, indem er den N. tibialis durchschneidet. Die Elastizitätskoeffizienten des denervierten und des intakten Muskels der anderen Seite erweisen sich als identisch. Daraus folgert WALTER, daß die Muskelfasern keinen oder nur einen geringen Einfluß auf die Dehnbarkeit haben können. Leider sind in den Protokollen keine Daten über Art und Ausmaß der Atrophie angegeben. Wie aus den mitgeteilten Volum- und Längenwerten hervorgeht, ist der Querschnitt des denervierten Muskels gegenüber der Norm nicht vermindert.

Eindeutige Versuchsergebnisse, die die Bindegewebstheorie der Elastizität beweisen, liegen vorerst nicht vor; sie sind auf Grund der histologischen Tatsachen auch gar nicht zu erwarten. Nach den Befunden von FENEIS und NAGEL ist ein großer Teil des Bindegewebes im normalen Dehnungsbereich überhaupt nicht voll ausgedehnt, sondern locker in Spiralen angeordnet; es kann sich daher an der Längselastizität gar nicht oder nur wenig beteiligen, solange es nicht durch starke Belastung gestreckt wird.

3. Elastische Eigenschaften der Einzelfaser.

Wenn die Muskelfasern als die eigentlichen elastischen Strukturen anzusehen sind, dann müssen sie dieselben elastischen Eigenschaften haben wie der Ganzmuskel. Nach SICHEL (1934) soll die Einzelfaser eine lineare Dehnungskurve besitzen, also im Gegensatz zum Ganzmuskel dem HOOKEschen Gesetz folgen. ASMUSSEN hat aber nachweisen können, daß der von SICHEL untersuchte Dehnungsbereich nicht ausreicht, um Rückschlüsse auf den Verlauf der Gesamtkurve zuzulassen. Die Dehnungskurve von Einzelfasern und Faserbündeln ergibt vielmehr dieselbe nach der Längenkoordinate konvex gekrümmte Kurve, wie sie vom Ganzmuskel bekannt ist. Die Ergebnisse von ASMUSSEN sind von RAMSEY und STREET sowie von BUCHTHAL (1942) bestätigt und erweitert worden. Die für den Muskel charakteristische Unvollkommenheit der Elastizität findet sich auch in der Einzelfaser wieder. Während der Entdehnung sind stets größere Längen mit den gleichen Spannungen im Gleichgewicht als während der vorangehenden Dehnung. Der Arbeitsverlust wird größer, wenn die Faser von derselben Ausgangslänge stärker gedehnt wird. Dehnungs- und Entdehnungskurve fallen aber nahezu zusammen, wenn eine stark vorgedehnte Faser erst stufenweise bis zu mittleren Spannungen entdehnt und dann wieder gedehnt wird. Der Arbeitsverlust ist in diesem Fall fast Null (BUCHTHAL 1942). Er ist aber beträchtlich, wenn die Faser vor der Wiederdehnung völlig entdehnt worden ist (Abb. 3). Die Entdehnung hat also im Bereich hoher und mittlerer Spannungen rein elastischen Charakter. Dasselbe Verhalten hat SULZER (1928) am Ganzmuskel festgestellt.

Im einzelnen unterscheidet sich aber die Dehnungskurve der Faser wesentlich von der des Ganzmuskels:

a) Sie steigt außerordentlich flach von kleinen zu mittleren Belastungen an und geht erst bei 150% der Ausgangslänge in den steilen Ast über (RAMSEY und STREET), während der Muskel bei demselben Dehnungsgrad schon zerreißt.

b) Die Zerreißlänge beträgt für die Faser 200% der Ausgangslänge (BUCHTHAL 1942), für den Muskel 150%.

c) Merkliche Irreversibilität der Verlängerung mit Arbeitsverlust zeigt die Faser bei 140—160% (ASMUSSEN, RAMSEY und STREET, BUCHTHAL

1942), der Muskel schon bei 105—110% seiner Gleichgewichtslänge (SULZER 1928).

d) Das Verkürzungsmaximum der isotonischen Zuckung erreicht die Faser bei 160% (BUCHTHAL und KAISER 1949), der Muskel schon bei 105%.

In einem summarischen Vergleich sind alle relativen Längenwerte der Faser um 50% größer als die des Muskels. Der Unterschied mag darauf beruhen, daß die Bestimmung der Ausgangslänge l_0 nicht einheitlich ist: l_0 ist an der Faser in RINGER-Lösung in „schwereloser" Anordnung, am Muskel gewöhnlich in Luft im frei hängenden Zustand ermittelt worden, in dem das Eigengewicht den Muskel über seine eigentliche Gleichgewichtslänge hinaus verlängert. Nach A. V. HILL (1949a) beträgt die Länge des völlig entspannten und dem Einfluß der Schwerkraft entzogenen Muskels nur 60% der „natürlichen" in situ vorhandenen Länge l_0. l_0 ist daher im allgemeinen zu hoch und der entsprechende Querschnitt q zu klein gemessen. Außerdem ist die Gleichgewichtslänge auch an ein und demselben Objekt keine konstante Größe, sondern davon abhängig, ob vor der Messung Dehnungen stattgefunden haben oder nicht.

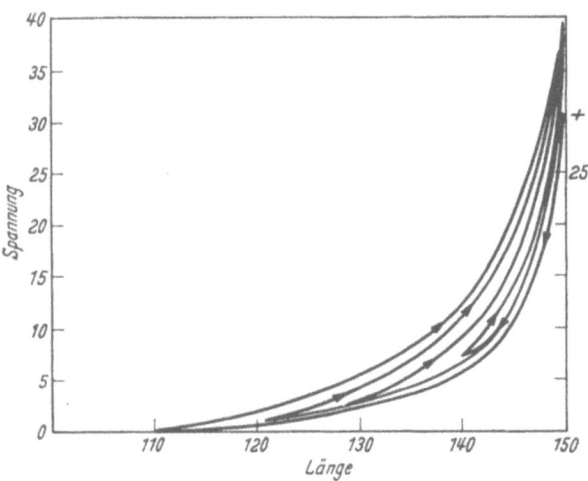

Abb. 3. Dehnungs- und Entdehnungskurven der Muskelfaser (M. semitendinosus, Frosch). Temperatur 12—14° C. Dauer der Dehnung und Entdehnung einige Sekunden. Verschieden starke Entdehnungen von der Länge 150, mit nachfolgender Dehnung bis zur ursprünglichen Länge. Ordinate: Spannung in willkürlichen Einheiten; Abszisse: Länge (Gleichgewichtslänge l_0 der unbelasteten Faser = 100). (Nach BUCHTHAL 1942.)

Wenn sich der Muskel oder die Faser irreversibel während eines Dehnungscyclus verlängert (s. o.), dann bleibt es mehr oder weniger der Willkür des Untersuchers überlassen, *welche* Länge er als Gleichgewichtslänge bezeichnet. Es erscheint daher nicht gerechtfertigt, Rückschlüsse aus dem Vergleich zwischen Faser und Ganzmuskel zu ziehen. Mit denselben Vorbehalten sind die Zahlenangaben für den Elastizitätsmodul zu beurteilen. An der Einzelfaser ist der Modul von BUCHTHAL u. Mitarbeiter aus dem gesamten Verlauf der Dehnungskurve ermittelt worden. BUCHTHAL (1942) gibt für den Froschmuskel einen Betrag von 0,005 kg/mm², HONCKE für den Säugermuskel einen Betrag von 0,00046 kg/mm² an. Die Herzmuskelfaser (Frosch) hat mit 0,001 kg/mm² einen wesentlich niedrigeren Modul als die Skeletmuskelfaser des gleichen Tieres (LUNDIN). Im allgemeinen sind also die an der Einzelfaser erhaltenen Werte erheblich kleiner als die für den Ganzmuskel ermittelten Durchschnittszahlen. Das gilt nicht für die Zerreißspannung, die bei der Froschmuskelfaser nach Befunden von CASELLA 0,044 kg/mm² (20° C) betragen kann, also ungefähr so groß ist wie die Zerreißspannung des Ganzmuskels. Daraus schließen BUCHTHAL und KAISER (1951), daß das Bindegewebe im Ganzmuskel nur von untergeordneter Bedeutung für die Zerreißfestigkeit sein kann.

4. Sarkolemmtheorie.

Es gibt eine ganze Reihe von Tatsachen (s. u.), die die Elastizität des Muskels als eine spezifische Eigenschaft seiner contractilen Proteine erscheinen lassen und damit die Bindegewebstheorie ausschließen. In diesem Zusammenhang ist von RAMSEY und STREET behauptet worden, daß nicht die Myofibrille, sondern das Sarkolemm die Elastizität der Einzelfaser bestimme. Ihre Ansicht gründet sich auf folgende Überlegungen: in der Faser sind Sarkolemm und die in ihm eingeschlossenen Strukturen des Sarkoplasmas parallel zueinander geschaltet; der Gesamtelastizitätsmodul muß daher sein:

$$E = E_{Sarkoplasma} + E_{Sarkolemm} \qquad (4)$$

Gelingt es, die Kontinuität *eines* Anteils an einer Stelle zu zerstören, so wird der Gesamtmodul nur noch durch den anderen Anteil bestimmt. Quetschen einer Einzelfaser zwischen zwei feinen Nadeln unterbricht die myofibrilläre Verbindung zwischen beiden Faserenden. An der geschädigten Stelle coaguliert das Muskelmaterial und hinterläßt in dem nichtverletzten Sarkolemmschlauch eine klare strukturlose Flüssigkeit. Wird eine solche Faser belastet, so kann nur noch das Sarkolemm elastisch beansprucht werden. Würden sich die Myofibrillen in der unversehrten Faser wesentlich an der Elastizität beteiligen, so müßte in der geschädigten Faser der Modul absinken, die Dehnungskurve also flacher verlaufen. Dies ist nicht der Fall: die Kurven der unverletzten und der verletzten Fasern stimmen miteinander überein. Daran ändert sich auch nichts, wenn die sarkoplasmatischen Strukturen in der ganzen Faserlänge zerstört werden. RAMSEY und STREET schließen daraus, daß die Dehnbarkeit der Faser eine Eigenschaft des Sarkolemms, nicht des Sarkoplasmas ist und daß der Modul der Myofibrillen gegenüber dem Modul der einschließenden Hülle verschwindend klein ist.

Die Theorie von RAMSEY und STREET ist nicht unwidersprochen geblieben. SICHEL (1941) hat eingewandt, daß die Elastizität der geschädigten Muskelfaser gegenüber der Norm verändert ist. Das Sarkolemm wird an den gequetschten Stellen deformiert und der geschädigte Teil wird länger. Das wird besonders durch die jüngsten Befunde von CASELLA unterstrichen, der die elastischen Eigenschaften des Sarkolemms einer erneuten Untersuchung nach dem Verfahren von RAMSEY und STREET unterzieht. Nach CASELLA ist die leere Sarkolemmhülle in einem Dehnungsbereich unterhalb 150% der Faserlänge l_0 überhaupt nicht, oberhalb von 150% nur zu einem kleinen Prozentsatz an der Zugkraft der Faser beteiligt. CASELLA hält im übrigen den Vergleich zwischen gequetschter und intakter Faser für unzulässig, da die Struktur des Sarkolemms in der gequetschten Faser völlig verändert ist. Der Autor sieht daher in den Ergebnissen von RAMSEY und STREET Zufallsbefunde. Nach BUCHTHAL und KAISER (1951) ist die statische Steifheit der gequetschten Faser größer, die dynamische Steifheit aber kleiner als die der intakten Faser. Sarkolemmhülle und Muskelfaser haben also grundsätzlich andere elastische Eigenschaften.

5. Elastisches Verhalten des Myosinfadens. Molekulartheorie der Muskelelastizität.

Sowohl die Bindegewebs- als auch die Sarkolemmtheorie scheitert an der Tatsache, daß das elastische Verhalten des Muskels qualitativ vollständig, quantitativ annähernd durch Fäden des nur in den Myofibrillen enthaltenen Myosins wiedergegeben wird (H. H. WEBER 1935). Dehnungs- und Entdehnungskurven des L-Myosinfadens zeigen alle wesentlichen Charakteristica der entsprechenden Muskeldiagramme (Abb. 4). Elastische Unvollkommenheit und elastische Nachwirkung (s. u.) des Muskels sind am Myosinfaden reproduzierbar. Elastizitätsmodul und Zerreißspannung sind im Faden aber viel größer als im Muskel. Nach der Ansicht DUBUISSONS (1947) soll nur der kontrahierte Muskel Myosineigenschaften haben. Myosinfäden lassen sich ferner nur in leicht gedehntem Zustand mit dem Muskel vergleichen. Nach ASTBURY und DICKINSON liefern ungedehnte Fäden kein Faserdiagramm, da die Teilchen völlig desorientiert sind. Erst nach Dehnung auf 157% der ursprünglichen Länge sind die Micellen soweit geordnet, daß sie ein Konfigurationsbild ergeben. Weitere Dehnung hat elastischen Charakter: die Längenspannungskurve steigt linear an, bis die zweifache Länge des orientierten Fadens erreicht ist. In besonders vorbehandelten Fäden ändert sich an dieser Stelle der Zustand sprunghaft: der Faden nimmt bei derselben Last eine größere Gleichgewichtslänge an. Die Dehnungskurve zeigt einen Knick, das Faserdiagramm ein Bild, in dem die Teilchen länger erscheinen. ASTBURY und DICKINSON (1935) erklären den plötzlichen Wechsel von einer Form in die andere mit einer intramolekularen Transformation des Myosins: die Teilchen sind zunächst nicht völlig gestreckt, sondern halb gefaltet in α-Konfiguration und entfalten sich zu einer neuen längeren β-Konfiguration (Abb. 5). sowie die Spannung einen bestimmten Wert überschritten hat. Zusätzliche Belastung ruft wieder Längenänderungen elastischer Art hervor und läßt die Dehnungskurve erneut ansteigen.

Das Entfalten und Wiederauffalten der Myosinfäden wird von H. H. WEBER (1934) als das wesentliche Prinzip angesehen, das den elastischen Eigenschaften des Muskels zugrunde liegt. Die Proteinketten sind im unbelasteten Zustand nicht gestreckt, sondern gekrümmt. Anziehungskräfte von Nebenvalenzen erhalten die einzelnen Glieder in einer abgewinkelten Zickzackstellung.

Wird das System belastet, so wird der Winkel zwischen zwei aufeinanderfolgenden Gliedern sowie die Entfernung zwischen den sich anziehenden Gruppen größer. Solange die Anziehungskräfte den entgegenwirkenden Spannungskräften das Gleichgewicht halten können, ist die Dehnung rein elastisch. Da mit weiterer Zunahme der Entfernung die Anziehungskräfte abnehmen, geraten die Glieder bei einer bestimmten Last aus dem Bereich der Nebenvalenzkräfte: sie strecken sich und werden nun durch die starken Anziehungskräfte der Hauptvalenzketten in einem neuen Gleichgewicht gehalten. Weitere Dehnung beansprucht nur noch die Hauptvalenzen; sie ist

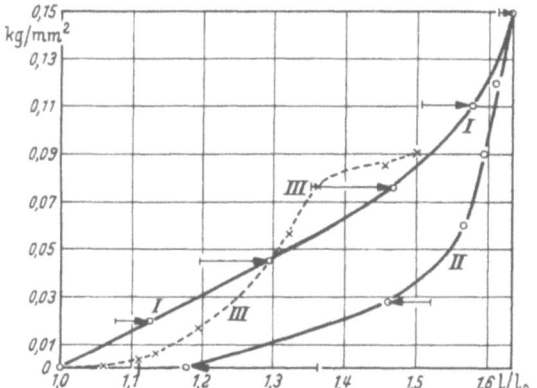

Abb. 4. Dehnungs- und Entdehnungskurve des Myosinfadens und Muskels. *I* Dehnungskurve, *II* Entdehnungskurve des Myosinfadens, *III* Dehnungskurve des Muskels. Ordinate: Spannung in kg/mm^2; Abszisse: Verhältnis der Länge l zur Gleichgewichtslänge l_0 (l_0 bei $0{,}0004\ kg/mm^2$ Belastung). Pfeil = Betrag der elastischen Nachwirkung in den ersten 15 min. (Nach H. H. WEBER 1935.)

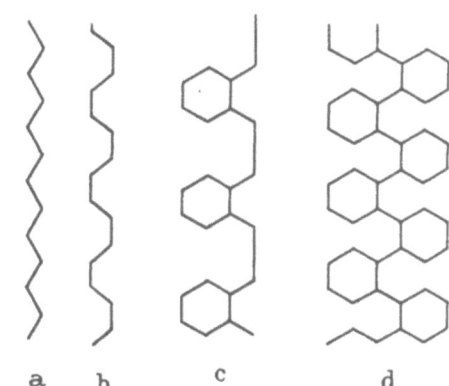

Abb. 5 a—d. Modelle für die Hauptarten der Faserproteine. a) β-Typ (gedehntes Myosin); b) Kollagen-Typ (Sehne); c) α-Typ (ungedehntes Myosin); d) „superkontrahiertes" Kollagen (Elastodin, durch heißes Wasser zur Kontraktion gebracht). (Nach ASTBURY 1939.)

rein elastisch bis zur Zerreißgrenze. Die sog. „kritischen" Spannungen, bei denen sich die Ketten entfalten, sollen nach H. H. WEBER (1934) für die einzelnen Micellen nicht gleich sein, sondern sich statistisch über den ganzen Dehnungsbereich verteilen. Die Dehnungskurve sei kontinuierlich, weil auf jeder Stufe einzelne Kettenglieder von der kurzen in die lange Form übergehen. Bei der Entdehnung vollzieht sich der umgekehrte Vorgang: mit Abnahme der Last werden zunächst nur die Hauptvalenzketten entdehnt. Dabei geraten die Glieder allmählich wieder in den Bereich der Nebenvalenzkräfte, aber sie falten sich erst dann, wenn die Abstände der Seitengruppen klein genug sind, um die Anziehungskräfte wirksam werden zu lassen.

Durch das WEBERsche Schema wird die Unvollkommenheit der Elastizität erklärt. Dehnungs- und Entdehnungskurven fallen nicht zusammen, weil die kritischen Spannungen, bei denen sich die Ketten entfalten, höher liegen als die kritischen Spannungen, bei denen sie sich wieder falten. Der Muskel verlängert sich irreversibel, weil einzelne Glieder sich nur bei sehr niedrigen

Spannungen falten und unter Umständen auch bei völliger Entlastung des Muskels gestreckt bleiben (s. a. SULZER 1930a).

Der Vorgang des Entfaltens ist identisch mit einer Erscheinung, die in der deutschen Literatur als „Durchreißen" oder „Plastisches Nachgeben", in der englischen als „yielding" oder „giving" bezeichnet wird. H. H. WEBER verlegt elastische und plastische[1] Eigenschaften in ein und dasselbe Element. Er nimmt außerdem an, daß die gestreckte Molekülkette andere elastische Eigenschaften habe als die gefaltete. Die Entdehnungskurve müßte daher ihre Charakteristik

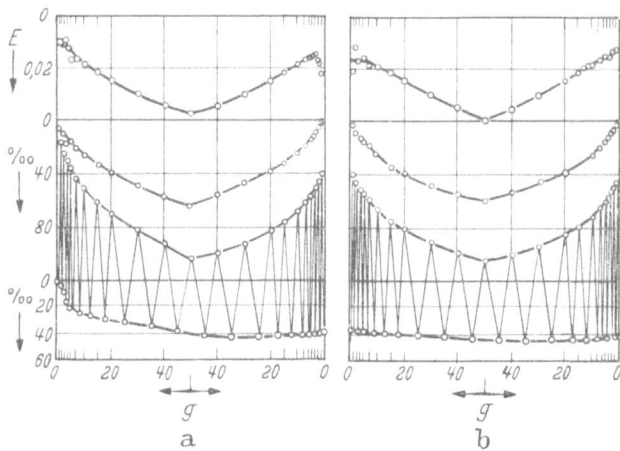

Abb. 6a u. b. Dehnungsgrad und Elastizitätsmodul des Skeletmuskels (M. gastrocnemius, Frosch) als Funktion der Last bei steigender und fallender Belastung. Ordinate: Dehnungsgrad in $^0/_{00}$ der Ausgangslänge ($l_0 = 28{,}1$ mm im linken, 29,1 mm im rechten Bild); Abszisse: Belastung in g. Kurven von unten nach oben: 1. Kurve plastische („irreversible") Verlängerung des Muskels nach Belastung und anschließender Entlastung; 2. Kurve gesamte Verlängerung bei verschiedenen Belastungen. 3. Kurve elastische Verlängerung bei verschiedenen Belastungen (Differenz zwischen den Werten der 2. und 1. Kurve); 4. Kurve Elastizitätsmodul bei verschiedenen Belastungen in kg/mm². (Das rechte Diagramm ist nach dem linken an ein und demselben Muskel aufgenommen worden; die Verbindungslinien zwischen 1. und 2. Kurve bezeichnen den Gang des Versuches mit wechselweiser Be- und Entlastung.) (Nach WALTER.)

mit zunehmender irreversibler Verlängerung in irgend einer Form ändern. Dies scheint aber nach SULZERS (1928) Beobachtungen nicht der Fall zu sein: die Dehnbarkeit bleibt trotz einer irreversiblen Zunahme der Gleichgewichtslänge l_0 um 10% unverändert. SULZERS Befund wurde durch WALTER bestätigt, der plastische und elastische Ausdehnung gesondert gemessen hat (Abb. 6). Zu diesem Zweck wird ein Muskel stufenweise mit zunehmenden Gewichten belastet. Jedes Gewicht wird 2 min am Muskel belassen und erst nach vollständiger Entlastung durch ein neues größeres Gewicht ersetzt. Die Länge des Muskels wird mit sehr empfindlicher optischer Methodik in jedem einzelnen Versuchsgang 2mal gemessen: a) Länge l' kurz vor der Entlastung, b) Länge l_0' kurz nach der Entlastung. Dann ist die ganze (elastische + plastische) Ausdehnung des Muskels nach Belastung:

---

[1] Von plastischen Eigenschaften wird hier und im folgenden dann gesprochen, wenn sich die Gleichgewichtslänge l_0 des Muskels ändert, ohne daß es sich dabei um aktive Kontraktionsvorgänge handelt.

$$\Delta l_g = l' - l_0 \qquad (5)$$

(l_0 = Länge vor der ersten Belastung).

Ferner ist die rein plastische Ausdehnung:

$$\Delta l_p = l'_o - l_0 \qquad (6)$$

Folglich ist die rein elastische Ausdehnung:

$$\Delta l_e = \Delta l_g - \Delta l_p; \qquad (7)$$
$$\Delta l_e = l' - l'_o.$$

Die reversible Längenänderung Δl_e wird in einem großen Dehnungsbereich sowohl für zunehmende als auch für abnehmende Lasten bestimmt. Aus dem Diagramm Abb. 6 ist zu ersehen, daß Δl_e unabhängig ist von der plastischen Ausdehnung Δl_p und daß die Kurven für steigende und fallende Gewichte symmetrisch sind. An der reinen Elastizität hat sich also trotz der ireversiblen Verlängerung um 4% der Ausgangslänge nichts geändert. WALTER sieht in diesem Verhalten einen Beweis für das Bestehen zweier voneinander unabhängiger Serienelemente, eines plastischen und eines rein elastischen Elementes, wie sie bereits LANGELAAN angenommen hat (s. a. Nachtrag).

Nach der Ansicht ASTBURYS (1935) haben die Ketten im lebenden unbelasteten Muskel im wesentlichen α-Konfiguration; sie sind also halb gefaltet. Bei Dehnung wird zwar das Röntgendiagramm schärfer (BÖHM und WEBER), aber nicht in dem Maße, daß daraus auf Konfigurationsänderungen sehr vieler Ketten geschlossen werden könnte. Diese Feststellung bezieht sich auf den Skeletmuskel; im glatten Muskel sind stärkere Konfigurationsänderungen denkbar.

Die Irreversibilität der plastischen Verlängerung ist nur eine relative: sie läßt sich — im völlig entlasteten Muskel — ganz oder teilweise aufheben durch eine oder mehrere Kontraktionen. Das ist sowohl am quergestreiften Muskel (SULZER 1928) als auch am glatten Muskel (BOZLER 1930) beobachtet worden. Nach ASTBURY (1939) besteht die Kontraktion in einer völligen Faltung ursprünglich nur halbgefalteter Eiweißketten. Plastisches Durchreißen und contractiles Zusammenschließen könnten daher in Anlehnung an BOZLER (1930) bestimmten Elementen zugeordnet werden, die im Wechsel von einem völlig gefalteten in einen weniger gefalteten Zustand und umgekehrt übergehen. Gegen diese Auffassung wendet sich JORDAN, neuerdings auch GREVEN (1951c). Nach GREVEN vermag die Kontraktion in einem plastisch verlängerten glatten Muskel wohl die Länge, nicht aber die ursprünglichen mechanischen Eigenschaften wiederherzustellen (s. u.). Ferner ist die plastische Verlängerung des glatten Muskels nicht von einer Abnahme des Verletzungspotentials begleitet, wie sie gewöhnlich bei der Erschlaffung aus dem Zustand der Kontraktur beobachtet wird (GREVEN 1951a). GREVEN verlegt daher die plastischen Eigenschaften in Strukturen, die den contractilen Ketten parallel geschaltet sind. Die am Skeletmuskel erhobenen Befunde SULZERS (1928) und WALTERS sind aber ohne die Annahme plastischer und contractiler Serienelemente nicht zu verstehen. Für solche Elemente sprechen auch die am kontrahierten Muskel festgestellten Durchreißeffekte (s. u.).

6. Stoffliche Abhängigkeit der Elastizität.

Die Theorie H. H. WEBERS ist für das Myosin entwickelt worden. Sie auf andere Fadenproteine, etwa die Eiweiße des Sarkolemms und des Bindegewebes zu übertragen, erscheint möglich. Myosin und Muskel haben aber bestimmte gemeinsame Eigenschaften, die sich mit den Theorien von BANUS und ZETLIN oder RAMSEY und STREET nicht vereinbaren lassen. Stoffe, die das Myosin denaturieren, verändern auch die Elastizität des Muskels. Lösungen des Myosins zeichnen sich infolge der starken Asymmetrie der Teilchen durch hohe Viscosität und Strömungsdoppelbrechung aus. Harnstoff löscht die Strömungsdoppelbrechung völlig aus und setzt die Viscosität wesentlich herab (EDSALL und MEHL). In Analogie zu den Anschauungen von ASTBURY und DICKINSON (1935) führen EDSALL und MEHL beide Veränderungen auf die Transformation des langen Myosinstäbchens in eine kompakte und symmetrische Form zurück. Im Muskel ruft Harnstoff Verkürzung mit einer erheblichen Zunahme der plastischen Dehnbarkeit (bis zu 60%) hervor (SANDOW 1946). Dagegen ist ein Einfluß des Harnstoffs auf das Kollagen sehr fragwürdig (BRUST 1946). Ein Stoff, der auch unter physiologischen Bedingungen die Elastizität des Muskels verändern könnte, ist die ATP. Unter der Wirkung von ATP nimmt die Viscosität von Actomyosinlösungen ab (DAINTY u. Mitarbeiter). Die Autoren erklären diese Abnahme mit einem „Aufspulen" der Eiweißketten. Myosinfäden verlängern sich unter dem Einfluß von ATP und werden um 50—100% dehnbarer (BUCHTHAL u. Mitarbeiter 1947). In der Muskelfaser und im Ganzmuskel ist nach BUCHTHAL u. Mitarbeitern (1947) keine Wirkung der ATP auf die Elastizität erkennbar; sie wird nach Ansicht der Autoren verdeckt durch die ATP-Verkürzung der contractilen Proteine. Die ATP hat also zwei Wirkungen, die sich nicht voneinander trennen lassen und daher im Zusammenhang mit den elastischen Eigenschaften des kontrahierten Muskels besprochen werden (s. u.). Entscheidend für den Grad der Dehnbarkeit ist der Wassergehalt. Das gilt sowohl für den Myosinfaden (H. H. WEBER 1934) als auch für den Muskel (WÖHLISCH u. Mitarbeiter 1926). Im trockenen Zustand sind beide wesentlich weniger dehnbar als im normalen Quellungszustand. Die Dehnungskurve des wasserfreien Muskelgewebes ist annähernd linear; nur wasserreiches Gewebe zeigt den typischen nach der Längenkoordinate konvexen Verlauf der Dehnungskurve (WÖHLISCH u. Mitarbeiter 1926). Mit Formaldehyd gehärteter Muskel verhält sich praktisch wie eine Stahlfeder (ULBRECHT). Wasserverlust vermehrt die Reibung zwischen den Eiweißketten, schränkt ihre Beweglichkeit ein und verhindert die achsenparallele Orientierung. Nach K. H. MEYER (1929) sind im getrockneten Zustand unsolvatisierte chemische Gruppen vorhanden, die mit großen Kohäsionskräften aneinander haften. Eindringendes

Quellungswasser solvatisiert diese Gruppen und hebt die Wirkung der Kohäsionskräfte auf. Wesentliche Umformungen von Myosinteilchen scheinen bei Quellung und Entquellung nicht stattzufinden; jedenfalls haben die Röntgendiagramme des trockenen und feuchten Fadens identische Bilder ergeben (BOEHM).

Die Frage, ob die statische Elastizität durch Ermüdung verändert wird, steht in unmittelbarem Zusammenhang mit dem hier angeschnittenen Problem der stofflichen Abhängigkeit. Versuche unter definierten Bedingungen sind von BÄSSLER durchgeführt worden. Maximale Ermüdung bis zum völligen Ausbleiben jeder mechanischen Reaktion verändert den Elastizitätsmodul nicht. Die bekannten chemischen Umwandlungen im Verlauf eines Ermüdungsversuches sind also auf die statischen Eigenschaften ohne Einfluß. Auch gelähmte Muskeln, die ihre Erregbarkeit verloren haben, behalten ihre normale statische Dehnbarkeit bei (GOTT).

Von großer theoretischer Bedeutung ist die Frage, ob die elastischen Eigenschaften des Muskels auf nervalem Wege beeinflußbar seien. Sie sind es nur insofern, als die plastische Verlängerung (s. o.) durch contractile Tätigkeit rückgängig gemacht werden kann. Auf die Charakteristik der Dehnungskurve hat aber die Innervation keinen Einfluß, soweit einschlägige Befunde vorliegen. BAUEREISEN und REICHEL haben am Herzmuskel (Frosch) beobachtet, daß die Steilheit der Dehnungskurve unabhängig von Vagus- und Sympathicusreizung ist. GREVEN (1950b) hat am glatten Muskel keine Veränderung der elastischen (und viscösen) Eigenschaften unter dem Einfluß des vegetativen Nervensystems erkennen können. Dagegen sind immer starke Wirkungen der Innervation auf Höhe und Ablauf der Kontraktion festzustellen. REICHEL (1950b) erklärt die Befunde durch die Annahme, daß im Muskel „aktive" Elemente vorhanden seien, deren Mechanismus durch nervale Impulse gesteuert wird, und „passive" Elemente, deren elastische Eigenschaften nervalen Einflüssen nicht unterliegen.

7. Weitere Faktoren.

Die röntgenspektrographische Methode hat Aufschluß darüber gebracht, ob die Dehnung im Muskel ähnlich wie im Kautschuk Krystallisationen hervorruft. K. H. MEYER und PICKEN sowie EBBECKE (1938a) haben an diese Möglichkeit gedacht. Die Diagramme von BÖHM und WEBER zeigen keine Krystallisationsphänomene. Krystallisationen sind schon deswegen unwahrscheinlich, weil der Muskel bereits im unbelasteten Zustand alle Eigenschaften einer geordneten Faserstruktur mit Stäbchen- und Eigendoppelbrechung zeigt: er ist kein amorpher Körper wie der ungedehnte Kautschuk (FISCHER 1936). Dehnung des Muskels läßt zwar seine Doppelbrechung anwachsen (Abb. 7), aber die Stäbchendoppelbrechung nur soweit als der Orientierungsgrad der Teilchen nicht ganz vollständig ist. Wenn dies der Fall ist, so wird nur noch die Eigendoppelbrechung größer. Myosinfaden (NOLL und WEBER) und glatter Muskel (E. FISCHER 1936) verhalten sich in dieser Hinsicht identisch. An der Skeletmuskelfaser ist die Zunahme der Doppelbrechung bei Dehnung von BUCHTHAL, KNAPPEIS und LINDHARD (1936) nicht beobachtet worden. E. FISCHER (1944) hat aber im quergestreiften Ganzmuskel eine geringe Zunahme der Doppelbrechung festgestellt; sie beträgt allerdings nur 4% bei einer Längenzunahme um 25%. Im glatten Muskel besteht dieselbe Relation zwischen Dehnungsgrad und Doppelbrechung. Daraus schließt FISCHER, daß quergestreifter und glatter Muskel sich nur insofern in ihrem optischen Verhalten unterscheiden, als der glatte Muskel wesentlich dehnbarer ist. Die Zunahme der Doppelbrechung infolge Dehnung ist nicht immer eine Folge der Spannung, also nicht nur ein photoelastischer Effekt. Die irreversible plastische Verlängerung des glatten Muskels ist von einer Zunahme der Doppelbrechung begleitet (BOZLER und COTTRELL, FISCHER 1941), die als sichtbarer Ausdruck eines Orientierungseffektes gedeutet wird.

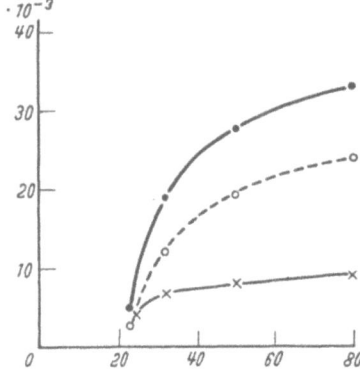

Abb. 7. Gesamtdoppelbrechung (obere Kurve), Stäbchendoppelbrechung (mittlere Kurve), Eigendoppelbrechung (untere Kurve) als Funktion der Länge. Glatter Muskel (M. retractor penis des Hundes). Ordinate: Doppelbrechung; Abszisse: Länge (mm). (Nach E. FISCHER 1944.)

BUCHTHAL und KNAPPEIS (1940) haben versucht, die Nichtlinearität der Dehnungskurve durch zunehmende Orientierung der Micellen in der Faserachse zu erklären. Im unbelasteten Muskel soll die Dehnung die Orientierung ursprünglich ungeordneter Teilchen bewirken und daher nur geringe Spannkräfte wecken. Eine gewisse, wenn auch geringe Desorientierung ist bei der Last Null tatsächlich vorhanden: sie verschwindet mit Zunahme der Belastung. Das wird sowohl durch die Zunahme der Stäbchendoppelbrechung als auch durch das thermoelastische Verhalten des Muskels bewiesen.

Im Ganzmuskel mag noch ein weiterer Faktor hinzukommen: die parallelen Fasern sind nicht gleich lang und werden deshalb ungleichmäßig beansprucht (LINDHARD 1931). Kurze Fasern werden schon bei kleinen Belastungen, lange erst bei großen Belastungen über ihre Gleichgewichtslänge hinaus gedehnt. Der Modul muß daher ansteigen, wenn immer mehr Fasern in die Dehnung einbezogen werden. Da aber auch Einzelfaser und Myosinfaden einen mit zunehmender Spannung ansteigenden Elastizitätsmodul aufweisen, ist damit der Verlauf der Dehnungskurve nicht erklärt. FENN (1948) nimmt daher an, daß innerhalb submikroskopischer Strukturen die Zahl der an der Dehnung beteiligten elastischen Elemente mit der Verlängerung zunimmt. Daraus resultiere der exponentielle Charakter der Dehnungskurve. Im Bereich sehr hoher Dehnungsgrade wird man dem Bindegewebe einen wesentlichen Anteil an der Gesamtelastizität einräumen müssen. Mit Rücksicht auf alle Faktoren, die die Elastizität des Muskels bestimmen können, erscheint die Übereinstimmung zwischen der Dehnungskurve des Muskels und der eines vereinfachten mathematischen Systems nach Gl. (3) als eine mehr oder weniger zufällige. Sie ist es aber nicht; denn sie kehrt in allen bisher untersuchten Muskeln wieder (siehe BANUS und ZETLIN, BRISBIN und ALLEN, BUCHTHAL und KAISER 1951). Man wird daraus den Schluß ziehen dürfen, daß in einem großen Bereich physiologischer Dehnungen der Einfluß der genannten Faktoren gering ist.

An den mikroskopisch sichtbaren Strukturen ändert sich während der Dehnung nichts. Die Querstreifung der Skelet- und Herzmuskelfaser bleibt bis zu sehr hohen Dehnungsgraden (160%) erhalten (RAMSEY und STREET); sie ist teilweise auch noch nach dem Zerreißen in den Faserfragmenten erkennbar. Das würde nach den elektronenmikroskopischen Befunden von WOLPERS, sowie von HALL u. Mitarbeitern heißen, daß die Micellen in den I-Schichten trotz der Dehnung gegenüber den Q-Schichten in einem weniger geordneten Zustand verharren. Benachbarte Segmente der Myofibrillen verschieben sich gegenseitig nicht, wenn sie gedehnt werden. Dieses „in Schritt fallen" paralleler Teilchen ist von SCHRAMM und WEBER diskutiert worden. Es ist nach Ansicht dieser Autoren nur dann möglich, wenn die Teilchen keine Reibung aufeinander ausüben. Bei extremen Dehnungsgraden scheint diese Bedingung nicht mehr erfüllt zu sein: die Myofibrillen verlagern sich gegeneinander und zeigen schließlich granulären Zerfall (HONCKE).

Die Höhen der Q- und I-Scheiben werden bei Belastung größer (BUCHTHAL u. Mitarbeiter 1936). In der ruhenden Skeletmuskelfaser ist der Anteil der Q-Scheibe an der Höhe der ganzen Abteilung (Q + I) etwa 60%; er wird größer bei Belastung. BUCHTHAL nimmt daher an, daß die Q-Substanz dehnbarer sei als die I-Substanz; doch sind Änderungen der Doppelbrechung denkbar, die Q nur größer *erscheinen* lassen. Den mehr zufälligen Charakter solcher Änderungen unterstreichen die Befunde von LUNDIN: in der Herzmuskelfaser nimmt nicht die Q-Schicht, sondern die I-Schicht relativ zu der anderen in ihrer Höhe zu, wenn die Faser gedehnt wird.

III. Dynamische Elastizität.

Methodische Vorbemerkungen. Die Prüfung der dynamischen Elastizität verlangt schnelle, unter Umständen in Bruchteilen von Sekunden beendete Längen- oder Spannungsänderungen. Die Eigenschwingungszahl des registrierenden Systems muß daher möglichst hoch sein. Die Spannungsmesser (s. o.) erfüllen im allgemeinen diese Forderungen besser als die Längenmesser. Es empfiehlt sich daher, dem Muskel schnelle Längenänderungen aufzuzwingen und die resultierenden Kraftänderungen zu messen, anstatt die Spannung zu ändern und die Länge zu messen.

Von besonderem Interesse ist die Abhängigkeit der gemessenen Größen von der Geschwindigkeit der Zustandsänderung. SULZER (1928, 1930) hat ein Verfahren entwickelt, das kontinuierliche Spannungsänderungen mit verschiedener Geschwindigkeit erlaubt. LEVIN und WYMAN haben ein Ergometer angegeben, das lineare Längenänderungen variabler Dehnungsgeschwindigkeit ermöglicht.

Längen- und Spannungsänderungen können unabhängig voneinander in ihrem zeitlichen Verlauf registriert und ihre gegenseitigen Beziehungen nachträglich für jeden Punkt der Kurven ermittelt werden. Einfacher und zuverlässiger ist die von O. FRANK (1898) entwickelte optische Indicatortechnik, mit der die fertigen Längenspannungsdiagramme auf einer stehenden Platte aufgenommen werden (s. a. BUCHTHAL und KAISER 1951).

Sinusförmige Längenänderungen sind zu empfehlen, wenn der Muskel sehr schnellen periodischen Dehnungen und Entdehnungen unterzogen werden soll (RANKE 1934). BUCHTHAL und KAISER (1944) übertragen die Ausschläge eines Oszillators auf die Muskelfaser und messen die dadurch hervorgerufenen Spannungsänderungen mittels eines Kondensatormikrophons. Am Ganzmuskel können sinusförmige Längenänderungen durch Exzenter und starre Hebel erzwungen werden (PIEPER, REICHEL und WETTERER).

Das Verhältnis von Nachdehnung zur Gesamtdehnung wird gemessen durch plötzliche auf elektromagnetischem Weg ausgelöste Belastung des Muskels (BOUCKAERT, CAPELLEN und DE BLENDE; s. a. WEBER 1948).

Die Dämpfung des Muskels kann geprüft werden, indem ein mit einer Masse m belasteter elastischer Körper (Feder) mit und ohne Muskel in Eigenschwingungen versetzt wird (GASSER und HILL, BUCHTHAL 1942). Aus dem logarithmischen Dekrement der Schwingungsamplitude wird die Dämpfungskonstante D berechnet nach der Formel:

$$D = \frac{2m}{T} \cdot \ln f \tag{8}$$

(f = Verhältnis zwischen der Größe zweier aufeinanderfolgender Amplituden, m = Masse des schwingenden Systems, T = Schwingungsdauer).

Aus der Differenz der mit und ohne Muskel errechneten Werte ergibt sich die Dämpfung des Muskels. Aus der Schwingungsdauer kann im Dämpfungsversuch auch auf Elastizitätsmodul und Viscosität geschlossen werden.

$$T = \frac{2\pi}{\sqrt{\frac{k}{m} - \mu^2}} \tag{9}$$

(k = rücktreibende Kraft, μ = Reibungskonstante).

Die Ermittlung der Elastizitäts- und Viscositätskonstanten komplizierter Systeme aus Eigenschwingungsversuchen ist aber nach O. F. RANKE nicht auf Grund der für einfache Systeme gültigen Formeln möglich.

Die dynamische Zugresistenz kann mit dem Elastometer von BETHE (1924) bestimmt werden (STEINHAUSEN 1924, 1926). Der Muskel wird durch einen Hammerschlag über einen Hebel in seiner Längsrichtung plötzlich gedehnt. Dabei wird die Stoßzeit gemessen, die verstreicht, bis die Gegenkraft des Muskels den Hammer in seine ursprüngliche Stellung zurücktreibt. Der dynamische Elastizitätsmodul ist unter der Voraussetzung, daß die einfache Schwingungsgleichung auf dem Vorgang anwendbar ist:

$$E_d = \frac{m \cdot l \cdot \pi^2}{q \cdot T^2} \tag{10}$$

(m = Masse des gesamten bewegten Systems, l = Länge, q = Querschnitt des Muskels, T = Stoßzeit).

BUCHTHAL und KAISER (1951) unterziehen die Einzelfaser auf elektromagnetischem Wege periodischen Änderungen der Kraft, die so bemessen sind, daß sie Längenänderungen von 0,05—2,0% der Gleichgewichtslänge l_0 hervorrufen. Die Faser gerät in Resonanz, wenn die erzwungene Frequenz gleich der Eigenschwingungszahl des schwingenden Systems (Feder und Hebel) ist. Durch Anwendung der einfachen Schwingungsgleichungen kann aus der Resonanzfrequenz die elastische Steifheit und aus dem Verhältnis der aufgezwungenen Kraft zur maximalen Längenamplitude die viscöse Steifheit berechnet werden.

1. Elastische Nachwirkung.

Wenn die Belastung oder Dehnung des Muskels nicht sehr langsam, sondern in sehr kurzen Zeiten erfolgt, tritt das Gleichgewicht nicht unmittelbar in dem Augenblick ein, in dem die Änderung von Last oder Länge beendet ist. Solange die Last erhöht wird, verlängert sich der Muskel „momentan" um einen Betrag Δl_m; anschließend dehnt er sich „nach" um einen Betrag Δl_n, bis sich Gleichgewicht einstellt (= „Nachdehnung" nach BLIX 1893). Wird die Länge vergrößert, so steigt die Spannung zunächst um einen Momentanwert $\Delta\sigma_m$ an, um nachträglich um einen Wert $\Delta\sigma_n$ abzufallen („Nachentspannung"). Die schließlich erreichten Endwerte Δl_g und $\Delta\sigma_g$ sind dann gleich der algebraischen Summe von Momentan- und Nachwert.

$$\Delta l_g = \Delta l_m + \Delta l_n; \quad (11)$$
$$\Delta\sigma_g = \Delta\sigma_m - \Delta\sigma_n. \quad (12)$$

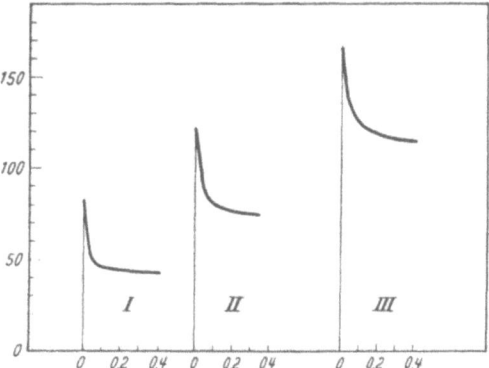

Abb. 8. Zeitlicher Verlauf der elastischen Nachentspannung nach plötzlichen Dehnungen im Herzmuskelfaserbündel (Frosch). Ordinate: Spannung in willkürlichen Einheiten; Abszisse: Zeit in sec. Temperatur 4—6° C. *I* Dehnung von der Länge l_0 auf $1{,}2\,l_0$; *II* Dehnung von der Länge $1{,}4\,l_0$ auf $1{,}6\,l_0$; *III* Dehnung von der Länge $1{,}8\,l_0$ auf $2{,}0\,l_0$. (Nach LUNDIN.)

Entsprechend ist Entlastung mit einer nachträglichen Abnahme der Länge (Nachschrumpfung), Entdehnung mit einem nachträglichen Anstieg der Spannung (Nachspannung) verbunden. Die Zeiten, in denen diese elastischen Nachwirkungen ablaufen, sind relativ lang. Annähernd statisches Gleichgewicht nach Dehnung wird am quergestreiften Froschmuskel erst nach Stunden (BLIX 1893), am glatten Schließmuskel der Muschel erst nach Tagen (ULBRECHT) erreicht. Die Geschwindigkeit der Nachdehnung dl_n/dt nimmt in der Zeit ab. Am Skeletmuskel sind nach 1 min schon 90% der Nachwirkung abgeklungen. Der zeitliche Verlauf der Nachentspannung folgt nur ungefähr, nicht exakt einer Exponentialfunktion (H. H. WEBER 1934). Nach BUCHTHALs (1942) Untersuchungen an Einzelfasern sind wenigstens drei Exponentialfunktionen im zeitlichen Verlauf der Nachentspannung enthalten. Sie sollen jeweils verschiedenen Zeiten entsprechen, in denen einzelne Abschnitte der Fasern ins Gleichgewicht kommen. Der erste steile Abfall der Spannung nach plötzlicher Dehnung ist in der Herzmuskelfaser am größten, wenn der Dehnungsgrad klein ist [LUNDIN (Abb. 8)]. Die Faser konsolidiert sich also desto früher, je weniger sie ursprünglich gedehnt worden war. Nach GREVEN (1951a) ist die Relaxationskurve der glatten Muskulatur (Magenring, Frosch) keine reine Exponentialfunktion. Die Nachdehnungskurve nach Belastung stimmt aber gut mit einer empirischen Formel überein, die PHILIPPS für die gleichartige Nachdehnung des vulkanisierten Kautschuks angegeben hat:

$$\Delta l = A + B \cdot \lg t \qquad (13)$$

(Δl = Verlängerung, t = Zeit, A und B sind Konstanten).

Die Anwendbarkeit dieser Formel auf die Nachdehnung des Muskels ist zum erstenmal von LANGELAAN nachgewiesen und in jüngster Zeit auch an der Einzelfaser durch BUCHTHAL und KAISER (1951) bestätigt worden. Nach GREVEN (1951a) kann der Verlauf der Nachdehnung auch bei ein und demselben mechanischen Ausgangszustand sehr verschieden ausfallen. Wird ein glatter Muskel nach einer erstmaligen Belastung und Entlastung plastisch verlängert, dann durch Kontraktion wieder in den ursprünglichen Zustand gebracht (s. o.), so verläuft bei einer zweiten Belastung die Nachdehnungskurve steiler als im ersten Versuch. Der Unterschied ist temperatur- und zeitabhängig und verschwindet, wenn der Muskel längere Zeit im verkürzten Zustand belassen wird.

Als Relativwert der elastischen Nachwirkung wird das Verhältnis der Nachdehnung (Δl_n) zur Gesamtdehnung (Δl_g) angegeben. Wenn der Muskel plötzlich (d. h. innerhalb von einigen msec) belastet wird, so ist das Verhältnis 0,7 bis 0,8 (BOUCKAERT u. Mitarbeiter). Für die Einzelfaser gibt BUCHTHAL (1942) einen Wert von 0,4 bis 0,5 an. Betrag und Dauer der Nachdehnung sind also im Muskel größer als in der Faser. Der Unterschied kann auf Reibung parallel aneinander gelagerter Fasern und auf „viscösen" Eigenschaften des Bindegewebes beruhen (BUCHTHAL 1942).

BLIX (1893) hat aus der elastischen Nachwirkung den Schluß gezogen, daß der Muskel als ein gedämpft elastisches System nach Art einer viscös[1] gebremsten Feder aufzufassen sei (Abb. 9a). Die Länge der Feder stellt sich in einem solchen System nach Belastung nicht momentan, sondern nur verzögert auf ihren Endwert ein. Das BLIXsche Modell ist später von HILL (1922) auf den kontrahierten Muskel übertragen worden. Wird ein solches Modell mit verschiedener Geschwindigkeit gedehnt, nimmt die von ihm ausgeübte Kraft proportional der Dehnungsgeschwindigkeit zu. Nach den Versuchen von LEVIN und WYMAN ist die Kraftgeschwindigkeitsrelation keine Gerade, wie sie nach dem BLIXschen Modell zu erwarten wäre. LEVIN und WYMAN haben daher dem Modell von BLIX eine nicht gedämpfte Elastizität in Form einer frei beweglichen Feder in Serie hinzugefügt (Abb. 9b). Ein solches elastisch-gedämpft-elastisches System kann als grobes Modell für die elastischen Eigenschaften des ruhenden Muskels dienen (BOUCKAERT u. Mitarbeiter 1930). Wird es plötzlich belastet, so verlängert sich zunächst nur die rein elastische Feder, während die gedämpfte Feder sich verzögert mit der neuen Last ins Gleichgewicht setzt: das System verlängert sich nachträglich (Nachdehnung). Wird das Modell einer schnellen Dehnung unterzogen, so spannt

---

[1] Unter der Muskelviscosität schlechthin wird hier und im folgenden eine geschwindigkeitsabhängige Kraft (nach Gl. 14) verstanden, unter „echter Viscosität" eine solche, die durch die innere Reibung von Flüssigkeiten bedingt ist.

sich die rein elastische Feder nach Maßgabe ihrer Steifheit um einen bestimmten Betrag an. Die viscös gebremste Feder vermag zunächst der Längenänderung nicht zu folgen; sie wird erst nachträglich durch den Zug der rein elastischen Feder gedehnt. Dabei muß die ungedämpfte Feder entdehnt werden, die Spannung des Systems also absinken (Nachentspannung).

Im Myosinfaden lassen sich dieselben elastischen Nachwirkungen feststellen (H. H. WEBER 1934). Gedämpfte *und* ungedämpfte Elastizität sind daher Eigenschaften ein und desselben Eiweißmoleküls. Der Relativwert der elastischen Nachwirkung beträgt im Myosinfaden 0,6, liegt also zwischen den am Muskel und an der Faser ermittelten Werten.

H. H. WEBER (1934, 1941, 1948) lehnt für den Skeletmuskel und Myosinfaden das Bestehen einer echten Viscosität ab. Gegen die ausschließlich viscöse Natur der elastischen Nachwirkung spricht eine ganze Reihe von Tatsachen:

a) Die Dehnungs- und Entdehnungskurve des Muskels und Myosinfadens fallen bei sehr langsamen Längenänderungen nicht wie im LEVIN-WYMAN-Modell zusammen (s. o.).

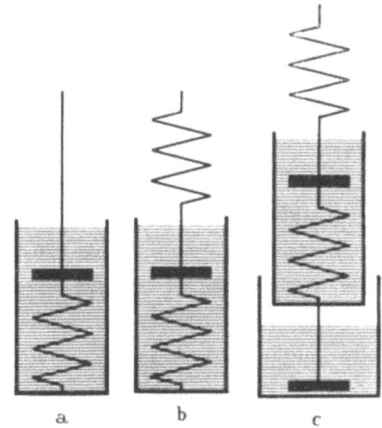

Abb. 9a—c. a Viscös-elastisches Modell nach BLIX (1893a); b elastisch-viscös-elastisches Modell nach LEVIN und WYMAN; c elastisch-viscös-elastisch-plastisches Modell nach WINTON (1930).

b) Der Betrag der Nachdehnung ist nach H. H. WEBER (1941) unter sonst gleichen Verhältnissen (gleicher Geschwindigkeit der Belastung) lediglich abhängig von der Größe des Gesamtgewichtes k, das am Muskel hängt, und unabhängig davon, wie stark der Muskel *vor* dem Versuch belastet war (H. H. WEBER 1941). Zu jedem Spannungsniveau gehört also eine bestimmte Nachdehnung Δl_n, die sich nach der Ansicht WEBERs nicht danach richtet, auf welchem Wege diese Spannung (durch große oder kleine Zusatzlasten Δk) erreicht worden ist. Wird der Muskel daher durch ein und dasselbe Gewicht k nicht in einem Zug, sondern unterteilt in Stufen ($\Delta k'$, $\Delta k''$, $\Delta k'''$ usw.) belastet, so dehnt er sich auf jedem Spannungsniveau um jeweils einen bestimmten Betrag $\Delta l_n'$, $\Delta l_n''$, $\Delta l_n'''$ usw. nach. Die Summe von $\Delta l_n' + \Delta l_n'' + \ldots$ ist größer als die Nachdehnung Δl_n, die nach einer einmaligen Belastung mit dem Gesamtgewicht $k = \Delta k' + \Delta k'' + \ldots$ erfolgt wäre. Das Verhältnis von Nachdehnung zur Gesamtdehnung $\Delta l_n/\Delta l_g$ ist daher größer, wenn unterteilt belastet wird. Die bestehende Abhängigkeit gilt nach H. H. WEBER sowohl für den Skeletmuskel als auch für den Myosinfaden. Sie läßt sich nicht darstellen in dem Modell von LEVIN und WYMAN. In einem solchen System ist das Verhältnis $\Delta l_n/\Delta l_g$ und der absolute Betrag der Nachdehnung abhängig von der jeweiligen Änderung der Last Δk, nicht von ihrem Endwert k.

c) Der Elastizitätsmodul vom Muskel- und Myosinfaden folgt nicht dem HOOKEschen Gesetz (s. o.). Nichtlinearität der Dehnungskurve läßt sich im LEVIN-WYMAN-System nur durch verschiedene Federsysteme erzielen.

d) Im Muskel- und Myosinfaden ist keine viscöse, sondern eine stark wäßrige Flüssigkeit mit einem sehr niedrigen Viscositätskoeffizienten vorhanden (H. H. WEBER 1934; RIESER). GASSER und HILL (1924) haben erwogen, daß trotzdem der viscöse Widerstand wegen der sehr engen Zellspalten, durch die die Flüssigkeit gepreßt wird, beträchtlich sei. H. H. WEBER hat dagegen eingewandt, daß die Nachdehnung schon deswegen nicht ausschließlich auf echt viscösen Vorgängen beruhen könne, weil die Flüssigkeitsströmung vor der Nachdehnung beendet ist.

Zwischen einem viscösen Modell nach LEVIN und WYMAN und dem Muskel bestehen also Unterschiede nicht nur formeller Art. Ein weiterer Gegensatz ergibt sich aus dem Vergleich der elastischen Nachdehnung (nach Belastung) und der elastischen Nachschrumpfung (nach Entlastung). In dem Modell von LEVIN und WYMAN sind die elastischen Nachwirkungen unabhängig von der Richtung, in der sie erfolgen: Nachdehnung und Nachschrumpfung sind vollkommen identisch, und zwar sowohl hinsichtlich ihrer Größe als auch hinsichtlich ihrer Dauer. Der Muskel verhält sich anders: die elastische Nachschrumpfung ist unter Umständen kleiner als die elastische Nachdehnung. Nach einem vollständigen Belastungs-Entlastungscyclus bleibt daher der Muskel plastisch verlängert (s. oben); diese irreversible Verlängerung erfolgt nach Befunden am glatten Muskel (BOUCKAERT und DELRUE; BOZLER 1930) nicht nur „momentan", sondern auch „nachträglich" — sie ist also ein wesentlicher Bestandteil der elastischen Nachdehnung. Nachschrumpfung und Nachdehnung sind auch hinsichtlich ihrer Dauer verschieden; das zeigen besonders Versuche am glatten Muskel (BOUCKAERT und DELRUE; BOZLER 1930), der sich bei Belastung erst nach Stunden, bei Entlastung aber schon nach Minuten auf eine annähernd konstante Länge einstellt. Dasselbe Verhalten hat SULZER (1928) am Skeletmuskel beobachtet: während der Entdehnung wird das Gleichgewicht im Durchschnitt früher erreicht als während der Dehnung.

An der elastischen Nachwirkung des Muskels sind also Vorgänge beteiligt, die das LEVIN-WYMAN-Modell nicht wiederzugeben vermag. SULZER (1930a), JORDAN und WINTON (1930) haben daher versucht, das Modell durch Einbau eines plastischen Elementes zu verbessern. Ein in Serie geschalteter plastischer Körper (Scheibe in viscöser Flüssigkeit, Abb. 9c) würde bei Dehnung die Spannung schließlich auf Null absinken lassen. Ein derartiges Verhalten ist zwar vom glatten Muskel bekannt (GREVEN 1951b), es ist aber nicht für alle Muskeln und unter allen Bedingungen typisch. Im Skeletmuskel stellt sich die Spannung im Anschluß an eine Dehnung gewöhnlich auf einen positiven Endwert ein, wenn die Nachentspannung abgeklungen ist (BLIX 1893). Das erweiterte LEVIN-WYMAN-Modell erfordert daher Zusatzmechanismen, die das plastische Nachgeben nur bis zu einem gewissen Grad zulassen. So nimmt JORDAN an, daß im Verlauf der Nachdehnung die Viscosität der die Bewegung hemmenden Flüssigkeit zunehme und schließlich den Vorgang zum Stillstand bringe. SULZER hat dagegen eine Theorie der Nachdehnung entworfen, die sich in den Grundzügen mit der molekulartheoretischen Auffassung H. H. WEBERS (1934) deckt.

H. H. WEBER hält das Öffnen und Schließen der Myosinketten für den eigentlich gedämpften Vorgang und führt die Nachdehnung darauf zurück, daß nach der Momentandehnung das Gleichgewicht ein labiles ist: eine Anzahl Kettenglieder, die sich momentan nicht geöffnet haben, sollen durch zufällige Wärmestöße aus dem Bereich der gegenseitigen Anziehungskräfte geraten und sich nachträglich entfalten. Analog erklärt H. H. WEBER die Nachschrump-

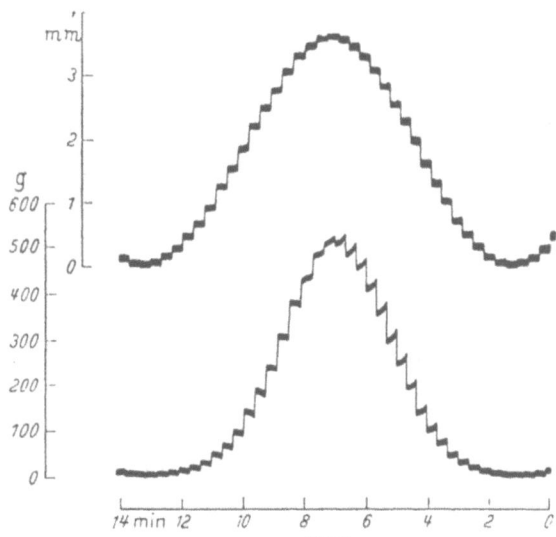

Abb. 10. Sinusförmige Dehnung und Entdehnung des Muskels (M. gastrocnemius, Frosch) in Stufen. Obere Kurve Längenänderung, untere Kurve Kraftänderung. Gesamtdehnung 3,6 mm. Dehnung von einer Stufe zur anderen im Mittel 0,21 mm. Dauer jeder Stufe 0,34 min. Ausgangsbelastung des Muskels 20 g. Von rechts nach links zu lesen. (Nach PIEPER, REICHEL und WETTERER.)

fung damit, daß bei einer bestimmten (kleinen) Spannung eine Anzahl von Nebenvalenzen durch Wärmeschwingungen in das Feld vermehrter Anziehungskräfte gelangt. Die Frage, wie man sich im einzelnen die Dämpfung des Vorganges zu erklären hat, der die Eiweißketten von dem einen Zustand in den anderen überführt, muß vorläufig noch offen bleiben. Nach H. H. WEBER (1934) ist der zeitliche Ablauf der elastischen Nachwirkung deswegen verzögert, weil bestimmte Ketten sich immer nur *gemeinsam* öffnen können. Die statistische Wahrscheinlichkeit für Wärmestöße, die eine Reihe von Ketten gleichzeitig entfalten, ist gering und nur in relativ langen Zeiten gegeben. Nach WEBER sollen die Ketten sich momentan entfalten, wenn ihre „kritische Spannung" (s. o.) kleiner ist als die angelegte Spannung, — und sich nachträglich nur dann entfalten, wenn ihre „kritische Spannung" dicht oberhalb der angelegten Spannung liegt. Die elastische Nachwirkung müßte also beendet sein, wenn die kritische Spannung einmal von der angelegten Spannung wesentlich überschritten worden ist. Am glatten Muskel ist dies nicht unter allen Umständen der Fall. Wird ein glatter Muskel zunächst stark belastet, dann ohne Abwarten der elastischen Nachdehnung um ein Teilgewicht entlastet, so dehnt er sich auf dem niedrigen Spannungsniveau beträchtlich nach, obwohl diese Spannung weit unterhalb der ursprünglich erreichten Spannung liegt (JORDAN). Dasselbe Verhalten läßt sich am Skeletmuskel zeigen, indem man einen langsamen Dehnungscyclus in einen solchen mit kleinen schnellen Dehnungs-, bzw. Entdehnungsstufen und entsprechend langen Pausen auflöst (PIEPER, REICHEL und WETTERER; Abb. 10). Dann sinkt während der Dehnungsphase nach jeder Dehnungsstufe die Spannung in der Pause um einen bestimmten Betrag ab. Dieser Spannungsabfall hält auf der Höhe der Dehnung an und überdauert die Entdehnung, bis die Spannung nur noch 80% der maximal erreichten Spannung beträgt. Erst in den folgenden Entdehnungsstufen setzt der umgekehrte Vorgang ein: die Spannung steigt in den Pausen an. Die beschriebenen Fälle sind also durch die WEBERsche Auffaltungstheorie nicht zu erklären; sie würden aber durch das LEVIN-WYMAN-Modell richtig wiedergegeben werden. Inwieweit — außer den WEBERschen Molekulartransformationen — echte viscöse Reibungskräfte sich an der elastischen Nachwirkung beteiligen, ist eine noch umstrittene Frage. H. H. WEBER (1941) wendet ein, daß ein viscöser Vorgang temperaturabhängig sei; Betrag und Dauer der Nachdehnung ändern sich aber in einem Temperaturbereich von 6—26° C nicht. Der Einwand ist nur für den Myosinfaden und den Skeletmuskel stichhaltig; am glatten Muskel ist die sog. Relaxationszeit (= Entspannungszeit nach Dehnung) bei niedrigen Temperaturen erheblich verlängert. Der Temperaturkoeffizient der Relaxationszeit ist nach BOZLER (1931) 3,0. BOZLER sieht daher in der elastischen Nachwirkung einen Vorgang mit einer echten Viscosität. Am Skeletmuskel hat neuerdings A. V. HILL (1950d) die fehlende Temperaturabhängigkeit der elastischen Nachwirkung bestätigt. Der Spannungsabfall nach plötzlicher Dehnung verläuft im Ganzmuskel bei 0 und 20° C praktisch mit derselben Geschwindigkeit. Dagegen haben BUCHTHAL und KAISER (1951) an quergestreiften Einzelfasern eine deutliche Temperaturabhängigkeit der Relaxationskurve in den ersten 10 msec beobachtet; die Nachentspannung erfolgt bei höheren Temperaturen schneller als bei niedrigen (Unterschied der Geschwindigkeit 33% bei einem Temperaturanstieg von 0 auf 25° C). Trotzdem führen BUCHTHAL und KAISER (1951) die Viscosität des Muskels auf strukturelle Vorgänge, nicht auf echte innere Reibung des Sarkoplasmas zurück, dessen viscöser Widerstand nach Versuchen von RIESER wesentlich kleiner ist als die vom Muskel bei Dehnung ausgeübten dynamischen Kräfte.

2. Momentanwirkung. Stoffliche Abhängigkeit der dynamischen Elastizität.

LEWIN und WYMAN haben ihr Modell gerade deswegen entwickelt, weil die Muskelelastizität geschwindigkeitsabhängig ist. Am ruhenden Muskel ist diese Relation von PIEPER, REICHEL und WETTERER untersucht worden.

Sie zwingen dem Muskel (M. semimembranosus, M. gastrocnemius, Frosch) periodisch sinusförmige Längenänderungen auf, die etwa 0,1—3,0% der Gleichgewichtslänge l_0 betragen. Die Dehnungsgeschwindigkeit wird in diesen Versuchen durch Änderung der Frequenz variiert, mit der die periodischen Verlängerungen stattfinden. Der untersuchte Frequenzbereich erstreckt sich von 0—120 Hz. Die resultierende Kraftamplitude ist nach Gl. (2) bei konstanter Längenamplitude ein Maß für die Steifheit des Muskels. Frequenzen von 0,001 Hz sind bei mittleren Längenamplituden nahezu statisch (Abb. 11). Mit zunehmenden Frequenzen nimmt die Steifheit erst steil, dann flacher zu, um schließlich (bei etwa 100 Hz) asymptotisch einem Maximalwert zuzustreben. Die am Muskel während der Dehnung geleistete Arbeit erreicht bei diesen Frequenzen einen Grenzwert. Dehnungs- und Entdehnungskurve eines jeden sinusförmigen Cyclus haben im ganzen untersuchten Frequenzbereich einen verschiedenen Verlauf. Der Arbeitsverlust (= von beiden Kurven eingeschlossene Fläche) nimmt mit steigender Frequenz zu, ebenso die Anstiegssteilheit der beiden Kurven.

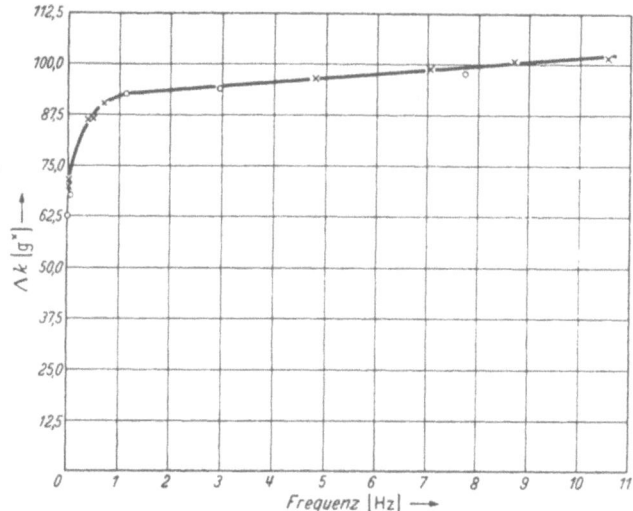

Abb. 11. Dynamische Kraftamplitude Δk als Funktion der Frequenz bei periodischer sinusförmiger Dehnung des Muskels (M. gastrocnemius, Frosch). Gleichgewichtslänge l_0 des Muskels 2,9 cm. Längenamplitude der Dehnung 0,45 mm. Ausgangsbelastung 47,5 g. Temperatur 8°C. ○ = Werte bei zunehmender Frequenz, × = Werte bei abnehmender Frequenz. (Nach PIEPER, REICHEL und WETTERER.)

Diese Eigenschaften können durch das LEVIN-WYMAN-Modell beschrieben werden. Auf den gedämpften Teil des Modells ist die dynamische Grundgleichung für Reibung in Flüssigkeiten anwendbar. Die Kraft k', die die gedämpfte Feder bei einer Dehnung x ausübt, ist:

$$k' = F x + \frac{dx}{dt}\eta + \frac{d^2 x}{dt^2} m \qquad (14)$$

(F = elastische Feldstärke der Feder, η = Reibungskonstante, m = beschleunigte Masse, t = Zeit).

Der erste Summand der rechten Seite bedeutet eine elastische Kraft, der zweite eine viscöse Reibungs- und der dritte eine Beschleunigungskraft. Die Beschleunigungskraft kann vernachlässigt werden, wenn die träge Masse des beschleunigten Systems relativ klein ist.

Nach LEVIN und WYMAN greifen an der Bremsscheibe zwischen gedämpfter und ungedämpfter Feder (Abb. 9b) zwei entgegengerichtete Kräfte an, die sich das Gleichgewicht halten.

a) Die Kraft der gedämpften Feder

$$k_1 = \frac{E_1}{l_1} x_1 + \frac{dx}{dt} \eta \qquad (15)$$

(E_1 = Elastizitätsmodul, l_1 = Länge, x_1 = Dehnung der gedämpften Feder).

b) Die elastische Kraft der ungedämpften Feder

$$k_2 = \frac{E_2}{l_2} x_2$$

(E_2 = Elastizitätsmodul, l_2 = Länge, x_2 = Dehnung der ungedämpften Feder).

Dann ist:

$$\frac{E_1}{l_1} x_1 + \frac{dx}{dt} \cdot \eta - \frac{E_2}{l_2} x_2 = 0 \qquad (16)$$

Hieraus berechnet sich die von dem freien Ende der ungedämpften Feder ausgeübte Kraft:

$$k_d = k_s + \frac{(E_2{}^2/l_2{}^2) \cdot \eta\, v}{(E_1/l_1 + E_2/l_2)^2} \cdot \left(1 - e^{-\frac{E_1/l_1 + E_2/l_2}{\eta \cdot v} \cdot y}\right) \qquad (17)$$

(k_s = statische Kraft bei der Geschwindigkeit Null, v = Geschwindigkeit, y = Verschiebung des freien Endes der ungedämpften Feder).

Die graphische Darstellung der dynamischen Kraft k_d als Funktion der Geschwindigkeit ergibt nach Gl. (17) denselben Kurvenverlauf wie bei Dehnung des Muskels. Sind die Geschwindigkeiten sehr groß, so wird praktisch nur die ungedämpfte Feder elastisch beansprucht und die Kraft k_d lediglich durch die Eigenschaften der freien Feder bestimmt. Mit abnehmender Geschwindigkeit nähert sich die Kraft k_d dem statischen Wert k_s. LEVIN-WYMAN-Modell und ruhender Muskel stimmen aber nach den Befunden von PIEPER, REICHEL und WETTERER nicht vollständig überein. Das Verhältnis der dynamischen zur statischen Steifheit ist im LEVIN-WYMAN-Modell für alle Spannungen dasselbe, also unabhängig von der Vordehnung der beiden Federn. Im Muskel ist das Verhältnis bei jeder Spannung ein anderes: im Bereich niedriger Spannungen kann es bis zu 3,5 betragen und im Bereich hoher Spannungen bis auf 1,8 abfallen. Die Autoren erklären den Befund mit der Nichtlinearität der statischen Dehnungskurve: mit steigender Spannung wird nach Gl. (3) die statische Steifheit und ihr Anteil an der dynamischen Steifheit größer. Aus demselben Grund nimmt die dynamische Steifheit des Muskels mit der Belastung zu; der Zuwachs der dynamischen Steifheit wird aber mit steigender Belastung kleiner (Abb. 12). In einem elastisch-viscös-elastischen System ist bei periodischer Dehnung die Phase der Kraft gegen die Phase der Länge verschoben. Der Phasenwinkel des Muskels nimmt mit zunehmender Belastung ab. Er ist außerdem frequenzabhängig und würde in einem physikalischen Modell bei einer bestimmten Frequenz ein Maximum erreichen. Im Muskel kann ein solches Maximum innerhalb des experimentell erfaßbaren Frequenzbereiches nicht festgestellt werden (PIEPER u. Mitarbeiter). Im Myosinfaden haben BUCHTHAL u. Mitarbeiter (1947) einen Phasenwinkel nachgewiesen, der bei einer Frequenz von 6 Hz wesentlich kleiner ist als der des Muskels.

Die am Ganzmuskel erhobenen Befunde stimmen in den Grundzügen mit den Ergebnissen überein, die BUCHTHAL und KAISER (1944), sowie BUCHTHAL, KAISER und KNAPPEIS an der Einzelfaser erhalten haben. Die dynamische Steifheit der Skeletmuskelfaser nimmt ebenso wie die des Ganzmuskels mit steigender Spannung zu. Nach den Angaben von BUCHTHAL und KAISER ist die Zunahme proportional dem Spannungszuwachs. Dasselbe Verhalten ist von HONCKE an Warmblütermuskelfasern, von LUNDIN an Faserbündeln des Herzmuskels beobachtet worden. Die Frequenzabhängigkeit der Einzelfaser ist im wesentlichen dieselbe wie die für den Ganzmuskel beschriebene; nach BUCHTHAL, KAISER und KNAPPEIS wird die dynamische Steifheit mit steigender Frequenz im Bereich von 10 bis 150 Hz größer. Im Bereich von 0,5--10 Hz soll die Steifheit konstant und 50% über den statischen Wert erhöht sein. Das Verhältnis der dynamischen zur statischen Steifheit wird von

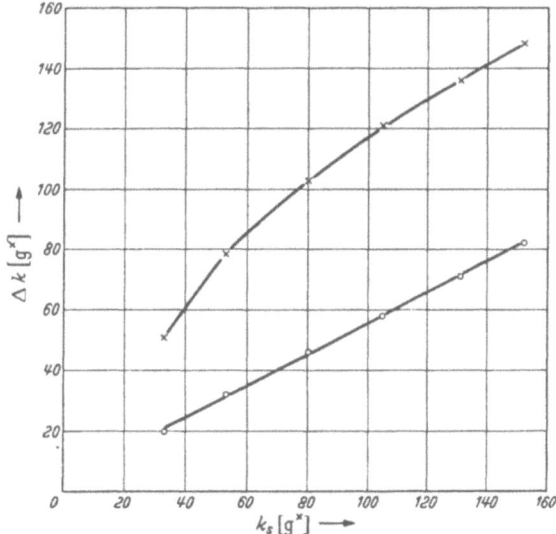

Abb. 12. Dynamische (×) und statische (○) Kraftamplitude Δk als Funktion der statischen Kraft (Belastung k_s) bei periodischer sinusförmiger Dehnung des Muskels (M. semimembranosus, Frosch). Gleichgewichtslänge l_0 des Muskels 4,08 cm. Längenamplitude der Dehnung 1,19 mm. Frequenz 35 Hz. Temperatur 15,0° C. (Nach PIEPER, REICHEL und WETTERER.)

BUCHTHAL (1942) im Durchschnitt zu 2,0 angegeben, entspricht also den am Ganzmuskel im mittleren Spannungsbereich gefundenen Werten.

Die beschriebenen Eigenschaften des Muskels können unter Umständen auch durch ein System nachgeahmt werden, das außer den beiden in Serie geschalteten Federn des LEVIN-WYMAN-Modells noch eine ungedämpfte Elastizität in Parallelschaltung enthält (BUCHTHAL 1942). Nach MEYER und PICKEN soll im Muskel der gedämpfte Teil des Systems in dem micellaren Netzwerk bestehen, dessen Maschen von ungedämpft elastischen Proteinketten durchzogen werden. Das MEYER-PICKENsche Modell beseitigt aber die Mängel des LEVIN-WYMAN-Modells nicht, wie H. H. WEBER (1941) gezeigt hat.

Die Schwingungsversuche von BUCHTHAL und KAISER (1951) mit periodischen Änderungen der Kraft (s. oben) lassen eine gesonderte Untersuchung der elastischen und viscösen Steifheit in der ruhenden Einzelfaser zu, wenn die einfachen Schwingungsgleichungen auf den Vibrationsvorgang zutreffen (s. RANKE). Nach den Befunden der Autoren nimmt sowohl die elastische als auch die viscöse Steifheit mit zunehmender Belastung zu. Das Verhältnis der dynamischen zur statischen Steifheit ist in diesen Versuchen größer als in den vorgenannten und schwankt zwischen 3,0 und 5,0. Mit steigender Temperatur wird sowohl die elastische als auch die viscöse Steifheit kleiner, und zwar um 1%, bzw. 2% bei einem Temperaturzuwachs um 1°C. Diese Temperaturabhängigkeit ist nach BUCHTHAL und KAISER nur bei kleinen Belastungen und nur mit hochempfindlichen Methoden nachweisbar. Strukturelle Umlagerungen scheinen an der Momentanwirkung maßgeblich beteiligt zu sein. So wird z. B. mit Erhöhung der Kraftamplitude die Steifheit der Faser bei gleicher mittlerer Belastung kleiner. Wird ferner die Faser einer plötzlichen einmaligen Belastung unterzogen und in jedem Zeitpunkt der Zustandsänderung die wirksame Kraft mit der eben erreichten Längenänderung verglichen, so nimmt die Steifheit nicht — wie nach dem statischen Längenspannungsdiagramm zu erwarten wäre — mit zunehmender Kraft gleichmäßig zu, sondern von einem bestimmten Spannungsniveau an ab. BUCHTHAL und KAISER erklären das Verhalten mit der Thixotropie (Plastizität) der Muskelfaser. Das „Nachgeben" der Ketten ist besonders ausgesprochen, wenn einer ersten Belastung innerhalb kurzer Zeit eine zweite Belastung folgt. Der Effekt ist nur in der wenig vorgedehnten Faser, nicht im Bereich hoher Dehnungsgrade zu beobachten. Die beschriebenen Befunde können nach BUCHTHAL und KAISER nicht durch die einfachen Modelle von BLIX und LEVIN-WYMAN wiedergegeben werden, sondern nur durch zusammengesetzte Systeme, die eine Reihe viscös-elastischer Elemente mit verschiedenen Verzögerungszeiten in einer Gl. (13) entsprechenden Verteilung enthalten.

Die *stoffliche* Abhängigkeit der dynamischen Elastizität ist von SANDOW und BRUST untersucht worden. Stoffe, die auf die Viscosität von Myosinlösungen einwirken, verändern auch die dynamisch elastischen Eigenschaften des Muskels. So setzt Harnstoff nicht nur den Elastizitätsmodul, sondern auch den Viscositätskoeffizienten herab, wenn sie mit der GASSER-HILLschen Methode bestimmt werden. Im Zustand der Ermüdung liegt nach denselben Autoren der Viscositätskoeffizient unter dem Wert des nicht ermüdeten Muskels. GREVEN und SIEGLITZ haben die Wirkung verschiedener Stoffe auf den Ablauf der elastischen Nachwirkung am Muskel geprüft. Erhöhung des osmotischen Druckes verflacht die Nachdehnungskurve, dagegen ist eine Änderung des p_H-Wertes nicht wirksam, ebensowenig eine Änderung des K- und Ca-Gehaltes in der umgebenden Flüssigkeit. Hypertonische Lösungen erhöhen die dynamische Steifheit, hypotonische Lösungen sind ohne Einfluß (BUCHTHAL und KAISER 1951). Adrenalin ändert den zeitlichen Ablauf der Nachdehnung nicht (GREVEN und SIEGLITZ). Acetylcholin wirkt nach Befunden von REICHEL (1938b), LUNDIN und SCHEINER nur auf die contractilen und plastischen, nicht aber auf die elastischen Eigenschaften. Die isometrischen Druckmaxima des Herzmuskels nehmen unter Acetylcholineinfluß ab (REICHEL 1938b). Der Skeletmuskel erreicht nach einem Belastungs-Entlastungscyclus seine ursprüngliche Länge schneller und vollständiger, wenn er unter der Wirkung von Acetylcholin steht (SCHEINER); Acetylcholin verringert also die „plastische" Verlängerung des Muskels. Dagegen bleiben die elastischen Eigenschaften erhalten: die Anstiegssteilheit der Dehnungskurve ändert sich nicht (SCHEINER), die dynamische Steifheit ist unter Acetylcholineinfluß dieselbe wie unter normalen Bedingungen (LUNDIN).

IV. Elastizität im Kontraktionszustand.

Die Frage, ob der Muskel während der Kontraktion seine elastischen Eigenschaften ändert, ist schon von E. WEBER gestellt und seitdem von zahlreichen Autoren mit sehr verschiedener Methodik geprüft worden. E. WEBER hat als erster die Ansicht vertreten, daß der Muskel durch den Reiz in einen neuen elastischen Körper verwandelt werde; die Dehnungskurve des kontrahierten Muskels sei daher eine andere als im Ruhezustand. Nach FICK und BLIX (1892) wird aber die Relation zwischen Länge und Spannung im Kontraktionszustand nicht durch eine einzige Kurve, sondern durch eine ganze Reihe von Kurven wiedergegeben; sie hängt wesentlich von den mechanischen Bedingungen ab, unter denen die Kontraktion abläuft. Nach der von FICK eingeführten Terminologie werden isotonische Kontraktionen (Verkürzungen bei gleichbleibender Kraft) von isometrischen Kontraktionen (Spannungszunahmen bei gleichbleibender Länge) unterschieden. Kontraktionen, bei denen sich sowohl die Länge als die Spannung des Muskels ändert, werden als auxotonisch bezeichnet. Nach BLIX (1892) sind die Beziehungen zwischen Länge und Spannung im Maximum der Kontraktion jeweils verschieden, wenn der Muskel sich isotonisch, isometrisch oder auxotonisch kontrahiert. Diese Beziehungen finden im Längenspannungsdiagramm ihren Niederschlag.

1. Längenspannungsdiagramm.

Die Durchsicht der in der Literatur angegebenen Diagramme ergibt ein außerordentlich wechselndes Bild. Die Unterschiede sind zum Teil methodisch bedingt, zum Teil auf die Eigenart der verwandten Versuchsobjekte zurückzuführen. Außerdem gelten für Einzelzuckungen andere Beziehungen wie für tetanische Kontraktionen.

Bei Einzelkontraktionen sind die isotonischen *Verkürzungen* am größten, wenn die Ausgangslasten relativ niedrig sind; sie werden kleiner mit zunehmender Ruhebelastung. Diese Regel gilt sowohl für den quergestreiften Ganzmuskel (BLIX 1892, SULZER 1930b, REICHEL 1936 u. a.) als auch für Faserbündel (ASMUSSEN). Die maximale isotonische Verkürzung (Differenz zwischen Ausgangslänge und Kontraktionslänge) wird nach den Diagrammen von REICHEL (1936) vom Ganzmuskel dann erreicht, wenn seine Ruhelänge etwa 100% der Gleichgewichtslänge l_0 beträgt, d. h. wenn er nicht belastet ist. Für die Einzelfaser geben BUCHTHAL und KAISER (1949) wesentlich höhere Werte an, nämlich 160% von l_0. Nach Ansicht dieser Autoren ist der Unterschied zwischen Ganzmuskel und Einzelfaser durch die verschiedene Länge der in einem Muskel enthaltenen Fasern bedingt; er kann aber auch auf der jeweils verschiedenen Definition der Gleichgewichtslänge l_0 beruhen (s. o.). Bezieht man die maximale isotonische Verkürzung nicht auf die Ausgangs*länge*, sondern auf die Ausgangs*last*, so ist auch in den Diagrammen von BUCHTHAL und KAISER (1949) die Belastung, bei der die isotonische Verkürzung ihren größten Wert erreicht, relativ klein und beträgt nur 10% der in einem isometrischen Tetanus entwickelten Kraft P_0. Mit weiter zunehmenden Ausgangslasten verhält sich die Einzelfaser wie der Ganzmuskel: die isotonische Verkürzung wird kleiner. Dieselbe Abhängigkeit hat REICHEL (1938a) am Herzmuskelstreifen, BROCKLEHURST am glatten Muskel festgestellt.

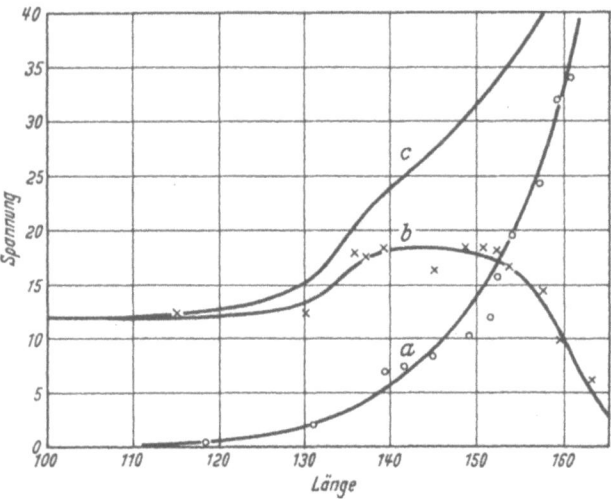

Abb. 13. Spannungslängendiagramm einer Einzelfaser (M. semitendinosus, Frosch) in Ruhe und während isometrischer Kontraktion (Einzelzuckung). Ordinate: Spannung in mg; Abszisse: Länge der Faser (Gleichgewichtslänge im unbelasteten Zustand = 100). *a* Ruhedehnungskurve; *b* Extraspannung; *c* Kurve der isometrischen Maxima. (Nach BUCHTHAL 1942.)

Ähnliche Beziehungen gelten für die *Extrakraft*, die der Muskel bei einer Einzelzuckung im Gipfel der Kontraktion unter isometrischen Bedingungen entwickelt (Extrakraft = isometrische Gesamtkraft — Ruhelast). Nach BUCHTHAL (1942) wird der isometrische Spannungsanstieg bei relativ kleinen Ausgangslasten maximal und nimmt mit weiter ansteigenden Belastungen ab (Abb. 13). Dieser an der quergestreiften Einzelfaser erhobene Befund deckt sich mit den Angaben über den Skeletmuskel (SULZER 1930b, BANUS und ZETLIN, REICHEL 1936). Ebenso verhalten sich Streifen und Faserbündel des Froschherzens (REICHEL 1938; LUNDIN) und Faserbündel des Warmblütermuskels (HONCKE). Am glatten Muskel ist die Regel von WINTON (1926) und BROCKLEHURST bestätigt worden.

Im *Tetanus* wird die maximale isometrische Extrakraft bei einer Ausgangslänge entwickelt, die etwa 100—105% der Gleichgewichtslänge l_0 beträgt; die diesen Längen entsprechenden Belastungen sind praktisch Null. Sowohl mit kleineren als auch mit größeren Längen nimmt die Extrakraft ab und nähert sich bei 40 und 160% l_0 dem Wert Null (HILL 1950c). Im unbelasteten Zustand sind also die Bedingungen für die aktive Spannung optimal. Das gilt sowohl für die Einzelfaser (BUCHTHAL und KAISER 1949, RAMSEY und STREET) als auch für Faserbündel (ASMUSSEN) und den Ganzmuskel (HILL 1938). Die Regel ist von RALSTON u. Mitarbeitern am menschlichen Armmuskel bestätigt worden. Ausführliche Angaben über die Größe der maximalen Extraspannung bei verschiedenen Muskeln finden sich bei FISCHER und STEINHAUSEN. Der Froschmuskel entwickelt unter optimalen Bedingungen eine Extraspannung von 0,030 kg/mm², der Warmblütermuskel eine solche von 0,06 kg/mm². Die quergestreifte Einzelfaser entwickelt bei 0° C eine isometrische Spannung von 0,028 kg/mm²; der entsprechende am Ganzmuskel gefundene Wert ist um rund 40% kleiner, weil im Querschnitt auch das inaktive Bindegewebe enthalten ist (BUCHTHAL und KAISER 1951). Die Extraspannungen des glatten Muskels sind relativ gering und liegen zwischen 0,004 und 0,008 kg/mm² (E. FISCHER, zit. nach GREVEN 1951 b). Die maximale isotonische Verkürzung wird im Tetanus erst bei relativ großen Ausgangslasten erreicht. Für die Einzelfaser liegt das Optimum nach BUCHTHAL und KAISER (1949) bei einer Belastung, die 20% der aktiv entwickelten Gesamtkraft P_0 entspricht. Die kleinste Länge, zu der sich der quergestreifte Muskel aktiv verkürzen kann, beträgt nach HILL (1949a) 50—60% seiner natürlichen Länge, die er in situ einnimmt. Die Einzelfaser kann sich dagegen nach Angaben von RAMSEY und STREET bei anhaltender Reizung bis auf 20% ihrer Gleichgewichtslänge l_0 verkürzen. In diesem maximalen Verkürzungszustand („Δ-Zustand") zeigt die Faser veränderte Eigenschaften, unter anderem eine geringe isometrische Extraspannung und eine nach kleineren Längen verschobene Dehnungskurve. Der Ganzmuskel kann nicht in einen solchen Zustand übergeführt werden. HILL (1949a) erklärt das damit, daß im Ganzmuskel die bindegewebigen Hüllen der Ausbauchung der Fasern während der Verkürzung einen wachsenden Widerstand entgegensetzen. BUCHTHAL und KAISER (1951) haben in Einzelfasern den Δ-Zustand nicht nachweisen können.

Verbindet man im Längenspannungsdiagramm die Punkte, die der Muskel unter isotonischen Bedingungen bei jeweils verschiedenen Belastungen auf der Höhe der Kontraktion erreicht, so erhält man die sog. Kurve der isotonischen Maxima oder die isotonische Gleichgewichtskurve; wendet man dasselbe Verfahren für die entsprechenden isometrischen Punkte an, so erhält man die Kurve der isometrischen Maxima oder die isometrische Gleichgewichtskurve (Abb. 13 und 14). Die beiden Kurven fallen nicht zusammen. Diese auffallende Tatsache ist zum erstenmal von BLIX (1892) und dann von allen späteren Autoren an sämtlichen bisher untersuchten Objekten, zuletzt von BUCHTHAL und KAISER (1951) an Einzelfasern, bestätigt worden. Die Kurve der isotonischen Maxima verläuft bei gleichen Längen stets im Bereich kleinerer Spannungen als die Kurve der isometrischen Maxima. Mit zunehmender Belastung nähern sich beide Kurven der Ruhedehnungskurve; werden sie extrapoliert, so schneiden sie die Ruhedehnungskurve in einem

Punkt, den REICHEL (1936) als den Punkt der absoluten Muskelkraft (E. WEBER) bezeichnet. WÖHLISCH (1943) hält diesen Punkt für hypothetisch, da auch bei extrem hohen, dicht unter der Zerreißgrenze liegenden Spannungen noch eine deutliche mechanische Reaktion zu erkennen ist. In der Einzelfaser ist

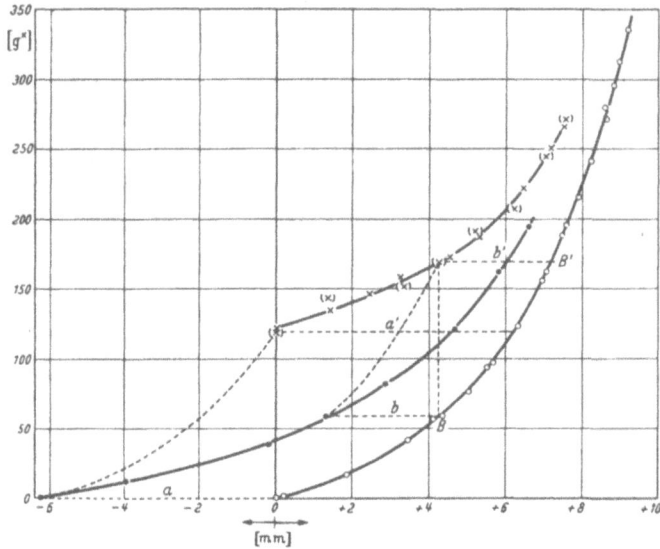

Abb. 14. Spannungslängendiagramm des Skeletmuskels (M. semimembranosus, Frosch). Ordinate: Kraft in g×; Abszisse: Längenänderung in mm. Länge des Muskels im Punkt 0 = 3,5 cm. Temperatur 22,0° C. Vor Versuch Belastung des Muskels mit 350 g; erste Aufnahme nach Abklingen der elastischen Nachwirkung (15 min). Stufenweise Entdehnung. Auf jeder Stufe isotonische und isometrische Kontraktionen. ○ = statische Gleichgewichtspunkte des ruhenden Muskels; ● = isotonische Maxima; × = isometrische Maxima. Verbindungslinien zwischen isotonischen und isometrischen Maxima = konstruierte ,,U''-Kurven. a und b isotonische Verkürzungen von den Punkten O und B. a' und b' Abstände der isometrischen Maxima von der Ruhedehnungskurve. (×) = konstruierte isometrische Maxima. Beispiel der Konstruktion: isotonische Verkürzung b im Punkt B; Konstruktion der U-Kurve durch Parallelverschiebung der Ruhedehnungskurve um die Strecke b. Schnittpunkt der U-Kurve mit der von B errichteten Kraftordinate = isometrisches Maximum für Punkt B.
(REICHEL, unveröffentlichter Versuch; s. auch REICHEL 1936.)

aber ein deutlicher Indifferenzpunkt nachzuweisen, in dem isotonisches und isometrisches Maximum auf die Ruhedehnungskurve zu liegen kommen (BUCHTHAL und KAISER 1951).

Die isometrische Gleichgewichtskurve durchläuft nach BLIX (1892) mit zunehmender Ausgangsdehnung ein Maximum und ein Minimum, bevor sie stetig mit weiter zunehmenden Dehnungen ansteigt. Das BLIXsche Maximum ist von BECK, COLLE, DEBLER und SULZER (1930b) am Ganzmuskel, von ASMUSSEN an Faserbündeln bestätigt worden. In den Diagrammen von REICHEL (1936, 1938a) ist es dagegen nur angedeutet, in den Diagrammen von BANUS und ZETLIN ist es überhaupt nicht vorhanden. Einzelfasern des Skeletmuskels lassen das Maximum nach den Angaben von BUCHTHAL (1942) und BUCHTHAL und KAISER (1949) nur bei tetanischer Kontraktion erkennen. Am Herzmuskel haben es O. FRANK (1895) und SULZER (1932) beschrieben, REICHEL (1938a) und LUNDIN dagegen nicht beobachtet. Am glatten Muskel ist es nach BROCKLEHURST und WINTON (1926) nicht nachweisbar. RALSTON u. Mitarbeiter führen das Maximum auf Ermüdung zurück, während SULZER (1932) es gerade im frisch excidierten Herzmuskel besonders deutlich, nach längerer Tätigkeit aber weniger deutlich findet. Das BLIXsche Maximum ist also von den jeweiligen Versuchsbedingungen abhängig und im ganzen als ein zufälliges Ereignis zu werten.

Isotonische und isometrische Gleichgewichtskurven werden vielfach für Dehnungskurven des kontrahierten Muskels gehalten. Nach SULZER (1930b) haben aber diese Dehnungskurven einen völlig anderen Verlauf. Aus der Steilheit der isotonischen und isometrischen Gleichgewichtskurven Rückschlüsse auf den Elastizitätsmodul des kontrahierten Muskels zu ziehen, erscheint daher nicht berechtigt. Dagegen gibt die Lage dieser Kurven im Längenspannungsdiagramm einen Anhaltspunkt für die Kontraktionsfähigkeit der contractilen Elemente. Im ermüdeten Zustand liegen die isometrischen Maxima in einem Bereich kleinerer Spannungen als im unermüdeten Zustand. Das geht aus den von SULZER (1932) und REICHEL (1938b) am Froschherzen erhobenen Befunden hervor. Adrenalin und Acetylcholin verschieben die isometrische Gleichgewichtskurve nach größeren und kleineren Spannungen; Sympathicus- und Vagusreizung führt zu gleichsinnigen Effekten (BAUEREISEN und REICHEL), ohne die elastischen Eigenschaften zu ändern (s. o.).

Trotz der erwähnten Unterschiede stimmen alle Diagramme in 2 Punkten überein: in der Abhängigkeit der Kontraktionshöhe von der Ausgangslast und in der gegenseitigen Lage der isotonischen und isometrischen Maxima. Beide Beziehungen kehren in sämtlichen bisher untersuchten Muskeln wieder und sind als fundamentale Eigenschaften der contractilen Substanz anzusehen. Nach REICHEL (1936) sind sie auch logisch miteinander verknüpft. REICHEL untersucht im Anschluß an eine Arbeit von DEBLER die Lage von sog. Unterstützungsmaxima im Spannungslängendiagramm. Unterstützungszuckungen bestehen aus einem ersten isometrischen und einem zweiten isotonischen Anteil. In der ersten Phase der Kontraktion steigt die vom Muskel ausgeübte Kraft an, bis sie so groß ist wie das Gewicht, gegen das der Muskel vor Beginn der Kontraktion unterstützt worden ist. In der zweiten Phase verkürzt sich der Muskel isotonisch gegen das gleichbleibende Gewicht, bis der Gipfel der Kontraktionskurve erreicht ist. Je nach der Größe des gewählten Unterstützungsgewichts sind die isometrischen und isotonischen Anteile solcher Kontraktionen verschieden groß. Ist das Unterstützungsgewicht Null, so hat die Zuckung einen rein isotonischen Charakter; ist das Unterstützungsgewicht größer als die Kraft, die der Muskel aktiv zu entwickeln vermag, so läuft die Zuckung rein isometrisch ab. Isotonische und isometrische Kontraktionen sind also Grenzfälle der Unterstützungskontraktionen. Nach O. FRANK (1901) müssen sich die Unterstützungsmaxima in eine Kurve einordnen, die das rein isotonische mit dem rein isometrischen Maximum für einen gegebenen

Ausgangszustand verbindet. Diese Voraussage ist von DEBLER und REICHEL (1936) experimentell bestätigt worden. Nach REICHEL gehört zu jedem Ausgangszustand eine Kurve der Unterstützungsmaxima (sog. „U-Kurve"). Jede dieser U-Kurven erscheint um eine bestimmte Strecke Δl gegen die Ruhedehnungskurve verschoben; ihre Steilheit ist dieselbe wie die der Ruhedehnungskurve, wenn sie auf gleichem Spannungsniveau verglichen wird. Folglich genügt nach REICHEL (1936) die Kenntnis eines einzigen Punktes der U-Kurve, um die Lage aller anderen Punkte und damit den Verlauf der U-Kurve zu ermitteln, wenn die Ruhedehnungskurve bekannt ist. Da sowohl das rein isotonische als auch das rein isometrische Maximum der U-Kurve angehören, so kann aus der isotonischen Verkürzung auf die Höhe der isometrischen Extrakraft und umgekehrt geschlossen werden. Die Lage der isometrischen Maxima geht also aus der Lage der isotonischen Maxima und der Anstiegssteilheit der Ruhedehnungskurve hervor: die Extrakraft $\Delta k_{\text{isom.}}$ ist eine Funktion der Verkürzung $\Delta l_{\text{isot.}}$. Unter der vereinfachenden Annahme, daß in dem untersuchten Dehnungsbereich das HOOKEsche Gesetz gilt, ist die Extrakraft:

$$\Delta k_{\text{isom.}} = \Delta l_{\text{isot.}} \cdot S \tag{18}$$

(S = Steifheit des kontrahierten Muskels).

Die Gültigkeit dieser Beziehung ist von REICHEL (1936) zunächst am M. gastrocnemius, dann am Herzstreifen des Frosches (1938a) und später[1] am M. sartorius und M. semimembranosus nachgewiesen worden. Die Konstruktion der isometrischen Maxima aus den isotonischen Maxima (Abb. 14) setzt eine möglichst statische Bestimmung der elastischen Eigenschaften in Ruhe voraus. Plastische Verlängerungen des Muskels während der Kontraktionen werden durch wiederholte Dehnung und Entdehnung vor Beginn des Versuches eingeschränkt. Statisches Ruhegleichgewicht wird in den späteren Versuchen durch stufenweise Entdehnung von einer sehr großen Ausgangslänge erreicht.

REICHEL schließt aus seinen Versuchen, daß die Dehnbarkeit des tätigen und ruhenden Muskels auf dem gleichen Spannungsniveau dieselbe sei. Er lehnt daher die von E. WEBER aufgestellte, von HILL und anderen Autoren (RISEMAN und KIRKWOOD) vertretene Theorie ab, die eine fundamentale Änderung der elastischen Eigenschaften als Vorbedingung der Kontraktion annimmt. HILL (1950c) sieht die Ursache der isometrischen Extraspannung in einem Vorgang, der die contractilen Strukturen von einem extrem dehnbaren beinahe plastischen Substrat in einen relativ wenig dehnbaren Körper überführt. REICHEL (1950b) vertritt ebenso wie BUCHTHAL (1942) den Standpunkt, daß im Ruhe- und Kontraktionszustand dieselben Strukturen Träger der Elastizität sind. Er faßt diese Strukturen als Ketten auf, in denen ein relativ wenig

---

[1] Unveröffentlichte Versuche.

dehnbares contractiles Element mit einem relativ stark dehnbaren elastischen Element in Serie gekoppelt sei (Abb. 15). Sowohl bei isotonischer als auch bei isometrischer Kontraktion verkürze sich das contractile Element um dieselbe Länge Δl, wenn beide Kontraktionen von demselben Ausgangszustand erfolgen. Das passive elastische Element behalte bei isotonischer Kontraktion seine Länge unverändert bei, während es bei isometrischer Kontraktion gedehnt werde, und zwar um dieselbe Länge Δl, um die sich das aktive Element verkürzt; die isometrische Spannung beruhe also auf der „inneren Dehnung" der elastischen Serienelemente. Die gegenseitige Lage der isotonischen und isometrischen Maxima im Längenspannungsdiagramm erklärt REICHEL damit, daß die Verkürzung der contractilen Elemente mit zunehmender Ausgangsspannung abnimmt. In Abb. 14 müßte z. B. der Muskel sich bei der Last 120 g um den vollen Betrag a isotonisch verkürzen um dasselbe Maximum zu erreichen, das er isometrisch vom Punkt 0 aus erzielt. Die tatsächliche Verkürzung ist aber kleiner als a: isotonische und isometrische Maxima fallen nicht zusammen. BUCHTHAL und KAISER (1951) führen den Lageunterschied der isotonischen und isometrischen Maxima im Längenspannungsdiagramm auf eine Hemmung der isotonischen Verkürzung zurück, die durch einen vermehrten Widerstand des die contractilen Ketten umgebenden Rahmenwerkes bedingt sei. Nach demselben Prinzip sei auch die von REICHEL (1936) festgestellte Tatsache zu erklären, daß isometrisch-isotonische Unterstützungszuckungen bei derselben Länge kleinere Spannungsmaxima erreichen als isotonisch-isometrische Anschlagszuckungen.

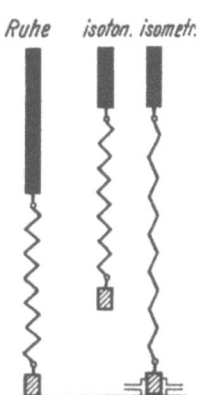

Abb. 15. Zwei Elemente—Modell nach REICHEL (1950b). Feder = elastisches Element, Säule = contractiles Element. Isotonische Kontraktion: Verkürzung des contractilen Elementes, keine Veränderung des elastischen Elementes. Isometrische Kontraktion: Verkürzung des contractilen Elementes und Dehnung des elastischen Elementes.

Im einzelnen kann die Lage irgendeines Kontraktionsmaximums im Längenspannungsdiagramm als das Ergebnis von Anziehungskräften und elastischen Gegenkräften aufgefaßt werden. Schemata dieser Art, die an den Vorstellungen GARNERS, H. H. WEBERS (1934) und ASTBURYS (1939) anknüpfen, sind von BUCHTHAL (1942) und HILL (1950c) vorgeschlagen worden. Nach ASTBURY (1939) gehen die Proteinketten während der Kontraktion von einem halbgefalteten (α-)Zustand in einen voll gefalteten Zustand über; sie spulen sich auf, indem sie starken intramolekularen Anziehungskräften folgen. Das ist aber nur dann möglich, wenn die entgegenwirkenden elastischen Zugkräfte kleiner sind als die Kontraktionskräfte. Die Abnahme der Verkürzung mit steigenden Spannungen kann vielleicht in Analogie zu dem von H. H. WEBER für den ruhenden Muskel entwickelten Schema erklärt werden: die kritische Spannung, bei der sich die Ketten eben noch voll falten, sich also gegen die elastischen Zugkräfte kontrahieren können, sei nicht für alle

Kettenglieder gleich, sondern für die einzelnen Glieder statistisch über den ganzen physiologischen Spannungsbereich verteilt. Dann wird die Zahl der kontraktionsfähigen Elemente bei niedrigen Spannungen am größten, bei hohen Spannungen am kleinsten sein und die Gesamtverkürzung mit steigenden Spannungen abnehmen.

Auf die öfter diskutierte Frage, welche Kräfte den Muskel während der Erschlaffung wieder in den ursprünglichen Zustand zurückbringen, gibt HILL (1949e) folgende Antwort: bei isotonischer Kontraktion sind es die Zugkräfte des außen angreifenden Gewichtes, bei isometrischer Kontraktion die Spannkräfte, die durch die innere Dehnung in den elastischen Elementen geweckt worden sind. RAMSEY (zit. in FENN 1948) hält die Erschlaffung für einen Vorgang, der auf *aktiven* mechanischen Kräften beruhe. Nach seinen Angaben kehren Muskelfasern, die sich in RINGER-Lösung befinden, auch im völlig unbelasteten Zustand nach isotonischer Kontraktion in ihre ursprüngliche Länge zurück. HILL (1949e) hat in Versuchen am Ganzmuskel diese Angaben nicht bestätigen können: ein unbelasteter, also nicht unter irgend welchen Zugkräften stehender Muskel verharrt unter isotonischen Bedingungen im Kontraktionszustand, auch wenn er nicht weiter gereizt wird. Aktive Vorgänge chemischer Art sind gewöhnlich von einer positiven oder negativen Wärmetönung begleitet, die Erschlaffung des Muskels ist es aber nicht: wird ein Muskel auf der Höhe einer isotonischen Verkürzung entlastet, so ist die nachfolgende Wärmetönung gleich Null (HILL 1949a).

Die Frage, ob die elastischen Eigenschaften des Muskels sich während der Kontraktion ändern oder nicht, wird von den einzelnen Autoren sehr verschieden beantwortet. Übereinstimmung besteht aber insofern, als alle Autoren (REICHEL 1936; HILL 1938, 1950a; BUCHTHAL u. Mitarbeiter 1944; FENN 1948) die isometrische Kontraktion als einen Vorgang auffassen, bei dem elastische Serienelemente infolge der Verkürzung contractiler Elemente gedehnt werden. In diesem Sinn können die elastischen Elemente als „Puffer" des Kontraktionsmechanismus aufgefaßt werden, wie bereits LEVIN und WYMAN die ungedämpften Teile ihres Modells bezeichnet haben. Strittig ist aber die Frage, welche histologischen oder submikroskopischen Substrate man den elastischen Elementen zuordnen soll. BUCHTHAL (1947) versteht darunter ruhende Teile der Muskelfibrillen, die sich an der Kontraktion nicht beteiligen und durch die aktiven Teile elastisch beansprucht werden. HILL legt sich in einer eigenen Arbeit (1950a), die er dem elastischen Serienelement widmet, absichtlich nicht fest, was er unter diesem Element versteht. Nach seiner Ansicht ist ein wesentlicher Bestandteil des elastischen Elementes die Sehne des Muskels; außerdem könnten aber auch in der Muskelfaser selbst solche Elemente enthalten sein. Im Skeletmuskel scheint die Querstreifung die Annahme zweier Elemente zu rechtfertigen. So hat EBBECKE (1938b) die I-Abschnitte für elastische Stoßdämpfer gehalten, die durch die contractilen A-Abschnitte gedehnt werden. Tatsächlich nehmen die A-Schichten während der isometrischen Kontraktion an Höhe ab, während die I-Schichten an Höhe zunehmen. Nach der Ansicht von STUDNITZ sind die I-Schichten aber nicht nur passiv dehnbare, sondern auch aktiv an der Kontraktion beteiligte Strukturen. BUCHTHAL (1942) hat aus der Längenänderung von A und I bei Belastung den Modul für beide Abschnitte berechnet. Im aktiven Zustand erscheinen die A-Schichten um 50% weniger dehnbar, in Ruhe aber um 30% dehnbarer als die I-Schichten. Für den glatten Muskel hat E. FISCHER (1936) eine Theorie entwickelt, nach der die Micellen sich bei isometrischer Kontraktion verkürzen und ihre gegenseitigen Abstände in der Faserrichtung vergrößern. Die Intermicellarräume würden damit die Rolle elastischer Elemente übernehmen. H. H. WEBER (zit. bei FISCHER 1936) hat dagegen eingewandt, daß die für die Erweiterung dieser Räume notwendigen Kräfte die normalen isometrischen Spannkräfte weit übersteigen.

Einen Anhaltspunkt für Änderungen der micellaren Struktur und Anordnung während der Kontraktion vermittelt die Doppelbrechung. Bei isotonischer Kontraktion ist eine Abnahme der Doppelbrechung sowohl für den glatten als auch quergestreiften Muskel erwiesen (E. FISCHER 1936). Kaltblüter- und Warmblütermuskel verhalten sich in dieser Beziehung identisch (E. FISCHER 1944). Bei den meisten Muskeln ist vorwiegend die Stäbchendoppelbrechung, weniger die Eigendoppelbrechung von der Abnahme betroffen. Nur der quergestreifte Säugetiermuskel verhält sich anders: seine Eigendoppelbrechung nimmt stärker ab als seine Stäbchendoppelbrechung. Bei isometrischer Kontraktion hat v. MURALT (1935) im Skeletmuskel eine Abnahme der Doppelbrechung beobachtet; im glatten Muskel haben BOZLER und COTTRELL eine solche nicht nachweisen können. Nach ihren Befunden nimmt die Doppelbrechung auch im quergestreiften Muskel nur bei mittleren Spannungen ab, während sie im Bereich großer Belastungen unverändert bleibt. Übereinstimmend teilen alle Autoren mit, daß die Abnahme der Doppelbrechung bei isotonischer Kontraktion deutlicher und stärker ist als bei isometrischer Kontraktion; sie ist es auch dann, wenn man nicht die direkt beobachtete, sondern die spezifische Doppelbrechung (je Querschnittseinheit) vergleicht. Besonders deutlich ist der Unterschied in den Versuchen von PFEIFFER am Wespenmuskel: bei isotonischer Kontraktion verschwindet die Doppelbrechung vollständig, bei isometrischer Kontraktion nimmt sie um das Doppelte zu. Ob diese Zunahme auf einem echten photoelastischen Effekt der passiv gedehnten elastischen Serienelemente beruht, ist bisher nicht untersucht worden.

Aus Gl. (18) lassen sich Rückschlüsse formeller Art auf den Elastizitätsmodul im Zustand der Kontraktion ziehen. Der Elastizitätsmodul des ruhenden Muskels ist in dem untersuchten Dehnungsbereich:

$$E_R = \frac{\Delta k_{\text{isom.}} \cdot l_R}{\Delta l_{\text{isot.}} \cdot q_R} \tag{19}$$

$$q_R = \frac{V}{l_R}$$

$$E_R = \frac{\Delta k_{\text{isom.}} \cdot (l_R)^2}{\Delta l_{\text{isot.}} \cdot V} \tag{20}$$

(l_R = Gleichgewichtslänge, q_R = mittlerer Querschnitt des ruhenden Muskels, V = Muskelvolumen).

Im kontrahierten Zustand sei die Gleichgewichtslänge des Muskels um $\Delta l_{\text{isot.}}$ verkürzt, sein Volumen dasselbe wie in Ruhe. Dann ist die Länge des kontrahierten Muskels:

$$l_K = l_R - \Delta l_{\text{isot.}}$$

und sein mittlerer Querschnitt

$$q_K = \frac{V}{l_R - \Delta l_{\text{isot.}}};$$

folglich ist der Elastizitätsmodul des kontrahierten Muskels:

$$E_K = \frac{\Delta k_{\text{isom.}} \cdot (l_K)^2}{\Delta l_{\text{isot.}} \cdot V} \tag{20a}$$

Das Verhältnis des Elastizitätsmoduls des ruhenden zu dem des kontrahierten Muskels ist:

$$\frac{E_R}{E_K} = \frac{(l_R)^2}{(l_R - \Delta l_{\text{isot.}})^2} \tag{21}$$

Der Elastizitätsmodul nimmt also während der Kontraktion entsprechend der kleineren Gleichgewichtslänge ab. Berücksichtigt man die Nichtlinearität der Dehnungskurve, so nimmt bei isometrischer Kontraktion der Elastizitätsmodul beim Übergang vom Ruhe- in den Tätigkeitszustand zu, weil die Steilheit der Dehnungskurve mit zunehmenden Spannungen größer wird. Vergleicht man weiterhin nicht den YOUNGschen Modul, sondern die Steifheit S, so unterscheiden sich tätiger und ruhender Muskel nicht, wenn ihre Steifheit bei *gleicher Kraft* bestimmt wird. Dagegen erscheint der kontrahierte Muskel weniger dehnbar als in Ruhe, wenn seine Steifheit bei *gleicher Länge* untersucht wird, weil die Dehnungskurve auf der Höhe der isometrischen Kontraktion steiler verläuft als im Ausgangszustand. Die Untersuchungen der Kontraktionselastizität müssen daher nach den Vorstellungen von REICHEL (1936, 1950b) ganz verschiedene Ergebnisse liefern, wenn die Steifheit im Ruhe- und Kontraktionszustand bei gleicher Kraft oder gleicher Länge verglichen wird.

2. Plastische Eigenschaften des kontrahierten Muskels.

Nach Befunden von GASSER und HILL, BUCHTHAL (1942) u. a. besitzt der kontrahierte Muskel ebenso wie der ruhende Muskel „plastische" Strukturen, die auf Änderung der Spannung mit einer Änderung der Gleichgewichtslänge l_0 antworten. Plastisches Nachgeben einzelner Glieder ist z. B. insofern möglich, als die Kontraktionswelle nicht den Muskel in seiner ganzen Länge gleichzeitig erfaßt (BUCHTHAL und KNAPPEIS 1943), sondern Querschnitte, die sich bei Beginn der Kontraktion noch in Ruhe befinden, einer passiven Dehnung unterzieht (FISCHER 1926) und sie plastisch verlängert. Aber auch die voll kontrahierten Ketten können sich so verhalten: BUCHTHAL (1942) hat beobachtet, daß die isometrische Spannung einer Einzelfaser gewöhnlich ein gewisses Spannungsniveau nicht überschreitet, auch dann nicht, wenn die Faser im isometrischen Tetanus gedehnt wird. BUCHTHAL (1942) macht dafür das plastische Nachgeben einzelner Kettenglieder infolge der hohen Spannung verantwortlich: „schwächere" Glieder verlängern sich, weil sie durch „stärkere" Glieder unter Spannung gesetzt werden. Auch bei isometrischen Einzelkontraktionen sind solche Vorgänge beschrieben worden. So findet KATZ am Schildkrötenmuskel Kontraktionskurven mit einem Verlauf, der nicht den von HILL (1938) sowie von GILSON u. Mitarbeitern angegebenen exponentiellen Gleichungen folgt und nach Ansicht des Autors durch Nachgeben contractiler Ketten hervorgerufen sei. Solche Effekte sind nur im isometrischen, nicht isotonischen Kontraktionszustand beobachtet worden; treten sie in verstärktem Maße (wie etwa im isometrischen Tetanus) auf, so können die von REICHEL angegebenen Beziehungen nicht mehr gelten. BUCHTHAL (1942) hat daher in seinen Versuchen an Einzelfasern die Befunde von REICHEL (1936) nicht bestätigen können.

Im Anschluß an eine Kontraktion ist der Muskel unter Umständen länger als vor der Kontraktion, wie von RJESSER und REHSTEINER beobachtet worden ist. Ein Skeletmuskel, der im Zustand der Acetylcholinkontraktur gereizt wird, hat nach Abklingen der Kontraktion eine größere Länge als im Ausgangszustand; die Kontraktur wird also teilweise durch die Tätigkeit der contractilen Elemente aufgehoben („gelöscht"). Auch die sog. „initiale Kontraktur" eines frisch excidierten Muskels kann auf diese Weise gelöscht werden (REHSTEINER). BOZLER (1930) berichtet über ganz ähnliche Erscheinungen am glatten Muskel. Am Skeletmuskel hat SCHEINER eine Verlängerung nach langanhaltender Tätigkeit festgestellt. Eine Verlängerung als *unmittelbare* Reaktion auf einen Reiz ist von E. WEBER beschrieben worden (WEBERsches Paradoxon). In neuerer Zeit hat WÖHLISCH (1943) die Angaben von E. WEBER an verschiedenen Froschmuskeln nachgeprüft und sie nicht bestätigt gefunden. WÖHLISCH hält daher das WEBERsche Paradoxon für einen Versuchsfehler.

Intramolekulare Auffaltungsvorgänge sind nach FENN (1948) für eine Erscheinung verantwortlich zu machen, die am Beginn einer isometrischen Kontraktion beobachtet wird: die RAUHsche Nase. Die Nase besteht in einem geringfügigen Spannungsabfall, der dem eigentlichen Spannungsanstieg der Kontraktion vorangeht (RAUH); sie ist von SANDOW, HILL (1950c), ABBOTT und RITCHIE sowie von SCHAEFER und GOEPFERT am Froschmuskel und von GOEPFERT und SCHAEFER am Warmblütermuskel bestätigt worden. Sie ist nach RAUH bei mittleren Spannungen am deutlichsten, nach SANDOW weniger ausgesprochen, wenn der Muskel vorher tätig gewesen ist. Die Erscheinung beruht nicht auf einer Abnahme der elastischen Steifheit (HILL), sondern ist als eine echte plastische Verlängerung aufzufassen.

3. Elastisches Verhalten des kontrahierten Muskels unter statischen Bedingungen.

Die Schwierigkeiten, die sich der Untersuchung der statischen Elastizität am kontrahierten Muskel entgegenstellen, sind nicht zu verkennen. Der schnelle

Ablauf einer Einzelzuckung in den gewöhnlich verwandten Skeletmuskeln schließt langsame Dehnungen aus, wie sie für die Bestimmung des statischen Moduls nach Gl. (1) erforderlich wären. Ein gangbarer, von vielen Autoren (SULZER 1930b, BUCHTHAL 1942, GASSER und HILL, BECK u. a.) beschrittener, aber nicht ganz befriedigender Ausweg ist der Versuch am tetanisch kontrahierten Muskel. Der Tetanus bietet zwar die Möglichkeit, die Wirkung passiver Spannungs- und Längenänderungen über längere Zeit zu verfolgen, ist selbst

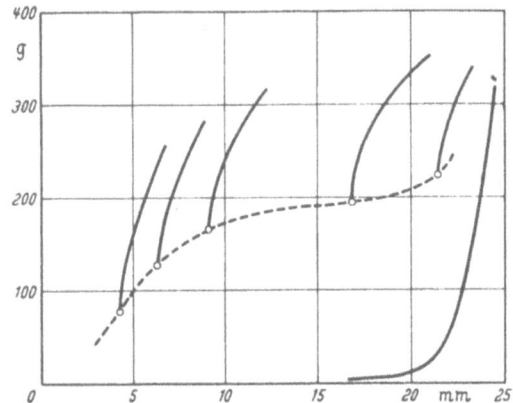 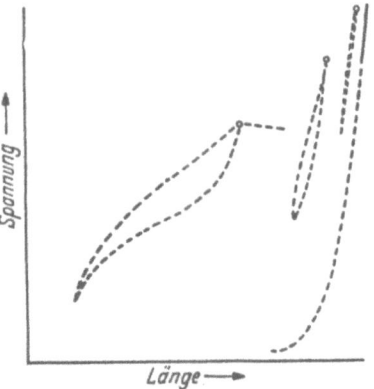

Abb. 16. Dehnungskurven des kontrahierten Muskels (M. gracilis major, Frosch). Belastung im isotonischen Tetanus bei verschiedenen Ausgangsspannungen. Ordinate: Belastung (g); Abszisse: Länge. Gestrichelte Kurve Kurve der isotonischen Maxima; aufgesetzte Kurven Dehnungskurven im Kontraktionszustand; rechte Kurve Entdehnungskurve des ruhenden Muskels. Geschwindigkeit der Belastungsänderung 68 g/sec. (Nach SULZER 1930b.)

Abb. 17. Dehnungs- und Entdehnungskurven des kontrahierten Muskels (Originalkurve, mit Muskelindicator gewonnen) (M. gracilis, Frosch). Zeitmarken 0,2 sec. Entlastung mit anschließender Belastung aus dem isotonischen Tetanus bei 3 verschiedenen Ausgangsspannungen. Rechte Kurve Entdehnungskurve des ruhenden Muskels. Geschwindigkeit der Belastungsänderung: 66 g/sec. (Nach SULZER 1930b.)

aber nur mit Vorbehalt als ein statischer Zustand anzusprechen. Nach den Arbeiten von NICOLAI sowie von GOEPFERT und SCHAEFER sind auch im sog. glatten Tetanus rhythmische Schwankungen im mechanischen Zustand der kontrahierten Ketten nachzuweisen. Außerdem unterliegt der Tetanus dem Einfluß der Ermüdung, der alle Ergebnisse in nicht kontrollierbarer Weise stören kann (SULZER 1930b). Schließlich ist schwer vorauszusagen, ob und in welchem Ausmaß der Kontraktionsmechanismus durch die aufgezwungenen Kraft- oder Längenänderungen geändert wird (REICHEL 1950a). Die im folgenden mitgeteilten Befunde sind daher nur Anhaltspunkte, nicht endgültige Beweise für das statische Verhalten des kontrahierten Muskels.

In den Versuchen von SULZER (1930b) wird der Muskel (M. gracilis, Frosch) im *isotonischen* Tetanus allmählich belastet. Die Belastung geschieht so langsam, daß sich der Muskel zu jedem Zeitpunkt im Gleichgewicht befindet. Die jeweiligen Gleichgewichtszustände liegen auf einer Kurve, die sich über die Kurve der isotonischen Maxima erhebt und diese mit der Kurve der isometrischen Maxima verbindet. Das entspricht der Vorstellung REICHELs

(1950b) insofern, als bei isotonischer Kontraktion das elastische Serienelement keine Änderung seiner Länge erfahren, während der isometrischen Kontraktion aber gedehnt werden soll. Auf der Höhe der Kontraktion soll in beiden Fällen das contractile Element um einen bestimmten Betrag Δl verkürzt sein. Durch passive Dehnung des elastischen Serienelementes muß es daher gelingen den Muskel aus dem isotonischen in den isometrischen Kontraktionszustand zu überführen. Die von SULZER (1930b) ermittelten Dehnungskurven (Abb. 16) wären dann als Dehnungskurven der elastischen Elemente („U-Kurven" s. o.) aufzufassen. Der Verlauf der Kurven ist aber nicht zur Ruhedehnungskurve parallel, wie sie REICHEL (1943) fordert. Besonders im Bereich hoher Spannungen sind die Zunahmen der Länge relativ zu den Zunahmen der Belastung größer als in Ruhe. Der Kurvenverlauf deutet auf das Bestehen einer plastischen Komponente im kontrahierten Muskel hin. Diese Eigenschaft wird durch weitere Versuche SULZERS (1930b) unterstrichen, in denen der Muskel aus dem isotonischen Tetanus entlastet und wieder belastet wird. Die Versuchsbedingungen sind auch hier statisch. Die Entdehnungskurve verläuft im Bereich hoher Spannungen parallel zur Ruheentdehnungskurve (Abb. 17). Dagegen sind im Bereich niedriger Spannungen die Abnahmen der Länge relativ zu den Abnahmen der Belastung größer als in Ruhe. Die erneute Belastung läßt den Muskel bei jeweils kleineren Längen ins Gleichgewicht kommen als die Entlastung. Ein vollständiger Dehnungs-Entdehnungscyclus ist also auch im kontrahierten Muskel mit einem Arbeitsverlust verbunden. Der Arbeitsverlust wird kleiner, wenn sich der Cyclus auf einem höheren Spannungsniveau abspielt.

BUCHTHAL (1942) hat an tetanisch kontrahierten Einzelfasern des Froschskeletmuskels ähnliche Versuche durchgeführt. Er ändert jedoch nicht die Spannung, sondern die Länge der Faser. Außerdem benützt er Geschwindigkeiten, die kein vollständiges Gleichgewicht gewährleisten; die Versuche werden daher „semidynamisch" genannt. Im Prinzip decken sich BUCHTHALS Ergebnisse mit denen SULZERS (1930b). In einem Dehnungs-Entdehnungscyclus liegen für ein und dieselbe Länge die Spannungen während der Dehnung höher als während der Entdehnung. Die kontrahierte Faser beschreibt also eine Hysteresisschleife im Längenspannungsdiagramm. Für verschiedene Kontraktionslängen (isotonische Tetani bei verschiedener Ausgangsbelastung) sind jeweils verschiedene Hysteresisschleifen vorhanden, die alle gegeneinander auf der Längenabszisse verschoben sind. Der Arbeitsverlust der kontrahierten Faser ist auf demselben Spannungsniveau größer als im Ruhezustand; BUCHTHAL (1942) erklärt den Arbeitsverlust (ähnlich wie H. H. WEBER 1934) mit Molekulartransformationen innerhalb der kontrahierten Ketten: die kritischen Spannungen für das Schließen der Ketten sollen niedriger liegen als für das Öffnen der Ketten. Bei der Entdehnung behalten daher die plastischen Elemente ihre Länge bei, solange die Spannung nicht auf relativ niedrige Werte abgesunken ist. Die Entdehnungskurve der kontrahierten Faser fällt nicht mit der Kurve der isometrischen Maxima zusammen; sie liegt sogar unterhalb der Kurve der isotonischen Maxima (BUCHTHAL und KAISER 1951). BUCHTHAL erklärt diese Tatsache mit einer „elastischen Sperrung", die die kontrahierten Kettenglieder hindert ihre Länge zu ändern, wenn die Faser entdehnt wird. Nach REICHEL (1943) soll sich die Entdehnung im kontrahierten Zustand nur an den elastischen Elementen abspielen, während die contractilen Elemente ihre Länge nicht ändern. In den Diagrammen von BUCHTHAL (1942) ist die Steilheit der Entdehnungskurve im Bereich hoher Spannungen dieselbe wie in Ruhe, im Bereich mittlerer und niedriger Spannungen aber kleiner als in Ruhe, wenn Kontraktions- und Ruhezustand bei derselben Spannung verglichen werden.

Statische Dehnung der Einzelfaser im *isometrischen* Tetanus erhöht nach BUCHTHAL (1942) die Spannung nur unwesentlich; die erhaltenen Werte liegen nicht höher als diejenigen, die die Faser erreichen würde, wenn sie in Ruhe gedehnt und sich von dieser neuen Länge isometrisch kontrahieren würde. Denselben Befund haben GASSER und HILL am Ganzmuskel erhoben. Trotzdem ist das beschriebene Verhalten keine allgemein gültige Regel. Nach BETHE (1923) und BECK kommt der Skeletmuskel bei Dehnung im tetanischen Kontraktionszustand mit höheren Spannungen ins Gleichgewicht als wenn er sich von derselben größeren Länge isometrisch kontrahiert. BETHE (1923) und BECK führen diese Eigenschaft des Muskels auf einen Sperrmechanismus zurück, wie ihn v. ÜXKÜLL zum erstenmal an glatten Tonusmuskeln beschrieben hat. HILL (1926b) hat am glatten Wandmuskel von Holothuria nigra dasselbe Verhalten beobachtet: der Spannungsanstieg, der durch eine schnelle Dehnung auf der Höhe eines isometrischen Tetanus hervorgerufen wird, ist nicht wie am quergestreiften Muskel von einem starken Spannungsabfall gefolgt; die Spannung stellt sich vielmehr auf einen über dem isometrischen Maximum liegenden Endwert ein. Die passiv durch Dehnung hervorgerufene Kraft ist also größer als die aktiv durch Kontraktion entwickelte Kraft. NOYONS und v. ÜXKÜLL fassen die Sperrung als einen Mechanismus auf, durch den „plastische" Elemente gezwungen werden, in ihrem ursprünglichen Zustand zu verharren, während andere (elastische) Elemente bei Dehnung verlängert werden.

Ein gesperrter Muskel stellt sich gewöhnlich schneller auf eine neue Länge oder Spannung ein als im Ruhezustand. Nach SULZER (1930b) kommt ein kontrahierter Froschmuskel ins Gleichgewicht, wenn er mit 100 g/sec belastet wird; in Ruhe hat dagegen eine solche Belastung noch ausgesprochen dynamischen Charakter. Am glatten Muskel haben BOUCKAERT und DELRUE gezeigt, daß im Zustand des Tetanus die Dauer der elastischen Nachdehnung gegenüber den entsprechenden Ruhewerten stark abgekürzt ist. Nach Ansicht der Autoren sollen im kontrahierten Zustand die plastischen Verlängerungen ausbleiben, die in Ruhe das Eintreten des Gleichgewichtes verzögern. Diese Meinung wird auch von BUCHTHAL und KAISER (1951) vertreten, die an isotonisch kontrahierten Einzelfasern dieselben Erscheinungen beobachtet haben.

Für statische Untersuchungen würden sich Dauerkontraktionen ohne den diskontinuierlichen Charakter des Tetanus besser eignen. Versuche an sehr langsamen Muskeln stehen noch aus. Dagegen sind Kontrakturen des Skeletmuskels untersucht und mit den echten Kontraktionen verglichen worden, soweit das nach den Befunden von G. FRANK möglich erscheint. Der quergestreifte Muskel zeigt im Zustand der Kontraktur (Kontrakturverkürzung 35% l_0) bei wiederholten Belastungen und Entlastungen folgendes Verhalten (REMBERG; SULZER 1929): nach der ersten Belastung verlängert er sich stärker als in der Norm; seine Dehnungskurve verläuft also flacher. Während und nach der folgenden Entlastung erreicht er seine ursprüngliche Kontrakturlänge nicht mehr. Bei erneuten Belastungen weisen die Dehnungskurven annähernd dieselbe Charakteristik wie in Ruhe auf, während sämtliche Entdehnungskurven zur Ruheentdehnungskurve parallel (REMBERG) oder nahezu parallel (SULZER 1929) verlaufen. Die statische Entdehnung erscheint auch hier als ein rein elastischer Vorgang. Nach wiederholten Dehnungscyclen wird die zwischen Dehnungs- und Entdehnungskurve liegende Fläche (= Arbeitsverlust) immer kleiner, verschwindet aber nach den Angaben von SULZER (1929) nie vollständig. Um den in Kontraktur befindlichen Muskel wieder auf seine ursprüngliche Länge zu dehnen, ist infolge der Sperrung der kontrahierten Kettenglieder eine wesentlich größere Arbeit erforderlich als er selbst beim Übergang vom Zustand der Ruhe in den der Kontraktur geleistet hat. Auf diese interessante Tatsache hat NAKAMURA hingewiesen.

McCATTELL berichtet über Versuche, in denen der Muskel unter der Wirkung allseitiger Kompression gedehnt wird. Die resultierenden Spannungen sind größer als ohne Druckwirkung. BROWN hat ergänzend beobachtet, daß Kompressionen, die 0,15 sec vor dem Reiz auf den Muskel einzuwirken beginnen, die isometrische Spannung einer Zuckung stark erhöhen. In späteren Zeitpunkten ist die Kompressionswirkung auf die Kontraktionshöhe kleiner. Nach der Ansicht BROWNs sollen infolge des Druckes mehr Kettenglieder aktiviert werden; so sei die Zunahme der isometrischen Spannung zu erklären. Das von McCATTELL beschriebene Verhalten kann daher auf einer vermehrten Sperrung einzelner Kettenglieder beruhen, die durch den von außen wirkenden Druck am plastischen Nachgeben verhindert werden. Die verwandten Drucke sind kleiner als 300—400 AT. Drucke, die oberhalb dieser Grenze liegen, führen zu der von EBBECKE (1914) beschriebenen Kompressionsverkürzung, also zu einer vom Reiz unabhängigen Aktivierung der contractilen Elemente.

4. Elastisches Verhalten des kontrahierten Muskels unter dynamischen Bedingungen.

Die ersten dynamischen Untersuchungen am kontrahierten Muskel sind von GASSER und HILL durchgeführt worden, nachdem Versuche am menschlichen Armmuskel auf das Bestehen einer viscösen Dämpfung hingewiesen hatten (HILL 1922). GASSER und HILL unterziehen den Froschmuskel im isometrischen Tetanus einer plötzlichen Dehnung oder Entdehnung und beobachten das Verhalten der Spannung während und nach den Längenänderungen. Die Dehnung ist von einem Anstieg der Spannung über das Niveau der isometrischen Maxima begleitet; anschließend sinkt die Spannung auf den Wert ab, den der Muskel erreicht, wenn er sich von der größeren Länge isometrisch kontrahiert. Dieser nachträgliche Spannungsabfall ist aber keine allgemeine Regel und in gesperrten Muskeln kleiner (s. o.), er hängt also von der Art der verwandten Muskeln ab. Plötzliche Entdehnung (quick release) aus dem isometrischen Tetanus führt umgekehrt zu einem anfänglichen Spannungsabfall mit einer nachträglichen Spannungszunahme. Der Abfall der Spannung folgt nicht dem Verlauf der isometrischen Gleichgewichtskurve, sondern ist wesentlich steiler. Beträgt die Entdehnung 10—15% der ursprünglichen Länge, so sinkt die Spannung auf Null ab um anschließend auf den neuen isometrischen Wert anzusteigen, der der kleineren Länge entspricht. Diese nachträgliche Spannungszunahme (recovery) hat eine gewisse Ähnlichkeit mit der gleichsinnigen elastischen Nachwirkung des ruhenden Muskels, ist aber wesentlich größer als diese. Das Recoveryphänomen ist wahrscheinlich eine Eigenschaft des contractilen Proteins. Dafür sprechen analoge Versuche an dem ATP-kontrahierten Fasermodell des Actomyosins, das sich in den Grundzügen genau so verhält wie der Muskel (A. WEBER). In der Einzelfaser ist das Recoveryphänomen viel weniger ausgesprochen als im Ganzmuskel (BUCHTHAL 1942); die Recoveryspannung der Faser liegt wesentlich unter dem entsprechenden isometrischen Maximum. Auch bezüglich der Dauer des Recoveryvorgangs sind die Angaben verschieden: in den Versuchen von GASSER und HILL stellt sich die neue Spannung innerhalb von 150 msec ein, während die Einzelfaser nach den Angaben von BUCHTHAL (1942) 200 bis 250 msec benötigt, also eine Zeit, die 5mal größer ist als die Anspannungszeit einer einfachen isometrischen Kontraktion.

LEVIN und WYMAN haben ihre grundlegenden Versuche am isometrisch gereizten Muskel (quergestreiften und glatten Präparaten verschiedener Tierarten) durchgeführt. Sie dehnen oder entdehnen den Muskel linear mit verschiedener Geschwindigkeit (bis zu 50 cm/sec) und messen die Kräfte, die der Muskel in Abhängigkeit von der Länge in jedem Zeitpunkt der Dehnung bzw. Entdehnung ausübt. Die erhaltene Dehnungskurve ist für alle untersuchten Geschwindigkeiten exponentiell; ihre Anstiegssteilheit wird mit zunehmendem Dehnungsgrad kleiner. Sie ist außerdem abhängig von der Geschwindigkeit der Dehnung: mit zunehmenden Geschwindigkeiten verlaufen die Kurven im Anfangsteil steiler. Die während der Dehnung bzw. Entdehnung geleistete Arbeit ist eine Funktion der Geschwindigkeit. Bei hohen Geschwindigkeiten erreicht die *vom* Muskel während der Entdehnung geleistete Arbeit asymptotisch einen Minimalwert, die während der Dehnung *am* Muskel geleistete Arbeit einen Maximalwert (Abb. 18). Die Dehnungsarbeit ist bei derselben Geschwindigkeit immer größer als die während der Entdehnung freiwerdende Arbeit. Der Unterschied ist bei den hohen Geschwindigkeiten am größten. Das Verhalten entspricht den am ruhenden Muskel beschriebenen Verhältnissen und kann nach LEVIN und WYMAN durch ein elastisch-viscös-elastisches Modell veranschaulicht werden. Glatter und quergestreifter Muskel zeigen hinsichtlich der beschriebenen Eigenschaften keine wesentlichen Unterschiede. Einige quergestreifte Muskeln, z. B.

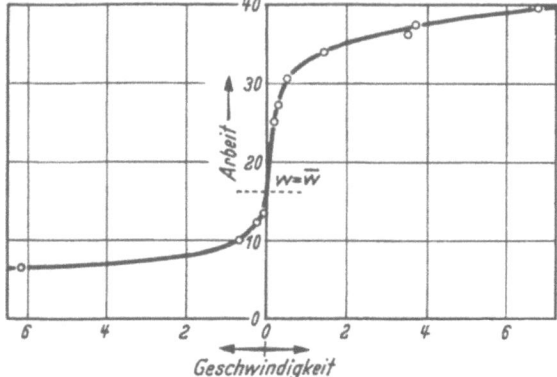

Abb. 18. Arbeit als Funktion der Geschwindigkeit bei linearer Dehnung und Entdehnung des Muskels. (Kaumuskel, Hundsfisch). Ordinate: Arbeit in willkürlichen Einheiten; Abszisse: Geschwindigkeit der Längenänderung in willkürlichen Einheiten. W Arbeit bei der Geschwindigkeit Null. Linker Schenkel des Diagramms: Vom Muskel bei Entdehnung geleistete Arbeit; rechter Schenkel: am Muskel bei Dehnung geleistete Arbeit. (Nach LEVIN und WYMAN.)

der der Schildkröte, zeichnen sich durch einen flacheren Verlauf des rechten Schenkels im Arbeitsgeschwindigkeitsdiagramm aus. LEVIN und WYMAN führen diese Tatsache auf Überdehnung von Fasern zurück, die plastisch nachgeben ohne zu zerreißen.

Bei Verwendung sehr hoher Dehnungsgeschwindigkeiten gelingt es, die dynamische Elastizität auch im Verlauf einer Einzelzuckung zu prüfen, bei der die störenden Fehlerquellen des Tetanus fortfallen. Die ersten Versuche dieser Art stammen von GASSER und HILL und sind in letzter Zeit von HILL (1949b) mit verbesserter Methodik wiederholt worden. Sie bestehen in schnellen in 10 msec vollendeten Dehnungen des Muskels (M. sartorius, Frosch und Kröte) während einer isometrischen Zuckung. Die Längenänderungen betragen bis zu 6 mm, die Dehnungsgeschwindigkeiten bis zu 50 cm/sec. Der Einwand, daß so plötzliche Dehnungen als Reiz wirken könnten, wird von HILL als unbegründet zurückgewiesen. Der Erfolg der Dehnung hängt von dem Zeitpunkt ab, in dem sie einsetzt. Die größte Absolutspannung wird kurz vor dem Maximum der Kontraktion erzielt; sie kann Werte erreichen, die der Muskel aktiv nur bei tetanischer Reizung erzeugen könnte. Fällt die Dehnung in die Latenzzeit, so ist die Überhöhung der Spannung über die einfache Zuckungskurve gering; sie wird immer größer, je später die Dehnung auf dem ansteigenden Ast der Kontraktionskurve beginnt (Abb. 19). Auf dem Kontraktionsmaximum ist der Erfolg wieder kleiner und während der Erschlaffung nimmt er kontinuierlich ab. Am Ende einer jeden Dehnung ist der Muskel nicht im Gleichgewicht: die Spannung fällt steil ab und geht innerhalb von 0,1 sec in einen der Kontraktionskurve parallelen Schenkel über. HILL (1949b) führt die Nachentspannung auf plastische Vorgänge zurück. In dem steilen Anstieg der Spannung während der Dehnung sieht er einen Beweis dafür, daß a) die Dehnbarkeit des Muskels während der Kontraktion kleiner sei als in Ruhe und daß b) der Übergang vom Ruhe- in den Tätigkeitszustand durch eine plötzliche Änderung der elastischen Eigenschaften gekennzeichnet sei.

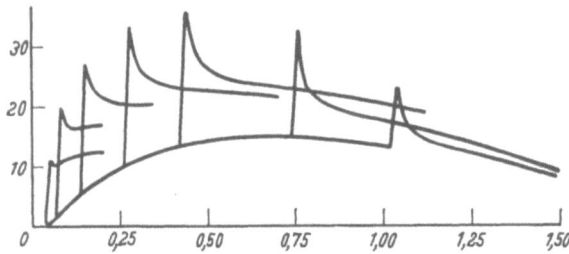

Abb. 19. Zeitlicher Ablauf der Spannung bei plötzlicher Dehnung des Muskels (M. sartorius, Kröte, $l_0 = 3{,}0$ cm) während einer isometrischen Kontraktion. Ordinate: Kraft in g; Abszisse: Zeit nach dem Reiz in sec. Temperatur 0° C, Latenzzeit 30 msec. Dehnung des Muskels 3,0 mm, zu verschiedenen Zeitpunkten (von links nach rechts) 35, 64, 132, 260, 420, 740, 1020 msec nach dem Reiz. Dauer der Dehnung 15—20 msec. (Nach A. V. HILL, 1949b.)

BUCHTHAL und KAISER (1944) sowie REICHEL (1952) zwingen periodische Längenänderungen hoher Frequenz der Einzelfaser, bzw. dem Ganzmuskel während der Kontraktion auf und registrieren die in jedem Zeitpunkt einer Einzelzuckung resultierenden Kraftamplituden. Sinusförmige Dehnungscyclen dieser Art, die sich auf eine isometrische Kontraktion aufsetzen, zeigt Abb. 20. Die Amplitude der Kraft nimmt mit Zunahme der Absolutkraft k zu. Die Dehnbarkeit ($\Delta l/\Delta k$) nimmt also während einer isometrischen Kontraktion bis zum Kontraktionsgipfel ab, in Abb. 20 um etwa das 5fache des Ausgangswertes. Für die Deutung dieses Befundes ist es wichtig, die Steifheit ($\Delta k/\Delta l$) des kontrahierten Muskels mit jener Steifheit zu vergleichen, die der ruhende Muskel bei derselben Kraft aufweist. BUCHTHAL und KAISER (1944) finden an der Einzelfaser des Froschmuskels im flüssigen Milieu (Ringerlösung) die Kontraktionssteifheit für ein und dieselbe Spannung im Durchschnitt größer als in Ruhe. Der Unterschied nimmt mit steigenden Absolutlängen ab; er ist am größten im Anstieg der Kontraktion und kann hier bis zu 100% betragen, während er im Kontraktionsgipfel auf 30% abfällt. Die angegebenen Werte gelten nur für relativ niedrige Temperaturen (6° C); bei höheren Temperaturen (23° C) ist die Kontraktionssteifheit genau so groß wie die Ruhesteifheit, unter Umständen sogar kleiner als diese, wenn beide auf gleiche Spannung bezogen werden. Die dynamisch elastischen Eigenschaften der kontrahierten Faser sind also stark temperaturabhängig. BUCHTHAL und KAISER (1944) führen den Anstieg der Steifheits/Spannungswerte während der Kontraktion auf verstärkte Anziehungskräfte innerhalb der Proteinketten und auf erhöhte Dämpfung zurück. In Fasern anderer Muskeltypen ist keine Änderung der dynamischen Steifheit, bezogen auf gleiche Spannung, während der Kontraktion im Vergleich zum Ruhezustand festgestellt worden. So finden LUNDIN an Herzmuskelstreifen (Abb. 21) und HONCKE an Bündeln von Warmblütermuskeln völlig identische Steifheits-Spannungskurven im Ruhe- und Kontraktionszustand. Nach Versuchen von REICHEL (1951) am Ganzmuskel (Frosch) in Luft wird der Quotient Steifheit/Kraft in 50% der untersuchten Fälle während der Kontraktion gegenüber der Ruhe nicht verändert; der untersuchte Temperaturbereich liegt zwischen 12 und 22° C. Die Steifheit ist also in diesen Fällen unabhängig von der Länge, die der Muskel bei gleicher Kraft im Ruhe- oder Kontraktionszustand einnimmt;

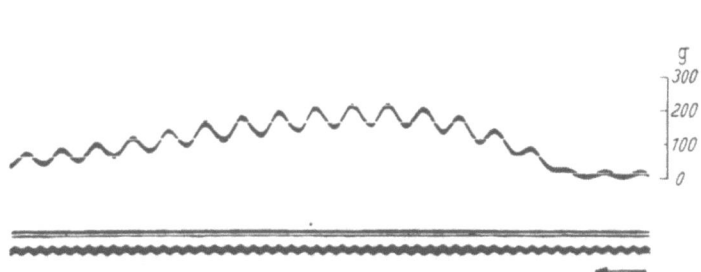

Abb. 20. Sinusförmige periodische Dehnung des Muskels (M. semimembranosus, Frosch) während einer isometrischen Kontraktion. Obere Kurve Längenänderung (Amplitude vom Minimum zum Maximum 0,346 mm; Frequenz 68,5 Hz). Mittlere Kurve Kraftänderung. Unterste Kurve Zeitmarken (Stimmgabelschwingungen 200 Hz); darüber Nullinie. Gleichgewichtslänge l_0 des Muskels 4,86 cm. Temperatur 20,3° C. Von rechts nach links zu lesen. (Nach REICHEL 1952.)

sie ist nicht nur im Gipfel, sondern auch während der Anstiegsphase der Kontraktionskurve annähernd dieselbe wie in Ruhe, wenn sie auf gleiche Kraft bezogen wird. Die Kontraktionssteifheit ist aber immer größer als die Ruhesteifheit, wenn sie bei gleicher Länge mit dieser verglichen wird. Nach REICHEL sollen die elastischen Serienelemente in jedem Zeitpunkt der isometrischen Kontraktion verschieden stark gedehnt sein. Da sie mit zunehmender Verlängerung weniger dehnbar werden, rufe eine aufgesetzte passive Dehnung mit dem Fortschreiten der Kontraktion immer größere Spannungen hervor. So seien die Kurven der Abb. 19 und Abb. 20 zu erklären. Diese Deutung reicht aber nicht für alle Fälle aus. REICHEL (1951) findet in 50% seiner Versuche (20 Muskeln) während der Kontraktion (Einzelzuckung) größere Steifheits/Kraftwerte als in Ruhe; die Differenz beträgt im Durchschnitt 10%, maximal 35% der Ruhesteifheit (Abb. 22). Die Überhöhung ist eine Funktion der Dehnungsgeschwindigkeit und nimmt mit dieser zu. HILL (1950d) sieht in der Zunahme der Steifheit eine wesentliche Vorbedingung für die Kontraktion. Nach seinen letzten Versuchen (Dehnung eines Schildkrötenmuskels um 3 mm innerhalb von 40 msec) ist schon in der Latenzzeit (60—90 msec) eine deutliche Abnahme der Dehnbarkeit festzustellen, also zu einem Zeitpunkt, in dem noch keine erkennbare Dehnung der elastischen

Elemente stattgefunden hat. Bei einer Temperatur von 0° C ist die Steifheit während der Latenzzeit um 10—30% größer als vor dem Reiz. A. V. HILL schreibt die Zunahme der Steifheit dem sog. Fundamentalvorgang zu, dessen optische, elektrische (v. MURALT 1935, DUBUISSON 1937, D. K. HILL) und thermodynamische Zeichen (HILL 1950b) der Änderung der mechanischen Eigenschaften parallel gehen. Ob es sich dabei um eine Änderung der statischen Elastizität oder nur um einen viscösen Effekt handelt, ist vorerst nicht entschieden. Die Abnahme der Dehnbarkeit um 30% *vor* Beginn der eigentlichen isometrischen Kontraktion vermag jedenfalls nicht zu erklären, warum der Muskel *während* der Kontraktion unter Umständen um 400% steifer wird als im Ausgangszustand (s. Abb. 20).

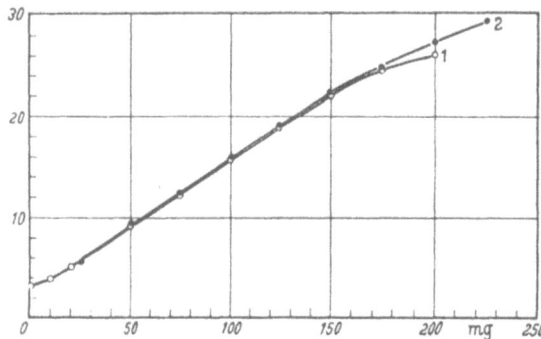

Abb. 21. Steifheit als Funktion der Belastung in Ruhe (1) und während isometrischer Kontraktion (2) in einem Herzmuskelfaserbündel. Ordinate: Steifheit (dyn · cm^{-1}); Abszisse: Spannung in mg. (Nach LUNDIN.)

Die HILLschen Dehnungsversuche (1949b) sind neuerdings von WALKER an Frosch- und Rattenmuskeln wiederholt worden. Nach WALKER hängt der Erfolg der Dehnung wesentlich von der Ausgangslänge ab, von der Kontraktion und Dehnung ausgelöst werden. Die HILLschen Befunde werden nur dann bestätigt, wenn die Ausgangslänge kleiner ist als diejenige, bei der die isometrische Extraspannung ihr Maximum hat (d. h. annähernd bei der Länge l_0). Bei größeren Ausgangslängen findet WALKER die Dehnbarkeit des kontrahierten Muskels größer als im ruhenden Muskel (bei gleichen Spannungen). Inwieweit der letztere Befund auf Durchreißeffekten beruht, wird von WALKER nicht diskutiert. Im übrigen führt der Autor (ebenso wie REICHEL 1952) die HILLschen Ergebnisse (1949b) auf die mit der inneren Dehnung wachsende Abnahme der Dehnbarkeit in den elastischen Serienelementen zurück.

Dynamische Versuche an Muskeln mit relativ langer Kontraktionsdauer sind von SCHOEPFLE und GILSON durchgeführt worden. Der M. retractor penis der Schildkröte wird auf der Höhe einer isometrischen Einzelzuckung einer plötzlichen Entdehnung um 0,3% seiner ursprünglichen Länge unterzogen. Der dadurch verursachte Spannungsabfall ist nach Angaben der Autoren derselbe, der im Ruhezustand bei der gleichen Ausgangsspannung erzielt wird. LUNDIN hat ähnliche Versuche am Herzmuskelfaserbündel angestellt. Die Länge, um die der Muskel aus dem isometrischen Maximum entdehnt wird, ist aber wesentlich größer als in den vorgenannten Versuchen. Die erhaltenen Entdehnungskurven verlaufen denjenigen Kurven parallel, die man gewinnt, wenn der ruhende Muskel in demselben Spannungsbereich um dieselbe Länge entdehnt wird. Ein anderes Verfahren geht auf MARCEAU und LIMON zurück, die nicht Längenänderungen bei isometrischer Kontraktion, sondern Belastungsänderungen bei isotonischer Kontraktion angewandt haben. Sie finden, daß im Gipfel und während der Erschlaffung die resultierenden Verlängerungen ebenso groß, im Anstieg aber kleiner sind als in Ruhe.

Als wesentliche Stütze für die Theorie des neuen elastischen Körpers, in den sich der Muskel bei der Erregung umwandle, sind die in Eigenschwingungsversuchen erhobenen Befunde herangezogen worden. GASSER und HILL haben den Muskel (Frosch) mit einer Feder gekoppelt und die Schwingungsdauer des Systems Muskel + Feder bestimmt. Im isometrischen Tetanus ist die Schwingungsdauer gegenüber dem Ruhezustand verkürzt, die elastische Kraft in Gl. (9) also vergrößert. Nach HOGBEN und PINHEY sind die Schwingungszeiten in Ruhe- und Kontraktionszustand gleich groß, wenn sie bei *gleicher Spannung* untersucht werden. Nur der unbelastete Muskel verhält sich anders: er hat eine verkürzte

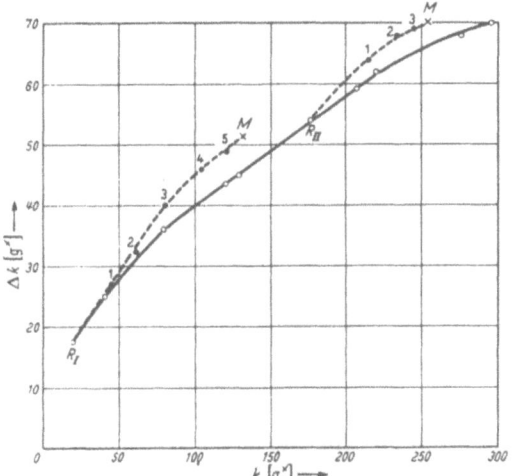

Abb. 22. Kraftamplitude Δk als Maß der Steifheit $\Delta k/\Delta l$ in Abhängigkeit von der Kraft k (M. semimembranosus, $l_0 = 4,86$ cm). 45 min Vordehnung des Muskels bei 300 g, dann stufenweise Entdehnung. Auf jeder Stufe periodische sinusförmige Längenänderung ($\Delta l = 0,346$ mm) mit einer Frequenz von 70 Hz. Temperatur 20,3° C ○ = Werte für ruhenden Muskel; ● = Werte im ansteigenden Ast, × = Werte im Maximum zweier isometrischer Kontraktionen. R_I und R_{II} Steifheit im Ausgangszustand der Kontraktionen. Die gestrichelten Linien geben die Änderung der Steifheit während der Kontraktionen in der Reihenfolge der Zahlen vom Ausgangszustand R bis zum Maximum M an. (Nach REICHEL 1952.)

Schwingungsdauer, die die Verfasser auf experimentelle Fehler zurückführen. HOGBEN und PINHEY lehnen daher die GASSER-HILLschen Befunde als Beweis für die Theorie des neuen elastischen Körpers ab. BUCHTHAL (1942) hat aber an Einzelfasern gleichfalls eine Abnahme der Schwingungszeit im unbelasteten Zustand nachgewiesen. Wie die gleichzeitigen Bestimmungen der Dämpfungskonstanten zeigen, handelt es sich bei den beobachteten Änderungen im wesentlichen um eine Zunahme der Dämpfung. Das logarithmische Dekrement während einer Release contraction (= Kontraktion bei Lösung der Fixierung im isometrischen Tetanus) ist größer als während einer entsprechenden Entspannung des ruhenden Muskels; die daraus errechnete Dämpfungskonstante kann an der Einzelfaser das 3fache des Ruhewertes (bei gleicher Spannung) betragen (BUCHTHAL 1942).

STEINHAUSEN (1926) hat die Versuche von GASSER und HILL wiederholt und sie einer eingehenden Kritik unterzogen. Nach seinen eigenen Befunden ist die Schwingungsdauer im isotonischen Tetanus gegenüber dem Ruhewert unverändert. Weiterhin ist es STEINHAUSEN gelungen, einen direkten Nachweis dafür zu erbringen, daß die von GASSER und HILL ermittelten erheblichen Zunahmen des Elastizitätsmoduls während der Kontraktion auf der aktiv erzeugten Spannung beruhen. Wirkt eine Gegenkraft auf den Muskel ein, die die isometrische Spannung gerade kompensiert, so sind Dämpfung und Schwingungsdauer annähernd so groß wie in Ruhe. Im übrigen ist die Deutung der Schwingungsexperimente problematisch, weil die einfachen Schwingungsgleichungen für komplizierte Systeme nicht zutreffen (STEINHAUSEN 1926, O. F. RANKE).

Zusätzliche Ergebnisse liefert die Methode der Stoßzeitmessung, die BETHE (1924) entwickelt und STEINHAUSEN (1924) und RICHTER am Muskel angewandt haben. Die Stoßzeiten sind im isometrischen Tetanus gleich den Ruhestoßzeiten, wenn die aktiv entwickelte Spannung durch einen Gegenzug ausgeglichen wird. STEINHAUSEN berechnet daraus für beide Zustände denselben YOUNGschen Modul. Im isotonischen Tetanus ergeben sich große Variationen der Stoßzeiten, die STEINHAUSEN auf die wechselnde Anzahl der an der Verkürzung beteiligten Fasern zurückführt.

BUCHTHAL und KAISER (1951) haben neuerdings die dynamische Elastizität der Einzelfaser im isotonischen Tetanus mittels periodischer Kraftänderungen untersucht. Die voll kontrahierte Faser kommt erst bei höheren Frequenzen in Resonanz als die ruhende. Daraus berechnet sich eine höhere elastische Steifheit im Kontraktionszustand; bei 0° C beträgt die Überhöhung 50—100%. Bei gleicher Spannung erscheint die isotonisch kontrahierte Faser immer weniger dehnbar als die isometrisch kontrahierte. Die Unterschiede zwischen Kontraktions- und Ruhesteifheit werden in bindegewebshaltigen Faserbündeln kleiner gefunden als in Einzelfasern. Die viscöse Steifheit nimmt während der Kontraktion um 30—70% gegenüber der Ruhe zu. Die Temperaturabhängigkeit der elastischen Steifheit ist im kontrahierten Zustand doppelt so groß wie die in Ruhe, ihre Abhängigkeit von der Amplitude der Kraftänderung aber kleiner.

Für eine Analyse der dynamisch-elastischen Eigenschaften während der Muskeltätigkeit ist im allgemeinen der isometrische Kontraktionszustand besser geeignet als der isotonische. Unter den vorerwähnten Befunden besteht Übereinstimmung in folgenden Punkten: a) Während einer isometrischen Kontraktion nimmt die Steifheit des Muskels gegenüber dem Ausgangszustand (d. h. bei gleichbleibender *Länge*) unter *allen* Bedingungen zu; der Anstieg der Steifheit beruht im wesentlichen auf der Zunahme der Spannung und kann im Gipfel der Kontraktion 400% des Ausgangswertes (und mehr) betragen. b) Bei gleicher *Kraft* ist die Steifheit des kontrahierten Muskels gleich groß oder größer (maximal um 100%) als in Ruhe, die Überhöhung wird mit Zunahme der Temperatur und der Belastung kleiner. c) In der

Latenzzeit kann der Muskel bis zu 30% steifer sein als der nicht gereizte Muskel bei derselben Belastung; das Verhältnis Kontraktionssteifheit/Ruhesteifheit erreicht im ersten Drittel der Kontraktion seinen größten Wert.

Die *spannungsabhängige* Zunahme der Steifheit gegenüber dem Ausgangszustand wird erklärt durch die Annahme nicht linear elastischer Serienelemente, die infolge der inneren Verkürzung contractiler Elemente gedehnt werden (REICHEL 1936, 1952). Die *nichtspannungsabhängige* Zunahme der Steifheit in der Latenzzeit wird auf eine fundamentale Änderung der elastischen Materialeigenschaften zurückgeführt und als Ausdruck einer *plötzlichen* Aktivierung innerhalb der contractilen Elemente gewertet (A. V. HILL 1950d). Die weitere Zunahme der nichtspannungsabhängigen Steifheit wird von REICHEL als viscöser Effekt, von BUCHTHAL und KAISER als Zeichen einer *fortschreitenden* Aktivierung gedeutet, die immer mehr ursprünglich „schlaffe" contractile Elemente faßt und die Steifheit bis zu einem Maximum erhöht.

5. Elastisches Verhalten des Actomyosinmodells.

Wenn das Actomyosin als das eigentliche contractile Protein zu gelten hat, so ist die Frage zu klären, ob das extrahierte Actomyosin als Träger der Kontraktionselastizität in vivo angesehen werden kann. Die elastischen Eigenschaften des Actomyosins sind von der Schule H. H. WEBERS in letzter Zeit untersucht worden. Sowohl das durch Extraktion gewonnene Fasermodell (A. WEBER) als auch das synthetisch hergestellte Fadenmodell (PORTZEHL 1951) zeigen Eigenschaften, die denen des kontrahierten Muskels sehr ähnlich sind. Die Doppelbrechung ist im Actomyosin und im Muskel von derselben Größenordnung und ändert sich bei beiden während der Kontraktion gleichsinnig (H. H. WEBER 1951). Die maximale isometrische Spannung des Fasermodells beträgt während der ATP-Kontraktion 0,04 kg/mm^2, ist also so groß wie die höchsten in vivo vom Muskel entwickelten Spannungen (A. WEBER). Bei isotonischer Anordnung kann sich die Actomyosinfaser bis auf 20% der ursprünglichen Länge verkürzen, also auf Werte, die auch in vivo bei einigen glatten Muskeln beobachtet werden (A. WEBER). Wird die ATP-kontrahierte Faser gedehnt und wieder entdehnt, so liegen die Spannungen während der Dehnung unter den Spannungen, bei denen das Modell während der Entdehnung ins Gleichgewicht kommt. Der Arbeitsverlust ist wie im kontrahierten Muskel beträchtlich. Eine weitere Analogie besteht hinsichtlich des Ablaufs des „Quick-Release-Recovery"-Phänomens (s. o.). Kontrahierter Muskel und Actomyosinmodell sind also miteinander vergleichbar. Nicht vergleichbar sind aber die beiden Systeme im Ruhezustand. Der ruhende Muskel ist extrem dehnbar, die „ruhenden", von ATP befreiten Actomyosinmodelle sind nahezu unelastisch (PORTZEHL 1951, A. WEBER). Erst bei Anwesenheit von ATP nimmt das Actomyosin die elastischen Eigenschaften des Muskels an: es wird etwa 7mal dehnbarer als im ATP-freien Zustand (PORTZEHL 1951). Nach BUCHTHAL und KAISER (1951) wird auch die dynamische Steifheit nach Zusatz von ATP kleiner. Die ATP hat also auf das Actomyosin eine zweifache Wirkung: es ist Kontraktionssubstanz und „Weichmacher" zugleich (H. H. WEBER 1951). Kontrahiertes Actomyosin ist wesentlich dehnbarer als nicht kontrahiertes; der Muskel verhält sich umgekehrt, soweit er seine elastischen Eigenschaften während der Kontraktion überhaupt ändert. Folglich haben die contractilen Proteine in vivo andere Eigenschaften als im Modell. Trotzdem ist ein Einfluß der ATP auch im Muskel vorhanden. Auswaschen der ATP im Modell, Abbau der ATP im Muskel führt zu einer völligen Einbuße der normalen Dehnbarkeit. SZENT GYÖRGYI und H. H. WEBER (1951) erklären damit die Totenstarre des Muskels. Fehlt der „Weichmacher" ATP, so verharrt der Muskel und das Actomyosinmodell in dem Zustand, in dem sie sich gerade befinden. Der ATP wird daher von PORTZEHL (1951) eine physiologische Funktion bei der Erschlaffung des Muskels zugeschrieben (s. a. Nachtrag).

6. Träger der Elastizität im Ruhe- und Kontraktionszustand. Kritik der Modelltheorien.

Entscheidend bleibt die Frage, ob die für die Elastizität verantwortlichen Strukturen im Ruhe- und Kontraktionszustand dieselben sind oder ob sie es nicht sind. Die meisten Autoren (HILL 1950c, FENN 1948 u. a.) halten Sarkolemm und Bindegewebe für die Träger der Elastizität im ruhenden Skeletmuskel. Nach FENN (1948) sollen die Muskelfasern in Ruhe eine größere Länge als die Bindegewebsfasern haben, elastisch also überhaupt nicht beansprucht sein. Nach HILL (1950c) sollen die Fibrillen innerhalb der Sarkolemmschläuche nahezu plastisch sein, solange sie ruhen, und sich an der Elastizität erst dann beteiligen, wenn sie erregt werden. In beiden Fällen muß der Gesamtquerschnitt der elastisch beanspruchten Strukturen größer, die Dehnbarkeit des ganzen Muskels also kleiner werden, wenn er sich isometrisch anspannt. REICHEL (1950a) hat versucht, diese Frage durch einen einfachen Versuch zu klären. Werden 2 Muskeln (Mm. sartorii, Frosch) hintereinander geschaltet und stark belastet, dann beide gemeinsam und schließlich jeder für sich bei isometrischer Fixierung des Doppelmuskels gereizt (Einzelreiz), so kontrahiert sich im ersten Fall (Reizung beider Muskeln) jeder Muskel isometrisch, im zweiten Fall kontrahiert sich der gereizte Muskel auxotonisch, indem er sich verkürzt und den ruhenden Muskel dehnt. Im ersten Fall entwickle der Doppelmuskel eine Extraspannung $\Delta\sigma$, im zweiten eine entsprechend kleinere Extraspannung. Würden in beiden Fällen nur die Myofibrillen für die Gesamtspannung (Ruhespannung σ_r + Extraspannung) verantwortlich sein, so müßte im zweiten Fall die Extraspannung halb so groß sein wie im ersten Fall. Die Gesamtspannung σ wäre dann:

$$\sigma = \sigma_r + \frac{\Delta\sigma}{2}. \tag{22}$$

Würden dagegen Strukturen, die den Myofibrillen parallel geschaltet sind, die Ruhespannung σ_r bestimmen, so müßte die im zweiten Fall entwickelte Extraspannung des Doppelmuskels kleiner sein als $\Delta\sigma/2$, weil in dem nicht kontrahierten Muskel nur die parallelen Strukturen, nicht die Myofibrillen elastisch beansprucht werden. Die Versuche ergeben, daß bei Tätigkeit *eines* Muskels der Doppelmuskel Extraspannungen erzeugt, die unter Umständen größer, aber nie kleiner sind als $\Delta\sigma/2$. Nach der Ansicht REICHELs kommen daher nur solche Strukturen als Träger der Ruheelastizität in Frage, die vom physikalischen Gesichtspunkt in Serie mit den contractilen Strukturen liegen.

BUCHTHAL (1942, 1947) lehnt die Sarkolemmtheorie ab und hält Myofibrille *und* Bindegewebsfaser für die in Ruhe maßgeblichen elastischen Strukturen. REICHEL (1936, 1950a) sieht ruhenden und kontrahierten Muskel für ein und denselben elastischen Körper an und beruft sich auf die im Längenspannungsdiagramm erkennbaren Beziehungen zwischen isotonischer Verkürzung und isometrischem Spannungsanstieg. Der kontrahierte Muskel verhält sich auch modellmäßig wie der ruhende Muskel: beide haben sowohl viscöselastische (LEVIN und WYMAN; PIEPER u. Mitarb.) als auch plastische Eigenschaften (BUCHTHAL 1942). Trotzdem bestehen zwischen beiden Zuständen wesentliche Unterschiede: a) der kontrahierte Muskel besitzt eine temperaturabhängige Viscosität (BUCHTHAL und KAISER 1944), der ruhende Muskel nicht (H. H. WEBER 1941) oder nur zu einem kleineren Grade (BUCHTHAL und KNAPPEIS 1951) b) die viscöse Steifheit, der Arbeitsverlust während eines Dehnungscyclus und die Dämpfung sind im kontrahierten Muskel größer als im ruhenden Muskel (BUCHTHAL 1942).

Eine weitere Frage ist von H. H. WEBER aufgeworfen worden: ob mechanische Modelle nach Art des LEVIN-WYMAN-Modells überhaupt noch verdienen diskutiert zu werden. H. H. WEBER (1941) verneint diese Frage, weil das LEVIN-WYMAN-Modell die elastische Nachwirkung des Muskels nicht richtig beschreibt und nicht wie dieser temperaturunabhängig ist. Der Einwand der Temperaturunabhängigkeit trifft aber weder für den kontrahierten Skeletmuskel noch für den glatten Muskel zu (BUCHTHAL und KAISER 1944, BOZLER 1931). Andererseits ist auch das WEBERsche Schema nicht geeignet, *alle* Erscheinungen der elastischen Nachwirkung zu erklären (JORDAN; PIEPER u. Mitarbeiter). PETIT hat daher wohl nicht Unrecht, wenn er zwei Komponenten annimmt, die sich an der elastischen Nachwirkung beteiligen: a) eine strukturell-plastische Komponente (etwa nach Art des WEBERschen Schemas), b) eine dynamisch-viscöse Komponente (etwa nach Art des LEVIN-WYMAN-Modells). Eine solche dualistische Theorie wird allen bisher bekannten Eigenschaften des Muskels am besten gerecht. So kann die Nachschrumpfung des Skeletmuskels innerhalb eines großen Spannungsbereiches als ein viscöselastischer Vorgang beschrieben werden, der nach spätestens 5 min beendet ist (GASSNER und REICHEL); dagegen muß die Nachdehnung unter den gewöhnlichen Versuchsbedingungen außer der viscös-elastischen Komponente eine langsame plastische Komponente enthalten, die das Gleichgewicht erst nach Stunden oder Tagen eintreten läßt (BOUCKAERT und DELRUE, ULBRECHT). Der Anteil der elastischen, viscösen und plastischen Eigenschaften ist in den einzelnen Muskeln sehr verschieden; so ist der quergestreifte Muskel als ein vorwiegend elastischer Körper, der glatte Muskel als ein vorwiegend viscös-plastischer Körper anzusehen (s. GREVEN 1951 b). Die Frage, was man sich im einzelnen unter den gedämpften und ungedämpften Teilen des Muskels vorzustellen hat, muß vorläufig ebenso offen bleiben wie die bereits erörterte Frage nach dem Wesen des elastischen und contractilen Elementes. Die Annahme zweier solcher Elemente in chemisch und optisch einheitlichen Eiweißkörpern wie dem Myosin und dem Actomyosin stößt auf unüberwindliche Schwierigkeiten, aber sie erklärt eine ganze Reihe von Erscheinungen: die elastische Nachwirkung (LANGELAAN), die irreversible Verlängerung (WALTER), die Lage der isotonischen und isometrischen Maxima im Längenspannungsdiagramm (REICHEL 1936), den Sperrmechanismus (NOYONS und v. ÜXKÜLL) und den zeitlichen Verlauf der isometrischen Kontraktionskurve (HILL 1938). Alle Autoren sind sich darin einig, daß eines dieser Elemente ungedämpfte elastische Eigenschaften haben muß. Dem anderen Element werden plastische (NOYONS und v. ÜXKÜLL, LANGELAAN, WALTER) oder contractile Eigenschaften (HILL 1938, REICHEL 1950b) zugeschrieben. Die Frage, ob plastisches und contractiles Element identisch sind, wird von BOZLER (1936) bejaht, von JORDAN sowie von GREVEN (1951c) verneint. Das contractile Element ist ursprünglich (HILL 1938) für den gedämpft elastischen Teil des LEVIN-WYMAN-Modells angesehen worden. HILL (1950c) hält es heute für unmöglich, das contractile Element noch länger als einen viscös-elastischen Körper zu betrachten; ein elastischer Körper, der bei einer bestimmten Länge das Maximum seiner Kraft, bei kleineren und größeren Längen dagegen geringere Kräfte entwickle, sei undenkbar.

7. HILLsche Gleichung.

Die Modelle der Muskelelastizität sind zunächst nur in der Absicht entstanden, die Wirkungen *passiv* aufgezwungener Längen- oder Kraftänderungen im ruhenden und kontrahierten Muskel zu beschreiben. Sie sind aber außerdem von fast allen Autoren dazu verwandt worden, um die vom Muskel *aktiv* erzeugten Längen- und Kraftänderungen zu deuten. So haben GASSER und HILL, sowie LEVIN und WYMAN das Recoveryphänomen (s. o.) auf viscöse Effekte zurückgeführt und zu dem Spannungsanstieg einer Einzelkontraktion in Beziehung gesetzt. Ebenso hat BOZLER (1936) die Relaxation (Nachentspannung nach Dehnung des ruhenden Muskels) mit der Erschlaffung des Muskels aus dem isometrischen Maximum verglichen. Alle diese Analogien halten aber einer quantitativen Prüfung nicht stand (BUCHTHAL 1942, GREVEN 1951a). HILL (1922), sowie GASSER und HILL haben versucht, den zeitlichen Ablauf der isotonischen Verkürzung durch die Annahme viscöser Widerstände zu erklären, die der Verkürzung der contraktilen Elemente entgegengerichtet seien. Da die „bremsenden" Kräfte mit zunehmender Belastung größer werden, so muß die Geschwindigkeit der Verkürzung mit fallender Last zunehmen. FENN und MARSH haben diese Relation am Skeletmuskel des Frosches geprüft und die Geschwindigkeit gemessen, mit der er sich isotonisch gegen verschieden große Unterstützungsgewichte verkürzt. Die ermittelte Beziehung zwischen der Verkürzungsgeschwindigkeit und der Last ist keine Gerade wie etwa in einem viscösen Modell, das Federn mit linear elastischen Eigenschaften vom LEVIN-WYMAN-Typ enthält. Die Kraftgeschwindigkeitskurve ist

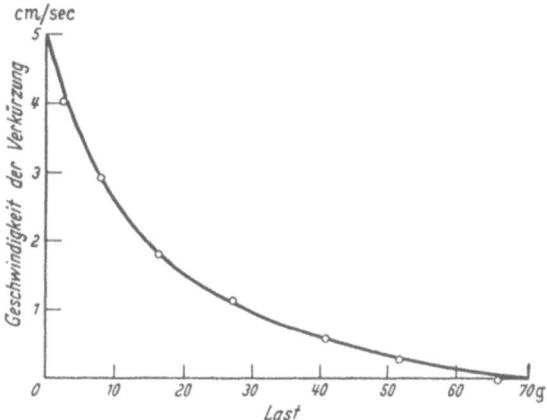

Abb. 23. Geschwindigkeit der Verkürzung als Funktion der Belastung im kontrahierten Muskel (M. sartorius, $l_0 = 3,8$ cm, Frosch). Release Contraction aus isometrischem Tetanus. Ordinate: Verkürzungsgeschwindigkeit (cm/sec); Abszisse: Last (g×). Temperatur 0° C. (Nach A. V. HILL 1938.)

vielmehr eine hyperbolische Funktion (FENN 1948). Sowohl FENN und MARSH als auch STEVENS und METCALF haben sich um die Deutung der Kurve (Abb. 23) bemüht; eine mechanische Lösung ist neuerdings von GASSNER und REICHEL gefunden worden (s. unten). Durch die thermodynamischen Untersuchungen HILLS (1938) hat die Kraft-Geschwindigkeitsrelation eine Bedeutung erlangt, die über die bloße Feststellung von FENN und MARSH weit hinausgeht. HILL ist es gelungen, eine Gleichung zu finden, die sowohl seinen eigenen thermodynamischen Befunden als auch der von FENN und MARSH entdeckten Beziehung gerecht wird. Sie lautet:

$$(P + a) \cdot v = (P_0 - P) \cdot b. \tag{23}$$

(P = Last, unter der sich der Muskel verkürzt, P_0 = isometrische Kraft in einem Tetanus, v = Verkürzungsgeschwindigkeit, a und b sind Konstanten).

Durch Addition von $a\,b$ zu beiden Seiten der Gl. (23) erhält man:

$$(P + a) \cdot (v + b) = (P_0 + a) \cdot b = \text{const.} \tag{23a}$$

Die Kraftgeschwindigkeitskurve ist also ein Teil einer Hyperbel mit den Asymptoten a und b. Die Konstante b hat die Dimension einer Geschwindigkeit; sie ist proportional der Länge des Muskels und stark temperaturabhängig. Die Konstante a ist eine Kraft, die in einer festen Proportion zu der maximalen isometrischen Kraft P_0 steht. Das Verhältnis a/P_0 ist für

Froschmuskeln 0,25 bei 0° C und nur wenig temperaturabhängig. KATZ hat die HILLsche Gleichung an Froschmuskeln ($a/P_0 = 0{,}26$ bei 0° C, $a/P_0 = 0{,}38$ bei 11° C), mit Einschränkungen auch bei Schildkrötenmuskeln ($a/P_0 = 0{,}11$) bestätigt gefunden, WILKIE ihre Gültigkeit auch am menschlichen Armmuskel festgestellt ($a/P_0 = 0{,}20$ bis $0{,}48$).

Die HILLsche Gleichung gilt für jede Art der Verkürzung. Sie ist im besonderen bei der sog. Release Contraction bestätigt worden: wird ein Muskel im isometrischen Tetanus aus seiner Fixierung gelöst, so verkürzt er sich gegen eine Last P nach Abfall der Spannung (von P_0 auf P) mit der durch Gl. (23) gegebenen Geschwindigkeit (HILL 1938). Die Gleichung ist ebenso auf isotonische Einzelzuckungen anwendbar (HILL 1949c). Da die Kraft P_0 die in einem isometrischen Tetanus entwickelte Kraft ist, kann sie aus einer Einzelzuckung nur durch Extrapolation von P gegen v $(P+a)$ erhalten werden. Der Wert P für $v = 0$ ist die gesuchte maximale Kraft P_0. Trotz der Unsicherheit, die der Extrapolation anhaftet, ist die Übereinstimmung der Konstanten a mit dem im Tetanus ermittelten Wert zufriedenstellend. Die Gleichung gilt mit Einschränkungen auch für die Einzelfaser (BUCHTHAL und KAISER 1949, 1951); sie beschreibt also Eigenschaften, die den contractilen Faserstrukturen angehören und von HILL (1950c) den contractilen Elementen zugeschrieben werden.

HILL (1938) sieht vor allem aus thermodynamischen Gründen (s. u.) in der Viscosität nicht mehr den bestimmenden Faktor für den Ablauf der Kontraktion. Die Form der isometrischen Kurve erklärt er durch die „innere" Dehnung, die die elastischen Elemente infolge der Verkürzung der contractilen Elemente erleiden. Wird auf die Verkürzung Gl. (23) angewandt, so ist es möglich, den zeitlichen Verlauf einer isometrischen Zuckung zu formulieren (HILL 1938).

Während einer isometrischen Kontraktion wird sowohl die Länge des contractilen als auch die Länge des elastischen Elementes geändert; die erste nimmt ab, die zweite um denselben Betrag zu. Die initiale Länge des contractilen Elementes sei l_c, seine Länge auf der Höhe der Kontraktion nach der Anstiegszeit t sei y_c. Die initiale Länge des elastischen Elementes sei l_e, seine Länge nach der Zeit t sei y_e. Unter der Annahme der Gültigkeit des HOOKEschen Gesetzes ist die Kraft P:

$$P = S \cdot (y_e - l_e) \qquad (24)$$

(S = Steifheit).

Die Geschwindigkeit der inneren Verkürzung ist dann:

$$v = -\frac{dy_c}{dt} = \frac{dy_e}{dt} = \frac{dP}{dt \cdot S} \qquad (25)$$

diese Gleichung in Gl. (23) eingesetzt:

$$(P+a) \cdot \frac{dP}{dt \cdot S} = b \cdot (P_0 - P); \qquad (26)$$

die Lösung dieser Gleichung ergibt:

$$l_n\left(\frac{1}{1-\frac{P}{P_0}}\right) - \frac{\frac{P}{P_0}}{1+\frac{a}{P_0}} = \frac{\frac{t \cdot S b}{P_0}}{1+\frac{a}{P_0}}. \tag{27}$$

P als Funktion von t aufgetragen, ergibt den zeitlichen Verlauf einer isometrischen Zuckung.

Die Übereinstimmung von Theorie und Experiment ist in den von HILL 1938) und WILKIE mitgeteilten Versuchen überzeugend. Trotzdem sind auch andere Möglichkeiten denkbar, zu einer formellen Deutung der isometrischen Kontraktion zu gelangen, wie die Untersuchungen von GILSON, WALKER und SCHOEPFLE zeigen.

Die HILLsche Gleichung ist ursprünglich nur auf isotonische Längenänderungen des *kontrahierten* Muskels angewandt worden; sie müßte auf Verkürzungen des *ruhenden* Muskels übertragbar sein, wenn der Muskel in beiden Zuständen vergleichbare elastische Eigenschaften hat. GASSNER und REICHEL haben kürzlich die Gültigkeit der HILLschen Gleichung für die Nachverkürzung des ruhenden Muskels nachgewiesen. Sie entlasten den stark vorbelasteten Muskel (M. semimembranosus, M. triceps femoris, M. gastrocnemius, Frosch) auf verschiedene Lasten P und messen die Geschwindigkeit v, mit der sich der Muskel nach Abfall der Kraft von dem ursprünglichen Wert P_0 auf den Wert P nachverkürzt. Die Geschwindigkeit v nimmt mit Zunahme der Entlastung ($\Delta P = P_0 - P$) zu, und zwar steht v zu der Last P in der durch die HILLsche Gleichung gegebenen Relation. Die Konstante a ist in diesen Versuchen $0{,}25\, P_0$, die Konstante b eine Geschwindigkeit, die etwa 10mal kleiner ist als der für den kontrahierten Muskel gültige Wert. Die isotonische Verkürzung des aktiven Muskels und die elastische Nachverkürzung des ruhenden Muskels laufen also nach demselben Prinzip, wenn auch mit sehr verschiedener Geschwindigkeit ab. GASSNER und REICHEL vergleichen beide Vorgänge mit der „nachträglichen" Entspannung eines gedämpft elastischen Elementes, dessen Dehnbarkeit mit zunehmender Entlastung zunimmt (s. unten).

V. Änderungen physiologischer und physikalischer Eigenschaften bei Dehnung.

Unter dem Einfluß von Längen- oder Spannungsänderungen verändern sich im Muskel auch bestimmte Eigenschaften biologischer und physikalischer Art. Das wichtigste Ergebnis der einschlägigen Arbeiten ist der Befund von FENG (1932b): der Stoffwechsel des Froschmuskels nimmt mit steigender Belastung zu. Der Anstieg kann das 5—6fache des im unbelasteten Zustand gemessenen Wertes betragen. Der Effekt ist in den wenig dehnbaren Muskeln sehr viel größer als in den stark dehnbaren Muskeln. Eine einfache Beziehung des Stoffwechsels zur Länge oder Spannung ist nach FENG nicht nachweisbar. Die Zunahme des Umsatzes beruht zur Hälfte auf oxydativen Vorgängen;

sie ist in N_2-Atmosphäre halb so groß wie in O_2-Atmosphäre. Dem erhöhten Sauerstoffverbrauch geht eine vermehrte Wärmebildung im gedehnten Muskel parallel (FENG 1932b,).

Über Änderungen der Elektrolyteigenschaften bei Dehnung berichtet MARGARIA. Der p_H-Wert verschiebt sich nach der alkalischen Seite, wenn der Muskel gedehnt wird. Der Effekt ist reversibel und verschwindet bei Entdehnung. GOLDBERG und EYSTER haben das Verletzungspotential des Muskels bei verschiedenen Dehnungsgraden untersucht und eine Zunahme bei mittleren Dehnungsgraden gefunden. Nach ROTHSCHUH ist der gedehnte Teil stets positiv gegenüber dem ungedehnten Teil geladen; die Potentialdifferenz nimmt mit der Länge des Muskels (Froschsartorius, Herzstreifen) zu[1]. BOZLER (1947) hat am glatten Muskel (Ureter des Hundes) keine derartigen Potentialänderungen festgestellt; plötzliche Dehnung führt aber zu langsamen elektrischen Entladungen, also zu einer echten Aktivität des Muskels. Damit ergibt sich die weitere Frage, ob die Erregbarkeit des Muskels sich bei Dehnung ändere. Einschlägige Befunde stammen von ASMUSSEN, der die Reizschwelle von Faserbündeln bei verschiedenen Längen geprüft hat. Bei einem Dehnungsgrad von 125% der Gleichgewichtslänge l_0 nimmt mit weiter zunehmenden Längen die Reizschwelle steil zu. ASMUSSEN versucht damit die Abnahme der Kontraktionshöhen mit zunehmender Belastung zu erklären.

VI. Querelastizität und Muskelhärte.

Die elastischen Eigenschaften des Muskels in der zur Faserrichtung senkrechten Achse sind zum erstenmal von NOYONS und ÜXKÜLL untersucht worden. Ihre Methode besteht in einer dynamischen Messung der sog. „Muskelhärte", für die GILDEMEISTER den physikalisch besser definierten Begriff des Eindringungsmoduls empfiehlt. GILDEMEISTER mißt die Stoßzeit oder Kontaktzeit, während der ein aufschlagender Hammer mit der Muskeloberfläche in Berührung bleibt, bis er durch die elastische Gegenkraft wieder in die alte Stellung zurückgetrieben wird. Die Methode ist von SPRINGER am menschlichen Armmuskel angewandt, neuerdings von SIMONSON u. Mitarbeitern verbessert und erweitert worden. Die Autoren bestimmen nicht nur die Stoßzeit, sondern außerdem die Geschwindigkeit, mit der der Hammer zurückschlägt; sie berücksichtigen ferner die Hautdicke und sonstige Faktoren, die einer einfachen Auswertung der Ergebnisse im Wege stehen.

Andere Methoden beruhen auf der Messung der Schwingungsdauer, während der der isolierte Muskel mit einem freien Ende um seine Faserachse schwingt, wenn er torquiert wird (KAISER, LINDHARD und MÖLLER). Die Torsionselastizität ist besonders im kontrahierten Zustand geprüft worden. Die Befunde werden

---

[1] *Anmerkung während der Korrektur:* An *Einzel*fasern haben G. LING und R. W. GERARD [J. Cellul. a. Comp. Physiol. **34**, 317 (1949)] keine Änderung des Membranpotentials auch bei Dehnungen um 170% der Ausgangslänge beobachten können.

von LINDHARD und MÖLLER im Sinne einer Abnahme des dynamischen Moduls während der Kontraktion gedeutet, von HILL (1926a) aber als nicht beweiskräftig abgelehnt. STEN-KNUDSEN hat versucht, dynamische Längs- und Querelastizität als Ausdruck der elastischen Anisotropie an ein und demselben Objekt (Skeletmuskelfaser, Frosch) gleichzeitig zu bestimmen. Die Faser wird sowohl periodischen Längenänderungen mittels der von BUCHTHAL und KAISER (1944) angegebenen Methode als auch periodischen Drehungen um die Faserachse durch einen Torsionsdraht unterzogen. Die Direktionskraft des Systems nimmt exponentiell mit der Ausgangslänge zu und ist im Zustand der Kontraktion 2mal so groß wie in Ruhe (bei gleicher Spannung). Temperaturzunahme um 25° C vermindert die Direktionskraft während isometrischer Tätigkeit um 45%, in Ruhe aber nur um 17%. Der Befund weist erneut auf einen starken Anteil eines viscösen Faktors an der Kontraktionselastizität hin. Ferner schließt STEN KNUDSEN aus der Größe der Direktionskraft, daß innerhalb der Muskelfaser Querglieder vorhanden sein müssen, die die longitudinalen Ketten zusammenhalten; denn in Strukturen, die solche Bindungen nicht aufweisen, sei die Direktionskraft kleiner.

VII. Thermoelastische Eigenschaften.

Die Frage nach den Kräften, auf denen die elastische Zugspannung beruht, ist durch die Entdeckung der Thermoelastizität (WÖHLISCH 1926) neu gestellt worden. Der Einfluß der Temperatur auf die Elastizität wird seit den Untersuchungen von DEBYE auf Änderungen in der kinetischen Energie der kleinsten Teilchen zurückgeführt. Die Teilchen führen Winkelbewegungen um ihre Gleichgewichtslage aus, deren Frequenz und Amplitude mit steigender Temperatur zunimmt. In einem isotropen Körper werden die gegenseitigen mittleren Abstände der schwingenden Teilchen bei Erwärmung größer. Die intramolekularen Anziehungskräfte werden daher kleiner, der Elastizitätsmodul sinkt ab und das Material dehnt sich allseitig aus. In einem anisotropen Körper (wie dem Muskel) wirken die Wärmeschwingungen der Teilchen (Micellen) ihrer einachsigen Anordnung entgegen: Temperaturanstieg führt daher zu einer Verkürzung in der Längsachse und zu einer Ausdehnung in der dazu senkrechten Richtung (WÖHLISCH 1932).

Für die thermoelastische Zugkraft k gilt nach K. H. MEYER und FERRI die Gleichung von WIEGAND und SNYDER:

$$k = \left(\frac{\delta E}{\delta l}\right)_T + T \cdot \left(\frac{\delta k}{\delta T}\right)_l \qquad (28)$$

(E = Elastizitätsmodul, l = Länge, T = absolute Temperatur).

Die durch Temperaturänderung ausgelöste Kraft k hat also zwei Anteile: einen potentiell elastischen Anteil (1. Summand), der auf Kohäsionskräften beruht, und einen zweiten thermokinetischen Anteil (2. Summand). In einem „normelastischen" Körper (Definition nach WÖHLISCH 1940) ist der

2. Summand Null, die Zugkraft hängt nur von der potentiell elastischen Kohäsionskraft ab. In einem „ideal thermokinetisch elastischen" Körper (vulkanisiertem Kautschuk unterhalb der Krystallisationsgrenze) ist der erste Anteil Null. Dehnung eines solchen Materials vergrößert nur den Ordnungsgrad der Teilchen und ändert nichts an der inneren Energie: der Körper geht von einem wahrscheinlichen in einen weniger wahrscheinlichen Zustand über. Dabei muß nach den Gesetzen der Thermodynamik Wärme frei werden; oder umgekehrt: der Körper muß sich verkürzen, wenn er erwärmt wird. Ob der Muskel Kautschukelastizität hat, läßt sich auf zweierlei Weise prüfen: a) durch Messung der Wärmeproduktion bei Dehnung, b) durch Messung der Längen- oder Spannungsänderungen bei Erwärmung oder Abkühlung.

Die Wärmetönung des Muskels während eines Dehnungscyclus ist zum erstenmal von HEIDENHAIN, später von HILL und HARTREE und dann von FENG (1932a) gemessen worden. Übereinstimmend ergeben alle Versuche dieser Art, daß der Muskel sich bei Dehnung erwärmt, bei Entdehnung abkühlt. Aus der thermoelastischen Dehnungswärme Q kann nach HILL und HARTREE der thermische lineare Ausdehnungskoeffizient α mittels der Gleichungen von THOMSON berechnet werden:

$$Q = \frac{\alpha \cdot T \cdot \Delta\sigma \cdot l_m}{4{,}26 \cdot 10^4} \tag{29}$$

(T = absolute Temperatur, $\Delta\sigma$ = Spannungsanstieg, l_m = mittlere Länge).

Der auf diese Weise bestimmte α-Wert liegt in der Größenordnung von 10^{-5} und 10^{-4}.

Genaue quantitative Analysen des thermoelastischen Verhaltens sind jedoch erst durch die Arbeiten von WÖHLISCH möglich geworden, der nicht die Temperatur in Abhängigkeit von der Länge, sondern die Länge in Abhängigkeit von der Temperatur mittels einer hochempfindlichen Methodik prüft. Das von WÖHLISCH (1931) entwickelte Lineardilatometer schließt methodische Fehler aus, die durch die thermischen Längenänderungen der Apparatur und durch Änderung des Muskelauftriebes im Temperierbad entstehen können. Der Erfolg solcher Versuche hängt von dem Dehnungsgrad des Muskels ab (RENK und WÖHLISCH). In einem Längenbereich von 110—140% verkürzt sich der Muskel, wenn er erwärmt wird; umgekehrt verlängert er sich, wenn er abgekühlt wird. Aus der gemessenen Längenänderung errechnet sich der lineare thermische Ausdehnungskoeffizient (THOMSON)

$$\alpha = \frac{1}{l_0}\left(\frac{\delta l}{\delta T}\right)_\sigma \tag{30}$$

(l_0 = Länge des Muskels bei 0° C, T = absolute Temperatur, σ = elastische Spannung = Kraft/Querschnittseinheit).

α ist bei den angegebenen Dehnungsgraden negativ, oberhalb von 144% positiv. Weniger eindeutig sind die Befunde in einem Dehnungsbereich unterhalb von 110%. Hier sind die möglichen Meßfehler infolge des niedrigen

Elastizitätsmoduls besonders groß (WÖHLISCH und GRÜNING). RENK und WÖHLISCH haben jedoch festgestellt, daß fascienfreie und bindegewebsarme Muskeln auch in dem Bereich kleiner Dehnungen sich thermoelastisch anomal verhalten. Das Bindegewebe hat einen positiven linearen thermischen Ausdehnungskoeffizienten (WÖHLISCH und CLAMANN 1931); die kollagenen Fasern des Muskels kühlen sich bei Dehnung ab (FENG 132a). Andererseits zeigen bindegewebsreiche Muskeln höhere α-Werte (K. H. MEYER und PICKEN) als bindegewebsarme Objekte (wie z. B. der Herzmuskel, WÖHLISCH und CLAMANN 1931). BUCHTHAL, KAISER und KNAPPEIS (1944) haben die Befunde WÖHLISCHs an Einzelfasern bestätigen können, die in dem gesamten Dehnungsbereich einen negativen linearen thermischen Ausdehnungskoeffizienten aufweisen. Die Einzelfaser unterscheidet sich aber vom Ganzmuskel dadurch, daß die thermoelastische Anomalie auch noch bei extrem hohen Dehnungsgraden (200%) bis zur Zerreißgrenze nachweisbar ist; ein „Inversionspunkt" besteht also nicht. Das Umschlagen des thermischen Ausdehnungskoeffizienten im Ganzmuskel erklärt BUCHTHAL ebenso wie FENG (1932a) damit, daß der Anteil des Bindegewebes an der Gesamtelastizität mit zunehmenden Dehnungen immer größer, der thermische Ausdehnungskoeffizient also nach positiven Werten verschoben wird.

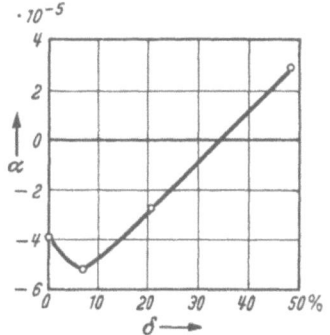

Abb. 24. Linearer thermischer Ausdehnungskoeffizient α als Funktion der prozentualen Dehnung δ am fascienfreien Muskelfaserbündel (M. sartorius, Frosch) bei 0° C. (Nach RENK und WÖHLISCH.)

Die von WÖHLISCH ermittelten Durchschnittszahlen α sind daher nach der Ansicht BUCHTHALS gegenüber den für die Einzelfaser gültigen Werten überhöht. WÖHLISCH (1929) deutet dagegen die Zunahme des Koeffizienten mit der Dehnung als einen DAHLANDER-Effekt: bei Erwärmung nimmt der Elastizitätsmodul des Materials ab und der Ausdehnungskoeffizient α auf Grund der Beziehung

$$\frac{d\alpha}{d\sigma} = \frac{d\frac{1}{E}}{dT} \tag{31}$$

mit steigender Dehnung zu. Der Muskel würde sich also bezüglich des DAHLANDER-Effektes norm-elastisch verhalten.

Der *lineare* Temperaturkoeffizient der Länge ist im Ganzmuskel (Frosch) unterhalb von 105% Dehnung: $\alpha = -3,8 \cdot 10^{-5}$, bei Dehnungen von 105 bis 130%: $-5,2 \cdot 10^{-5}$, und oberhalb des Inversionspunktes: $+3,0 \cdot 10^{-5}$ (RENK und WÖHLISCH) (Abb. 24). Der *kubische* thermische Ausdehnungskoeffizient ist dagegen bei sämtlichen Dehnungsgraden positiv (WÖHLISCH und CLAMANN 1931). Die Anisotropie des Muskels wird damit auch thermodynamisch bewiesen. FENG (1932a) hat die Befunde WÖHLISCHs durch direkte Temperaturmessungen in allen Punkten bestätigen können. Im Bereich geringer

Dehnungsgrade ist stets eine Erwärmung, im Bereich großer Dehnungsgrade eine Abkühlung des Muskels zu beobachten, wenn er belastet wird.

Prüft man nicht die Länge, sondern die Kraft in Abhängigkeit von der Temperatur, so erhält man den thermischen Spannungskoeffizienten (WÖHLISCH 1942):

$$\beta = \frac{1}{k} \cdot \left(\frac{\delta k}{\delta T}\right)_l \tag{32}$$

Dem negativen Koeffizienten der Länge muß im ruhenden Muskel ein positiver Koeffizient der Kraft k entsprechen. Diese Voraussage ist von K. H. MEYER und PICKEN, sowie von WÖHLISCH (1942) mit einem verfeinerten Lineardynamodilatometer bestätigt worden. Wird die Temperatur des Muskels um 1°C erhöht, so steigt die Spannung des Muskels im Durchschnitt um $\frac{2}{300}$ an (K. H. MEYER und PICKEN) Aus Versuchen von HILL (1949a) geht hervor, daß die Dehnungskurve des Muskels mit zunehmender Temperatur in einem großen Längenbereich nach höheren Spannungswerten verschoben wird (s. Abb. 1). In der Einzelfaser haben BUCHTHAL und KAISER (1951) eine Längenabnahme um 1% beobachtet, wenn die Temperatur um 25°C ansteigt. Wegen der variablen und schlecht definierten Gleichgewichtslänge l_0 ist es vorteilhaft, den thermischen Spannungskoeffizienten nicht zum Dehnungsgrad, sondern zu der Spannung des Muskels in Beziehung zu setzen. JOSENHANS findet mit einem besonders geeigneten Dilatometer (1949) positive β-Werte bis zu einer Spannung von 1600 mg/mm², bei größeren Spannungen negative Werte. Der Inversionspunkt bei 1600 mg/mm² entspricht einer Länge von 144%, stimmt also mit den Angaben von WÖHLISCH und GRÜNING überein.

Auf Grund seiner thermoelastischen Eigenschaften ist der Muskel bis in Einzelheiten mit dem Kautschuk verglichen worden (WÖHLISCH 1940, EBBECKE 1938, MEYER, SUSICH und VALKO 1932). Die Analogie würde in allen Punkten zutreffen, wenn die Muskelelastizität *ausschließlich* auf thermokinetischen Kräften beruhte; der Anteil der Kohäsionskräfte müßte also relativ klein sein. WÖHLISCH und GRÜNING haben daher thermokinetische und potentielle Energie über den ganzen Längenbereich gesondert untersucht. Der thermokinetische Anteil wird bis zum Inversionspunkt kontinuierlich kleiner; von dort an wird er negativ. Die Gesamtenergie hat ein Minimum bei einem Dehnungsgrad von 120%. JOSENHANS (1949b) hat die Befunde von WÖHLISCH und GRÜNING erweitert. Wie diese ermittelt er aus dem thermischen Spannungskoeffizienten die thermokinetische Zugkraft. Die Differenz zwischen der Gesamtspannung und der thermokinetischen Zugkraft ist der potentielle Anteil des Muskelzuges (Abb. 25). Im ruhenden, völlig entspannten Muskel besteht eine thermoelastische Zugkraft von 50 bis 250 mg/mm²; mit zunehmender Belastung erreicht sie ein Maximum von 700 mg/mm². Bis zu dieser Spannung beruht der elastische Muskelzug ausschließlich auf thermokinetischen Kräften; mit steigenden Spannungen wird aber der thermoelastische Anteil zugunsten des potentiell elastischen Anteils immer kleiner, um bei 1600 mg/mm² Null zu werden. Die Muskelelastizität hat folglich nur in dem unteren Spannungsbereich ausgesprochene Kautschukeigenschaften.

Der Versuch, die Muskelkontraktion als einen Desorientierungsvorgang kleinster Teilchen in der Richtung einer Entropiezunahme aufzufassen (WÖHLISCH 1940, KUHN), sie also thermokinetischen Kräften zuzuschreiben, scheitert an der Tatsache, daß die isometrische Spannung das 100fache der maximalen thermoelastischen Zugkraft betragen kann (JOSENHANS 1949b). Außerdem gibt es Muskeln, die sich thermoelastisch normal verhalten: der Schließmuskel der Teichmuschel (gelber Teil) zeigt im ganzen Dehnungsbereich einen positiven linearen Ausdehnungskoeffizienten (ULBRECHT). Damit haben die thermokinetischen Theorien der Muskelkontraktion an Gewicht verloren. Auch die Frage, ob die Orientierung der Micellen während der Aktivität ab-

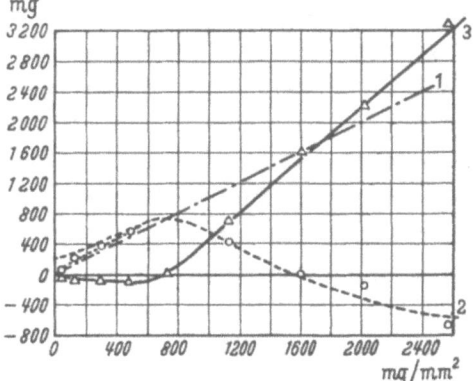

Abb. 25. Thermoelastischer und potentieller Anteil des elastischen Muskelzuges als Funktion der Gesamtspannung. Ordinate: Zug in mg; Abszisse: Spannung in mg/mm². M. semimembranosus, Frosch. Kurve 1 Gesamtzug, Kurve 2 thermokinetischer Zug, Kurve 3 chemisch potentieller Zug. ○ = Gruppenmittelwerte des thermokinetischen, △ = Gruppenmittelwerte des potentiellen Zuges. (Nach JOSENHANS 1950b.)

nimmt oder nicht, erscheint nur noch von untergeordneter Bedeutung. Das Verschwinden der Orientierung bei isotonischer Kontraktion (K. H. MEYER 1929) ist kein Beweis für die thermokinetische Natur der Kontraktion; denn bei isometrischer Anordnung bleibt die Orientierung erhalten. Auch die „Superkontraktion" des Myosins, die in gewisser Hinsicht mit der Muskelkontraktion verglichen werden kann, ist nicht von einer Desorientierung begleitet (ASTBURY und DICKINSON 1940). Die Kontraktionsfähigkeit des Myosins kann durch Desorientierungseffekte allein nicht erklärt werden.

Die Frage nach der thermokinetischen Natur der Muskelkontraktion kann aber auch anders gestellt werden: es ist möglich, daß der Muskel beim Übergang vom Ruhe- in den Kontraktionszustand in einen neuen elastischen Körper mit veränderter Temperaturabhängigkeit verwandelt werde (A. WEBER und H. H. WEBER). Die voll entwickelte Spannung im isometrischen Tetanus hat einen positiven Temperaturkoeffizienten und nimmt bei einem Anstieg der Temperatur von 0° C auf 10° C um 20% zu (HILL 1951). Genau so verhält sich nach H. H. WEBER (1951) das Actomyosinmodell. Die hohe Temperaturabhängigkeit im Kontraktionszustand könnte auf einen starken thermokinetischen Anteil der isometrischen Spannung hinweisen. Aber nach Auswaschen der ATP bleibt zwar die Spannung, nicht die Temperaturabhängigkeit bestehen. Aus diesen und anderen Gründen lehnen daher A. WEBER und H. H. WEBER auch diese Form der thermokinetischen Kontraktionstheorie ab. Die Temperaturabhängigkeit der Kontraktionsspannung ist wahrscheinlich eine sehr komplizierte Funktion aller möglichen Faktoren. Änderungen in dem energieliefernden Fundamentalvorgang, im zeitlichen Ablauf der Kontraktion und in den Ausgangsbedingungen können in nicht übersehbarer Weise zusammenwirken. So hat R. WAGNER am Skeletmuskel, ebenso WINTON (1927) am glatten Muskel für die isometrische Einzelzuckung einen negativen Temperaturkoeffizienten der Spannung gefunden. Genau so schwierig wie dieser Befund sind die Ergebnisse der thermodynamischen Untersuchungen von FENN (1923, 1924) zu deuten. Passive Verkürzung des kontrahierten Muskels ist immer mit einer Wärmeproduktion, Verlängerung mit einer Wärmeabsorption verbunden. AZUMA hat bei Dehnung des Muskels im Beginn der Kontraktion einen Temperaturabfall beschrieben, in dem MEYER und PICKEN, sowie FENN (1948) einen Beweis für einen positiven Temperaturkoeffizienten der Länge sehen. Die Befunde, die WÖHLISCH und DU MESNIL (1928) an Muskeln im Zustand der Kontraktur gewonnen haben, lassen keine bindenden Schlüsse zu. Der thermische Spannungskoeffizient β der Coffeinkontraktur ist negativ, ebenso der der Totenstarre und der Chloroformkontraktur in der zweiten Phase. In den genannten Zuständen verhält sich der Muskel also normelastisch. Dagegen hat die Säurekontraktur und die erste Phase der Chloroformkontraktur einen positiven β-Wert. Der unkontrollierbare Einfluß von Strukturänderungen ist in keinem der angeführten Beispiele auszuschließen. Bei 0° C abgestorbene Muskeln verhalten sich thermoelastisch wie frische voll erregbare Muskeln (RENK und WÖHLISCH, FENG 1932a), solange die Eiweißstrukturen erhalten bleiben.

VIII. Elastizität und Thermodynamik.
1. Ruhezustand.

Elastische Dehnung kann im Muskel sowohl Änderungen der inneren potentiellen Energie als auch Änderungen der Entropie verursachen (K. H. MEYER und PICKEN). Durch eine starke Dehnung werden die Kohäsionskräfte in den elastischen Strukturen vermehrt, andererseits die thermokinetischen Kräfte verringert (JOSENHANS 1949b). Infolge des Übergangs der schwingenden Teilchen von einem relativ ungeordneten in einen mehr geordneten Zustand wird Wärme nach außen abgegeben. Umgekehrt wird Wärme der Umgebung entzogen, wenn der Muskel wieder entdehnt wird. Der thermoelastische Effekt ist also quantitativ reversibel.

Bei einer Dehnung wird außerdem potentiell elastische Energie im Muskel gespeichert, die bei einer nachfolgenden Entdehnung als Wärme wieder frei wird (BOZLER 1936). Dieser Vorgang ist seiner Natur nach irreversibel. Die

Wärmetönung eines Dehnungscyclus hat also einen reversiblen thermokinetischen und einen irreversiblen potentiell elastischen Anteil. Sie ist während der Dehnungsphase in einem Längenbereich bis zu 140% stets positiv (FENG 1932a); während der Entdehnungsphase kann sie negativ, positiv oder Null sein, wenn entweder die Absorption oder die Produktion überwiegt, oder jeder Anteil zufällig so groß wie der andere ist.

In der positiven Wärmetönung der Dehnungsphase ist noch ein weiterer Faktor enthalten: der Arbeitsverlust, der durch das „Entfalten" der Molekülketten im Verlauf einer plastischen Dehnung entsteht. Auch dieser Vorgang ist thermodynamisch irreversibel (HILL und HARTREE 1920). Ein Maß für die freiwerdende Wärme ist die Fläche, die von Dehnungs- und Entdehnungskurve im Längenspannungsdiagramm eingeschlossen wird. Der Arbeitsverlust nimmt mit der Geschwindigkeit der Dehnung und mit der Dauer des gedehnten Zustandes zu. HILL und HARTREE erklären damit die lang anhaltende Wärmeproduktion in einem ständig belasteten Muskel. Hieran mag aber auch der von FENG (1932b) beschriebene Effekt (s. o.) wesentlich beteiligt sein. Erfolgen die Längenänderungen sehr schnell, so ist das Auftreten irreversibler Reibungswärme in den viscös gebremsten Teilen des Muskels zu erwarten. Das Bild der gesamten Wärmetönung wird dadurch außerordentlich kompliziert. Wir verfügen aber über ein sicheres Kriterium darüber, ob es sich im Einzelfall um Reibungswärme handelt oder nicht: die Reibungswärme ist unabhängig von der Richtung, in der die Länge geändert wird, d. h. sie muß sowohl in der Dehnungs- als auch in der Entdehnungswärme enthalten sein.

In einer einfachen Formel zusammengefaßt, ist die Wärmetönung
a) während der Dehnung
$$W_d = F + Q + R \tag{33}$$
(F = thermoelastischer Effekt, Q = Arbeitsverlust durch Nachwirkung, R = Reibungswärme).

b) Während der Entdehnung
$$W_e = -F + I + R \tag{34}$$
(I = potentiell elastische Energie).

c) Während eines ganzen Dehnungscyclus:
$$W_d + W_e = I + Q + 2R. \tag{35}$$

I und Q können aus dem Verlauf der Dehnungs- und Entdehnungskurve ermittelt und mit den direkt gemessenen Wärmen ($W_d + W_e$) verglichen werden. Bisher sind solche Versuche nicht durchgeführt worden, aber es ist anzunehmen, daß beide Größen übereinstimmen oder wenigstens in vergleichbaren Relationen zueinander stehen.

2. Isometrische Kontraktion.

Die Thermodynamik der Kontraktion ist von A. V. HILL und seiner Schule bis in Einzelheiten untersucht und analysiert worden. Aus der Fülle der heute geläufigen und allgemein anerkannten Tatsachen seien nur diejenigen hier erörtert, die das behandelte Thema unmittelbar betreffen. Da der Kontraktionsvorgang mit elastischen Zustandsänderungen gekoppelt ist, sind sehr enge Beziehungen zwischen den thermischen und mechanischen Meßergebnissen zu erwarten. Außerdem sind die quantitativen Angaben von A. V. HILL geeignet, als Kriterium für die Brauchbarkeit der Elastizitätsmodelle zu dienen. Es bedeutet für das behandelte Problem einen außerordentlichen Vorteil, daß wir durch die letzten Arbeiten HILLs (1949) über eine genaue Kenntnis der während einer Einzelzuckung produzierten Wärme verfügen, die in ihrem zeitlichen Ablauf mit den mechanischen Änderungen besser verglichen werden kann als die komplexe Wärme des Tetanus. Die Thermodynamik der isotonischen Einzelzuckung ist erst durch die Verwendung besonderer „geschützter" Thermosäulen möglich geworden, die gewährleisten, daß Wärmekapazität und Temperatur an den Lötstellen streng konstant bleiben (1938). Die Verwendung hochempfindlicher Registrierinstrumente geringer Trägheit erlaubt den zeitlichen Verlauf der Wärmebildung während einer Zuckung bis in Einzelheiten zu verfolgen.

Die isometrische Kontraktionsform ist lange Zeit für die einfachste Tätigkeitsform gehalten und deshalb bevorzugt in zahlreichen Arbeiten untersucht worden. Die nähere Analyse ergibt aber, daß die isometrische Kontraktion sehr verwickelte und nicht ohne weiteres übersehbare Verhältnisse bietet (HILL 1950a). Sie wird trotzdem hier an erster Stelle genannt, weil die *elastischen* Zustandsänderungen bei isometrischer Tätigkeit besser definiert sind als bei jeder anderen Kontraktionsform.

Wenn während einer isometrischen Kontraktion elastische Elemente gedehnt werden (REICHEL 1936, HILL 1938), so muß auf der Höhe der Kontraktion elastische Energie in dem System gespeichert sein. Während der Erschlaffung wird die elastische Energie in Form von Wärme übergeführt. Am glatten Muskel hat BOZLER (1936) die isometrische Erschlaffungswärme mit der im ruhenden Muskel (bei derselben Spannung) entwickelten elastischen Energie verglichen und gute Übereinstimmung beider Werte gefunden. Die Befunde BOZLERs lassen keine endgültigen Aussagen zu, sie verdienen aber am quergestreiften Muskel mit moderner Technik nachgeprüft zu werden.

Die gesamte initiale Wärme einer vollständigen isometrischen Kontraktion (Anspannung + Erschlaffung) enthält außer der mechanischen Verlustwärme (I) der inneren Dehnung noch zwei weitere Anteile (HILL 1949c): a) die sog. Aktivierungswärme (A), die dem eigentlichen energieliefernden Fundamentalvorgang zugeordnet wird, b) die sog. Verkürzungswärme (V), die der Verkürzung der contractilen Elemente parallel geht. Die initiale Wärme H muß also sein:

$$H = A + V + I.$$

Wesentlich ist nun zu wissen, wie groß der Anteil der drei Summanden an der Gesamtwärme ist. Nach HILL (1949c) soll die Aktivierungswärme relativ unabhängig von den Ausgangsbedingungen sowie von den Längen- und Spannungsänderungen der Kontraktion sein. Dagegen muß die potentiell elastische Energie ihrer Natur nach von dem Ausmaß der inneren Dehnung und der dabei entwickelten Spannung sein. In fast allen älteren Arbeiten (s. O. FRANK 1904) wird auf die enge Relation hingewiesen, die zwischen der Länge l_0, der maximalen Extrakraft (P_e) und der initialen Wärme H während einer Einzelzuckung besteht. HARTREE und HILL bezeichnen das Verhältnis

$$\frac{P_e \cdot l_0}{H} = f \qquad (36)$$

als den isometrischen Koeffizienten des Muskels. Für den M. sartorius beträgt er nach Angaben von HILL (1932) im Durchschnitt 6,8. Der Koeffizient ist spezifisch für verschiedene Muskeln und nimmt mit dem Querschnitt zu. Für den M. gastrocnemius ist er 13,4. In einem Temperaturbereich von 0 bis 20^0 C ist der Koeffizient konstant, also temperaturunabhängig; isometrische Wärmeproduktion und Spannung verändern sich also gleichsinnig (DOI). Nach FENN (1948) ist die kleinste Länge, zu der sich ein M. sartorius verkürzen kann, $2/3$ seiner Gleichgewichtslänge l_0. Gegenüber dieser Länge erscheint der Muskel um $l_0/3$ gedehnt, wenn er sich isometrisch bei der Länge l_0 kontrahiert. Dann ist die im isometrischen Maximum gespeicherte elastische Energie in grober Annäherung:

$$I = \frac{P_e \cdot l_0}{6}. \qquad (37)$$

Setzt man in Gl. (36) statt der Wärme H die elastische Energie I ein, so errechnet sich der Koeffizient f zu:

$$f = \frac{P_e \cdot l_0}{I} = 6,0. \qquad (38)$$

Gl. (36) und Gl. (38) ergeben also nahezu dieselben Werte. Nach REICHEL (1948) können die I-Werte auch durch Integration der Ruhedehnungskurve gewonnen werden; sie ergeben Koeffizienten, die bis zu 90% der thermisch bestimmten Koeffizienten betragen. REICHEL (1948) hält daher die initiale Wärme im wesentlichen für mechanische Verlustwärme. An diese Möglichkeit haben auch HARTREE und HILL gedacht. Die Hypothese hat aber an Wahrscheinlichkeit verloren, als durch verbesserte Technik eine genauere Analyse des zeitlichen Ablaufs der Wärmebildung möglich geworden ist. Zunächst erscheint die initiale Wärme nicht ausschließlich als Verlustwärme in der Erschlaffungsphase, sondern zu wenigstens 60% in der Anspannungsphase der Kontraktion (HILL 1950a). Außerdem setzt der erste steile Anstieg der Wärmebildung schon in der Latenzzeit ein, in der überhaupt noch keine elastische Energie entwickelt sein kann (HILL 1950b). Ferner können auch dann noch relativ große Initialwärmen frei werden, wenn eine mechanische Reaktion kaum wahrnehmbar ist, z. B. bei hohen Ausgangsbelastungen (HILL 1925). FENN (1948) hält daher die Übereinstimmung zwischen der Initialwärme und den aus dem Längenspannungsdiagramm ermittelten Energiewerten für einen Zufall. HILL (1950a) hat versucht, auf anderem Wege die elastische Energie zu berechnen, die auf der Höhe der isometrischen Kontraktion in den elastischen Elementen gespeichert ist. Er entdehnt zu diesem Zweck den Muskel (Froschsartorius) nach der Methode von LEVIN und WYMAN aus dem isometrischen Tetanus mit einer Geschwindigkeit von 45 mm/sec und mißt die bei bestimmten Längen vom Muskel ausgeübten Spannungen. Bei einer solchen Entdehnung entfällt nach der Ansicht HILLs auf die contractilen Elemente ein wesentlicher Verkürzungsanteil, der nach Gl. (23) berechnet und von der Gesamtverkürzung abgezogen werden kann. Die Differenz ist dann die Längenänderung (= Verkürzung), die die elastischen Elemente während der Entdehnung erfahren haben; als Funktion der Spannung ergibt sie eine Kurve, deren Integration die elastische Energie liefert. Die auf diese Weise ermittelte elastische Verlustwärme ist nach HILL (1950a) etwa $1/7$ der bei einer Einzelzuckung frei gemachten Initialwärme; sie kann bis zu 40% dieser Wärme ausmachen, wenn die Verbindungen des Muskels mit dem Registriersystem relativ dehnbar und daher an den Längenänderungen des Muskels beteiligt sind.

3. Isotonische Kontraktion.

Wird der Muskel in einem isometrischen Tetanus mit einer Last P „nachbelastet" („after loaded") und dann losgelassen, so verkürzt er sich und leistet an der Last P Arbeit. Die Verkürzungsgeschwindigkeit nimmt nach Gl. (23) mit Abnahme der Last zu. Die thermodynamischen Untersuchungen solcher Release Contractions zeigen übereinstimmend (FENN 1923, HILL 1938), daß der Muskel während der Verkürzung eine Wärme bildet, die größer ist als die bei anhaltender isometrischer Tätigkeit produzierte Wärmemenge. Nach HILL (1938, 1949d) ist die zusätzlich gebildete „Verkürzungswärme" proportional der Verkürzung, aber unabhängig von der Last P und von der Arbeit, sowie von der Temperatur und von der Geschwindigkeit der Verkürzung. Während einer Release Contraction wird also Energie in zwei Formen frei:

a) Arbeit, geleistet an der Last P

$$W = P \cdot \Delta l. \tag{39}$$

b) Verkürzungswärme

$$V = a \cdot \Delta l. \tag{40}$$

Folglich ist die Gesamtenergie:

$$W + V = (a + P) \cdot \Delta l. \tag{41}$$

Der Faktor a ist derselbe, der in die Gl. (23) eingeht. Dann ist

$$(a + P) \cdot \frac{dl}{dt} = (P_0 - P) \cdot b \tag{42}$$

der Ausdruck für die je Zeiteinheit frei werdende Energie im Lauf der Verkürzung. Dieser Betrag ist nach den HILLschen Untersuchungen annähernd proportional der Last P.

HILL (1949c) hat die Gültigkeit der Gl. (42) auch an isotonischen Einzelzuckungen nachgewiesen. Die zuverlässigsten Werte liefern Überlastungszuckungen, bei denen der Muskel gegen verschiedene Lasten unterstützt und immer von demselben Ausgangszustand gereizt wird. Änderungen der Aktivierungswärme sind dann nicht zu erwarten. Der isotonische Anteil an der Kontraktion wird mit zunehmenden Lasten kleiner; die Verkürzung nimmt also mit steigenden Unterstützungslasten ab. Wenn der Muskel mit der Last P im Gleichgewicht ist und sich verkürzt, so setzt er eine Wärme frei, die größer ist als die Wärme einer rein isometrischen Zuckung. Die Differenz ist die „Verkürzungswärme"; sie ist wie bei einer Release Contraction proportional dem Betrag der Verkürzung. Verkürzt sich ein Muskel isotonisch bis zu einem Anschlag und kontrahiert er sich anschließend isometrisch, dann ist die während der isometrischen Phase gebildete Wärme kleiner als bei einer „freien" isotonischen Kontraktion (Abb. 26). Der Betrag der Verkürzungswärme ist für verschiedene Muskeln gleich groß, wenn er auf die Querschnittseinheit bezogen wird, nämlich 400 gcm/cm² für 1 cm Verkürzung (HILL 1949c). Die Bedeutung dieser Wärme ist sehr oft diskutiert worden, besonders von

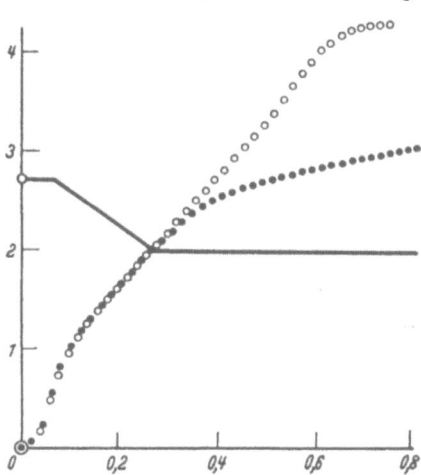

Abb. 26. Zeitlicher Verlauf der isotonischen Verkürzungswärme während einer Einzelzuckung des Muskels (Semimembranosus Paar 2,1 cm, Kröte). Ordinate: Wärmeproduktion (mcal/g); Abszisse: Zeit (sec). ○—○ = Wärme bei freier isotonischer Verkürzung; ●—● = Wärme bei Anschlag nach 0,25 sec. Ausgezogene Kurve zeitlicher Verlauf der Längenänderung während der Anschlagszuckung. Nullpunkt = Reiz. Verkürzung der Anschlagszuckung 2,08 mm. Temperatur 0° C. (Nach HILL 1949c.)

HILL (1949d) und FENN (1948). Sie ist mit Sicherheit keine Reibungswärme; denn sie ist weder geschwindigkeits- noch temperaturabhängig und ein ihr gleichwertiger Betrag erscheint nicht bei Dehnung des isotonisch kontrahierten Muskels (KATZ). Dehnungen des kontrahierten Muskels führen im Gegenteil zu einer Absorption von Energie, die weder als Wärme noch als potentiell elastische Energie nachweisbar ist (FENN 1923, WYMAN). FENN (1948) schlägt vor, die Verkürzungswärme als einen thermoelastischen Effekt zu deuten und den kontrahierten Muskel als einen normelastischen Körper zu betrachten. Der Anteil thermoelastischer Effekte an der Kontraktionswärme ist aber im einzelnen noch ungeklärt. HILL und HARTREE (1920) haben darauf hingewiesen, daß solche Effekte bei *jeder* Längenänderung zu erwarten und nur unter ideal isometrischen Bedingungen auszuschließen seien. Nach dem jetzigen Stand unseres Wissens ist aber eine Kontraktion ohne innere Längenänderungen nicht denkbar; folglich liegen reversible Wärmetönungen des Kontraktionsvorganges im Bereich des Möglichen. REICHEL (1937) hat daher die initiale Wärme während der isometrischen Anspannung mit dem gleichsinnigen thermoelastischen Effekt während der Dehnung des ruhenden Muskels verglichen. Die Versuche haben weitgehende Übereinstimmung beider Wärmen ergeben, sind aber aus methodischen Gründen überholt.

REICHEL (1943) hat ferner vorgeschlagen, die Verkürzungswärme als eine elastische Verlustwärme zu erklären, die infolge der Entspannung initial gedehnter Strukturen entstehe. Sind diese Strukturen gedämpft, so verkürzen sie sich mit einer von der Dämpfung abhängigen Geschwindigkeit v. Nach GASSNER und REICHEL gehorcht die Geschwindigkeit v der HILLschen Gleichung, wenn die Dehnbarkeit der beteiligten Strukturen proportional der Last P, bzw. der Kraft k, abnimmt (nach Gl. 2). Wird ein solches System von einer Anfangslast P_0 auf eine Last P entlastet, so wird eine elastische Energie frei, die aus dem Längenspannungsdiagramm ermittelt werden kann; sie besteht aus zwei Anteilen: a) der Arbeit W, die an der Last P geleistet wird; b) der elastischen Verlustwärme V, d. h. desjenigen Anteils der gesamten freiwerdenden Energie, der nicht in äußere Arbeit umgesetzt wird. In einem System mit einer nach Gl. (2) konstruierten Dehnungskurve ist die Verlustwärme V innerhalb eines großen Spannungsbereichs proportional der Verkürzung Δl; der Proportionalitätsfaktor (a) ist $0{,}26\,P_0$. Ferner ist in einem solchen System die gesamte bei Entlastung freigesetzte Energie $(W + V)$ proportional dem Kraftabfall $(P_0 - P)$. Folglich ist

$$W + V = (P_0 - P) \cdot C \tag{43}$$

oder nach Umwandlung

$$(P + a) \cdot \Delta l = (P_0 - P) \cdot C \tag{44}$$

(C = Konstante mit der Dimension einer Länge).

Diese Gl. (44) nach der Zeit t differenziert, ergibt Gl. (42).

Nach der Ansicht von GASSNER und REICHEL beschreibt also die HILLsche Gleichung einen gedämpften Vorgang, in dem eine nicht linear elastische Struktur vom Typ der Gl. (2) sich entdehnt und elastische Verlustwärme nach außen freisetzt. Der eigentlichen Kontraktion muß daher ein Initialprozeß vorausgehen, in dem das gedämpft-elastische Element des LEVIN-WYMAN-Modells durch die Verkürzung eines contractilen Elementes einer schnellen Dehnung unterzogen wird. Die in diesem Element gespeicherte elastische Energie soll sich während des Kontraktionsprozesses auf das ungedämpft-elastische Element übertragen. Sind die Versuchsbedingungen isometrisch, so wird das ungedämpfte Element gedehnt, während das gedämpfte Element sich „nachentspannt"; sind die Versuchsbedingungen isotonisch, so ändert nur das gedämpfte Element seine Länge, indem es über das ungedämpfte Element an der Last P Arbeit leistet.

Die thermodynamischen Befunde HILLs haben die Frage nach den elastischen Zustandsänderungen neuerdings in den Brennpunkt des Interesses gerückt. Die elastischen Eigenschaften sind auch insofern von Bedeutung, als Länge und Spannung des ruhenden Muskels die im aktiven Zustand frei gesetzte Energie maßgeblich beeinflussen (s. O. FRANK 1904). Nach späteren Befunden ist aber diese Energie nicht nur von den mechanischen Bedingungen abhängig, die im Augenblick der Erregung bestehen, sondern außerdem davon, ob während der Kontraktion Arbeit geleistet wird oder nicht. Die Gesamtenergie eines arbeitliefernden Cyclus ist nach FENN (1923a) immer größer als die Gesamtenergie eines Cyclus, der ohne Arbeitsleistung (isometrisch; oder isotonisch, wenn $P = 0$) abläuft. Die genaue Analyse dieser Differenz hat ergeben, daß sie ungefähr so groß ist wie die geleistete Arbeit. Wird auf der Höhe einer rein isotonischen Kontraktion dem Muskel die Last P abgenommen, so ist die nachfolgende Wärmeproduktion Null. Wird dagegen das Gewicht am Muskel belassen, so wird während der Erschlaffung eine „Extrawärme" frei, die quantitativ der vernichteten Arbeit entspricht (FENN 1923, HILL 1949d). Um diese Extrawärme ist nach HARTREE (1925) die gesamte isotonische Wärmeproduktion größer als die der isometrischen Kontraktion. Isotonische und isometrische Wärmetönung sind also identisch, wenn von der isotonischen Wärme die Extrawärme abgezogen wird. Die einschlägigen Versuche sind aus methodischen Gründen nicht ganz zuverlässig und bedürfen nach HILL (1949d) einer Nachprüfung mit „geschützten" Thermoelementen. Die Extrawärme würde bedeuten, daß das Ausmaß der abgegebenen Energie nicht nur durch einen initialen Fundamentalvorgang, sondern außerdem durch den Kontraktionsprozeß selbst bestimmt werden kann. Der nicht genutzte und nicht in Arbeit umgesetzte Teil der freien Energie bliebe also unter Umständen dem System erhalten (FENN 1948). Ein einfaches physikalisches Modell zu erfinden, das diese besonderen Eigenschaften des Muskels wiedergeben könnte, erscheint vorläufig ausgeschlossen. Daran würden auch die hier im einzelnen erörterten Modellvorstellungen scheitern, so brauchbar sie für die Beschreibung der elastischen Eigenschaften sein mögen.

Literatur.

ABBOTT, B. C. and J. M. RITCHIE: The Mechanical Latent Period of Frog's Striated Muscle at 0^0 C. J. Physiol. **107**, 5 (1948).

ASMUSSEN, E.: Über die Längen-Spannungskurven des ruhenden und aktiven Muskels. Skand. Arch. Physiol. (Berl. u. Lpz.) **74**, 129 (1936).

ASTBURY, W. T.: The X-Ray Study of Proteins and Related Structures. Sci. Progress **133**, 1 (1939).

—, and S. DICKINSON: α—β Transformation of Muscle Protein in Situ. Nature (Lond.) **135**, 765 (1935).

— — X-Ray Studies of Muscular Structure of Myosin. Proc. Roy. Soc. Lond. B **129**, 307 (1940).

AZUMA, R.: Thermodynamic Phenomena Exhibited in a Shortening or Lengthening Muscle. Proc. Roy. Soc. Lond. B **96**, 338 (1924).

BÄSSLER, K. H.: Über die Elastizität des Skelettmuskels im Zustand der Ermüdung. Z. Biol. **103**, 349 (1950).

BAILEY, K.: Tropomyosin: A New Asymmetric Protein Component of Muscle. Nature (Lond.) **157**, 368 (1946).

BANGA, I., F. GUBA and M. A. SZENT GYÖRGYI: Nature of Myosin. Nature (Lond.) **159**, 194 (1947).

BANUS, M. G., and A. M. ZETLIN: The Relation of Isometric Tension to Length in Skeletal Muscle. J. cell. comp. Physiol. **12**, 403 (1938).

BAUEREISEN, E., u. H. REICHEL: Über die inotrope Wirkung der Herznerven. Klin. Wschr. **1947**, Nr. 24/25, 785.

BECK, O.: Besitzt der quergestreifte Muskel einen Sperrmechanismus. Pflügers Arch. **199**, 481 (1923).

BETHE, A.: Spannung und Verkürzung des Muskels bei kontrakturerzeugenden Eingriffen im Vergleich zur Tetanusspannung und Tetanusverkürzung. Pflügers Arch. **199**, 491 (1923).

— Untersuchungen über die elastischen Eigenschaften der Muskeln bei verschiedenen funktionellen Zuständen. I. Mitteilung. Pflügers Arch. **205**, 63 (1924).

BLIX, M.: Die Länge und die Spannung des Muskels. Skand. Arch. Physiol. (Berl. u. Lpz.) **3**, 295 (1892).

— Die Länge und die Spannung des Muskels. 2. Die sekundären elastischen Erscheinungen des ruhenden Muskels. Skand. Arch. Physiol. (Berl. u. Lpz.) **4**, 399 (1893).

BOEHM, G.: Kurzzeitige Röntgeninterferenzaufnahmen als neue physiologische Untersuchungsmethode. Z. Biol. **91**, 203 (1931).

—, u. H. H. WEBER: Das Röntgendiagramm von gedehnten Myosinfäden. Kolloid-Z. **61**, 269 (1932).

BOUCKAERT, I. P., L. CAPELLEN and J. DE BLENDE: The Visco-elastic Properties of Frog's Muscle. J. of Physiol. **69**, 473 (1930).

—, et G. DELRUE: Propriétés visco-élastiques des muscles de l'Aphrodite. Arch. internat. Physiol. **38**, 109 (1934).

BOZLER, E.: Untersuchungen zur Physiologie der Tonusmuskeln. Z. vergl. Physiol. **12**, 579 (1930).

— Die mechanischen Eigenschaften des ruhenden Muskels, ihre experimentelle Beeinflussung und physiologische Bedeutung. Z. vergl. Physiol. **14**, 429 (1931).

— The Energy Changes of Smooth Muscle during Relaxation. J. Cellul. a. Comp. Physiol. **8**, 419 (1936).

— The Response of Smooth Muscle to Stretch. Amer. J. Physiol. **149**, 299 (1947).

—, and C. L. COTTRELL: The Birefringence of Muscle and its Variation during Contraction. J. Cellul. a. Comp. Physiol. **10**, 165 (1937).

BRECHT, K., u. H. FENEIS: Über tonische und phasische Reaktionen einzelner quergestreifter Muskelfasern und des Ganzmuskels. Z. Biol. **103**, 355 (1950).

BRISBIN, G. W. E., and E. ALLEN: The Elastic Extensibility of Muscle. Canad. J. Res. **17**, 33 (1939).

BROCKLEHURST, R. I.: Studies on the Physiology of Plain Muscle. The Effect of Alteration of Initial Length on the Tension Produced in Contraction. J. of Physiol. **61**, 275 (1926).

BROWN, D. E. S.: The Effect of Rapid Compression upon Events in the Isometric Contraction of Skeletal Muscle. J. Cellul. a. Comp. Physiol. **8**, 141 (1936).

BRUST, M.: Studies on the Viscosity and Elasticity of Striated Muscle. Biol. Bull. **91**, 221 (1946).

BUCHTHAL, F.: The Mechanical Properties of the Single Striated Muscle Fibre at Rest und during Contraction and their Structural Interpretation. Det. Kgl. danske Vidensk. Selsk. biol. Medd. **17**, 2 (1942).

— Muscle. Ann. Rev. of Physiol. **9**, 119 (1947).

BUCHTHAL, F., A. DEUTSCH, G. G. KNAPPEIS and A. MUNCH-PETERSEN: On the Effect of Adenosine Triphosphate on Myosin Threads. Acta physiol. scand. (Stockh.) **13**, 167 (1947).
—, and E. KAISER: Factors Determining Tension Development in Skeletal Muscle. Acta physiol. scand (Stockh.) **8**, 38 (1944).
— — Optimum Mechanical Conditions for the Work of Skeletal Muscle. Acta psychiatr. (Københ.) **24**, 333 (1949).
— — The Rheology of the Cross Striated Muscle Fibre. Det. Kgl. danske Vidensk. Selsk. biol. Medd. **21**, 1 (1951).
— and G. G. KNAPPEIS: Elasticity, Viscosity and Plasticity in the Cross-striated Muscle Fibre. Acta physiol. scand. (Stockh.) **8**, 16 (1944).
—, and G. G. KNAPPEIS: Difraction Spectra and Minute Structure of the Cross-striated Muscle Fibre. Skand. Arch. Physiol. (Berl. u. Lpz.) **83**, 281 (1940).
— — Propagation of Contraction in the Isolated Striated Muscle Fibre. Acta physiol. scand. (Stockh.) **5**, 256 (1943).
— — u. I. LINDHARD: Die Struktur der quergestreiften lebenden Muskelfaser des Frosches in Ruhe und während der Kontraktion. Skand. Arch. Physiol. (Berl. u. Lpz.) **73**, 162 (1936).
BULL, H. B.: The Elastic Element of Skeletal Muscle. Quart. Bull. N.west. Univ. Med. School **20**, 175 (1946).
CASELLA, C.: Tensile Force in Total Striated Muscle, Isolated Fibre and Sarcolemma. Acta physiol. scand. (Stockh.) **21**, 380 (1951).
CATTELL, Mc. K.: The Physiological Effects of Pressure. Biol. Rev. Cambridge philos. Soc. **11**, 441 (1936).
COLLE, J.: Influences de l'excitant et du milieu extérieur sur les propriétés élastiques du muscle de grenouille. Arch. internat. Physiol. **31**, 194 (1929).
DAHLANDER, G. R.: Versuche den Ausdehnungskoeffizienten von Metalldrähten bei ungleichen Spannungsgraden zu bestimmen. Pogg. Ann. Phys. **145**, 147 (1872).
DAINTY, M., A. KLEINZELNER, A. S. C. LAWRENCE, M. MIALL, I. NEEDHAM, D. M. NEEDHAM and SHISH-CHANG SHEN: Studies on the Anomalous Viscosity and Flow Birefringence of Protein. III. Changes in these Properties of Myosin Solutions in Relation to Adenosintriphosphat and Muscular Contraction. J. Gen. Physiol. **27**, 355 (1944).
DEBLER, C.: Zur Dynamik des quergestreiften Muskels. Z. Biol. **97**, 94 (1936).
DEBYE, P.: Zustandsgleichung und Quantenhypothese. Physik. Z. **14**, 259 (1913).
DOI, Y.: Studies on Muscular Contraction. III. The Influence of Extension and Temperature on the Heat Production in the Muscle Twitch. J. of Physiol. **55**, 38 (1921).
DUBUISSON, M.: Impedance Changes in Muscle during Contraction, and their Possible Relation to Chemical Processes. J. of Physiol. **89**, 132 (1937).
— Les Conceptions actuelles de la contraction musculaire. Experientia **3**, 213 (1947).
EBBECKE, U.: Wirkung allseitiger Kompression auf den Froschmuskel. Pflügers Arch. **157**, 79 (1914).
— Über Kontraktilität und Doppelbrechung am Kautschuk und am Muskel. Pflügers Arch. **240**, 458 (1938a).
— Über Entstehung und Bedeutung der Muskelquerstreifung nach Modellversuchen am Kautschuk. Pflügers Arch. **240**, 477 (1938b).
EBNER, V. v.: Untersuchungen über die Ursachen der Anisotropie organischer Substanzen. Leipzig 1882.
EDSALL, J. T., and J. W. MEHL: The Effect of Denaturing Agents on Myosin. II. Viscosity and Double Refraction of Flow. J. of Biol. Chem. **133**, 409 (1940).
ENGELHARDT, W. A.: Enzymatic and Mechanical Properties of Muscle Proteins. Yale J. Biol. a. Med. **15**, 21 (1942).
— M. N. LYUBIMOVA and R. A. MEITINA: Chemistry and Mechanics of the Muscle Studied on Myosin Threads. C. R. Arch. Sci. URSS **30**, 644 (1940).

ETTISCH: Die quergestreifte Skelettmuskelfaser im Dunkelfeld. „Der Auslöscheffekt." Pflügers Arch. **232**, 754 (1933).

FELIX, W.: Die Länge der Muskelfaser bei dem Menschen und einigen Säugetieren. Fortschritt der Anatomie, S. 282. Leipzig 1887.

FENEIS, H.: Über die Anordnung und Bedeutung des Bindegewebes für die Mechanik der Skeletmuskulatur. Morph. Jb. **76**, 161 (1935).

FENG, T. P.: The Thermoelastic Properties of Muscle. J. of Physiol. **74**, 455 (1932a).

— The Effect of Length on the Resting Metabolism of Muscle. J. of Physiol. **74**, 441 (1932b).

FENN, W. O.: A Quantitative Comparison between the Energy Liberated and the Work Performed by the Isolated Sartorius Muscle of the Frog. J. of Physiol. **58**, 175 (1923).

— The Relation between the Work Performed and the Energy Liberated in Muscular Contraction. J. of Physiol. **58**, 373 (1923).

— Muscles. Höber, Physical Chemistry of Cells and Tissues. Philadelphia: Blakiston Comp. 1948.

—, and MARSH: Muscular Force at Different Speeds of Shortening. J. of Physiol. **85**, 277 (1935).

FICK, A.: Mechanische Arbeit und Wärmeentwicklung des Muskels. Leipzig 1882.

FISCHER, E.: Die Zerlegung der Muskelzuckung in Teilfunktionen. III. Die isometrische Muskelaktion des curarisierten und nicht curarisierten Sartorius, seine Dehnbarkeit und die Fortpflanzung der Dehnungswelle. Pflügers Arch. **213**, 352 (1926).

— The Submicroscopical Structure of Muscle and its Changes during Contraction and Stretch. Cold Spring Harbor Symp. quant. Biol. **4**, 214 (1936).

— Changes during Muscle Contraction as Related to the Cristalline Pattern. Biol. Symposia **3**, 211 (1941).

— The Birefringence of Striated and Smooth Mammalian Muscles. J. Cellul. a. Comp. Physiol. **23**, 113 (1944).

—, u. W. STEINHAUSEN: Allgemeine Physiologie der Wirkung der Muskeln im Körper. In Handbuch der normalen und pathologischen Physiologie, Bd. 8, S. 619. 1925.

FRANK, G.: Das histologische Bild der Muskelkontraktion. Pflügers Arch. **218**, 37 (1927).

FRANK, O.: Zur Dynamik des Herzmuskels. Z. Biol. **32**, 370 (1895).

— Isometrie und Isotonie des Herzmuskels. Z. Biol. **41**, 14 (1901).

— Zur Thermodynamik des Muskels. Erg. Physiol. **3**, 2, 348 (1904).

— Die Analyse endlicher Dehnungen und die Elastizität des Kautschuks. Poggend. Ann. d. Phys. 4, **21**, 602 (1906).

GARNER, W. E.: Mechanism of Muscular Contraction. Proc. Roy. Soc. Lond. B **99**, 40 (1926).

GASSER, H. S., and A. V. HILL: Thermodynamics of Muscular Contractions. Proc. Roy. Soc. Lond. B **96**, 398 (1924).

GASSNER, K., u. H. REICHEL: Kraft und Geschwindigkeit der elastischen Nachverkürzung im ruhenden Froschskeletmuskel. Z. Biol. **105** (1952). Z. Biol. **105**, 7 (1952).

GERENDAS, M., u. A. G. MATOLTSY: Analysis of the A and I Band of Striated Muscle, on the Basis of Imbibition Investigations. Hung. Acta Physiol. **1**, 128 (1948).

GILDEMEISTER, M.: Über die sogenannte Härte tierischer Gewebe und ihre Messung. Z. Biol. **63**, 183 (1914).

GILSON, A. S., S. M. WALKER u. G. M. SCHOEPFLE: The Forms of the Isometris Twitch and Isometris Tetanus Curves Recorded from the Frog's Sartorius Muscle. J. Cellul. a. Comp. Physiol. **24**, 185 (1944).

GOEPFERT, H., u. H. SCHAEFER: Die mechanische Latenz des Warmblütermuskels nebst Beobachtungen über die Muskelzuckung und den Aktionsstrom. Pflügers Arch. **245**, 60 (1942).

GOLDBERG, H., and I. A. F. EYSTER: Action Potentials of Skeletal Muscles of Frog. Amer. J. Physiol. **135**, 676 (1942).

GOTO, M.: Dehnungsversuche an gelähmten Muskeln. Z. Biol. **46**, 38 (1905).

GREVEN, K.: Zur experimentellen Definition des „Tonus"-Begriffes der glatten Muskulatur. Z. Biol. **103**, 139 (1950a).
— Die Wirkung des vegetativen Nervensystems und seiner Mimetica auf den kontraktilen und plastischen Tonus der Magenringmuskulatur. Z. Biol. **103**, 301 (1950b).
— Plastischer Tonus und Membranpotential. Z. Biol. **104**, 63 (1951a).
— Die Mechanik der glatten Muskulatur der Wirbeltiere. Klin. Wschr. **29**, 685 (1951b)
— Zur Mechanik der glatten Muskulatur der Vertebraten. Verh. der Dtsch. Physiol.-Ges. Mainz 1951c.
—, u. G. SIEGLITZ: Ergänzende Untersuchungen zum Problem des plastischen Tonus der glatten Magenmuskulatur von Warm- und Kaltblütern. Z. Biol. **104**, 100 (1951).
HÄGGQUIST, G.: Über den Zusammenhang von Muskel und Sehne. Z. mikrosk.-anat. Forschg **4**, 605 (1926).
— Gewebe und Systeme der Muskulatur. In Handbuch der mikroskopischen Anatomie des Menschen, Bd. II/3. (1931).
HALL, C. E., M. A. JAKUS and F. O. SCHMITT: An Investigation of Cross Striations and Myosin Filaments in Muscle. Biol. Bull. **90**, 32 (1946).
HARREVELD, A. VAN: The Structure of the Motor Units in the Rabbit's M. Sartorius. Arch. néerl. Physiol. **28**, 408 (1948).
HARTREE, W.: An Analysis of the Heat Production during a Contraction in which Work is Performed. J. of Physiol. **60**, 269 (1925).
—, and A. V. HILL: The Regulation of the Supply of Energy in Muscular Contraction. J. of Physiol. **55**, 133 (1921).
HEIDENHAIN, R.: Vorläufige Mitteilung einiger Resultate über die Wärmeentwicklung bei der Tätigkeit des Muskels. Zbl. med. Wiss. **1**, 545 (1863).
HERZOG, R. O., u. H. W. GONELL: Weitere Untersuchungen an Naturstoffen und biologischen Strukturen mittels Röntgenstrahlen. Naturwiss. **12**, 1153 (1924).
HILL, A. V.: The Maximum Work and Mechanical Efficiency of Human Muscles, and their most Economic Speed. J. of Physiol. **56**, 19 (1922).
— Length of Muscle, and the Heat and Tension Developed in an Isometric Contraction. J. of Physiol. **60**, 237 (1925).
— A note on the Elasticity of Skeletal Muscle. J. of Physiol. **61**, 494 (1926a).
— The Viscous Elastic Properties of Smooth Muscles. Proc. Roy. Soc. Lond. B **100**, 108 (1926b).
— Myothermic Experiments on the Frog's Gastrocnemius. Proc. Roy. Soc. Lond. **109**, 267 (1932).
— The Heat of Shortening and the Dynamic Constants of Muscle. Proc. Roy. Soc. Lond. B **126**, 136 (1938).
— Is Relaxation an Active Process? Proc. Roy. Soc. Lond. B **136**, 420 (1949a).
— The Abrupt Transition from Rest to Activity in Muscle. Proc. Roy. Soc. Lond. B **136**, 399 (1949b).
— The Heat of Activation and the Heat of Shortening in a Muscle Twitch. Proc. Roy. Soc. Lond. B **136**, 194 (1949c).
— Work and Heat in a Muscle Twitch. Proc. Roy. Soc. Lond. B **136**, 220 (1949d).
— The Absence of Lengthening during Relaxation in a completely Unloaded Muscle. J. of Physiol. **109**, 8P (1949e).
— The Series Elastic Component of Muscle. Proc. Roy. Soc. Lond. B **137**, 273 (1950a).
— Does Heat Production Precede Mechanical Response in Muscular Contraction? Proc. Roy. Soc. Lond. B **137**, 268 (1950b).
— Mechanics of the Contractile Element of Muscle. Nature (Lond.) **166**, 415 (1950c).
— The Development of the Active State of Muscle during the Latent Period. Proc. Roy. Soc. Lond. B **137**, 320 (1950d).
— Thermodynamics of Muscle. Nature (Lond.) **167**, 377 (1951).
—, u. W. HARTREE: The Thermoelastic Properties of Muscle. Philos. Trans. **210**, 153 (1920).

HILL, D. K.: Changes in Transparency of Muscle during a Twitch. J. of Physiol. **108**, 292 (1949).
HOGBEN, L. T., and K. F. PINHEY: Viscous Elastic Changes in Muscular Contraction. Brit. J. Exper. Biol. **4**, 196 (1927).
HONCKE: Investigations on the Structure and Function of Living, Isolated non Striated Muscle Fibres of Mammals. Acta physiol. scand. (Stockh.) **15**, 9 (1947).
HÜRTHLE, K.: Zur Kenntnis der Struktur des ruhenden und tätigen Froschmuskels. III. Über die Verteilung von Wasser und fester Substanz in der Muskelfaser und über den submikroskopischen Bau der Fibrillen. Pflügers Arch. **227**, 610 (1931).
JORDAN, H.: Über die Physiologie der Muskulatur und des zentralen Nervensystems bei hohlorganartigen Wirbellosen, insbesondere bei Schnecken. Erg. Physiol. **16**, 87 (1918).
JOSENHANS, W.: Konstruktion und Empfindlichkeitsanalyse eines Dynamometers nach dem Prinzip von WÖHLISCH. Z. Biol. **103**, 55 (1949a).
— Der thermokinetische und potentielle Anteil der Elastizität des Froschmuskels. Z. Biol. **103**, 61 (1949b).
KAISER, K.: Über die Elastizität des tätigen Muskels. Z. Biol. **38**, 1 (1899).
KATZ, B.: The Relation between Force and Speed in Muscular Contraction. J. of Physiol. **96**, 45 (1939).
KRÜGER, F., P. DUSPIVA u. F. FÜHRLINGER: Tetanus und Tonus der Skelettmuskeln des Frosches, eine histologische, reizphysiologische und chemische Untersuchung. Pflügers Arch. **231**, 750 (1933).
KUHN, W., u. B. V. HARGITAY: Muskelähnliche Kontraktion und Dehnung von Netzwerken polyvalenter Fadenmolekulionen. Experientia **7**, 1 (1951).
LANGELAAN: On Muscle Tonus. Brain **38**, 235 (1915).
LEVIN, A., and J. WYMAN: The Viscous-Elastic Properties of Muscle. Proc. Roy. Soc. Lond. B **101**, 218 (1927).
LINDHARD, I.: Der Skelettmuskel und seine Funktion. Erg. Physiol. **33**, 337 (1931).
—, and I. P. MÖLLER: On the Elasticizy of Skeletal Muscles. J. of Physiol. **61**, 73 (1926).
LUBOSCH, W.: Muskel und Sehne. Ein Beitrag zur vergleichenden Anatomie des Muskelsystems. Morph. Jb. **80**, 89 (1937).
LUNDIN, G.: Mechanical Properties of Cardiac Muscle. Acta physiol. scand. (Stockh.) **7**, 1 (1944).
MARCEAU, P., et M. LIMON: Recherches sur l'élasticité des muscles stries a l'état d'activé. J. Physiol. et Path. gén. **22**, 53 (1924).
MARGARIA, R.: An Apparent Change of p_H in Stretching a Muscle. J. of Physiol. **82**, 496 (1934).
MEYER, K. H.: Über Feinbau, Festigkeit und Kontraktilität tierischer Gewebe. Biochem. Z. **214**, 253 (1929).
—, u. C. FERRI: Die elastischen Eigenschaften der elastischen und kollagenen Fasern und ihre molekulare Deutung. Pflügers Arch. **238**, 78 (1937).
—, and R. PICKEN: The Thermoelastic Properties of Muscle and their Molecular Interpretation. Proc. Roy. Soc. Lond. B **124**, 29 (1937).
— G. v. SUSICH u. E. VALKO: Die elastischen Eigenschaften der organischen Hochpolymeren und ihre kinetische Deutung. Kolloid-Z. **69**, 208 (1932).
MURALT, A. v.: Über das Verhalten der Doppelbrechung des quergestreiften Muskels während der Kontraktion. Pflügers Arch. **230**, 299 (1932).
— Zusammenhänge zwischen physikalischen und chemischen Vorgängen bei der Muskelkontraktion. Erg. Physiol. **37**, 406 (1935).
—, and I. T. EDSALL: Studies in the Physical Chemistry of Muscle Globulin. J. of Biol. Chem. **89**, 351 (1930).
NAGEL, A.: Die mechanischen Eigenschaften von Perimysium internum und Sarcolemm bei der quergestreiften Muskelfaser. Z. Zellforschg **22**, 694 (1935).

NAKAMURA, I.: Untersuchungen über die elastischen Eigenschaften der Muskeln bei verschiedenen funktionellen Zuständen. III. Mitt. Die Änderungen der Zugresistenz des quergestreiften Kaltblütermuskels während der Toten- und Wärmestarre. Pflügers Arch. **205**, 92 (1924)

NICOLAI, L.: Über das Beugungsspektrum der Querstreifung des Skelettmuskels und einen direkten Beweis der Diskontinuität der tetanischen Kontraktion. Pflügers Arch. **237**, 399 (1936).

NOLL, D., u. H. H. WEBER: Polarisationsoptik und molekularer Feinbau der Q-Abschnitte des Froschmuskels. Pflügers Arch. **235**, 234 (1934).

NOYONS, A., u. T. v. ÜXKÜLL: Die Härte der Muskeln. Z. Biol. **56**, 139 (1911).

PETIT, J. L.: Les propriétés visco-élastiques du muscle a l'état de repos et a l'état d'excitation. Arch. internat. Physiol. **34**, 113 (1931).

PFEIFFER, H.: Optische Messungen zur leptonischen Analyse der Muskelkontraktion in vitro. Naturwiss. **30**, 106 (1942).

PIEPER, H., H. REICHEL u. E. WETTERER: Das Verhalten des ruhenden Skelettmuskels unter dem Einfluß aufgezwungener sinusförmiger Längenänderungen. Z. Biol. **104**, 469 (1951).

PORTZEHL, H.: Masse und Maße des L-Myosins. Z. Naturforschg **5b**, 75 (1950).

— Ist die Erschlaffung ein aktiver Vorgang? Verh. der Dtsch. Physiol.-Ges. Mainz 1951.

— G. SCHRAMM u. H. H. WEBER: Aktomyosin und seine Komponenten. I. Mitt. Z. Naturforschg **5b**, 61 (1950).

RALSTON, H. I., V. T. INMAN, L. A. STRAIT u. M. O. SHAFFRATH: Mechanics of Human Isolated Voluntary Muscle. J. of Physiol. **151**, 612 (1947).

RAMSEY, R. W., and S. F. STREET: The Isometric Length Tension Diagram of Isolated Sceletal Muscle Fibers of the Frog. J. cell. comp. Physiol. **15**, 11 (1940).

RANKE, O. F.: Die Dämpfung der Pulswelle und die innere Reibung der Arterienwand. Z. Biol. **95**, 179 (1934).

RAUH, F.: Die Latenzzeit des Muskelelementes. Z. Biol. **76**, 25 (1922).

REHSTEINER, R.: Zur Charakteristik von Contracturzuständen des Skelettmuskels. Pflügers Arch. **217**, 430 (1927).

REICHEL, H.: Quantitative Beziehungen zwischen Ruhe- und Reizzustand des Skelettmuskels. Z. Biol. **97**, 429 (1936).

— Initiale Wärmebildung und thermoelastischer Effekt des Muskels. Z. Biol. **98**, 510 (1937).

— Die Beziehungen zwischen Länge und Spannung, Volumen und Druck des Herzmuskels. Z. Biol. **99**, 63 (1938a).

— Die Mechanik des Herzens bei Ermüdung und Erholung. Z. Biol. **99**, 527 (1938b).

— Über die innere und äußere Arbeit des Skelett- und Herzmuskels. Z. Biol. **101**, 374 (1943).

— Innere und äußere Arbeit des Skelett- und Herzmuskels. Fiat Rev. Germ. Sci. **59** (III), 42 (1948).

— Über die Elastizität des kontrahierten Muskels. Z. Biol. **103**, 199 (1950a).

— Kontraktilität und Elastizität des Herzmuskels als Modellvorstellung. Verh. dtsch. Ges. Kreislaufforschg. **16**, 13 (1950b).

— Die dynamisch-elastischen Eigenschaften des kontrahierten Skelettmuskels unter dem Einfluß aufgezwungener sinusförmiger Längenänderungen. Z. Biol. **105**, 73 (1952).

REMBERG, H.: Über die Dehnbarkeit von Froschmuskeln in Kontraktur und Tetanus. Pflügers Arch. **240**, 329 (1938).

RENK, F., u. E. WÖHLISCH: Die thermoelastische Anomalie der Skeletmuskulatur und die statistisch-kinetische Theorie der kautschukartigen Elastizität. Pflügers Arch. **243**, 110 (1939).

RICHTER, F.: Über die Änderung der Elastizität und der inneren Reibung des Muskels bei chemischen Kontrakturen. Pflügers Arch. **218**, 17 (1927).

RIESER, P.: The Protoplasmatic Viscosity of Muscle. Protoplasma **39**, 95 (1949).

RIESSER, O., u. S. M. NEUSCHLOSS: Physiologische und kolloidchemische Untersuchungen über den Mechanismus der durch Gifte bewirkten Kontraktur quergestreifter Muskeln. Arch. exper. Path. u. Pharmakol. **91**, 342 (1921).

RISEMAN, J., and J. KIRKWOOD: Remarks on the Physico-Chemical Mechanism of Muscular Contraction and Relaxation. J. Amer. Chem. Soc. **70**, 2820 (1948).

ROTH, E.: Die Muskeleiweißkörper des Fisches. Biochem. Z. **318**, 74 (1947).

ROTHSCHUH, K. E.: Über Dehnungspotentiale am M. sartorius und am Herzmuskel des Frosches. Pflügers Arch. **254**, 171 (2951).

SANDOW, A.: Study of the Effect of p_H, Tissue Poisons, and Anisotonicity on the Mechanical Events of the Latent Contraction, and Relaxation Periods of Skeletal Muscle Contraction. Yb. Amer. Phil. Soc. **1943**, 195.

—, and M. BRUST: Effect of Activity on the Visco-Elasticity of Normal and Iodoacetate Muscles. Proc. Soc. exper. Biol. a. Med. **63**, 462 (1946).

SCHAEFER, H., u. H. GOEPFERT: Aktionsstrom und optisches Verhalten des Froschmuskels in ihrer zeitlichen Beziehung zur Zuckung. Pflügers Arch. **238**, 684 (1937).

SCHEINER, H.: Plasticity and Contraction of Isolated Striated Muscle. J. Physiol. **42**, 765 (1950).

SCHMIDT, W. I.: Über die Doppelbrechung der I-Glieder der quergestreiften Myofibrillen und das Wesen der Querstreifung überhaupt. Z. Zellforschg **21**, 224 (1934).

— Nochmals über die Doppelbrechung der I-Glieder der quergestreiften Myofibrillen. Z. Zellforschg **23**, 201 (1935).

— Die Verbindung der Myo- und Sehnenfibrillen polarisationsoptisch geprüft am Rückenflossenmuskel vom Hippocampus. Z. Zellforschg **24**, 336 (1936).

SCHOEPFLE, G. M., and A. S. GILSON: Elasticity of Muscle in Relation to Actively Developed Twitch Tension. J. Cellul. a. Comp. Physiol. **27**, 105 (1946).

SCHRAMM, G., u. H. H. WEBER: Über monodisperse Myosinlösungen. Kolloid-Z. **100**, 242 (1942).

SICHEL, I. M.: The Elasticity of Isolated Resting Skeletal Muscle Fibre. J. Cellul. a. Comp. Physiol. **5**, 21 (1934).

— The relative Elasticity of the Sarcolemma and of the Entire Skeletal Muscle Fibre. Amer. J. Physiol. **133**, 447 (1941).

SIMONSON, E., A. SNOWDEN, A. KEYS and J. BROZEK: Measurement of Elastic Properties of Skeletal Muscle in Situ. J. Appl. Physiol. **1**, 512 (1949).

SNELLMAN, O., et TH. ERDÖS: An Electrone Microscope Study of Myosin, Actin and Actomyosin. Biochim. et Biophys. Acta **2**, 660 (1948).

SPRINGER, R.: Untersuchungen über die Resistenz (sog. Härte) menschlicher Muskeln. Z. Biol. **63**, 201 (1914).

STEINHAUSEN, W.: Untersuchungen über die elastischen Eigenschaften der Muskeln bei verschiedenen funktionellen Zuständen. II. Mitt. Zur Theorie des ballistischen Elastometers. Pflügers Arch. **205**, 76 (1924).

— Untersuchungen über die elastischen Eigenschaften der Muskeln bei verschiedenen funktionellen Zuständen. IV. Mitt. Elastizitätsmodul und Kontraktion. Pflügers Arch. **212**, 31 (1926).

STEN-KNUDSEN: Investigations on the Mechanical Anisotropy on the Isolated Frog Muscle Fibre. Acta physiol. scand. (Stockh.) Suppl. 1. **1948**, 53, 58.

STEVENS, H. C., and R. P. METCALF: The Decrement in Muscular Force with Increasing Speed of Shortening. Amer. J. Physiol. **107**, 568 (1934).

STÜBEL, H.: Die Ursache der Doppelbrechung der quergestreiften Muskelfaser. Pflügers Arch. **201**, 629 (1923).

STUDNITZ, G. v.: Versuche zur Deutung der Querstreifung des Muskels. Vitale Indicatorfärbungen an ruhenden und gereizten Muskeln. Z. Zellforschg **23**, 270 (1935).

SULZER, R.: Über das Verhalten des Skelettmuskels in Ruhe und in Kontraktur bei der Dehnung. Z. Biol. **87**, 472 (1928).

Sulzer, R.: Zum Verhalten des Skeletmuskels in Ruhe und in Kontraktur. Z. Biol. **88**, 604 (1929).
— Ein neues Muskelmodell. Z. Biol. **90**, 29 (1930a).
— Die Gleichgewichtskurven des tätigen Skelettmuskels. Z. Biol. **90**, 13 (1930b).
— Die mechanischen Eigenschaften des Herzmuskels. Z. Biol. **92**, 545 (1932).
Szent Györgyi, M. A.: Recherches sur la contraction musculaire et la distribution électronique dans les structures vivantes. La structure chimique du muscle. Bull. Soc. Chim. biol. Paris **29**, 560 (1947).
Thomson, W.: Dynamical Theory of Heat. Philos. Trans. Philos. Mag. **15**, 4 (1851).
Üxküll, I. v.: Studien über den Tonus. Z. Biol. **44**, 269 (1903).
Ulbrecht, G.: Thermoelastische Analyse des gelben Anteils des Schließmuskels der Teichmuschel. Z. Biol. **103**, 278 (1950).
Wagner, R.: Über die Temperaturabhängigkeit der Muskelkraft beim Kaltblüter. Z. Biol. **84**, 373 (1926).
Walker, S. M.: Tension and Extensibility Changes in Muscle Suddenly Stretched during the Twitch Response. Amer. J. Physiol. **164**, 238 (1951).
Walter, W. G.: The Tensile Strength of Striated Muscle, Investigated on the Gastrocnemius Muscle of the Frog. Arch. neerl. Physiol. **28**, 655 (1948).
Weber, A.: Muskelkontraktion und Modellkontraktion. Biochim. et Biophys. Acta **7**, 214 (1951).
—, und H. H. Weber: Zur Thermodynamik der Kontraktion des Fasermodells. Biochim. et Biophys. Acta **7**, 339 (1951).
Weber, E.: Muskelbewegung. In Wagners Handwörterbuch der Physiologie, Bd. 3/2. 1846.
Weber, H. H.: Die Muskeleiweißkörper und der Feinbau des Skelettmuskels. Erg. Physiol. **36**, 109 (1934).
— Der Feinbau und die mechanischen Eigenschaften des Myosinfadens. Pflügers Arch. **235**, 205 (1935).
— Elastische Nachwirkungen am Muskel und kinetische Elastizität. Kolloid-Z. **96**, 269 (1941).
— Muskel und Muskelkontraktion. Fiat. Rev. Germ. Sci. **59** (III) 1 (1948).
— Die Aktomyosinmodelle und der Kontraktionscyclus des Muskels. Z. Elektrochem. angew. physik. Chem. **55**, 511 (1951).
Wertheim, M. G.: Mémoire sur l'élasticité et la cohesion des principaux tissus du corps humain. Ann. Chim. et Phys. **21**, 385 (1847).
Wiegand, W. B., and I. W. Snyder: The Rubber Pendulum, the Joule Effect, and the Dynamic Stress-Strain Curve. Trans. Instn. Rubber Ind. **10**, 234 (1934).
Wiener, O.: Zur Theorie der Stäbchendoppelbrechung. Ber. Verh. sächs. Ges. Wiss., Math.-physik. Kl. **61**, 113 (1909).
Wilkie, R.: The Relation between Force and Velocity in Human Arm Muscle. J. of Physiol. **110**, 249 (1950).
Winton, F. R.: The Influence of Length to the Responses of Unstriated Muscle, to Electrical and Chemical Stimulation, and Stretching. J. of Physiol. **61**, 368 (1926).
— The Influence of Temperature on the Mechanical Responses of Certain Unstriated Muscles. J. of Physiol. **63**, 28 (1927).
— Tonus in Mammalian Unstriated Muscle. I. J. of Physiol. **69**, 393 (1930).
Wöhlisch, E.: 2. Untersuchungen über elastische, thermodynamische, magnetische und elektrische Eigenschaften tierischer Gewebe. Verh. physik.-med. Ges. Würzburg, N. F. **51**, 53 (1926).
— Der Dahlander-Effekt am elastischen Gewebe. Z. Biol. **88**, 52 (1929).
— Ein optisches Lineardilatometer zur Erforschung der thermoelastischen Eigenschaften des Muskels. Z. Biol. **91**, 137 (1931).
— Die thermischen Eigenschaften der faserig strukturierten Gebilde des tierischen Bewegungsapparates. Erg. Physiol. **34**, 406 (1932).

WÖHLISCH, E.: Muskelphysiologie vom Standpunkt der kinetischen Theorie der Hochelastizität und der Entspannungshypothese des Kontraktionsmechanismus. Naturwiss. **28**, 305 (1940).
— Ein Universalinstrument zur thermodynamischen Analyse hochelastischer Zustandsänderungen. Das optische Linear-Dynamodilatometer. Kolloid-Z. **100**, 151 (1942).
— Über das sogenannte „WEBERsche Paradoxon" der Muskelkontraktion und den „Punkt der absoluten Muskelkraft". Pflügers Arch. **246**, 354 (1943).
—, u. H. G. CLAMANN: Quantitative Untersuchungen zum Problem der thermoelastischen Eigenschaften des Skelettmuskels. Z. Biol. **91**, 399 (1931).
— — Untersuchungen über das elastische Verhalten des ruhenden Herzmuskels. Pflügers Arch. **237**, 590 (1936).
—, u. W. GRÜNING: Thermodynamische Analyse der Muskeldehnung vom Standpunkt der thermokinetischen Theorie der Kautschukelastizität. Pflügers Arch. **246**, 469 (1943).
—, u. R. DU MESNIL DE ROCHEMONT: Zur Thermodynamik der Muskelkontrakturen. Die thermischen Spannungskoeffizienten der Säure- und Chloroformkontraktur und der Totenstarre. Z. Biol. **87**, 364 (1928).
— — u. H. GERSCHLER: Untersuchungen über die elastischen Eigenschaften tierischer Gewebe. I. Elastizitätsmodul, Zerreißfestigkeit, Arbeitsvermögen und elastische Vollkommenheit. Z. Biol. **85**, 325 (1926).
WOLPERS: Die Darstellung von Geweben mit dem Elektronenübermikroskop. Dtsch. med. Wschr. **1944**, 435.
WYMAN, J.: Studies on the Relation of Work and Heat in Tortoise Muscle. J. of Physiol. **61**, 337 (1926).

Nachtrag.

Mit Absicht sind hier plastische und elastische Eigenschaften als getrennte Begriffe behandelt worden. Nach der Theorie von WALTER müssen sie zwei verschiedenen Serienelementen zugeordnet werden. Neuere Versuche von REICHEL am glatten Schließmuskel der Meeresmuschel Pinna nobilis [Z. Biol. **105**, 162 (1952)] und am Herzstreifen der Schildkröte (unveröffentlicht) haben die Ansicht WALTERS in vollem Umfang bestätigt. Sowohl die dynamische als auch die statische Steifheit sind unabhängig von den plastischen Längenänderungen, die beide Objekte im Lauf längerer Belastung erfahren. Daran ändert sich auch nichts, wenn die plastischen Verlängerungen mehr als 20% der Ausgangslänge betragen. Wie wichtig es ist, zwischen plastischen und elastischen Eigenschaften zu unterscheiden, zeigen Versuche von NEUROTH und WEZLER [Pflügers Arch. **255**, 93, (1952)] am Froschherzen. Isotonische Spontankontraktionen führen zu einer Volumenzunahme, also zu einer Verschiebung der Minima nach rechts im Druck-Volumen-Diagramm, die offensichtlich auf *plastischen* Vorgängen innerhalb der contractilen Ketten beruht. NEUROTH und WEZLER ziehen aber den Schluß, daß das Herz während der Tätigkeit weicher werde, sich also in seinen *elastischen* Eigenschaften ändere. Die Autoren berufen sich dabei auf die sog. „Weichmacherwirkung" der ATP. Nach einer neueren Arbeit von PORTZEHL [Z. Naturforsch. 7b, 1, (1952)] wird aber infolge Abbaus der ATP Muskel und Actomyosinmodell während der Kontraktion nicht weicher, sondern steifer. Im Gegensatz zu früheren Anschauungen (s. S. 526) sei nicht das von ATP befreite, sondern das mit ATP versetzte, aber an der Kontraktion verhinderte System mit dem ruhenden Muskel vergleichbar. Im Modell geht mit der Abnahme der ATP-Konzentration eine Zunahme des Elastizitätsmoduls parallel, ähnlich wie das BATE SMITH und BENDALL [J. of Physiol. **106**, 177, (1947)] am Muskel während der Totenstarre beobachtet haben.

Laboratoires de Physiologie (Institut L. Fredericq) et de Pathologie générale de l'Université de Liége (Belgique).

Les Sensibilisateurs au Potassium[1].

Par

M. Goffart et Z. M. Bacq.

Avec 18 figures.

Table des matières.

	Page
I. Introduction	556
II. Extension et limites de la notion de sensibilisateur au potassium	557
A. Contracture ou contraction	558
B. Modification de perméabilité?	561
C. Modifications de l'excitabilité	563
D. Période réfractaire	564
E. Synchronisation	565
F. Le groupe des sensibilisateurs aux ions	565
III. Applications en physiologie et en biologie	569
1. Toxicité des alcaloïdes purs du vératrum	569
2. Modifications des effects de l'acétylcholine	570
3. Modifications des effets cardiaques de l'excitation vagale	570
4. L'effet Bezold	572
5. Réflexes sino-carotidiens	578
6. Système nerveux central	579
7. Nerf, plaque motrice, muscle strié	580
a) La vératrine	580
b) La guanidine	580
c) Le sulfocyanure de sodium	581
d) La colchicine oxydée	582
e) L'aconitine	582
f) La caféine et les méthylxanthines	582
g) Nerfs et substances vératriniques	583
h) «After-potential» et substances vératriniques	586
i) Phénomènes répétitifs et autorythmiques	587
j) Consommation d'oxygène	588
k) Recrutement	589
8. Myotonie	591
9. Muscles lisses	592
10. Ganglion sympathique	593
11. Adrénalinosécrétion	594
12. Venins de scorpions	596
IV. Hypothèses générales basées sur les réactions du nerf et du muscle strié	597

[1] Une partie des faits exposés dans cette revue a déjà été présentée à la réunion de 1950 de la Pharmakologische Gesellschaft par Vanremoortere E., Goffart M. et Bacq Z. M. [Arch. exper. Path. u. Pharmakol. **212**, 31 (1950).]

	Page
V. Applications en pathologie humaine et animale	598
1. L'ion SCN	598
2. Les méthylxanthines	599
3. Les dérivés du métabolisme des nucléoprotéines et des protéines	599
4. La guanidine	599
5. L'histamine	602
VI. Applications thérapeutiques	602
VII. Conclusions générales	603
Bibliographie	604

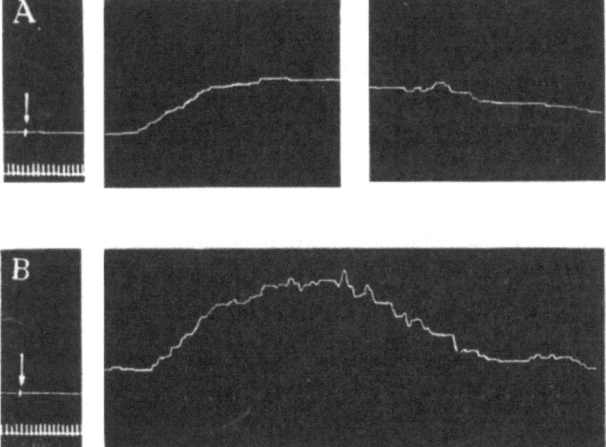

Fig. 1. Transmission humorale de la contraction vératrinique. Contraction isotonique du gastrocnémien de *Rana esculenta*, recevant le perfusat d'une autre grenouille. Enregistrement vertical; temps en 6 second s; Ringer vératriné 1/50.000. A: A gauche, niveau du tonus avant la stimulation de l'autre grenouille. Au milieu, réponse du test 14 minutes après le début de la stimulation de la grenouille «donneuse». A droite, fin de la transmission. B: Perfusion en vératrine + curare. A gauche, niveau du tonus avant la stimulation. A droite, réponse 14 minutes après le début de la stimulation de la grenouille «donneuse». [BACQ, Z. M., et M. GOFFART: Arch. internat. Physiol. **49**, 192 (1939).]

I. Introduction.

Au cours de son séjour à Liége en 1939, SZENT-GYÖRGYI nous demanda de vérifier expérimentalement l'hypothèse de travail suivante: la vératrine[1] stabiliserait une substance de «contraction», prolongeant ainsi le travail du muscle strié une fois excité, de la même manière que l'ésérine stabilise l'acétylcholine, substance d'«excitation». Cette substance de contraction stabilisée serait susceptible de diffuser dans un perfusat et d'agir sur une autre préparation. L'expérience permit de vérifier ce dernier point: si deux trains postérieurs de grenouille de Hongrie sont perfusés en série, selon la technique de TRENDELENBURG, avec du liquide de Ringer vératriné 1/50.000, la faradisation du train postérieur de la première grenouille libère dans le perfusat une substance qui amène le raccourcissement des muscles de la deuxième grenouille au repos (27, 336) (fig. 1). L'analyse du phénomène prouva qu'il ne s'agissait pas de la stabilisation d'une «substance de contraction», mais bien d'une sensibilisation par la vératrine du muscle de la grenouille réceptrice, au K^+ libéré par faradisation des muscles de la grenouille «donneuse». En effet, BACQ (17) a montré sur le *rectus abdominis* de *Rana* isolé que la contraction isotonique provoquée par de petites doses de KCl est décuplée

---

[1] Le terme «Vératrine» utilisé dans cette revue signifie mélange d'alcaloïdes des graines de Sabadilla de *Schoenocaulon officinale*, Gray, tel qu'il était et est encore délivré dans le commerce, par exemple le sulfate de vératrine Merck.

après que le muscle a été soumis pendant quelques minutes à l'action de la vératrine 1.10^{-6} à 1.10^{-5}. L'expérience (fig. 2) est d'une grande simplicité; les étudiants la réalisent sans difficulté au cours pratique; elle donne une idée précise de l'importance quantitative du phénomène.

BUCHTHAL et LINDHARD (59) ont critiqué la note préliminaire de SZENT-GYÖRGYI, BACQ et GOFFART (336), mais les travaux de BACQ et GOFFART (27) et BACQ (18) font justice de leurs objections. FENN (119) s'est montré d'accord sur l'interprétation de cette expérience pharmacologique de transmission

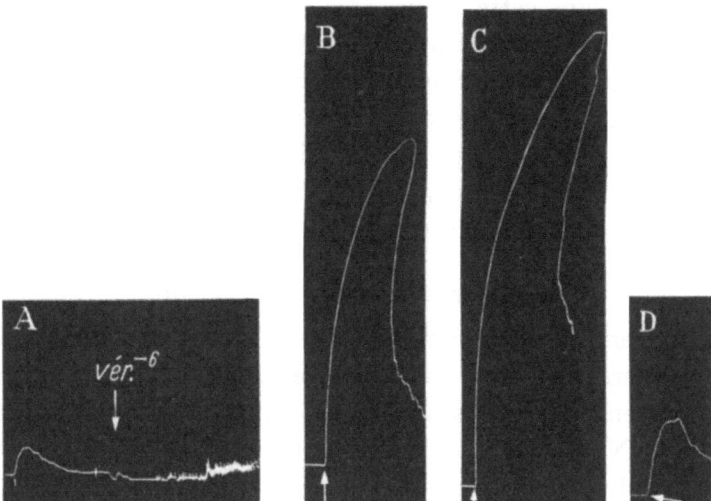

Fig. 2. Sensibilisation réversible aux ions K par la vératrine. Rectus isolé de *Rana temporaria*, bain de 2 cc. A: KCl 1% 0.1 cc. A 10 h. 45, vératrine 1.10^{-6}. B: KCl 1% 0.1 cc., à 10 h. 49, vératrine 1.10^{-6}. C: KCl 1% 0.1 cc., à 11 h. 00, vératrine 1.10^{-6}; A 11 h. 10, lavages multiples au Ringer pur. D: KCl 1% 0.1 cc. à 11 h. 42. [BACQ, Z. M.: Arch. internat. Pharmacodynamie **63**, 60 (1939).]

humorale de la contraction musculaire, tout en constatant avec nous qu'elle ne vérifiait pas l'hypothèse de départ, et que la vératrine ne stabilise pas une «substance de contraction»; de plus, elle ne montre pas qu'en l'absence de vératrine, le K^+ est une «substance de contraction». En fait, c'est cette expérience qui a imposé la notion de sensibilisateur aux ions. Douze ans se sont écoulés depuis lors et il nous a paru utile de présenter en une revue critique la littérature qui s'est développée à ce sujet.

II. Extension et limites de la notion de sensibilisateur au potassium.

L'appellation de «sensibilisateur au potassium» est donnée aux corps qui augmentent dans de fortes proportions la contraction du *rectus abdominis* d'amphibien dans les conditions suivantes: on isole le muscle, on le suspend dans un bain de Ringer oxygéné et on enregistre sa contraction au moyen d'un levier isotonique. On recherche la dose d'ions K^+ qui provoque une très faible contraction du muscle, 0.1 cc. KCl à 1% dans un bain de 2 cc. par exemple; on lave dès que la contraction atteint son maximum, puis on soumet le muscle pendant quelques minutes à l'action de la substance sensibilisatrice dissoute dans le Ringer; ensuite on ajoute la même quantité de KCl: le raccourcissement du muscle est considérablement augmenté. Après lavages répétés, le muscle revient à sa sensibilité première (fig. 2).

Spécifions qu'il s'agit de l'action «sensibilisante» de substances à une concentration telle qu'elles ne provoquent, par elles-mêmes, aucun raccourcissement du muscle. Tout ce qui concerne l'effet «contracturant» propre de fortes concentrations de caféine, guanidine, sulfocyanure ou vératrine, ne sera pas envisagé dans cette revue.

Cette notion de «sensibilisateurs» a déjà été entrevue par MASAYUKI OKAGAWA (268) pour le sulfocyanure, la diméthylguanidine et le potassium, encore que l'addition simultanée de doses subliminaires de ces substances ne permette pas d'exclure une simple addition d'effets. GELLHORN (144) a aussi signalé que le traitement préalable du muscle par le NaSCN augmente l'intensité de la „Kalikontraktur".

A. Contracture ou contraction.

Si on veut chercher à comprendre le mécanisme d'une telle sensibilisation, il faut tout d'abord savoir en quoi consiste le raccourcissement d'un muscle strié sous l'influence du potassium. Ce phénomène a souvent été qualifié de contracture. Nous croyons utile de rappeler la définition la plus généralement admise du terme «contracture». Elle est «characterized by a mechanical change which is not propagated nor attended by a wave-like electrical variation» (140). Les expériences sur lesquelles se basent cette conception de „Kalikontraktur" (140) remontent à 1924, où E. FISCHER (123) enregistrait l'activité électrique du *sartorius* isolé de grenouille à partir d'électrodes distantes de 3 à 4 mm. et à l'aide d'un galvanomètre à corde. «The technical question at issue is whether the action potentials in the contractured muscle are smooth or oscillatory. With a slow recording instrument, high frequency oscillations will be fused and give the appearance of a smooth curve», dit GASSER (140), et plus loin il poursuit: „In the few cases where electrical studies have been made of chemical contractures occuring spontaneously, the potential curves have been continuous. E. FISCHER found a continuous potential to obtain in the contractures produced by K^+...". Mais à relire E. FISCHER (123), on constate que, même avec un galvanomètre à corde, l'auteur a noté que le KCl, à une dose qui ne provoque pas de raccourcissement, détermine une dépolarisation. Quand le raccourcissement a lieu, ce n'est pas lui qui est responsable du changement de potentiel, mais il y a constamment superposition de petites oscillations et dans certains cas des potentiels d'action rythmés. L'enregistrement sur le cylindre enduit de noir de fumée ne montre pas ce „Flimmern". Comme d'autre part BROWN (51) à l'aide d'électrodes concentriques, recueillant les potentiels d'action d'un petit nombre de fibres musculaires, a pu montrer que l'injection intraartérielle de potassium chez le mammifère provoque un tétanos asynchrone, nous sommes enclins à considérer que le KCl provoque sur le muscle isolé de grenouille un tétanos et non une contracture au sens propre du mot.

KUFFLER (239) a constaté que si on applique du KCl en un point quelconque d'une fibre musculaire isolée de grenouille, il y a apparition d'un potentiel d'action propagé. Il est aussi possible d'obtenir de la sorte des contractures non propagées (242). Si on applique le potassium sur la plaque motrice d'une fibre musculaire isolée, la dose nécessaire pour provoquer une contraction propagée est beaucoup plus faible (238). Sur la fibre musculaire de lézard, la plaque motrice est le seul endroit qui soit sensible au K^+ à faible dose (59). Par contre, si on soumet un segment de muscle de grenouille à l'action du KCl (0.22 à 0.45 %), la dépolarisation est la même, que l'on immerge la partie qui contient les plaques motrices ou la partie aneurale. Cette dépolarisation provoque des influx propagés, mais les potentiels d'action diminuent, puis cessent d'être propagés dès que la dépolarisation dépasse quelques millivolts, ce qui n'est obtenu qu'en une à deux minutes comme le montre la figure 4 du mémoire de KUFFLER (238). La concentration de 0.05 à 0.25 gr. KCl % que nous utilisons est du même ordre de grandeur que dans les expériences de KUFFLER. Nous avions donc de bonnes raisons de croire que l'excitation d'un *rectus abdominis* aux ions K, donne lieu à des influx propagés pendant le temps, de deux minutes au maximum, où le KCl agit sur le rectus. Mais à la concentration de 0.2 à 0.5% KCl, le K^+ est susceptible de provoquer un influx propagé en n'importe quel point de la fibre musculaire (239). Nous sommes parfois obligés d'employer une concentration de 0.25% KCl pour obtenir une contraction isotonique de quelques millimètres; dans ce cas, il se peut que des influx partent de la fibre musculaire, alors qu'une concentration de 0.05 % KCl ne donne vraisemblablement qu'une excitation par la plaque motrice. Encore faut-il ajouter que KUFFLER (238, 239, 242) utilise le *sartorius* ou l'*adductor longus* de *Hyla aurea*, et que nous employons le *rectus abdominis* de *Rana temporaria*. Ces belles expériences de KUFFLER (239) confirment celles de BETHE et FRANCKE (33): sur le sartorius, le raccourcissement produit par le KCl concentré est identique, que celui-ci soit mis en contact avec la partie aneurale ou avec la portion du muscle qui contient les plaques motrices. Les recherches de BETHE et FRANCKE avaient infirmé l'opinion de RIESSER (306) selon laquelle le KCl (toujours à forte dose) agit sur la substance réceptrice de LANGLEY. RIESSER utilisait le gastrocnémien qui se prête moins bien à cette recherche.

Enfin, sur le muscle de crabe, KATZ (228) a constaté que la première phase de la «contracture» au potassium est de nature tétanique; elle est accompagnée d'oscillations électriques durant environ une minute et le point d'attaque du potassium est la jonction neuromusculaire. COPPÉE et GOFFART (72), enregistrant l'activité électrique du *rectus abdominis* de *Rana temporaria in situ* à partir de deux électrodes distantes de 2 mm. ont observé pendant

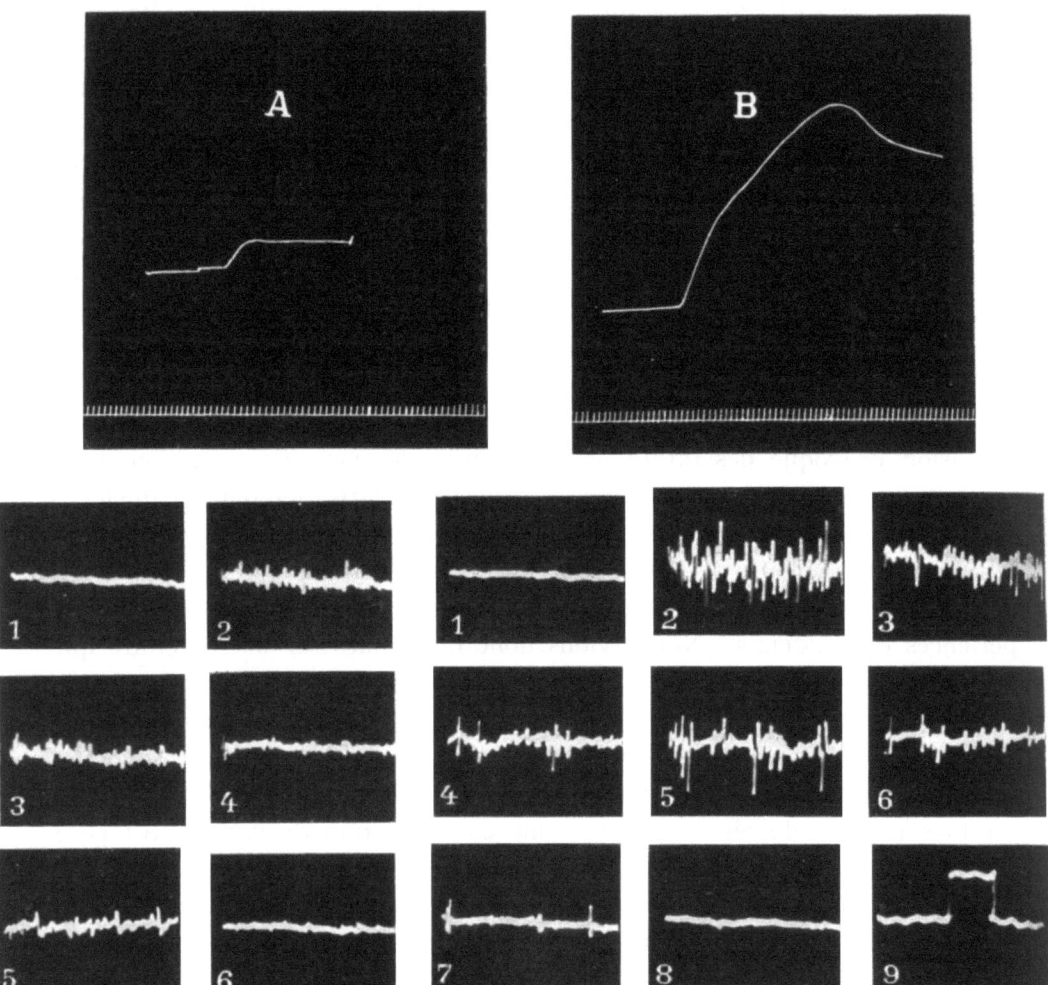

Fig. 3. Enregistrement simultané du raccourcissement et des potentiels d'action du *rectus abdominis* isolé de *Rana temporaria*, stimulé par le chlorure de potassium. Série A: Tracé supérieur: contraction isotonique par addition de 1 cc. KCl 5% au bain de 20 cc. de Ringer. Temps en 6 secondes. Activité électrique enregistrée entre une électrode appliquée sur toute la largeur du bout supérieur du muscle au dessus du niveau liquide et une électrode indifférente dans le fond du bain. 1: avant addition de KCl; 2 et 3: pendant le raccourcissement; 4: peu après le sommet; 5: dix-huit secondes après le sommet de la courbe; 6: pendant le plateau de raccourcissement. Série B. Tracé supérieur: contraction isotonique du même muscle par addition de 2.5 cc. KCl 5% au bain (muscle peu sensible au K). 1: activité électrique avant l'addition de KCl (mêmes conditions que plus haut); 2: pendant la phase rapide de raccourcissement; 3: pendant la phase plus lente de la contraction; 4, 5, 6: près du sommet de la courbe; 7 et 8: pendant le déclin de la contraction; 9: 100 μV. (COPPÉE, G., et M. GOFFART: Expériences inédites.)

quelques secondes des potentiels propagés, après application d'une goutte de Ringer enrichi d'une dose de KCl susceptible de provoquer le raccourcissement du même muscle *isolé*. L'enregistrement simultané de la contraction isotonique et des potentiels d'action du *rectus isolé* démontre que *la «Kalikontraktur» est un tétanos asynchrone suivi d'une contracture*. Au maximum de raccourcissement, la réaction du muscle est encore nettement tétanique, et c'est ce maximum qui sert à apprécier la sensibilisation au potassium. L'activité électrique du muscle soumis à de très petites doses efficaces de KCl et à des doses qui provoquent une forte contraction ne diffère que par la fréquence et l'amplitude des potentiels d'action (fig. 3).

Il existe de nombreux exemples où les perfectionnements techniques ont permis de revenir sur la conception de «contracture pure» et de montrer qu'il s'agissait d'une contraction associée à une contracture: a) la «contracture» vératrinique avant les expériences de HOFFMANN (205) et H. FREDERICQ (131): b) la «contracture de type vératrinique» que VERZAR et FELTER (348), VERZAR et PETER (349), BISHOP et KENDALL (37) ont obtenue avec les aldéhydes et que FENG (112) a prouvé être tétanique et propagée; c) la «contracture neuromusculaire» de BREMER (47), SCHAEFER (319), BREMER et DE SMEDT (48); d) la «contracture» acétylcholinique de RIESSER et STEINHAUSEN (309), NEERGAARD (284), SCHÄFFER et LICHT (321, 322), COWAN (75), BROWN (50) et KUFFLER (238). Mais ces constatations n'excluent pas la possibilité de l'existence dans le rectus de fibres musculaires à contraction lente comme l'ont démontré BRECHT et FENEIS (45), sur des fibres isolées du muscle *anconeus* de *Rana temporaria*. Ces fibres lentes ne jouent pas un rôle capital dans le phénomène de sensibilisation au potassium par la vératrine puisque GUARINO (169) a pu reproduire sur le *sartorius* les expériences que BACQ avait décrites sur le *rectus abdominis*.

B. Modification de perméabilité?

Peut-on invoquer à la base du phénomène de sensibilisation aux ions une augmentation de la perméabilité du muscle?

L'adrénaline désensibilise le muscle aux ions potassium (176, 342) et diminue aussi la perméabilité de la membrane musculaire à cet ion (155, 248). L'adrénaline supprime aussi les effets du sulfocyanure, sensibilisateur au K^+ (306). Mais les expériences de HARVEY montrent que l'adrénaline agit en moins de 5 minutes alors que LANGE (248) n'a pu démontrer avec certitude une diminution de perméabilité du muscle de batracien qu'après au moins 20 minutes. Récemment, J. LECOMTE (256) a montré que les antihistaminiques, qui ont la propriété de diminuer la perméabilité des membranes (125, 173), ont aussi la propriété de diminuer les réactions au potassium du *rectus* isolé normal ou sensibilisé par le sulfocyanure ou la vératrine. Pour FLECKENSTEIN et HARDT (125), les anesthésiques locaux agissent comme le calcium en diminuant la perméabilité de la membrane. Ils sont aussi désensibilisateurs du muscle de grenouille à l'action des ions potassium (40, 169). La cocaïne retarde la fuite du potassium à partir du nerf de grenouille anoxique; elle supprime aussi la perte de potassium consécutive à la dépolarisation du nerf par de fortes doses de vératrine (331). Les antihistaminiques comme les anesthésiques locaux diminuent la perméabilité de la membrane musculaire au potassium (332). La novocaïne bloque la plaque motrice du lézard en deux temps: d'abord la jonction nerf-plaque motrice, ensuite la jonction plaque motrice-muscle. Dans ce dernier cas, la novocaïne rend l'application locale de K$^+$ inefficace (59).

Des recherches de KUFFLER (242) montrent toute la complexité de ce problème: le traitement d'une fibre musculaire isolée de grenouille par la novocaïne 0.1 à 0.5% (qui aurait une ,,permeabilitätseinschränkende Grundwirkung", une ,,Dichtungs- und Stabilisierungseffekt") ne modifie pas le seuil d'excitabilité au courant constant, ni le seuil d'excitation au KCl. Les doses de KCl, qui normalement provoquent des contractions propagées, ne donnent plus qu'une contracture au point où elles sont appliquées. Le potentiel de repos n'est pas modifié sensiblement par la novocaïne et il n'a pas été possible de déterminer quel changement dans les caractéristiques de la membrane empêche la conduction des influx. Le fait que la novocaïne respecte la composante «contracture» est en accord avec les constatations de RIESSER (307).

GELLHORN (145, 146) attribue sa «contracture indirecte au sulfocyanure» à l'action perméabilisante de cet anion. Cette conception n'est pas en accord avec le fait, décrit par HÖBER et ses collaborateurs (200), que le sulfocyanure polarise pendant les cinq premières minutes de son action, avant d'avoir une action dépolarisante prolongée (fig. 11). Or GELLHORN (145, 146) ne met son muscle au contact du NaSCN que pendant une durée de cet ordre de grandeur, très suffisante pour obtenir une forte potentiation au K$^+$. L'explication de ,,Potentialgift" que GELLHORN propose pour sa «contracture indirecte» au NaSCN ne pourrait-elle pas faire place à la notion de sensibilisateur aux ions K$^+$ (19), Na$^+$ et Ba^{++} (153) de la solution qu'il met au contact du muscle après traitement par le sulfocyanure? MOSERA (279, 280, 281) a étudié l'influence de la vératrine, du sulfocyanure et de la guanidine sur l'imbibition et la perméabilité du muscle d'amphibien. Mais les doses et surtout les temps d'action de ces drogues, qu'il a été forcé d'employer pour obtenir des effets mesurables, indiquent que la propriété de certains sensibilisateurs au K$^+$ d'augmenter la perméabilité musculaire a peu de rapports avec leur propriété sensibilisante aux ions. Par contre, pour HAAS, KRAUSHAAR et CORDUA (172), la vératrine 1/100 000 diminue les ,,Quellungsvorgänge" du muscle.

Dans l'ensemble, les conceptions qui mettent un changement de perméabilité à la base d'un phénomène de raccourcissement du muscle par le potassium nous paraissent introduire une confusion, en supposant implicitement que le potassium doit pénétrer à travers la membrane et agir sur la substance contractile elle-même. Le potassium est un excitant comme un autre qui déclenche le raccourcissement de la machine contractile en dépolarisant la membrane. Des recherches récentes de FENG et ses collaborateurs (114) ont montré que la vitesse de dépolarisation de la membrane par le KCl n'est plus un argument suffisant pour faire assumer au K⁺ une simple action de surface. L'augmentation de perméabilité de la membrane à ce cation est extrêmement rapide et étroitement parallèle aux variations de polarisation. Mais ceci est un problème de physiologie générale très délicat, et il vaut mieux chercher à comprendre les phénomènes de sensibilisation en termes d'excitabilité. C'est d'ailleurs l'évolution qu'a suivie FLECKENSTEIN qui, parti d'un „Permeabilitätsproblem" (125) en arrive à classer les substances «contracturantes» et leurs antagonistes en «Katelectronika» et «Anelectronika» (124, 127, 129). Il rejoint ainsi les anciens travaux d'OKAMOTO (291) qui avaient montré dès 1924 que l'adrénaline et la novocaïne freinent la dépolarisation du muscle par le potassium et ceux de SHANES (332) qui a fait la même constatation avec les anesthésiques locaux et les antihistaminiques.

C. Modifications de l'excitabilité.

Puisque le KCl ajouté au bain de Ringer produit dans le muscle un tétanos asynchrone, suivi d'une contracture vraie, plusieurs interprétations de l'action des sensibilisateurs s'offrent à nous: l'action d'une petite dose de KCl pourrait être augmentée en abaissant le seuil de réaction de certaines fibres qui ne seraient pas affectées par une concentration trop faible de KCl. Pour BUCHTHAL et LINDHARD (59), la vératrine ne modifierait pas le seuil d'efficacité du K⁺ et de l'acétylcholine. Mais on peut constater sur le *rectus abdominis* que des doses inefficaces de K⁺ provoquent, après action des sensibilisateurs, un raccourcissement du muscle (fig. 5). Nous pouvons citer par analogie les données de la littérature concernant les modifications de l'excitabilité électrique sous l'influence des sensibilisateurs au potassium, énumérées dans le tableau I, p. 567. La vératrine, la caféine et la théophylline, la guanidine et le sulfocyanure, pourraient agir suivant cette modalité: la vératrine 0.1% réduit de 50 à 75/₀ environ la chronaxie du muscle gastrocnémien de grenouille (232, 250). QUERIDO (300) a confirmé que la vératrine abaissait le seuil d'excitabilité du muscle. La caféine 0.005% à 0.01% diminue la chronaxie du gastrocnémien de *Rana temporaria* de 50% pendant plus de 15 minutes. La chronaxie de *Rana esculenta* est beaucoup moins affectée que celle de *Rana temporaria* (252). La susceptibilité de ces deux espèces d'amphibiens aux sensibilisateurs au potassium est en accord avec cette donnée (18). La théophylline 0.01% abaisse la chronaxie musculaire pendant 30 à 60 minutes (182). LAPICQUE rapporte des faits semblables pour la guanidine et le NaSCN (251)[1]. Selon NAGAMITU (282), la guanidine raccourcirait la période réfractaire, abaisserait la rhéobase, mais laisserait la chronaxie inchangée.

Par contre, l'aconitine, la delphinine (351) et la spartéine (290) qui sont des sensibilisateurs au potassium, augmentent la chronaxie musculaire. Mais

---

[1] CHAO, I.: J. cell. comp. Physiol. **6**, 1 (1935) a confirmé que la sulfocyanure augmente l'excitabilité électrique du muscle.

les concentrations employées sont souvent beaucoup plus élevées que celles qui sensibilisent au K^+ et on peut mettre en doute l'intérêt de ces mesures dans le cas qui nous occupe. Par exemple, la spartéine sensibilise au potassium à la dose de 1/10.000 alors que les mesures de chronaxie ont été faites à 1%. JAGUES (217) avec des doses énormes de vératrine de 5% à 0.5%, a confirmé les observations des LAPICQUE (250) sur la diminution de la chronaxie musculaire par cet alcaloïde, pendant la première phase de son action; mais, en adoptant les conceptions de BONNARDEL (43), d'après qui les mesures de chronaxie ne reflèteraient pas exactement l'excitabilité, JAGUES (217) arrive à la conclusion que la vératrine diminue l'excitabilité et se comporte comme le calcium. Pour GUTTMAN (171), la vératrine relèverait rapidement le seuil d'excitabilité du nerf de crabe à une dose inférieure à la dose dépolarisante. Néanmoins, l'opinion tout à fait générale est opposée à cette conclusion: au fur et à mesure que progresse l'intoxication par la vératrine, l'excitabilité est d'abord augmentée, puis déprimée (235). On peut concevoir que l'augmentation d'excitabilité de certaines fibres musculaires par les sensibilisateurs au potassium entraîne leur «recrutement» et une réponse mécanique plus forte à une dose faible, juste supraliminaire de KCl.

Une solution isotonique de glucose sensibilise au potassium (344). En 1931, FENN (120) a montré que la saccharose isotonique provoque pendant la première demi-heure une électronégativité du muscle. Cette constatation est en harmonie avec les travaux de HÖBER (199) qui a constaté que la dépolarisation du KCl est considérablement renforcée par traitement préalable au saccharose. Cette dépolarisation préalable pourrait aussi «recruter» certaines fibres musculaires moins excitables par une faible dose de K^+. Sur le nerf, au contraire, il semble que les paramètres d'excitabilité soient peu modifiés par une solution glucosée (142).

D. Période réfractaire.

Un autre processus de «sensibilisation au potassium» pourrait être la diminution de la période réfractaire qui permettrait d'élever la *fréquence* de la réponse tétanique au potassium. Dans ce cas, la quinine, qui allonge la période réfractaire, devrait désensibiliser aux ions K. Mais, alors que les réponses répétitives dues au potassium lui-même sont relativement peu affectées par la quinine, celle-ci diminue considérablement les effets de la vératrine sur le muscle (177). D'autre part VANREMOORTERE (347) conclut de ses expériences que la quinidine diminue la réponse musculaire au potassium sans affecter le processus même de sensibilisation par le sulfocyanure (345). Par contre, l'injection d'α-tocophérol à une grenouille (α-tocophérol qui a la propriété de supprimer les réponses répétitives, 106) diminue au moins de moitié la sensibilisation du rectus au potassium par le NaSCN (98). L'action désensibilisante au potassium de la procaïne pourrait, au moins partiellement, provenir d'une cause semblable. En effet, la procaïne empêche l'addition des stimuli répétés et donc la tétanisation du muscle stimulé directement (148).

E. Synchronisation.

Une meilleure synchronisation du tétanos entraînerait infailliblement un raccourcissement plus marqué. Le caractère asynchrone du tétanos produit par le KCl explique parfaitement le fait que la tension produite par le KCl sur le muscle de grenouille n'équivaut qu'à 20 à 35% de la tension tétanique

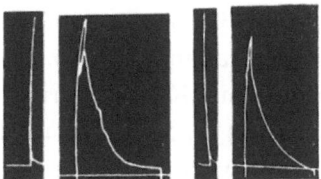 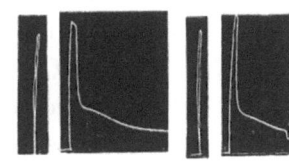

Fig. 4. Effet vératrinique par décalcification. Gastrocnémien de *Rana temporaria* isolé. *Tracé de gauche:* a) choc d'ouverture en Ringer normal. b) choc d'ouverture simple identique, le muscle baignant depuis 11 minutes dans du Ringer sans calcium + oxalate de soude 1/1000. Entre b) et c), 3 minutes de contact avec oxalate de soude 1/300. c) choc d'ouverture simple. entre c) et d): excitation rythmique pendant 5 minutes. d) choc d'ouverture simple. *Tracé de droite:* expérience similaire avec du citrate de soude.
[NEUSCHLOSZ, S. M.: Pflügers Arch. **196**, 522 (1922).]

synchrone produite par une stimulation électrique (33, 308). Une augmentation d'excitabilité permettant le passage de l'excitation d'une fibre musculaire à l'autre pourrait faciliter la synchronisation dans le cas d'une excitation au KCl en présence de vératrine (188, 356).

Quoi qu'il en soit, *le mécanisme intime de la «sensibilisation au potassium» n'est pas encore clair* et le nombre des interprétations possibles fait déjà entrevoir que le groupe des sensibilisateurs au potassium n'est pas homogène (cf. III, chap. 7).

F. Le groupe des sensibilisateurs aux ions.

On peut objecter que le test simple que nous proposons pour démontrer qu'une substance sensibilise au potassium est assez drastique, qu'il occasionne au muscle une grande dépense d'énergie; l'action du K ne peut être prolongée longtemps sur le muscle sous peine de provoquer une dégradation massive de la phosphocréatine, une augmentation de la consommation d'oxygène et une production d'acide lactique importante (186). Néanmoins, c'est un «outil pharmacologique» intéressant qui a permis de montrer la sensibilisation au potassium par la vératrine, la possibilité de sensibilisation à d'autres ions et l'étude de l'antagonisme ionique (18). La vératrine augmente les réactions du muscle non seulement aux ions K, mais aussi aux cations alcalins Rb, Cs, NH_4, Na et à l'ion bivalent Ba, ce qui est surprenant étant donné les affinités chimiques qui rapprochent le Ba du Sr et du Ca. Les effets du lithium et de l'ion H ne sont pas modifiés par cet alcaloïde. Un ion calcium antagonise un ion K, alors qu'il faut trois à quatre ions Mg ou Sr pour abolir, dans certaines limites, l'action d'un ion K sur le rectus vératriné. L'effet de la vératrine n'est pas proportionnel à la teneur absolue du milieu en ions K, mais bien aux variations du rapport classique des ions $\frac{K + Na}{Ca + Mg}$. On obtient une belle contraction du *rectus* vératriné non seulement par augmentation du numérateur (K ou Na), mais aussi par diminution du dénominateur, par précipitation (oxalate) ou désionisation (citrate) des ions Ca par exemple. De même, on obtient un effet vératrinique (nez de Funcke) soit en sensibilisant au K$^+$ (vératrine), soit en précipitant le calcium (135, 287) (fig. 4). Parmi ces ions, le potassium est particulièrement actif; ion surtout intracellulaire, monovalent, d'une grande mobilité, dépolarisant énergique, il prend part à presque toutes les réactions d'excitation ou de contraction. Il faut remarquer que sur le *rectus* isolé, comme dans les expériences de KUFFLER (240) sur les fibres musculaires isolées, la vératrine (ou les autres sensibilisateurs) ne change pas le seuil d'efficacité des petites doses de K$^+$ dans la même proportion qu'elle amplifie la réponse dès que celle-ci est provoquée (fig. 5). L'acétylcholine éventuellement libérée par les ions K (35, 53, 108) n'intervient pas dans le mécanisme de cette sensibilisation, parce que l'atropinisation du coeur ou la curarisation du *rectus* isolé n'enlève rien à l'hypersensibilité au potassium provoquée par la vératrine, le sulfocyanure (274, 346) ou la caféine (160). L'aconitine, la delphinine, (18), la colchicine oxydée, le sulfocyanure et l'hyposulfite sont aussi sensibilisants au potassium (19). La vératrine et les substances analogues augmentent les effets du potassium sur le muscle de tous les invertébrés à l'exception des Echinodermes et des Coelentérés (16, 150) et sur les muscles lisses et striés de mammifère (18) (voir III, chap. 9).

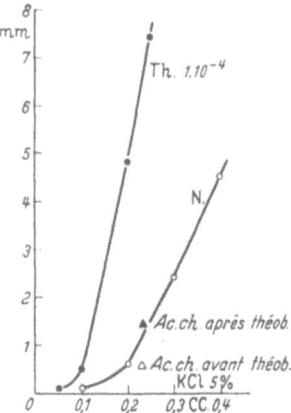

Fig. 5. Sensibilisation au potassium et à l'acétylcholine par la théobromine. Contractions du *rectus abdominis* de *Rana temporaria*, isolé dans un bain de 20 cc. et stimulé par le KCl en Ringer et en Ringer + théobromine 1/10.000. *En ordonnées*, raccourcissement vrai exprimé en mm. *En abscisses:* doses de KCl 5%. Cercles sur la courbe N = réponses en Ringer normal. Points sur la courbe Th. 1.10^{-4} = réponses en Ringer + théobromine 1/10.000 au maximum de sensibilisation. Notez que la dose seuil est abaissée par le sensibilisateur de 50% alors que la potentiation de la dose 0.2 cc. KCl 5% est d'environ dix fois. Les deux triangles montrent que la réponse du muscle à une dose d'acétylcholine est moins augmentée par la théobromine que la réaction aux ions K. [GOUTIER, R.: Arch. internat. Physiol. **57**, 158 (1949).]

HARVEY (176), AMANN et JARISCH (3), PETERFALVI (297), GUARINO (169) ont confirmé nos expériences. De nombreux sensibilisateurs au potassium ont été repérés systématiquement, ou signalés par hasard. *Il est impossible de trouver actuellement une relation quelconque entre la structure chimique et la propriété de sensibiliser au potassium* (tableau 1). Il n'est d'ailleurs pas toujours nécessaire d'avoir recours à des substances pharmacologiques pour

Tableau 1. *Les sensibilisateurs au potassium.*

Substances	Concentration pour 100 cc. en mgr.	Effet	Références
Vératrine	0.01 à 1	++++	BACQ (18)
		++++	HARVEY (176)
		++++	AMANN et JARISCH (3)
	0.4	++++	COPPÉE (71)
Aconitine	0.1 à 10	++	BACQ (18)
Delphinine	10	++	BACQ (18)
Guanidine	10	++	HARVEY (176)
	20	++	COPPÉE (71)
Méthylguanidine	0.02 à 20	+ à ++	TORDA et WOLFF (339)
Chloro- et bromopicrine	1	++++	BACQ (20)
Colchicine oxydée	10 à 50	+++	BACQ (19)
Sulfocyanure	10 à 100	++++	BACQ (19)
			COPPÉE (71)
Hyposulfite	1000	+++	BACQ (19)
Spartéine	10	++	COPPÉE (71)
Arécoline	10	+	COPPÉE (71)
Atropine	5 à 20	+	COPPÉE (71)
Perchlorate Na	10	++	CHARLIER (66)
Persulfate Na	100	+	CHARLIER (66)
Perborate Na	10	+	CHARLIER (66)
Permanganate Na	1 à 4	+	CHARLIER (66)
Acide adénylique	0.2 à 200	+	TORDA et WOLFF (339)
Adénosine	0.2 à 20	+	TORDA et WOLFF (339)
Adénine (sulfate ou acétate)	0.2 à 20	+ ou 0	TORDA et WOLFF (339)
Guanine	0.02 à 20	++	TORDA et WOLFF (339)
Xanthine	0.02 à 20	+ à ++	TORDA et WOLFF (339)
Uracil	0.02 à 200	+ à ++	TORDA et WOLFF (339)
Thiouracil	0.02 à 200	+ à ++	TORDA et WOLFF (339)
Acide urique	0.02 à 200	+ à ++	TORDA et WOLFF (339)
Urée	0.02 à 20	+	TORDA et WOLFF (339)
Thiourée	0.02 à 20	+	TORDA et WOLFF (339)
Caféine	0.02 à 20	++	TORDA et WOLFF (339)
	15	++++	GOUTIER (163)
Théobromine	0.02 à 20	++	TORDA et WOLFF (339)
	25	++	GOUTIER (163)
Théophylline	0.02 à 20	++	TORDA et WOLFF (339)
	50	+++	GOUTIER (163)
Pyridine	0.02 à 20	+	TORDA et WOLFF (339)
2-méthyl-5-éthoxyméthyl-6-aminopyrimidine	0.02 à 20	+	TORDA et WOLFF (339)
4-méthyl-5-hydroxyéthylthiazol	0.02 à 20	+	TORDA et WOLFF (339)
Pyrrol	0.02 à 20	+ à ++	TORDA et WOLFF (339)
Histamine	1 à 2	++++	LECOMTE et OSTERRIETH (257)
Erythrine			CICARDO (69)
Extrait de gui	0.01 à 0.02	++	HÉBRANT et GOFFART (185)
D.D.T.	1	++	HÉBRANT et GOFFART (185)

Tableau 1. (Suite.)

Substances	Concentration pour 100 cc en mgr.	Effet	Références
Hexachlorocyclohexane	2 à 5	++	Hébrant et Goffart (185)
Indol	1500	+ à ++	Torda et Wolff (340)
			Izquierdo et Stoppani (215)
Scatol	600 à 1500	+ à +++	Torda et Wolff (340)
			Izquierdo et Stoppani (215)
Cyanate de Na	0.1 à 10	+	Blavier (39)
2-4-dichlorophenoy-acétate de Na . . .	50 à 500	++	Hébrant et Goffart (185)

sensibiliser au potassium: Vanremoortere (344) y est arrivé simplement en baignant le *rectus* de *Rana pipiens* dans du glucose isotonique.

D'autre part, Harvey (176), Torda et Wolff (339, 341), Peterfalvi (297), Lecomte (256), Blavier et coll. (40) ont décrit une série de «désensibilisants au potassium».

Certains corps, qui sur le seul test du *rectus abdominis* se comportent comme la vératrine, se sont avérés, à l'analyse électrophysiologique, agir suivant des modalités toutes différentes. Tel est le cas de la caféine qui, «sensibilisateur au potassium», n'est nullement «vératrinique» et ne provoque pas une réponse répétitive du muscle à un seul stimulus électrique. Par contre, certains corps peuvent donner une réponse «vératrinique» (nez de Funcke) (37, 348, 349) parfaitement propagée (112) sans pour cela qu'ils sensibilisent le muscle au potassium (65). C'est le cas de la glycérine, de la formaldéhyde, de l'acétaldéhyde et de la paraldéhyde. Le groupe des sensibilisateurs au potassium n'étant pas plus homogène que celui des substances qui donnent une ,,Nachkontraktur", il semble qu'il faille revenir sur l'opinion que l'un de ces critères soit préférable à l'autre pour décider si une substance est ou n'est pas vératrinique (18, 65, 66). Comme le font remarquer Eyzaguirre et coll. (106), l'apparition dans un tissu excitable de réponses rythmiques à un seul stimulus peut survenir dans les conditions les plus variables, par exemple: a) une pression hydrostatique accrue, b) la stimulation par un courant constant rectangulaire, c) une augmentation du milieu extérieur en ions H^+, K^+, acétate, lactate, citrate, oxalate, Ba^{++} et guanidine, ATP, DDT et quinoline, d) une diminution du milieu extérieur en Ca^{++}, e) l'inhibition de l'activité cholinestérasique à la jonction neuromusculaire par l'ésérine, f) l'action de la toxine tétanique à la plaque motrice, g) le groupe hétérogène des substances vératriniques, h) la myotonie chez l'homme et la chèvre. On ne peut pas concevoir qu'une sensibilisation au potassium soit la cause des phénomènes répétitifs dans toutes ces conditions. Il est évident aussi que le phénomène de la sensibilisation au potassium ne peut être ramené à un seul processus. L'action des substances anticholinestérasiques s'explique presque toujours par la seule inactivation des cholinestérases (149); l'ignorance des actions biochimiques des sensibilisateurs au K⁺ est vraisemblablement la cause des difficultés d'interprétation que nous rencontrons.

La sensibilisation au potassium est un fait d'experience qui peut expliquer bon nombre des propriétés des corps qui la produisent. Mais il serait abusif de croire que toute substance faisant varier la sensibilité du *rectus abdominis* au potassium influence dans le même sens tout phénomène physiologique dans lequel le potassium est intéressé. Par exemple, HARVEY (176) et TORDA et WOLFF (342) ont montré que l'adrénaline désensibilise le *rectus* de grenouille au potassium, mais il n'en est pas moins vrai que par son action directe sur la fibre musculaire de mammifère elle augmente le pouvoir contractile de celle-ci (152).

Nous devons donc étudier les substances qui sensibilisent au potassium dans le détail de leur action sur chaque tissu et envisager dans chaque cas jusqu'à quel point leur propriété de sensibilisateur rend compte des faits observés.

III. Applications en physiologie et en biologie.
1. Toxicité des alcaloïdes purs du vératrum.

Si on met en parallèle la toxicité de divers alcaloïdes purs de la vératrine (235) et leur pouvoir de sensibiliser aux ions K, on trouve une correspondance assez frappante: les alcaloïdes esters (vératridine, protovératrine et cévadine) sont plus toxiques et plus sensibilisateurs au K⁺ que les alcaloïdes non esters (jervine, rubijervine, cévine et germine). Le tableau 2 montre que ces alcaloïdes se classent à peu près dans le même ordre si on envisage leur toxicité et leur concentration minimale sensibilisante. Si

Tableau 2.

Alcaloïdes	LD 50 (mgr./Kg.) Souris (intraveineuse) (KRAYER et ACHESON, 235)	Concentration minimale sensibilisante (GOUTIER, 165)
Protovératrine .	0.048	de 2.10^{-7} à 5.10^{-7}
Vératridine . . .	0.42	1.10^{-7}
Cévadine	1	de 5.10^{-7} à 1.10^{-6}
Jervine.	9.3	de 1.10^{-6} à 2.10^{-6}
Rubijervine. . .	70	1.10^{-5}
Cévine	87	2.10^{-5}
Germine	139	5.10^{-5}

on tient compte du fait que la LD 50 est obtenue avec des doses assez fortes, qu'on recherche la sensibilisation au K⁺ pour une dose d'alcaloïde décuple de la dose seuil et qu'on prend en considération la différence de vitesse avec laquelle certains de ces alcaloïdes sensibilisent, le parallélisme est encore plus net (162, 165).

2. Modification des effets de l'acétylcholine.

Contrairement à une opinion précédemment émise (21), le muscle de Batracien isolé, après avoir été soumis à l'action de la vératrine, répond plus vigoureusement et surtout plus rapidement à l'acétylcholine (18). Cette légère sensibilisation à l'acétylcholine par la vératrine serait due à la composante potassique de l'action de l'acétylcholine. En effet: a) l'acétylcholine libère du potassium musculaire (69, 175, 233, 335); b) après vératrinisation, l'allure de la réponse à l'acétylcholine du *rectus* isolé se rapproche de celle d'une contraction potassique: départ plus rapide, raccourcissement moins durable (18); c) l'ésérinisation complète du *rectus* ne modifie pas quantitativement la potentiation de l'effet de l'acétylcholine par le sulfocyanure (346). NELEMANS n'a pas retrouvé l'augmentation des effets de l'acétylcholine sur le muscle après action du sulfocyanure (286).

Le muscle de grenouille soumis à l'action de la caféine (160, 292, 339), de la théobromine (163) (fig. 5) ou de la guanidine (176) comme le muscle vératriné (18), sont sensibilisés à l'acétylcholine. La caféine sensibilise le *soleus* énervé de chat à l'acétylcholine (211). Il en est de même pour l'action cardiovasculaire de l'acétylcholine, considérablement augmentée par NaSCN 1.10^{-5} chez le chien (190). D'après l'explication proposée par BACQ (18), il s'agit d'une sensibilisation au K^+ libéré par l'acétylcholine; il ne faut pas perdre de vue néanmoins que de rares sensibilisateurs au K^+ peuvent être désensibilisants à l'acétylcholine et dans ce cas, au lieu d'augmenter la réponse à l'acétylcholine, ils la dépriment. La fig. 18 de COPPÉE (71) illustre ce fait à propos de la spartéine. VANREMOORTERE (344) en a fourni un autre exemple avec le glucose isotonique.

3. Modifications des effets cardiaques de l'excitation vagale.

La vératrine, le sulfocyanure et l'aconitine sensibilisent les coeurs de grenouille et de tortue à l'action inhibitrice des ions K^+ (KCl du Ringer décuplé) (94, 95). Les expériences de GOUTIER (163) indiquent que la caféine et les méthylxanthines ont la même action. L'effet excitateur de petites doses de potassium sur le coeur de grenouille est révélé par l'aconitine (94). La sensibilisation aux ions par l'aconitine a été confirmée chez le chien par AMANN et JARISCH (3). Inversement, si on emploie des doses d'aconitine 1.10^{-6} à 1.10^{-7} qui par elles-mêmes n'ont aucun effet, l'addition d'un petit excès de potassium (2 à 5 fois la dose du Ringer) ou la diminution du calcium, provoquent des arythmies, de l'accélération cardiaque et de la contracture ventriculaire que seules des doses beaucoup plus élevées d'aconitine auraient produites par elles-mêmes (209).

L'excitation vagale des oreillettes de la tortue libère non seulement de l'acétylcholine, mais aussi des ions K^+ (208, 260). De faibles doses de vératrine, sulfocyanure et méthylxanthines augmentent remarquablement l'action inhibitrice de l'excitation vagale sur le chrono- et l'inotropisme des oreillettes de *Emys orbicularis* (20, 132, 133, 161) (fig. 6), et de *Hydromedusa tectifera* (46); le phénomène est réversible. Le traitement du coeur de grenouille et de crapaud par NaSCN 0.1 % augmente la sensibilité du coeur à l'action vagale (189, 191). La vératrine fait de même sur le coeur de chien (296).

A plus forte concentration, la caféine (30, 132, 133), la vératrine et le sulfocyanure (163) dépriment l'effet vagal sur le coeur. Il en est de même de l'action de la vératrine sur la sensibilité du muscle strié au potassium (69). BUCHANAN (57), et avant elle RINGER lui-même (310) ont déclaré que les ions K diminuent les effets de la vératrine. BUCHANAN (57) utilisait des solutions de NaCl sans calcium auxquelles elle ajoutait de fortes quantités de KCl; elle a été la première à insister sur la nécessité d'utiliser la vératrine en solution diluée (1.10^{-6}).

Nous confirmons donc: 1° l'intervention de l'ion K (qui n'exclut pas celle de l'acétylcholine) dans l'inhibition vagale du coeur de tortue; 2° l'idée générale du rapport du regretté H. CARDOT au Congrès de Liège (1933) de l'Association des Physiologistes: «Les faits qui indiquent à quel point l'activité cardiaque est dépendante de la composition du milieu en électrolytes, à quel point aussi des

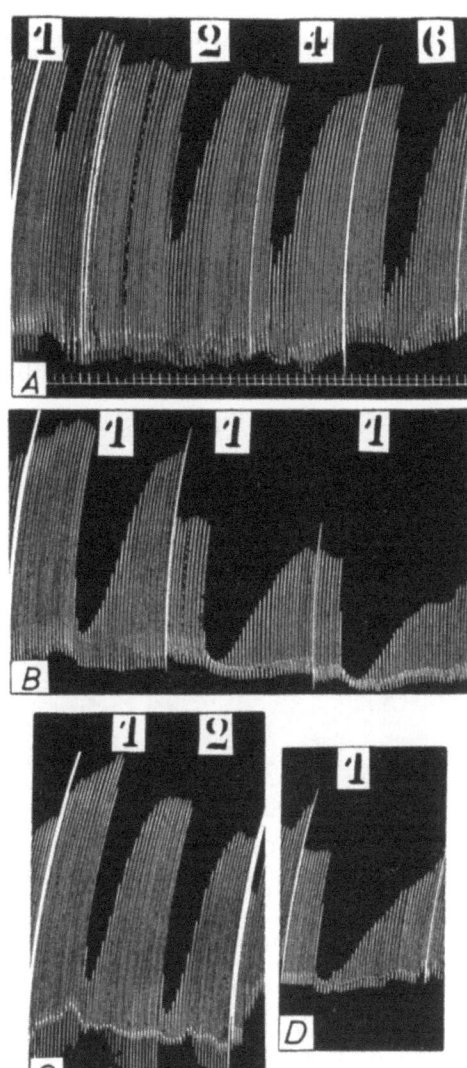

Fig. 6. Sensibilisation du coeur à la stimulation vagale, par la vératrine. Oreillette droite d'*Emys orbicularis*. Stimulations maximales du bout périphérique du vague gauche (décharges de condensateurs rythmées à 200 par minute). Les chiffres indiquent le nombre des stimuli. Temps en 6 secondes. En haut (A): oreillette normale: effet de 1, 2, 4 et 6 stimuli. Au milieu (B): effet de 1 stimulus après passage en Ringer vératriné 1.10^{-6}, successivement 4 minutes, 15 minutes et 24 minutes. En bas à gauche (C): 1 et 2 stimuli, 30 minutes après lavage au Ringer pur. En bas à droite (D): effet de 1 stimulus, 13 minutes après le passage au Ringer vératrine 5.10^{-6}. [BACQ, Z. M.: Bull. Acad. Méd. Belg. 12, 263 (1947).]

modifications de celle-ci peuvent entraîner d'immédiats effets chronotropes et inotropes, souvent très temporaires, nous paraissent favorables à l'hypothèse que la régulation nerveuse qui se manifeste aussi par de telles réactions, comporte surtout, *en dernière analyse*, des modifications de l'équilibre ionique et des charges superficielles au niveau des fibres musculaires» (62).

4. L'effet Bezold.

De 1937 à 1950, JARISCH et ses collaborateurs RICHTER et AMANN ont longuement étudié l'effet Bezold, c'est-à-dire la chute réflexe de la pression artérielle du Mammifère après injection de *vératrine*.

Dès 1867 en effet, BEZOLD (34) observe que l'hypotension vératrinique obéit à un mécanisme assez compliqué, bien élucidé par de nombreux travaux parus ces dix dernières années. Les faits sont les suivants: si, chez le chat chloralosé, dont les nerfs vagues sont intacts, on injecte par voie intraveineuse 0.1 à 0.2 mg. de vératrine par kg., on voit en quelques secondes baisser la pression carotidienne, de 140 à 60 mm. de Hg. par exemple, tandis que la fréquence cardiaque passe de 254 à 120 pulsations par minute (fig. 7). L'atropine abolit la bradycardie, mais l'hypotension persiste. Si on refroidit les deux vagues, la pression monte rapidement à 150 mm Hg.; dès qu'on laisse se réchauffer les nerfs, la pression retombe à 60. Pendant l'action de la vératrine, le nombre des influx afférents dans les vagues est fortement augmenté. Ces influx proviennent de l'oreillette droite et du ventricule gauche vraisemblablement à partir de cellules semblables à celles décrites par PANNIER (294). La zone réflexogène propre au réflexe de Bezold est l'aire coronarienne du ventricule gauche (14, 81) mais l'oreillette droite participe au phénomène (219, 220). L'effet Bezold *stricto sensu* est donc un réflexe d'origine cardiaque, dont les effecteurs sont le coeur lui-même et les vaisseaux.

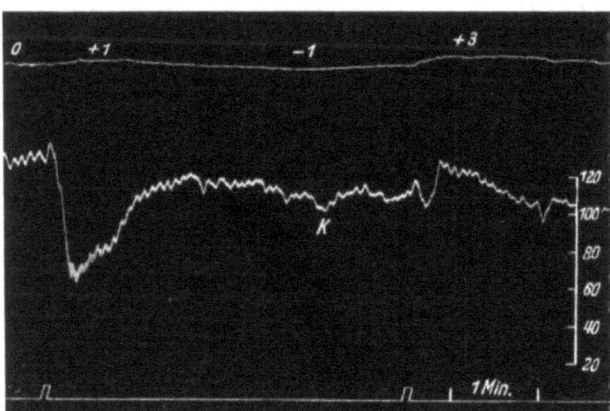

Fig. 7. Effet Bezold. Chat chloralosé, 2.5 Kg., ayant reçu en plusieurs injections 0.2 mg/kg. de vératrine. *Tracé supérieur:* pression veineuse; les chiffres indiquent les variations en cm. H$_2$O. *Tracé moyen:* pression carotidienne calibrée en mm. Hg. *Tracé inférieur:* signal et temps. A chaque signal, injection intraveineuse de 1 cc. KCl 2%; au premier signal, le KCl déclenche un effet Bezold. En K: bloc de transmission par refroidissement des nerfs vagues; au deuxième signal, KCl ne provoque plus d'effet Bezold par suite de l'interruption de la voie afférente de l'arc réflexe. [AMANN, A., u. A. JARISCH: Arch. exper. Path. u. Pharmakol. **201**, 47 (1943).]

Du sinus carotidien (vide infra, § 5) partent aussi des influx afférents qui se rendent aux centres vasoconstricteurs et cardioaccélérateurs qu'ils inhibent, aux centres cardioinhibiteurs et vasodilatateurs qu'ils excitent. Le centre respiratoire est déprimé par voie réflexe à partir de zones sensibles du poumon (14, 77, 81, 86, 222, 271, 278, 303).

Les centres nerveux eux-mêmes peuvent être affectés directement à plus forte dose (81, 194, 237, 305). A l'inverse des «vératrines» impures, la vératridine donne peu de tachyphylaxie (278); celle-ci est au contraire très marquée avec la protovératrine (236).

HEYMANS et DE VLEESCHHOUWER ont confirmé l'action centrale de la vératridine et la multiplicité des zones sensibles à cette substance qui provoquent des hypotensions réflexes (193).

AMANN et JARISCH (3) ont retrouvé, point par point, à propos du réflexe de BEZOLD ce que nous avions observé avec le *rectus* isolé de grenouille. Les sels de K, Rb, Ba, les précipitants des ions Ca, provoquent, à faibles doses, l'effet Bezold chez le chat légèrement vératriné; le calcium antagonise leur action.

„Zur Prüfung dieser Annahme wurde nun untersucht, ob sich durch eine Injektion von KCl der BEZOLD-Effekt auslösen läßt, wenn man die Tiere vorher mit Veratrin behandelt hat und darüber hinaus, ob dies auch mit RbCl und $BaCl_2$ gelänge, wie dies nach den Beobachtungen von BACQ erwartet werden konnte. Das war nun wirklich der Fall. Die Tragweite des Befundes erhellt, wenn man bedenkt, daß BACQ seine Versuche am Rectuspräparat von Frosch und Kröte anstellte, der BEZOLD-Effekt aber ein verwickelter, den ganzen Kreislauf des Warmblüters erfassender, vom Herzen ausgehender Reflex ist, daß ferner Ba und Rb körperfremde Kationen sind und schließlich, daß auch das Verhalten des Aconitins den Erwartungen entsprach."

Il y a donc dans les ventricules, et non plus seulement dans les oreillettes (réflexe de Bainbridge), la crosse de l'aorte (réflexes aortiques), des cellules sensibles dont les fibres cheminent dans le nerf pneumogastrique et dont l'excitation est provoquée par les ions potassium vraisemblablement libérés par la contraction cardiaque.

L'importance de ces faits n'est pas seulement d'éclairer un point obscur des effets de la vératrine; c'est aussi de nous fournir une explication plausible de l'hypotension qui accompagne l'infarctus cardiaque. Cette hypotension peut, jusqu'à preuve du contraire, être considérée comme l'équivalent du réflexe de BEZOLD, l'excitation des cellules nerveuses sensibles étant assurée par le potassium mobilisé par l'ischémie et la nécrose cellulaire, la sensibilisation au potassium étant assurée par l'histamine libérée localement. En effet, ANREP, BARSOUM et TALAAT (10) ont montré que l'ischémie du coeur augmente considérablement la teneur en histamine du sang veineux coronaire. L'histamine sensibilise le *rectus* des grenouille au potassium (257); elle augmente les influx afférents des nerfs cardiaques (226) et AMANN, JARISCH et RICHTER (4) ont réussi à provoquer des effets Bezold par injection d'histamine. L'anoxie commence par diminuer le nombre d'influx afférents des nerfs cardiaques;

„endlich aber werden abwegige Stoffwechselprozesse so stark, daß die Receptoren übererregbar werden"... „Sehr ähnlich wie Veratrin und gelegentlich fast nicht von ihm zu unterscheiden kann Anoxie wirken" (320). Néanmoins, FLECKENSTEIN et coll. (128) se refusent à considérer le potassium et l'histamine comme responsables d'un effet Bezold.

Ce phénomène de BEZOLD serait un réflexe de protection éminemment favorable à la restauration de la paroi infarctisée, puisqu' elle diminue l'effort et le besoin d'oxygène du coeur. Il semble indiqué de ne pas la troubler. A titre d'exemple, citons le cas observé par J. ROSKAM: il s'agissait d'un infarctus ventriculaire visible à la radio (coeur en sabot) chez une femme âgée; l'administration de $CaCl_2$ *per os* fit augmenter la pression artérielle, mais aussi la douleur; l'arrêt de la thérapeutique au calcium fit tout rentrer dans l'ordre (voir aussi 3, 218, 220). GÖPFERT (158) considère que l'hypotension anoxique serait d'origine centrale, mais SCHAEFER (320) admet qu'un effet Bezold peut y prendre part. Pour JARISCH (219) la bradycardie et l'hypotension de décubitus et celles qu'on observe en balnéothérapie ressortissent aussi de l'existence d'un effet Bezold physiologique (où n'interviennent ni potassium ni sensibilisateurs au potassium, mais simplement les „Dehnungsreceptoren" du coeur).

Nous retrouvons, dans les travaux d'AMANN et JARISCH, (3) la différence que nous soulignons au paragraphe 6 parmi les sensibilisateurs au potassium: la vératrine, mais non le *sulfocyanure*, provoque l'effet Bezold, c'est-à-dire que les cellules nerveuses sensibles du myocarde, qui constituent le point de départ du réflexe de BEZOLD, sont sensibilisées au potassium par la vératrine, mais non par le sulfocyanure; c'est ce qui se passe au niveau des soles motrices. Mais si le sulfocyanure n'augmente pas la réaction des éléments sensibles de l'arc réflexe, il semble bien qu'il augmente les effets du vague et produise de la sorte chez le chien une réduction du débit cardiaque avec diminution de la fréquence, mais sans hypotension. Le calcium antagonise remarquablement la chute de débit cardiaque provoquée par le sulfocyanure et la vératrine (24)[1].

Ces recherches montrent le danger et le manque de base expérimentale de l'usage du sulfocyanure dans le traitement de l'hypertension (29, 295, 352): si chez le malade on arrive à faire baisser la tension sanguine, ce sera aux dépens de la fonction cardiaque. Ces données expérimentales ont plus de poids que les considérations théoriques insoutenables qui ont fait proposer le sulfocyanure dans le traitement de l'hypertension: „quellende Substanz" qui augmenterait la perméabilité des artérioles, y dissoudrait les substances calcaires, leur rendrait la souplesse, permettrait le passage de substances vasopressives dans les tissus où elles seraient détruites! Les cliniciens eux-mêmes ont sérieusement réduit les indications du sulfocyanure (326). Il ne

---

[1] Avec le *veratrum viride*, FREIS et STANTON (134) n'auraient pas observé de diminution du débit cardiaque.

faut pas perdre de vue que même aux doses dites thérapeutiques, on a signalé les symptômes d'intoxication suivants: myxoedème (29), faiblesse, nausées, vomissements, dermatites, hallucinations, aphasie, coma et mort (136). Il est intéressant de noter que l'organisme humain réagit dans l'intoxication chronique au KSCN en libérant du calcium à partir des os; HINCHEY, HINES et GHORMLEY (196) ont signalé de l'ostéoporose dans 2% des cas d'hypertension artérielle traités par le sulfocyanure, trois à six mois après le début du traitement. La cessation de cette thérapeutique a toujours été suivie de la guérison de l'ostéoporose. Le sulfocyanure de K est beaucoup plus dangereux que le sel de sodium. Son action hypotensive est accrue par sympathectomie et splanchnicotomie; il aurait une action vasodilatatrice périphérique (80). BACQ et coll. (24), avec des doses de NaSCN administrées plus prudemment, arrivent à la conclusion que l'action du NaSCN sur le débit cardiaque s'accompagne d'une vasoconstriction périphérique. Sur le coeur de grenouille perfusé *in situ* HANDOWSKY aurait constaté que le volume systolique, la force absolue du coeur, sont augmentés par le sulfocyanure (174) alors que le rythme reste inchangé ou légèrement ralenti.

L'*aconitine* met en évidence les effets toxiques directs sur le coeur du KCl, $BaCl_2$ et RbCl, masquant l'effet Bezold. Mais si l'animal a été préparé par du citrate ou de l'oxalate, l'aconitine déclenche un effet Bezold (3). L'aconitine, sensibilisateur au potassium (18) augmente aussi le nombre d'influx centripètes dans le nerf vague (229).

DAWES (81) n'est pas arrivé à obtenir le réflexe de BEZOLD par injection de KCl dans la circulation coronaire; il n'accepte pas les vues de AMANN et JARISCH (3) et de BACQ (20). Il faut remarquer toutefois qu'il arrive à bloquer l'effet Bezold obtenu avec la vératridine, en administrant du calcium et, inversement, qu'il exalte l'activité de cette drogue en précipitant le calcium. Néanmoins, l'étude électrophysiologique des influx afférents enregistrés chez le chat dans le bout périphérique des fibres cardiaques du vague droit sectionné permet à AMANN et SCHAEFER (5) de conclure que l'effet Bezold est bien un réflexe proprioceptif cardiovasculaire, et que la vératrine, comme *l'extrait de gui*, provoque dans les nerfs sensibles du coeur une décharge continue d'influx (fig. 8). L'extrait de gui sensibilise le muscle strié de grenouille à l'action des ions K^+ (185). Il provoque des réactions cardiovasculaires semblables à l'effet Bezold (221, 304). ZIPF (358) a pu produire l'effet Bezold avec la viscotoxin, un alcaloide pur du gui, auquel il reconnait par ailleurs des caractères vératriniques. Mais JOB (225) considère que le potassium n'est pas l' „Übertragungsstoff der Erregung" du gui. AMANN et SCHAEFER (5) ont cependant vérifié que l'injection intraveineuse de KCl augmente les potentiels d'action normaux; l'injection de $CaCl_2$ les diminue. „In beiden Fällen ist der Effekt zwar deutlich doch nicht imposant... Die Versuche sprechen daher in keiner Weise dagegen, daß Kaliumionen etwa eine spezifische

Rolle beim Zustandekommen der sensiblen Erregung spielen können, so wie das AMANN und JARISCH neuerdings vermuten... Dem entspricht, daß nach AMANN und JARISCH sich an der Veratrin sensibilisierten Katze der BEZOLD-Effekt durch Injektion kleiner Mengen von KCl, BaCl$_2$ und Rubidium sowie durch Entionisierung des Ca auslösen läßt" (5).

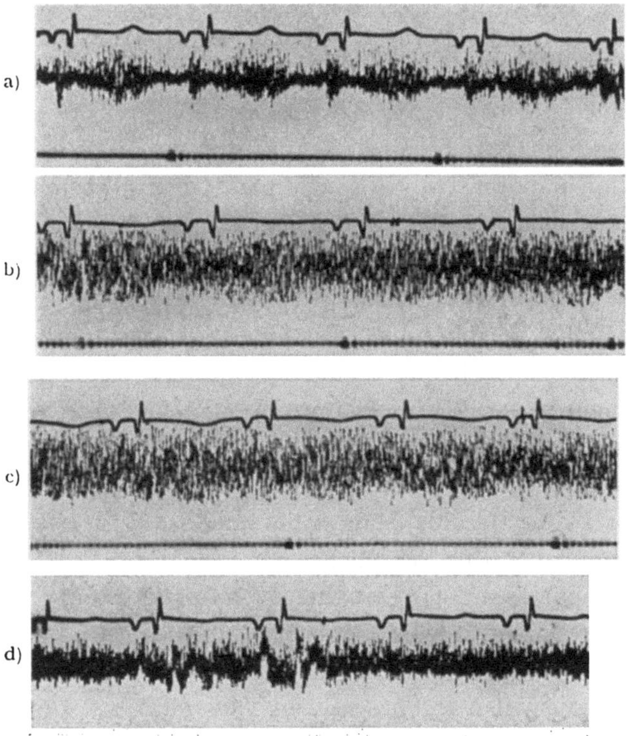

Des recherches électrophysiologiques récentes de JARISCH et ZOTTERMAN (224) et NEIL et ZOTTERMAN (285) les ont amenés à considérer que les potentiels d'action des fibres sensibles du vague, qu'ont enregistrés AMANN et SCHAEFER (5) et qu'ils ont retrouvés, ont leur départ dans la région des oreillettes, de la veine cave et des veines pulmonaires. Ces potentiels d'action ont un voltage élevé et se propagent assez rapidement. Pour JARISCH et ZOTTERMAN, les fibres sensibles intéressées dans le réflexe de BEZOLD qu'ils ont provoqué à l'aide de vératrine, d'extrait de gui ou d'aconitine sont des fibres très fines, du type δ_2 ou C, à seuil élevé, présentant des spikes de bas voltage et conduisant lentement. Ces fibres sont sensibles à la distension et au pincement de la surface des ventricules. AMANN et SCHAEFER (5) qui avaient vu ces petits potentiels les attribuaient à des fibres douloureuses. La vératrine augmente la fréquence des influx afférents du réflexe de Bainbridge et des influx sensibles du ventricule. JARISCH et ZOTTERMAN (224) considèrent que les éléments sensibles du coeur sont barosensibles plutôt que chémosensibles. La preuve de cette hypothèse n'a pas été faite (85). L'action de la vératrine sur les influx nerveux des fibres sensibles du coeur est fortement influencée par la teneur du plasma en calcium (224).

Fig. 8. Chat anesthésié au mélange chloralose et uréthane. Enregistrement de l'électrocardiogramme et des potentiels d'action afférents recueillis à partir du bout périphérique d'un rameau de nerf vague provenant du ventricule. Effet Bezold. a) au repos. b) 15 secondes après l'injection de 150 μg. de vératrine. c) 45 secondes après l'injection. d) quelque temps après. Sous l'influence de la vératrine, les influx afférents synchrones avec le pouls deviennent continus et plus intenses, avec malgré tout une augmentation lors de la systole ventriculaire. [AMANN, A., u. H. SCHAEFER: Pflügers Arch. 246, 776 (1943).]

L'effet Bezold a été retrouvé chez le rat par injection de vératridine (ester de cévine et d'acide vératrique), alors que les propriétés convulsivantes de la cévine empêchent de le constater (272). L'acide vératrique est sans action (237).

L'effet Bezold peut être provoqué par injection de *sérum* (84, 220) et aussi par injection d'*adénosine triphosphate* (104). L'A.T.P. sensibilise le muscle de grenouille au potassium (341). Cette substance provoque l'apparition d'une décharge continue d'influx dans les nerfs sensibles du coeur (224). Mais d'après DRURY et SZENT-GYÖRGYI (99), l'A.T.P. aurait un effet direct sur le coeur et la pression sanguine, indépendamment de l'intégrité du nerf vague et qui n'est pas augmenté par le K^+ et le Ba^{++}.

DAWES et MOTT (85) et DAWES et FASTIER (83) ont constaté, après injection de guanidines aromatiques et de dérivés de l'isothiourée, des phénomènes vasculaires et des arrêts respiratoires semblables à l'effet Bezold. Toutefois les récepteurs sensibles pulmonaires en cause dans ces réflexes, concurremment aux récepteurs cardiaques, ne sont pas les mêmes que ceux de la vératrine (86). En outre, le phényldiguanide et l'α-naphtyl-éthylisothiourée ne sont pas sensibilisateurs au potassium, ne provoquent pas de décharges répétitives dans les nerfs sensibles, et ils ne provoquent pas d'effet Bezold quand ils sont introduits dans la circulation coronaire du chien. Ces diamidines forment un groupe tout à fait particulier (82)[1].

Les anesthésiques locaux dépriment la réponse du muscle strié au potassium, tout au moins chez certains Batraciens (40, 169, 288). Ils suppriment aussi les effets de la vératrine sur le muscle (327). L'injection de novocaïne dans le péricarde supprime les effets vasodépresseurs d'une injection subséquente de vératrine en bloquant les points de départ du réflexe de BEZOLD (223). De même la nupercaïne, la novocaïne et les anesthésiques locaux diminuent l'excitabilité des fibres sensibles du poumon normal ou vératriné (58, 147, 271). Ils suppriment aussi l'effet Bezold s'ils sont administrés dans la circulation générale (101, 128, 359). Les barbituriques paralysent les nerfs sensibles du coeur et diminuent le nombre des influx afférents qui y cheminent normalement (227). Les antihistaminiques désensibilisent le muscle strié aux ions K (256). Ils diminuent le nombre d'influx centripètes provoqués par la distension du poumon normal ou vératriné (271) et à certaines doses ils diminuent l'effet Bezold (101); ce fait est confirmé par LECOMTE, VANREMOORTERE et FISCHER (258), ZIPF (359) et FLECKENSTEIN et coll. (128). On peut aussi agir, avec un succès variable, contre les manifestations de l'effet Bezold en utilisant les parasympathicolytiques (359, 360). Tout le problème de l'effet Bezold et son aspect électrophysiologique en particulier a fait l'objet d'une revue récente de SCHAEFER (320).

---

[1] Les difficultés rencontrées par DAWES dans l'interprétation des effets des diamidines, diguanidines etc. . . . . pourraient être éliminées en partie si on prend en considération le fait que ces substances rentrent dans les séries chimiques de libérateurs d'histamine décrits par F. C. MACINTOSH et W. D. M. PATON [Journ. Physiol. **109**, 190 (1949)] et que l'histamine à dose suffisante peut provoquer un effet BEZOLD (3).

En résumé: L'effet Bezold est provoqué par une série de substances pharmacologiques qui sensibilisent au potassium Il peut être antagonisé par un groupe de substances qui désensibilisent au potassium. Toutefois, il n'est pas prouvé que c'est le potassium normalement libéré lors de la systole qui est l'agent stimulant des fibres nerveuses réceptrices intracardiaques dont la sensibilisation provoquerait le réflexe. On tend plutôt à croire que ces récepteurs sont surtout sensibles à la distension. Néanmoins dans l'infarctus cardiaque où il y a nécrose, libération de potassium et d'histamine, la sensibilisation aux ions pourrait bien passer au premier plan.

5. Réflexes sino-carotidiens.

JARISCH et RICHTER (222) dans le laboratoire de C. HEYMANS, ont réussi à produire un effet Bezold chez le chien par injection de 10 à 50 μg. de vératrine dans le sinus carotidien. La vératrine provoque une décharge continue d'influx dans le nerf du sinus carotidien; cet effet est supprimé par le calcium (224). D'après JARISCH et HENZE (221), le sinus carotidien ne participe pas à l'effet Bezold provoqué par l'injection d'extrait de gui. Même dans le cas de la vératrine, le rôle du sinus carotidien est très secondaire par rapport à celui du nerf vague (157). Un réflexe semblable à celui que déclenche la vératrine peut être obtenu par injection de KCl dans le sinus isolé, provoquant par l'intermédiaire des chémorécepteurs une chute de tension d'origine vasomotrice et un ralentissement cardiaque (105, 178, 354)[1]. Les injections répétées de KCl (178. 354) tout comme celles de vératrine (222) provoquent de la tachyphylaxie et paralysent les chémorécepteurs du sinus carotidien. JARISCH et RICHTER (222) ne précisent pas l'influence de l'injection intrasinusale de vératrine sur la respiration, mais AVIADO, PONTIUS et SCHMIDT (14) constatent une stimulation respiratoire par injection de 1 μg. de vératridine au voisinage du glomus carotidien. Ces auteurs disent: "The best explanation of these findings at present is that the action of veratridine on the carotid reflex mechanism is nonspecific, resembling that of potassium ions." Sur le glomus carotidien, de petites doses de K^+ stimulent la respiration, de grosses doses paralysent les chémorécepteurs et diminuent la respiration (105, 178, 354). DAWES (81) n'a pas constaté de réflexes sino-carotidiens par injection de vératrine et de vératridine, mais les expériences de JARISCH et RICHTER (222) ont été confirmées par KRAYER, WOOD et MONTES (237), par AVIADO, PONTIUS et SCHMIDT (14) et HEYMANS et DE VLEESCHHOUWER (193).

---

[1] Les petites doses de KCl déclenchent par la voie du glomus carotidien, une réaction hypertensive (105, 354). La vératrine, sensibilisateur au potassium, a le même effet hypotenseur que les grosses doses de potassium.

Le sulfocyanure (67) se comporte sur les terminaisons sensibles du nerf sino-carotidien du chien comme sur les éléments sensibles du vague cardiaque et la plaque motrice, c'est-à-dire qu'il est sans action[1].

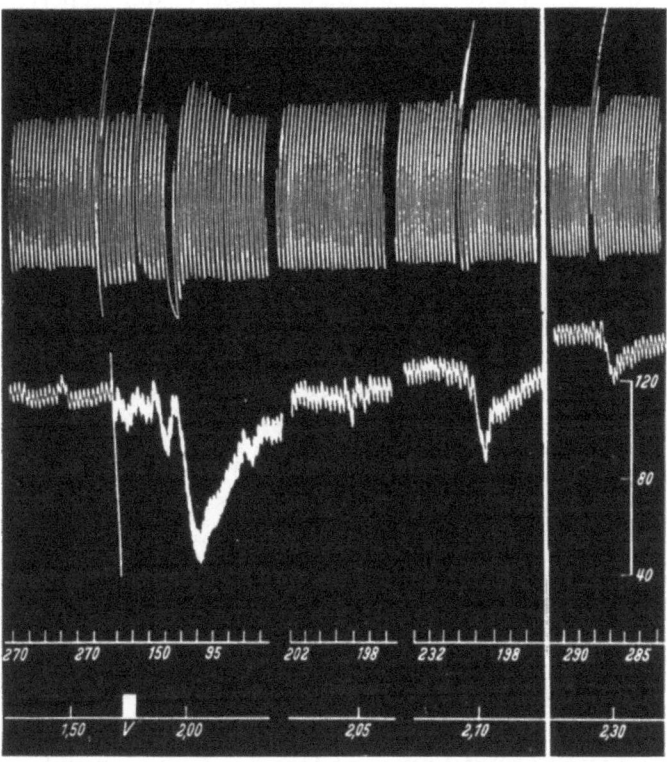

Fig. 9. Sensibilisation de l'action du potassium sur le système nerveux central par la vératrine. Chat 2.6 kg. Chloralose. De haut en bas: enregistrement de la respiration, de la pression sanguine et de la fréquence cardiaque (nombre de battements par minute). A 1 h. 50, 2 h., 2 h. 10 et 2 h. 30: injection de 0.05 cc. KCl isotonique dans la carotide interne par le sinus carotidien énervé. A 2 h. 05: 0.05 cc. KCl isotonique dans la veine jugulaire. Entre 1 h. 50 et 2 h., le cylindre a été arrêté en V et 50 μg. de vératrine ont été injectés en doses fractionnées dans la veine jugulaire. Temps: 10 secondes. [DAWES, G. S.: J. of Pharmacol. **89**, 334 (1947).]

6. Système nerveux central.

Dans le système nerveux central, une injection intracarotidienne de vératrine rend efficace sur le centre cardio-modérateur des doses subliminaires de K^+ (81) (fig. 9).

Pour étudier avec précision l'influence des ions sur le système nerveux central, LEUSEN a mis au point une technique de perfusion des ventricules cérébraux par une solution saline de composition identique à celle du liquide céphalo-rachidien. Cette méthode est plus précise que celle qui consiste à injecter dans la carotide ou dans les ventricules des sels minéraux dont la

---

[1] Un article récent de JARISCH, LANDGREN, NEIL et ZOTTERMAN: Acta Physiol. Scandin. **25**, 195 (1952) étudie très bien l'importance respective des chémo- et des barorécepteurs, sous l'influence du K et de la vératrine. La vératrine sensibilise ces récepteurs au potassium, mais cette sensibilisation n'est pas spécifique.

concentration locale sur le système nerveux central varie rapidement. L'augmentation des ions K$^+$ dans le liquide céphalo-rachidien provoque de l'hypertension artérielle (261). BEKAERT et LEUSEN (31), utilisant la même technique de perfusion des ventricules cérébraux, ont observé une hypertension artérielle plus rapide et plus intense si on associe au potassium la vératrine 1.10^{-6}.

7. Nerf, plaque motrice, muscle strié.

La littérature concernant l'action de la vératrine sur le nerf, la plaque motrice et le muscle, a été revue en détail par KRAYER et ACHESON (235) et RIESSER (306). Nous nous bornerons à citer quelques travaux parus depuis leurs articles, à mentionner ce qui concerne d'autres sensibilisateurs au potassium que la vératrine, et à relever les arguments qui rapprochent potassium et sensibilisateurs à cet ion. L'étude électrophysiologique de la contraction musculaire et de la transmission neuromusculaire a permis de montrer que *la famille des sensibilisateurs au potassium est loin d'être homogène*.

a) La vératrine agit non seulement au niveau du nerf et de la fibre musculaire, mais aussi au niveau des soles motrices; elle est à la fois renforçatrice de la contraction de la fibre et décurarisante.

Les expériences tout à fait convaincantes de COPPÉE (71) vont à l'encontre des conclusions de KUFFLER (240): ses figures montrent nettement que la vératrine affecte la plaque motrice dont la réponse devient répétitive (fig. 10). Les alcaloïdes purs de la vératrine: vératridine, cévadine et cévine, produisent le même phénomène (165). RIESSER (306) conteste que les effets vératriniques qui suivent le twitch primitif puissent être dus à une sensibilisation au potassium parce que la „Nachkontraktur" est supprimée par la novocaïne (50, 307) alors que la „Kalikontraktur" ne l'est pas (307). L'argument ne semble pas être de poids parce que, en fonction du fait que l'atropine supprime la „Nachkontraktur", RIESSER en vient à se demander si l'acétylcholine libérée en excès à la plaque motrice ne peut être la cause du phénomène. Ceci est certainement inexact, car le muscle vératriné, énervé ou curarisé, continue à réagir répétitivement à la stimulation directe (21).

Les expériences de HUIDOBRO et POBLETE (212) montrent une discordance entre les effets du potassium et de la vératrine sur le muscle de mammifère énervé: le premier aurait ses effets diminués et le second, augmentés.

b) La guanidine. L'opinion de FÜHNER (137) et de NAGAMITU (282). selon laquelle la guanidine agirait sur la plaque motrice a été confirmée par FENG (111). La guanidine est décurarisante (71, 107, 111); COPPÉE a montré que la guanidine ne rendait pas répétitif le potentiel de plaque motrice. FENG (111) n'a pas réussi à obtenir une altération du twitch par stimulation directe du muscle, alors que COPPÉE (71) considère que c'est dans la modification réactionelle de la fibre musculaire qu'il faut chercher l'origine de la répétition.

L'opinion de COPPÉE est confirmée par les expériences de FASTIER (107): la guanidine continue à manifester ses propriétés potentiatrices du twitch maximal du diaphragme de rat après curarisation complète. FENG (111) termine sa discussion par ces mots: "One cannot help seeing an analogy between the sustained after-discharge in the guanidine muscle described in the present paper and the prolonged post-tetanic twitchings of the cat's muscle just mentioned, and one therefore feels naturally tempted to suspect

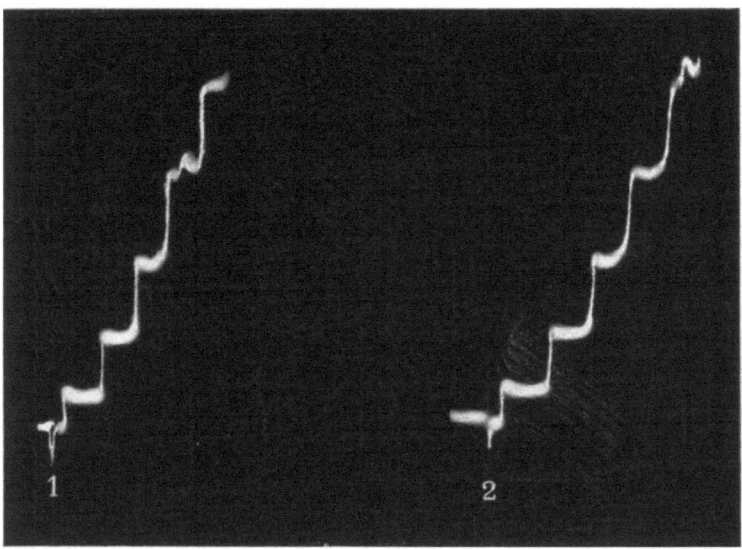

Fig. 10. Préparation sciatique-couturier de grenouille curarisée par la spartéine 1/5.000, puis traitée par la vératrine 1/200.000. Deux enregistrements à l'oscillographe cathodique du début de la décharge répétitive des ondes de sole motrice lors d'une excitation indirecte unique. Observer les petits «spikes» de fibre musculaire qui se superposent aux 4e et 5e ondes de plaque motrice. La période de la décharge rythmique est de 12 msec. environ. [COPPÉE, G.: Arch. internat. Physiol. 53, 327 (1943), fig. inédite.]

that potassium might also play a rôle in the guanidine phenomena." MINOT DODD et RIVEN (276) ne sont pas loin de partager ces vues: "It is possible that guanidine exerts its action on muscles through changes in the effect of inorganic salts." FASTIER (107) envisage la même hypothèse.

Comme la vératrine, la guanidine sensibilise aux ions potassium (176), au baryum (111, 137); son action est antagonisée par le calcium (111, 137) et par la novocaïne (139), et elle potentie l'action de l'acétylcholine (71, 130, 137, 176).

c) **Le sulfocyanure de sodium** n'est pas décurarisant (71), il n'agit pas au niveau des soles motrices; ses points d'action sont la fibre nerveuse et la fibre musculaire elle-même (19, 249, 315).

L'action «potentiatrice» du sulfocyanure à l'excitation directe est connue depuis HUNT (213) et KITANO (231). L'action du sulfocyanure serait plus marquée sur le muscle que sur le nerf; il faut des doses plus élevées de NaSCN pour rendre répétitive la réponse du nerf qu'il n'en faut pour le muscle (71).

De même, la durée de survie du nerf et du muscle de grenouille, mesurée par leur excitabilité, est plus longue pour le nerf que pour le muscle quand ceux-ci sont conservés dans le sulfocyanure de soude 1/1000 à 1/5000 à 0° (334). L'intoxication au sulfocyanure provoque de sérieux changements dans la composition chimique du muscle (357).

Höber et coll. (201) ne semblent pas avoir pris en considération le fait que le sulfocyanure transforme un stimulus maximal en un bref tétanos, quand ils ont attribué les propriétés potentiatrices du sulfocyanure au fait que c'est un «polarizing agent» (199, 200) (fig. 11). Le sulfocyanure aurait

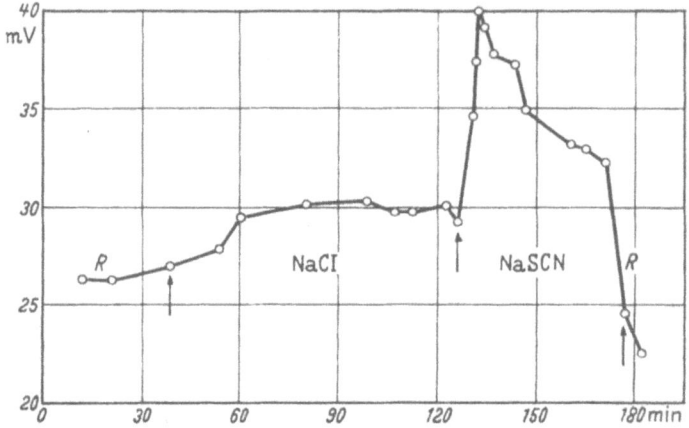

Fig. 11. Effet d'une solution 0.11 M de sulfocyanure de soude sur le potentiel de démarcation de *sartorius* de grenouille. Pendant les cinq premières minutes, le changement se fait dans le sens d'une polarisation de la membrane avant la phase dépolarisante. La ligne de base n'est croisée qu'après 40 minutes environ.
[Höber u. Mitarb.: J. Cellul. a. Comp. Physiol. **13**, 210 (1939).]

la propriété de diminuer l'ionisation du calcium (361); son action est considérablement augmentée en absence de calcium (306).

d) La colchicine oxydée donne un effet vératrinique. Son action porte directement sur la fibre musculaire (216). Elle est sensibilisatrice au potassium (19). Son action sur le nerf et la plaque motrice n'a pas été étudiée systématiquement (138).

e) L'aconitine est extrêmement toxique. D'après Boehm (41), son action «vératrinique» ne résisterait pas au curare et aurait uniquement son origine dans le nerf.

f) La caféine et les méthylxanthines. Coppée et Goutier (73, 164) ont montré que la caféine qui, sur le *rectus* isolé se comporte comme la vératrine (163) (fig. 12), n'est nullement «vératrinique» quand on étudie les potentiels d'action du nerf et du muscle de la préparation sciatique-couturier. La préparation caféinée ne permet de constater aucune réponse répétitive ni dans le nerf, ni à la plaque motrice, ni dans le muscle. La caféine est décurarisante. Néanmoins, Bottazzi (44) a obtenu avec la caféine un mécanogramme «vératrinique». Goffart et Goutier (154) ont discuté en détail le cas des méthylxanthines; ils ont montré sur les préparations sciatique-couturier de grenouille et nerf phrénique-diaphragme de rat que si les méthylxanthines sont d'autant plus potentiatrices qu'il y a plus de K^+ dans le Ringer où baigne la préparation (et peuvent être considérées comme sensibilisant à «ce» potassium), elles ont aussi une action potentiatrice sur la préparation travaillant dans du Ringer ou du Tyrode sans potassium. Qui plus est, si on compare la potentiation du twitch maximal du diaphragme de rat par la caféine, la théobromine et la théophylline, en Tyrode sans potassium avec 0.02% $CaCl_2$ et en Tyrode sans potassium avec 0.04% $CaCl_2$, on constate qu'un excès de calcium ne supprime pas l'action des méthylxanthines.

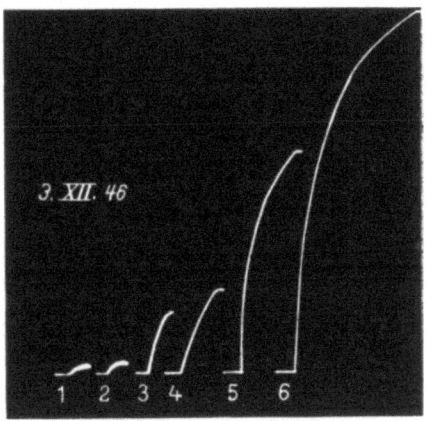

Fig. 12. Influence du temps de sensibilisation par la caféine. Rectus isolé de *Rana temporaria*, bain de 20 cc. De 1 à 6: injections dans le bain de 0.4 cc. KCl 5%. 1 et 2: Ringer normal. 3: après une minute dans le Ringer + caféine 1/4.000. 4: idem après 5 minutes. 5: idem après 10 minutes. 6: idem après 15 minutes. [GOUTIER, R.: Arch. internat. Physiol. 57, 156 (1949).]

La caféine dépolarise le muscle de grenouille: elle le fait électivement à la plaque motrice et cette action est fortement diminuée par le curare alors que l'action dépolarisante du potassium est uniformément répartie sur toute la fibre musculaire et est peu affectée par le curare (238). La propriété des méthylxanthines de sensibiliser au K^+ cadre bien avec leurs action sur le coeur et les effets de l'excitation vagale (voir §3), mais n'explique pas leur action sur le muscle strié.

g) Nerfs et substances vératriniques. Il est bien connu que la vératrine excite les terminaisons des nerfs sensibles; elle provoque de l'irritation de la peau, des éternuements, du larmoiement. KRAYER et ACHESON (235) considèrent comme possible que la réponse des récepteurs à un stimulus donné soit rendue plus intense par la vératrine en produisant une décharge afférente plus fréquente dans le nerf sensible. C'est ce qui a été démontré dans l'effet Bezold et dans l'action de la vératrine sur le sinus carotidien (cf. § 4 et 5 ci-dessus). JARISCH et ZOTTERMAN (224) ont constaté que les structures du muscles de grenouille sensibles à la distension répondent après vératrine avec une fréquence augmentée de 100%. La vératrine augmente aussi le nombre des influx centripètes des nerfs sensibles à la dilatation de l'intestin (270).

Normalement, les stretch-receptors du muscle subissent une «adaptation» lente à une extension de valeur constante (fig. 13). Après vératrine, l'adaptation est rapide. Récemment, MEIER, BEIN et HELMICH ont retrouvé sur les nerfs sensibles à la dilatation du poumon que la vératrine augmente l'adaptation (271). En 1936, HOAGLAND (198) a défendu l'idée que c'est le potassium en excès qui est responsable de l'adaptation. La propriété qu'a la vératrine d'accélérer l'adaptation est donc en harmonie avec sa propriété de sensibiliser au potassium.

Sur le nerf de crabe, l'application locale de potassium (10 à 20 fois le taux normal) déclenche une réponse rythmique durant quelques secondes, après

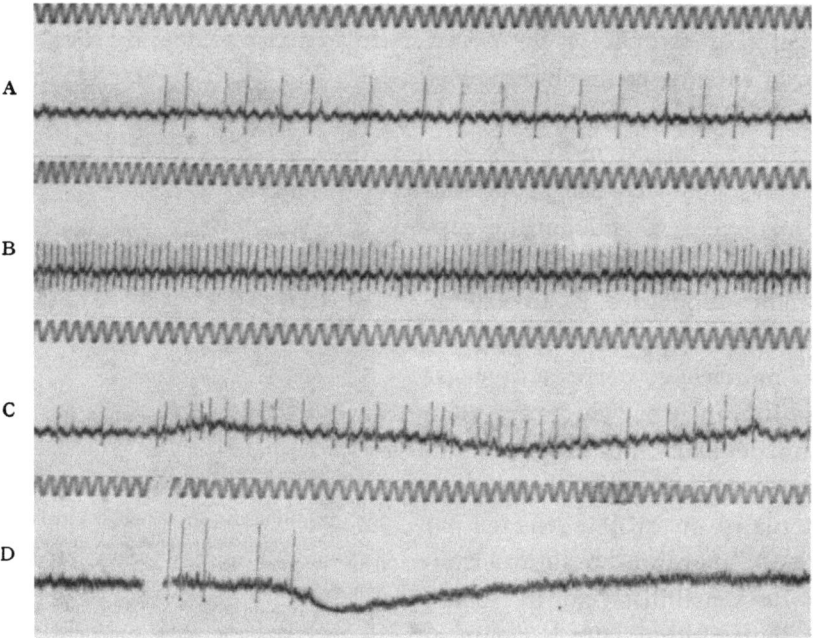

Fig. 13. Enregistrement des potentiels d'action d'une préparation neuromusculaire ,,stretch receptor" isolée du muscle sterno-cutané de la grenouille. De haut en bas: A: effet de la traction sur le muscle d'un poids de 7.8 gr.; B: décharge spontanée après application de vératrine 1/40.000 sur le muscle; C: l'effet de la traction sur le muscle par un poids de 7.8 gr. est considérablement augmenté; D: même manoeuvre un peu plus tard. Notez l'adaptation rapide à une traction constante en comparant avec le tracé A où l'adaptation est absente. Temps: 50 périodes. [JARISCH, A., u. Y. ZOTTERMAN: Acta physiol. scand. (Stockh.) 16, 43 (1948).]

quoi, il y a bloc et inexcitabilité (122, 228). La même inexcitabilité est retrouvée sur les nerfs sensibles de la peau de grenouille après un grattage qui libère du potassium (110) ou sur des nerfs anoxiques qui eux aussi perdent du potassium et sont susceptibles de récupérer leur activité si on les lave dans du Ringer privé d'oxygène (115). Une grosse dose d'aconitine, sensibilisateur au potassium, supprime les influx afférents dans les nerfs sensibles du poumon (229). De fortes doses de vératrine, de sulfocyanure et de caféine diminuent la sensibilité du coeur à l'action du nerf vague (30, 132, 133, 163); celle du muscle aux effets du K^+ (57, 69) et l'excitabilité du ganglion sympathique (voir § 10).

Etudiant une série d'agents qui dépriment la conduction nerveuse chez la grenouille, BISHOP (36) s'exprime en ces termes: "Depressants can be classified into two types: those which decrease the amplitude of the action potential before block and give a negativity of potential at rest — KCl, aconitine...", "...the fact that depression of this salt (KCl 1%) so closely resembles in all respects the action of aconitine in concentrations only 1/1000...", "Aconitine 1/200 000 in buffered RINGER's blocks nerve irreversibly in about the same time as 1/20 000 veratrine." Il n'est pas douteux que dans le phénomène du bloc de la conduction nerveuse la notion de sensibilisateur au potassium soit fort suggestive. L'action dépolarisante du potassium est très importante (74).

ACHESON et ROSENBLUETH (2) ont vérifié sur des nerfs de mammifères à circulation intacte que la vératrine diminue le potentiel de démarcation encore qu'ils aient occasionnellement observé une augmentation de ce potentiel. De son côté, LORENTE DE NO (265) a confirmé les travaux de BISHOP (36): la vératrine dépolarise le nerf qui respire; par contre, la vératrine freine la dépolarisation anoxique "In all these respects the action resembles that of an excess of K^+ ions". La vératrine interviendrait en bloquant un stade tardif des processus oxydatifs qui maintiennent le potentiel de démarcation. Plus loin, cet auteur insiste sur la similitude des effets de la vératrine et du K^+ (265): "A situation like this can be created by the use of an excess of K^+ ions, by an applied cathodal current and also by poisoning the nerve with veratrine hydrochloride 1/50 000."

Mais ces similitudes pourraient n'être que superficielles. Un ensemble de recherches récentes a montré que la gaine conjonctive du nerf est un obstacle qui tend à fausser les observations (118); si on enlève cette gaîne d'un nerf de grenouille, la vératrine à faible concentration augmente de trois à quatre fois la fuite de K^+ du nerf anoxique (331)[1]. Sur des fibres isolées du nerf de grenouille, HODLER et coll. ont montré que la vératrine agit uniquement au niveau du noeud de Ranvier sans affecter sensiblement le potentiel de repos à la dose de $1,5 \cdot 10^{-5}$, sans diminuer la rhéobase; mais son action s'accompagne d'une diminution du potentiel d'action et d'un long after-potential négatif. „Von einer gleichartigen Wirkung von KCl und Veratrin, entsprechend den Angaben von LORENTE DE NO kann nach diesen Befunden nicht die Rede sein" (204).

HÖBER et coll. (200) ont retrouvé l'action dépolarisante de la vératrine sur le sartorius de grenouille et le nerf de crabe et confirmé les expériences antérieurement décrites sur les nerfs de grenouille. Selon ces auteurs, le sulfocyanure, par ses propriétés d'adsorbabilité, augmente d'abord le potentiel de démarcation, puis il dépolarise en manifestant ses propriétés hydrophiles qui, comme celles du potassium, diminuent la cohésion des molécules protéiques et lipidiques de la membrane. Les expériences de dépolarisation du nerf de crabe ont été répétées par GUTTMAN (171). Tout en soulignant que la similitude d'effets du K et de la vératrine sur le potentiel de démarcation ne permet pas de dire que leur mécanisme d'action est identique, l'auteur

---
[1] Ceci a été confirmé par A. M. SHANES: J. Cell. a. Comp. Physiol., **38**, 17 (1951).

fait remarquer: 1. que 0.0004 M (?) de sulfate de vératrine suffit à dépolariser, alors qu'il faut une concentration de 0.04 M de KCl pour obtenir le même effet; 2. que le rapport entre l'effet dépolarisant et le logarithme de la concentration en sulfate de vératrine est une ligne droite (fig. 14), tout comme le rapport entre l'action dépolarisante du potassium et le logarithme de la concentration en KCl, qu'on opère sur le nerf de grenouille (214, 266, 328), sur le nerf du crabe (74, 333) ou le nerf de calmar (78)[1]; 3. que les effets dépolarisants de la vératrine, tout comme ceux du potassium, peuvent être neutralisés par de fortes concentrations de Ba^{++}, Sr^{++}, Ca^{++}, encore que le Mg^{++} soit antagoniste de l'effet de la vératrine, mais non du K^+. Sur le sciatique de *Rana catesbiana*, CRESCITELLI et GEISSMAN (76) ont observé que les antihistaminiques, antagonistes de la vératrine, bloquent la conduction nerveuse sans affecter sensiblement le potentiel de démarcation.

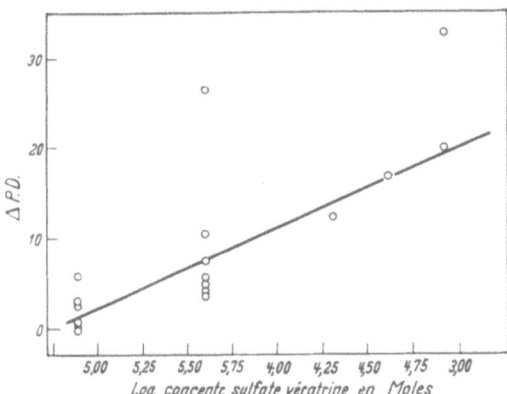

Fig. 14. Influence de diverses concentrations de vératrine sur le potentiel de démarcation du nerf de crabe. En ordonnées: chute du potentiel de démarcation, en mV, provoquée par la vératrine après 15 minutes de contact. En abscisses: cologarithme de la concentration en sulfate de vératrine.
[GUTTMAN, R.: J. Gen. Physiol. **23**, 360 (1940).]

h) **After-potential et substances vératriniques.** A première vue, la similitude des effets de la vératrine et du potassium n'est pas nette quand on étudie l'after-potential négatif. La vératrine l'augmente dans d'énormes proportions (204, 235), alors que le K^+ le diminue; "... calcium on the other hand was found to produce a veratrine-like increase of the after-potential" (166). Ces travaux relatifs à l'influence du calcium sur l'after-potential ont été confirmés par LEHMANN (259) et GRAHAM et BLAIR (168). KRAYER et ACHESON (235) considèrent néanmoins que ce fait ne contredit pas la théorie potassique du mode d'action de la vératrine.

GRAHAM et BLAIR (168) ont montré que si la hauteur du spike dépend directement de la teneur en K/Ca du milieu environnant, l'after-potential y est relativement moins sensible et est vraisemblablement contrôlé par d'autres facteurs.

Quand un nerf a été «conditionné» par un tétanos — qui libère du potassium —, l'after-potential négatif qui suit un stimulus unique est fortement augmenté, comme c'est le cas après la vératrinisation (141). Citant des

---
[1] Sur le nerf de grenouille soigneusement dépouillé de sa gaine conjonctive avec des doses de vératrine 1/2000 à 1/8000, FENG et LIU (117) n'ont pas retrouvé de relation linéaire entre la dépolarisation et le logarithme de la concentration, alors que le potassium donne une telle relation entre des limites de concentration de cinq à soixante fois la normale.

expériences inédites de KATZ, KUFFLER (238) dit "also veratrine resembles potassium in that equally strong after-potentials appeared on the "nervous" and pelvic part of the locally veratrinized muscle, though most of the repetitive after-discharges originated from the innervated part".

COPPÉE (71) a montré sur le nerf de grenouille que le sulfocyanure de Na, l'hyposulfite de Na et la chloropicrine (25) augmentent considérablement l'amplitude et la durée de l'after-potential négatif; la guanidine au contraire réduit celui-ci (71). Sur le nerf de crabe, GRAHAM (166) n'a pas constaté que le NaSCN influence l'after-potential.

SHANES (329) a observé sur l'axone géant du calmar que la diminution du K de l'eau de mer augmente l'after-potential négatif et qu'un accroissement de la teneur en calcium déprime le potentiel consécutif négatif. La vératrine (1.10^{-6}) augmente de 50% l'afterpotential négatif et le prolonge jusqu'à une durée d'une seconde. La modification de la teneur en K et Ca du milieu ne modifient pas la *durée* de l'after-potential vératrinique, mais influencent le *voltage* de celui-ci. Une diminution du potassium augmente le voltage de l'after-potential négatif et un excès de calcium agit de même. Les effets du calcium sont donc opposés suivant que le nerf est vératriné ou non. SHANES (329) est d'avis que l'action du calcium est indirecte: cet ion agirait en modifiant la perméabilité au potassium. Il pense que l'after-potential représente une dépolarisation par un excès de potassium libéré lors du passage de l'influx. La vératrine agit ici encore comme un excès de potassium à la surface de la fibre nerveuse; son action est semblable à celle d'une diminution du calcium sur un nerf normal. Si une réduction des ions K dans le milieu extérieur augmente l'after-potential négatif du nerf normal et du nerf vératriné, c'est qu'il augmente le gradient de concentration entre le potassium de la fibre et le potassium extérieur. SHANES (330) a pu reproduire ces résultats sur le nerf de crabe. L'auteur considère que la brièveté de l'after-potential négatif du nerf de vertébré rend plus difficile l'étude de son altération par les ions, car il y a simultanément modification des propriétés oscillatoires de la fibre.

i) Phénomènes répétitifs et autorythmiques. La vératrine développe dans le nerf myélinisé stimulé une réponse répétitive (2, 71, 141). L'hyposulfite de soude (122), et le sulfocyanure (71) et la chloropicrine (25) ont la même propriété. Tous trois sont sensibilisateurs au potassium. L'injection de potassium au voisinage d'un nerf de mammifère *in situ* provoque aussi des réponses répétitives (55): "The arterial injection of 0.16—0.4 cc of an isotonic solution of KCl causes a discharge of impulses in all these nerves." "... we have recorded synchronized discharges with a perfectly regular rythm of about 150 per sec. An isotonic solution containing KCl and $CaCl_2$ in the proportion of 1:2 does not evoke the discharge. The discharge of impulses lasts many seconds." Dans le nerf vératriné, la phase supernormale dure aussi plusieurs secondes (167) et on pourrait admettre que le K libéré par l'influx nerveux reste actif pendant cette phase de supernormalité, comme les fortes doses (2.5 mgr.) injectées par BROWN et MACINTOSH (55) le font à l'état normal.

Comme nous l'avons rappelé plus haut, l'application locale de KCl sur un nerf de crabe déclenche une réponse rythmique durant quelques secondes (122, 228). Cette activité rythmique se greffe sur une dépolarisation. Le sulfocyanure de soude, lui, augmente le potential de démarcation du nerf du crabe; l'hyposulfite ne fait pas varier sensiblement la polarisation superficielle; la guanidine dépolarise. Tous trois pourtant déclenchent des influx rythmiques (122). La vératrine augmente l'excitabilité du nerf de crabe, mais ne déclenche pas d'activité spontanée (13). L'action dépolarisante du KCl, RbCl, guanidine et l'action immédiate du NaSCN sur le nerf de crabe a été confirmée par WILBRANDT (353). Donc il ne semble pas qu'il y ait parallélisme étroit entre l'action du potassium et celle des sensibilisateurs au potassium sur la polarisation du nerf de crabe et le déclenchement d'activités rythmiques.

ARVANITAKI et CHALAZONITIS (11) ont constaté que toute une série de sels possède la propriété de provoquer une activité spontanée autorythmique du nerf isolé de *Sepia*. Certains d'entre eux sont des décalcifiants classiques, d'autres comme l'hyposulfite et le sulfocyanure sont des sensibilisateurs au potassium. Dans chaque cas, la balance K/Ca est rompue et la réponse nerveuse identique. Dans un article subséquent, ces même auteurs (12) signalent que tous les anions susceptibles de provoquer une activité oscillatoire spontanée sur le nerf de la Seiche ont la propriété d'intensifier les raies spectroscopiques des cytochromes suggérant la combinaison de ces anions avec le métal des cytochromes: ce serait le cas de l'hyposulfite et du sulfocyanure aussi bien que des décalcifiants. Ils en font la base chimique des phénomènes qu'ils ont décrits. La toxicité du sulfocyanure chez le chien a récemment été attribuée à son action sur les ferments respiratoires (156), mais TAWAB et coll. (337) n'ont pas constaté d'action du NaSCN sur la cytochrome oxydase et la cytochrome réductase du cerveau de rat.

j) Consommation d'oxygène. Au premier abord, l'étude de la consommation d'oxygène du nerf semble prendre la théorie des sensibilisateurs au K^+ en défaut; la vératrine augmente la consommation d'oxygène du nerf au repos (324) et du nerf stimulé (323, 324, 325). Il en est de même pour NaSCN sur le nerf au repos (63). De petites variations du K^+ sont sans effets et de fortes doses inhibent la respiration. Les précipitants du calcium au contraire provoquent une augmentation de la consommation d'oxygène. Le K^+ et le Ca^{++} ne sont pas antagonistes dans ces recherches (63, 64). Mais SHANES et HOPKINS (333) ont montré sur le nerf de crabe, que si les petites variations du K du milieu ne modifient pas la consommation d'O_2, celle-ci double quand la concentration du potassium extérieur passe de 10 mM à 30 mM[1]. Ce n'est que pour des concentrations de K^+ beaucoup plus élevées que le Q_{O_2} est diminué. Le parallélisme entre les effets d'un excès de potassium, d'une diminution du calcium et les effets de la vératrine est donc respecté.

Si on envisage le Q_{O_2} du muscle, les résultats ne sont plus aussi clairs: un léger excès de K^+ dans le Ringer augmente la respiration du sartorius de grenouille (247) et du diaphragme de rat (253), alors que la vératrine M/60 à M/960[2] diminue celle du diaphragme de rat (32). Dans les conditions expérimentales de LANGE (247) et de LASNITZKI (253), un petit excès de Ca diminue la respiration du muscle; ici donc l'antagonisme K/Ca se retrouve. MEYERHOF (273) a aussi noté une action inhibitrice du Ca sur la respiration d'extraits musculaires. FENN (120) et CHANG et coll. (64) n'ont pu confirmer les expériences de LANGE qu'avec des doses non physiologiques de K et Ca. Pour ÖZER et WINTERSTEIN, le chlorure de potassium diminuerait la consommation d'oxygène du muscle dorsal de sangsue (293).

Le NaSCN déprime la consommation d'oxygène des cellules hépatiques du rat, mais à des doses supérieures aux doses thérapeutiques (136)[3].

k) Recrutement. Si dans un nerf myélinisé un certain nombre de fibres sont stimulées, l'excitabilité des fibres voisines au repos est modifiée si elles se trouvent au voisinage d'une région lésée (38, 187). Ce changement de l'excitabilité par le voisinage des fibres excitées est vraisemblablement dû (311, 312) aux ions K^+ libérés lors du passage de l'influx nerveux (74, 119, 202, 230) et est augmenté par la vératrine. FENG et LI (116) ont montré qu'après administration au chat d'une dose de vératrine qui rend répétitifs le nerf et la plaque motrice, par stimulation d'une racine antérieure spinale déconnectée centralement, on peut enregistrer, après un temps de latence de 4 à 30 msec., une activité dans la racine ventrale voisine: il y a excitation croisée des fibres nerveuses. D'après ROSENBLUETH (311), la vératrine exagère dans des proportions considérables le recrutement des fibres non affectées par un stimulus sous-maximal; le phénomène n'est pas dû aux conditions électriques des fibres stimulées, mais à une substance chimique libérée par les nerfs. L'acétylcholine, même en présence d'ésérine, et l'adrénaline, ne produisent aucun recrutement. "Injection of KCl on the other hand results in transient increases of the test responses. The effects were sensitized by veratrine. Thus in a typical observation, 10 mgr. of KCl (injectés dans l'aorte abdominale) had no results while 25 mgr. caused a moderate, brief increase

---

[1] Ces résultats sont en accord avec ceux de D. W. BRONK, F. BRINK et M. G. LARRABEE, rapportés par C. TORDA: J. Cell. a. Comp. Physiol., **18**, 257 (1944).

[2] Il est regrettable que nous ne possédions pas l'indication des concentrations pondérales utilisées par ces auteurs; la vératrine est un mélange d'alcaloïdes, dont la constitution et le poids moléculaire n'ont été établis qu'après 1933.

[3] Des doses inférieures à celles qu'on utilise, dans les cas d'hypertension, diminuent l'oxydation des acides aminés [OLSEN, N. S.: Arch. Biochem. **26**, 269 (1950).]

of the response. After veratrine, marked, prolonged increment took place with 5 mgr. of KCl and even 2.5 mg. caused clear effects"... "The sensitization by veratrine of the effets of KCl on nerve is in harmony with the observations of BACQ, 1939, who found a similar increase by veratrine of the action of K ions on striated muscle." Néanmoins, KRAYER et ACHESON (235) font remarquer que d'après GASSER et d'après VASSILIEW et MOGENDOWITSCH, le recrutement est plutôt favorisé par le calcium et empêché par le potassium.

HERMAN (188) a décrit le même phénomène pour la fibre musculaire. Un gastrocnémien de grenouille est fendu longitudinalement sur les deux tiers

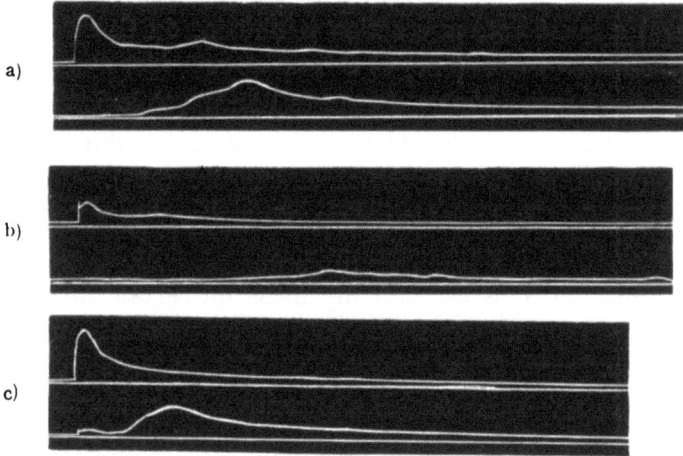

Fig. 15. Gastrocnémien de *Rana esculenta*. Vératrine 1/40.000. Enregistrement isotonique, montrant la réaction de la moitié partiellement isolée du muscle (tracé inférieur) après une contraction vératrinique produite par un choc électrique sur l'autre portion du muscle (tracé supérieur). a) stimulus fort; b) stimulus faible; c) stimulus intense. Notez le retard dans la réponse de la portion non stimulée du muscle.
[HERMAN, M.: Arch. internat. Pharmacodynamie 53, 116 (1936).]

de sa longueur et chacun des lambeaux libres est relié à un myographe isotonique. Le muscle baigne dans la vératrine 1/40 000. Les fibres d'un lambeau sont stimulées électriquement. Les fibres de l'autre lambeau, qui sont au contact des fibres stimulées à la base non clivée du muscle, se contractent avec un certain retard (fig. 15). FENG (113) n'a pu reproduire ces expériences, mais sa critique des conclusions de HERMAN nous paraît pertinente. Si, comme le pense HERMAN, ses expériences confirment la théorie de WYSS (356) selon laquelle la vératrine permet le passage de l'excitation d'une fibre musculaire à l'autre, on devrait s'attendre à ce que le transfert de l'excitation des fibres stimulées aux fibres non stimulés se fasse avec une beaucoup plus grande vitesse que ne le montre la figure. Au contraire, on peut admettre que: 1. les fibres non stimulées sont excitées par le potassium des fibres musculaires stimulés; 2. que ce potassium diffuse lentement dans la seconde moitié du muscle, et que 3. ces ions libérés par l'after-discharge vératrinique propagée sans décrément (112, 113) contrairement aux conceptions anciennes de RIESSER et RICHTER (308), deviennent efficaces grâce à la sensibilisation vératrinique. Cette interprétation expliquerait le temps de latence et le fait que la contraction qu'HERMAN (188) a enregistrée ressemble singulièrement à celle de la « transmission humorale » de la contraction vératrinique (fig. 1).

Addendum au Chapitre III, § 7.

Depuis l'envoi du manuscrit aux éditeurs, ont paru quelques travaux qui seront rapportés brièvement.

SHANES a étudié les rapports entre le potassium et le long after-potential du nerf de crabe vératriné. Il est arrivé à la conclusion que les échanges de potassium peuvent rendre compte des variations électriques observées.

La vératrine, à des doses qui ne provoquent pas de réponses répétitives, augmente à la fois la durée de l'after-potential négatif et les quantités de potassium mises en liberté par la stimulation[1].

Mais deux ordres de faits plaident en défaveur de la théorie de la sensibilisation au potassium par la vératrine. Ce produit, par lui-même dépolarisant, n'influence pas ou diminue la dépolarisation du sartorius de grenouille par le potassium[2]. La cocaïne et la pyribenzamine ne diminuent pas le pouvoir dépolarisant du potassium sur le nerf de grenouille, alors que ces mêmes «stabilisateurs» du potentiel de démarcation empêchent la dépolarisation vératrinique[3].

Confirmant la multiplicité des mécanismes de sensibilisation au potassium, DJABLOVA rapporte que la sensibilisation par la guanidine disparaît après énervation du muscle rectus abdominis de grenouille, alors que la sensibilisation par la vératrine persiste. L'action de la guanidine aurait donc lieu à la plaque motrice[4].

8. Myotonie.

EICHLER (102), BROWN et HARVEY (54) et BROWN (52) ont montré que le muscle myotonique se comporte comme un muscle vératriné. La lésion est dans la fibre musculaire elle-même, plutôt qu'à la jonction neuro-musculaire comme le pensent BREMER et MAGE (49), BREMER (47), EICHLER (102) et BUCHTHAL et LINDHARD (59). Le muscle répond par un tétanos à un seul stimulus; ce phénomène tend à s'atténuer si les excitations sont répétées; le muscle est hypersensible à l'injection de KCl (fig. 16). La myotonie humaine est en tous points semblable à la maladie congénitale de la chèvre qu'ont étudiée BROWN et HARVEY (54). Les symptômes du malade myotonique s'accentuent par l'administration orale de potassium (316). LANARI (244) a pu montrer, chez l'homme, que les phénomènes myotoniques persistent après curarisation complète; leur origine est donc bien dans le muscle. Tout se

---

[1] SHANES, A. M.: J. Gen. Physiol. **34**, 795 (1951).
[2] SHANES, A. M.: J. Gen. Physiol. **33**, 729 (1950).
[3] SHANES, A. M.: J. Cellul. a. Comp. Physiol. **38**, 17 (1951). — FLECKENSTEIN, A.: Arch. exper. Path. u. Pharmakol. **212**, 416 (1951).
[4] DJABLOVA, P. E.: Dokl. Akad. Nauk. SSR. **69**, 109 (1949).

passe comme si, dans ces cas pathologiques, il y avait au contact du muscle des substances sensibilisatrices au potassium. Le muscle vératriné devient sensible à un simple choc mécanique comme le muscle myotonique (54). Dans les deux cas, muscle vératriné ou myotonique, on observe également une hypersensibilité à l'acétylcholine, qui pourrait s'expliquer par le fait que l'acétylcholine, comme tout excitant du muscle, libère des ions K. Ces analogies entre muscle vératriné et muscle myotonique sont assez étroites pour suggérer l'existence d'un substratum biochimique commun. Les maladies congénitales (albinisme, alcaptonurie, cystinurie, etc...) sont les manifestations d'une lésion biochemique congénitale et consistent presque toujours

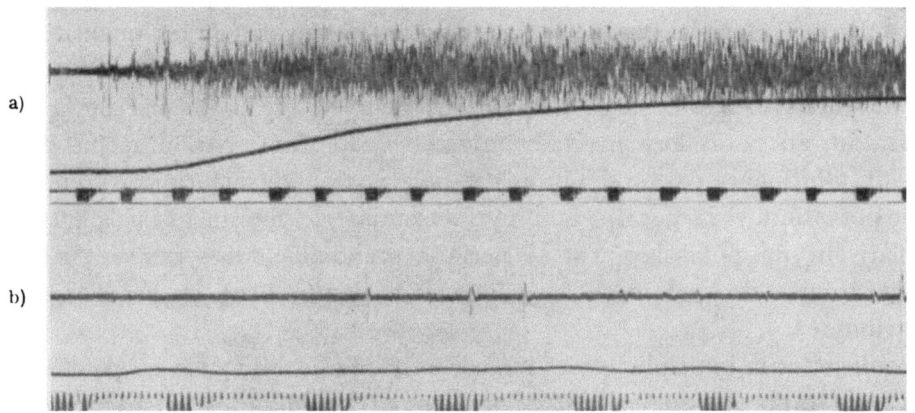

Fig. 16. Myogramme et potentiels d'action (électrodes concentriques) du muscle tibial à la suite de l'injection de KCl. a) chèvre myotonique, 20 mg. KCl. b) chèvre normale, 100 mg. KCl. Temps 10 et 200 msec. [BROWN, G. L., and A. M. HARVEY: Brain **62**, 356 (1939).]

en l'absence d'un système enzymatique. Par analogie, on est tenté d'admettre que le processus fondamental sur lequel la vératrine agit est aussi de nature enzymatique. Cette hypothèse, qui a été proposée par l'un de nous en 1939 (18), a été reprise récemment sous une forme un peu différente par GORDON et WELSCH (159) et SHANES (329).

EYZAGUIRRE et coll. (106) sont arrivés à produire une myotonie expérimentale chez le rat par administration de 2—4-dichloro-phénoxyacétate de soude; la réponse du muscle à un stimulus devient répétitive, la contraction est plus forte et prolongée. La répétition est accentuée en doublant la potassémie et diminuée par le Ca^{++} et le Mg^{++}[1].

9. Muscles lisses.

Si on étudie les réponses d'un *muscle lisse*, la membrane nictitante du chat par exemple, à l'adrénaline et à l'excitation sympathique, on les trouve relativement peu augmentées par le sulfocyanure de sodium en application locale sur la membrane (299). ROSENBLUETH et DEL POZO (313) avaient déjà

---

[1] Le 2—4 dichloro-phénoxyacétate sensibilise le rectus de grenouille an potassium. HÈBRANT, A., et M. GOFFART: Arch. internat. Pharmacodynamie (sous presse).

montré que la vératrine à dose faible ou modérée influence peu la réponse de la membrane nictitante à l'adrénaline, et que de fortes doses dépriment la contraction de ce muscle lisse de 20 à 50%. Ces mêmes auteurs ont constaté que les modifications de l'électrogramme accompagnant une réponse mécanique accrue des muscles pilomoteurs et de la membrane nictitante par la vératrine (314) ne ressemblent pas à celles que cette drogue dans le nerf et le muscle strié. On peut en conclure, soit que les sensibilisateurs au potassium affectent peu le muscle lisse, soit que la transmission neuro-musculaire adrénergique ou la contraction d'un muscle lisse à l'adrénaline ne mettent pas en jeu de libération de potassium. La première hypothèse est la plus vraisemblable, encore que la vératrine sensibilise à l'action du potassium l'intestin isolé de lapin, le canal déférent de cobaye (18) et aussi un grand nombre de muscles lisses d'invertébrés (16, 150).

Il existe aussi des substances comme l'indol, le scatol et leurs dérivés, qui sensibilisent le muscle strié au potassium et paraissent désensibiliser le muscle lisse intestinal aux effets de cet ion (215). Il faudrait, lorsqu'on utilise l'intestin isolé, tenir compte des concentrations et des durées d'action, car l'ion K peut non seulement exciter directement la musculature, mais aussi des cellules ganglionnaires et des fibres nerveuses excitatrices ou inhibitrices; l'intestin est toujours un test compliqué dont les réactions s'interprètent difficilement. Par exemple, l'intestin isolé de lapin qui répond au potassium par une excitation, est sensibilisé, c'est-à-dire que sa réponse est plus marquée à une même dose d'ions K, si on ajoute 1/400.000 de vératrine; mais la réponse devient inhibitrice si la concentration de vératrine est augmentée à 1/160.000 (18).

10. Ganglion sympathique.

Sur le *ganglion cervical supérieur*, on peut constater que de fortes doses de vératrine injectées de façon rétrograde dans l'artère linguale-une série de ligatures vasculaires limitant l'action de l'alcaloïde au ganglion lui-même-paralysent le ganglion. La transmission synaptique n'est pas affectée, mais la conduction nerveuse est arrêtée dans les fibres pré- et postganglionnaires (313). Ce bloc a été confirmé par CALDEYRO et BACQ (61), qui vératrinisaient le ganglion en déposant à son contact un tampon d'ouate imbibé de sulfate de vératrine à 0.1%. De petites doses de vératrine augmentent l'after-potential négatif et l'after-potential positif, la réponse à un stimulus peut devenir répétitive dans les fibres pré- et postganglionnaires et il est difficile de dire si la vératrine affecte les cellules elles-mêmes; la répétition augmente la réponse mécanique de la membrane nictitante (313). La stimulation itérative prolongée du ganglion vératriné diminue la contraction de la membrane nictitante (61, 313). Le sulfocyanure (1 à 5%) n'a pas d'action en application locale sur le ganglion; il est d'ailleurs aussi sans action sur la plaque motrice. Ce manque d'action sur ces deux structures nous rappelle l'opinion d'EICHLER

(103) et de Eccles (100) qui considèrent le potentiel synaptique comme homologue du potentiel de plaque motrice. On peut rapprocher des propriétés de la vératrine le fait que l'injection d'une dose appropriée de KCl dans le ganglion peut donner lieu à une décharge nerveuse répétitive dans les fibres pré- et postganglionnaires (55) et qu'une dose trop forte de KCl bloque la transmission (53). Le KCl exerce son action sur la terminaison des fibres préganglionnaires en libérant de l'acétylcholine, mais il a aussi une action directe sur les cellules ganglionnaires (53, 55, 109). Une action directe de la vératrine sur les cellules n'a pu être démontrée par Rosenblueth et del Pozo (313). Le KCl n'augmente le potentiel d'action ganglionnaire que si le stimulus préganglionnaire est submaximal (53) alors que la vératrine augmente ces potentiels même quand le stimulus préganglionnaire est maximal (313). Un grand excès de KCl (53) tout comme une forte dose de vératrine (313) dépriment le spike du potentiel d'action ganglionnaire. Un léger excès d'ions K n'augmente ni les potentiels d'action ni les after-potentials du ganglion cervical supérieur de la grenouille (317). L'expérience cruciale qui consisterait à montrer qu'une dose de vératrine inefficace par elle-même abaisse considérablement la dose seuil effective de KCl n'a pas encore été rapportée. Rien ne permet donc de conclure que sur le ganglion sympathique les actions de la vératrine s'expliquent par la propriété de sensibiliser au potassium.

11. Adrénalinosécrétion.

D'après Hazard, la spartéine renforce l'hypertension et la vasoconstriction d'origine surrénalienne provoquée par l'injection intraveineuse de KCl, et déprime l'action nicotinique de l'acétylcholine sur la surrénale (fig. 17). En outre, la spartéine rend efficaces, sur la surrénale, des doses subliminaires de K (179). L'auteur conclut formellement: «la spartéine renforce les effets de l'ion potassium» (181). Le contrôle de cette propriété sur le *rectus abdominis* de grenouille (71) confirme que la spartéine est un sensibilisateur aux ions K^+ et qu'elle désensibilise à l'acétylcholine (fig. 18). Mais la spartéine augmente aussi les effets périphériques de l'adrénaline injectée (179). Cela rend difficile l'interprétation de l'action de la spartéine, puisque c'est sur le même animal que cette drogue affecte à la fois la libération de l'adrénaline et la sensibilité des vaisseaux à cette hormone. Cette action du K est antagonisée par le Mg (184), mais ne le serait pas par le calcium (180).

L'action de la procaïne est encore plus suggestive: à haute dose elle renforce l'action vasopressive de l'adrénaline, mais elle supprime toute adrénalinosécrétion provoquée par le KCl (183). Rappelons que sur le muscle isolé de batracien la procaïne désensibilise aussi au potassium (40).

Dès 1926, Kusnetzow (243) a montré que la vératrine augmente la libération d'adrénaline par la glande surrénale isolée. Utilisant la pression sanguinet la contraction de la membrane nictitante du chat comme test de la libération d'adrénaline, MENDEZ et MONTES (272) ont confirmé que la vératrine et la

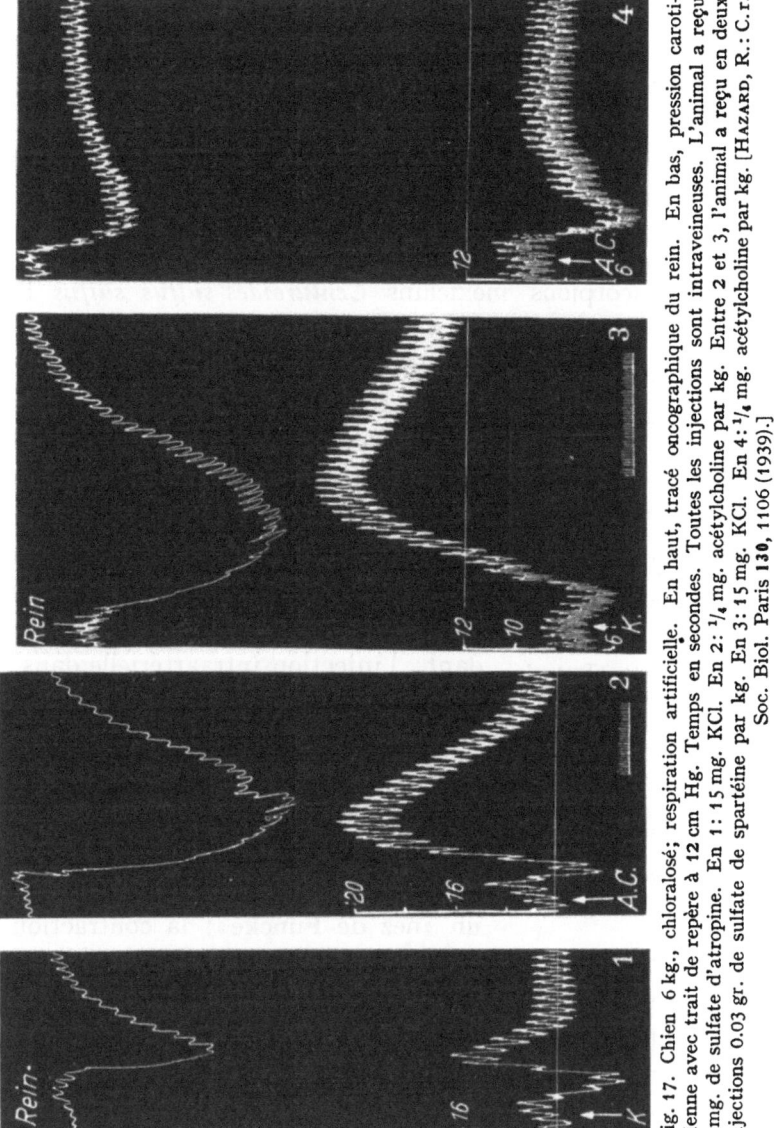

Fig. 17. Chien 6 kg., chloralosé; respiration artificielle. En haut, tracé oncographique du rein. En bas, pression carotidienne avec trait de repère à 12 cm Hg. Temps en secondes. Toutes les injections sont intraveineuses. L'animal a reçu 2 mg. de sulfate d'atropine. En 1: 15 mg. KCl. En 2: $^1/_4$ mg. acétylcholine par kg. Entre 2 et 3, l'animal a reçu en deux injections 0.03 gr. de sulfate de spartéine par kg. En 3: 15 mg. KCl. En 4: $^1/_4$ mg. acétylcholine par kg. [HAZARD, R.: C. r. Soc. Biol. Paris **130**, 1106 (1939).]

vératridine injectées dans le tronc coeliaque stimule l'activité de la surrénale; la cévine se montre beaucoup moins active[1].

HOUSSAY et RAPELA (207), utilisant une technique à l'abri de toute critique, (injection de KCl dans l'artère rénale d'un chien, anastomose surrénalojugu-

---

[1] C'est à la libération d'adrénaline que les alcaloïdes de la vératrine doivent, en partie, leur action cardiostimulante sur l'animal vagotomisé [236, 272 et COTTEN, M. DE V., et R. P. WALTON, Arch. internat. Pharmacodynamie **87**, 473 (1951).]

laire avec un chien récepteur permettant de juger de l'adrénaline libérée) ont pu montrer que l'action adrénalinosécrétrice du K est renforcée par la vératrine et que l'effet de la vératrine et du potassium est supprimé par le calcium. Mais les figures que ces auteurs ont publiées dans un autre article (206) montrent que cette potentiation de l'effet du potassium par la vératrine ne dépasse guère l'ordre de grandeur d'une addition d'effets de corps synergiques dont l'action peut être supprimée par le calcium; l'injection simultanée de vératrine et de KCl ne laisse probablement pas le temps à la vératrine d'exercer son action sensibilisatrice vraie[1].

12. Venins de scorpions.

Le venin de scorpions mexicains *Centuroides suffus suffus* Pockok et *Centuroides noxius* Hoffmann a fait l'objet de plusieurs études de E. C. del Pozo et coll. (88—93). Ce venin a une action toxique sur le centre respiratoire; il stimule les cellules sympathiques et les neurones moteurs de la moelle de chat. Son action sur le nerf et le muscle retiendra notre attention. Elle peut se résumer comme suit (90, 91): l'application directe du venin ne donne lieu à aucune réaction du muscle correspondant; l'injection intraartérielle dans le muscle énervé reste sans réponse; par contre, des fibrillations et des secousses cloniques se produisent lorsqu'on humecte de venin la surface d'un muscle innervé. Les contractions musculaires provoquées par des excitations appliquées sur le nerf, sont potentiées; le myogramme montre un «nez de Funcke»; la contraction est prolongée et l'étude électrophysiologique a montré qu'elle est répétitive. Ces caractéristiques s'atténuent si on multiplie les stimuli successifs. Le venin a une action décurarisante à faible dose et curarisante à des doses plus fortes. Ces faits suggèrent une ressemblance avec l'action de la vératrine et ces propriétés ne peuvent être attribuées au pouvoir anticholinestérasique extrêmement faible du venin de scorpion (88, 91). Une expérience inédite que l'un de nous (M.G.) a faite avec del Pozo rapproche encore une fois de l'ion potassium ce venin qui présente certains caractères vératriniques. Sur une préparation isolée nerf phrénique-diaphragme de rat stimulée toutes les 10 secondes depuis deux heures environ dans du Tyrode sans potassium et présentant l'inversion d'action à l'adrenaline (151), le venin

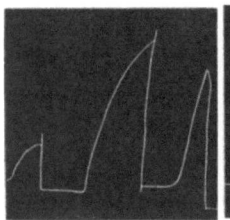
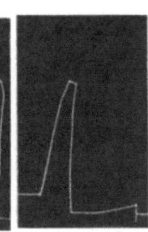

Fig. 18. Sensibilisation au potassium et désensibilisation à l'acétylcholine par la spartéine. Rectus isolé de *Rana temporaria*, bain de 20 cc. Tracé de gauche: Ringer normal; contraction du muscle successivement sous l'influence de 0.5 cc. KCl 5%, de 15 μg. acétylcholine et 0.6 cc. KCl 5%. Tracé de droite, après séjour de 15 minutes dans le Ringer + spartéine 1/10.000; action sucessive de 0.5 cc. KCl 5% et de 15 μg. acétylcholine. [Coppée, G.: Arch. internat. Physiol. 53, 366 (1943).]

---

[1] Des expériences récentes de J. Lecomte montrent que la vératrinisation du chat et du lapin ne permet pas de sensibiliser la médullo-surrénale à l'injection de potassium.

ne produisît pas la potentation musculaire qu'il provoque régulièrement. Il a suffi d'ajouter au bain la quantité de KCl que contient le Tyrode normal pour voir se développer une potentiation de plus de 100% qui a disparu avec le lavage au Tyrode sans potassium. Le venin de scorpion est extrêmement tenace: alors que le twitch avait repris sa hauteur primitive dans le Tyrode sans potassium, la seule addition d'un peu de KCl a provoqué de nouveau cette forte potentiation. L'opération a pu être répétée plusieurs fois. Ce venin agit donc comme un sensibilisateur au potassium.

IV. Hypothèses générales basées sur les réactions du nerf et du muscle strié.

Il semble que l'unanimité existe sur le fait que la vératrine interfère avec les processus de *repolarisation*. L'hypothèse de travail de GORDON et WELSCH (159) est que la vératrine empêche le calcium de reprendre sa place à la surface de la fibre nerveuse après le spike et maintient ainsi un état de dépolarisation. Cette hypothèse est l'image en miroir de celle qu'avait proposée BACQ dès 1939 (18). Pour cet auteur, la vératrine empêcherait le potassium de se replacer sur la surface de la membrane et il resterait actif et dépolarisant au voisinage de la membrane. L'hypothèse de BACQ est très près des conclusions de SHANES (330) qui sont celles-ci: "these considerations suggest a) that potassium normally is released during the spike and is to a large extent rapidly reabsorbed, b) that veratrine interfers with reabsorption process, c) that activity leaves a residuum of potassium which can be restored only by the operation of a considerably slower metabolic process." Une troisième interprétation possible se base sur les récents travaux de HODGKIN et KATZ (203) et NASTUK et HODGKIN (283); d'après ces auteurs, le voltage du potentiel d'action d'une fibre nerveuse ou musculaire isolée est supérieur de 30 mV. au potentiel de polarisation (90 mV.); ce fait ne s'explique que par la pénétration d'ions Na chassant ensuite les ions K. Le processus de récupération consisterait essentiellement dans l'expulsion des ions Na qui ont pénétré dans la fibre (nerveuse ou musculaire) à la faveur de l'excitation. De toute évidence, la vératrine n'altère guère la phase ascendante du potentiel d'action, et on peut concevoir que son action essentielle soit de ralentir la sortie des ions K ou la phase de récupération et, par conséquent, l'expulsion des ions Na.

Qu'on adopte l'hypothèse potassium (BACQ, 1939; SHANES, 1949), l'hypothèse calcium (GORDON et WELSCH, 1948) ou l'hypothèse sodium que nous venons de développer, *c'est toujours vers un processus ionique* que l'on se tourne pour essayer de comprendre l'action de la vératrine et des corps vératriniques.

Faut-il rattacher certaines de ces modifications ioniques à des processus enzymatiques, à une énergie fournie spécifiquement par certaines réactions chimiques du protoplasme ? C'est infiniment probable, mais nous ne voyons pas dans la littérature biochimique une indication qui permette d'aborder ce problème[1].

V. Applications en pathologie humaine et animale.

L'existence de divers sensibilisateurs au potassium dans le plasma de l'homme et des animaux pose la question de leur intervention en physiologie et en pathologie. Ce problème est très vaste: nous nous contenterons d'esquisser ses divers aspects de façon à donner au lecteur une vue d'ensemble suffisante.

1. L'ion SCN est présent dans le plasma; il ne pénètre pas facilement dans les tissus (sauf la thyroïde [355]) et est à la base d'une méthode de détermination du volume des liquides extracellulaires; il est concentré dans la salive (TREVIRANUS l'a montré dès 1814 [343]) et est éliminé par l'urine[2]. Sa concentration est très variable, non seulement d'espèce à espèce, mais d'un individu à l'autre, et chez un même individu. Les premières recherches précises sur la teneur des liquides de l'organisme en sulfocyanure ont été publiées en 1888 par BRUYLANTS (56). On reste confondu devant la portée et l'actualité de certains conceptions émises à ce propos il y a plus de 60 ans. La sulfocyanémie du veau est élevée (22) par rapport à celle du boeuf ou de la vache. L'usage du tabac augmente fortement la sulfocyanémie et l'excrétion salivaire du sulfocyanure chez l'homme. HERRERA RAMOS et VISCA (192) confirment sur un plus grand nombre de sujets les expériences de LAWTON et coll. (254). La sulfocyanémie moyenne, chez les fumeurs, est de 0.83 mg., exprimé en KSCN %, tandis que chez les non-fumeurs elle est de 0.43; chez les fumeurs on en trouve souvent 1, parfois 1.5 mg.%. Le cyanure est presque intégralement transformé dans l'organisme des mammifères en SCN^-; vraisemblablement, les ions CN^- constamment produits en petite quantité par le métabolisme normal, sont détoxiqués dans le foie en SCN^- par un système enzymatique étudié par LANG (245, 246) et récemment repris par HIMWICH et SAUNDERS (195), et SAUNDERS et HIMWICH (318). BACQ et CHARLIER (22) ont montré qu'en contrôlant sévèrement l'équilibre $\frac{Ca^{++}}{K^+}$, on voit que c'est à partir d'une concentration de 750 μg.% que l'ion SCN devient sensibilisant pour le rectus isolé de grenouille. Il va sans dire qu'il conviendrait d'avoir, chez un animal à sang chaud, un test aussi facile et précis que le rectus de grenouille; la température, en effet, semble jouer un grand rôle dans ces phénomènes de sensibilisation. Or, on observe avec les sérums

---

[1] TOUTEFOIS, KREBS et ses collaborateurs ont montré le rôle important joué par la glutamine et la glutaminase dans la rétention du potassium par les tranches de cerveau [Biochemic. J. **44**, 410 (1949)].

[2] Sur l'élimination rénale du sulfocyanure, voir: EICHLER, O., et I. APPEL, Arch. exper. Path. u. Pharmakol. **212**, 472 (1951) et NICKERSON, M. et J. J. THOMAS, J. Labor. a. Clin. Med. **38**, 194 (1951).

convenablement dilués d'homme et d'animaux, des effets vératriniques alors que la concentration en sulfocyanure est inférieure à ce seuil. C'est donc qu'il existe d'autres substances que l'ion SCN^- responsables de l'effet sensibilisant.

2. Les méthylxanthines d'origine alimentaire (café, thé, chocolat, cola, etc...) existent dans le sang humain à un taux fort variable; la littérature est très pauvre sur cette question, sans doute parce que le dosage précis des diverses xanthines méthylées (mono-, di- et triméthyl) est vétilleux (42).

3. Les dérivés du métabolisme des nucléoprotéines et des protéines. TORDA et WOLFF (339) ont décrit l'action sensibilisante d'une importante série de dérivés puriques en se servant de notre test, le rectus de grenouille. Ils semblent ignorer nos travaux antérieurs et celui de HARVEY (176). Leur note ne signale qu'une seule durée d'action (5 minutes) de leurs divers sensibilisateurs; c'est une déplorable lacune, car l'optimum de sensibilisation survient après un temps variable; nous avons déterminé que ce temps est, par exemple, de quelques minutes pour le NaSCN, de 20 à 30 minutes pour la vératrine, d'une heure pour la caféine, etc...

Ces métabolites sont beaucoup moins actifs que la vératrine ou le sulfocyanure. On peut négliger l'influence de l'urée, qui est faible, mais on doit tenir compte de corps puriques, tels que la guanidine, qui est déjà active à une concentration de 2.10^{-7}; la xanthine, l'uracil et l'acide urique, à la concentration relativement faible de 2.10^{-6} (339) augmenteraient d'environ 50% la réponse du muscle de grenouille au KCl.

4. La guanidine. Rien ne s'oppose dans les conceptions biochimiques modernes à ce qu'il existe dans le sang et les urines de la guanidine ou des dérivés méthylés de cette base; la créatine est l'acide méthylguanidine-acétique. Mais la guanidine n'est pas, comme la guanine, la guanosine, l'adénine ou l'adénosine, un produit du métabolisme des acides nucléiques.

Avant qu'on ne connût l'effet de l'enlèvement des parathyroïdes sur le calcium plasmatique, la guanidine fut considérée comme l'agent responsable de la tétanie. Les vives discussions qui, de 1912 à 1923, mirent à la mode la théorie de l'intoxication guanidique, sont, à l'heure actuelle, bien oubliées. Nous avons pris la peine de relire un certain nombre de ces travaux; ils s'éclairent d'un jour nouveau quand on y incorpore la notion de sensibilisateur aux ions K. L'injection de guanidine ou de ses dérivés méthylés déclenche une tétanie semblable à celle de l'hypocalcémie, parce que, tout comme l'hypocalcémie, la guanidine exagère l'action des ions K. En effet, dans la tétanie parathyréoprive, si le Ca baisse, le K reste constant (269). Une conclusion définitive en ce qui concerne le rôle physiologique possible de la guanidine est impossible à donner à cause des difficultés de dosage. S'il existe des méthodes qui comme celle de NORTHUP, FABRY et ANDES (289) ou de ANDES et coll. (7) récupèrent la presque totalité (82%) de la méthylguanidine ajoutée à un filtrat de sang, rien ne dit que ce qu'on dose colorimétriquement, et qu'on exprime en guanidine, soit réellement de la guanidine; des essais poursuivis dans notre laboratoire montrent que le dosage de la guanidine n'est pas au point. Aussi ANDES et coll. ont-ils raison de parler de «guanidine-like substances». La vieille, longue et pénible méthode de PATON (voir 301) avait au moins le mérite d'isoler à l'état pur un sel double d'or et de guanidine. Mais là aussi les causes d'erreur sont nombreuses; on l'a bien vu lorsque de bons chimistes allemands prétendirent isoler régulièrement sous forme de sels d'or une grande quantité d'acétylcholine à partir du sang (voir résumé dans BACQ, 15). Dans de nombreuses publications de médecine vétérinaire, la méthode de dosage de la guanidine n'est pas indiquée (96, 97, par exemple); or cette question intéresse beaucoup la pathologie vétérinaire, car la tétanie est très fréquente chez les animaux domestiques (voir 262).

Il faut donc s'en tenir à un petit nombre de faits suffisamment précis pour servir de base à une discussion valable. Nous écartons les observations de RAIDA et LIEGMANN (307) favorables à l'idée d'une hyperguanidinémie et d'une hyperguanidinurie dans la tétanie parathyréoprive du chien. Nous retenons, au contraire, les observations de ANDES et de ses collaborateurs (6, 8) qui montrent: 1. que chez l'homme, dans la tétanie d'origine parathyroïdienne, le taux de guanidine dans le sang est normal; 2) que la guanidinémie est normale (0.10 à 0.28 mg. pour 100 cc. de sang total) pendant toute la grossesse, qu'elle augmente d'environ 100% (surtout par concentration dans les globules) dans les 3 à 7 jours qui suivent l'accouchement, qu'elle n'atteint des chiffres élevés (0.46, 0.45, 0.73, 0.63) que dans les cas graves de toxémie de la grossesse où des symptômes tétaniques sont présents (8). Les partisans de la théorie de l'intoxication par la guanidine, du contrôle par la parathyroïde du métabolisme de la guanidine, admettent que, pour obtenir la tétanie par injection de guanidine, chez un chien normal, il faut arriver à un taux de guanidine dans le sang bien supérieur à celui qu'on observe dans les toxémies ou les tétanies. La guanidine et son dérivé méthylé ne sensibilisent le muscle d'Amphibien au potassium qu'à concentration élevée (1.10^{-4}) (176).

Dans l'insuffisance rénale, la concentration de la guanidine dans le sang suit en général le degré de rétention de l'urée (6). L'hypertension sans insuffisance rénale ne s'accompagne pas d'hyperguanidinémie (6). Quelques cas cliniques (264) semblent indiquer que, dans les urémies, on n'observe de phénomènes convulsifs que si la guanidinémie (?) dépasse largement le taux normal.

En somme, le simple calcul de l'équilibre $\frac{K^+ + Na^+}{Ca^{++} + Mg^{++}}$ ne suffit pas, même en ajoutant les corrections relatives à l'ionisation du Ca; il faut faire intervenir une série de substances organiques normalement présentes dans le plasma et les tissus, qui rompent cet équilibre en faveur du numérateur. Nous trouvons ici une application imprévue de cette notion pregnante de l'«autopharmacologie» que DALE a développée en relation avec l'histamine et les médiateurs chimiques (79). Les organismes animaux, et surtout l'homme, par son usage du tabac et des méthylxanthines, se «dopent» en quelque sorte pour augmenter l'action du potassium.

Les spécialistes de l'anesthésie au curare (170) savent que la quantité de tubocurarine qu'il faut injecter pour obtenir le même degré de paralysie neuromusculaire est extrêmement variable d'un malade à l'autre. Entre les myasthéniques, qui sont hypersensibles, et les myotoniques, qui sont peu sensibles, il existe toute une gramme de réactions; on est en droit de croire, et c'est une hypothèse facile à vérifier, que cette variabilité dans les réactions au curare est liée à la présence en quantité variable de sensibilisateurs au potassium dont certains (la guanidine, par exemple) sont décurarisants.

La théorie calcique de la tétanie parathyréoprive rencontre des difficultés dont la principale est que la crise ne se déclenche pas au moment où l'hypocalcémie atteint un niveau précis: elle se déclare chez certains chiens lorsque la calcémie est de 7 mg.% au lieu de dix; chez d'autres, il faut attendre une chute jusqu'à 5 ou même 4.5 mg.%. Ce fait a été confirmé chez le chat par KUFFLER (241). Des cas similaires on été rapportés en clinique humaine par DECOURT, GUILLAUMIN, BERTHAUX (87).

LIÉGEOIS et DERIVAUX (263) signalent que, dans la tétanie d'origine rénale chez le chien, il n'existe aucun parallélisme entre la gravité des troubles nerveux et la chute du Ca; des animaux tétaniques peuvent avoir une calcémie normale; certains hypocalcémiques (6.8 à 8.6 mg.%) ne présentent aucun signe d'hyperexcitabilité neuromusculaire. Ni les variations de la phosphatémie, ni celles du p_H (l'acidose favorise l'ionisation du Ca) n'arrivent à fournir une explication suffisante. Quiconque parcourt cette littérature clinique, tant humaine que vétérinaire, a le sentiment qu'un facteur important doit avoir échappé. Nous pensons que ce facteur est la somme des substances plasmatiques qui modifient l'équilibre ionique en faveur du potassium. Les effets des méthylxanthines, du sulfocyanure, des substances puriques, de la guanidine, s'additionnent. Prises séparément, ces substances trop peu concentrées sont inefficaces; même en groupe, elles n'ont vraisemblablement qu'une action légère chez le Mammifère normal. Mais si le rapport Ca/K diminue par chute du numérateur, ces sensibilisateurs peuvent devenir efficaces, puisque la teneur *relative* en ions K augmente; la crise de tétanie déterminée par l'ion K insuffisamment antagonisé se déclenchera plus ou moins rapidement selon que le taux des sensibilisateurs est élevé ou bas (176).

En pratique, comment faire pour évaluer, chiffrer ce nouveau facteur? On peut chimiquement doser dans le plasma ou le sang total, l'ion SCN et l'azote purique; on trouvera sans doute une méthode précise pour doser la guanidine et ses dérivés méthylés; les méthylxanthines peuvent être éliminées simplement par un régime privé de boissons stimulantes. Ces trois données (SCN$^-$, N purique et guanidine) seront très précieuses pour l'interprétation des cas cliniques.

On pourrait aussi penser à un test biologique synthétique, qui donnerait en bloc le pouvoir sensibilisateur d'un sérum ou d'un plasma. C'est ce qu'ont fait BACQ et CHARLIER (22), au cours d'essais préliminaires qui ont montré la complexité et la difficulté de cette question. Il serait souhaitable qu'un tel test soit étudié avec patience et mis à l'épreuve en clinique.

5. L'histamine. Nous avons signalé au chapître de l'effet Bezold les bases expérimentales qui permettent de mettre en cause l'histamine dans ce réflexe, qui ne doit pas être oublié dans l'interprétation des phénomènes d'allergie (220).

VI. Applications thérapeutiques.

On pourrait envisager d'employer les corps vératriniques comme décurarisants dans l'anesthésie avec utilisation de curare. Les spécialistes de cette technique se servent de la physostigmine (ésérine) ou de la prostigmine (néostigmine) comme antagonistes du curare, mais il arrive que cette ésérine soit insuffisante ou que son action déprimante par accumulation d'acétylcholine à la plaque motrice soit trop forte; l'anesthésiste est alors désarmé; il pourrait avoir recours à un alcaloïde pur du veratrum judicieusement choisi parmi ceux que les chimistes et les pharmacologues américains ont isolés et étudiés (234, 235). Par contre, il semble dangereux de s'adresser par raison d'économie à des stocks de vératrines impures, dont l'activité n'a été appréciée que par leur action hypotensive (267). Les cliniciens européens ont essayé avec succès de pallier aux déficiences de la plaque motrice dans la myasthénie en administrant aux malades de la vératrine et des composés qui rendent répétitives les réponses musculaires (1), parallèlement aux thérapeutiques anticholinestérasiques classiques (ésérine, prostigmine) et récentes (D.F.P. [70], tétraéthylpyrophosphate, hexaéthyl-tétraphosphate [60, 68]). La guanidine a aussi été essayée avec succès dans quelques cas de myasthénie (276). Comme la vératrine (21) elle ne possède pas de propriétés anticholinestérasiques — sur la pseudocholinestérase du sérum tout au moins (275, 338) —, mais elle sensibilise au potassium (176). Le potassium à haute dose améliore la condition des malades myasthéniques (350). THOMPSON et TICE (338) ont noté que la guanidine enrichit le muscle en potassium aux dépens du plasma.

Les intoxications par la vératrine pourraient devenir plus fréquentes par suite de l'usage thérapeutique des alcaloïdes du veratrum dans les cas d'hypertension artérielle (HITE, 197, etc.[1]). Le traitement des empoisonnements par l'aconitine ou la vératrine possède maintenant une base physiologique précise. L'emploi des sels de magnésium (210) ou d'un mélange de sels de Ca et de Mg (143, 277), recommandé fort empiriquement, se justifie, puisque ces deux ions sont antagonistes du K dont les effets sont exagérés par l'aconitine et la vératrine, anciennement classés dans les paralysants bulbaires (28).

De même, un mélange d'ions Ca et Mg sera indiqué dans les cas d'intoxication accidentelle par le sulfocyanure; dans certains Etats de l'Amerique, du Nord et du Sud, le sulfocyanure est utilisé sur une grande échelle dans le traitement de l'hypertension artérielle; la marge thérapeutique étant étroite, les accidents sont fréquents. L'administration par voie intraveineuse d'ions Ca sous forme d'hyposulfite supprime instantanément l'abaissement du débit cardiaque provoqué par le sulfocyanure et la vératrine (24).

Le mélange d'ions Mg et Ca est indiqué parce que la magnésium a des effets toxiques propres qui sont antagonisés par le calcium. En somme, on met à profit deux antagonismes ioniques:

$$K^+ \begin{matrix} \nearrow Mg^{++} \\ \updownarrow \\ \searrow Ca^{++} \end{matrix}$$

En nous basant sur les données expérimentales, nous avons proposé (28) de commencer le traitement de l'intoxication par l'aconitine, la vératrine ou la sulfocyanure chez l'homme par l'injection intraveineuse, en solution à 10%, de 1 à 2 g. de SO^4Mg et de 1 à 3 g. de gluconate ou d'hyposulfite de Ca.

VII. Conclusions générales.

1. De nombreuses substances organiques et certains sels ont la propriété de sensibiliser le muscle strié aux actions de l'ion potassium. Le tableau 1 donne la liste de ces substances.

2. L'examen critique d'un grand nombre d'expériences physiologiques indique que cette propriété peut expliquer jusqu'à un certain point le mode d'action de ces substances sur divers tissus (nerf moteur, plaque motrice, fibres sensibles, ganglion sympathique, sinus carotidien, centres nerveux, coeur, muscles lisses et striés, glande surrénale).

3. Les sensibilisateurs au K^+ ne constituent pas une classe homogène de substances pharmacologiques agissant toutes de la même manière partout où l'ion K^+ est en jeu.

---

[1] De multiples observations récentes rapportées p. 95 et 96 dans le Year Book of Drug Therapy 1950 (édite par H. BECKMAN pour le Year Book publishers de Chicago) soulignent l'irrégularité des résultats thérapeutiques obtenus dans l'hypertension avec des alcaloïdes du veratrum; des signes toxiques sont observés dans 33% des cas.

4. Certains «sensibilisateurs au potassium» existent normalement dans le sang des Mammifères; leur teneur augmente dans nombre d'états pathologiques; leur intervention, sans être formellement démontrée, est vraisemblable et susceptible d'expliquer logiquement beaucoup de faits.

5. Les possibilités d'utilisation thérapeutique de sensibilisateurs au K^+ sont envisagées, de même que le traitement de l'intoxication par ces substances (vératrine, aconitine, sulfocyanure notamment).

Bibliographie.

1. Acheson, G. H.: Physiological and pharmacological aspects of neuromuscular diseases. J. Nerv. Dis. **100**, 616 (1944).
2. —, and A. Rosenblueth: Some effects of veratrine upon circulated mammalian nerves. Amer. J. Physiol. **133**, 736 (1941).
3. Amann, A., u. A. Jarisch: Auslösung des Bezold-Effektes durch Ionen. Arch. exper. Path. u. Pharmakol. **201**, 46 (1943).
4. Amann, A., u. A. Jarisch, u. H. Richter: Reflektorische Kreislaufwirkungen des Histamins. Arch. exper. Path. u. Pharmakol. **198**, 158 (1941).
5. —, u. H. Schaefer: Über sensible Impulse im Herznerven. Pflügers Arch. **246**, 757 (1943).
6. Andes, J. E., C. R. Linegar and V. C. Myers: Guanidine-like substances in the blood. II: Blood guanidine in nitrogen retention and hypertension. J. Labor. a. Clin. Med. **22**, 1209 (1937).
7. —, and V. C. Myers: Guanidine-like substances in blood. I: Colorimetric estimation and normal values. J. Labor. a. Clin. Med. **22**, 1147 (1937).
8. — — Guanidine-like substances in the blood. IV: Blood guanidine in patients with parathyroid deficiency and with idiopathic tetany. J. Labor. a. Clin. Med. **23**, 123 (1937).
9. — E. J. Andes and V. C. Myers: Guanidine-like substances in the blood. III: Blood guanidine in normal pregnancy, toxemias of pregnancy and cirrhosis of the liver. J. Labor. a. Clin. Med. **23**, 9 (1937).
10. Anrep, G. V., G. S. Barsoum and M. Talaat: Liberation of histamine by the heart muscle. J. of Physiol. **86**, 431 (1936).
11. Arvanitaki, A., et N. Chalazonitis: Initiation de l'activité oscillatoire neuronique par des anions aptes à se coordonner avec les métaux des catalyseurs respiratoires. Arch. internat. Physiol. **54**, 423 (1947).
12. — — Recherches spectrokymographiques sur les cytochromes de neurones, in vivo. Arch. internat. Physiol. **54**, 441 (1947).
13. —, et A. Fessard: Sur les potentiels retardés de la réponse du nerf du crabe. Action de la vératrine et de la privation d'électrolytes. C. r. Soc. Biol. Paris **118**, 419 (1935).
14. Aviado, D. M., R. G. Pontius and C. F. Schmidt: The reflex respiratory and circulatory actions of veratridine on pulmonary, cardiac and carotid receptors. J. of Pharmacol. **97**, 420 (1949).
15. Bacq, Z. M.: La transmission chimique des influx dans le système nerveux autonome. Erg. Physiol. **37**, 82 (1935).
16. — L'action de la vératrine sur le muscle des invertébrés. Pubbl. Staz. zool. Napoli **18**, 1 (1939).
17. — Sensibilisation au potassium par la vératrine. C. r. Soc. Biol. Paris **130**, 1369 (1939).
18. — Ions et corps vératriniques. Arch. internat. Pharmacodynamie **63**, 59 (1939).
19. — Le sulfocyanure, l'hyposulfite et la colchicine oxydée, substances vératriniques. Arch. internat. Pharmacodynamie **67**, 323 (1942).

20. BACQ, Z. M.: Les sensibilisateurs au potassium. Bull. Acad. Méd. Belg. **12**, 255 (1947).
21. —, and G. L. BROWN: Pharmacological experiments on mammalian voluntary muscle, in relation to the theory of chemical transmission. J. of Physiol. **89**, 45 (1937).
22. —, et R. CHARLIER: Sensibilisation à l'action des ions K par le plasma et le sérum d'homme et de veau. C. r. Soc. Biol. Paris **141**, 530 (1947).
23. — — E. PHILIPPOT et P. FISCHER: Réduction par le sulfocyanure de sodium du débit cardiaque du chien. Arch. internat. Pharmacodynamie **77**, 347 (1948).
24. — — — — The action of sodium thiocyanate on cardiac output. Brit. J. Pharmacol. a. Chemother. **4**, 162 (1949).
25. —, et G. COPPÉE: Réactions des fibres nerveuses et du ganglion sympathique à la chloropicrine et à la bromopicrine. Arch. internat. Physiol. **51**, 35 (1941).
26. —, et P. FISCHER: Teneur du sang en sulfocyanure. Bull. Soc. Chim. Biol. Paris **29**, 308 (1947).
27. —, et M. GOFFART: Transmission humorale de la contraction vératrinique. Arch. internat. Physiol. **49**, 189 (1939).
28. — — L'empoisonnement par l'aconitine et la vératrine, son mécanisme et son traitement. Liége méd. **1940**, No 18.
29. BARKER, M. H.: Blood cyanates in the treatment of hypertension. J. Amer. Med. Assoc. **106**, 762 (1936).
30. BARRY, D. T.: The influence of caffeine on the autonomic nervous system. Arch. internat. Pharmacodynamie **63**, 129 (1939).
31. BEKAERT, J., et I. LEUSEN: Influence de la vératrine sur l'action du potassium du liquide céphalorachidien. Arch. internat. Physiol. **57**, 229 (1949).
32. BERNHEIM, F., and M. L. C. BERNHEIM: The action of veratrine and urethane on tissue oxidations. J. of Pharmacol. **48**, 73 (1933).
33. BETHE, A., u. F. FRANCKE: Versuche über die Kalicontractur. Biochem. Z. **156**, 190 (1925).
34. BEZOLD, A. V., u. L. HIRT: Unters. physiol. Lab. Würzburg **1**, 73 (1867).
35. BEZNAK, A. B. L.: On the mechanism of the autacoid function of parasympathetic nerves. J. of Physiol. **82**, 129 (1934).
36. BISHOP, G. H.: Action of nerve depressants on potential. J. Cellul. a. Comp. Physiol. **1**, 177 (1932).
37. —, and A. I. KENDALL: Action of formalin and histamine on tension and potential curves of a striated muscle, the retractor penis of the turtle. Amer. J. Physiol. **88**, 77 (1929).
38. BLAIR, E. A., and J. ERLANGER: Interaction of medullated fibers of a nerve tested with electric shocks. Amer. J. Physiol. **131**, 483 (1940).
39. BLAVIER, J.: Sensibilisation aux ions K par le cyanate de soude. Arch. internat. Pharmacodynamie **86**, 242 (1951).
40. — J. LECOMTE, P. OSTERRIETH et E. VANREMOORTERE: Désensibilisation au potassium par les anesthésiques locaux. Arch. internat. Physiol. **57**, 393 (1950).
41. BOEHM, R.: Die Aconitingruppe. In HEFFTERS Handbuch der experimentellen Pharmakologie, Bd. 2, S. 283. Berlin: Springer 1920.
42. BOIVIN: Contribution à l'étude biochimique des corps puriques et pyrimidiques de l'organisme. Thèse de Doctorat Sc. Nat. Paris 1941.
43. BONNARDEL, R., et S. JAGUES: Etude des modifications de l'excitabilité musculaire sous l'influence de la fatigue. Trav. humain **11**, 226 (1948).
44. BOTTAZZI, P.: Über die Wirkung des Veratrins und anderer Stoffe auf die quergestreifte, atriale und glatte Muskulatur. Arch. f. Physiol. **1901**, 376.
45. BRECHT, K., u. H. FENEIS: Über tonische und phasische Reaktionen einzelner quergestreifter Muskelfasern und des Ganzmuskels. Z. Biol. **103**, 355 (1950).
46. BREGANTE, L. J.: Sensibilizacion de la accion vagal en auricula de tortuga. Arch. Soc. Biol. Montev. **12**, 297 (1945).

47. BREMER, F.: Le tonus musculaire. Erg. Physiol. **34**, 678 (1932).
48. —, et J. DE SMEDT: Nouvelles recherches sur la contraction pseudo-veratrinique du muscle squelettique. Arch. internat. Physiol. **55**, 290 (1947).
49. —, et G. MAGE: Etude myographique d'un cas de myotonie. C. r. Soc. Biol. Paris **102**, 336 (1929).
50. BROWN, G. L.: The action of acetylcholine on denervated mammalian muscle and frog's muscle. J. of Physiol. **89**, 438 (1937).
51. — The action of potassium chloride on mammalian muscle. J. of Physiol. **91**, 4 P (1937).
52. — Aspect physiologique de quelques maladies musculaires. Rev. méd. Liége **4**, 221 (1949).
53. —, and W. FELDBERG: The action of potassium on the superior cervical ganglion of the cat. J. of Physiol. **86**, 290 (1936).
54. —, and A. M. HARVEY: Congenital myotonia in the goat. Brain **62**, 341 (1939).
55. —, and F. C. MACINTOSH: Discharges in nerve fibres produced by potassium ions. J. of Physiol. **96**, 10 P (1939).
56. BRUYLANTS, J.: Origine de l'acide sulfocyanique dans l'organisme animal. Bull. Acad. Méd. Belg. **2**, 147 (1888).
57. BUCHANAN, F.: The efficiency of the contraction of veratrinized muscle. J. of Physiol. **25**, 137 (1899).
58. BUCHER, K.: Analyse der Atmungswirkung des Diaethylamino-aethyl-tetrahydrofluoranthen. Helvet. physiol. Acta **5**, 348 (1947).
59. BUCHTHAL, F., and J. LINDHARD: Transmission of impulses from nerve to muscle fibre. Acta physiol. scand. (Stockh.) **4**, 136 (1942).
60. BURGEN, A. S. V., C. A. KEELE and D. SLOME: Pharmacological actions of tetraethylpyrophosphate and hexaethyltetraphosphate. J. of Pharmacol. **96**, 396 (1949).
61. CALDEYRO, R., et Z. M. BACQ: Action de la vératrine et du sulfocyanure sur le ganglion cervical supérieur du chat. C. r. Soc. Biol. Paris **141**, 849 (1947).
62. CARDOT, H.: L'automatisme cardiaque d'après les recherches relatives aux invertébrés. VII. réunion de l'Association des Physiologistes, Liége 1933.
63. CHANG, T. H., R. W. GERARD and M. SHAFFER: The influence of ions on nerve respiration. Amer. J. Physiol. **101**, 19 (1932).
64. — M. SHAFFER and R. W. GERARD: The influence of electrolytes on respiration in nerve. Amer. J. Physiol. **111**, 681 (1935).
65. CHARLIER, R.: La glycérine, la formaldéhyde, l'acétaldéhyde et la paraldéhyde, substances non vératriniques. Experientia **3**, 35 (1947).
66. — Corps vératriniques et corps non vératriniques. C. r. Soc. Biol. Paris **141**, 199 (1947).
67. —, et R. GOUTIER: Expériences inédites.
68. CHENNELLS, M., W. F. FLOYD and SAMSON WRIGHT: Action of condensed alkyl phosphates on the nerve-muscle preparation and the central nervous system of the cat. J. of Physiol. **108**, 375 (1949).
69. CICARDO, V. H.: Importancia biologica del potasio. Ateneo, Buenos-Aires **1947**.
70. COMROE, J. H., J. TODD, G. D. GAMMON, I. H. LEOPOLD, G. B. KOELLE, O. BODANSKY and A. GILMAN: The effect of di-isopropyl-fluorophosphate (D.F.P.) upon patients with myasthenia gravis. Amer. J. Med. Sci. **212**, 641 (1946).
71. COPPÉE, G.: La transmission neuro-musculaire: curarisation, décurarisation et renforcement à la jonction myo-neurale. Arch. internat. Physiol. **53**, 327 (1943).
72. —, et M. GOFFART: Expériences inédites.
73. —, et R. GOUTIER: Action des méthylxanthines sur les potentiels d'action des nerfs et des muscles striés de batracien. Arch. internat. Physiol. **56**, 177 (1948).
74. COWAN, S. L.: The action of potassium and other ions on the injury potential and action current in Maia nerve. Proc. Roy. Soc. Lond. B **115**, 216 (1934).
75. — The initiation of all or none responses in muscle by acetylcholine. J. of Physiol. **88**, 3 P (1937).

76. CRESCITELLI, F., and T. A. GEISSMAN: Certain effects of antihistamines and related compounds on frog nerve fibers. Amer. J. Physiol. **164**, 509 (1951).
77. CRAMER, W.: J. of Pharmacol. **7**, 63 (1915). Zit. bei JARISCH u. RICHTER, Arch. exper. Path. u. Pharmakol. **193**, 354 (1939).
78. CURTIS, H. J., and K. S. COLE: Membrane resting and action potentials from the squid giant axon. J. Cellul. a. Comp. Physiol. **19**, 135 (1942).
79. DALE, H. H.: Progress in Autopharmacology. Bull. Hopkins Hosp. **53**, 297 (1933).
80. DAVIS, L., and M. H. BARKER: The depressor effect of potassium sulfocyanate before and after bilateral splanchnicotomy in normal and hypertensive dogs. J. Labor. a. Clin. Med. **26**, 658 (1941).
81. DAWES, G. S.: Studies on veratrum alkaloids. VII. Receptor areas in the coronary arteries and elsewhere as revealed by the use of veratridine. J. of Pharmacol. **89**, 325 (1947).
82. — The reflexes from the heart and lungs caused by the veratrum alkaloids and other compounds. Acta physiol. scand. (Stockh.) **22**, 73 (1951).
83. —, and F. N. FASTIER: Reflex actions of some isothiourea derivates on circulation and respiration. Brit. J. Pharmacol. a. Chemother. **5**, 323 (1950).
84. —, and W. FELDBERG: The causes of serum bradycardia. J. of Physiol. **108**, 362 (1949).
85. —, and J. C. MOTT: Circulatory and respiratory reflexes caused by aromatic guanidines. Brit. J. Pharmacol. a. Chemother. **5**, 65 (1950).
86. — J. C. MOTT and J. G. WIDDICOMBE: Respiratory and cardiovascular reflexes from the heart and lungs. J. of Physiol. **115**, 258 (1951).
87. DECOURT, J., CH. O. GUILLAUMIN et P. BERTHAUX: La tétanie avec alcalose et augmentation du potassium sérique sans hypocalcémie. C. r. Soc. Biol. Paris **144**, 330 (1950).
88. DEL POZO, E. C.: The action of the venom of a mexican scorpion on cholinesterases. Brit. J. Pharmacol. a. Chemother. **3**, 219 (1948).
89. — Los effectos musculares del veneno de escorpiones mexicanos. Bol. Inst. Estud. Med. y Biol. **6**, 59 (1948).
90. —, y L. G. ANGUIANO: Acciones del veneno de alacron sobre la actividad motora del musculo estriado. Rev. Inst. Salub. y Enf. Trop. **8**, 231 (1947).
91. —, and L. G. ANGUIANO: The effects of scorpion venom on striated muscle. Comm. XVII. Internat. Physiol. Congr. Oxford 1947, S. 247.
92. — L. G. ANGUIANO y Q. J. GONZALES: Acciones del veneno de alacran sobre el sistema vaso-motor. Rev. Inst. Salub. y Enf. Trop. **5**, 227 (1947).
93. — Q. J. GONZALES y T. H. MENDEZ: Acciones del veneno de alacran sobre el apartado respiratorio. Rev. Inst. Salub. y Enf. Trop. **6**, 77 (1945).
94. DEROUAUX, G.: Sensibilisation par la vératrine, l'aconitine et le sulfocyanure de sodium de l'action inhibitrice du potassium sur le coeur isolé. Arch. internat. Pharmacodynamie **67**, 257 (1942).
95. —, et Z. M. BACQ: Action de la vératrine et du sulfocyanure sur un effet inhibiteur des ions potassium. Acta Biol. Belgica **1**, 248 (1941).
96. DETREZ: Paraplégie ante-partum et maladie du chemin de fer de la vache. Rec. Méd. Vétér. d'Alfort **108**, 409 (1932).
97. — Contribution à l'étude de l'hémoglobinurie paroxystique du cheval. Rec. Vétér. d'Alfort **108**, 547 (1932).
98. DUBOIS, J.: Expériences inédites.
99. DRURY, A. N., and A. SZENT-GYÖRGYI: The physiological activity of adenine compounds with special reference to their action upon the mammalian heart. J. of Physiol. **68**, 213 (1929).
100. ECCLES, J. C.: The nature of the synaptic transmission in a sympathetic ganglion J. of Physiol. **103**, 27 (1944).

101. EICHHOLTZ, F., A. FLECKENSTEIN u. R. MUSCHAWEK: Über die Beeinflussung des BEZOLD-JARISCHreflexes durch intravenös verabreichte Lokalanaesthetica und Antihistaminkörper. Klin. Wschr. **1949**, 71.
102. EICHLER, W.: Veratrinkontraktur und Endplattenrythmik. Z. Biol. **99**, 243 (1938).
103. — Ist die Muskelendplatte vom motorischen Spinalnerven durch eine Synapse getrennt? Z. Biol. **99**, 266 (1938).
104. EMMELIN, N., and W. FELDBERG: Systemic effects of adenosine triphosphate. Brit. J. Pharmacol. a. Chemother. **3**, 273 (1948).
105. EULER, U. S. v.: Reflektorische und zentrale Wirkung von Kaliumionen auf Blutdruck und Atmung. Skand. Arch. Physiol. (Berl. u. Lpz.) **80**, 94 (1938).
106. EYZAGUIRRE, C., B. P. FOLK, K. L. ZIERLER and J. L. LILIENTHAL jr.: Experimental myotonia and repetitive phenomena: the veratrinic effects of 2,4-dichlorphenoxyacetate in the rat. Amer. J. Physiol. **155**, 69 (1948).
107. FASTIER, F. N.: Effects of some isothiourea and guanidine salts on various preparations of smooth and striped muscle. Brit. J. Pharmacol. a. Chemother. **4**, 315 (1949).
108. FELDBERG, W., and J. A. GUIMARAIS: The liberation of acetylcholine by potassium. J. of Physiol. **86**, 306 (1936).
109. —, and A. VARTIAINEN: Further observations on the physiology and pharmacology of a sympathetic ganglion. J. of Physiol. **83**, 103 (1934).
110. FENG, T. P.: Reversible inexcitability of tactile endings in skin injury. J. of Physiol. **79**, 103 (1933).
111. — Studies on the neuromuscular junction. X. The effects of guanidine. Chin. J. Physiol. **13**, 119 (1938).
112. — The propagation of contractures of the veratrine type. Chin. J. Physiol. **10**, 535 (1936).
113. — Further observations on the propagation of veratrine contracture. Chin. J. Physiol. **13**, 239 (1938).
114. — C. H. HSU and Y. M. LIU: Correlation of potassium movement into and out of the nerve with its depolarization and repolarization. Chin. J. Physiol. **17**, 281 (1950).
115. — — — The mechanism of recovery of nerve asphyxiated in nitrogen when washed with O_2-free Ringer. Chin. J. Physiol. **17**, 247 (1950).
116. —, and T. H. LI: Cross excitation between mammalian medullated nerve fibres after treatment with veratrine. Proc. Soc. Exper. Biol. a. Med. **45**, 870 (1940).
117. —, and Y. M. LIU: The concentration-effect relationship in the depolarization of amphibian nerve by potassium and other agents. J. Cellul. a. Comp. Physiol. **34**, 33 (1949).
118. — — Further observations on the nerve sheath as a diffusion barrier. Chin. J. Physiol. **17**, 207 (1950).
119. FENN, W. O.: The rôle of potassium in physiological processes. Physiologic. Rev. **20**, 377 (1940).
120. — The oxygen consumption of muscles made non irritable by sugar solutions. Amer. J. Physiol. **97**, 635 (1931).
121. FESSARD, A.: Propriétés rythmiques de la matière vivante. I. Nerfs myélinisés. Hermann, Paris 1936.
122. — Propriétés rythmiques de la matière vivante. II. Nerfs non myélinisés. Hermann, Paris 1936.
123. FISCHER, E.: Die elektrischen Erscheinungen des quergestreiften Muskels während der Einwirkung von contracturerzeugenden Substanzen. Pflügers Arch. **203**, 580 (1924).
124. FLECKENSTEIN, A.: Kaliumsensibilisatoren. Arch. exper. Path. u. Pharmakol. **212**, 54 (1950).
125. —, u. A. HARDT: Der Wirkungsmechanismus der Lokalanästhetica und Antihistaminkörper. Ein Permeabilitätsproblem. Klin. Wschr. **1949**, 360.

126. FLECKENSTEIN, A., u. H. HERTEL: Über die Zustandsänderungen des contractilen Systems in Abhängigkeit vom extracellulären Kalium und Natrium. Pflügers Arch. **250**, 577 (1948).
127. — H. HILLE u. W. E. ADAM: Aufhebung der Kontraktur-Wirkung depolarisierender Katelektrotonica durch Repolarisation im Anelektrotonus. Pflügers Arch. **253**, 264 (1951).
128. — R. MUSCHAWECK u. F. BOHLINGER: Weitere Untersuchungen über die pharmakologische Ausschaltung des BEZOLD-JARISCH-Reflexes. Arch. exper. Path. u. Pharmakol. **211**, 132 (1950).
129. — E. WAGNER u. K. H. GÖGGEL: Weitere Untersuchungen über die Abhängigkeit der Muskellänge vom Membranpotential. Pflügers Arch. **253**, 38 (1950).
130. FRANK, E., R. STERN u. M. NOTHMANN: Z. exper. Med. **24**, 341 (1921). Zit. bei FASTIER, Brit. J. Pharmacol. a. Chemother. **4**, 315 (1949).
131. FREDERICQ, H.: Sur la nature de la systole ventriculaire. Arch. internat. Physiol. **11**, 253 (1912).
132. —, et Z. M. BACQ: Caféine et nerfs cholinergiques. Bull. Acad. Méd. Belg. **1938**, 341.
133. — — Action des dérivés xanthiques sur les systèmes nerveux autonomes. Arch. internat. Pharmacodynamie **60**, 423 (1938).
134. FREIS, E., and J. STANTON: The hoemodynamic effect of hypotensive drugs in man. I: Veratrum viride. J. Clin. Invest. **28**, 353 (1949).
135. FREY, E.: Die Muskelwirkung der erregenden Gifte. Arch. exper. Path. u. Pharmakol. **98**, 21 (1923).
136. FRIEND, D. G., and R. W. ROBINSON: Action of sodium thiocyanate upon tissue oxygen consumption. J. Labor. a. Clin. Med., **24**, 832 (1939).
137. FÜHNER, H.: Die Guanidingruppe. In HEFFTERS Handbuch der experimentellen Pharmakologie, Bd. 1, S. 684. Berlin: Springer 1923.
138. — Die Colchicingruppe. In HEFFTERS Handbuch der experimentellen Pharmakologie, Bd. 2, 1. ste Hälfte, S. 493. Berlin: Springer 1920.
139. FUJITA, U.: (1925) Cité par O. RIESSER, 306.
140. GASSER, H. S.: Contractures of skeletal muscle. Physiologic. Rev. **10**, 35 (1930).
141. — C. H. RICHARDS and H. GRUNDFEST: Properties of the nerve fibres of slowest conduction in the frog. Amer. J. Physiol. **123**, 299 (1938).
142. GEETS, W.: Les transmissions électriques dans la fibre nerveuse. Arch. internat. Physiol. **54**, 372 (1947).
143. GEILENKIRSCHEN, H.: Reflektorische Kreislaufwirkung des Aconitins. Arch. exper. Path. u. Pharmakol. **198**, 152 (1941).
144. GELLHORN, E.: Zur Kenntnis der Kalimcontractur am quergestreiften und glatten Muskel. II. Zur Permeabilität der Muskulatur. Pflügers Arch. **219**, 761 (1928).
145. — SCN contracture in skeletal muscle. Further studies in permeability of muscle. Amer. J. Physiol. **96**, 203 (1931).
146. — Further experiments on direct and indirect SCN contracture. The dependance of ion antagonism on permeability. Amer. J. Physiol. **96**, 477 (1931).
147. GERNANDT, B., u. Y. ZOTTERMAN: A search of vagal afferent fibres responding to an increase of pressure in the central veins. Acta physiol. scand. (Stockh.) **9**, 112 (1945).
148. GIACHETTI, A.: Gli effetti di agenti decalcificanti e della procaïna sulla contrazione tetanica per stimolazione diretta del muscolo scheletrico. Arch. di Fisiol. **50**, 44 (1950).
149. GILMAN, A., and G. B. KOELLE: Anticholinesterase drugs. J. of Pharmacol. **95**, 166 (1949).
150. GODEAUX, J.: Muscles lisses et sensibilisants aux ions. Arch. internat. Pharmacodynamie **67**, 425 (1942).
151. GOFFART, M.: Inversion d'action de l'adrénaline sur le muscle strié et taux du K^+ musculaire. C. r. Soc. Biol. Paris **141**, 1278 (1947).

152. GOFFART, M.: Calcium et action potentiatrice de quelques amines sympathicomimétiques sur la contraction du muscle strié non fatigué de mammifère. Experientia 5, 332 (1949).
153. — Expériences inédites. —
154. —, et R. GOUTIER: Les méthylxanthines dans le groupe des sensibilisateurs au potassium. Arch. internat. Physiol. 57, 297 (1950).
155. —, and W. L. M. PERRY: The action of adrenaline on the rate of loss of potassium ions from unfatigued striated muscle. J. of Physiol. 112, 95 (1951).
156. GOLDSTEIN, F., and R. ROBERTSON HOLBURN: On the mechanism of the acute toxic action of thiocyanate. J. of Pharmacol. 96, 285 (1949).
157. GÖPFERT, H.: Über den Mechanismus des Veratrinkollapses. Pflügers Arch. 249, 230 (1947).
158. — Zur Frage der Kreislaufreflexe bei Erstickung und Sauerstoffmangel. Pflügers Arch. 249, 209 (1947).
159. GORDON, H. T., and J. H. WELSCH: The rôle of ions in axon surface reactions to toxic organic compounds. J. Cellul. a. Comp. Physiol. 31, 395 (1948).
160. GOUTIER, R.: Sensibilisation au potassium par les méthylxanthines. C. r. Soc. Biol. Paris 141, 535 (1947).
161. — Sensibilisation par les méthylxanthines aux effets inhibiteurs du potassium. C. r. Soc. Biol. Paris 142, 711 (1948).
162. — La sensibilisation au K^+ par quelques alcaloïdes purs du groupe de la vératrine. C. r. Soc. Biol. Paris 142, 1592 (1948).
163. — Sensibilisation aux ions potassium par les méthylxanthines. Arch. internat. Physiol. 57, 154 (1949).
164. — Action des méthylxanthines sur la transmission neuromusculaire. Arch. internat. Physiol. 57, 185 (1949).
165. — Sensitization to potassium ions and decurarization by some Veratrum alcaloïds. Brit. J. Pharmacol. a. Chemother. 5, 33 (1950).
166. GRAHAM, H. T.: Modification of nerve after-potential and refractory period by changes of ionic environment; new cases of physiological antagonism between univalent and bivalent cations. Amer. J. Physiol. 104, 216 (1933).
167. — Supernormality, a modification of the recovery process in nerve. Amer. J. Physiol. 110, 225 (1934).
168. —, and H. A. BLAIR: The effect of environmental K and Ca concentrations on the recovery of the action potential and related functions of nerve. J. Gen. Physiol. 30, 493 (1947).
169. GUARINO, S.: Azione degli anestetici locali sull'effetto del potassio sul sartorio di bufo. Boll. Soc. ital. Biol. sper. 26, 562 (1950).
170. GRAY, C.: Communication personnelle.
171. GUTTMAN, R.: Stabilization of spider crab nerve membranes by alkaline earths, as manifested in resting potential measurements. J. Gen. Physiol. 23, 343 (1940).
172. HAAS, H. T. A., A. KRAUSHAAR u. C. A. CORDUA: Reizstoffe und ihre Wirkungsweise. Arch. exper. Path. u. Pharmakol. 209, 138 (1950).
173. HALPERN, B. H.: Les antihistaminiques de synthèse dérivés de la phénothiazine. Comptes Rendus II. Congr. de Thérapeutique Bruxelles 1949, S. 247.
174. HANDOWSKY, H.: Die Bedeutung der Anionen der Durchströmungsflüssigkeit für die Tätigkeit des Froschherzens. Pflügers Arch. 198, 56 (1923).
175. HARDT, A., u. A. FLECKENSTEIN: Über die Kaliumabgabe des Froschmuskels bei Einwirkung kontrakturerzeugender Stoffe und die Hemmung der Kaliumabgabe durch kontrakturverhütende Lokalanästhetica. Arch. exper. Path. u. Pharmakol. 207, 39 (1949).
176. HARVEY, A. M.: The relation between drug action and the calcium-potassium ratio in striated muscle. J. of Pharmacol. 68, 494 (1940).
177. — The actions of quinine on skeletal muscle. J. of Physiol. 95, 45 (1939).

178. Hauss, W. H., et T. C. R. Shen: Über die Wirkung von Kalium auf die Chemorezeptoren des Sinus Caroticus beim Hund. Arch. internat. Pharmacodynamie **62**, 411 (1939).
179. Hazard, R.: Le potassium, élément adrénalinogène. C. r. Acad. Sci. Paris **197**, 1455 (1933).
180. — Action de l'ion calcium sur l'hypertension et sur l'hyperglycémie provoquées par l'ion potassium. C. r. Soc. Biol. Paris **121**, 1036 (1936).
181. — Potassium et acétylcholine: différenciation par la spartéine. C. r. Soc. Biol. Paris **130**, 1105 (1939).
182. —, et R. Jequier: Action de la théophylline sur la chronaxie du muscle strié. C. r. Soc. Biol. Paris **134**, 570 (1940).
183. —, et A. Quinquaud: Neutralisation par la procaïne (novocaïne) du potassium adrénalinosécréteur. C. r. Soc. Biol. Paris **144**, 51 (1950).
184. —, et L. Wurmser: Antagonisme de l'ion potassium et de l'ion magnésium sur l'adrénalinosécrétion. C. r. Soc. Biol. Paris **117**, 864 (1934).
185. Hébrant, A., et M. Goffart: Arch. internat. Pharmacodynamie (sons presse).
186. Hegnauer, A. H., W. O. Fenn and D. M. Cobb: The cause of the rise in oxygen consumption of frog muscles in excess of potassium. J. Cellul. a. Comp. Physiol. **4**, 505 (1934).
187. Hering, E.: Sitzgsber. d. ksl. Akad. Wiss., Math.-naturwiss. Kl. **85**, III, 237 (1882). Zit. bei A. Rosenblueth, Amer. J. Physiol. **140**, 656 (1943).
188. Herman, M.: The spread of activity in veratrinized muscle. Arch. internat. Pharmacodynamie **53**, 105 (1936).
189. Herrera Ramos, F., e E. Castillo de Bonnevaux: Estudio experimental de la influencia del tiocianato de sodio sobre la respuesta cardiaca a la excitacion del vago, en el corazon "in situ" de rana. Arch. Soc. Biol. Montev. **12**, H. 1/2 (1944).
190. —, e C. Giambruno: Estudio experimental de la influencia del tiocianato de sodio sobre la respuesta cardiovascular del perro a la acetilcolina. Arch. Soc. Biol. Montev. **12**, H. 3 (1944).
191. —, e E. Milies: Estudio experimental de la influencia del tiocianato de sodio sobre la accion de la acetilcolina en el corazon de sapo en perfusion. Arch. Soc. Biol. Montev. **12**, H. 1/2 (1944).
192. —, y P. Visca: Los tiocianatos en la sangre del hombre normal (estudio estadistico). Arch. urug. Med. etc. **1945**.
193. Heymans, C., et G. de Vleeschhouwer: Mechanism of bradycardia by veratridine. Arch. internat. Pharmacodynamie **84**, 409 (1950).
194. Heymans, J. F., and C. Heymans: Sur le mécanisme de la bradycardie consécutive à l'injection de digitale, strophantine et cymarine. J. of Pharmacol. **29**, 203 (1926).
195. Himwich, W. A., and J. P. Saunders: Enzymatic conversion of cyanide to thiocyanate. Amer. J. Physiol. **153**, 348 (1948).
196. Hinchey, J. J., E. A. Hines and R. K. Ghormley: Proc. Staff Meet. Mayo Clin. **22**, 275 (1947).
197. Hite, W. K.: Hypertension and veratrum viride. Illinois. Med. J. **90**, 336 (1946).
198. Hoagland, H.: On the mechanism of adaptation (peripheral sensory inhibition) of mechanoreceptors. Cold Spring Harbor Symp. Quant. Biol. **4**, 347 (1936).
199. Höber, R.: Über den Einfluß der Salze auf den Ruhestrom des Froschmuskels. Pflügers Arch. **106**, 599 (1905).
200. — M. Andersh, J. Höber and B. Nebel: The influence of organic electrolytes and non-electrolytes upon the membrane potentials of muscle and nerve. J. Cellul. a. Comp. Physiol. **13**, 195 (1939).
201. — M. Langston, H. Strausser and R. Macey: The influence of détergents upon the potentiometric reaction and the contractility of nerve and muscle. J. Gen. Physiol. **32**, 111 (1948).

202. HODGKIN, A. L., and A. F. HUXLEY: Potassium leakage from an active nerve fibre. J. of Physiol. **106**, 341 (1947).
203. —, and B. KATZ: The effect of sodium ions on the electrical activity of the giant axon of the squid. J. of Physiol. **108**, 37 (1949).
204. HODLER, J., R. STÄMFLI u. I. TASAKI: Die Wirkung von Veratrin auf die einzelne markhaltige Nervenfaser. Helvet. physiol. Acta **8**, C 62 (1950).
205. HOFFMANN, P.: Über die Aktionströme des mit Veratrin vergifteten Muskels. Z. Biol. **58**, 55 (1912).
206. HOUSSAY, B. A., y C. E. RAPELA: Substancias que producen un aumento de la accion adrenalinosecretoria de potasio. Rev. Soc. argent. Biol. **24**, 19 (1948).
207. — — Substances qui renforcent l'effet adrénalinosécréteur du potassium. C. r. Soc. Biol. Paris **142**, 1161 (1948).
208. HOWELL, W. H., and W. W. DUKE: The effect of vagus inhibition on the output of potassium from the heart. Amer. J. Physiol. **21**, 51 (1908).
209. HUEBER, E. F. v.: Wirkungsänderungen einiger herzwirksamer Mittel durch Akonitin. Arch. exper. Path. u. Pharmakol. **187**, 541 (1937).
210. —, u. D. LEHR: Wirkung von Magnesium auf die Vergiftung mit Akonitin. Arch. exper. Path. u. Pharmakol. **189**, 25 (1938).
211. HUIDOBRO, F., and E. AMENABAR: Effectiveness of caffeine against fatigue. J. of Pharmacol. **84**, 82 (1945).
212. —, and R. POBLETE: Denervation and excitability of certain muscular effectors. Amer. J. Physiol. **158**, 141 (1949).
213. HUNT, R.: Cyanwasserstoff, Nitrilglucoside, Nitrile, Rhodanwasserstoff, Isocyanide. In HEFFTERS Handbuch der experimentellen Pharmakologie, Bd. 1, S. 702. Berlin: Springer 1923.
214. HUXLEY, A. F., u. R. STÄMPFLI: Direkte Bestimmung des Membranpotentials der markhaltigen Nervenfaser in Ruhe und Erregung. Helvet. physiol. Acta **8**, 107 (1950).
215. IZQUIERDO, J. A., and A. O. M. STOPPANI: Effect of indole and some indolic compounds on muscle sensitivity to acetylcholine and potassium. Nature (Lond.) **166**, 734 (1950).
216. JACOBY, C.: Pharmakologische Untersuchungen über das Colchicumgift. Arch. exper. Path. u. Pharmakol. **27**, 119 (1890).
217. JAGUES, S.: Action de la vératrine sur l'excitabilité musculaire. Rev. Canad. Biol. **5**, 511 (1946).
218. JARISCH, A.: Kreislaufsteuerung durch das Herz. Klin. Wschr. **1941**, 1045.
219. — Der Kreislauf im Bade und bei Änderung der Körperstellung. Z. physik. Ther., Bäder- u. Klimaheilk. **3**, 7 (1950).
220. — Detektorstoffe des Bezoldeffektes. Wien. klin. Wschr. **1949**, 87.
221. —, u. C. HENZE: Über Blutdrucksenkung durch chemische Erregung depressorischer Nerven. Arch. exper. Path. u. Pharmakol. **187**, 706 (1937).
222. —, u. H. RICHTER: Die Kreislaufwirkung des Veratrins. Arch. exper. Path. u. Pharmakol. **193**, 347 (1939).
223. — — Die afferenten Bahnen des Veratrineffektes in den Herznerven. Arch. exper. Path. u. Pharmakol. **193**, 355 (1939).
224. —, u. Y. ZOTTERMAN: Depressor reflexes from the heart. Acta physiol. scand. (Stockh.) **16**, 31 (1948).
225. JOB, C.: Über die Auslösung des Bezoldeffektes durch Mistel. Arch. exper. Path. u. Pharmakol. **202**, 633 (1943).
226. KAINDL, F., K. POLZER et W. SCHOBER: Die Veränderung des Aktionsstrombildes der Nervi cardiales inf. dextr. durch Pitressin, Histamin und experimentelle Lungenembolie. Arch. internat. Pharmacodynamie **78**, 32 (1949).
227. — — et G. WERNER: Die Aktionsströme der sensiblen Herznerven bei experimenteller Herzinsuffizienz. Arch. internat. Pharmacodynamie **80**, 69 (1949).
228. KATZ, B.: Neuro-muscular transmission in crabs. J. of Physiol. **87**, 199 (1936).
229. KELLER, CH. J., u. A. LOESER: Der zentripetale Lungenvagus. Z. Biol. **89**, 373 (1930).

230. KEYNES, R. D.: The leakage of radio-active potassium from stimulated nerve. J. of Physiol. **107**, 35 P (1948).
231. KITANO, T.: Vergleichende Untersuchungen über das pharmakologische Verhalten verschiedener Skelettmuskeln des Frosches. Arch. exper. Path. u. Pharmakol. **129**, 271 (1928).
232. KODERA, Y., u. E. TH. BRÜCKE: Zur Kenntnis und Theorie der Veratrinvergiftung. Pflügers Arch. **220**, 274 (1928).
233. KOMETIANI, P. A., S. V. DOLIDZE and E. E. KLEIN: The influence of acetylcholine on the distribution of potassium in the muscle tissue. Biochimija **9**, 218 (1944).
234. KRAYER, O.: Untersuchungen über die Kreislaufwirkung der Veratrumalkaloide. Arch. exper. Path. u. Pharmakol. **209**, 405 (1950).
235. —, et G. H. ACHESON: The pharmacology of the veratrum alkaloids. Physiologic. Rev. **26**, 383 (1946).
236. —, G. K. MOE and R. MENDEZ: Studies on veratrum alkaloids. VI. Protoveratrine its comparative toxicity and its circulatory action. J. of Pharmacol. **82**, 167 (1944).
237. — E. H. WOOD and G. MONTEZ: Studies on veratrum alkaloids. IV. The sites of the heart rate lowering action of veratridine. J. of Pharmacol. **79**, 215 (1943).
238. KUFFLER, S. W.: Specific excitability of the endplate region in normal and denervated muscle. J. of Neurophysiol. **6**, 99 (1943).
239. — Electric excitability of nerve-muscle fibre preparations. J. of Neurophysiol. **8**, 77 (1945).
240. — Action of veratrine on nerve-muscle preparations. J. of Neurophysiol. **8**, 113 (1945).
241. — Excitability changes at the neuromuscular junction during tetany. J. of Physiol. **103**, 403 (1945).
242. — The relation of electric potential changes to contracture in skeletal muscle. J. of Neurophysiol. **9**, 367 (1946).
243. KUSNETZOW: Z. exper. Med. **48**, 679 (1926). Cité par MENDEZ et MONTES, J. of Pharmacol. **78**, 238 (1943).
244. LANARI, A.: The mechanism of myotonic contraction. Science (Lancaster, Pa.) **104**, 221 (1946).
245. LANG, K.: Die Rhodanbildung im Tierkörper. I. Biochem. Z. **259**, 243 (1933).
246. — Die Rhodanbildung im Tierkörper. II. Biochem. Z. **263**, 262 (1933).
247. LANGE, H.: Über die Bedeutung von Ionen für die Muskelfunktion. Z. physiol. Chem. **137**, 105 (1924).
248. — Die Einwirkung des Adrenalins auf die Permeabilität von Muskelfasergrenzschichten. Z. physiol. Chem. **120**, 249 (1922).
249. LANGLEY, J. N.: The action of sodium sulfocyanide on muscle. J. of Physiol. **50**, 408 (1916).
250. LAPICQUE, L., et M. LAPICQUE: Curarisation par la vératrine; antagonismes dans la curarisation. C. r. Soc. Biol. Paris **72**, 283 (1912).
251. — Théorie protoplasmique de certaines actions pharmacodynamiques sur le muscle en relation avec la chronaxie. Arch. internat. Pharmacodynamie **38**, 209 (1930).
252. LAPICQUE, M., et F. VAHL: Action de la caféine sur l'excitabilité musculaire et sur l'imbibition. C. r. Soc. Biol. Paris **107**, 481 (1931).
253. LASNITZKI, A.: Selective influence of calcium on the respiration of skeletal muscle. Biochemic. J. **43**, XIX (1948).
254. LAWTON, A. H., T. R. SWEENEY and H. C. DUDLEY: Toxicology of acrylonitrile (vinyl cyanide). III: Determination of thiocyanates in blood and urine. J. Industr. Hyg. a. Toxicol. **25**, 13 (1943).
255. LECOMTE, J.: Expériences inédites. —
256. — Antihistaminiques de synthèse et ions potassium. Arch. internat. Pharmacodynamie **82**, 360 (1950).
257. —, et P. OSTERRIETH: ensibilisation aux ions potassium par l'histamine. Arch. internat. Pharmacodynamie **82**, 32 (1950).

258. LECOMTE, J., E. VANREMOORTERE et P. FISCHER: Action des antihistaminiques de synthèse et des anesthésiques locaux sur l'effet Bezold-Jarisch. Arch. internat. Physiol. **58**, 265 (1950).
259. LEHMANN, J. E.: The effect of changes in the potassium-calcium balance on the action of mammalian A nerve fibres. Amer. J. Physiol. **118**, 613 (1937).
260. LEHNARTZ, E.: Potassium ions and vagus inhibition. J. of Physiol. **86**, 37 P (1936).
261. LEUSEN, I.: Influence de la teneur en calcium et en potassium du liquide céphalorachidien sur le système vaso-moteur. Arch. internat. Pharmacodynamie **75**, 422 (1948).
262. LIÉGEOIS, F.: Pathologie médiale des animaux domestiques, 2. édition. 1940.
263. —, et J. DERIVAUX: «Tétanie» d'origine rénale chez le chien. C. r. Soc. Biol. Paris **140**, 692 (1946).
264. LOEPER, M., R. LESOBRE, P. BRETON et R. BAPTISTE: La guanidine est-elle responsable d'accidents nerveux dans l'intoxication azotémique ? Presse méd. **40**, 585 (1943).
265. LORENTE DE NO, R.: A study of nerve physiology. Stud. Rockefeller Inst. Med. Res. **131** u. **132** (1947).
266. MACDONALD, J. S.: The structure and function of nerve fibres. Proc. Roy. Soc. Lond. B **76**, 322 (1905).
267. MAISON, G. L., u. J. W. STUTZMAN: A bioassay for veratrum derivates based on hypotension in dogs. Arch. internat. Pharmacodynamie **85**, 357 (1951).
268. MASAYUKI, OKAGAWA: Über Rhodanwirkung am Muskel und gegenseitige Verstärkung von Kontraktursubstanzen. Arch. exper. Path. u. Pharmakol. **111**, 99 (1926).
269. MATHIEU, F.: Recherches sur l'insuffisance parathyroïdienne expérimentale. I: Teneur du sérum en constituants minéraux chez le chien en tétanie aiguë et en tétanie latente. Arch. internat. Physiol. **44**, 516 (1937).
270. MEIER, R., u. H. J. BEIN: Neuere Befunde über die organisationsspezifischen Wirkungen am autonomen Nervensystem. Bull. schweiz. Akad. med. Wiss. **6**, 209 (1950).
271. — — u. H. HELMICH: Zur Wirkung des Veratrins auf die vagale Atemsteuerung des Kaninchens. Experientia **5**, 484 (1949).
272. MENDEZ, R., and G. MONTES: Studies on veratrum alkaloïds. III. Qualitative and quantitative differences in the action of cevine and veratridine. J. of Pharmacol. **78**, 238 (1943).
273. MEYERHOF, O.: Über die Atmung der Froschmuskulatur. Pflügers Arch. **175**, 20 (1919).
274. MIGLIARO, E. F.: Persistencia despues de la atropinizacion de la hipersensibilidad cardiaca a los iones potasio determinada por la veratrina y el sulfocianuro. Arch. Soc. Biol. Montev. **12**, 267 (1945).
275. MINOT, A. S.: A comparison of the actions of prostigmine and of guanidine on the activity of choline esterase in blood serum. J. of Pharmacol. **66**, 453 (1939).
276. —, K. DODD and S. S. RIVEN: The response of the myasthenic state of guanidine hydrochloride. Science (Lancaster, Pa.) **87**, 348 (1938).
277. MLADOVEANU, C., O. VASILICO et P. GHEORGHIU: Le sulfate de magnesium et le chlorure de calcium dans les intoxications expérimentales avec l'aconitine. Arch. internat. Pharmacodynamie **63**, 494 (1939).
278. MOE, G. K., D. L. BASSETT and O. KRAYER: Studies on veratrum alkaloïds. V. The effect of veratridine and cevine upon the circulation in anesthetized dogs, with particular reference to femoral arterial flow. J. of Pharmacol. **80**, 272 (1944).
279. MOSERA, R.: Imbibicion muscular. Influencia de la veratrina y del sulfocianuro de sodio. Arch. Soc. Biol. Montev. **14**, 76 (1947).
280. — Imbibicion muscular. Influencia de la eserina y de la guanidina. Arch. Soc. Biol. Montev. **15**, 33 (1948).
281. — Mecanismo de la imbibicion muscular provocada por los potencializadores del potasio. Arch. Soc. Biol. Montev. **15**, 40 (1948).
282. NAGAMITU, G.: Über die Wirkung des Guanidins auf das Nervenmuskelpräparat des Frosches. Okayama-Igakkai-Zasshi **48**, 1285 (1936). Kurze Übersicht in Ber. Physiol. **95**, 665 (1936).

283. NASTUK, W. L., and A. L. HODGKIN: The electrical activity of single muscle fibers. J. Cellul. a. Comp. Physiol. **35**, 39 (1950).
284. NEERGAARD, K. v.: Untersuchungen über die elektrischen Begleiterscheinungen der Acetylcholinverkürzung des Froschmuskels. Pflügers Arch. **204**, 512 (1924).
285. NEIL, E., u. Y. ZOTTERMAN: Cardiac vagal afferent fibres in the cat and the frog. Acta physiol. scand. (Stockh.) **20**, 160 (1950).
286. NELEMANS, F. A.: A preliminary report on the influence of several substances on the acetylcholine contracture of the rectus abdominis muscle in frogs. Acta physiol. pharmacol. neerl. **1**, 502 (1950).
287. NEUSCHLOSZ, S.: Untersuchungen über die Wirkung von Neutralsalzen auf den tonischen Anteil der Muskelzuckung. Pflügers Arch. **196**, 503 (1922).
288. — Über eine einfache Methode, Erregungscontracturen zu erkennen. Pflügers Arch. **207**, 52 (1925).
289. NORTHUP, D., L. H. FABRY and J. E. ANDES: Photoelectric colorimetry. II: Quantitative determination of blood non protein nitrogen, urea, creatinine, creatine, guanidine and amino acids. J. Labor. a. Clin. Med. **24**, 432 (1938).
290. OBRÉ, A.: Etude de l'action curarisante de la scopolamine. J. Physiol. et Path. gén. **16**, 655 (1914).
291. OKAMOTO, Y.: Untersuchungen über die Wirkungen der vegetativen Gifte auf den Skelettmuskel. Pflügers Arch. **204**, 726 (1924).
292. OURY, A.: Modifications par la caféine des effets de l'acétylcholine sur le cœur de tortue et le muscle strié de grenouille. Arch. internat. Physiol. **44**, 488 (1937).
293. ÖZER, F., u. H. WINTERSTEIN: Über die Beziehungen zwischen Sauerstoffverbrauch und Kontraktion beim Blutegelmuskel. Physiol. Comp. u. Oecol. Acta **1**, 331 (1949).
294. PANNIER, R.: Contribution à l'étude de l'innervation presso et chemosensible des oreillettes et des vaisseaux de la base du cœur. Arch. internat. Pharmacodynamie **64**, 476 (1940).
295. PAULI, W.: Über Ionenwirkung und ihre therapeutische Verwendung. Münch. med. Wschr. **50**, 153 (1903).
296. PERDOMO, R.: Sensibilizacion de corazon de perro a la excitacion vagal por la veratrina. Arch. Soc. Biol. Montev. **12**, 233 (1945).
297. PETERFALVI, M.: Myogramme potassique et vératrine. C. r. Soc. Biol. Paris **141**, 1209 (1947).
298. — Dualité de la contraction du rectus abdominis de grenouille sous l'influence du potassium. C. r. Soc. Biol. Paris **141**, 1128 (1947).
299. PETRILLO, L. M., et Z. M. BACQ: Action du sulfocyanure de sodium sur les réponses de la membrane nictitante à l'excitation nerveuse et à l'adrénaline. C. r. Soc. Biol. Paris **141**, 840 (1947).
300. QUERIDO, A.: Action de la vératrine sur le tissu musculaire strié. Arch. néerl. Physiol. **12**, 28 (1928).
301. RAIDA, H., u. H. LIEGMANN: Epithelkörperchentetanie und Guanidin. Z. exper. Med. **41**, 358 (1924).
302. RICHTER, H.: Über das Verhalten des Lebervolumens bei den Kreislaufreflexen. Arch. exper. Path. u. Pharmakol. **191**, 40 (1939).
303. —, u. A. AMANN: Ist die Lunge chemosensibel? Arch. exper. Path. u. Pharmakol. **196**, 275 (1940).
304. —, u. H. SCHRÖCKSNADEL: Die pulsverlangsamende Wirkung der Mistel. Arch. exper. Path. u. Pharmakol. **191**, 23 (1939).
305. —, u. H. THOMA: Zentrale Wirkungen des Veratrins. Arch. exper. Path. u. Pharmakol. **193**, 622 (1940).
306. RIESSER, O.: Muskelpharmakologie. Bern: Hans Huber 1950.
307. —, u. S. M. NEUSCHLOSS: Über die durch Nicotin und Kaliumsalze ausgelöste Erregungskontraktur des Froschmuskels und über die rezeptive Substanz LANGLEYS. Arch. exper. Path. u. Pharmakol. **92**, 254 (1922).

308. RIESSER, O., u. F. RICHTER: Weitere Beiträge zur Kenntnis der Erregungskontraktur des Froschmuskels. Pflügers Arch. **207**, 287 (1925).
309. —, u. W. STEINHAUSEN: Über das elektrische Verhalten des Muskels bei Einwirkung von Acetylcholin. Pflügers Arch. **197**, 288 (1922).
310. RINGER, S.: An experimental investigation showing that veratria is similar to lime salts in many respects as regards their action on the ventricle, also showing that veratria and lime salts are reciprocally antagonistic. J. of Physiol. **5**, 352 (1884).
311. ROSENBLUETH, A.: The interaction of myelinated fibers in mammalian nerve trunks. Amer. J. Physiol. **140**, 656 (1943).
312. — Recruitment of mammalian nerve fibres. Amer. J. Physiol. **141**, 196 (1944).
313. —, and E. C. DEL POZO: The effects of veratrine upon the superior cervical ganglion. Amer. J. Physiol. **136**, 699 (1942).
314. — — The electric responses of the tail pilomotors and nictitating membrane of the cat. Amer. J. Physiol. **137**, 263 (1942).
315. ROSSI, E.: Über die Beziehung der Muskelstarre zur Eiweißgerinnung und zur chemischen Muskelreizung. Z. Biol. **56**, 253 (1911).
316. RUSSELL, W. R., and E. STEDMAN: Observations on myotonia. Lancet **1936** 2, 742.
317. SAUNDERS, J. W., and J. D. SINCLAIR: Effects of changes in ionic environment on action potential of a sympathetic ganglion. J. of Neurophysiol. **12**, 217 (1949).
318. SAUNDERS, J. P., and W. A. HIMWICH: Properties of the traussulfurase responsible for conversion of cyanide to thiocyanate. Amer. J. Physiol. **163**, 404 (1950).
319. SCHAEFER, H.: Elektrophysiologie, Bd. I. Wien: Franz Deuticke 1940.
320. — Elektrophysiologie der Herznerven. Erg. Physiol. **46**, 71 (1950).
321. SCHÄFFER, H., u. H. LICHT: Über die elektrischen Erscheinungen bei der HEIDENHAINschen Zungenkontraktion und verwandten tonischen Phänomenen. Arch. exper. Path. u. Pharmakol. **115**, 180 (1926).
322. — — Die Acetylcholinkontraktur des Kaltblütermuskels und ihre elektrischen Erscheinungen. Arch. exper. Path. u. Pharmakol. **115**, 196 (1926).
323. SCHMITT, F. O.: The oxygen consumption of stimulated nerve. Cold Spring Harbor Symp., Quant. Biol. **4**, 188 (1936).
324. —, and H. S. GASSER: The relation between the afterpotential and oxidative processes in medullated nerve. Amer. J. Physiol. **104**, 320 (1933).
325. — H. T. GRAHAM and O. H. SCHMITT: Action of veratrine on medullated nerve. Proc. Soc. Exper. Biol. a. Med. **31**, 768 (1934).
326. SCHOLTEN, C.: Rhodanverbindungen und ihre Anwendungsmöglichkeiten in der Therapie. Ärztl. Forschg. **1**, 364 (1947).
327. SCHÜLLER, J., u. A. ATHMER: Über den Antagonismus der Lokalanästhetika gegenüber dem Veratrineffekt am Muskel. Arch. exper. Path. u. Pharmakol. **91**, 125 (1921).
328. SHANES, A. M.: The effect of high potassium concentrations on the aerobic and anaerobic fractions of the resting potential of frog nerve. J. Cellul. a. Comp. Physiol. **23**, 193 (1944).
329. — Electrical phenomena in nerve. I. Squid giant axon. J. Gen. Physiol. **33**, 57 (1949).
330. — Electrical phenomena in nerve. II. Crab nerve. J. Gen. Physiol. **33**, 75 (1949).
331. — Potassium movement in relation to drug and ion action in nerve. Biol. Bull. **99**, 309 (1950).
332. — Drug and ion effects in frog muscle. J. Gen. Physiol. **33**, 729 (1950).
333. —, and H. S. HOPKINS: Effect of potassium on "resting" potential and respiration of crab nerve. J. of Neurophysiol. **11**, 331 (1948).
334. SOLLMANN, T.: The effects of various chemicals on the survival of frog muscle and nerve after somatic death. J. of Pharmacol. **90**, 14 (1947).
335. SOMOGYI, J. C., et F. VERZAR: Die Wirkung von Acetylcholin auf das Kalium des quergestreiften Muskels beim normalen und adrenalectomierten Tier. Arch. internat. Pharmacodynamie **65**, 221 (1941).
336. SZENT-GYORGYI, A., Z. M. BACQ and M. GOFFART: A humoral transmission of muscular contraction in the presence of veratrine. Nature (Lond.) **143**, 522 (1939).

337. TAWAB, S. A. A., C. J. CARR and J. C. KRANTZ: The pharmacology of thiocyanobenzoic acid. J. of Pharmacol. **96**, 416 (1949).
338. THOMPSON, V., and A. TICE: Action of drugs beneficial in myasthenia gravis. I. Effect of prostigmine and guanidine on serum and muscle potassium. J. of Pharmacol. **73**, 455 (1941).
339. TORDA, C., and H. G. WOLFF: Decomposition products of nucleoproteins and related substances and muscle sensitivity to acetylcholine and potassium. Proc. Soc. Exper. Biol. a. Med. **58**, 29 (1945).
340. — — Effect of some isocyclic, aromatic, and heterocyclic compounds on muscle sensitivity to acetylcholine and potassium. Amer. J. Physiol. **145**, 608 (1945).
341. — — Effect of compounds related to glycolysis in muscle on the sensitivity of muscle to acetylcholine and potassium. Amer. J. Physiol. **145**, 419 (1945).
342. — — Effect of epinephrine and physostigmine on the response of striated muscle to acetylcholine and potassium. Amer. J. Physiol. **146**, 567 (1946).
343. TREVIRANUS, G. R.: Biologie oder Philosophie der lebenden Natur. **4**, 330 (1814). Zit. bei F. HERRERA RAMOS, Arch. Soc. Biol. Montev. **12**, 1 (1944).
344. VANREMOORTERE, E.: Dissociation of potassium and acetylcholine sensitivity of frog muscle produced by isotonic glucose. Amer. J. Physiol. **154**, 455 (1948).
345. — Expériences inédites.
346. — The sensitivity of frog muscle to potassium and acetylcholine. I. Effect of curare and physostigmine on thiocyanate potassium sensitization. J. of Pharmacol. **96**, 276 (1949).
347. — The sensitivity of frog muscle to potassium and acetylcholine. II. Effect of quinidine on thiocyanate-potassium sensitization. Arch. internat. Pharmacodynamie **84**, 48 (1950).
348. VERZAR, F., u. M. FELTER: Die Wirkung von Aldehyde auf die Kontraktion des quergestreiften Muskels. Pflügers Arch. **158**, 421 (1914).
349. —, et F. PETER: Die Aktionsströme des Muskels bei der Aldehydkontraktion und ähnlichen Verkürzungen. Pflügers Arch. **207**, 192 (1925).
350. WALKER, M. B.: Case showing effect of prostigmin on myasthenia gravis. Proc. Roy. Soc. Med. **28**, 759 (1935).
351. WEILL, J.: Action de la solanine, de l'aconitine et de la delphinine sur l'excitabilité nerveuse et musculaire. C. r. Soc. Biol. Paris **74**, 1014 (1913).
352. WESTPHAL, K., u. R. BLUM: Die Rhodantherapie des genuinen arteriellen Hochdrucks und ihre theoretische Begründung. Dtsch. Arch. klin. Med. **152**, 331 (1926).
353. WILBRANDT, W.: The effect of organic ions on the membrane potential of nerves. J. Gen. Physiol. **20**, 519 (1937).
354. WINDER, C. V.: Central and chemo-reflex influence of potassium excess on circulation and respiration. Amer. J. Physiol. **126**, 655 P (1939).
355. WOOD, J. L., and E. F. WILLIAMS: The metabolism of thiocyanate in the rat and its inhibition by propylthiouracil. J. of Biol. Chem. **177**, 59 (1949).
356. WYSS, O. A. M.: Etude de la secousse vératrinique avec l'excitation sélective par le temps. Thèse Paris 1931.
357. YAMADA, K.: Untersuchungen über den Mechanismus der Rhodanvergiftung. Arch. exper. Path. u. Pharmakol. **168**, 19 (1932).
358. ZIPF, H. F.: Untersuchungen über den herzwirksamen Mistelstoff Viscotoxin. Arch. exper. Path. u. Pharmakol. **209**, 165 (1950).
359. — Der Einfluß parasympathicolytisch wirksamer Stoffe auf dem BEZOLD-JARISCH-Reflex. Arch. exper. Path. u. Pharmakol. **211**, 22 (1950).
360. — Untersuchungen über die Beeinflussung des BEZOLD-JARISCH-Reflexes. Arch. exper. Path. u. Pharmakol. **212**, 120 (1950).
361. —, K.: Über kontrakturerregende Muskelgifte. II. Die antagonistische Wirkung des Calciums gegenüber Natriumrhodanid, Natriumsalizylat, Natriumbenzoat und Natriumjodid. Arch. exper. Path. u. Pharmakol. **149**, 76 (1930).

Namenverzeichnis.

(Die *kursiv* gedruckten Seitenzahlen beziehen sich auf die Literatur.)

Abbott 371, 393, 399, 513.
—, B. C., u. J. M. Ritchie *545*.
—, C. *462*.
—, C., u. J. M. Ritchie *462*.
Achelis 213, 229, 257, 261.
—, J. D. *348*.
Acheson 580, 583, 585, 586, 590, *604*.
—, G. H., s. O. Krayer *613*.
—, G. H., u. A. Rosenblueth *604*.
Adair 423.
—, G. S., s. T. G. Tsao *468*.
Adam 402, 404.
—, W. E., s. A. Fleckenstein *464, 609*.
Adrian 73, 117, 214, 221, 232, 263, 266, 267, 268, 269, 274, 308, 317, 320, 321.
—, E. D. *157, 348, 349*.
—, E. D., u. D. W. Bronk *157*.
—, E. D., McCatell u. H. Hoagland *349*.
—, E. D., u. Y. Zotterman *349*.
Akert 223.
—, K., u. F. Kesselring *349*.
Alanis 65.
—, J., s. A. Rosenblueth *68*.
Aldenhoven 202, 333.
—, H., u. C. Korth *349*.
Allen 186, 479, 491.
—, E., s. G. W. E. Brisbin *546*.
—, F., u. P. A. MacDonald *349*.
Allison, A. C., s. W. H. Feindel *158, 159*.
Alrutz 207, 226, 255, 256, 258.
—, S. *349*.

Alston 226.
—, J. H. *349*.
Amann 566, 567, 570, 572, 573, 574, 575, 576.
—, A. 571, 574.
—, A., u. A. Jarisch *604*.
—, A., A. Jarisch u. H. Richter *604*.
—, A., s. H. Richter *615*.
—, A., u. H. Schaefer *604*.
Amberson 446.
—, W., T. Erdös, B. Chinn u. H. Ludes *462*.
Amenabar, E., s. F. Huidobro *612*.
Amin 222.
—, N. *349*.
Andersh, M., s. R. Höber *611*.
Andersson 267, 268.
—, B., S. Landgren, L. Olsson u. Y. Zotterman *349*.
Andes 599, 600.
—, E. J., s. J. E. Andes *604*.
—, J. E., E. J. Andes u. V. C. Myers *604*.
—, J. E., C. R. Linegar u. V. C. Myers *604*.
—, J. E., u. V. C. Myers *604*.
—, J. E., s. D. Northup *615*.
Anguiano, L. G., s. E. C. del Pozo *607*.
Anrep 573.
—, G. V., G. S. Barsoum u. M. Talaat *604*.
D'Ans 180.
Appel, J. *598*.
Ardashnikowa 260.
—, L. T. *349*.
Ardenne 412, 417, 423, 426.
—, M. v., u. H. H. Weber *462*.
Arieff 222.

Arieff, A. J., s. J. C. Sherman *365*.
Aronoff 251.
—, S., u. K. M. Dallenbach *349*.
Arvanitaki 17, 18, 37, 40, 52, 55, 56, 58, 588.
—, A. *67*.
—, A., s. H. Cardot *67*.
—, A., u. N. Chalazonitis 22, *604*.
—, A., u. A. Fessard *604*.
Aschoff 176, 178, 179, 180, 330, 331, 332, 333, 340.
—, J. *349, 350*.
—, J., u. F. Kaempffer *350*.
Ashley 454, 455, 456, 459.
—, C. A., K. R. Porter, D. E. Philpott u. G. M. Hass *462*.
Asmussen 481, 503, 505, 506, 532.
—, E. *545*.
Astbury 373, 387, 405, 406, 412, 422, 423, 424, 425, 454, 459, 470, 484, 485, 487, 488, 509, 537.
—, W. T. *462, 545*.
—, W. T., u. S. Dickinson *462*.
—, W. T., u. S. Dickinson *545*.
—, W. T., s. S. V. Perry *466*.
—, W. T., S. V. Perry, R. Reed u. L. C. Spark *462*.
—, W. T., R. Reed u. L. C. Spark *462*.
Athanasiou, D. J., s. R. Wagner *367*.
Athmer, A., s. J. Schüller *616*.
Auersperg 325, 326.
—, A. *350*.
Autrum 117, 156, 307.

Autrum, H. J., u. D. Schneider 157.
—, H. 350.
Averbach 56, 61.
—, M. S., u. D. N. Nasonow 67.
Aviado 578.
—, D. M., G. R. Pontius u. C. F. Schmidt 604.
Azuma 538.
—, R. 545.

Bacq 561, 567, 570, 571, 573, 575, 590, 593, 597, 598, 600.
—, Z. M. 555, 556, 557, 569, 604, 605.
—, Z. M., u. G. L. Brown 605.
—, Z. M., s. R. Caldeyro 606.
—, Z. M., u. R. Charlier 605.
—, Z.M., R. Charlier, E. Philippot u. P. Fischer 605.
—, Z. M., u. G. Coppée 605.
—, Z. M., s. G. Derouaux 607.
—, Z. M., u. P. Fischer 605.
—, Z. M., s. H. Fredericq 609.
—, Z. M., u. M. Goffart 605.
—, Z. M., s. L. M. Petrillo 615.
—, Z. M., s. A. Szent Györgyi 616.
Bader 331, 332, 339.
—, M. E. s. H. S. Belding 351.
—, M. E., u. M. B. Macht 350.
—, M. E., u. J. Mead 350.
Bässler 480.
—, K. H. 546.
Baeyer, E. v. XIII.
—, E. v., u. A. v. Muralt XIV.
Bailey 221, 396, 397, 406, 409, 410, 411, 412, 413, 417, 421, 422, 423, 428, 431, 432, 437, 443, 446, 448, 451, 453, 471.
—. K. 462, 546.

Bailey, K., Gutfreund u. Ogston 462.
—, K., u. S. V. Perry 462.
—, K., s. T. G. Tsao 468.
—, R. A., u. P. Glees 350.
Baker 52, 154, 455.
—, R. F., s. K. S. Cole 67, 158.
—, R. F., s. D. C. Pease 466.
Balenowic 407, 427.
—, K., u. F. B. Straub 462.
Balke 260.
—, B., H. D. Cremer, K. Kramer u. H. Reichel 350.
Banga 416, 437, 439, 447, 470, 471.
—, I. 462.
—, I., F. Guba u. M. A. Szent Györgyi 546.
—, I., u. A. Szent Györgyi 462.
Banus 480, 488, 491, 504, 506.
—, M. G., u. A. M. Zetlin 546.
Baptiste, R., s. M. Loeper 614.
Barcroft 331.
—, H., u. O. G. Edholm 350.
Bard, P., s. J. O. Pinkston 363.
Barer 403, 404.
—, R. 462.
Barker, M. H. 605.
—, M. H., s. L. Davis 607.
Barron 444.
—, E. S. G., s. T. P. Singer 467.
Barry, D. T. 605.
Barsoum 573.
—, G. S., s. G. V. Anrep 604.
Basler 170, 186.
—, A. 350.
Bassett, D. L., s. G. K. Moe 614.
Bate-Smith 376, 377, 378, 381, 422, 433, 554.
—, E. C. 463.
—, E. C., u. Bendall 463.
Baud 84, 88, 89.
—, C.-A. 157.
Bauereisen 489, 507.

Bauereisen, E., u. H. Reichel 546.
—, E., s. R. Wagner 367.
Bazett 170, 173, 174, 175, 177, 182, 183, 184, 207, 208, 209, 214, 215, 227, 236, 241, 244, 246, 251, 252, 253, 254, 260, 286, 304, 327, 331, 340.
—, H. C. 350.
—, H. C., s. A. C. Burton 352.
—, H. C., L. Love, M. Newton, L. Eisenberg, R. Day u. R. Forster 350.
—, H. C., s. B. McGlone 361.
—, H. C., u. B. McGlone 350.
—, H. C., B. McGlone u. R. J. Brocklehurst 350.
—, H. C., B. McGlone, R. G. Williams u. H. M. Lufkin 350.
—, H. C., E. S. Mendelson, L. Love u. R. Libet 350.
—, H. C., s. J. C. Scott 364.
—, H. C., J. C. Scott, M. E. Maxfield u. M. D. Blithe 350.
—, H. C., s. R. G. Williams 367.
Bear 406, 449, 454, 455.
—, R. S. 463.
—, R. S., s. F. O. Schmitt 467.
Beaton 223, 340, 342.
—, L. E., u. C. R. Leininger 351.
—, L. E., W. A. McKinley, C. M. Berry u. S. W. Ranson 351.
Beck 506, 514, 516.
—, L. V., s. O. Meyerhof XIX.
—, O. 546.
Becker 205.
—, H., u. H. Fröhle 351.
Beckman, H. 603.
Bedford 332, 333.
—, O. T., s. A. F. Dufton 353.
Beetz 203.
—, F. 351.
Bein 583.

Bein, H. J., s. R. Meier *614*.
Beinert 8.
—, H., u. K. F. Bonhoeffer *22*.
Bekaert 580.
—, J., u. I. Leusen *605*.
Belding 176, 331, 332.
—, H. S., J. Mead u. M. E. Bader *351*.
Belonoschkin 215, 216.
—, B. *351*.
Bendall 376, 377, 378, 381, 554.
—, s. E. C. Bate-Smith *463*.
Bender 222.
—, M. B. *351*.
Benetato, G., s. O. Meyerhof *XII*.
Bergold 419, 425.
—, G., H. Portzehl u. H. H. Weber *463*.
—, G., u. G. Schramm *463*.
Bernard, Claude 149, *157*, 260.
Bernhard 300, 317, 318, 319, 320.
—, C. G., u. R. Granit *351*.
—, C. G., R. Granit u. C. R. Skoglund *351*.
Bernheim, F., u. M. L. C. Bernheim *605*.
—, M. L. C., s. F. Bernheim *605*.
Bernstein 13, 138, 143.
—, J. *157*.
Berry, C. M., s. L. E. Beaton *351*.
Berthaux 601.
—, P., s. J. Decourt *607*.
Bethe 317, 391, 492, 516, 524, 559.
—, A. *157*, *351*, *463*, *546*.
—, A., u. F. Francke *605*.
—, A., u. H. Schaefer *351*.
Beznak, A. B. L. *605*.
Bezold 572, 573, 574, 575, 576, 577.
—, A. V., u. L. Hirt *605*.
Bing 203, 256, 259, 318, 334.
—, H. I., A. Carsten u. S. Christiansen *351*.
—, H. I., u. A. P. Skouby *351*.
Binkley 444.

Binkley, F. *463*.
Biro 395, 396, 437, 438.
—, N. A., u. A. G. Szent Györgyi *463*.
Bishop 76, 213, 229, 269, 561, 584.
—, G. H. *351*, *605*.
—, G. H., J. Erlanger u. H. S. Gasser *157*.
—, G. H., s. P. Heinbecker *357*.
—, G. H., u. P. Heinbecker *351*.
—, G. H., u. A. I. Kendall *605*.
Blair 27, 30, 59, 64, 116, 154, 340, 586.
—, E. A. *67*.
—, E. A, s. J. Erlanger *158*.
—, E. A., u. J. Erlanger *67*, *605*.
—, H. A. *67*.
—, H. A., s. H. T. Graham *610*.
—, J. R., s. A. D. Keller *360*.
—, J. R., u. A. D. Keller *351*.
Blaschko, H. *VIII*, *X*, *XI*.
Blavier, J. *605*.
—, J., J. Lecomte, P. Osterrieth u. E. Vanremoortere *605*.
Blende, de 492, 568.
—, J. de, s. J. P. Bouckaert *546*.
Blinks 151.
—, L. R. *157*.
Blithe, M. D., s. H. C. Bazett *350*.
Blix 202, 212, 476, 479, 493, 494, 495, 496, 502, 503, 505, 506, 507.
—, M. *351*, *546*.
Bloch 233.
Blum, R., s. K. Westphal *617*.
Bodansky, O., s. J. H. Comroe *606*.
Böhm 470, 487, 489.
Boehm 372, 405, 422, 489, 582.
—, G. *546*.
—, G., u. H. H. Weber *463*, *546*.

Boehm, R. *605*.
Boeke 217, 221.
—, J. *351*.
Bohlinger, F., s. A. Fleckenstein *609*.
Bohnenkamp 197, 248, 250, 340.
—, H. *351*.
—, H., u. W. Pasquai *351*.
—, H., u. M. Schroer *352*.
Boivin *605*.
Bøje 329.
—, O., M. Nielsen u. J. Olesen *352*.
Bond, D. D., s. A. Rosenblueth *68*.
Bonhoeffer 7, 8, 9, 10, 12, 21, 108.
—, K. F. *22*, *157*.
—, K. F., s. H. Beinert *22*.
—, K. F., u. U. F. Franck *157*.
—, K. F., u. W. Renneberg *22*.
—, K. F., u. K. J. Vetter *22*, *158*.
Bonmarito 334.
—, C. L., s. J. Mead *362*.
Bonnardel 564.
—, R., u. S. Jagues *605*.
Bonnevaux, E. Castillo de, s. F. Herrera Ramos *611*.
Booth 117, 118.
—, J., A. v. Muralt u. R. Stämpfli *158*.
Borbiro 374.
—, H., u. A. Szent Györgyi *463*.
Boring 217.
—, E. G. *352*.
Bottazzi 582.
—, P. *605*.
Botts 391, 428.
—, D. J., F. H. Johnson u. M. F. Morales *463*.
—, J., u. M. Morales *463*.
Bouckaert 492, 494, 496, 516, 528.
—, J. P., L. Capellen u. J. de Blende *546*.
—, J. P., u. G. Delrue *546*.
Bowen 382, 394, 396, 403, 435, 439, 442.
—, W., s. K. Laki *465*.

Bowen, W. J. *463.*
—, W. J., s. S. Spicer *467.*
Boyland, E. *XI.*
—, E., s. O. Meyerhof *XI.*
Boyle 139.
—, P. J., u. E. J. Conway *158.*
Bozler 66, 389, 390, 393, 480, 487, 490, 496, 498, 511, 513, 527, 528, 532, 538, 540.
—, E. *67, 463, 546.*
—, E., u. C. L. Cottrell *546.*
Braun 203, 204.
— O., u. F. Mayer *352.*
Brecht 331, 332, 382, 384, 475, 561.
—, K., u. O. Epple *463.*
—, K., u. H. Feneis *546, 605.*
—, K., u. K. Pulfrich *352.*
Bregante, L. J. *605.*
Bremer 156, 561, 591.
—, F. *158, 606.*
—, F., u. G. Mage *606.*
—, F., u. J. de Smedt *606.*
—, F., u. J. Titeca *67.*
Brenning 344.
—, R., u. E. Hultman *352.*
Breton, P., s. M. Loeper *614.*
Breuer 176, 180.
—, H. *352.*
Brink 56, 154.
—, F. 589.
—, F., D. W. Bronk u. M. G. Larrabee *67, 158.*
Brisbin 479, 491.
—, G. W. E., u. E. Allen *546.*
Brobeck, J. R., s. H. W. Magoun *361.*
Brocklehurst 504, 507.
—, R. I. *546.*
—, R. J., s. H. C. Bazett *350.*
Bronk 56, 73, 308, 322.
—, D. W. 589.
—, D. W., s. Adrian *157.*
—, D. W., s. F. Brink *67, 158.*
—, D. W., s. G. Stella *352.*
Brookens, N. *XIII.*
Brose 404.
—, W., s. A. Fleckenstein *464.*

Brown 152, 223, 517, 558, 561, 588, 591.
—, D. E. S. *546.*
—, G. L. 590, 592, *606.*
—, G. L., s. Z. M. Bacq *605.*
—, G. L., u. W. Feldberg *606.*
—, G. L., u. A. M. Harvey *606.*
—, G. L., u. W. A. Maycock *352.*
—, G. L., u. F. C. MacIntosh *606.*
—, M. V., s. R. T. Cox *158.*
Brown-Séquard 331.
Brozek, J. s. E. Simonson *552.*
Brück 184, 315.
—, K., u. H. Hensel *352.*
Brücke, v. 260, 261.
—, E. Th. v. *352.*
—, E. Th., s. Y. Kodera *613.*
Brühl 333.
—, W. *352.*
Bruns 348.
—, F., F. Hahn u. W. Schild *352.*
Brust 488, 502.
—, M. *546.*
—, M., s. A. Sandow *552.*
Bruylants 598.
—, J. *606.*
Buchanan 571.
—, F. *606.*
Bucher, K. *606.*
Buchthal 373, 375, 376, 377, 378, 379, 389, 391, 397, 403, 407, 422, 445, 454, 470, 474, 477, 478, 481, 482, 483, 484, 488, 490, 491, 492, 493, 494, 498, 500, 501, 502, 503, 504, 505, 506, 508, 509, 510, 512, 513, 514, 515, 516, 517, 518, 520, 523, 524, 525, 526, 527, 529, 530, 533, 535, 536, 557, 563, 591.
—, F. *463, 546.*
—, F., A. Deutsch, G. Knappeis u. A. Munck-Petersen *463, 547.*
—, F., u. E. Kaiser *463, 547.*
—, F., u. G. G. Knappeis *547.*

Buchthal, F., G. Knappeis u. J. Lindhard *463.*
—, F., u. J. Lindhard *547, 606.*
—, F., u. A. Petersen *463.*
Buddenbrock 301.
—, W. v. *352.*
Bürgermeister 428.
—, E., u. E. Schauenstein *463.*
Büttner 171, 174, 175, 176, 177, 178, 179, 180, 340.
—, K., s. H. Pfleiderer *363.*
—, R. *352.*
Bujas 191, 233.
—, Z. *352.*
Bull 473.
—, H. B. *547.*
Bullock 60.
—, T. H., u. R. S. Turner *67.*
Burch 329.
—, G. E., u. W. A. Sodeman *392.*
Burgen, A. S. V., C. A. Keele u. D. Slome *606.*
Burk, D., s. O. Everhof *X.*
Burnett 226, 227.
—, N. C., u. K. M. Dallenbach *352.*
Burton 177, 260, 308, 311, 320, 331, 332, 340.
—, A. C. *352.*
—, A. C., u. H. C. Bazett *352.*
—, A. C., F. C. Scott, B. McGlone u. H. C. Bazett *352.*
—, A. C., u. R. M. Taylor *353.*

Cajal 83.
—, S. R. *158.*
Caldeyro 593.
—, R., u. Z. M. Bacq *606.*
Canis 404.
—, H. J., s. A. Fleckenstein *464.*
Capellen 492.
—, L., s. J. P. Bouckaert *546.*
Cardot 56.
—, H. 571, *606.*
—, H., u. A. Arvanitaki *67.*

Carmichael, E. A., s. R. Jung 360.
—, E. A., s. V. Uprus 367.
Carnap 230, 231, 234, 302.
—, R. 353.
Carney, H. M. s. L. H. Lanier 361.
Carr, C. J., s. S. A. A. Tawab 617.
Carsten, A., s. H. I. Bing 351.
Casella 376, 483.
—, C. 463, 547.
Cattell, Mc. K. 547.
Causey 90.
—, G. 158.
—, G., u. E. Palmer 158.
Cebulla 153.
—, R., s. H. Schriever 23, 163.
Cecchini 391, 432, 436.
—, L. P., s. M. F. Morales 466.
Celander 223.
—, O., u. B. Folkow 353.
Chalazonitis 17, 18, 588.
—, N., s. A. Arvanitaki 22, 604.
Chambers 223.
—, W. W., u. W. F. Windle 353.
Chang 589.
—, T. H., R. W. Gerard u. M. Shaffer 606.
—, T. H., M. Shaffer u. R. W. Gerard 606.
Chao, I. 563.
Charlier 567, 598, 602.
—, R. 606.
—, R., s. Z. M. Bacq 605.
—, R., u. R. Goutrier 606.
Chennells, M., W. F. Floyd u. Samson Wright 606.
Chinn 446.
—, B., s. W. Amberson 462.
Christensen, W. R., s. B. G. Ferris 354.
Christian 435.
—, W., s. O. Warburg 468.
Christiansen, S., s. H. I. Bing 351.
Cigada 402.
—, M., Citterio, Ranzi u. Tosi 463.
Cicardo 567.

Cicardo, V. H. 606.
Citterio 402.
—, s. M. Cigada 463.
Clamann 377, 478, 535.
—, H. G., s. E. Wöhlisch 468, 554.
Clark 269, 340, 433, 435, 436, 446.
—, A., s. K. Laki 465.
—, A. M., s. K. Laki 465.
—, D., J. Hughes u. H. S. Gasser 353.
—, G. 353.
Coates 151.
—, C. W., s. R. T. Cox 158.
Cobb, D. M., s. W. O. Fenn 159.
—, D. M., s. A. H. Hegnauer 611.
Cole 13, 52, 76, 137, 146, 147, 151, 154.
—, K. S. 158.
—, K. S., u. R. F. Baker 67, 158.
—, K. S., s. H. J. Curtis 22, 607.
—, K. S., u. H. J. Curtis 67, 158.
—, K. S., u. A. L. Hodgkin 158.
Colle 506.
—, J. 547.
Comroe, J. H., J. Todd, G. D. Gammon, I. H. Leopold, G. B. Koelle, O. Bodansky u. A. Gilman 606.
Convay 139.
—, E. J., s. P. J. Boyle 158.
Cooper 331.
—, K. E., s. D. McKerslake 360.
Coppée 4, 76, 154, 559, 560, 567, 570, 580, 581, 582, 587, 596.
—, G. 22, 560, 579, 596, 606.
—, G., s. Z. M. Bacq 605.
—, G., u. M. Goffart 606.
—, G., u. R. Goutier 606.
—, G., s. A. M. Monnier 161.
Cordua 562.
—, C. A., s. H. T. A. Haas 610.
Corey 391, 422.

Corey, R. B., s. L. Pauling 466.
Cori, C. F. V.
Cotten, M. 595.
Cottrell 490, 511.
—, C. L., s. E. Bozler 546.
Cowan 561.
—, S. L. 606.
Cox, R. T., C. W. Coates u. M. V. Brown 158.
Cramer, W. 607.
Cremer 1, 2.
—, H. D., s. B. Balke 350.
—, M. 22.
Crepax 374, 376, 459, 460.
—, P. 463.
—, P., u. A. Hérion 463.
—, P., Jacob u. Seldeslachts 463.
Crescitelli 75, 586.
—, F. 158.
—, F., u. T. A. Geissman 158, 607.
Crosby, E. C., s. C. U. A. Kappers 360.
Csàpo, A. 463.
Curtis 13, 52, 76, 137, 151.
—, H. J., u. K. S. Cole 607.
—, H. J., u. K. S. Cole 22.
—, H. J., s. R. F. Cole 67, 158.
Curtius, L., u. P. Ohlmeyer XVIII.
Cushing 222.
—, H. 353.
Cutulo 226.
—, F. 353.

Dahlander 535.
—, G. R. 547.
Dainty 443, 444, 488.
—, M., A. Kleinzeller, A. S. C. Lawrence, M. Miall, J. Needham, D. M. Needham u. Shish-Chang Shen 463, 547.
—, M., s. J. Needham 466.
Dale 601.
—, H. H. 607.
Dallenbach 203, 226, 229, 251.
—, K. M. 353.
—, K. M., s. S. Aronoff 349.

Dallenbach, K. M., s. N. C. Burnett 352.
—, K. M., s. A. N. Drury 353.
—, K. M., s. R. H. Earhart 353.
—, K. M., s. H. A. Levine 361.
Daughaday, W., s. A. Rosenblueth 68.
Davies 217.
—, H. M., s. W. Trotter 366.
Davis 61, 75, 318.
—, H., s. A. J. Derbyshire 67.
—, H., B. E. Gernandt u. J. S. Riesco-MacClure 67.
—, H., s. H. L. Rice 162.
—, M., s. S. S. Stevens 69, 365.
—, L., u. M. H. Barker 607.
—, J. C. XIII.
Dawes 575, 577, 578, 579.
—, G. S. 607.
—, G. S., u. F. N. Fastier 607.
—, G. S., u. W. Feldberg 607.
—, G. S., u. J. C. Mott 607.
—, G. S., J. C. Mott u. J. G. Widdicombe 607.
Day, R., s. H. C. Bazett 350.
—, R. L., s. R. E. Forster 354.
Debler 506, 508.
—, C. 547.
Debye 533.
—, P. 547.
Decourt 601.
—, J., Ch. O. Guillaumin u. P. Berthaux 607.
Del Pozo 592, 594.
—, E. C. 596, 607.
—, E. C., u. L. G. Anguiano 607.
—, E. C., L. G. Anguiano u. Q. J. Gonzales 607.
—, E. C., Q. J. Gonzales u. T. H. Mendez 607.
—, E. C., s. A. Rosenblueth 616.
Delrue 496, 516, 528.
—, G., s. J. P. Bouckaert 546.

Derbyshire 61.
—, A. J., u. H. Davis 67.
Derivaux 601.
—, J., s. F. Liégeois 614.
Derouaux, G. 607.
—, G., u. Z. M. Bacq 607.
Dervichian 376, 463.
Detrez 607.
Deuticke, K. J. 460, 463.
Deutsch 373.
—, A., s. F. Buchthal 463.
—, A , s. Buchthal 547.
Dickinson 387, 405, 422, 470, 484, 488, 537.
—, S., s. W. T. Astbury 462, 545.
Diehl 218.
—, F 353.
Dishoeck, v. 332, 333.
—, H. A. E. v. 353.
Djablova 591.
—, P. E. 591.
Dodd 581.
—, K., s. A. S. Minot 614.
Dodt 228, 255, 267, 268, 269, 276, 289, 290, 291, 292, 297, 308.
—, E. 353.
—, E., u. Y. Zotterman 353.
Dogiel 216.
Doi 541.
—, Y. 547.
Dole 223.
—, jr., V. P., u. R. S. Morison 353.
Dolidze, S. V., s. P. A. Kometiani 613.
Donnan 139, 413, 415.
Doupe, J., s. R. Jung 360.
—, J., s. R. W. Wilkins 367.
Doty, P. M., s. G. Oster 466.
Draper 135, 403, 454, 455, 456, 458.
—, M. H., u. A. J. Hodge 463.
—, M. H., u. S. Weidmann 158.
Drury 251, 577.
—, A. N., u. K. M. Dallenbach 353.
—, A. N., u. A. Szent-Györgyi 607.
Du Bois 340.
—, E. 352.

Du Bois, J. 607.
—, Reymond 1, 256, 258, 374, 463.
—, E. 22.
—, R. 352.
Dubuisson 370, 391, 394, 406, 408, 410, 413, 415, 416, 435, 436, 446, 447, 448, 449, 451, 452, 459, 460, 471, 484, 522.
—, M. XVII, 463, 464, 547.
—, M., u. C. Fabry-Hamoir 464.
—, M., u. G. Hamoir 464.
—, M., u. L. Mathieu 464.
—, M., u. W. Schulz XVIII.
Dudley, H. C., s. A. H. Lawton 613.
Dufton 332, 333.
—, A. F., u. O. T. Bedford 353.
Duke, W. W., s. W. H. Howell 612.
Du Mesnil 538.
Du Mesnil de Rochemont, R., s. E. Wöhlisch 554.
Duspiva, P., s. F. Krüger 550.
Dusser de Barenne 222.
—, J. G. 353.
Duthie 331.
—, J. J. R., u. R. M. J. MacKay 353.
Dyer 453.
—, W. J., H. V. French u. J. M. Suow 464.

Earhart 251.
—, R. H., u. K. M. Dallenbach 353.
Ebaugh 243, 307.
—, F. G., s. R. Thauer 366.
—, jr., F. G., u. R. Thauer 353.
Ebbecke 5, 7, 170, 202, 207, 225, 227, 228, 252, 256, 258, 260, 303, 328, 338, 339, 474, 489, 510, 517, 536.
—, U. 22, 353, 354, 547.
—, U., u. F. Knüchel 354.
Ebner, v. 387, 470.
—, V. v. 464, 547.
Eccles 594.

Eccles, J. C. *67, 68, 607*.
—, J. C., u. W. J. O'Connor 68.
Edholm 331.
—, O. G., s. H. Barcroft 350.
Edsall 405, 421, 423, 431, 432, 448, 473, 488.
—, J. T. *464*.
—, J. T., s. J. P. Greenstein *464*.
—, J. T., u. J. W. Mehl *464, 547*.
—, J. T., s. A. v. Muralt *466, 550*.
Eggleton IV.
Ehrmann 256, 258.
—, R., s. A. Goldscheider 356.
Eichholtz, F., A. Fleckenstein u. R. Muschawek 608.
Eichler 1, 4, 5, 6, 7, 8, 19, 21, 591, 593.
—, O. 598.
—, W. *22, 608*.
Eiff, v. 262, 328, 338.
—, A. W. v. *354*.
—, A. W. v., s. H. Göpfert 355.
Eisenberg, L., s. H. C. Bazett 350.
Eliasson 340.
—, S., u. G. Ström *354*.
Embden 371.
—, G. IV.
Emde, s. Jahnke 359.
Emmelin, N., u. W. Feldberg 608.
Endo, Shozo *XVIII*.
Endres 205, 207, 298.
—, G. *354*.
Engelhardt 372, 378, 405, 437, 470, 471.
—, W. A. *464, 547*.
—, W. A., u. Ljubimova *464*.
—, W. A., M. N. Lyubimova u. R. A. Meitina *547*.
Engelmann 91.
—, Th. W. *158*.
Engström 88.
—, A., u. H. Lüthy *158*.

Epple, O., s. K. Brecht *463*.
Erdös 376, 407, 408, 409, 411, 412, 413, 415, 417, 418, 419, 423, 424, 427, 429, 430, 441, 443, 445, 446, 450, 460, 470.
—, Th. *464*.
—, Th., s. W. Amberson *462*.
—, Th., s. O. Snellman *467, 552*.
—, Th., u. O. Snellman *464*.
Erlanger 27, 59, 72, 76, 79, 116, 117, 148, 154, 267.
—, J., 68.
—, J., s. H. H. Bishop *157*.
—, J., s. E. A. Blair *67, 605*.
—, J., u. E. A. Blair *158*.
—, J., u. H. S. Gasser *158, 354*.
—, J., s. G. M. Schoepfle *163*.
Ettisch 474, *548*.
Euler, v. 300, 319, 320, 343, 344.
—, C. v. *354*.
—, U. S. v. *608*.
Ewald 223.
—, J. R., s. F. Goltz *356*.
Eyster 532.
—, J. A. F., s. H. Goldberg *548*.
Eyzaguirre 568, 592.
—, C., B. P. Folk, K. L. Zierler u. J. L. Lilienthal jr. *608*.

Fabry 599.
—, L. H., s. D. Northup *615*.
Fabry-Hamoir 415, 444, 446, 452.
—, C. *464*.
—, C., s. M. Dubuisson *464*.
Falck 399.
—, W. *464*.
Fastier 577, 581, *609*.
—, F. N. *608*.
—, F. N., s. G. S. Dawes *607*.
Feindel 88, 95.

Feindel, W. H., u. A. C. Allison *158*.
—, W. H., A. C. Allison u. G. Weddell *159*.
—, W. H., D. C. Sinclair u. G. Weddell *159*.
Feldberg, W. s. G. L. Brown *606*.
—, W., s. G. S. Dawes *607*.
—, W., s. N. Emmelin *608*.
—, W., u. J. A. Guimarais *608*.
—, W., u. A. Vartiainen *608*.
Felix 475.
—, W. *548*.
Felter 561.
—, M., s. F. Verzar *617*.
Feneis 475, 481, 561.
—, H. *548*.
—, H., s. K. Brecht *546, 605*.
Feng 75, 76, 531, 532, 534, 535, 538, 539, 561, 562, 580, 581, 586, 589, 590.
—, T. P. *68, 548, 608*.
—, T. P., u. R. W. Gerard *159*.
—, T. P., C. H. Hsu u. Y. M. Liu *608*.
—, T. P., u. J. H. Li *608*.
—, T. P., u. Y. M. Liu *159, 608*.
Fenn 136, 139, 142, 393, 490, 510, 513, 526, 529, 538, 541, 542, 543, 546, 557, 564, 589.
—, W. O. *159, 464, 548, 608*.
—, W. O., D. M. Cobb, A. H. Hegnauer u. B. S. Marsh *159*.
—, W. O., s. A. H. Hegnauer *611*.
—, W. O., u. Marsh *548*.
Fernández-Morán 82, 83, 84, 85, 87, 89, 90.
—, H. *159*.
Ferri 533.
—, C., s. K. H. Meyer *550*.
Ferris 331, 332.
—, B. G., R. E. Forster, E. L. Pillon u. W. R. Christensen *354*.
— jr., B. G., s. R. E. Forster *354*.

Fessard 151.
—, A. *159*, *608*.
—, A., s. A. Arvanitaki *604*.
Fetcher 176, 331.
—, E. S., s. S. J. Rapaport *363*.
—, E. S., J. F. Hall u. H. G. Shaub *354*.
Feuer 433, 434, 435, 436.
—, G., s. F. B. Straub *467*.
—, G., F. Molnar, E. Pettkow u. F. B. Straub *464*.
Fiala, S., u. O. Meyerhof *XX*.
Fick 503.
—, A. *548*.
Finkle, P., s. O. Meyerhof *VII*.
Fischer 470, 473, 489, 490, 505, 511, 512, 577.
—, E. 387, 558, *608*.
—, E. *464*, *548*.
—, E., u. W. Steinhausen *548*.
—, P., s. Z. M. Bacq *605*.
—, P., s. J. Lecomte *614*.
Fiske *IV*.
Fitzgerald, O., s. J. M. O'Connor *362*.
Fleckenstein 17, 18, 402, 404, 561, 563, 574, 577.
—, A. *22*, *464*, *591*, *608*.
—, A., W. Brose, H. J. Canis u. A. Förderer *464*.
—, A., s. F. Eichholtz *608*.
—, A., s. A. Hardt *610*.
—, A., u. A. Hardt *608*.
—, A., u. H. Hertel *609*.
—, A., H. Hille u. W. E. Adam *464*, *609*.
—, A., R. Muschaweck u. F. Bohlinger *609*.
—, A., E. Wagner u. K. H. Göggel *464*, *609*.
Fletcher *III*.
Floyd, W. F., s. M. Chennells *606*.
Förderer 404.
—, A., s. A. Fleckenstein *464*.
Foerster 222, 263.
—, O. *354*.
Folk, B. P., s. C. Eyzaguirre *608*.

Folkow 223, 340, 342.
—, B., s. O. Celander *353*.
—, B., G. Ström u. B. Uvnäs *354*.
Forbes 65, 91.
—, A. *159*.
—, A., L. H. Ray u. F. R. Griffith jr. *68*.
Forell 262.
Forster 332.
—, R., s. H. C. Bazett *350*.
—, R. E., s. B. G. Ferris *354*.
—, R. E., B. G. Ferris jr. u. R. L. Day *354*.
Franck 108, 155.
—, U. F. *159*.
—, U. F., s. K. F. Bonhoeffer 157.
Francke 559.
—, F., s. A. Bethe *605*.
Frank 477, 492, 506, 507, 517, 541, 545.
—, E., R. Stern u. M. Nothmann *609*.
—, G. *548*.
—, O. *548*.
Franke 331.
—, C., u. H. Gessler *354*.
Frankenhaeuser 121, 156, 157.
—, B. *159*.
— B., u. D. Schneider *159*.
Franz 217.
—, S. J. *354*.
Fredericq, H. 561, *609*.
—, H., u. Z. M. Bacq *609*.
Freinatis 248, 261.
—, K. M. *354*.
Freis 574.
—, E., u. J. Stanton *609*.
French 453.
—, H. V., s. W. J. Dyer *464*.
Freude 333.
—, E. *354*.
Frey, v. 170, 191, 195, 204, 206, 207, 214, 226, 243, 244, 255, 296, 303, 305, 306, 309, 324.
—, M. v. *354*, *355*.
—, M. v., P. Ott u. H. Schriever *355*.
—, M. v., u. W. Webels *355*,

Friend, D. G., u. R. W. Robinson *609*.
Fröhle 205.
—, H., s. H. Becker *351*.
Frohwein 181, 184, 202, 208, 301.
—, G. *355*.
—, G., s. H. Hahn *357*.
Fry 98.
—, R. B., s. W. J. Fry *159*.
—, W. J., u. R. B. Fry *159*.
Fühner 580.
—, H. *609*.
Führlinger, F., s. F. Krüger *550*.
Fujita 116.
—, M., s. I. Tasaki *163*.
—, M., u. I. Tasaki *159*.
—, U. *609*.
Fulton 207, 223.
—, J. F. *355*.
—, J. F., s. A. L. Sahs *364*.

Gagge, A. P., s. C. E. A. Winslow *368*.
Gammon, G. D., s. J. H. Comroe *606*.
Ganter 202.
—, G. *355*.
Garcia Ramos 29, 30, 31, 33, 34, 35, 36, 37, 38, 39, 40, 41, 42, 43, 44, 45, 46, 47, 48, 49, 50, 51, 52, 53, 54, 55, 56, 58, 59, 60, 62, 64, 66, 67, 133.
—, J., s. A. Rosenblueth *69*, *162*.
—, J., u. A. Rosenblueth *68*.
Garner 470, 509.
—, W. E. *548*.
Gasser 72, 76, 79, 267, 378, 379, 384, 385, 400, 492, 496, 502, 512, 514, 516, 518, 519, 523, 524, 528, 529, 558, 590.
—, H., u. A. V. Hill *464*, *548*.
—, H. S. *68*, *609*.
—, H. S., s. D. Clark *353*.
—, H. S., s. G. H. Bishop *157*.
—, H. S., s. J. Erlanger *158*, *354*.

Gasser, H. S., u. H. Grundfest *86*, *159*.
—, H. S., C. H. Richards u. H. Grundfest *609*.
—, H. S., s. F. O. Schmitt *616*.
Gassner 528, 529, 531, 544.
—, K., u. H. Reichel *548*.
Gaylor, G. B., s. V. Uprus *367*.
Geblewicz 186, 248, 307.
—, E. *355*.
Geets, W. *609*.
Geilenkirschen, H. *609*.
Geissman 75, 586.
—, T. A., s. F. Crescitelli *158*, *607*.
Gellhorn 207, 558, 562.
—, E. *609*.
—, E., u. J. D. Northup *355*.
Gelotte 410, 417, 424, 430, 433.
—, B., s. O. Snellman *467*.
Gemmill, Ch. L. *XII*.
—, Ch. L., s. O. Meyerhof *XII*.
Genevois, L. *IX*.
Gentner, W., s. O. Meyerhof *XVIII*.
Gerard 75, 90, 135, 221.
—, M. W. *355*.
—, R. W. *IX*, *159*.
—, R. W., s. T. H. Chang *606*.
—, R. W., s. T. P. Feng *159*.
—, R. W., s. S. W. Kuffler *161*.
—, R. W., s. G. Ling *161*.
—, R. W., s. O. Meyerhof *IX*.
—, R. W., u. O. Meyerhof *IX*.
Geren 89.
—, B. B., s. F. O. Schmitt *163*.
Gerendas 373, 452, 457, 473.
—, M. *464*.
—, M., u. A. G. Matoltsy *464*, *548*.
Gergely 429, 430, 432, 436, 437, 440.
—, J. *464*.
—, J., s. M. F. Morales *466*.
—, J., s. S. Spicer *467*.
Gergely, J., u. S. S. Spicer *464*.
Gernandt 229, 268, 269.
—, B. E., s. H. Davis *67*.
—, B., u. Y. Zotterman *355*, *609*.
Gerschler, H., s. E. Wöhlisch *554*.
Gerstner 1, 11, 12.
—, H. *22*.
Gersuni 326.
—, G. V. *355*.
Gertz 236, 237, 238, 241, 243, 248, 261, 303.
—, E. *355*.
Gesenius 333.
—, H. *355*.
Gessler 328, 331, 334, 337, 338.
—, H. *355*.
—, H. s. C. Franke *354*.
—, H., u. K. Hansen *355*.
Gheorghiu, P., s. C. Mladoveanu *614*.
Gliazkowa, Nevena, s. O. Meyerhof *XIX*.
Ghormley 575.
—, R. K., s. J. J. Hinchey *611*.
Giachetti, A. *609*.
Giambruno, C., s. F. Herrera Ramos *611*.
Gildemeister 2, 7, 233, 532.
—, M. *23*, *548*.
Gilman, A., s. J. H. Comroe *606*.
—, A., u. G. B. Koelle *609*.
Gilmer, v. 202.
—, B. v. H. *355*.
Gilsbach 242, 247.
—, C. *355*.
Gilson 513, 522.
—, A. S., s. G. M. Schoepfle *552*.
—, A. S., S. M. Walker u. G. M. Schoepfle *548*.
Glaser 334, 337.
—, E. M. *355*.
—, E. M., u. R. V. H. Jones *355*.
Glees 221.
—, P., s. R. A. Bailey *350*.
Goda, Tokusuke *XVII*, *XVIII*.
Godeaux 374, 376, 378, 381, 397, 460.
—, J. *464*, *609*.
Göggel 404.
—, K. H., s. A. Fleckenstein *464*, *609*.
Goepfert 327, 335, 336, 513, 514, 574.
—, H. *610*.
—, H., A. W. v. Eiff u. C. Howind 355.
—, H., s. H. Schaefer *552*.
—, H. u. H. Schaefer *548*.
Goethe 224 356.
Goffart 559, 560, 567, 568, 582, 583.
—, M. 555, 556, 557, 560, 592, *609*, *610*.
—, M., s. Z. M. Bacq *605*.
—, M., s. G. Coppée *606*.
—, M., u. R. Goutier *610*.
—, M., s. A. Hébrant *611*.
—, M., u. W. L. M. Perry *610*.
—, M., s. A. Szent Györgyi *616*.
Goldberg 532.
—, H., u. I. A. F. Eyster *548*.
Goldscheider 170, 183, 184, 202, 207, 212, 227, 228, 243, 252, 254, 256, 258, 259, 262, 263, 296, 301, 303, 329.
—, A. *355*.
—, A., u. R. Ehrmann *356*.
—, A., u. H. Hahn *356*.
—, A., u. G. Joachimoglu *356*.
—, F. *356*.
Goldstein, F., u. R. Robertson Holburn *610*.
Gollwitzer-Meier 256, 258, 327, 337.
—, K. *356*.
Goltz 223.
—, F., u. J. R. Ewald *356*.
Gonell, H. W., s. R. O. Herzog *549*.
Gonzales, Q. J., s. E. C. Del Pozo *607*.
Goodell, H., s. J. D. Hardy *357*.
—, H., s. G. A. Schumacher *364*.

Gordon 592, 597.
—, H. T., u. J. H. Welsch 610.
Goutier 566, 567, 570, 582.
—, R. 566, 581, 610.
—, R., s. R. Charlier 606.
—, R., s. G. Coppée 606.
—, R., s. M. Goffart 610.
Goto, M. 548.
Gott 489.
Graham 403, 586, 587.
—, H. T. 610.
—, H. T., u. H. A. Blair 610.
—, H. T., s. F. O. Schmitt 616.
Granath, L. P., s. C. M. Herget 358.
Granit 300, 317, 318, 319, 320, 326.
—, R. 356.
—, R., s. C. G. Bernhard 351.
—, R., u. A. Lundberg 356.
—, R., u. C. R. Skoglund 356.
Grant 260, 331, 334, 340, 345, 347, 348.
—, R. T. 356.
—, R. T., u. R. S. Pearson 356.
Gray 61, 102, 308, 318.
—, C. 610.
—, J. A. B. 356.
—, J. A. B., u. P. B. C. Matthews 356.
—, J. A. B., u. J. L. Malcolm 68.
—, J. A. B., u. G. Svaetichin 159.
Green, H., s. O. Meyerhof XX.
—, Harry, s. O. Meyerhof XX.
Greenburg, A. L., s. C. E. A. Winslow 368.
Greenfield 330.
—, A. D. M., J. T. Shepherd u. R. F. Whelan 356.
Greenstein 423, 432.
—, J. P., u. J. T. Edsall 464.
Greven 487, 489, 493, 494, 496, 502, 505, 528, 529.
—, K. 549.

Greven, K., u. G. Sieglitz 549.
Griffith 65.
— jr., F. R., s. A. Forbes 68.
Gröber 184, 187.
—, H. 356.
Grollman, A. XII.
—, A., s. O. Meyerhof XII
Gross 427.
—, H., s. R. Signer 467.
Grosse-Brockhoff 346.
—, F, u. W. Schoedel 356.
Grüneisen 181.
—, E. 356.
Grüning 385, 535, 536.
—, W., s. E. Wöhlisch 468, 554.
Grundfest 79.
—, H., s. H. S. Gasser 68, 159, 609.
Guarino 561, 566.
—, S. 610.
Guba 427, 431.
—, F. 464.
—, F., s. J. Banga 546.
Gutfreund, s. K. Bailey 462.
Guth 391, 464.
Guillaumin 601.
—, Ch. O., s. J. Decourt 607.
Guimarais, J. A., s. W. Feldberg 608.
Gutmann, E., s. G. Weddel, 367.
Guttman 91, 564, 585.
—, L., s. G. Weddell 367.
—, R. 159, 584, 586, 610.

Haas 562.
—, H. T. A., A. Kraushaar u. C. A. Cordua 610.
Häggquist 475.
—, G. 549.
Hahn 170, 181, 184, 195, 202, 208, 226, 227, 233, 235, 243, 246, 252, 254, 255, 258, 259, 262, 263, 296, 301, 302, 303, 329.
—, F., s. F. Bruns 352.
—, H. 356, 357.
—, H., u. G. Frohwein 357.

Hahn, H., s. A. Goldscheider 356.
Hajdu 386, 395.
Hajdu, S. 464.
Hall 406, 411, 412, 417, 424, 426, 427, 449, 454, 455, 456, 472, 474, 491.
—, C. E., M. A. Jakus u. F. O. Schmitt 464, 549.
—, C. E., s. M. A. Jakus 465.
—, J. F., s. E. S. Fetcher 354.
—, J. F., s. S. I. Rapaport 363.
—, L. E., s. F. O. Schmitt 467.
Halpern, B. H. 610.
Hamilton 215.
—, J. W., s. A. Kuntz 360.
Hamoir 406, 408, 409, 410, 411, 412, 413, 415, 417, 446, 448.
—, G. 410, 464.
—, G., s. M. Dubuisson 464.
Hammouda 334.
—, M. 357.
Handowsky 575.
—, H. 610.
Hansen 328,
—, K., s. H. Gessler 355.
Harden-Young, s. O. Meyerhof XIX, XX.
Hardt 561.
—, A., s. A. Fleckenstein 608.
—, A., u. A. Fleckenstein 610.
Hardy 176, 227, 229, 241, 248, 250, 253, 260, 261, 307, 326, 329, 339, 340.
—, J. D. 357.
—, J. D., s. C. M. Herget 358.
—, J. D., s. T. W. Oppel 362.
—, J. D., u. Th. W. Oppel 357.
—, J. D., s. G. A. Schumacher 364.
—, J. D., H. G. Wolff u. H. Goodell 357.
—, J. D., s. S. Wolff 368.
Hargitay 385, 391.
—, B. V., s. W. Kuhn 465, 550.

40*

Harpman 218.
—, J. A., s. G. Weddell 367.
—, J. A., s. H. H. Woollard 368.
Harreveld, van 86, 475.
—, A. van *159*, *549*.
Harris 375, 402.
—, E. G. *464*.
Harrison, F., s. H. W. Magoun 361.
Hartmann, H. *XIV*.
—, H., s. O. Meyerhof *XIII*, *XV*.
—, H., u. A. v. Muralt *XIV*.
Hartree 534, 539, 541, 543.
—, W. *549*.
—, W. s. A. V. Hill *549*.
—, W. u. A. V. Hill *549*.
Harvey 561, 566, 567, 568, 591, 599.
—, A. M. 590, 592, *610*.
—, A. M., s. G. L. Brown *606*.
Haselwood 223, 333.
—, L. A., s. A. Kuntz 360.
Hass 447.
— G. M., s. A. F. Schick *467*.
Hasselbach 374, 375, 395, 396, 401, 403, 430, 437, 438, 439, 440, 441, 442, 443, 446, 447, 449, 452, 453, 457.
—, W. *464*.
—, W., s. H. Portzehl *467*.
—, W., u. G. Schneider *464*.
Hattingberg, v. 220, 229, 261.
—, I. v. 357.
Hauer 203.
—, P. 357.
Hauss, W. H., u. T. C. R. Shen *611*.
Haüsser, K. W. *II*.
Hayashi 376, 390.
—, T. *464*, *465*.
Haynal, J., s. T. Lewis 361.
Hazard 594.
—, R. 595, *611*.
—, R., u. R. Jequier *611*.
—, R., u. A. Quinquaud *611*.
—, R., u. L. Wurmser *611*.
Head 217, 220, 224, 236.

Head, H., u. W. H. R. Rivers 357.
—, H., W. H. R. Rivers u. I. Sherren 357.
Hébrant 567, 568, 592.
—, A., u. M. Goffart *611*.
Hecht 135.
—, H. H., s. L. A. Woodbury 165.
Heffter *605*, *609*, *612*.
Hegnauer, A. H., s. W. O. Fenn 159.
—, A. H., W. O. Fenn u. D. M. Cobb *611*.
Heidenhain 534.
—, R. *549*.
Heilbrun 205, 236.
—, W. 357.
Heinbecker 268, 269.
—, P., s. G. H. Bishop 351.
—, P., G. H. Bishop u. J. O'Leary 357.
Heinz 396.
—, E., u. F. Holton *465*.
Hellauer 318.
—, F., u. K. Umrath 357.
Helmich 583.
—, H., s. R. Meier *614*.
Helmholtz 213, 232.
—, H. v. 357.
Hemingway 334, 335, 342.
—, A. 357.
—, A., T. Rasmussen, H. Wyckoff u. A. T. Rasmussen 357.
—, A., u. R. H. Starke 357.
Hennemann 221.
—, E., s. V. Mountcastle 361.
Henriques 176, 180, 181, 182, 184.
—, F. C., u. A. R. Moritz 357.
Henschel 202, 333.
—, A., H. L. Taylor u. A. Keys 357.
Hensel 3, 166, 170, 173, 174, 176, 178, 179, 180, 181, 182, 184, 185, 187, 188, 189, 190, 192, 193, 195, 196, 197, 200, 205, 208, 209, 210, 211, 212, 214, 217, 228, 234, 236, 237, 238, 240, 241, 244, 245,

246, 247, 248, 249, 250, 253, 254, 255, 261, 266, 267, 268, 269, 272, 273, 274, 275, 276, 277, 278, 279, 280, 281, 282, 283, 284, 285, 286, 287, 289, 290, 291, 293, 294, 295, 296, 297, 298, 299, 300, 301, 303, 304, 308, 319, 320, 325, 326, 328, 330, 331, 332, 335, 337, 338, 339.
—, H. *357*, *358*.
—, H., s. K. Brück 352.
—, H., s. H. Lullies 23.
—, H., L. Ström u. Y. Zotterman 358.
—, H., u. Y. Zotterman 358.
Henze 578.
—, C., s. A. Jarisch *612*.
Herget 186, 227, 248.
—, C. M., u. J. D. Hardy 358.
—, C. M., L. P. Granath u. J. D. Hardy 358.
Hering 170, 233, 235, 243, 246, 302, 303.
—, E. *358*, *611*.
Heringa 217.
—, G. C. 358.
Hérion 374, 376, 459.
—, A., s. P. Crepax *463*.
Herman 590, 591.
—, M. 588, 590, *611*.
Hermann 107, 223, 340, 374.
—, H., G. Morin u. J. Vial 358.
—, H., u. G. Morin 358.
—, L. *159*, *465*.
—, V. S. 446.
—, V. Sz., u. G. Josepovits *465*.
Herrera Ramos 598.
—, F. *617*.
—, F., u. E. Castillo de Bonnevaux *611*.
—, F., u. C. Giambruno *611*.
—, F., u. E. Milies *611*.
—, F., u. P. Visca *611*.
Herrington, L. P., s. C. E. A. Winslow 368.
Hertel, H., s. A. Fleckenstein *609*.

Hertz 75, 99, 101, 116.
—, H. *159.*
Hertzman, A. B., s. D. E. Smith *365.*
Herzog 470.
—, R. O., u. H. W. Gonell *549.*
Heß 95.
—, A., u. J. Z. Young *159.*
Heubner 256, 259.
—, W. *358.*
Heymans 573.
—, C. *578.*
—, C., s. J. F. Heymans *611.*
—, C., u. G. de Vleeschhouwer *611.*
—, J. F., u. C. Heymans *611.*
Hill 2, 3, 4, 5, 9, 10, 64, 153, 333, 334, 371, 378, 379, 384, 385, 391, 399, 400, 402.
—, A. V. II, III, IV, *23, 68, 159, 465,* 469, 477, 478, 479, 482, 492, 494, 496, 498, 502, 504, 505, 508, 509, 510, 512, 513, 514, 516, 518, 519, 520, 521, 522, 523, 524, 525, 526, 528, 529, 530, 531, 533, 534, 536, 537, 539, 540, 541, 542, 543, 544, 545, *549.*
—, A. V., s. H. S. Gasser *548.*
—, A. V., s. W. Hartree *549.*
—, A. V., u. W. Hartree *549.*
—, D. K. 98, *159,* 371, *465,* 522, *550.*
—, L. *358, 359.*
Hille 404.
—, H., s. A. Fleckenstein *464, 609.*
Himwich 598.
—, H. E., s. O. Meyerhof *VII.*
—, W. A., s. J. P. Saunders *616.*
—, W. A., u. J. P. Saunders *611.*
Hinchey 575.
—, J. J., E. A. Hines u. R. K. Ghormley *611.*

Hines 575.
—, E. A., s. J. J. Hinchey *611.*
Hintzsche, E. 92.
Hirsch 203.
—, L., u. H. Schriever *359.*
Hirschsohn 256, 258.
—, u. Maendl *359.*
Hirt, L., s. A. V. Bezold *605.*
Hiscoe 90.
—, H. B., s. P. Weiß *164.*
Hite 603.
—, W. K. *611.*
Hoagland 308, 321, 322, 583.
—, H. *359, 611.*
—, H., s. E. D. Adrian *349.*
Hodge 403, 454, 455, 456, 458.
—, A. J., s. M. H. Draper *463.*
Hodgkin 7, 12, 13, 14, 15, 19, 21, 26, 27, 28, 29, 30, 32, 47, 48, 53, 55, 56, 58, 77, 85, 119, 135, 138, 140, 141, 143, 146, 147, 151, 154, 155, 318, 597.
—, A. L. *23, 68, 160.*
—, A. L., s. K. S. Cole *158.*
—, A. L., u. A. F. Huxley *23, 160, 612.*
—, A. L., u. B. Katz *23, 160, 359, 612.*
—, A. L., s. W. L. Nastuk *162, 615.*
—, A. L., u. W. A. H. Rushton *68.*
Hodler 103, 106, 110, 112, 113, 116, 117, 125, 126, 128, 129, 131, 132, 133, 136, 137, 138, 146, 156, 585.
—, J., R. Stämpfli u. I. Tasaki *160, 612.*
Höber 150, 313, 562, 564, 582, 585.
—, J., s. R. Höber *611.*
—, R. *160, 359, 611.*
—, R., M. Andersh, J. Höber u. B. Nebel *611.*
—, R., M. Langston, H. Strausser u. R. Macey *611.*
—, Rudolf *II.*

Högyes 256, 259.
—, A. *359.*
Höppler 236, 239, 248.
Hoffmann 561, 596.
—, E., s. J. F. Perkins *362.*
—, F., s. J. F. Perkins *362.*
—, P. *612.*
Hoffmann-Berling 454, 455, 456, 457.
—, H., u. G. A. Kausche *465.*
Hofschneider 440.
Hogben 523.
—, L. T., u. K. F. Pinhey *550.*
Hogg 263.
— B. M. *359.*
Hollwede 415.
— W. u. H. H. Weber *465.*
Holm 237 243 248 262, 303.
—, K. G. *359.*
Holton 396.
—, F., s. E. Heinz *465.*
Holz 454.
—, B. *465.*
Honcke 478, 482, 491, 501, 504, *550.*
Hooke 477, 478, 481, 496, 508, 530.
Hoorweg 2.
Hopkins II, III, 588.
—, H. S., s. A. M. Shanes *616.*
Houssay 595.
—, B. A., u. C. E. Rapela *612.*
Howell, W. H., u. W. W. Duke *612.*
Howind, C., s. H. Göpfert *355.*
Hsiang-Tung Chang 80.
—, s. D. P. Lloyd *161.*
Hsu, C. H., s. T. P. Feng *608.*
Hyndman 260, 320.
—, O. R., u. J. Wolkin *359.*
Huber, G. C., s. C. U. Kappers *360.*
Hueber, E. F. v. *612.*
—, E. F. v., u. D. Lehr *612.*
Hürthle 454, 472, 474.
—, K. *465, 550.*
Hughes, J., s. D. Clark *353.*

Huidobro 580.
—, F., u. E. Amenabar *612*.
—, F., u. R. Poblete *612*.
Hultman 344.
—, E., s. E. Brenning *352*.
Hunt 308, 581.
—, C. C., u. S. W. Kuffler *359*.
—, R. *612*.
Hutton-Rudolph, M. 98, 99, 117, *160*.
Huxley 13, 14, 15, 21, 75, 78, 81, 85, 86, 87, 91, 93, 94, 95, 103, 106, 112, 113, 115, 116, 117, 121, 122, 123, 124, 128, 134, 135, 136, 137, 138, 141, 142, 143, 144, 146, 148 154 155 156 157.
—, A. F. *160*.
—, A. F. s. A. L. Hodgkin *23 160, 612*.
—, A. F., u. R. Stämpfli *23, 160, 612*.

Inman, V. T., s. H. I. Ralston *551*.
Imanaga, Hajime *XVII*.
Isenschmid 340.
—, R. *359*.
Ishii 95.
—, K. *164*.
—, K., s. I. Tasaki *164*.
Issekutz v. 340.
— jr., B. v. *359*.
Ito 95.
—, H. *164*.
—, H., s. I. Tasaki *164*.
Iwasaki, K. *X, XI*.
—, Ken, s. O. Meyerhof XI.
Izquierdo 568.
—, J. A., u. A. O. M. Stoppani *612*.

Jacob 373, 459, 460.
—, s. P. Crepax *463*.
—, J. *465*.
Jacobson, E. *XII*.
Jacoby, C. *612*.
Jagues 564.
—, S. *612*.
—, S., s. R. Bonnardel *605*.
Jahnke u. Emde 187, *359*.

Jaisle 424, 427, 428, 429, 430, 431, 449, 450, 451.
—, F. *465*.
Jakob 177, 184, 185.
—, M. *359*.
Jakowlew 191, 233.
—, J., s. V. Petrow *362*.
Jakus 406, 411, 412, 417, 424, 426, 427, 449, 454, 455, 456.
—, M. A., u. C. E. Hall *464*. *465*, *549*.
—, M. A., s. F. O. Schmitt *467*.
Jarisch 566, 567, 570, 572, 573, 574, 575, 576, 578, 579, 583, 584.
—, A. 571, 582, *612*.
—, A., s. A. Amann *604*.
—, A., u. C. Henze *612*.
—, A., u. H. Richter *612*.
—, A., u. Y. Zotterman *612*.
Jendrassik, L., s. K. Lohmann *VIII*.
Jenkins 203, 205, 227, 251.
—, W. L. *359, 360*.
Jequier, R., s. R. Hazard *611*.
Jirmunskaja 260.
—, E. A. *360*.
Joachimoglu 258, 259.
—, G., s. A. Goldscheider *356*.
Job 575.
—, C. *612*.
Johnson 391, 407, 417, 418, 424, 425, 430, 431, 441.
—, F. H., s. D. J. Botts *463*.
—, P., u. R. Landolt *465*.
Jones 337.
—, R. V. H., s. E. M. Glaser *355*.
Jordan 406, 428, 441, 480, 487, 496, 497, 498, 527, 528.
—, H. *550*.
—, W. K., u. G. Oster *465*.
Josenhans 536, 537, 538.
—, W. 386.
—, W. *465, 550*.
Josepovits, G., s. V. Sz. Hermann *465*.
Jung 223, 337.

Jung, R., J. Doupe u. E. A. Carmichael *360*.
Junowicz-Kocholaty, R., s. O. Meyerhof *XIX*.

Kaempferer 178, 179, 180, 330.
—, F., s. J. Aschoff *350*.
Kaestner 181, 184, 208, 301.
—, E. *360*.
Kaindl, F., K. Polzer u. W. Schober *612*.
—, F., K. Polzer u. G. Werner *612*.
Kaiser 376, 482, 483, 484, 491, 492, 494, 498, 501, 502, 503, 504, 505, 506, 509, 516, 517, 520, 524, 525, 526, 527, 530, 532, 533, 535, 536.
—, E. 379, 391.
—, E., s. Buchthal *463, 547*.
—, K. *550*.
Kalkar 435.
—, H. M. *465*.
Kamp 410, 460.
—, F. *465*.
Kano 79, 80.
—, H., s. I. Tasaki *164*.
—, H., u. I. Tasaki *160*.
Kaplan, A., s. O. Meyerhof *XX*.
Kappers 263.
—, C. U. A., G. C. Huber u. E. C. Crosby *360*.
Karbe 203, 204, 215.
—, M., s. H. Strughold *366*.
Kastorf 186.
—, F. *360*.
Kato 73, 98, 99, 109, 116.
—, G. *160*.
Katz 7, 12, 13, 14, 15, 21, 22, 25, 29, 48, 58, 66, 141, 146, 147, 151, 308, 318, 319, 320, 324, 371, 513, 530, 543, 559, 587, 597.
—, B. *23, 68, 160, 360, 550, 612*.
—, B., s. A. L. Hodgkin *23, 160, 359, 612*.
Kaufmann 249.
—, H. *360*.
Kausche 454, 455, 456, 457.

Namenverzeichnis.

Kausche, G. A., s. H. Hoffmann-Berling 465.
Keele, C. A., s. A. S. V. Burgen 606.
Keller 340.
—, A. D. 360.
—, A. D., s. J. R. Blair 351.
—, A. D., u. J. R. Blair 360.
—, Ch. J., u. A. Loeser 612.
Kendall 561.
—, A. I., s. G. H. Bishop 605.
Kérekjartó 442.
—, B. v., s. H. H. Weber 468.
Kerr 333.
—, W., s. T. Lewis 361.
—, W. J., s. H. J. Ralston 363.
Kerslake 331.
—, D. McK, u. K. E. Cooper 360.
Kesselring 223.
—, F., s. K. Akert 349.
Key 74, 92.
—, A., u. G. Retzius 160.
Keynes 13, 75, 76.
—, R. D. 23, 613.
—, R. D., u. P. R. Lewis 23.
Keys, A., s. A. Henschel 357.
—, A., s. E. Simonson 552.
Kielley 438, 439.
—, W. W., s. O. Meyerhof XIX.
—, W. W., u. O. Meyerhof XX, 465.
Kiessling, W. V, XIII, XV, XVII, XVIII.
—, W., s. O. Meyerhof XII, XIV, XV, XIII, XVII.
—, W., u. O. Meyerhof XVIII.
—, W., u. Ph. Schuster XVIII.
Kirkwood 508.
—, J., s. J. Riseman 552.
Kitano 581.
—, T. 613.
Kleessens 221.
—, J. H. M. 360.
Klein, E. E., s. P. A. Kometiani 613.
Kleinsteuber 309.
—, W. 360.

Kleinzeller 443, 465.
—, A., s. M. Dainty 463, 547.
—, A., s. J. Needham 466.
Klensch 319, 320.
—, H. 360.
Klug 176, 180.
—, F. 360.
Knappeis 373, 385, 454, 490, 501, 512, 527, 535.
—, G. 465.
—, G., s. F. Buchthal 463, ,547.
Knüchel 339.
—, F., s. U. Ebbecke 354.
Kodera, Y., u. E. Th. Brücke 613.
Koelle, G. B., s. J. H. Comroe 606.
—, G. B., s. A. Gilman 609.
Kölliker 94, 97.
—, A. 160.
König 327, 328, 334, 337, 339, 344, 345, 346.
—, F. H. 360.
Kometiani, P. A., S. V. Dolidze u. E. E. Klein 613.
Korey 382, 395, 397.
—, S. 465.
Kornberg 435.
—, A. 465.
Kornmüller 155.
—, A. E. 160.
Korth 202, 333.
—, C., s. H. Aldenhoven 349.
Kramer 330.
—, K., s. B. Balke 350.
—, K., u. W. Schulze 360.
Krantz, J. C., s. S. A. A. Tawab 617.
Krause 214, 215, 216, 219.
—, W. 360.
Kraushaar 562.
—, A., s. H. T. A. Haas 610.
Krayer 578, 580, 583, 586, 590.
—, O. 613.
—, O., u. G. H. Acheson 613.
—, O., s. G. K. Moe 614,
—, O., G. K. Moe u. R. Mendez 613.
—, O., E. H. Wood u. G. Montez 613.

Krebs 598.
Krehl, Ludolf I, II, III.
Kries, v. 206, 213, 225, 226, 230, 307.
—, J. v. 360.
Krogh 260.
—, A. 360.
Krüger 475.
—, F., P. Duspiva u. F. Führlinger 550.
Kubo 109, 110.
—, M., u. Ono 160.
Kuchel 453.
—, C. C., s. G. A. Reay 467.
Kühne 374, 391.
—, W. 465.
Kuffler 80, 81, 308, 559, 561, 562, 566, 580, 587, 601.
—, S. W. 161, 613.
—, S. W., u. R. W. Gerard 161.
—, S. W., s. C. C. Hunt 359.
—, S. W., Y. Laporte u. R. E. Ransmeier 161.
Kuhn 369, 385, 389, 391, 537.
—, Richard II.
—, W., u. B. V. Hargitay 465, 550.
Kuntz 215, 223, 333.
—, A. 360.
—, A., u. J. W. Hamilton 360.
—, A., u. L. A. Haselwood 360.
Kuschinsky 393, 397, 431, 432, 434, 443.
—, G., s. F. Turba 468.
—, G., u. F. Turba 465.
Kusnetzow, 594, 613.

Laget 16.
—, P. 23.
Lajos 433.
—, J., s. F. B. Straub 467.
Lajtha 382, 402, 422, 437, 445.
—, A. 465.
Laki 432, 433, 435, 436, 446.
—, K., W. Bowen u. A. Clark 465.
—, K., u. A. M. Clark 465.
—, K., s. M. F. Morales 466.
Lambley, D. G., s. G. Wedell 367.

Lanari 591.
—, A. *613*.
Landgren 308, 322, 323, 579.
—, S. *360*.
—, S., s. B. Andersson *349*.
Landis, E. M., s. T. Lewis *361*.
Landolt 407, 417, 418, 424, 425, 430, 431, 441.
—, R., s. P. Johnson *465*.
Lang 598.
—, K. *613*.
Lange 561, 589.
—, H. *613*.
Langelaan 487, 494, 528, *550*.
Langley 559.
—, J. N. *613*.
Langston, M., s. R. Höber *611*.
Lanier 217.
—, L. H., H. M. Carney u. W. D. Wilson *361*.
Lapicque 2, 261, 563, 564.
—, I., u. M. Lapicque *613*.
—, M., s. I. Lapicque *613*.
—, M., u. F. Vahl *613*.
Laporte 128, 133.
—, Y. *161*.
—, Y., s. S. W. Kuffler *161*.
Larrabee 56.
—, M. G. *589*.
—, M. G., s. F. Brink *67, 158*.
Laser, H. *XII, XIII*.
—, H., s. A. Smakula *XIV*.
Lasnitzki 589.
—, A. *613*.
Lawrence, A. S. C., s. M. Dainty *463, 547*.
—, A. S. C., s. J. Needham *466*.
Lawton 598.
—, A. H., T. R. Sweeney u. H. C. Dudley *613*.
Lax 180.
Lecomte, J. 561, 567, 568, 577, *613*.
—, J., s. J. Blavier *605*.
—, J., u. P. Osterrieth *613*.
—, J., E. Vanremoortere u. P. Fischer *614*.
Ledoux 308.
—, A. *361*.
Lee 260, 340.

Lee, D. H. K. *361*.
Lefèvre 176, 180, 340.
—, J. *361*.
Lehmann 97, 155, 331, 332, 333, 586.
—, G. *361*.
—, H. *XV, XVI, XVII*.
—, H., s. O. Meyerhof *XV*.
—, H. J. *161*.
—, J. E. *614*.
Lehnartz 371.
—, E. *465, 614*.
Lehr, D., s. E. F. v. Hueber *612*.
Leininger 223.
—, C. R., s. L. E. Beaton *351*.
Leopold, I. H., s. J. H. Comroe *606*.
Lesobre, R., s. M. Loeper *614*.
Leusen 579, 580.
—, I. *614*.
—, I., s. J. Bekaert *605*.
Levin 384, 492, 494, 495, 496, 497, 498, 499, 500, 501, 502, 518, 519, 527, 528, 529, 542, 544.
—, A., u. J. Wyman *550*.
Levin u. Wyman *465*.
Levine 251.
—, H. A., u. K. M. Dallenbach *361*.
Lewaschew 330.
—, S. *361*.
Lewis 13, 173, 229, 267, 330.
—, P. R., s. R. D. Keynes *23*.
—, T. *361*.
—, T., J. Haynal, W. Kerr, E. Stern u. E. M. Landis *361*.
—, T., u. E. E. Pochin *361*.
Li 589.
—, M. C., s. J. F. Perkins *362*.
—, T. H., s. T. P. Feng *608*.
Libet, R., s. H. C. Bazett *350*.
Licht 561.
—, H., s. H. Schäffer *616*.
Lichtenstein 413, 415.
—, J. *465*.
Liégeois 601.
—, F. *614*.

Liégeois, F., u. J. Derivaux *614*.
Liegmann 600.
—, H., s. H. Raida *615*.
Lilienthal jr., J. L., s. C. Eyzaguirre *608*.
Lillie 7, 107, 108, 138.
—, R. S. *161*.
Liljestrand 256, 258, 337.
—, G., u. R. Magnus *361*.
Limon 523.
—, M., s. P. Marcean *550*.
Lindhard 454, 474, 475, 490, 532, 557, 563, 591.
—, J. *550*.
—, J., s. Buchthal *463, 547, 606*.
—, J., u. J. P. Möller *550*.
Linegar, C. R., s. J. E. Andes *604*.
Ling 87, 135.
—, G., u. R. W. Gerard *161*.
Lipmann, F. *IX, X*.
—, F., u. K. Lohmann *XI*.
—, F., s. O. Meyerhof *XI*.
—, F, u. O. Meyerhof *X*.
Liu 75, 76, 586.
—, Y. M., s. T. P. Feng *159, 608*.
Ljubimova 372, 378, 405, 437.
—, s. W. A. Engelhardt *464, 547*.
Lloyd 80.
—, D. P., u. Hsiang Tung Chang *161*.
Loebel, R. O. *VIII*.
Loeper, M., R. Lesobre, P. Breton u. R. Baptiste *614*.
Loeser, A., s. Ch. J. Keller *612*.
Lohmann 370.
—, K. *466*.
—, K. *IV, IX, X, XI, XII, XIII, XIV, XV, XVI, XVII, 466*.
—, K., u. L. Jendrassik *VIII*.
—, K., s. F. Lipmann *XI*.
—, K., s. O. Meyerhof *VII, VIII, IX, X, XI, XII, XIV, XVII*.
—, K., u. O. Meyerhof *XV*.

Lohmann, K., u. Ph. Schuster *XV, XVI, XVII, XVIII*.
—, K., u. B. Weicker *XV, XVI*.
Loligo 82.
Lomholt 176, 180.
—, S. *361*.
Lorente de Nó 15, 16, 18, 28, 40, 41, 48, 53, 54, 55, 56, 57, 58, 64, *68*, 74, 75, 77, 135, 143, 157, 585.
—, R. *23, 161, 614*.
Lorenzini 263, 264, 265, 266, 322.
Lotmar 422.
—, W., u. L. E. R. Picken *466*.
Love, L., s. H. C. Bazett *390*.
Lowenstein 308.
—, O., u. T. D. M. Roberts *361*.
—, O., u. A. Sand *361*.
Lubosch 475.
—, W. *550*.
Luco 7, 19, 20, 27, 28, 29, 30, 32, 33, 34, 35, 36, 38, 39, 40, 48, 56, 57, 58, 59, 60, 65, 66.
—, J. V., s. A. Rosenblueth *23, 69*.
Ludes 446.
—, H., s. W. Amberson *462*.
Lüthy 88, 92, 97, 98, 117, 118.
—, H. *161*.
—, H., s. A. Engström *158*.
Lufkin, H. M., s. H. C. Bazett *350*.
Lullies 5, 144, 151.
—, H. *23, 161*.
—, H., u. H. Hensel *23*.
Lullies, Hans 1.
Lundberg 300, 318, 319, 320.
—, A. *361*.
—, A., s. R. Granit *356*.
Lundi 454.
—, G. *466*.
Lundin 478, 491, 493, 501, 502, 503, 504, 506, 521.
—, G. *550*.
Lundsgaard IV, *IX*, 370, 381, 401.

Lundsgaard, E. *466*.
—, E., s. O. Meyerhof *XI*.
Lwoff, A. *XIII, XIV*.

MacArthur 454.
—, J. *466*.
Macdonald 186.
—, J. S. *614*.
—, P. A., s. F. Allen *349*.
Macey, R., s. R. Höber *611, 614*.
Macht 224, 339.
—, M. B. *361*.
—, M. B., s. M. E. Bader *350*.
MacIntosh 588.
—, F. C. 577.
—, F. C., s. G. L. Brown *606*.
MacKay, R. M. J., s. J. J. R. Duthie *353*.
Maendl 256, 258.
—, s. Hirschsohn *359*.
Mage 591.
—, G., s. F. Bremer *606*.
Magnus 256, 258, 337.
—, R., s. G. Liljestrand *361*.
Magoun 340, 342.
—, H. W., F. Harrison, J. R. Brobeck u. S. W. Ranson *361*.
—, H. W., s. S. W. Ranson *363*.
Maison, G. L., u. J. W. Stutzman *614*.
Malcolm 61.
—, J. L., s. J. A. B. Gray *68*.
Manasse 203.
—, P. *361*.
Mandoki 65.
—, J., s. A. Rosenblueth *68*.
Mansfeld 340.
—, G., u. E. Meszaros *361*.
Marceau 523.
—, P., u. M. Limon *550*.
Maréchaux 247, 326.
—, E. W., u. K. E. Schäfer *361*.
Margaria 532.
—, R. *XV, 550*.
—, R., u. A. v. Muralt *XV*.
Mark Pryor 391, *466*.

Marmont 13, 14, 102, 147.
—, G. *23, 161*.
Marsh 529.
—, s. W. O. Fenn *548*.
—, B. S., s. W. O. Fenn *159*.
Marshak 260, 332.
—, M. E., u. N. K. Vereschagin *361*.
Masayuki Okagawa 558, *614*.
Maslow 260.
—, A. F. *361*.
Mathieu 416, 435, 436, 460.
—, F. *614*.
—, L., s. M. Dubuisson *464*.
Matoltsy 386, 452, 457, 473.
—, G. *466, 548*.
—, A. G., s. M. Gerendas *464*.
Matsumoto, M. s. M. Sato *162*.
Matsuoka, K. *VII*.
—, K., s. O. Meyerhof *VII*.
Matteucci 1.
Matthews 308, 319.
—, B. H. C. *361*.
—, P. B. C., s. J. A. B. Gray *356*.
Maxfield, M. E., s. H. C. Bazett *350*.
May 217.
—, P. *361*.
Maycock 223.
—, W. A., s. G. L. Brown *352*.
Mayer, F., s. O. Braun *352*.
McCatell 517.
—, s. E. D. Adrian *349*.
McCullagh, s. O. Meyerhof *X*.
McEachern, D., s. O. Meyerhof *XIII*.
McGlone 170, 173, 174, 175, 207, 227, 236, 244, 246, 252, 254, 286, 304.
—, B., s. H. C. Bazett *350*.
—, B., u. H. C. Bazett *361*.
—, B., s. A. C. Burton *352*.
—, B., s. R. G. Williams *367*.
McKay 331.
McKeever 340.
—, W. P., s. J. M. O'Connor *362*.

McKinley, W. A., s. L. E. Beaton *351*.
McRioch, D., s. J. O. Pinkston *363*.
Mead 331, 332, 334.
—, J., s. M. E. Bader *350*.
—, J., s. H. S. Belding 351.
—, J., u. C. L. Bonmarito *362*.
Mehl 431, 488.
—, J. W., s. J. T. Edsall *464, 547*.
Meier 583.
—, R., u. H. J. Bein *614*.
—, R., u. H. Helmich *614*.
—, R., s. O. Meyerhof *VII*.
Meier-Leibnitz, H., s. O. Meyerhof *XVIII*.
Meissner 215, 216, 220.
Meister 397, 446.
—, A., s. H. O. Singher *467*.
—, A., s. W. M. Summerson *467*.
Meitina, R. A., s. W. A. Engelhardt *547*.
Mendelson 173, 174.
—, E. *362*.
—, E. S., s. H. C. Bazett *350*.
Mendez 595.
—, R., s. O. Krayer *613*.
—, R., u. G. Montes *614*.
—, T. H., s. E. C. Del Pozo *607*.
Menne 445.
—, F. *466*.
Merkel 219.
Mertin 205.
—, R. *362*.
Mészáros 340.
—, E., s. G. Mansfeld *361*.
Metcalf 529.
—, R. P., s. H. C. Stevens *552*.
Meyer 203, 204, 410, 453.
—, H. H. 342, *362*.
—, K. *IX, XII*.
—, K., s. O. Meyerhof *IX, XI*.
—, K., s. H. H. Weber *468*.
—, K. H. 470, 471, 472, 473, 488, 489, 501, 533, 535, 536, 537, 538, *550*.
—, K. H., u. C. Ferri *550*.

Meyer, K. H., u. R. Picken *550*.
—, K. H., G. v. Susich u. E. Valko *550*.
Meyerhof 369, 370, 374, 399, 437, 438, 439, 461, 462, 589.
—, O. I, II, III, IV, V, *VI, VII, VIII, IX, X, XI, XII, XIII, XIV, XV, XVI, XVII, XVIII, XIX, 466, 614*.
—, O., u. L. V. Beck *XIX*.
—, O., u. E. Boyland *XII*.
—, O., u. D. Burk *X*.
—, O., u. S. Fiala *XX*.
—, O., u. P. Finkle *VII*.
—, O., Ch. L. Gemmuill u. G. Benetato *XIII*.
—, O., s. R. W. Gerard *IX*.
—, O., u. R. W. Gerard *IX*.
—, O., u. Harry Green *XX*.
—, O., u. H. Green *XX*.
—, O., u. A. Grollman *XII*.
—, O., u. H. Hartmann *XIII, XV*.
—, O., u. H. E. Himwich *VII*.
—, O., u. R. Junowicz-Kocholaty *XIX*.
—, O., u. A. Kaplan *XX*.
—, O., u. Ken Iwasaki *XI*.
—, O., s. W. W. Kielley *XX*.
—, O., u. W. W. Kielley *XX*.
—, O., s. W. Kiessling *XVIII*.
—, O., u. W. Kiessling *XIII, XVI, XV, XVI, XVII*.
—, O., u. H. Lehmann *XVI*.
—, O., s. F. Lipmann *XI*.
—, O., u. F. Lipmann *XI*.
—, O., s. K. Lohmann *XV*.
—, O., u. K. Lohmann *VIII, IX, X, XI, XIV*.
—, O., K. Lohmann u. R. Meier *VIII*.
—, O., K. Lohmann u. K. Meyer *XI, XII*.
—, O., K. Lohmann u. Ph. Schuster *XVII*.
—, O., E. Lundsgaard u. H. Blaschko *XI*.

Meyerhof, O., u. K. Matsuoka *VII*.
—, O., McCullagh u. W. Schulz *X*.
—, O., u. D. McEachern *XIII*.
—, O., u. R. Meier *VII*.
—, O., u. K. Meyer *IX*.
— O., u. W. Moehle *XIII, XVI, XVII, XVIII*.
—, O., W. Moehle u. W. Schulz *XII*.
—, O., u. D. Nachmansohn *IX, XI*.
—, O., u. Nevena Gliazkowa *XIX*.
—, O., u. P. Oesper *XX*.
—, O., u. P. Ohlmeyer *XVII, •XX*.
—, O., P. Ohlmeyer, W. Gentner u. H. Meier-Leibnitz *XVIII*.
—, O., P. Ohlmeyer u. W. Moehle *XVII*.
—, O., P. Ohlmeyer u. W. Schulz *XVIII*.
—, O., u. E. Perdigon *XIX*.
—, O., s. D. Polis *466*.
—, O., u. B. D. Polis *XIX, XX*.
—, O., u. L. O. Randall *XX*.
—, O., u. F. O. Schmitt *X*.
—, O., u. W. Schulz, *IX, XI, XV, XVI, XVII, 466*.
—, O., W. Schulz u. Ph. Schuster *XVIII*.
—, O., u. J. Suranyi *VIII, IX*.
—, O., s. O. Warburg *VI*.
—, O., u. H. Weber *VII*.
—, O., u. J. R. Wilson *XIX, XX*.
Miall, M., s. M. Dainty *463, 547*.
—, M., s. J. Needham *466*.
Migliaro, E. F. *614*.
Mihalyi 413, 415.
—, E. *466*.
Milies, E., s. F. Herrera Ramos *611*.
Minot 581.
—, A. S. *614*.

Minot, A. S., K. Dodd u. S. S. Riven *614*.
Mizuguchi 103, 110, 112, 116, 152, 156.
—, K., s. I. Tasaki *164*.
—, K., u. I. Tasaki *164*.
Mizutani 80.
—, K., s. I. Tasaki *164*.
Mladoveanu, C., O. Vasilico u. P. Gheorghiu *614*.
Moe, G. K., D. L. Bassett u. O. Krayer *614*.
—, G. K., s. O. Krayer *613*.
Moehle, W. V.
—, W., s. O. Meyerhof *XII, XIII, XVI, XVII, XVIII*.
Möller 532.
—, J. P., s. I. Lindhard *550*.
Mogendowitsch 590.
Moll 211.
Molnar 433.
—, F., s. G. Feuer *464*.
Mommaerts 397, 407, 410, 417, 418, 421, 424, 427, 428, 429, 430, 435, 437, 439, 441, 442, 443, 444, 449, 451.
—, W. F. H. M. *466*.
—, W. F. H. M., u. R. G. Parrish *466*.
—, W. F. H. M., u. K. Seraidarian *466*.
Monnier 2, 3, 4, 9, 10, 16, 64, 76, 154.
—, A. *68*.
—, A. M. *23, 161*.
—, A. M., u. G. Coppée *161*.
Montes 578, 595.
—, G., s. R. Mendez *614*.
—, G., s. O. Krayer *613*.
Morales 391, 428, 432, 436, 446.
—, M. F., s. D. J. Botts *463*.
—, M. F., u. J. Botts *463*.
—, M. F., u. L. P. Cecchini *466*.
—, M. F., K. Laki, J. Gergely u. L. P. Cecchini *466*.
—, M. F., s. E. Taver *468*.
Morgan 456.
—, C., s. G. Rozsa *162*.
—, C., G. Rozsa, A. Szent-Györgyi u. R. W. G. Wyckoff *466*.

Moriarty, M., s. J. M. O'Connor *362*.
Morin 223.
—, G., s. H. Hermann *358*.
Morison 223.
—, R. S., s. V. P. Dole jr. *353*.
Moritz 176, 180, 181, 182, 184.
—, A. R., s. F. C. Henriques *357*.
Mosera 562.
—, R. *614*.
Moss 376.
—, u. Rideal *466*.
Mott 577.
—, J. C., s. G. S. Dawes *607*.
Mountcastle 221.
—, V., u. E. Henneman *362*.
Müller, J. *362*.
—, Johannes 213.
Mullins 75.
—, L. J. *161*.
Munk-Petersen 376.
Munck-Petersen, A. *466*.
—, A., s. F. Buchthal *463, 547*.
Muralt, v. 21, 73, 76, 83, 89, 90, 91, 92, 93, 98, 99, 108, 117, 118, 155, 318, 370, 386, 405, 458, 470, 472, 473, 511, 522.
—, A. v. I, *XII, XV, XVI, 23, 161, 162, 362, 466, 550*.
—, A. v., s. E. v. Baeyer *XIV*.
—, A. v., s. J. Booth *158*.
—, A. v., u. I. T. Edsall *466, 550*.
—, A. v., s. H. Hartmann *XIV*.
—, A. v., s. R. Margaria *XV*.
Murlin 177, 331.
—, J. R. *362*.
Muschawek, R., s. F. Eichholz *608*.
—, R., s. A. Fleckenstein *609*.
Myers, V. C., s. J. E. Andes *604*.
Nachmansohn, D. *IX, X*.
—, D., s. O. Everhof *X*.

Nachmansohn, D., s. O. Meyerhof *X*.
Nadao, M., s. M. Sato *162*.
Nägeli 471.
Nafe 202, 327, 330, 331.
—, J. P., u. K. S. Wagoner *362*.
Nagamitu 563, 580.
—, G. *614*.
Nagel 475, 481.
—, A. *550*.
Nakamura 517.
—, I. *551*.
Nasonow 56, 61.
—, D. N., s. M. S. Averbach *67*.
Nastuk 135, 597.
—, W. L., u. A. L. Hodgkin *162, 615*.
Nauck 77.
—, E. Th. *162*.
Nebel, B., s. R. Höber *611*.
Needham, D. 437, 441.
—, D. M. *466*.
—, D. M., s. M. Dainty *463, 547*.
—, D. M., s. J. Needham *466*.
—, J. 406, 431.
—, J., s. M. Dainty *463, 547*.
—, J., A. Kleinzeller, M. Miall, M. Dainty, D. M. Needham u. A. S. C. Lawrence *466*.
—, J., Shih-Chang-Shen, D. M. Needham u. A. S. C. Lawrence *466*.
Neergaard 561.
—, K. v. *615*.
Neil 576, 579.
—, E., u. Y. Zotterman *615*.
Nelemans 570.
—, F. A. *615*.
Nernst 2, 22.
—, W. *23, 362*.
Neuroth 176, 247, 326, 329, 331, 346, 347, 554.
—, G. *362*.
—, G., s. K. Wezler *367*.
Neuschloss 565.
—, S. *615*.
—, S. M. 565.
—, S. M., s. O. Riesser *552, 615*.

Newman, H. W. *367.*
Newton, M., s. H. C. Bazett *350.*
Nickerson, M. 598.
Nicolai 514.
—, L. *551.*
Nielsen 348.
—, M. *362.*
—, M., s. O. Bøje *352.*
Noll 388, 458, 473, 474, 490.
—, D., u. H. H. Weber *466, 551.*
Northup 207, 599.
—, D., L. H. Fabry u. J. E. Andes *615.*
—, J. D., s. E. Gellhorn *355.*
Nothmann, M., s. E. Frank *609.*
Noyons 516, 528, 532.
—, A., u. T. v. Üxküll *551.*

Obré, A. *615.*
Ochoa, S. *XI.*
—, Severo *XVII, XVIII.*
—, Severo, s. P. Ohlmeyer *XVII.*
O'Connor 309, 340.
—, J. M. *362.*
—, J. M., u. W. P. McKeever *362.*
—, J. M., M. Moriarty u. O. Fitzgerald *362.*
—, W. J., s. J. C. Eccles *68.*
Oesper, P., s. O. Meyerhof *XIX, XX.*
Özer 589.
—, F., u. H. Winterstein *615.*
Ogston, s. K. Bailey *462.*
Ohlmeyer, P. *V, XVI, XVII, XVIII.*
—, P., s. L. Curtius *XVIII.*
—, P., s. O. Meyerhof *XVII, XVIII, XX.*
—, P., u. Severo Ochoa *XVII, XVIII.*
Okamoto 563.
—, Y. *615.*
O'Leary, J., s. P. Heinbekker *357.*
Olesen, J., s. O. Bøje *352.*
Olmsted 229.
—, J. M. D. *362.*
Olsen 589.

Olsson, L., s. B. Andersson *349.*
Ono 109, 110.
—, s. M. Kubo *160.*
Oppel 241, 248, 253, 307, 339.
—, Th. W., s. J. D. Hardy *357.*
—, T. W., u. J. D. Hardy *362.*
Oster 406, 421, 428, 441.
—, G. *466.*
—, G., P. M. Doty u. B. M. Zimm *466.*
—, G., s. W. K. Jordan *465.*
Osterrieth 567.
—, P., s. J. Blavier *605.*
—, P., s. J. Lecomte *613.*
Ostwald 7.
Ott, P., s. M. v. Frey *355.*
Oury, A. *615.*

Paal, J. *XIV, XV.*
Pacini 215.
Palmer 90.
—, E., s. G. Causey *158.*
Pannier 572.
—, R. *615.*
Parnas III, 371.
—, J. K. *466.*
Parrack 149.
—, H. O. *162.*
Parrish 410, 418, 421, 428, 451.
—, R. G., s. W. F. H. M. Mommaerts *466.*
Pasquay 248, 250.
—, W., s. H. Bohnenkamp *351.*
Pasteur V.
Paton 600.
—, W. D. M. *577.*
Pauli, W. *615.*
Pauling 369, 389, 391, 422.
—, L., u. R. B. Corey *466.*
Pearson 331.
—, R. S., s. R. T. Grant *356.*
Pease 455.
—, D. C., u. R. F. Baker *466.*
Perdigon, E., s. O. Meyerhof *XIX.*
Perdomo, R. *615.*

Perera 328, 338.
—, G. A. *362.*
Perkins 330.
—, J. F., M. C. Li, F. Hoffmann u. E. Hoffmann *362.*
Perry 373, 396, 397, 398, 401, 411, 412, 427, 428, 431, 432, 438, 439, 441, 445, 447.
—, S. V. *466.*
—, S. V., s. W. T. Astbury *462.*
—, S. V., s. K. Bailey *462.*
—, S. V., R. Reed, W. T. Astbury u. L. C. Spark *466.*
—, W. L. M., s. M. Goffart *610.*
Peter 561.
—, F., s. F. Verzar *617.*
Peterfalvi 566, 568.
—, M. *615.*
Petersen 373.
—, A., s. F. Buchthal *463.*
Petit 527.
—, J. L. *551.*
Petrillo, L. M., u. Z. M. Bacq *615.*
Petrow 191, 233.
—, V., u. J. Jakowlew *362.*
Pettkow 433.
—, E., s. G. Feuer *464.*
Pfaffmann 101, 267, 268, 269.
—, C. *162, 362, 363.*
Pfeiffer 511.
—, H. *551.*
Pfleiderer 171, 174, 175, 176, 179, 340.
—, H. *363.*
—, H., u. K. Büttner *363.*
Pflüger 150.
—, E. *162.*
Philippot, E., s. Z. M. Bacq *605.*
Philipps 493.
Philpott, D. E., s. C. A. Ashley *462.*
Picken 422, 489, 501, 535, 536, 538.
—, L. E. R., s. W. Lotmar *466.*
—, R., s. K. H. Meyer *550.*

Pieper 492, 497, 498, 499, 500, 501, 527.
—, P., H. Reichel u. E. Wetterer *551*.
Piéron 170, 303.
—, H. *363*.
Pillon, E. L., s. B. G. Ferris *354*.
Pinhey 523.
—, K. F., s. L. T. Hogben *550*.
Pinkston 334, 335.
—, J. O., P. Bard u. D. McRioch *363*.
Pissemski 330.
—, S. A. *363*.
Pitts 60, 133.
—, W., s. A. Rosenblueth *69*, *162*.
Planck 232.
—, M. *363*.
Platon 227, *363*.
Poblete 580.
—, R., s. F. Huidobro *612*.
Pochin 229, 267.
—, E. E., s. T. Lewis *361*.
Pockok 596.
Polis 437.
—, B. D., s. O. Meyerhof *XIX*.
—, D., u. O. Meyerhof *466*.
Polzer, K., s. F. Kaindl *612*.
Pontius 578.
—, G. R., s. D. M. Aviado *604*.
Porter, K. R., s. C. A. Ashley *462*.
Portzehl 369, 373, 375, 377, 378, 379, 380, 382, 383, 384, 385, 386, 389, 390, 391, 392, 393, 394, 396, 397, 400, 402, 403, 407, 410, 417, 418, 419, 420, 421, 422, 424, 425, 426, 427, 428, 431, 441, 450, 451, 471, 472, 525, 526, 554.
—, H. 385, 386, *466*, *467*, *551*.
—, H., s. G. Bergold *463*.
—, H., u. W. Hasselbach *467*.
—, H., G. Schramm u. H. H. Weber *467*, *551*.

Portzehl, H., s. H. H. Weber *468*.
—, H., u. H. H. Weber *467*.
Porz 203, 204, 338.
—, R., s. H. Strughold *366*.
Precht 327.
—, H. *363*.
Pshonik 203, 260.
—, A. T. *363*.
Pütter 170, 181, 182, 183, 184, 191, 193, 195, 208, 243, 301, 302, 307, 308.
—, A. *363*.
Pulfrich 331, 332.
—, K., s. K. Brecht *352*.
Pumphrey 27, 48, 56, 58, 96.
—, R. J., O. H. Schmitt u. J. Z. Young *68*.
—, R. J., u. J. Z. Young *162*.
Purkinje 212.
—, J. *363*.

Quensel 229, 267.
—, W. *363*.
Querido 563.
—, A. *615*.
Quinquaud, A., s. R. Hazard *611*.

Raida 600.
—, H., u. H. Liegmann *615*.
Raleigh 102.
Ralston 332, 505, 507.
—, H. J., V. T. Inman, L. A. Strait u. M. O. Schaffrath *551*.
—, H. J., u. W. J. Kerr *363*.
Ramsey 376, 391, 401, 477, 479, 481, 483, 484, 488, 491, 504, 505, 510.
—, R. W. *467*.
—, R. W. u. S. F. Street *467*, *551*.
Randall 223.
—, L. O., s. O. Meyerhof *XIX*.
—, W. C. *363*.
—, W. C., s. D. E. Smith *365*.
Ranke 479, 492, 501, 524.
—, O. F. *551*.
Ransmeier, R. E., s. S. W. Kuffler *161*.

Ranson 340.
—, S. W. *363*.
—, S. W., s. L. E. Beaton *351*.
—, S. W., s. H. W. Magoun *361*.
—, S. W., u. H. W. Magoun *363*.
Ranvier 20, 21, 74, 91, 94.
—, L. *162*.
Ranzi 402.
—, s. M. Cigada *463*.
Rapaport 332.
—, S. I., E. S. Fetcher, H. G. Shaub u. J. F. Hall *363*.
Rapela 595.
—, C. E., s. B. A. Houssay *612*.
Rashbass 76, 77, 102.
—, C., u. W. A. H. Rushton *162*.
Rashevsky 2, 64.
—, N. *23*, *68*.
Rasmussen, A. T., s. A. Hemingway *357*.
—, T., s. A. Hemingway *357*.
Rauch, T. C., s. S. Zuckerman *368*.
Rauh 371, 513.
—, F. *467*, *551*.
Ray 65.
—, L. H., s. A. Forbes *68*.
Reay 453.
—, G. A., u. C. C. Kuchel *467*.
Redenz, E. *XII*.
Reed 373, 412, 456.
—, R., s. W. T. Astbury *462*.
—, R., u. K. M. Rudall *467*.
—, R., s. S. V. Perry *466*.
Reenpää 224, 225, 230, 231, 232, 234, 261, 302.
—, s. Renquist *364*.
—, Y. *363*.
Rehsteiner 513.
—, R. *551*.
Reichel 378, 469, 489, 492, 497, 498, 499, 500, 501, 502, 503, 504, 506, 507, 508, 509, 510, 512, 513, 514, 515, 516, 520, 521, 522, 523, 525, 526, 527, 528, 529, 531, 540, 541, 543, 544, 554.

Reichel, H. *551.*
—, H., s. B. Balke *350.*
—, H., s. E. Bauereisen *546.*
—, H., s. K. Gassner *548.*
—, H., s. H. Pieper *551.*
Reichenbach, H. *363.*
Rein 150, 176, 179, 203, 204, 206, 207, 228, 229, 248, 253, 255, 258, 304, 324, 333, 334, 338, 345, 347.
—, H. *162, 363, 364.*
—, H., u. R. Rössler *364.*
—, H., u. H. Strughold *364.*
Remberg 517.
—, H. *551.*
Renk 534, 535, 538.
—, F., u. E. Wöhlisch *551.*
Renneberg 8.
—, W., s. K. F. Bonhoeffer 22.
Renqvist-Reenpää *364.*
Retzius 74, 92.
—, G., s. A. Key *160.*
Rexed 80.
—, B., u. P. Therman *162.*
Rice 75.
—, H. L., u. H. Davis *162.*
Richards, C. H., s. H. S. Gasser *609.*
Richter 524, 572, 573, 578, 590.
—, F. *551.*
—, F., s. O. Riesser *616.*
—, H. *615.*
—, H., s. A. Amann *604.*
—, H., u. A. Amann *615.*
—, H., s. A. Jarisch *612.*
—, H., u. H. Schröcksnadel *615.*
—, H., u. H. Thoma *615.*
Rideal 376.
—, s. Moss *466.*
Riesco-MacClure, J. S., s. H. Davis *67.*
Rieser 496, 498.
—, P. *552.*
Riesser 513, 559, 561, 562, 580, 590.
—, O. *609, 615.*
—, O., u. S. M. Neuschloss *552, 615.*
—, O., u. F. Richter *616.*
—, O., u. W. Steinhausen *616.*

Ringer 482, 510, 571, 585.
—, S. *616.*
Riseman 508.
—, J., u. J. Kirkwood *552.*
Ritchie 371, 399, 513.
—, J. M., s. B. C. Abbott *545.*
—, J. M., s. C. Abbott *462.*
Ritter 151.
—, J. W. *162.*
Riven 581.
—, S. S., s. A. S. Minot *614.*
Rivers 217, 236.
—, W. H. R., s. H. Head *357.*
Robertis, de 89.
—, E. de, u. F. O. Schmitt *162.*
Roberts 308.
—, T. D. M., s. O. Lowenstein *361.*
Robertson Holburn, R., s. F. Goldstein *610.*
Robinson, R. W., u. D. G. Friend *609.*
Roeder 176, 179, 180.
—, F. *364.*
Rössel 76.
—, W. *162.*
Rössler 334.
—, R., s. H. Rein *364.*
Rokuro, Akano *XVI.*
Rosenblueth 7, 19, 20, 24, 27, 28, 29, 30, 31, 32, 33, 34, 35, 36, 37, 38, 39, 40, 41, 42, 43, 44, 45, 46, 47, 48, 49, 50, 51, 52, 53, 54, 55, 56, 57, 58, 59, 60, 62, 64, 65, 66, 67, 133, 147, 585, 589, 592, 594.
—, A. *68, 611, 616.*
—, A., s. G. H. Acheson *604.*
—, A., J. Alanis u. J. Mandoki *68.*
—, A., W. Daughaday u. D. D. Bond *68.*
—, A., u. E. C. del Pozo *616.*
—, A., s. J. Garcia Ramos *68.*
—, A., u. J. Garcia Ramos *69.*
—, A., u. J. V. Luco *23, 68.*
—, A., N. Wiener, W. Pitts u. J. Garcia Ramos *69, 162.*

Roskam, J. *574.*
Rossi, E. *616.*
Roth 409, 410.
—, E. *467, 552.*
Rothschild, P. *X.*
Rothschuh 532.
—, K. E. *552.*
Roy 402, 441.
—, S. C. *467.*
Rozsa 84, 93.
—, 411, 412, 417, 424, 425, 447, 454, 455, 456, 457.
—, G., C. Morgan, A. Szent-Györgyi u. R. W. G. Wyckoff *162.*
—, G., s. C. Morgan *466.*
—, G., u. M. Staudinger *467.*
—, G., Szent-Györgyi u. R. W. G. Wyckoff *467.*
Ruch 223.
Rudall 456.
—, K. M., s. R. Reed *467.*
Ruffini 214, 215, 216, 219.
—, A. *364.*
Ruhmann 333.
—, W. *364.*
Rushton 25, 27, 55, 56, 76, 77, 95, 96, 102, 109, 111, 147, 155.
—, W. A. H. *69, 162.*
—, W. A. H., s. A. L. Hodgkin *68.*
—, W. A. H., s. C. Rashbass *162.*
Russell 230, 231.
—, B., s. A. N. Whitehead *367.*
—, W. R., u. E. Stedman *616.*

Sahs 223.
—, A. L., u. J. F. Fulton *364.*
Sakaguchi 153.
—, M., s. I. Tasaki *164.*
Sakamoto 145.
—, S. *162.*
Salter 413.
—, W. T. *467.*
Sand 263, 264, 265, 308, 309, 311, 312, 321, 322.
—, A. *364.*
—, A., s. O. Lowenstein *361.*

Sanders 97, 155, 213, 229.
—, F. K. *364.*
—, F. K., u. D. Whitteridge *162.*
Sandow 371, 373, 488, 502, 513.
—, A. *467, 552.*
—, A., u. M. Brust *552.*
Sanger 421.
—, S. *467.*
Sans 256, 259.
—, K. *364.*
Sarkar 382, 396, 401, 409, 412, 413, 438, 439, 441.
—, N. K. *467.*
—, N. K., A. G. Szent Györgyi u. L. Varga *467.*
Sato 153, 154.
—, M. *162.*
—, M., M. Nadao, Ch. Terauchi, T. Yamanaka u. M. Matsumoto *162.*
—, M., s. I. Tasaki *164.*
—, M., u. J. Usiyama *162.*
Saunders 598.
—, J. P., s. W. A. Himwich *611, 616.*
—, J. W., u. J. D. Sinclair *616.*
Schaefer 1, 2, 5, 223, 261, 313, 318, 335, 513, 514, 561, 574, 575, 576, 577.
—, H. *23, 364, 574, 576, 616.*
—, H., s. A. Amann *604.*
—, H., s. A. Bethe *351.*
—, H., s. H. Goepfert *548, 552.*
Schäfer 76, 247, 326.
—, H., s. W. Schmitz *163.*
—, K. E., s. E. W. Marechaux *361.*
Schäffer 561.
—, H., u. H. Licht *616.*
Schauenstein 428.
—, E., s. E. Bürgermeister *463.*
—, E., u. E. Treiber *467.*
Scheiner 502, 503, 513.
—, H. *552.*
Schick 447.
—, A. F., u. G. M. Haß *467.*
Schild, W., s. F. Bruns *352.*
Schmaltz 183, 184, 187, 195.
—, G. *364.*

Schmidt 256, 258, 457, 578.
—, C. F., s. D. M. Aviado *604.*
—, R. *364.*
—, W. J. *467, 473, 475, 552.*
Schmidt-Lantermann 86, 119.
Schmitt 27, 48, 56, 58, 83, 89, 406, 410, 411, 426, 449, 454, 455, 456.
—, F. O. *X, 163, 616.*
—, F. O., R. S. Bear, L. E. Hall u. M. A. Jakus *467.*
—, F. O., u. H. S. Gasser *616.*
—, F. O., u. B. B. Geren *163.*
—, F. O., H. T. Graham u. O. H. Schmitt *616.*
—, F. O., s. C. E. Hall *464, 549.*
—, F. O., s. O. Meyerhof *X.*
—, F. O., s. E. de Robertis *162.*
—, O. H., s. R. J. Pumphrey *68.*
—, O. H., s. F. O. Schmitt *616.*
Schmitz 76.
—, W., u. H. Schäfer *163.*
Schneider 77, 81, 91, 94, 117, 121, 156, 375, 430, 446, 447, 449, 452, 453, 457.
—, D. *163.*
—, D., s. H. J. Autrum *157.*
—, D., s. B. Frankenhäuser *159.*
—, G., s. W. Hasselbach *464.*
Schneyer 256, 259.
—, J. *364.*
Schober, W., s. F. Kaindl *612.*
Schoedel 346.
—, W., s. F. Grosse-Brockhoff *356.*
Schoepfle 57, 117, 148, 522, 531.
—, G. M. *69.*
—, G. M., u. J. Erlanger *163.*
—, G. M., s. A. S. Gilson *548, 552.*
Scholten, C. *616.*

Schramm 383, 406, 407, 418, 419, 428, 471, 472, 473, 491.
—, G., s. G. Bergold *463.*
—, G., s. H. Portzehl *467, 551.*
—, G., u. H. H. Weber *467, 552.*
Schreiner 256, 258.
—, H. J. *364.*
Schriever 3, 153, 203, 229, 257, 261, 304, 305.
—, H. *163, 364.*
—, H., u. R. Cebulla *23, 163.*
—, H., s. M. v. Frey *355.*
—, H., s. L. Hirsch *359.*
—, H., u. H. Strughold *364.*
Schröcksnadel, H., s. H. Richter *615.*
Schroer 197, 225.
—, H. *364.*
—, M., s. H. Bohnenkamp *352.*
Schüler, H. *XV.*
Schüller, J., u. A. Athmer *616.*
Schulz 374, 420, 421.
—, G. V. *467.*
—, W. V.
—, W., s. M. Dubuisson *XVIII.*
—, W., s. O. Meyerhof *IX, X, XI, XII, XV, XVI, XVII, XVIII, 466.*
Schulze 330.
—, W., s. K. Kramer *360.*
Schumacher 229.
—, G. A., H. Goodell, J. D. Hardy u. H. G. Wolff *364.*
Schuster, Ph., s. W. Kiessling *XVIII.*
—, Ph., s. K. Lohmann *XIV, XVI, XVII, XVIII.*
—, Ph., s. O. Meyerhof *XVII, XVIII.*
Schwenkenbecher 256.
—, A. *364.*
Scott 251, 260, 340.
—, F. C., s. A. C. Burton *352.*
—, J. C., s. H. C. Bazett *350.*
—, J. C., u. H. C. Bazett *364.*

Seldeslachts 459, 460.
—, s. P. Crepax *463*.
Seraidarian 439.
—, K., s. W. F. H. M. Mommaerts *466*.
Shaffer, M., s. T. H. Chang *606*.
Shaffrath, M. O., s. H. J. Ralston *551*.
Shanes 563, 587, 588, 591, 592, 597.
—, A. M. 585, *591*, *616*.
—, A. M., u. H. S. Hopkins *616*.
Shaub, H. G., s. E. S. Fetcher *354*.
—, H. G., s. S. J. Rapaport *363*.
Shen, T. C. R., s. W. H. Hauss *611*.
Shepherd, P. H., s. J. Z. Young *165*.
—, J. T., s. A. D. M. Greenfield *356*.
Sherman 222.
—, J. C., u. A. J. Arieff *365*.
Sherren, J., s. H. Head *357*.
Sherrington 170, 223.
—, C. S. *365*.
Shish-Chang Shen, s. M. Dainty *463*, *547*.
—, s. J. Needham *466*.
Sichel 478, 481, 483.
—, I. M. *552*.
Sidorowa 260.
—, L. M. *365*.
Sieglitz 502.
—, G., s. K. Greven *549*.
Signer 427.
—, R,. u. H. Gross *467*.
Simha, R. *467*.
Simonson 532.
—, E., A. Snowden, A. Keys u. J. Brozek *552*.
Sinclair, D. C., s. W. H. Feindel *159*.
—, J. D., s. J. W. Saunders *616*.
Singer 444.
—, T. P., u. E. S. G. Barron *467*.
Singher 397.
—, H. O., u. A. Meister *467*.
Sizer 313.

Sizer, I. W. *365*.
Sjöstrand 83.
—, F. *162*, 163.
Skoglund 317, 318, 319.
—, C. R., s. C. G. Bernhard *351*.
—, C. R., s. R. Granit *356*.
Skouby 203, 256, 259, 318, 334.
—, A. P., s. H. I. Bing *351*.
Skramlik, v. 170, 203, 206, 208, 214, 229, 236, 255, 257, 263, 303, 306.
—, E. v. *365*.
Slome, D., s. A. S. V. Burgen *606*.
Smakula, A., u. H. Laser *XIV*.
Smedt, de 561.
—, J. de, s. F. Bremer *606*.
Smith 176.
—, D. E., W. C. Randall u. A. B. Hertzman *365*.
Snellman 407, 408, 409, 410, 411, 412, 413, 415, 417, 418, 419, 423, 424, 425, 427, 429, 430, 433, 441, 443, 445, 450, 470.
—, O., s. Th. Erdös *464*.
—, O., u. Th. Erdös *467*, *552*.
—, O., Th. Erdös u. M. Tenow *467*.
—, O., u. B. Gelotte *467*.
—, O., u. M. Tenow *467*.
Snow 453.
—, J. M., s. W. J. Dyer *464*.
Snowden, A., s. E. Simonson *552*.
Snyder 533.
—, I. W., s. W. B. Wiegand *553*.
Sodeman 329.
—, W. A., s. G. E. Burch. *352*.
Sollmann, T. *616*.
Solomon 98.
—, S., s. J. M. Tobias *164*.
Somogyi, J. C., u. F. Verzar *616*.
Spalteholz 171, 172.
—, W. *365*.
Spark 373, 412.
—, L. C., s. W. T. Astbury *462*.

Spark, L. C., s. S. V. Perry *466*.
Spealman 332.
—, C. R. *365*.
Speiser 203.
—, M. *365*.
Spicer 382, 394, 397, 403, 429, 430, 431, 439, 440, 442.
—, S. *467*.
—, S., u. W. J. Bowen *467*.
—, S. S., s. J. Gergely *464*.
—, S., u. J. Gergely *467*.
Spiller 221.
—, W. G. *365*.
Springer 532.
—, R. *552*.
Springorum 334.
—, W. *365*.
Stämpfli 13, 75, 76, 78, 81, 85, 86, 91, 93, 95, 97, 98, 103, 106, 107, 110, 112, 113, 115, 116, 117, 121, 122, 123, 124, 125, 126, 128, 129, 131, 132, 133, 134, 135, 136, 137, 142, 143, 144, 146, 148, 155, 156, 157.
—, Robert 70.
—, R. *163*.
—, R., s. J. Booth *158*.
—, R., s. J. Hodler *160*, *612*.
—, R., s. A. F. Huxley *23*, *160*, *612*.
—, R., u. Y. Zotterman *613*.
Stanton 574.
—, J., s. E. Freis *609*.
Starke 335.
—, R. H., s. A. Hemingway *357*.
Stary 256, 259.
—, Z. *365*.
Staudinger 411, 447.
— M., s. G. Rozsa *467*.
Stedman, E., s. W. R. Russell *616*.
Stein 205, 217, 220, 248, 252, 263.
—, J., u. V. v. Weizsäcker *365*.
Steinhausen 378, 492, 505, 523, 524, 561.
—, W. *467*, *552*.
—, W., s. E. Fischer *548*.

Steinhausen, W., s. O. Riesser 616.
Stella 308, 322.
—, G., s. D. W. Bronk 352.
Sten-Knudsen 533, 552.
Stern, E., s. T. Lewis 361.
—, R., s. E. Frank 609.
Stevens 318, 529.
—, H. C., u. R. P. Metcalf 552.
—, S. S., u. H. Davis 69, 365.
Stewart 331.
—, G. N., u. O. C. Walker 365.
Stoeckle 262, 303.
—, T. 365.
Stöhr 215, 217, 221.
— jr., Ph. 365.
Stöver 423.
—, R., s. H. H. Weber 468.
Stoll 340.
—, W. A. 365.
Stookey 221, 222.
—, B. 365.
Stoppani 568.
—, A. O. M., s. J. A. Izquierdo 612.
Strait, L. A., s. H. I. Ralston 551.
Straub 383, 384, 406, 407, 409, 410, 411, 412, 417, 423, 424, 427, 428, 429, 430, 433, 434, 435, 436, 443, 444, 446, 447, 449, 451, 452.
—, F. B. 467.
—, F. B., s. K. Balenowic 462.
—, F. B., s. G. Feuer 464, 467.
—, F. B., G. Feuer u. I. Lajos 467.
Strausser, H., s. R. Höber 611.
Street 376, 391, 401, 477, 479, 481, 483, 484, 488, 491, 504, 505.
—, S. F., s. R. W. Ramsey 467, 551.
Ströbel 387, 388.
—, G. 387, 467.
Ström 222, 223, 334, 335, 340, 341, 342, 343, 346.

Ström, G. 365, 366.
—, G., s. S. Eliasson 354.
—, G., s. B. Folkow 354.
—, L., s. H. Hensel 358.
Strughold 203, 204, 206, 215, 248.
—, H. 366.
—, H., u. M. Karbe 366.
—, H., u. R. Porz 366.
—, H., s. H. Rein 364.
—, H., s. H. Schiever 364.
Studnitz 511.
—, G. v. 552.
Stübel 470.
—, H. 552.
Stutzman, J. W., s. G. L. Maison 614.
Subbarow IV.
Sulzer 479, 480, 481, 482, 486, 487, 491, 496, 497, 503, 504, 506, 507, 514, 515, 516, 517.
—, R. 552, 553.
Summerson 446.
—, W. M., u. A. Meister 467.
Suranyi, J. VIII.
—, J., s. O. Meyerhof VIII, IX.
Susich 536.
—, G. v., s. K. H. Meyer 550.
Svaetichin 102.
—, G. 163.
—, G., s. J. A. B. Gray 159.
Svedberg 420, 421, 423, 424, 425.
Sweeney, T. R., s. A. H. Lawton 613.
Szeged 406.
Szent Györgyi 369, 372, 373, 374, 375, 378, 380, 382, 384, 386, 389, 392, 393, 394, 395, 396, 398, 406, 407, 408, 409, 410, 411, 412, 415, 416, 417, 423, 424, 428, 433, 437, 438, 439, 441, 443, 444, 446, 447, 450, 451, 454, 455, 456, 457, 470, 471, 526, 556, 557, 577.
—, s. G. Rozsa 467.
—, A. 380, 381, 402, 412, 416, 440, 467, 468.
—, A., Z. M. Bacq u. M. Goffart 616.

Szent Györgyi, A., s. I. Banga 462.
—, A., s. H. Borbiro 463.
—, A., s. A. N. Drury 607.
—, A., s. G. Rozsa 162.
—, A. G. 402, 429, 430, 435, 436, 441, 446, 449, 452.
—, A. G., s. N. A. Biro 463.
—, A. G., s. N. K. Sarkar 467.
—, M. A. 553.
—, M. A., s. I. Banga 546.

Taeger 207.
—, H. 366.
Takane, R. VIII.
Takeuchi 111, 112, 114, 115.
—, T., s. I. Tasaki 164.
—, T., u. I. Tasaki 163.
Talaat 573.
—, M., s. G. V. Anrep 604.
Tasaki 20, 23, 73, 76, 77, 79, 80, 81, 87, 88, 89, 95, 96, 98, 103, 106, 109, 110, 111, 112, 113, 114, 115, 116, 117, 119, 120, 121, 125, 126, 128, 129, 131, 132, 133, 136, 137, 138, 145, 146, 147, 148, 152, 153, 154, 155, 156.
—, Ichyj 73.
—, I. 163.
—, I., s. M. Fujita 159.
—, I., u. M. Fujita 163.
—, I., s. J. Hodler 160, 612.
—, I., K. Ishii u. H. Ito 164.
—, I., s. H. Kano 160.
—, I., u. H. Kano 164.
—, I., s. K. Mizuguchi 161.
—, I., u. K. Mizuguchi 164.
—, I., u. K. Mizutani 164.
—, I., u. M. Sakaguchi 164.
—, I., u. M. Sato 164.
—, I., u. T. Takeuchi 164.
—, I., u. K. Tasaki 164.
—, I., s. N. Tasaki 164.
—, I., u. M. Tsukagoshi 164.
—, I., u. J. Ushiyama 164.
—, K., s. I. Tasaki 164.
—, N., u. I. Tasaki 164.
—, T., s. T. Takeuchi 163.
Taver 446.
—, E., u. M. F. Morales 468.

Tawab 588.
—, S. A. A., C. J. Carr u. J. C. Krantz *617*.
Taylor 331, 332.
—, H. L., s. A. Henschel *357*.
—, R. M., s. A. C. Burton *353*.
Ten Cate 340.
—, J. *366*.
Tenow 407, 424, 425, 441.
—, M., s. O. Snellman *467*.
Terauchi, Ch., s. M. Sato *162*.
Thauer 169, 222, 223, 243, 247, 307, 324, 325, 328, 330, 331, 334, 335, 340, 342, 344, 348.
—, R. *366*.
—, R., s. F. G. Ebaugh jr. *353*.
—, R., u. F. G. Ebaugh *366*.
—, R., u. K. Wezler *366*.
Therman 80.
—, P., s. B. Rexed *162*.
Thoma, H., s. H. Richter *615*.
Thomann, H., s. F. Turba *468*.
Thomas 95.
—, J. J. 598.
—, P. K., u. J. Z. Young *164*.
Thompson 602.
—, V., u. A. Tice *617*.
Thomson 534.
—, W. *553*.
Thunberg 170, 207, 229, 243, 255, 303.
—, T. *366*.
Tice 602.
—, A., s. V. Thompson *617*.
Titeca, J., s. F. Bremer *67*.
Tobias 98.
—, J. M. *164*.
—, J. M., u. S. Solomon *164*.
Todd, J., s. J. H. Comroe *606*.
Toennies 272.
Torda 567, 568, 569, 599.
—, C. 589.
—, C., u. H. G. Wolff *617*.
Torres, I. *XVI*.
Tosi 402.
—, s. M. Cigada *463*.

Toutefois 598.
Tower 218.
—, S. S. *366*.
Treiber 428.
—, E., s. E. Schauenstein *467*.
Trendelenburg 556.
Treviranus 598.
—, G. R. *617*.
Trotter 217.
—, W. *366*.
—, W., u. H. M. Davies *366*.
Tsao, 412, 417, 423.
—, T. G., K. Bailey, u. G. S. Adair *468*.
Tsukagoshi 80.
—, M., s. I. Tasaki *164*.
Tsunematsu 76, *164*.
Turba 393, 397, 431, 432, 434, 443, 444.
—, F., s. Kuschinsky *465*.
—, F., G. Kuschinsky u. H. Thomann *468*.
Turner 60.
—, R. S., s. T. H. Bullock *67*.

Üxküll, v. 516, 528, 532.
—, I. v. *553*.
—, T., v., s. A. Noyons *551*.
Ulbrecht 488, 493, 528, 537.
—, G. 375, 382, 384, 385, 399, 400, 401, *553*.
—, G., u. M. *468*.
—, M. 375, 382, 384, 385, 399, 400, 401.
—, M., s. G. Ulbrecht *468*.
Umrath 318.
—, K., s. F. Hellauer *357*.
Uprus 223.
—, V., G. B. Gaylor u. E. A. Carmichael *367*.
Ushiyama 88, 89, 116.
—, J., s. I. Tasaki *164*.
Usiyma 153, 154.
Uvnäs 223.
—, B., s. B. Folkow *354*.

Vahl, F., s. M. Lapicque *613*.
Valentin 149.
—, G. *164*.
Valko 536.
—, E., s. K. H. Meyer *550*.

Vanremoortere 564, 568, 570, 577.
—, E. *617*.
—, E., s. J. Blavier *605*.
—, E., s. J. Lecomte *614*.
Varga 373, 384, 386, 393, 396.
—, L. *468*.
—, L., s. N. K. Sarkar *467*.
Vartiainen, A., s. W. Feldberg *608*.
Vasilico, O., s. C. Mladoveanu *614*.
Vassiliew 590.
Vereschagin 260, 332.
—, N. K., s. M. E. Marschak *361*.
Verzar 402, 561.
—, F. *468*.
—, F., u. M. Felter *617*.
—, F., u. F. Peter *617*.
—, F., s. J. C. Somogyi *616*.
Vetter 8, 9, 21, 108.
—, K. J., s. K. F. Bonhoeffer 22, *158*.
Vial, J., s. H. Hermann *358*.
Vierordt 303.
Viherjuuri, H. J. *367*.
Visca 598.
—, P., s. F. Herrera Ramos *611*.
Vizoso 96.
—, A. D., s. J. Z. Young *165*.
—, A. D., u. J. Z. Young *164*.
Vleeschhouwer, de 573, 578.
—, G. de, s. C. Heymans *611*.
Voll 202, 260, 333.
—, M. M. *367*.
Vries, de 307.
—, H. de *367*.

Wagner 339, 404, 538.
—, E., s. A. Fleckenstein *464*, *609*.
—, R. *553*.
—, R., D. J. Athanasiou u. E. Bauereisen *367*.
Wagoner 202, 327, 330, 331.
—, K. S., s. J. P. Nafe *362*.
Wald, C. *XIV*.
—, G. *XVI*.
Walker 331, 522.

Walker, M. B. *617*.
—, O. C., s. G. N. Stewart 365.
—, S. M. *553*.
—, S. M., s. A. S. Gilson *548*.
Walshe 217.
—, F. M. R. 367.
Walter 477, 478, 480, 486, 487, 528, 554.
—, W. G. *553*.
Walton, R. P. 595.
Warburg 374, 435.
—, E. J., s. O. Meyerhof *XI*.
—, Otto I, III.
—, O., u. W. Christian *468*.
—, O., u. O. Meyerhof *VI*.
Ward 221.
—, A. A. *367*.
Webels 204.
—, W., s. M. v. Frey *355*.
Weber 170, 235, 238, 243, 244, 246, 296, 303, 325, 339.
—, A. 373, 374, 375, 379, 381, 382, 383, 385, 386, 389, 391, 393, 396, 400, 402, 429, *468*, 518, 525, 537, 538, *553*.
—, A., u. H. H. Weber *468*, *553*.
—, E. 391, *468*, 503, 506, 508, 513, *553*.
—, E. H. *367*.
—, H. *367*.
—, H., s. O. Meyerhof *VII*.
—, H. H. 369, 372, 373, 374, 375, 379, 382, 383, 386, 387, 388, 389, 391, 393, 394, 396, 402, 403, 405, 406, 407, 410, 411, 412, 413, 415, 417, 418, 419, 420, 421, 422, 423, 425, 426, 427, 428, 429, 430, 441, 442, 443, 448, 453, 454, 458, *468*, 470, 471, 472, 473, 474, 478, 484, 485, 486, 487, 488, 489, 490, 491, 492, 493, 495, 496, 497, 498, 501, 509, 511, 515, 525, 526, 527, 537, 538.
—, H. H., s. M. v. Ardenne *462*.

Weber, H. H., s. G. Bergold *463*.
—, H. H., s. G. Boehm *463*, *546*.
—, H. H., s. W. Hollwede *465*.
—, H. H., u. B. v. Kérekjartó *468*.
—, H. H., u. K. Meyer *468*.
—, H. H., s. D. Noll *466*, *551*.
—, H. H., u. H. Portzel *467*, *468*, *551*.
—, H. H., s. G. Schramm *467*, *552*.
—, H. H., u. R. Stöver *468*.
—, H. H., s. A. Weber *468*, *553*.
Webster, F., s. A. Rosenblueth 69.
Weddell 88, 215, 217, 218, 219, 220, 221.
—, G. *367*.
—, G., s. W. H. Feindel *159*.
—, G., L. Guttmann u. E. Gutmann 367.
—, G., J. A. Harpman, D. G. Lambley u. L. Young 367.
—, G., s. H. H. Woollard *368*.
Weicker, B. *XIV*.
—, B., s. K. Lohmann *XIV*, *XVI*.
Weidmann 90, 91, 135, 151.
—, S. *164*.
—, S., s. M. H. Draper *158*.
Weigmann 243, 256, 259.
—, R. *367*.
Weill, J. *617*.
Weiss 90, 91, 145, 146.
—, G. 2.
—, P. *164*.
—, P., u. H. B. Hiscoe *164*.
Weizsäcker, v. 205, 217, 220, 230, 232, 248, 252, 263, 304.
—, V. v. *367*.
—, V. v., s. J. Stein *365*.
Welsch 592, 597.
—, J. H., s. H. T. Gordon *610*.
Werner, G., s. F. Kaindl *612*.
Wertheim 479.
—, M. G. *553*.

Westphal, K., u. R. Blum *617*.
Wetterer 492, 497, 498, 499, 500, 501.
—, E., s. H. Pieper *551*.
Wezler 176, 247, 326, 328, 329, 331, 339, 347, 554.
—, K. *367*.
—, K., s. R. Thauer *366*.
—, K., u. G. Neuroth *367*.
Whelan, R. F., s. A. D. M. Greenfield *356*.
Whitehead 230, 231.
—, A. N., u. B. Russell *367*.
Whitteridge 97, 155.
—, D., s. F. K. Sanders *162*.
Widdicombe, J. G., s. G. S. Dawes *607*.
Wiegand 533.
—, W. B., u. I. W. Snyder *553*.
Wiener 60, 133, 389, 473.
—, N., s. A. Rosenblueth *69*, *162*.
—, O. *553*.
Wilbrandt 588.
—, W. *617*.
Wilkie 530, 531.
—, R. *553*.
Wilkins 331.
—, R. W., J. Doupe u. H. W. Newman *367*.
Williams 215.
—, E. F., s. J. L. Wood *617*.
—, R. G., s. H. C. Bazett *350*.
—, R. G., B. McGlone u. H. C. Bazett *367*.
Wilson, J. R., s. O. Meyerhof *XIX*, *XX*.
—, W. D., s. L. H. Lanier *361*.
Winder, C. V. *617*.
Windisch 253, 304.
—, E. *367*.
Windle 223.
—, W. F., s. W. W. Chambers *353*.
Winslow 177, 331, 332, 333.
—, C. E. A., A. L. Greenburg u. L. P. Herrington *368*.
—, C. E. A., L. P. Herrington u. A. P. Gagge *368*.

Winterstein 589.
—, H., s. F. Özer *615*.
Winton 401, 478, 495, 496, 504, 507, 538.
—, F. R. *468*, *553*.
Wirtz 428.
—, K. *468*.
Wöhlisch 369, 377, 385, 389, 391, 478, 488, 506, 513, 533, 534, 535, 536, 537, 538.
—, E. *468*, *553*, *554*.
—, E., u. Clamann *468*.
—, E., u. H. G. Clamann *554*.
—, E., u. H. Gerschler *554*.
—, E., u. W. Grüning *468*, *554*.
—, E., u. R. du Mesnil de Rochemont *554*.
—, E., s. F. Renk *551*.
Wolf 202.
—, S., u. H. G. Wolff *368*.
Wolff 202, 229, 567, 568, 569, 599.
—, H. G., s. J. D. Hardy *357*.
—, H. G., s. G. A. Schumacher *364*.
—, H. G., s. C. Torda *617*.
—, H. G., s. S. Wolf *368*.
—, S., u. J. D. Hardy *368*.
Wolkin 260, 330.
—, J., s. O. R. Hyndman *359*.
Wolpers 454, 472, 474, 491, *554*.
—, C. *468*.
Wood 578.
—, E. H., s. O. Krayer *613*.
—, J. L., u. E. F. Williams *617*.
Woodburg 135.
—, J. W. *134*.
—, J. W., u. L. A. Woodburg *164*, *165*.

Woodburg, L. A., s. J. W. Woodburg *164*.
—, L. A., J. W. Woodburg u. H. H. Hecht *165*.
Woollard 215, 218, 221.
—, H. H. *368*.
—, H. H., u. J. A. Harpman *368*.
—, H. H., G. Weddell u. J. A. Harpman *368*.
Wright, Samson, s. M. Chennells *606*.
Wurmser, L., s. R. Harzard *611*.
Wyckoff 412, 454, 455, 456.
—, H., s. A. Hemingway *357*.
—, R. W. G., s. C. Morgan *466*.
—, R. W. G., s. G. Rozsa *162*.
—, R. W. G., s. G. Rozsa *467*.
Wyman 384, 492, 494, 495, 496, 497, 498, 499, 500, 501, 502, 518, 519, 527, 528, 529, 542, 543, 544.
—, J. *554*.
—, J., s. A. Levin *465*, *550*.
Wyss 590.
—, O. A. M. *617*.

Yamada, K. *617*.
Yamagiwa 108.
—, K. *165*.
Yamanaka, T., s. M. Sato *162*.
Young 27, 48, 56, 82, 95, 96, 476, 477, 512, 524.
—, L., s. G. Wedell *367*.
—, J. Z. *165*.
—, J. Z., s. A. Hess *159*.
—, J. Z., s. R. J. Pumphrey *68*, *162*.
—, J. Z., s. P. K. Thomas *164*.

Young, J. Z., s. A. D. Vizoso *164*.
—, J. Z., A. D. Vizoso u. P. H. Shepherd *165*.

Zetlin 480, 488, 491, 504, 506.
—, A. M., s. M. G. Banus *546*.
Zierler, K. L., s. C. Eyzaguirre *608*.
Ziff 397.
—, J. *468*.
Zimm, B. M., s. G. Oster *466*.
Zipf 575, 577.
—, H. F. *617*.
—, K. *617*.
Zotterman 97, 103, 107, 157, 205, 209, 211, 214, 217, 228, 229, 254, 255, 266, 267, 268, 269, 270, 272, 273, 274, 275, 276, 277, 278, 279, 280, 281, 282, 283, 284, 285, 286, 287, 289, 290, 291, 292, 293, 294, 295, 296, 297, 298, 299, 300, 301, 303, 304, 308, 317, 319, 320, 325, 326, 576, 579, 583.
—, Y. *368*, *582*, *584*.
—, Y., s. E. D. Adrian *349*.
—, Y., s. B. Andersson *349*.
—, Y., s. E. Dodt *353*.
—, Y., s. B. Gernandt *355*, *609*.
—, Y., s. H. Hensel *358*.
—, Y., s. A. Jarisch *612*.
—, Y., s. E. Neil *615*.
—, Y., s. R. Stämpfli *163*.
Zuckerman 223.
—, S., u. T. C. Rauch *368*.
Zwaardemaker 306, 307.
—, H. *368*.

Sachverzeichnis.

Abkühlung und Sauerstoffverbrauch 327.
Acetylcholin und Coffein 570.
—, und Guanidin 570.
—, und Myotonie 591.
—, und Recruitment 589.
—, und Theobromin 566, 570.
—, Kontraktur 561.
Achsenzylinder 84.
—, Doppelbrechung 89.
—, Strukturen 88.
—, Verhältnis von Faserdurchmesser zu 96.
—, Widerstand, elektrischer 137.
Aconitin 572, 582.
— und Chronaxie 563.
— und Herz 571.
— -Vergiftung 603.
Actin 406, 411, 423 ff.
—, Anteil an Muskelproteinen 452.
—, Extraktion 449, 452.
—, F-Actin 416, 424, 429, 446.
—, F-Actin-L-Myosinmischung 429 ff.
—, G-Actin 416, 424, 432 ff., 446.
— — und ATP 435.
— — und Mangan 433.
— — und Polymerisation 434.
— — und SH-Gruppen 434.
Actomyosin 406 ff., 411, 425 ff., 429 ff.
— Anteil an Muskelproteinen 452.
— und ATP-Spaltung 394, 437.
—, Dissoziation 442.
—, Extrahierbarkeit 447.
— und Ionenstärke 402, 437.

Actomyosin, isoelektrischer Punkt 409, 412.
—, Isolierung 451.
— und Polymerisation 435.
—, Sedimentation 426.
— und SH-Gruppen 382, 396, 431, 444.
—, Sol-Gel-Übergang 438, 440.
— und Temperatur 386.
— und Viscosität 427.
Actomyosin-ATPase 437.
— und Calcium 439.
— und Mangan 439.
Actomyosinfaden (Fadenmodell) 372 ff.
—, Arbeitscyclus, isolierter 373 ff., 391, 398.
—, ATP-Wirkung auf 373, 378, 392.
—, Dehnungswiderstand 380.
—, Doppelbrechung 389, 457, 525.
—, elastisches Verhalten 525.
—, Herstellung 374, 376.
—, Nutzeffekt 399.
—, quick release recovery-Phänomen 384, 525, 528.
—, Starre 378, 381, 389.
—, Vergleich mit Feinstruktur des Muskels 456.
—, Verkürzungsgeschwindigkeit 399.
Actomyosingel und ATP 445.
Actomyosinlöslichkeit und ATP 440.
Actomyosinlösung und ATP 441.
Actomyosinsysteme und Calcium 403.
— und Mangan 403.
Adaptation, am Gesamtkörper 326.
—, Muskelreceptoren 319 ff.
—, — und Veratrin 583.
—, Temperatursinn 232, 235.

Adaptation, Thermoreceptoren 257, 301.
Adenosintriphosphat (ATP) und Actomyosinlöslichkeit 440.
— und BEZOLD-Effekt 575.
— und Dehnbarkeit des Muskels 378, 525.
—, Einfluß auf Actomyosingel 445.
—, — auf Actomyosinlösungen 441.
— und G-Actin 435.
— als Kontraktionssubstanz 392, 395, 526.
— und Muskelelastizität 488.
— und SH-Gruppen 444.
— und Sol-Gel-Umwandlung von Myosinen 439.
—, „Weichmacher"-Wirkung 372, 378, 380 ff., 392, 526, 554.
—, Wirkung auf Actomyosinfaden 373, 378, 392.
—, — auf extrahierte Muskelfaser 373, 378, 392.
Adenosintriphosphat-Bindung 394.
Adenosintriphosphat-Kontraktion 373.
—, Abhängigkeit von anorganischer Ionenkonzentration 396.
— und Calcium 398.
— und Elastizitätsmodul 554.
Adenosintriphosphat-Mangel und contractiles System 381.
— und Muskelstarre 378.
Adenosintriphosphat-Spaltung 382, 393, 395, 439.
—, Abhängigkeit von anorganischer Ionenkonzentration 396.

Adenosintriphosphat-Spaltung und Actomyosin 394, 437.
— und Arbeitscyclus 393 ff.
— und Calcium 398.
— und Kontraktion 394.
— und L-Myosin 437.
— und Mangan 403.
— und Temperatur 393.
Adenosintriphosphat-Spaltungsrate 398.
Adenosintriphosphat-Umsatzrate 401.
Adrenalin und glatter Muskel 592.
— und Kalium 569.
— und Permeabilität der Muskelmembran 561.
— und Recruitment 589.
Adrenalinsekretion 594.
Adrenalin-Vasoconstriction und Procain 594.
Akklimatisation 257.
Akkommodation, markhaltige Nervenfaser 152.
—, Nerv 2ff., 62.
— —, Erklärung durch Ionentheorie 152.
— des Temperatursinns 233.
—, Zeitfaktor 5.
Aktionslatenz, Nerv 6, 8.
— der Nervenerregung 15.
Aktionspotential, Abhängigkeit von Ableitstelle 128.
—, Beziehung zwischen Aktionsstrom und 122, 131.
— und Faserdurchmesser 79.
— und Kalikontraktur 558.
—, Methode zur Messung 13 ff., 101 ff., 128.
— und Veratrin 599.
— der Temperaturfasern 264 ff., 272.
— — bei Kältesprüngen 280.
— — bei konstanten Temperaturen 273.
— — bei Temperaturänderungen 284.
Aktionspotentialgröße, Abhängigkeit von Na-Konzentration 143.

Aktionsstrom, Ableitung 101 ff.
—, Beziehung zwischen Aktionspotential und 122, 131.
—, binodaler 111 ff.
— und local responses 56.
—, mononodaler 112 ff.
— und RANVIERscher Schnürring 111 ff.
—, Verlauf im Internodium 123.
—, Zeitkurven 126.
Aktivitätsgrad, „passiver" Eisendraht 8.
Anode, dualistischer Effekt von und Kathode 54.
Anodenöffnungserregung, Erklärung durch Ionentheorie 149.
Antihistaminica und BEZOLD-Effekt 577.
— und Kaliumpermeabilität 561.
— und Muskelpermeabilität 561.
Arbeitscyclus, isolierter 373 ff., 391, 398, 400.
Auswärtsstrom 14 ff., 141 ff.
Axolemm 84.
Axonmembran und local responses 52.
Axoplasma 90.
—, elektrischer Widerstand 137.

Behaglichkeit 326, 329.
Behaglichkeitstemperatur 247.
—, vasomotorischer Zustand bei 331.
BEZOLD-Effekt und Antihistaminica 576.
— und ATP 575.
— und Herzinfarkt 572.
— und Lokalanaesthetica 576.
— und Veratrin 570 ff.
Bindegewebselastizität 480.

Calcium und Actomyosin-ATPase 439.
— und Actomyosinsysteme 403.

Calcium und ATP-Kontraktion 398.
— und ATP-Spaltung 403.
— und Nachpotential 587.
— und L-Myosin 416.
— und L-Myosin-ATPase 439.
— und O_2-Verbrauch des Muskels 589.
— und O_2-Verbrauch der Nerven 588.
— und Tetanie 599 ff.
Calcium-Kalium-Relation 598, 599 ff.
Carotis-Sinusreflex und Veratrin 578.
Chloropikrin 585.
Chronaxie und Kaliumsensibilisatoren 563.
— der Nerveneinzelfaser 145.
Coffein 563.
— und Acetylcholin 568.
— und Chronaxie 563.
— und Depolarisation des Muskels 583.
— und Sensibilisierung für Acetylcholin 563.
Colchicin 582.

DAHLANDER-Effekt 535.
Dehnungscyclus des Muskels, Wärmetönung 534, 539.
Dehnung des Muskels s. Muskeldehnung.
Dehnungswiderstand des Muskels 376 ff.
— und ATP 380.
Delphinin 563.
Diffusion, L-Myosin 418.
Doppelbrechung, Achsenzylinder 89.
—, Actomyosinfaden 389, 457.
—, extrahierte Muskelfaser 387, 525.
—, fibrilläre Muskelproteine 405.
—, Muskel 387, 470, 473, 479, 454 ff.
— bei Muskeldehnung 489.
— bei Muskelkontraktion 386 ff., 511.

Durchblutung, Einfluß auf Erregung der Kaltreceptoren 289.
—, — auf Temperaturgradienten 174.
—, — auf Temperaturleitzahl 182.
—, — auf Wärmeleitfähigkeit 178.
Durchblutungsänderungen, thermoregulatorische 324.
Durchfeuchtung der Haut, Einfluß auf Temperaturleitzahl 182.
— — auf Wärmeleitfähigkeit 179.

Einwärtsstrom 14 ff., 133.
Eisendraht, „passiver" nach LILLIE 7.
—, — Aktionspotential am 9.
—, — Aktivitätsgrad 9.
—, — und local responses 8.
—, — Refraktäritätsgrad 10, 12.
—, — saltatorische Erregungsleitung 107.
Elastizitätsmodul und ATP-Kontraktion 554.
— und Kontraktion 512.
— der Muskeleinzelfaser 482.
— des Muskels 378, 476 ff.
— des Myosinfaden 484.
Elementarfibrille 472, 510.
Endomysium 475.
Endplatte, motorische und Kalium 559.
— — und Veratrin 578.
E_1-Potential 28, 64.
—, Beziehung zu positive swings 53.
—, — zu local responses 53.
Ermüdung und Muskelelastizität 489, 502.
Erregbarkeit, markhaltige Nervenfaser 144.
—, Nervenfaser und Membranpotential 15.
Erregungsleitung, lokale Stromkreise 119, 125.

Erregungsleitung, saltatorische 107.
—, —, Bedeutung der RANVIERschen Schnürringe 109 ff., 124.
—, — am „passiven" Eisendraht 107.
—, —, Gegenargumente 155.
—, —, Theorie 108.
—, Sicherheitsfaktor 119.

Fadenmodell s. Actomyosinfaden.
Fasermodell s. Muskelfaser, extrahierte.
Feed-back-Verstärker 13.
Fibrillenkontraktion und Membrandepolarisation 404.
Frieren 227, 262, 328.

Ganglien, sympathische und Kalium 594.
— — und Rhodanit 593.
— — und Veratrin 593.
Gefäßreaktionen, thermische in der Haut 330.
—, — im Muskel 333.
—, — in Schleimhäuten 332.
Gewebspolarisation, „aktive" 7.
—, „passive" 4 ff.
—, — Auslösungshypothese 5.
—, — katalytische Wirkung 7.
—, — und Nervenerregung 5.
Gleichgewichtskurve, isometrische 505.
—, isotonische 505.
Gradiententheorie der Temperaturempfindung 253.
Guanidin 558, 562, 563, 599 ff.
— und Acetylcholin 570.
— und Curare 601, 602.
— und motorische Endplatte 580.
— und Nebenschilddrüse 599 ff.

Guanidin und Tetanie 599 ff.
Guanidin-Behandlung bei Myasthenie 602.
Guanidinemie 600.

Harnstoff- und Muskelelastizität 502.
Haut, Durchfeuchtung 179, 182.
Hautgefäße, Anatomie 171.
Hautsinne, Affektkomponente 224.
—, Qualitäten 213.
—, Spezifität der 212.
Heißempfindung 226.
Herzinfarkt 572.
Herz und Sensibilisatoren für Kalium 570 ff.
Herzkontraktion und elastische Eigenschaften 554.
— und plastische Eigenschaften 554.
HILL-MEYERHOFsche Formel III.
Histamin 573, 602.
Hypertonie und Rhodanit 574, 603.
— und Veratrin 602.
Hypnose und Umstimmung der Thermoreceptoren 262.
Hypothalamus und Temperaturregulation 340.

Impedanzänderung 149.
Indol 593.
Inosintriphosphat (ITP) 382, 403, 439.
Ionengehalt, markhaltige Nervenfaser 138.
Ionenstärke und Kontraktilität des Actomyosin 402, 437.
Ionentheorie der Nervenerregung 138, 141 ff.
— — und K-Permeabilität 139 ff., 148, 149.
— — und Na-Permeabilität 139 ff., 145.
— — und RANVIERscher Schnürring 143.

Isoelektrischer Punkt, Actomyosin 409, 412.
— der Muskelproteine 409, 412.
— L-Myosin 409, 412.

Kälte-Nachempfindung 243, 284, 316.
Kälteschmerz 228.
Kältewahrnehmung 224ff.
Kältezittern 223, 327, 335ff.
Kalium und Adrenalin 569.
— und Antihistaminica 561.
— und Indol 593.
— und Myasthenie 602.
— und Myotonie 591.
— und Nachpotential 586.
— und Nucleoproteine 599.
— und Procain 594.
— und Recruitment 589.
— und Skatol 593.
— und sympathische Ganglien 593.
— und Veratrin 556ff., 561.
— und Verletzungspotential 585.
— und Zentralnervensystem 579.
Kalikontraktur 560.
— und Aktionspotential 558.
— und erste Phase 559.
— und Veratrin 456, 580.
Kalium-Permeabilität und Ionentheorie der Nervenerregung 14ff., 139ff., 145.
—, Veränderung durch Adrenalin 561.
—, — durch Antihistaminica 561.
—, — durch Lokalanaesthetica 562.
Kaliumsensibilisatoren 556ff., 567.
Kaliumwirkung am Herzen und Veratrin 573.
Kaltempfindlichkeit 204.
Kaltempfindung 242.
Kaltimpulse, „große" 297.
—, Maximalfrequenzen bei langsamen Temperaturänderungen 284.

Kaltimpulse, Maximalfrequenzen bei Kältesprüngen 280.
—, — bei konstanten Temperaturen 273.
—, — bei Wärmesprüngen 282.
Kaltpunkte, Topographie 202.
Kaltreceptoren, Entladungsfrequenz 310.
— und Menthol 291.
—, Morphologie 214.
—, „überschießende" Erregung 283.
—, „überschießende" Hemmung 283.
—, Unterschied zu Warmreceptoren 277.
Kaltreceptorenentladung, instationäre 310.
—, stationäre 310.
— und intracutane Temperaturbewegung 272.
Kaltreceptorenerregung, Einfluß der Durchblutung 289.
Kaltschwellen 239ff.
Kaltschwellenempfindungen 239ff.
Kataphoresegeschwindigkeit der Muskelproteine 414ff.
Kathode, dualistischer Effekt von- und Anode 54.
Kontraktion s. auch Muskelkontraktion.
—, Elastizitätsmodul 512.
—, Modell- 400.
—, Molekulartransformation 515.
—, Vital- 400.
Kontraktionselastizität, Muskel 513ff., 518, 533.
Kontraktur, Kali- 556ff., 558, 580.
—, neuromuskuläre 561.
—, Muskelproteine bei 549.
—, Rhodanit- 562.
—, Veratrin- 561.
—, veratrinähnliche 561.
Koppelung, energetische III.

Längenspannungsdiagramm, Muskel 503ff.
Leberzellen, Sauerstoffverbrauch unter Rhodanit 589.
local responses 3, 7, 20, 25ff., 147.
—, aktive Komponente 26.
—, Amplitude 30, 32.
— bei anodischer Polarisation 26ff., 37ff.
—, Ausbreitung 47.
—, Axonmembran 52.
—, Beziehung zu Aktionsstrom 56.
—, — zu E_1-Potential 53.
—, — zu positive swings 50.
— nach Doppelreiz 36ff., 42.
— und Intensität 32, 37, 44.
— bei kathodischer Polarisation 26ff.
— markhaltiger Nerven 35.
— markloser Nerven 35.
—, Messung 29, 43, 48.
—, oszillierender Charakter 56.
— bei passiver Polarisation 26, 29.
—, Refraktärzeit 32, 39.
— und Reizdauer 27, 30, 38.
— nach Reizketten 36ff., 42.
—, Schwelle 56.
— bei sinusförmigen Wechselströmen 44.
— an spinalen Wurzeln 29, 35.
—, zeitlicher Ablauf 30, 32, 44.
Lokalanaesthetica und BEZOLD-Effekt 576.
— und Kaliumpermeabilität 562.
— und Muskelmembran-Permeabilität 561.
LUNDSGAARD-Effekt 381.

Mangan 603.
— und Actomyosin 403.
— und Actomyosin-ATPase 439.
— und ATP-Spaltung 403.

Mangan und G-Actin 433.
— und Membranpotential 404.
— und Muskelkontraktion 395, 403.
— und L-Myosin 416, 437.
— und L-Myosin-ATPase 438.
Manganwanderung im Muskel 404.
Markscheide, elektrische Daten 137.
— — Eigenschaften 85, 136.
—, optisches Verhalten 97.
—, Potentialverteilung 86ff.
—, SCHMIDT-LANTERMANN-sche Einkerbungen 82, 83, 86.
—, SCWHANNsche Kerne 81, 83.
—, — Scheide 83.
—, Ultrastruktur 83.
Mechanoreceptoren, Erregung durch thermische Reize 296.
Mechano-Thermoreceptoren 300.
Membrandepolarisation und Fibrillenkontraktion 404.
Membranpotential, atmungskatalytische Vorgänge 17.
— und Erregbarkeit 15.
—, Komponenten der Veränderung des 55.
—, ,,labile" potential 16ff.
— und Manganwanderung im Muskel 404.
—, markhaltige Nervenfaser 134.
—, Methode zur Messung 30.
— und Nervenerregung 57.
— ,,quick" potential 16ff.
—, Temperaturabhängigkeit 318.
—, Ursachen des 139.
Membranstrom 14ff.
Menthol und Thermoreceptoren 256, 291.
Methylxanthin 582, 601.
— im Blut 599.
MEYERHOF-Formel 374.
Micelle 472, 511, 537.

Modellkontraktion, Unterschied zwischen Vitalkontraktion und 400.
Molekulartransformation des Muskels bei Dehnung 498.
— — bei Kontraktion 515.
Muskel, Arbeitscyclus, isolierter 373ff., 391, 398, 400.
—, ATP-Wirkung 373, 378.
—, Ausdehnungskoeffizient 534ff.
—, Dehnungscyclus 534, 539.
—, Dehnungswiderstand 376ff.
—, Δ-Zustand 401.
—, Doppelbrechung 387, 470, 473, 479.
—, Elastizitätsgrenze 380.
—, elastische Eigenschaften 486, 513, 554.
—, Elastizitätsmodul 378, 476ff.
—, Filamente 454, 460.
—, Gefäßreaktionen, thermische 330ff.
—, ,,gesperrter" 516, 518.
—, Giftwirkung von Veratrinalkaloiden 569.
—, glatter und Adrenalin 592.
—, — und Indol 593.
—, — und Na-Rhodanit 592.
—, — und Skatol 593.
—, — und Veratrin 593.
—, I-Scheibe 473, 491.
—, kontrahierter, Dehnungskurven 514.
—, —, dynamische Elastizität 518.
—, —, Elastizität 513, 518.
—, —, Extrakraft 504, 508.
—, —, Extraspannung 526.
—, —, fibrilläre Feinstruktur 458.
—, —, Gleichgewichtskurve 505.
—, —, Längenspannungsdiagramm 503.
—, —, plastische Komponente 515.

Muskel, kontrahierter, plastische Strukturen 512.
—, —, statische Elastizität 513ff.
—, —, Steifheit 520, 524, 527, 554.
—, Micellenstruktur 471.
—, Mittelscheibe 474.
—, molekularer Aufbau 470.
—, Molekulartransformationen 498, 515.
—, Nutzeffekt 395.
—, plastische Eigenschaften 486, 512, 554.
—, Q-Scheibe 473, 491.
—, Querelastizität 532.
—, quick release recovery-Phänomen 384, 400, 518.
—, ruhender, Dehnungskurve 477ff., 489.
—, —, Doppelbrechung 454ff.
—, —, dynamische Steifheit 500ff., 527, 554.
—, —, elastische Ausdehnung 486, 554.
—, —, fibrilläre Feinstrukturen 454ff.
—, —, Gleichgewichtslänge 477, 486, 503, 541.
—, —, HILLsche Gleichung 531.
—, —, Phasenwinkel 500.
—, —, plastische Ausdehnung 486, 554.
—, —, statische Steifheit 500ff., 527, 554.
—, —, Zerreißfestigkeit 478.
—, —, Zerreißlänge 478.
—, Sauerstoffverbrauch und Calcium 589.
—, — und Kaliumsensibilisatoren 589.
—, Spannungskoeffizient, thermischer 536.
—, Thermoelastizität 535ff.
—, Verkürzungsgeschwindigkeit 395.
—, Wärmetönung bei Dehnungscyclus 534, 539.
—, Z-Scheibe 474.

Muskel, Zugkraft 533, 536.
Muskeldehnung, Ausdehnungskoeffizient, linearer, thermischer 534.
—, —, kubischer, thermischer 535.
—, Dehnungswiderstand 376 ff.
—, Doppelbrechung 489.
—, elastische Nachwirkungen 493 ff., 527.
— und Erregbarkeit 532.
—, LEVIN-WYMANsches Modell 494 ff., 499, 519, 527.
— und p_H 532.
— und Stoffwechsel 531.
— und Verletzungspotential 532.
—, WEBERsche Auffaltungstheorie 497, 527.
— und Wärmeproduktion 534.
Muskel-Depolarisation und Coffein 583.
Muskeleinzelfaser, kontrahierte, Längenspannungsdiagramm 503 ff.
—, —, Extrakraft 504.
—, —, Extraspannung 526.
—, ruhende, Dehnungskurve 481.
—, —, Elastizitätsmodul 482.
—, —, Gleichgewichtslänge 482.
—, —, Zerreißlänge 481.
—, —, Zerreiß-Spannung 482.
Muskelelastizität bei Kontraktion 510.
—, dynamische 491.
—, — und Ermüdung 502.
—, — und Harnstoff 502.
—, — bei Kontraktion 518.
—, —, Nachdehnung 493 ff.
—, —, Nachentspannung 493.
—, —, Nachschrumpfung 493.
—, —, Nachspannung 493.
—, — und Pharmaka 502.

Muskelelastizität, statische und ATP 488.
—, —, Bindegewebstheorie 480, 526 ff.
—, —, und Ermüdung 489.
—, —, und Innervation 489.
—, —, des kontrahierten Muskel 513.
—, —, Sarkolemmtheorie 483, 526 ff.
Muskelerregbarkeit und Dehnung 532.
Muskelerschlaffung 389, 510.
— bei Vergiftung der ATP-Spaltung 392.
Muskelfaser, extrahierte, (Fasermodell) und ATP-Wirkung 373, 378, 392.
—, —, Dehnungswiderstand 380.
—, —, Doppelbrechung 387, 525.
—, —, Elastizitätsmodul 378 ff.
—, —, Herstellung 374.
—, —, isolierter Arbeitscyclus 373 ff.
—, —, und Nutzeffekt 399.
—, —, quick release recovery-Phänomen 384, 525, 528.
—, —, Starre 378, 381, 389.
—, —, Verkürzungsgeschwindigkeit 399.
— und Rhodanit 474, 581.
— Wasserspalten 472.
Muskelhärte 532.
Muskelkontraktion, A-Abschnitt 510.
— und ATP-Spaltung 394.
—, Doppelbrechung 386 ff., 511.
— und elastische Eigenschaften 510.
— und elastische Nachwirkungen 513 ff., 527.
—, Elastizitätsmodul 512.
—, HILLsche Gleichung 529.
—, I-Abschnitt 510.
—, isometrische 507, 510, 531.
—, —, und Actomyosinfaden 525.

Muskelkontraktion, isometrische, Aktivierungswärme 540.
—, —, Dehnbarkeit bei 520 ff.
—, —, Doppelbrechung 511.
—, —, elastische Energie 541.
—, —, innere Dehnung 509, 530.
—, —, initiale Wärme 540 ff.
—, —, mechanische Verlustwärme 540.
—, —, Thermodynamik 540.
—, —, Verkürzungswärme 540.
—, isotonische 507.
—, —, des Actomyosinfaden 525.
—, —, Doppelbrechung 511.
—, —, elastische Verlustwärme 544.
—, —, Extrawärme 545.
—, —, HILLsche Gleichung 531, 544.
—, —, Thermodynamik 540, 542.
—, —, Verkürzungsenergie 543.
—, —, Verkürzungswärme 544.
— und Kalium 395, 402.
— und Kompressionswirkung 517.
—, Kraftgeschwindigkeitskurven 529.
—, LEVIN-WYMAN-Modell 519, 527.
— und p_H 395.
— und Proteinketten 509.
—, Temperaturabhängigkeit 385.
—, thermokinetische Theorien 537.
—, WEBERsche Auffaltungstheorie 537.
Muskelkontraktur 381, 459, 556 ff.
Muskelmembran, Permeabilität und Adrenalin 561.
—, — und Antihistaminica 561.

Muskelmembran, Permeabilität und Kalium 562.
—, — und Lokalanaesthetica 561.
Muskelnachverkürzung, elastische 493, 527, 531.
Muskelproteine, fibrilläre 405.
—,—, Aussalzen 411.
—,—, Bestimmung der elektrischen Ladung 416.
—, —, Doppelbrechung 405.
—, —, Einsalzen 411.
—, —, Extrahierbarkeit 446.
—, —, isoelektrische Flockungszone 409.
—, — und isoelektrischer Punkt 409, 412.
—, —, Isolierung 446.
—, —, Kataphoresegeschwindigkeit 414ff.
—, —, bei Kontraktur 459.
Muskelreceptoren, Adaptation 319ff.
—, — und Veratrin 585.
Muskelrefraktärzeit und Quinidin 564.
— und L-Tocopherol 564.
Muskelspannung 382.
—, Temperaturabhängigkeit 385, 393, 395.
Muskelstarre 378, 381, 389.
Myasthenie, Behandlung mit Guanidin 602.
—, — mit Kalium 602.
—, — mit Veratrin 603.
Myosine, fermentative Wirkungen 445.
—, Sol-Gel-Umwandlung und ATP 438ff.
L-Myosin 405, 408ff.
—, A-Bande 457.
—, Anteil an Muskelproteinen 452.
— und ATP 406, 437.
— und Calcium 416.
—, Diffusion 418.
—, Extrahierbarkeit 447.
—, Extraktion 450, 452.

Myosine, Feinbau 422.
—, Form 418ff.
—, Gewicht 418ff.
— und isoelektrischer Punkt 409, 412.
— und Mangan 416, 437.
—, saure und basische Gruppen 413.
—, Sedimentation 419ff.
—, Superkontraktion 537.
—, Viscosität 421.
—, Wanderungsgeschwindigkeit 413, 416.
L-Myosin-F-Actinverbindungen 429ff.
α-Myosin 406, 408.
β-Myosin 406, 408, 416.
γ-Myosin 406, 408, 416.
L-Myosin-ATPase 438.
— und Calcium 439.
— und Mangan 437.
Myosinfaden 472.
—, Dehnungskurve 484.
—, Elastizitätsmodul 484.
—, α- und β-Konfiguration 484, 487.
—, Phasenwinkel 500.
—, WEBERsches Schema 485, 527.
—, Zerreiß-Spannung 484.
S-Myosin 406.
Myotonie und Acetylcholin 592.
— und Kalium 592.
— und Veratrin 592.

Nachkontraktur 568, 580.
Nachpotential und Calcium 587.
— und Kalium 586.
— und Na-Hyposulfit 587.
— und Na-Rhodanit 587.
— und Veratrin 586, 591, 593.
Nachverkürzung, elastische, Muskel 493, 527, 531.
Na-Hyposulfit und Nachpotential 587.
Na-Ionen, Bedeutung für Nervenerregung 14ff., 16ff., 141ff.
Na-Konzentration und Aktionspotentialgröße 143.

Na-Permeabilität 15.
— und Ionentheorie der Nervenerregung 139ff., 258ff.
Narkotica, Einwirkung auf RANVIERSCHEN Schnürring 115.
— und Nervenblock 17.
Nebenschilddrüse und Guanidin 599ff.
Nerv, Akkommodation 2ff.
—, —, Erklärung durch Ionentheorie 152.
—, —, Zeitfaktor 5.
—, Aktionslatenz 6, 8.
—, Aktionspotential 6ff., 9, 13, 15, 19, 111ff., 127ff.
—, — des Axon 14.
—, —, Beziehung zwischen Aktionsstrom und 122.
—, —, lokales 3ff.
—, —, Stoffwechselvorgänge 15.
—, Bindegewebszylinder, lamellärer 74.
—, Dämpfungsfaktor 3, 16.
—, Einzelfaser, Ableitung von Aktionsströmen 13, 101ff., 128.
—, —, Chronaxie 145.
—, —, Latenz-Spannungskurven 129.
—, —, Reizzeit-Spannungskurven 144.
—, —, Rheobase 145.
—, —, Schwellenabsinken 146.
—, —, Technik der Isolierung 98ff.
—, —, unterschwellige Erregung 147.
—, enthüllter 75ff.
—, Erregbarkeit und Membranpotential 15.
—, Erregungsleitung durch lokale Stromkreise 119, 125.
—, —, Sicherheitsfaktor 119.
—, Faserspektrum 79ff.
—, Fibrillenscheide 91, 93.

Nerv, gemischter, Anordnung der Nervenfasern im 77.
—, —, Faserpopulationen 80.
—, Gewebspolarisation 4 ff.
—, Gleichrichterwirkung 7.
—, Internodium, elektrische Daten 137.
—, —, Kabelfunktion 117.
—, —, Länge 95.
—, —, Verlauf des Aktionsstrom am 123 ff.
—, lokale Aktivität 147.
—, lokale Antwort (s. auch local responses) 3 ff., 19, 20, 25 ff.
—, Membranstrom 14, 15.
—, Na-Permeabilität 15, 139 ff., 148 ff.
—, Na-Pumpe 15, 149.
—, K-Permeabilität 15, 139 ff., 149.
—, Repolarisationshemmung durch Veratrin 597.
—, Sauerstoffverbrauch und Calcium 588.
—, — und Kaliumsensibilisatoren 588.
—, Temperaturimpulse 263 ff.
Nervenblock durch Narkotica 17.
— durch Schmerzstoffe 17.
Nervenendigungen, sensible und Veratrin 583.
Nervenerregung, Aktionslatenz 15.
—, Bedeutung des Auswärtsstrom für 14.
—, — des Einwärtsstroms für 14, 133.
—, — der K-Ionen für 14, 141 ff.
—, — der Na-Ionen für 13 ff., 16 ff., 141 ff.
—, — des Sauerstoffs für 13.
—, Einwirkung von Ultraviolettbestrahlung 117.

Nervenerregung, Gewebsprozesse, zeitabhängige 5.
—, Ionentheorie 138, 141 ff.
—, Kreis-Saugheber, Modell zur Untersuchung der 11.
—, lokale (s. auch local responses) 3 ff., 20, 25 ff., 147.
— durch lokale Stromkreise 119.
— markhaltige Nervenfaser 138.
— und Membranpotential 57.
—, passive Gewebspolarisation 4 ff.
—, repetive 154, 567, 587.
— und Stoffwechselvorgänge 15.
— und Temperatur 117, 318.
— und Tetraäthylammoniumchlorid 16, 143.
—, unterschwellige 148.
Nervenerregungsleitung, markhaltiger Nerv 20 ff.
—, markloser Nerv 20 ff.
Nervenfaserdurchmesser 137.
—, Aktionspotential und 79.
—, Verhältnis zu Internodallänge 96.
Nervenfaser und Rhodanit 581.
—, markhaltige, Akkommodation 152.
—, —, Bauplan 73.
—, —, Bindegewebshüllen 74.
—, —, elektrische Daten 136 ff.
—, — und Erregbarkeit 144.
—, —, Erregungsleitung 20 ff.
—, —, Gesetz der polaren Erregung 144.
—, —, Impedanzänderung 151.
—, —, Ionengehalt 138.
—, —, Membranpotential 134.

Nervenfaser, markhaltige Membranwiderstand 137.
—, —, optisches Verhalten 97.
—, —, repetive Erregung 154.
—, —, Verzweigungen 79.
Nervenimpuls, Ausbreitung 60.
—, Bildung 57.
—, — in Haarzellen des Cortischen Organs 60.
Nervenreizung 61 ff.
—, bipolare am Schnürring 144.
—, Einzelfaser, Brückenisolatormethode 104.
—, — mit Flüssigkeitselektroden 102.
—, —, Luftspaltmethode 104.
—, — mit Metallelektroden 102.
—, —, Trennwandmethode 105.
— durch Wechselstrom 63.
Nervenscheide, Bedeutung als Diffusionshindernis 75.
—, — für Polarisierbarkeit 76.
—, — für Querwiderstand 76.
—, — für Reiz-Zeit-Spannungskurve 76.
Neurilemm 84, 91, 93.
Novocain und Ruhepotential 562.
Nucleoproteine 599.
Nucleotropomyosin 406, 411.
Nutzeffekt, Muskel 395.

Öffnungstetanus, Ritterscher 151.

Paramyosin 406, 411.
Pararesonanz 4.
Pasteur-Meyerhof-Reaktion V.
p_H und Muskeldehnung 532.

p_H, Muskelkontraktion 395.
phénomène répétitif 154, 568, 587.
Phosphokreatin und Muskeldehnbarkeit 378.
Plasmahaut, nodale 114, 119, 126, 136.
PFLÜGERsches Zuckungsgesetz, moderne Erklärung 150.
Polymerisation, Actomyosin 435.
—, G-Actin 434.
positive swings 40.
—, Beziehung zu E_1-Komponente 53.
— — zu local responses 50 ff.
—, Messung 48.
Procain und Adrenalin-Vasoconstriction 594.
— und Kalium 594.

Querelastizität, Muskel 532.
Quinidin 564.

RAUSCHE Nase 513.
Receptoren, Adaptation und Veratrin 583.
Receptorenerregung 320.
Receptoren-Thermometer 276.
Recruitment und Acetylcholin 589.
— und Adrenalin 589.
— und Kalium 589.
— und Veratrin 589.
Refraktärperiode und Kaliumsensibilisatoren 564.
Refraktärzeit und local responses 32, 39.
Refraktaritätsgrad „passiver" Eisendraht 10.
Reiz, adäquater 231.
—, — des Temperatursinns 252.
—, arbiträrer 231.
—, chemischer des Temperatursinns 255.
—, inadäquater des Temperatursinns 255.
Reizgesetze 2, 64.
— und Gewebsprozesse 2.
—, Zeitparameter 1 ff.

Reizschwelle, dynamische Theorie der 4.
Reizwirkung des elektrischen Stroms, Theorie nach NERNST 2.
Reizzeit-Spannungskurve, Bedeutung der Nervenscheide für 76.
— am „enthüllten" Nerv 76.
— an Nerveneinzelfaser 144.
Relaxationszeit 498.
Release Contraction 542 ff.
Rheobase, Nerv 62, 115, 144.
—, Nerveneinzelfaser 145.
Rhodanit (Sulfocyanit) 558, 561, 563, 579.
— und Herz 570.
— und Hypertension 574.
— und Muskelfasern 581.
— und Nervenfasern 581.
— im Organismus 598.
— und Sauerstoffverbrauch der Leberzellen 589.
— — der Nerven 588.
— und sympathische Ganglien 593.
— und Vagus 570.
— und Verletzungspotential 585.
Rhodanitbehandlung bei Hypertonie 603.
Rhodanitgehalt im Organismus 598.
Rhodanitkontraktur 562.
Rhodanitvergiftung 603.
Ruhepotential und Novocain 562.

Sarkolemm 475.
Salyrgan 382, 392, 394, 444.
Sauerstoff, Bedeutung für Nervenerregung 13.
Sauerstoffverbrauch und Abkühlung 327.
— der Leberzellen und Rhodanit 589.
— des Muskels und Calcium 589.
— — und Kalium 589.
— — und Veratrin 589.
— der Nerven und Calcium 588.

Sauerstoffverbrauch der Nerven und Kalium 588.
— — und Rhodanit 588.
— — und Veratrin 588.
Sedimentation, Actomyosin 426.
—, L-Myosin 419 ff.
Sinne, Somatisierung und Objektivierung 325.
Skatol 593.
Skorpiongift 596.
Schmerzstoffe und Nervenblock 17.
Schnürring, RANVIERscher, Bedeutung für Ionentheorie der Erregung 143.
—, —, — für saltatorische Erregungsleitung 109 ff., 124.
—, —, Einwirkung von chemischen Agenzien 116.
—, —. — von Narkotica 115.
—, —, elektrische Daten 137.
—, —, Entstehung des Aktionsstrom am 111 ff., 124.
—, —, Quermembran 92.
—, —, Reizversuche am 109 ff.
—, —, Struktur 91.
—, —, Temperatureinflüsse auf 116.
—, —, Ultrastruktur 93.
—, —, Ultraviolettbestrahlung 117.
—, — im Zentralnervensystem 94.
Spartein 594.
— und Chronaxie 563.
Schweiß-Sekretion und Thermoreceptoren 334.
Schwelle, Auslösungshypothese 4.
—, dynamische Theorie 4.
—, zentrale, räumliche Summation 305.
—, —, sinnesphysiologische Bedeutung 305.
—, —, der Temperaturempfindung 205, 250, 304 ff., 326.

Schwelle, zentrale, zeitliche Summation 305.
Schwellentemperatur, stationäre 275, 282, 293, 309, 316.
Schwingungsfähige Systeme, Dämpfung 3 ff., 16.
— —, Resonanzkurven 4.
Schwüle 227, 328.
Stoffwechsel und Membranpotential 15.
— bei Muskeldehnung 531.
— bei Nervenerregung 15.

Temperatur und Actomyosin 386.
—, Einwirkung auf Nervenerregung 318.
— in der Hautoberfläche 175.
— intracutane, Änderungsgeschwindigkeit 193.
—, Scheinleitfähigkeit 177.
—, Scheinleitzahl 176, 181.
— und Zeit 235.
Temperaturabhängigkeit der Muskelkontraktion 385.
— der Muskelspannung 385, 393, 395.
Temperaturänderungen, lineare zeitliche 238 ff.
— und Temperaturempfindung 239 ff.
Temperaturbewegung, intracutane 170 ff.
—, — und Abklingen der Temperaturempfindung 236.
—, —, Berechnung 184 ff.
—, —, Beziehung zur Kaltreceptorenentladung 272.
—, —, Einfluß der Reizfläche auf 197 ff.
—, — Messung 173.
—, — bei linearen Temperaturänderungen 185, 195.
— — bei periodischen Temperatursprüngen 187, 191.
—, — bei verschiedenen Temperaturleitzahlen 189.

Temperaturbewegung, intracutane im Wasser 199.
Temperaturempfindung, Beeinflussung durch Pharmaka 262.
—, Einfluß der Reizfläche auf 246 ff.
—, Einschleichen 325, 326.
—, Gradiententheorie 253, 301.
— unter Hypnose 262.
— und intracutane Temperaturbewegung 236.
—, Irradiation 207, 220.
—, paradoxe 255.
—, Raumschwellen 206.
— und Reflexempfindung 328.
— und Temperaturänderungsgeschwindigkeit 239.
—, Topographie 201.
—, Umstimmung der 257 ff.
— und Wärmeregulation 329.
—, zentrale Schwelle 205, 250, 304 ff., 326.
Temperaturendorgane, Morphologie 214.
Temperaturfasern, Aktionspotentiale 264 ff., 272.
Temperaturfeld, intracutanes 170.
Temperaturgefälle, intracutanes, Messung 178.
—, —, räumliches 173, 252.
—, —, im stationären Zustand 172.
Temperaturgradient 173 ff., 289.
—, Einfluß der Durchblutung auf 174.
— in den obersten Hautschichten 174.
—, räumlicher, intracutaner 173, 252, 303.
— bei kurzen Temperaturreizen 193.
—, umgekehrter 286.
—, zeitlicher, intracutaner 252, 303.
Temperaturimpuls im Kaltblüternerven 263 ff.

Temperaturimpuls im Warmblüternerven 266 ff.
— und zentrale Schwelle 305.
Temperaturleitungsbahnen 221 ff.
Temperaturleitzahl 180 ff.
—, Einfluß der Durchblutung auf 182.
—, — der Durchfeuchtung auf 182.
— der lebenden Haut 181.
—, Temperaturbewegung bei verschiedener 189.
Temperaturnerven, Elektrophysiologie 263 ff.
Temperaturnachempfindung 243.
Temperaturregulation und Bluttemperatur 337.
—, chemische 335 ff.
— und Hypothalamus 340.
—, physikalische 329 ff.
—, Schema 345.
— und Thermoreceptoren 323 ff.
— und Trigeminusgebiet 338.
—, überschießende 327.
— und Vasomotorik 330 ff.
Temperatursinn, adäquater Reiz 252.
—, Adaptation 232, 235 ff.
—, Affektkomponente des 224.
—, Akklimatisation 257.
—, chemischer Reiz 255.
—, inadäquater Reiz 255.
—, Inversion 206.
—, Irradiation 207, 220.
— bei Kaltblütern 262.
—, Leitungsbahnen 221 ff.
—, Raumschwellen 206.
—, Reizmetrik 229.
—, Theorien der Thermoreception 301 ff.
—, Umstimmung 257.
—, Unterschiedsschwelle 191 ff.
—, Verschmelzungsfrequenz 186.
—, Wahrscheinlichkeitsimplikation 229.
—, Zeitfaktor 232 ff., 238.

Temperatursinn, Zentralorgan 222.
Temperatursprünge 187, 191.
Temperatur-Theorien 301.
Temperaturwahrnehmung 224.
Tetanie und Guanidin 599ff.
Theobromin 566.
Theophyllin 563.
Thermoelastizität des Muskels 533ff.
Thermodynamik der Muskelkontraktion 540.
Thermoreception 169.
—, Raumgradiententheorie 303.
—, Temperaturtheorie 301.
—, Zeitgradiententheorie 303.
Thermoreceptoren, adäquater Reiz 231, 252.
—, Adaptation 232.
—, Akklimatisation 257.
—, Aktionssubstanzen in 318.
—, chemische Reizung 255.
—, Dauertätigkeit 275, 306, 325.
—, Entladungsfrequenz 310.
—, Erregung, „paradoxe" 266, 279, 289, 291.
—, Erregungsvorgang in 308.
—, Fundamentalprozesse in 317.
—, generator potential 318.
—, inadäquater Reiz 255.
—, Innervation 217.
— bei Kaltblüter 263ff.
—, Kaltpunkte 202, 209.
—, konsensuelle Gefäßreflexe 331.
—, „künstliche" 319.
—, nervöse Einflüsse 260.
— und Polypnoe 334.
—, Reizung durch Menthol 256, 291.
— und Schweißsekretion 334.
—, Temperaturfrequenzcharakteristik 279.
— und Temperaturregulation 323ff., 339.

Thermoreceptoren, Tiefenlage 207ff., 210.
—, —, Messung der 208ff.
—, Umstimmung 257.
—, Verhalten bei Temperatursprüngen 266.
—, Warmfelder 204.
—, Warmpunkte 202, 209.
Thermoreceptorenenergetik 306.
Thermoreceptorentätigkeit, Methode zur quantitativen Untersuchung 272.
α-Tocopherol 564.
Tonus, thermosensibler 325.
Totenstarre 381.
Trigeminusgebiet und Temperaturregulation 338.
Tropomyosin 406, 411, 422ff., 446, 448, 453.

Unterstützungsmaxima, Kurven der — (U-Kurven) 505, 518.
Unterstützungszuckung 507.

Vagus, Aktionspotentiale am — und Veratrin 576, 584.
— und Methylxanthin 570.
— und Rhodanit 570.
— und Veratrin 570.
Vasomotorik, thermische Einwirkungen auf 330ff.
Veratrin und Adaptation von Receptoren 583.
— und Adrenalinsekretion 594.
— und Barium 573.
— und Chronaxie 563.
— und glatte Muskulatur 592.
— und Herz 570.
— und Kalium 556ff.
— und Kaliumwirkung am Herzen 573ff.
— und Myasthenie 602.
— und Myotonie 591.
— und motorische Endplatte 580.
— und Nachpotential 586, 591.

Veratrin und Recruitment 589.
— und Reflexe des Sinus caroticus 578.
— und Repolarisationshemmung 597.
— und Rubium 573.
— und Sauerstoffverbrauch des Muskels 589.
— und Sauerstoffverbrauch der Nerven 588.
— und sensible Nervenendigungen 583.
— und Sensibilisierung gegen Acetylcholin 570.
— und sympathische Ganglien 593.
— und Vagus 570.
— und Verletzungspotential 585ff.
Veratrinähnliche Substanzen 567.
Veratrin-Alkaloide, Giftwirkung auf Muskel 569.
Veratrinbehandlung bei Hypertonie 602.
Veratrin-Kontraktur 561.
Veratrinvergiftung 603.
Verletzungspotential und Kaliumsensibilisatoren 585ff.
— und Muskeldehnung 532.
Viscosität, Actomyosin 427.
—, L-Myosin 421.
Vitalkontraktion, Unterschied zwischen Modellkontraktion und 400.

Wärme, Scheinleitfähigkeit 176.
Wärmeabgabe 345.
Wärmebewegung der Haut bei Temperatursprüngen 187, 191.
Wärmedurchgangszahl 177.
Wärmekonvektion 171, 174, 181, 199.
Wärmeleitung 171.
—, dreidimensionale 197.
—, eindimensionale 184.
—, instationäre 183.

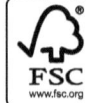

MIX
Papier aus verantwortungsvollen Quellen
Paper from responsible sources
FSC® C105338

If you have any concerns about our products,
you can contact us on
ProductSafety@springernature.com

In case Publisher is established outside the EU,
the EU authorized representative is:
Springer Nature Customer Service Center GmbH
Europaplatz 3, 69115 Heidelberg, Germany

Printed by Libri Plureos GmbH
in Hamburg, Germany